实用内科
常见疾病鉴别与诊断

SHIYONG NEIKE CHANGJIAN JIBING JIANBIE YU ZHENDUAN

主编 王 媛 孙晋芳 赵将勇 李巧英

李月风 丁华忠 刘丹玲

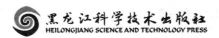
黑龙江科学技术出版社
HEILONGJIANG SCIENCE AND TECHNOLOGY PRESS

图书在版编目（CIP）数据

实用内科常见疾病鉴别与诊断 / 王媛等主编. -- 哈
尔滨：黑龙江科学技术出版社，2023.2
ISBN 978-7-5719-1767-8

Ⅰ. ①实… Ⅱ. ①王… Ⅲ. ①内科－常见病－诊断
Ⅳ. ①R504

中国国家版本馆CIP数据核字（2023）第025656号

实用内科常见疾病鉴别与诊断

SHIYONG NEIKE CHANGJIAN JIBING JIANBIE YU ZHENDUAN

主　　编	王　媛　孙晋芳　赵将勇　李巧英　李月风　丁华忠　刘丹玲	
责任编辑	包金丹	
封面设计	宗　宁	
出　　版	黑龙江科学技术出版社	
	地址：哈尔滨市南岗区公安街70-2号　邮编：150007	
	电话：（0451）53642106　传真：（0451）53642143	
	网址：www.1kcbs.cn	
发　　行	全国新华书店	
印　　刷	黑龙江龙江传媒有限责任公司	
开　　本	787 mm×1092 mm　1/16	
印　　张	29.75	
字　　数	755千字	
版　　次	2023年2月第1版	
印　　次	2023年2月第1次印刷	
书　　号	ISBN 978-7-5719-1767-8	
定　　价	198.00元	

编委会

主　编

王　媛（威海卫人民医院）

孙晋芳（枣庄市立医院）

赵将勇（滨州市第二人民医院）

李巧英（东营市河口区新户中心卫生院太平分院）

李月风（聊城市退役军人医院）

丁华忠（寿光市中医医院）

刘丹玲（青岛市市北区敦化路街道爱德华社区卫生服务站）

副主编

李　梦（毕节市中医医院）

杨艳子（贵州医科大学第二附属医院）

王丽丹（保定市徐水区人民医院）

鹿海峰（河北省秦皇岛市青龙满族自治县中医院）

王瑞青（宁津县人民医院）

张　谦（济南市槐荫人民医院）

张淑华（菏泽市定陶区中医医院）

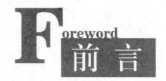

前言

随着社会的发展和人民生活方式的改变，疾病谱发生了极大改变，内科疾病的发病率呈现逐年上升趋势，已成为居民的主要死亡原因，越来越引起社会各界特别是医学界的广泛关注和重视。内科疾病大多病程较长，病情复杂多变，并且治疗见效较慢，需长期服药，以至患者身心受到极大伤害，这要求临床内科医师有较高的诊断和治疗能力。现阶段，医学发展日新月异，转化医学、整合医学、系统生物学、循证医学的理念已对临床医学特别是内科学产生巨大影响，各种疾病的诊疗指南随之有了较多改进，某些疾病的概念、分类或分期也不断更新。为了普及近年来内科学领域的新知识和新技术，提高我国内科疾病的诊疗水平，特组织编写《实用内科常见疾病鉴别与诊断》一书。

本书围绕影响我国人民健康的内科常见病、多发病进行编写。在内容方面，将循证医学的思想、人文关怀贯穿其中，力求做到更新、更精、更深。同时，本书重视理论与实践相结合，在介绍内科疾病常见症状和诊治技术的基础上，重点介绍了呼吸内科、心内科、消化内科、内分泌科等科室的常见疾病，涉及疾病病因、临床表现、诊断与鉴别诊断、治疗与预后的内容。本书定义准确、概念清楚、结构严谨、层次分明、重点突出、逻辑性强，有助于构建读者的临床思维体系，提高读者的临床实践能力，可供各级医院临床内科医师参考使用。

由于内科学内容更新速度快，加之编者编写时间有限、编写经验不足，在编写过程中难免存在疏漏之处，恳请广大读者见谅，给予批评指正。

《实用内科常见疾病鉴别与诊断》编委会

2022 年 6 月

Contents
目　录

第一章　总论 ··· (1)

　　第一节　内科学的发展 ··· (1)

　　第二节　内科学的机遇与挑战 ····································· (4)

第二章　内科疾病常见症状 ··· (7)

　　第一节　发热 ·· (7)

　　第二节　心悸 ··· (12)

　　第三节　发绀 ··· (15)

　　第四节　呼吸困难 ·· (17)

　　第五节　咳嗽与咳痰 ·· (19)

第三章　内科疾病常用诊治技术 ······································· (22)

　　第一节　肺功能检查 ·· (22)

　　第二节　痰细菌学检查 ··· (26)

　　第三节　血气分析术 ·· (27)

　　第四节　纤维支气管镜检查 ······································ (33)

第四章　呼吸内科常见疾病 ·· (40)

　　第一节　急性上呼吸道感染 ······································ (40)

　　第二节　慢性支气管炎 ··· (44)

　　第三节　肺炎 ··· (48)

　　第四节　肺脓肿 ·· (52)

　　第五节　肺结核 ·· (59)

　　第六节　结核性脓胸 ·· (73)

　　第七节　结核性胸膜炎 ··· (74)

第八节　支气管扩张 ……………………………………………………… (78)

第九节　支气管哮喘 ……………………………………………………… (82)

第十节　肺不张 …………………………………………………………… (101)

第十一节　气胸 …………………………………………………………… (106)

第十二节　乳糜胸 ………………………………………………………… (111)

第十三节　胸腔积液 ……………………………………………………… (115)

第十四节　结节病 ………………………………………………………… (120)

第十五节　特发性肺纤维化 ……………………………………………… (134)

第十六节　肺栓塞 ………………………………………………………… (140)

第十七节　肺动脉高压 …………………………………………………… (157)

第十八节　睡眠呼吸暂停低通气综合征 ………………………………… (166)

第十九节　急性呼吸窘迫综合征 ………………………………………… (172)

第二十节　呼吸衰竭 ……………………………………………………… (179)

第五章　心内科常见疾病 ……………………………………………………… (193)

第一节　原发性高血压 …………………………………………………… (193)

第二节　继发性高血压 …………………………………………………… (211)

第三节　窦性心律失常 …………………………………………………… (217)

第四节　房性心律失常 …………………………………………………… (222)

第五节　房室交界区心律失常 …………………………………………… (227)

第六节　室性心律失常 …………………………………………………… (231)

第七节　心传导阻滞 ……………………………………………………… (234)

第八节　病毒性心肌炎 …………………………………………………… (236)

第九节　感染性心内膜炎 ………………………………………………… (244)

第十节　急性心力衰竭 …………………………………………………… (252)

第十一节　慢性心力衰竭 ………………………………………………… (264)

第六章　消化内科常见疾病 …………………………………………………… (280)

第一节　胃食管反流病 …………………………………………………… (280)

第二节　消化性溃疡 ……………………………………………………… (284)

第三节　急性胃炎 ………………………………………………………… (292)

第四节　慢性胃炎 ………………………………………………………… (295)

第五节 急性病毒性肝炎 ……………………………………………… (305)

第六节 慢性乙型病毒性肝炎 …………………………………… (308)

第七节 慢性丙型病毒性肝炎 …………………………………… (318)

第八节 自身免疫性肝炎 ………………………………………… (327)

第九节 肝脓肿 …………………………………………………… (335)

第十节 肝硬化 …………………………………………………… (338)

第十一节 克罗恩病 ……………………………………………… (342)

第七章 内分泌科常见疾病 …………………………………………… (352)

第一节 甲状腺功能亢进症 ……………………………………… (352)

第二节 甲状腺功能减退症 ……………………………………… (358)

第八章 老年常见内科疾病 …………………………………………… (363)

第一节 老年肺炎 ………………………………………………… (363)

第二节 老年慢性阻塞性肺疾病 ………………………………… (377)

第三节 老年弥漫性间质性肺疾病 ……………………………… (389)

第四节 老年自发性气胸 ………………………………………… (400)

第五节 老年肺源性心脏病 ……………………………………… (404)

第六节 老年睡眠呼吸障碍 ……………………………………… (413)

第七节 老年肺癌 ………………………………………………… (418)

第八节 老年冠状动脉粥样硬化性心脏病 ……………………… (428)

第九节 老年血脂紊乱 …………………………………………… (452)

第十节 老年糖尿病 ……………………………………………… (455)

参考文献 ………………………………………………………………… (464)

第一章 总 论

第一节 内科学的发展

一、疾病谱演变

20 世纪上半叶之前，威胁人类生命的最主要疾病是传染性疾病。历史上曾出现多次鼠疫、霍乱等急性重大传染病大流行，其传染性强、流行面广、迅速致命的特点曾造成亿万人死亡。慢性传染病如疟疾、结核等也给人类造成了持续、巨大的生命和财产损失。因此，早期内科学面临的是以传染性疾病占主要地位的疾病模式。随着医学的不断进步，针对传染病的预防和治疗手段层出不穷，各种疫苗、抗生素以及化学药物的出现使大部分传染病得到了控制甚至于 1979 年宣布天花在全球范围内被消灭。虽然传染病在一定程度上得到了有效防控，但新的全球健康问题随之而来，那就是与社会和自然环境变迁、人类寿命延长、生活水平提高、不良生活方式泛滥，以及心理行为密切相关的心脑血管疾病、恶性肿瘤及其他慢性病。世界卫生组织（WHO）公布的数据显示，2012 年全世界估计 5 600 万人死亡，其中 68% 由非传染性疾病导致，比 2000 年的 60% 升高了 8%，四类主要非传染性疾病分别为心血管疾病、肿瘤、糖尿病及慢性肺部疾病；从具体病种来看，目前全球范围造成死亡的三大最主要疾病依次是缺血性心脏病、脑卒中及慢性阻塞性肺疾病。因此，与慢性非传染性疾病的斗争成为当前医学及内科学的首要任务。

然而，近十余年先后有严重急性呼吸综合征（severe acute respiratory syndrome，SARS）、人感染禽流感、埃博拉病毒、寨卡病毒等在全球或者局部地区暴发流行，艾滋病、结核病等仍然位列当前全球致死主要病因之列，这都给我们的卫生工作敲响警钟：尽管全球疾病谱已转变为慢性非传染性疾病占主要地位，但是对传染性疾病的防控工作仍不能放松，而且还要不断加强。面对这些挑战，内科学任重而道远。

二、医学模式的变迁

医学模式是医学发展和实践活动中逐渐形成的观察和处理医学领域相关问题的基本思想和基本方法，是人们看待和研究医学问题时所遵循的总的原则，反映了特定时期人们认识健康和疾病及其相互关系的哲学观点,影响着这一时期整体医学工作的思维和行为方式。伴随科技文化的不断发展以及疾病谱的演变,医学模式也发生了深刻变化。从远古时代到 20 世纪 70 年代以前,人类先后经历了神灵主义的医学模式、自然哲学的医学模式、机械论的医学模式及生物医学模式。

生物医学模式极大促进了现代医学的发展,使人们对疾病的认识更加深入,对疾病的预防和治疗更加有效。但是,这一模式本身的缺陷也不断暴露,尤其是"心身二元论"的观点使人们忽视了人的生理、心理及诸多社会环境因素之间的关系和影响,致使诸多疾病仅从生物学角度难以解释,单纯依靠生物学手段也难以达到理想疗效。在此背景下,美国 George L. Engel 教授于 1977 年在《科学》杂志撰文,评价了传统生物医学模式的局限性,提出应该用"生物-心理-社会医学模式"取代生物医学模式,标志着医学模式发展进入新纪元。在生物-心理-社会医学模式中看待健康与疾病问题,既要考虑患者自身的生物学特性,还要充分考虑有关的心理因素及社会环境的影响;医疗工作从以疾病为主导转变为以健康为主导,从以医疗机构为基础转变为以社会为基础,从主要依靠医护人员和医学科技转变为需要全社会、多学科共同参与;卫生保健不仅面向个体更要面向群体,疾病防治的重点不仅是躯体疾病,也要重视与心理、社会和环境因素密切相关的疾病。新的医学模式的提出和建立使医疗工作发生了从局部到全身、从个体到群体、从医病到医人、从生物医学到生物-心理-社会整体医学的跨越,这对包括内科学在内的整个医学领域的发展都具有重要的理论和指导意义。

内科学作为医学的重要部分,临床工作中已经充分展现了生物-心理-社会医学模式的影响。例如,部分心血管病患者可能容易合并精神心理方面的问题,应激、焦虑等又会增加心血管事件的发生,因此在对待心血管病患者时,除了检查患者的心脏,还要注意了解其心理。消化性溃疡的发生也被认为与心理和社会因素密切相关,在临床药物治疗的基础上辅以适当的心理疏导和社会支持,可能取得更好的疗效。我们处在科学、技术、思想不断变革的时代,可以预见,未来的医学模式也不会一成不变,医师应该始终保持发展的眼光,并不断探寻每一个时期最合适的医学模式。

三、生命科学、临床流行病学的发展对内科学的促进作用

在过去的数十年,得益于生命科学的飞跃以及临床流行病学的创立、发展,我们对人类自身生命本质的认识,对疾病发生、发展规律的理解,对疾病预防、诊断和治疗手段的探索,都在不断进步。

基础医学研究的进步使越来越多内科疾病的病因和发病机制得到阐明,进而丰富了治疗手段。例如,心脏重构和神经内分泌系统不适当激活机制的发现使人们对心力衰竭的认识不止停留在血流动力学异常的层面,进而大大促进了血管紧张素转化酶抑制剂、β 受体阻滞剂等药物在心力衰竭中的应用,使射血分数降低的心力衰竭患者的预后得到了一定程度的改善;幽门螺杆菌与消化性溃疡关系的阐明也是内科疾病病因与机制研究取得突破的典型案例,根除幽门螺杆菌也成为当下消化性溃疡治疗方案的重点;分子生物学的发展也使对异常血红蛋白病的认识从过去的遗传病发展到现在的血红蛋白分子病,同时也使血红蛋白病的产前和基因诊断得以在临床实施。

在内科疾病诊断技术的发展中,细胞和分子生物学扮演了重要角色。高效液相层析、放射免疫和免疫放射测量、酶学检查技术、酶联免疫吸附测定、聚合酶链反应、生物芯片等技术的建立,

使测定体液或组织中的微量物质、免疫抗体、微生物 DNA 或 RNA 等成为可能，大大提高了疾病诊断的敏感度和特异度。例如，高敏肌钙蛋白的测定使急性心肌梗死的诊断时间大大缩短，血乙型肝炎病毒 DNA 载量的测定为慢性乙型肝炎的治疗提供了重要参考等。医学、生命科学与物理学、化学、数学、机械工程等多学科交叉研究促成了多排螺旋计算断层扫描（CT）、磁共振成像（MRI）、正电子发射断层成像（positron emission tomography，PET）等辅助检查技术的开发和应用，使疾病的影像诊断条件发生了翻天覆地的改变，尤其是 PET 及正电子发射计算机体层显像（PET-CT）的问世，使肿瘤性疾病和部分心脑血管疾病在解剖和功能层面得到早期、快速、全面、准确的诊断，具有重大的临床意义。在细胞分子水平上针对致癌位点（特定蛋白或基因）设计的分子靶向治疗使肿瘤化学药物治疗（简称化疗）具有了更强的针对性和更好的效果，反映了肿瘤治疗理念的根本性转变，开创了肿瘤药物治疗的新局面，在内科药物治疗史上具有划时代的意义。新近问世的 CRISPR-Cas9 基因编辑技术不但对生命科学研究中各种动物模型的构建提供了极大便利，而且医师和科学家也开始尝试将这种最新的技术应用到人类疾病的诊治中。

启动于 1990 年、由多国科学家合作开展、被誉为生命科学"登月计划"的人类基因组计划（human genome project，HGP）是一项里程碑式的工作。通过长达 13 年的探索，HGP 测序了人类基因组三十亿碱基对，为探索生命奥秘迈出了重要一步。借助 HGP 的成果，我们可以了解基因如何在决定人类生长、发育、衰老、患病中发挥作用，从基因水平发现或者更深入认识一批遗传性疾病或与遗传有关的疾病，使基因诊断、基因治疗，以及基于基因组信息的疾病识别、人群预防、危险因素干预等成为现实。作为 DNA 双螺旋结构提出者（之一）和 HGP 主要领导者的 James D.Watson 教授于 2015 年在《自然》杂志撰文回顾 HGP 及大生物学过去的 25 年，认为 HGP 不仅大力推动了生物医学研究的发展，还开启了科学探索的新途径，HGP 迄今仍在不断启发新的大规模医学与生命科学项目的探索，来源于 HGP 的六条重要经验在其中起到了重要作用，这些经验包括通力合作、数据分享最大化、有计划地分析数据、优先发展技术、追踪研究进展带来的社会影响、大胆而灵活。这些经验对于当下我们内科学相关研究的开展同样值得借鉴。

与生命科学类似，临床流行病学的建立和发展也极大改变了内科学的面貌。临床流行病学于 20 世纪 70 年代开始兴起，是建立在临床医学基础上的一门关于临床研究的设计、测量和评价的方法学，以患病群体为研究对象，将流行病学、统计学、临床经济学及医学社会学的原理和方法结合在一起探索疾病的病因、诊断、治疗、预后的规律。临床流行病学的发展反映了当代医学模式的转变，也促进了临床决策的科学化。医疗活动是一个不断决策的过程。既往医师决策主要依靠个人经验，但是经验决策的局限在于容易以偏概全和过于主观。例如，心脏科医师曾经一直认为 β 受体阻滞剂具有负性肌力作用而将其禁用于慢性心力衰竭的治疗，这种片面的认识直到 20 世纪 90 年代末三个经典的临床试验结果相继公布才被扭转，因为这三项大规模的研究一致证实 β 受体阻滞剂能够降低慢性心力衰竭患者的死亡率。这看似有悖常理的结论改变了慢性心力衰竭治疗的历史，β 受体阻滞剂作为能够明确改善心力衰竭患者预后的药物被写入国内外指南，成为以临床流行病学和循证医学为基础的"科学决策"代替"经验决策"的经典案例。所谓科学的临床决策，就是为了解决临床诊疗过程中遇到的各种问题，根据国内外医学科学的最新进展，在充分评价不同诊断或治疗方案的风险和收益之后做出对患者相对获益更多的选择。这其中蕴含了循证医学的概念。21 世纪的临床医学被认为是循证医学的时代，"任何医疗干预都应建立在新近最佳科学研究结果的基础上"这一核心思想已经深入人心，各种指南文件在疾病的诊疗中开始发挥巨大作用。需要注意的是，在临床实践中医师的个人经验并非不再重要，而是要与科学证据结合起来以使患者得到最佳的诊治。

四、微创、介入理念和技术为内科学带来的变革

内科学发展至今,已经不再是单纯依靠药物的传统学科,介入技术、内镜技术等掀开了"微创内科"崭新的一页,其以创伤小、疗效好、风险低、康复快等优点,快速发展为与药物治疗、外科手术并驾齐驱的三大治疗手段之一,越来越多的内科疾病在微创手段的干预下得到了理想的诊断和治疗。心血管内科是成功运用微创介入诊疗技术的典范。1929 年德国 Werner Forssmann 医师在 X 线透视下通过自己的肘部静脉亲手成功将导管置入右心房,从此拉开了介入心脏病学时代的序幕,他也因为这一创举荣获 1956 年诺贝尔生理学与医学奖。之后,介入心脏病学蓬勃发展:1977 年进行了世界首例经皮冠状动脉成形术,1986 年开展了世界首例冠状动脉支架植入术,2002 年药物洗脱支架应用于临床,2006 年完全可降解支架问世;此外,心律失常射频消融术、心脏起搏器植入术、先天性心脏病介入封堵术也都已广泛开展。当下,心脏介入治疗已经进入了后冠脉介入时代,新的技术不断涌现,包括经皮心脏瓣膜介入治疗、经皮左心耳封堵术、经皮左心室重建术、经皮肾动脉交感神经消融术等。心血管微创介入技术的发展解决了诸多既往单靠药物难以解决的临床问题,甚至某些外科认为的手术禁区,如今也可以尝试利用内科介入技术使难题迎刃而解。

此外,呼吸内科、消化内科等也已经广泛开展微创诊疗。例如,纤维支气管镜在呼吸系统领域的应用已不再限于肺癌的诊断,在肺部感染、肺不张、弥漫性肺疾病及呼吸急诊中也得到广泛应用;支气管内超声将支气管镜与超声系统相结合弥补了肉眼的不足。消化内科内镜技术飞速发展,经历了硬式内镜、纤维内镜到目前的电子内镜三个阶段,在消化系统疾病的诊治中发挥了重要作用。微创介入理念和技术的兴起、发展是现代内科学变革的一个缩影,可以预见未来这仍将是内科学发展的重要方向。

(刘丹玲)

第二节　内科学的机遇与挑战

一、转化医学、整合医学的兴起给内科学带来新的机遇

过去半个多世纪,生命科学发展迅速,解答了人类关于自身的诸多不解,政府在政策和经济上的鼓励和资助在其中起到了重要的支撑作用。20 世纪末,美国国立卫生研究院每年支出的研究经费就高达 200 多亿美元。但是,生命科学和基础医学的飞跃,与疾病得到解决之间仍然存在巨大的沟壑,如何将实验室中尖端的科研成果转变为临床上疾病诊治的工具,成为新时期医师和科学家需要着重研究的问题。在这个背景下,转化医学的概念应运而生。转化医学并不是狭义的单一学科,而是一种理念、一个平台,重点在于从临床到实验室、再从实验室到临床,强调实验室科研成果的临床转化,联合基础医学研究者、医师、企业甚至政府,利用来源于临床的问题促进实验室更深入全面解析疾病,并进一步帮助实验室研究成果转化为临床应用的产品与技术,最终目的是促进基础研究、提高医疗水平、解决健康问题。药物研发、分子诊断、医疗器械、生物标志

物、样本库等都属于转化医学的范畴。尽管转化医学的概念近十几年才提出,但是转化医学的思想和行为由来已久。例如,从 20 世纪 20 年代加拿大 Frederick Grant Banting 教授发现胰岛素,到 50 年代英国 Frederick Sanger 教授确定了胰岛素的完整氨基酸序列结构,到 60 年代我国科学家在世界上首次人工合成牛胰岛素,再到当前多种胰岛素制剂在临床糖尿病治疗上的广泛应用,胰岛素近百年的发展史其实也是践行转化医学的一个缩影。在坚持医学基础研究的同时,注重研究成果的临床转化,这是对新时期医学及内科学的要求,同时也带来了学科发展的新机遇。

当前医学处在专科化的时期,内科学、外科学等都细化成诸多专科。专科化使疾病的诊疗越来越精细,但是也带来很多局限性,医师往往只看到“病”,不能看到“人”;只关注某一个器官,忽视了人的整体性。古人云“天下大势,分久必合,合久必分”,在内科学的实践中,我们也应该重视“分中有合、合中有分”,使专科化与整体性和谐并存,这也是整体整合医学(holistic integrative medicine,简称整合医学)的观点。整合医学指在理念上实现医学整体和局部的统一,在策略上以患者为核心,在实践上将各种防治手段有机融合。它将医学各领域最先进的知识理论和临床各专科最有效的实践经验有机结合,并根据社会、环境、心理等因素进行调整,使之成为更加适合人体健康和疾病防治的新的医学体系。医学模式由最初的神灵主义变迁为今天的生物-心理-社会医学模式,经历的其实也是“整体-局部-整体”的过程,整合医学也是新的医学模式的要求。内科学的临床实践也需要整合医学思想的指导,不但实现内科学各专科之间相互交流、协作诊治,还要注重与外科、心理医学科等其他学科的沟通合作。目前很多医院已经在开展的多学科综合诊疗的模式(multi-disciplinary team,MDT)其实也是顺应整合医学潮流而产生的新的工作模式。从广义上讲,整合医学强调的是整体观、整合观和医学观,要求的是将生物因素、社会环境因素、心理因素整合,将最先进的科学发现、科学证据与最有效的临床经验整合,将自然科学的思维方式与医学哲学的思考方式整合。具体地讲,是把数据证据还原成事实,把认识共识提升成经验,把技术艺术凝练成医术,然后在事实、经验、医术这个层面反复实践,实践出真知,最后不断形成新的医学知识体系。整合医学不是一种实体医学,而是一种认识论、方法学,通过整合医学可以不断形成或完善新的医学知识体系。由于自然在变,社会在变,医学对人体的认识在积累,人类对健康的需求在增加,所以整合医学或医学整合是一个永恒的主题。整合医学的兴起和发展对内科学提出了新的要求,也必将会促进内科学的发展。

二、信息化、大数据与精准医疗背景下的内科学

处在信息时代的今天,信息化、网络化、数字化已经渗透到医学的各个领域,使传统医学的理论、思想、方法和模式发生了极大转变,为医学的发展不断注入新的内容与活力。当下我们的日常医疗活动中到处都有网络和信息技术的身影,包括移动医疗、远程医疗、电子病历、医疗信息数据平台、智能可穿戴医疗产品、信息化服务等等,信息化、数字化武装下的医学和内科学的发展比以往任何一个历史阶段都迅速。同时不容忽视的是,在网络和信息技术的影响下内科学面临的挑战和机遇并存。我们应该注意到信息和技术资源享有的地域性差异导致的医疗资源分配不均和医疗质量参差不齐,注意到医学信息与网络环境的污染问题以及由虚假医学信息传播导致的社会问题,注意到网络化和信息化带来的医学伦理问题等。

互联网、云计算、超强生物传感器、基因测序等创造性技术喷涌而出,我们已不可避免地身处“大数据”时代。从人类文明萌芽到公元 2003 年,整个人类文明记录在案的数据量一共有 5 EB。

而今天,全世界两天就能产生 5 EB 的新增数据。生物与医学领域可能是下一轮更大的数据海啸发源地。例如,每位接受基因测序的人将产生约 2 400 亿字节的数据,截至 2011 年,已有 3 000～10 000 人接受了完整 DNA 测序,随着测量费用的走低,愿意接受 DNA 测序的人群会飞速增长,随之基因数据库的容量将呈指数级增长。再如,越来越多的人佩戴可穿戴医疗设备,持续发送个体生理数据,他们通过移动终端互动、下达指令、发送照片、在线视频甚至预约诊疗,这些活动的同时产生了大量的数据。同时环境中也存在智慧网络,交通、气候、水、能源等被实时监测,并不断被上传至云数据端。这些来源多样、类型繁多、容量巨大、具有潜在价值的数据群称为"大数据"。大数据好似"未来的石油",不加以挖掘利用,则永远沉睡于地下,但如果掌握了有效技术对它们进行开发,大数据将变得价值连城。在医学的方方面面,包括临床研究分析、临床决策制订、疾病转归预测、个体化治疗、医疗质量管控等,大数据的分析和应用都将发挥巨大的作用。大数据时代医师的日常诊疗已伴随产生大量患者信息数据,如果与他们的基因组学和其他个人资料相结合,利用信息分析技术,完全可以产生具有相当价值的医学信息,甚至可以部分替代传统的医学研究模式。

与大数据相对应的是"精准医学计划"。大数据的特点是全部数据,而非随机取样;反映的是宏观大体方向,缺乏适当的微观精确度;庞大繁杂的数据之间更多的是相关关系,而不是科学研究中更喜欢的因果关系。在这种背景下,西方和我国都开始倡导实施精准医学计划,旨在大数据时代注重个体化医学研究,强调依据个人信息(如基因信息)为肿瘤及其他疾病患者制定个体医疗方案。狭义的精准医学指"按照基因匹配治疗方法",而广义的精准医学则可以认为是"集合现代科技手段与传统医学方法,科学认知人体功能和疾病本质,以最有效、最安全、最经济的医疗服务获取个体和社会健康效益最大化的新型医疗"。

精准医疗第一步是精准诊断。采集患者的个人情况、临床信息、生物样本,再通过基因测序、遗传学分析,进一步收集患者分子层面信息。除了传统的 DNA、RNA、染色体检测,目前还不断出现新型基因组学标志物,包括表达谱、小 RNA、表观遗传修饰、全基因组 DNA 序列、全外显子组 DNA 序列、蛋白质组、代谢组检测等。这些标志物深入不同维度,反映不同层面组学信息,帮助科研人员和临床医师更全面、深入、精确定位疾病的组学缺陷。第二步是精准治疗。对患者所有信息进行整合并分析,制定符合个体的治疗方案。尤其在分子层面,针对疾病的基因突变靶标,给予针对性治疗药物进行"精确打击"。精准医疗,在一定程度上可以理解为更为精确的个体化治疗,其在内科学的各个专业领域都是适合的,如肿瘤性疾病的基因诊断和靶向治疗,心血管疾病患者抗栓治疗前相关基因检测以及针对性选择药物等。虽然精准医学概念提出的时间并不长,但是国家已经在政策层面给予了高度重视和支持,以此为契机,内科学各学科可以探索适合自身的精准之路,在大数据时代做到有的放矢,为个体化的患者带来个体化的诊治策略与受益。

(刘丹玲)

第二章 内科疾病常见症状

第一节 发 热

一、概述

正常人体的体温在体温调节中枢的控制下,人体的产热和散热处于动态平衡之中,维持人体的体温在相对恒定的范围之内。腋窝下所测的体温为 36～37 ℃;口腔中舌下所测的体温为 36.3～37.2 ℃;肛门内所测的体温为 36.5～37.7 ℃。在生理状态下,不同的个体、不同的时间和不同的环境,人体体温会有所不同。①不同个体间的体温有差异:儿童由于代谢率较高,体温可比成年人高;老年人代谢率低,体温比成年人低。②同一个体体温在不同时间有差异:正常情况下,人体体温在早晨较低,下午较高;妇女体温在排卵期和妊娠期较高,月经期较低。③不同环境下的体温亦有差异:运动、进餐、情绪激动和高温环境下工作时体温较高,低温环境下工作时体温较低。在病理状态下,人体产热增多,散热减少,体温超过正常时,就称为发热。发热持续时间在 2 周以内为急性发热,超过 2 周为慢性发热。

(一)病因

引起发热的病因很多,按有无病原体侵入人体分为感染性发热和非感染性发热两大类。

1.感染性发热

各种病原体侵入人体后引起的发热称为感染性发热,引起感染性发热的病原体有细菌、病毒、支原体、立克次体、真菌、螺旋体及寄生虫。病原体侵入机体后可引起相应的疾病,不论是急性还是慢性、局限性还是全身性,均可引起发热。病原体及其代谢产物或炎性渗出物等外源性致热原,在体内作用于致热原细胞如中性粒细胞、单核细胞及巨噬细胞等,使其产生并释放白细胞介素-1、干扰素、肿瘤坏死因子和炎症蛋白-1 等而引起发热。感染性发热占发热病因的 50%～60%。

2.非感染性发热

由病原体以外的其他病因引起的发热称为非感染性发热,常见于以下原因。

(1)吸收热:由于组织坏死,组织蛋白分解和坏死组织吸收引起的发热称为吸收热。①物理和机械因素损伤:大面积烧伤、内脏出血、创伤、大手术后,骨折和热射病等。②血液系统疾病:白血病、恶性淋巴瘤、恶性组织细胞病、骨髓增生异常综合征、多发性骨髓瘤、急性溶血和血型不合输血等。③肿瘤性疾病:各种恶性肿瘤。④血栓栓塞性疾病:静脉血栓形成,如腘静脉、股静脉和髂静脉血栓形成;动脉血栓形成,如心肌梗死、脑动脉栓塞、肠系膜动脉栓塞和四肢动脉栓塞等;微循环血栓形成,如溶血性尿毒综合征和血栓性血小板减少性紫癜。

(2)变态反应性发热:变态反应发生时形成外源性致热原抗原抗体复合物,激活了致热原细胞,使其产生并释放白细胞介素-1、干扰素、肿瘤坏死因子和炎症蛋白-1等引起的发热。如风湿热、药物热、血清病和结缔组织病等。

(3)中枢性发热:有些致热因素不通过内源性致热原而直接损害体温调节中枢,使体温调定点上移后发出调节冲动,造成产热大于散热,体温升高,称为中枢性发热。①物理因素:如中暑等;②化学因素:如重度安眠药中毒等;③机械因素:如颅内出血和颅内肿瘤细胞浸润等;④功能性因素:如自主神经功能紊乱和感染后低热。

(4)其他:如甲状腺功能亢进、脱水等。

发热都是由于致热因素的作用使人体产生的热量超过散发的热量,引起体温升高超过正常范围。

(二)发生机制

1.外源性致热原的摄入

各种致病的微生物或它们的毒素、抗原抗体复合物、淋巴因子、某些致炎物质(如尿酸盐结晶和硅酸盐结晶)、某些类固醇、肽聚糖和多核苷酸等外源性致热原多数是大分子物质,侵入人体后不能通过血-脑屏障作用于体温调节中枢,但可通过激活血液中的致热原细胞产生白细胞介素-1等。白细胞介素-1等的产生:在各种外源性致热原侵入人体内后,能激活血液中的中性粒细胞,单核-巨噬细胞和嗜酸性粒细胞等,产生白细胞介素-1,干扰素、肿瘤坏死因子和炎症蛋白-1。其中研究最多的是白细胞介素-1。

2.白细胞介素-1的作用部位

(1)脑组织:白细胞介素-1可能通过下丘脑终板血管器(此处血管为有孔毛细血管)的毛细血管进入脑组织。

(2)下丘脑视前区(POAH)神经元:白细胞介素-1亦有可能通过下丘脑终板血管器毛细血管到达血管外间隙(即血-脑屏障外侧)的POAH神经元。

3.发热的产生

白细胞介素-1作用于POAH神经元或在脑组织内再通过中枢介质引起体温调定点上移,体温调节中枢再对体温重新调节,发出调节命令。一方面,可能通过垂体内分泌系统使代谢增加和/或通过运动神经系统使骨骼肌阵缩(即寒战),引起产热增加;另一方面,通过交感神经系统使皮肤血管和立毛肌收缩,排汗停止,散热减少。这几方面作用使人体产生的热量超过散发的热量,体温升高,引起发热,一直达到体温调定点的新的平衡点。

二、发热的诊断

(一)发热的程度诊断

(1)低热:人体的体温超过正常,但低于38 ℃。

(2)中度热:人体的体温为38.1～39 ℃。

(3)高热:人体的体温为39.1～41 ℃。

(4)过高热:人体的体温超过41 ℃。

(二)发热的分期诊断

1.体温上升期

此期为白细胞介素-1作用于POAH神经元或在脑组织内再通过中枢介质引起体温调定点上移,体温调节中枢对体温重新调节,发出调节命令,可通过代谢增加,骨骼肌阵缩(寒战),使产热增加;皮肤血管和立毛肌收缩,使散热减少。因此产热超过散热使体温升高。体温升高的方式有骤升和缓升两种。

(1)骤升型:人体的体温在数小时内达到高热或以上,常伴有寒战。

(2)缓升型:人体的体温逐渐上升在几天内达高峰。

2.高热期

此期为人体的体温达到高峰后的时期,体温调定点已达到新的平衡。

3.体温下降期

此期由于病因已被清除,体温调定点逐渐降到正常,散热超过产热,体温逐渐恢复正常。与体温升高的方式相对应的有两种体温降低的方式。

(1)骤降型:人体的体温在数小时内降到正常,常伴有大汗。

(2)缓降型:人体的体温在几天内逐渐下降到正常。体温骤升和骤降的发热常见于疟疾、大叶性肺炎、急性肾盂肾炎和输液反应。体温缓升缓降的发热常见于伤寒和结核。

(三)发热的分类诊断

1.急性发热

发热的时间在2周内为急性发热。

2.慢性发热

发热的时间超过2周为慢性发热。

(四)发热的热型诊断

把不同时间测得的体温数值分别记录在体温单上,将不同时间测得的体温数值按顺序连接起来,形成体温曲线,这些曲线的形态称热型。

1.稽留热

人体的体温维持在高热和以上水平达几天或几周。常见于大叶性肺炎和伤寒高热期。

2.弛张热

人体的体温在一天内都在正常水平以上,但波动范围在2 ℃以上。常见于化脓性感染、风湿热、败血症等。

3.间歇热

人体的体温骤升到高峰后维持几小时,再迅速降到正常,无热的间歇时间持续一到数天,反复出现。常见于疟疾和急性肾盂肾炎等。

4.波状热

人体的体温缓升到高热后持续几天,再缓降到正常,持续几天后再缓升到高热,反复多次。常见于布鲁杆菌病。

5.回归热

人体的体温骤升到高热后持续几天,再骤降到正常,持续几天后再骤升到高热,反复数次。

常见于恶性淋巴瘤和部分恶性组织细胞病等。

6.不规则热

人体的体温可高可低,无规律性。常见于结核病、风湿热等。

三、发热的诊断方法

(一)详细询问病史

1.现病史

(1)起病情况和患病时间:发热的急骤和缓慢,发热持续时间。急性发热常见于细菌、病毒、肺炎支原体、立克次体、真菌、螺旋体及寄生虫感染。其他有结缔组织病、急性白血病、药物热等。长期发热的原因,除中枢性原因外,还可包括以下四大类:①感染是长期发热最常见的原因,常见于伤寒、副伤寒、亚急性感染性心内膜炎、败血症、结核病、阿米巴肝病、黑热病、急性血吸虫病等;在各种感染中,结核病是主要原因之一,特别是某些肺外结核,如深部淋巴结结核、肝结核。②造血系统的新陈代谢率较高,有病理改变时易引起发热,如非白血性白血病、深部恶性淋巴瘤、恶性组织细胞病等。③结缔组织疾病如播散性红斑狼疮、结节性多动脉炎、风湿热等疾病,可成为长期发热的疾病。④恶性肿瘤增长迅速,当肿瘤组织崩溃或附加感染时,则可引起长期发热,如肝癌、结肠癌等早期常易漏诊。

(2)病因和诱因:常见的有流行性感冒、其他病毒性上呼吸道感染、急性病毒性肝炎、流行性乙型脑炎、脊髓灰质炎、传染性单核细胞增多症、流行性出血热、森林脑炎、传染性淋巴细胞增多症、麻疹、风疹、流行性腮腺炎、水痘、肺炎支原体肺炎、肾盂肾炎、胸膜炎、心包炎、腹膜炎、血栓性静脉炎、丹毒、伤寒、副伤寒、亚急性感染性心内膜炎、败血症、结核病、阿米巴肝病、黑热病、急性血吸虫病、钩端螺旋体病、疟疾、丝虫病、旋毛虫病、风湿热;药热、血清病、系统性红斑狼疮、皮肌炎、结节性多动脉炎、急性胰腺炎、急性溶血、急性心肌梗死、脏器梗阻或血栓形成,体腔积血或血肿形成,大面积烧伤、白血病、恶性淋巴瘤、癌、肉瘤、恶性组织细胞病、痛风发作、甲状腺危象、重度脱水、热射病、脑出血、白塞病、高温下工作等。

(3)伴随症状:有寒战、结膜充血、口唇疱疹、肝大、脾大、淋巴结肿大、出血、关节肿痛、皮疹和昏迷等。发热的伴随症状越多,越有利于诊断或鉴别诊断,所以应尽量询问和采集发热的全部伴随症状。寒战常见于大叶肺炎、败血症、急性胆囊炎、急性肾盂肾炎、流行性脑脊髓膜炎、疟疾、钩端螺旋体病、药物热、急性溶血或输血反应等。结膜充血多见于麻疹、咽结膜热、流行性出血热、斑疹伤寒、钩端螺旋体病等。口唇单纯疱疹多出现于急性发热性疾病,如大叶肺炎、流行性脑脊髓膜炎、间日疟、流行性感冒等。淋巴结肿大见于传染性单核细胞增多症、风疹、淋巴结结核、局灶性化脓性感染、丝虫病、白血病、淋巴瘤、转移癌等。

肝脾大常见于传染性单核细胞增多症、病毒性肝炎、肝及胆管感染、布鲁杆菌病、疟疾、结缔组织病、白血病、淋巴瘤及黑热病、急性血吸虫病等。出血可见于重症感染及某些急性传染病,如流行性出血热、病毒性肝炎、斑疹伤寒、败血症等。也可见于某些血液病,如急性白血病、重型再生障碍性贫血、恶性组织细胞病等。关节肿痛常见于败血症、猩红热、布鲁杆菌病、风湿热、结缔组织病、痛风等。皮疹常见于麻疹、猩红热、风疹、水痘、斑疹伤寒、风湿热、结缔组织病、药物热等。昏迷发生在发热之后者,常见于流行性乙型脑炎、斑疹伤寒、流行性脑脊髓膜炎、中毒性菌痢、中暑等;昏迷发生在发热前者,常见于脑出血、巴比妥类中毒等。

2.既往史和个人史

如过去曾患的疾病、有无外伤、做过何种手术、预防接种史和过敏史等。个人经历:如居住地、职业、旅游史和接触感染史等。职业:如工种、劳动环境等。发病地区及季节,对传染病与寄生虫病特别重要。某些寄生虫病如血吸虫病、黑热病、丝虫病等有严格的地区性。斑疹伤寒、回归热、白喉、流行性脑脊髓膜炎等流行于冬春季节;伤寒、乙型脑炎、脊髓灰质炎则流行于夏秋季节;钩端螺旋体病的流行常见于夏收与秋收季节。麻疹、猩红热、伤寒等急性传染病愈后常有较牢固的免疫力,第二次发病的可能性甚少。中毒型菌痢、食物中毒的患者发病前多有进食不洁饮食史;疟疾、病毒性肝炎可通过输血传染。阿米巴肝病可有慢性痢疾病史。

(二)仔细全面体检

(1)记录体温曲线:每天记录 4 次体温以此判断热型。

(2)细致、精确、规范、全面和有重点的体格检查。

(三)准确的实验室检查

1.常规检查

包括三大常规(即血常规、尿常规和大便常规)、红细胞沉降率和肺部 X 线片。

2.细菌学检查

可根据病情取血、骨髓、尿、胆汁、大便和脓液进行培养。

(四)针对性的特殊检查

1.骨髓穿刺和骨髓活检

对血液系统的肿瘤和骨髓转移癌有诊断意义。

2.免疫学检查

免疫球蛋白电泳、类风湿因子、抗核抗体、抗双链 DNA 抗体等。

3.影像学检查

如超声、电子计算机 X 线体层扫描(CT)和磁共振成像(MRI)检查。

4.淋巴结活检

对淋巴组织增生性疾病的确诊有诊断价值。

5.诊断性探查术

对经过以上检查仍不能诊断的腹腔内肿块可慎重采用。

四、鉴别诊断

(一)急性发热

急性发热指发热在 2 周以内者。病因主要是感染,其局部定位症状常出现在发热之后。准确的实验室检查和针对性的特殊检查对鉴别诊断有很大的价值。如果发热缺乏定位,血细胞计数不高或减低、难以确定诊断的大多为病毒感染。

(二)慢性发热

1.长期发热

长期发热指中高度发热超过 2 周以上者。常见的病因有四类:感染、结缔组织疾病、肿瘤和恶性血液病。其中以感染多见。

(1)感染:常见的原因有伤寒、副伤寒、结核、败血症、肝脓肿、慢性胆囊炎、感染性心内膜炎、急性血吸虫病、传染性单核细胞增多症、黑热病等。

感染所致发热的特点：①常伴畏寒和寒战；②血白细胞数＞$10×10^9$/L、中性粒细胞＞80％、杆状核粒细胞＞5％,常为非结核感染；③病原学和血清学的检查可获得阳性结果；④抗生素治疗有效。

(2)结缔组织疾病：常见的原因有系统性红斑狼疮、风湿热、皮肌炎、贝赫切特综合征、结节性多动脉炎等。

结缔组织疾病所致发热的特点：①多发于生育期的妇女；②多器官受累、表现多样；③血清中有高滴度的自身抗体；④抗生素治疗无效且易过敏；⑤水杨酸或肾上腺皮质激素治疗有效。

(3)肿瘤：常见于各种恶性肿瘤和转移性肿瘤。肿瘤所致发热的特点：无寒战、抗生素治疗无效、伴进行性消瘦和贫血。

(4)恶性血液病：常见于恶性淋巴瘤和恶性组织细胞病。恶性血液病所致发热的特点：常伴有肝脾大、全血细胞计数减少和进行性衰竭,抗生素治疗无效。

2.慢性低热

慢性低热指低度发热超过3周以上者,常见的病因有器质低热性和功能性低热。

(1)器质性低热：①感染,常见的病因有结核、慢性泌尿系统感染、牙周脓肿、鼻旁窦炎、前列腺炎和盆腔炎等有注意进行有关的实验室检查和针对性的特殊检查对鉴别诊断有很大的价值；②非感染性发热,常见的病因有结缔组织疾病和甲亢,凭借自身抗体和毛、爪的检查有助于诊断。

(2)功能性低热：①感染后低热,急性传染病等引起高热在治愈后,由于体温调节中枢的功能未恢复正常,低热可持续数周,反复的体检和实验室检查未见异常；②自主神经功能紊乱,多见于年轻女性,一天内体温波动不超过0.5 ℃,体力活动后体温不升反降,常伴颜面潮红、心悸、手颤、失眠等,并排除其他原因引起的低热后才能诊断。

（王瑞青）

第二节 心 悸

一、概述

心悸是人们主观感觉心跳或心慌,患者主诉心脏像擂鼓样、心慌不稳等；常伴心前区不适,是由于心率过快或过缓、心律不齐、心肌收缩力增加或神经敏感性增高等因素引起。一般健康人仅在剧烈运动、神经过度紧张或高度兴奋时才会有心悸的感觉,神经官能症或处于焦虑状态的患者即使没有心律失常或器质性心脏病,也常以心悸为主诉而就诊,而某些患器质性心脏病患者或出现频发期前收缩,甚至心房颤动而并不感觉心悸。

二、诊断

(一)临床表现

由于心律失常引起的心悸,在检查患者的当时心律失常不一定存在。因此,务必让患者详细陈述发病的缓急、病程的长短；发生心悸时的主观症状,如有无心脏活动过强、过快、过慢、不规则的感觉；持续性或阵发性；是否伴有意识改变；周围循环状态如四肢发冷、面色苍白及发作持续时间等;有无多食、怕热、易出汗、消瘦等;心悸发作的诱因与体位、体力活动、精神状态及麻黄碱、胰岛素等药物的关系。体检时重点检查有无心脏疾病的体征,如心脏杂音、心脏扩大及心律改变,有无血压增高、脉压增宽、动脉枪击音、水冲脉等高动力循环的表现,注意甲状腺是否肿大、有无突眼、震颤及杂音,以及有无贫血的体征。

（二）辅助检查

为明确有无心律失常存在及其性质应做心电图检查,如常规心电图未发现异常,可根据患者情况予以适当运动,如仰卧起坐、蹲踞活动或 24 小时动态心电图检查,怀疑冠心病、心肌炎者给予运动负荷试验,阳性检出率较高,如高度怀疑有恶性室性心律失常者,应做连续心电图监测。如怀疑有甲状腺功能亢进、低血糖或嗜铬细胞瘤时可进行相关的实验室检查。

三、鉴别诊断

心悸的鉴别需明确其为心脏原发性节律紊乱引起还是继发循环系统以外的疾病所致,进一步需确定其为功能性还是器质性疾病导致的心悸。

（一）心律失常

1.期前收缩

期前收缩为心悸最常见的病因。不少正常人可因期前收缩的发生而以心悸就诊,心脏突然"悬空""下沉"或"停顿"感是期前收缩的特征。此种感觉不但与代偿间歇的长短有关,且往往与期前收缩后的心搏出量有关。心脏病患者发生期前收缩的机会更多,心肌梗死患者如期前收缩发生在前一心搏的 T 波上,特别容易引起室性心动过速或心室颤动,应及时处理。听诊可发现心跳不规则,第一心音增强,第二心音减弱或消失,以后有一较长的代偿间歇,桡动脉搏动减弱,甚至或消失,形成脉搏短绌。

2.阵发性心动过速

阵发性心动过速是一种阵发性规则而快速的异位心律,具有突发突止的特点,发作时间长短不一,心率在 160～220 次/分,大多数阵发性室上性心动过速是由折返机制引起,多无器质性心脏病,心动过速发作可由情绪激动、突然用力、疲劳或饱餐所致,亦可无明显诱因出现心悸、心前区不适、精神不安等,严重者可出现血压下降、头晕、乏力甚至心绞痛。室性心动过速最常发生于冠心病,尤其是发生过心肌梗死有室壁瘤的患者及心功能较差者;也可见于其他心脏病甚至无心脏病的患者。阵发性室上性心动过速和室性心动过速心电图不难鉴别,但宽 QRS 波室上性心动过速有时与室速难以区分,必要时可做心脏电生理检查。

3.心房颤动

心房颤动亦为常见心悸原因之一,特别是初发又未经治疗而心率快速者。多发生在器质性心脏病基础上。由于心房活动不协调,失去有效收缩力,加上快而不规则心室节律使心室舒张期缩短,心室充盈不足,因而心排血量不足,常可诱发心力衰竭。体征主要是心律完全不规则,输出量甚少的心搏可引起脉搏短绌,心率越快,脉搏短绌越显著。心电图检查示窦性 P 波消失,出现细小而形态不一的心房颤动波,心室率绝对不齐则可明确诊断。

（二）心外因素性心悸

1.贫血

常见病因和诱因有钩虫病、溃疡病、痔、月经过多、产后出血、外伤出血等。心悸因心率代偿性增快所致,头晕、眼花、乏力、皮肤黏膜苍白,为贫血疾病的共性,贫血纠正,心悸好转。各种贫血有其特有的临床表现:可有皮肤黏膜出血,上腹部压痛,消瘦,产后出血等。血常规、血小板计数、网织红细胞计数、血细胞比容、外周血及骨髓涂片、粪检寄生虫卵等可资鉴别。

2.甲状腺功能亢进症

以 20～40 岁女性多见。甲状腺激素分泌过多,兴奋和刺激心脏,心悸因代谢亢进心率增快引起,稍活动,心悸明显加剧,伴手震颤、怕热、多汗、失眠、易激动、食欲亢进、消瘦;甲状腺弥漫性肿大;有细震颤和血管杂音;眼球突出,持续性心动过速。实验室检查甲状腺摄碘率升高,甲状腺抑制试验阴性,血总 T_3、T_4 升高,基础代谢率升高等。

3.休克

由于全身组织灌注不足,微循环血流减少,致使心率增快,出现心悸。典型临床症状为皮肤苍白,四肢皮肤湿冷,意识模糊,脉快而弱,血压明显下降,脉压小,尿量减少,二氧化碳结合力和血 pH 有不同程度的降低,收缩压下降至 10.7 kPa(80 mmHg)以下,脉压 < 2.7 kPa(20 mmHg),原有高血压者收缩压较原有水平下降30％以上。

4.高原病

高原病多见于初入高原者,由于在海拔 3 000 m 以上,大气压和氧分压降低,引起人体缺氧,心率代偿性增快而出现心悸,伴头痛、头晕、眩晕、恶心、呕吐、失眠、疲倦、气喘、胸闷、胸痛、咳嗽、咯血色泡沫痰、呼吸困难等,严重者可出现高原性肺脑水肿。X 线检查:肺动脉段隆凸,右心室肥大,心电图见右心室肥厚及肺性P波等;血液检查:红细胞增多,如红细胞数 $>6.5×10^{12}/L$,血红蛋白 $>185 g/L$ 等。

5.发热性疾病

由病毒、细菌、支原体、立克次体、寄生虫等感染引起。心悸常与发热有明显关系,热退,则心悸缓解。根据原发病不同,有其不同临床体征,血、尿、粪常规检查及 X 线、超声检查等可明确诊断。药物作用所致的心悸:肾上腺素、阿托品、甲状腺素等药物使用后心率加快,出现心悸,停药后心悸逐渐消失。临床表现除原有疾病的症状外,尚有心前区不适、面色潮红、烦躁不安、心动过速等,详细询问用药史及停药后症状消失可资鉴别。

(三)妊娠期心动过速

由于胎儿生长需要,血流量增加,流速加快,心率加快而致心悸。多见于妊娠后期,有妊娠期的变化:如子宫增大、乳房增大、呼吸困难等症状,下肢水肿、心动过速、腹部随妊娠月龄的增加而膨大,可伴有高血压,尿妊娠试验、黄体酮试验、超声检查等鉴别不难。

(四)更年期综合征

主要与卵巢功能衰退,性激素分泌失调有关。多发生于 45～55 岁,激素分泌紊乱、自主神经功能异常而引起心悸。主要特征为月经紊乱,全身不适,面部皮肤阵阵发红,忽冷、忽热,出汗,情绪易激动,失眠、耳鸣,腰背酸痛,性功能减退等。血、尿中的雌激素及催乳素减少。促卵泡激素(FSH)与促黄体生成素(LH)增高为诊断依据。

(五)心脏神经官能症

主要由于中枢神经功能失调,影响自主神经功能,造成心脏血管功能异常。患者群多为青壮年(20～40 岁)女性,心悸与精神状态、失眠有明显关系。主诉较多,如呼吸困难、心前区疼痛、易激动、易疲劳、失眠、多梦、头晕、头痛、记忆力差、注意力涣散、多汗、手足冷、腹胀、尿频等。X 线检查、心电图、超声心动图等检查正常。

(刘丹玲)

第三节　发　　绀

一、发绀的概念

发绀是指血液中脱氧血红蛋白增多,使皮肤、黏膜呈青紫色的表现。广义的发绀还包括由异常血红蛋白衍生物(高铁血红蛋白、硫化血红蛋白)所致皮肤黏膜青紫现象。

发绀在皮肤较薄、色素较少和毛细血管丰富的部位如口唇、鼻尖、颊部与甲床等处较为明显,易于观察。

二、发绀的病因、发生机制及临床表现

发绀的原因有血液中还原血红蛋白增多及血液中存在异常血红蛋白衍生物两大类。

(一)血液中还原血红蛋白增多

血液中还原血红蛋白增多引起的发绀,是发绀的主要原因。

血液中还原血红蛋白绝对含量增多。还原血红蛋白浓度可用血氧未饱和度表示,正常动脉血氧未饱和度为5%,静脉内血氧未饱和度为30%,毛细血管中血氧未饱和度约为前两者的平均数。每1 g血红蛋白约与1.34 mL氧结合。当毛细血管血液的还原血红蛋白量超过50 g/L(5 g/dL)时,皮肤黏膜即可出现发绀。

1.中心性发绀

由于心、肺疾病导致动脉血氧饱和度(SaO_2)降低引起。发绀的特点是全身性的,除四肢与面颊外,亦见于黏膜(包括舌及口腔黏膜)与躯干的皮肤,但皮肤温暖。中心性发绀又可分为肺性发绀和心性混血性发绀两种。

(1)肺性发绀:①见于各种严重呼吸系统疾病,如呼吸道(喉、气管、支气管)阻塞、肺部疾病(肺炎、阻塞性肺气肿、弥漫性肺间质纤维化、肺淤血、肺水肿、急性呼吸窘迫综合征)和肺血管疾病(肺栓塞、原发性肺动脉高压、肺动静脉瘘)等;②是由于呼吸功能衰竭,通气或换气功能障碍,肺氧合作用不足,致使体循环血管中还原血红蛋白含量增多而出现发绀。

(2)心性混血性发绀:①见于发绀型先天性心脏病,如法洛四联症、艾森门格综合征等;②是由于心与大血管之间存在异常通道,部分静脉血未通过肺进行氧合作用,即经异常通道分流混入体循环动脉血中,如分流量超过心排血量的1/3时,即可引起发绀。

2.周围性发绀

由于周围循环血流障碍所致,发绀特点是常见于肢体末梢与下垂部位,如肢端、耳垂与鼻尖,这些部位的皮肤温度低、发凉,若按摩或加温耳垂与肢端,使其温暖,发绀即可消失。此点有助于与中心性发绀相互鉴别,后者即使按摩或加温,青紫也不消失。此型发绀又可分为淤血性周围性发绀、真性红细胞增多症和缺血性周围性发绀3种。

(1)淤血性周围性发绀:①见于右心衰竭、渗出性心包炎、心脏压塞、缩窄性心包炎、局部静脉病变(血栓性静脉炎、上腔静脉综合征、下肢静脉曲张)等;②是因体循环淤血、周围血流缓慢,氧在组织中被过多摄取所致。

(2)缺血性周围性发绀:①常见于重症休克;②由于周围血管痉挛收缩,心排血量减少,循环

血容量不足,血流缓慢,周围组织血流灌注不足、缺氧,致皮肤黏膜呈青紫、苍白;③局部血液循环障碍,如血栓闭塞性脉管炎、雷诺病、肢端发绀症、冷球蛋白血症、网状青斑、严重受寒等,由于肢体动脉阻塞或周围小动脉强烈痉挛、收缩,可引起局部冰冷、苍白与发绀。

(3)真性红细胞增多症:所致发绀亦属周围性,除肢端外,口唇亦可发绀。其发生机制是由于红细胞过多,血液黏稠,致血流缓慢,周围组织摄氧过多,还原血红蛋白含量增高所致。

3.混合性发绀

中心性发绀与周围性发绀并存,可见于心力衰竭(左心衰竭、右心衰竭和全心衰竭),因肺淤血或支气管-肺病变,致血液在肺内氧合不足以及周围血流缓慢,毛细血管内血液脱氧过多所致。

(二)异常血红蛋白衍化物

血液中存在着异常血红蛋白衍化物(高铁血红蛋白、硫化血红蛋白),较少见。

1.药物或化学物质中毒所致的高铁血红蛋白血症

(1)发生机制:由于血红蛋白分子的二价铁被三价铁所取代,致使失去与氧结合的能力,当血液中高铁血红蛋白含量达 30 g/L 时,即可出现发绀。此种情况通常由伯氨喹、亚硝酸盐、氯酸钾、碱式硝酸铋、磺胺类、苯丙砜、硝基苯、苯胺等中毒引起。

(2)临床表现:其发绀特点是急骤出现,暂时性,病情严重,经过氧疗青紫不减,抽出的静脉血呈深棕色,暴露于空气中也不能转变成鲜红色,若静脉注射亚甲蓝溶液、硫代硫酸钠或大剂量维生素 C,均可使青紫消退。分光镜检查可证明血中高铁血红蛋白的存在。由于大量进食含有亚硝酸盐的变质蔬菜而引起的中毒性高铁血红蛋白血症,也可出现发绀,称"肠源性青紫症"。

2.先天性高铁血红蛋白血症

患者自幼即有发绀,有家族史,而无心肺疾病及引起异常血红蛋白的其他原因,身体一般健康状况较好。

3.硫化血红蛋白血症

(1)发生机制:硫化血红蛋白并不存在于正常红细胞中。凡能引起高铁血红蛋白血症的药物或化学物质也能引起硫化血红蛋白血症,但患者须同时有便秘或服用硫化物(主要为含硫的氨基酸),在肠内形成大量硫化氢为先决条件。所服用的含氮化合物或芳香族氨基酸则起触媒作用,使硫化氢作用于血红蛋白,而生成硫化血红蛋白,当血中含量达 5 g/L 时,即可出现发绀。

(2)临床表现:发绀的特点是持续时间长,可达几个月或更长时间,因硫化血红蛋白一经形成,不论是在体内还是体外,均不能恢复为血红蛋白,而红细胞寿命仍正常;患者血液呈蓝褐色,分光镜检查可确定硫化血红蛋白的存在。

三、发绀的伴随症状

(一)发绀伴呼吸困难

发绀伴呼吸困难常见于重症心肺疾病和急性呼吸道阻塞、气胸等;先天性高铁系血红蛋白血症和硫化血红蛋白血症虽有明显发绀,但一般无呼吸困难。

(二)发绀伴杵状指(趾)

病程较长后出现,主要见于发绀型先天性心脏病及某些慢性肺内部疾病。

(三)急性起病伴意识障碍和衰竭

急性起病伴意识障碍和衰竭见于某些药物或化学物质急性中毒、休克、急性肺部感染等。

(杨艳子)

第四节　呼 吸 困 难

正常人平静呼吸时,其呼吸运动无须费力,也不易察觉。呼吸困难尚无公认的明确定义,通常是指伴随呼吸运动所出现的主观不适感,如感到空气不足、呼吸费劲等。体格检查时可见患者用力呼吸,辅助呼吸肌参加呼吸运动,如张口抬肩,并可出现呼吸频率、深度和节律的改变。严重呼吸困难时,可出现鼻翼翕动、发绀,患者被迫采取端坐位。许多疾病可引起呼吸困难,如呼吸系统疾病、心血管疾病、神经肌肉疾病、肾脏疾病、内分泌疾病(包括异常妊娠)、血液系统疾病、类风湿疾病以及精神情绪改变等。正常人运动量大时也会出现呼吸困难。

一、呼吸困难的临床类型

(一)肺源性呼吸困难

肺源性呼吸困难的两个主要原因是肺或胸壁顺应性降低引起的限制性缺陷和气流阻力增加引起的阻塞性缺陷。限制性呼吸困难的患者(如肺纤维化或胸廓变形)在休息时可无呼吸困难,但当活动使肺通气接近其最大受限的呼吸能力时,就有明显的呼吸困难。阻塞性呼吸困难的患者(如阻塞性肺气肿或哮喘),即使是在休息时,也可因努力增加通气而致呼吸困难,且呼吸费力而缓慢,尤其是在呼气时。尽管详细询问呼吸困难感觉的特性和类型有助于鉴别限制性和阻塞性呼吸困难,然而这些肺功能缺陷常是混合的,呼吸困难可显示出混合和过渡的特征。体格检查和肺功能测定可补充来自病史的详细信息。体格检查有助于显示某些限制性呼吸困难的原因(如胸腔积液、气胸),肺气肿和哮喘的体征有助于确定其基础的阻塞性肺病的性质和严重程度。肺功能检查可提供限制性或气流阻塞存在的数据,可与正常值或同一患者不同时期的数据做比较。

(二)心源性呼吸困难

在心力衰竭早期,心排血量不能满足活动期间的代谢增加,因而组织和大脑酸中毒使呼吸运动大大增强,患者过度通气。各种反射因素,包括肺内牵张感受器,也可促成过度通气,患者气短,常伴有乏力、窒息感或胸骨压迫感。其特征是"劳力性呼吸困难",即在体力运动时发生或加重,休息或安静状态时缓解或减轻。

在心力衰竭后期,肺充血水肿,僵硬的肺脏通气量降低,通气用力增加。反射因素,特别是肺泡-毛细血管间隔内毛细血管旁感受器,有助于肺通气的过度增加。心力衰竭时,循环缓慢是主要原因,呼吸中枢酸中毒和低氧起重要作用。端坐呼吸是在患者卧位时发生的呼吸不舒畅,迫使患者取坐位。其原因是卧位时回流入右心的静脉血增加,而衰竭的左心不能承受这种增加的前负荷,其次是卧位时呼吸用力增加。端坐呼吸有时发生于其他心血管疾病,如心包积液。急性左心功能不全,患者常表现为阵发性呼吸困难。其特点是多在夜间熟睡时,因呼吸困难而突然憋醒,胸部有压迫感,被迫坐起,用力呼吸。轻者短时间后症状消失,称为夜间阵发性呼吸困难。病情严重者,除端坐呼吸外,尚可有冷汗、发绀、咳嗽、咳粉红色泡沫样痰,心率加快,两肺出现哮鸣音、湿啰音,称为心源性哮喘。它是由于各种心脏病发生急性左心功能不全,导致急性肺水肿所致。

17

（三）中毒性呼吸困难

糖尿病酸中毒产生一种特殊的深大呼吸类型,然而,由于呼吸能力储存完好,故患者很少主诉呼吸困难。尿毒症患者由于酸中毒、心力衰竭、肺水肿和贫血联合作用造成严重气喘,患者可主诉呼吸困难。急性感染时呼吸加快,是由于体温增高及血中毒性代谢产物刺激呼吸中枢引起的。吗啡、巴比妥类药物急性中毒时,呼吸中枢受抑制,使呼吸缓慢,严重时出现潮式呼吸或间停呼吸。

（四）血源性呼吸困难

由于红细胞携氧量减少,血含氧量减低,引起呼吸加快,常伴有心率加快。发生于大出血时的急性呼吸困难是一个需立即输血的严重指征。呼吸困难也可发生于慢性贫血,除非极度贫血,否则呼吸困难仅发生于活动期间。

（五）中枢性呼吸困难

颅脑疾病或损伤时,呼吸中枢受到压迫或供血减少,功能降低,可出现呼吸频率和节律的改变。如病损位于间脑及中脑上部时出现潮式呼吸;中脑下部与脑桥上部受累时出现深快均匀的中枢性呼吸;脑桥下部与延髓上部病损时出现间停呼吸;累及延髓时出现缓慢不规则的延髓型呼吸,这是中枢呼吸功能不全的晚期表现;叹气样呼吸或抽泣样呼吸常为呼吸停止的先兆。

（六）精神性呼吸困难

癔症时,其呼吸困难主要特征为呼吸浅表频速,患者常因过度通气而发生胸痛、呼吸性碱中毒。易出现手足搐搦症。

二、呼吸困难的诊断思维

根据呼吸困难多种多样的临床表现可引导出对某些疾病的诊断思维。以下可供参考。

（一）呼吸频率

每分钟呼吸超过 24 次称为呼吸频率加快,见于呼吸系统疾病、心血管疾病、贫血、发热等。每分钟呼吸少于 10 次称为呼吸频率减慢,是呼吸中枢受抑制的表现,见于麻醉安眠药物中毒、颅内压增高、尿毒症、肝性脑病等。

（二）呼吸深度

呼吸加深见于糖尿病及尿毒症酸中毒;呼吸变浅见于肺气肿、呼吸肌麻痹及镇静剂过量。

（三）呼吸节律

潮式呼吸和间停呼吸见于中枢神经系统疾病和脑部血液循环障碍,如颅内压增高、脑炎、脑膜炎、颅脑损伤、尿毒症、糖尿病昏迷、心力衰竭、高山病等。

（四）年龄性别

儿童呼吸困难应多注意呼吸道异物、先天性疾病、急性感染等;青壮年则应想到胸膜疾病、风湿性心脏病、结核;老年人应多考虑冠心病、肺气肿、肿瘤等。癔症性呼吸困难较多见于年轻女性。

（五）呼吸时限

吸气性呼吸困难多见于上呼吸道不完全阻塞,如异物、喉水肿、喉癌等,也见于肺顺应性降低的疾病,如肺间质纤维化、广泛炎症、肺水肿等。呼气性呼吸困难多见于下呼吸道不完全阻塞,如慢性支气管炎、支气管哮喘、肺气肿等。大量胸腔积液、大量气胸、呼吸肌麻痹、胸廓限制性疾病则呼气、吸气均感困难。

（六）起病缓急

呼吸困难缓起者包括心肺慢性疾病,如肺结核、尘肺、肺气肿、肺肿瘤、肺纤维化、冠心病、先心病等。呼吸困难发生较急者有肺水肿、肺不张、呼吸系统急性感染、迅速增长的大量胸腔积液等。突然发生严重呼吸困难者有呼吸道异物、张力性气胸、大块肺梗死、成人呼吸窘迫综合征等。

（七）患者姿势

端坐呼吸见于充血性心力衰竭患者;一侧大量胸腔积液患者常喜卧向患侧;重度肺气肿患者常静坐而缓缓吹气;心肌梗死患者常叩胸作痛苦貌。

（八）劳力活动

劳力性呼吸困难是左心衰竭的早期症状,肺尘埃沉着症、肺气肿、肺间质纤维化、先天性心脏病往往也以劳力性呼吸困难为早期表现。

（九）职业环境

接触各类粉尘的职业是诊断尘肺的基础;饲鸽者、种蘑菇者发生呼吸困难时应考虑外源性过敏性肺泡炎。

（十）伴随症状

伴咳嗽、发热者考虑支气管-肺部感染;伴神经系统症状者注意脑及脑膜疾病或转移性肿瘤;伴霍纳综合征者考虑肺尖部肿瘤;伴上腔静脉综合征者考虑纵隔肿块;触及颈部皮下气肿时应立即想到纵隔气肿。

（杨艳子）

第五节　咳嗽与咳痰

咳嗽是一种保护性反射动作,借以将呼吸道的异物或分泌物排出。但长期、频繁、剧烈的咳嗽影响工作与休息,则失去其保护性意义,属于病理现象。咳痰是凭借咳嗽动作将呼吸道内病理性分泌物或渗出物排出口腔外的病态现象。

一、咳嗽常见病因

主要为呼吸道与胸膜疾病。

（一）呼吸道疾病

从鼻咽部到小支气管整个呼吸道黏膜受到刺激时均可引起咳嗽,而刺激效应以喉部杓状软骨间腔和气管分叉部的黏膜最敏感。呼吸道各部位受到刺激性气体、烟雾、粉尘、异物、炎症、出血、肿瘤等刺激时均可引起咳嗽。

（二）胸膜疾病

胸膜炎、胸膜间皮瘤、胸膜受到损伤或刺激(如自发性或外伤性气胸、血胸、胸膜腔穿刺)等均可引起咳嗽。

（三）心血管疾病

如二尖瓣狭窄或其他原因所致左心功能不全引起的肺淤血与肺水肿,或因右心或体循环静脉栓子脱落引起肺栓塞时,肺泡及支气管内有漏出物或渗出物,刺激肺泡壁及支气管黏膜,出现咳嗽。

(四)胃食管反流病

胃反流物对食管黏膜的刺激和损伤,少数患者以咳嗽与哮喘为首发或主要症状。

(五)神经精神因素

呼吸系统以外器官的刺激经迷走、舌咽和三叉神经与皮肤的感觉神经纤维传入,经喉下、膈神经与脊神经分别传到咽、声门、膈等,引起咳嗽;神经官能症,如习惯性咳嗽、癔症等。

二、咳痰的常见病因

咳痰主要见于呼吸系统疾病。如急慢性支气管炎、支气管哮喘、支气管肺癌、支气管扩张、肺部感染(包括肺炎、肺脓肿等)、肺结核、过敏性肺炎等。另外,心功能不全所致肺淤血、肺水肿以及白血病、风湿热等所致的肺浸润等。

三、咳嗽的临床表现

为判断其临床意义,应注意详细了解下述内容。

(一)咳嗽的性质

咳嗽无痰或痰量甚少,称为干性咳嗽,常见于急性咽喉炎、支气管炎的初期、胸膜炎、轻症肺结核等。咳嗽伴有痰液时,称为湿性咳嗽,常见于肺炎、慢性支气管炎、支气管扩张、肺脓肿及空洞型肺结核等疾病。

(二)咳嗽出现的时间与规律

突然出现的发作性咳嗽,常见于吸入刺激性气体所致急性咽喉炎与气管-支气管炎、气管与支气管异物、百日咳、支气管内膜结核、气管或气管分叉部受压迫刺激等。长期慢性咳嗽,多见于呼吸道慢性病,如慢性支气管炎、支气管扩张、肺脓肿和肺结核等。

周期性咳嗽可见于慢性支气管炎或支气管扩张,且往往于清晨起床或夜晚卧下时(即体位改变时)咳嗽加剧;卧位咳嗽比较明显的可见于慢性左心功能不全;肺结核患者常有夜间咳嗽。

(三)咳嗽的音色

音色指咳嗽声音的性质和特点。

(1)咳嗽声音嘶哑:多见于喉炎、喉结核、喉癌和喉返神经麻痹等。

(2)金属音调咳嗽:见于纵隔肿瘤、主动脉瘤或支气管癌、淋巴瘤、结节病压迫气管等。

(3)阵发性连续剧咳伴有高调吸气回声(犬吠样咳嗽):见于百日咳、会厌、喉部疾病和气管受压等。

(4)咳嗽无声或声音低微:可见于极度衰弱的患者或声带麻痹。

四、痰的性状及临床意义

痰的性质可分为黏液性、浆液性、脓性、黏液脓性、血性等。急性呼吸道炎症时痰量较少,多呈黏液性或黏液脓性;慢性阻塞性肺疾病时,多为黏液泡沫痰,当痰量增多且转为脓性,常提示急性加重;支气管扩张、肺脓肿、支气管胸膜瘘时痰量较多,清晨与晚睡前增多,且排痰与体位有关。痰量多时静置后出现分层现象:上层为泡沫、中层为浆液或浆液脓性、底层为坏死组织碎屑;肺炎链球菌肺炎可咳铁锈色痰;肺厌氧菌感染,脓痰有恶臭味;阿米巴性肺脓肿咳巧克力色痰;肺水肿为咳粉红色泡沫痰;肺结核、肺癌常咳血痰;黄绿色或翠绿色痰,提示铜绿假单胞菌(绿脓杆菌)感染;痰白黏稠、牵拉成丝难以咳出,提示有白色念珠菌感染。

五、咳嗽与咳痰的伴随症状

(1)咳嗽伴发热:见于呼吸道(上、下呼吸道)感染、胸膜炎、肺结核等。

(2)咳嗽伴胸痛:多见于肺炎、胸膜炎、自发性气胸、肺梗死和支气管肺癌。

(3)咳嗽伴呼吸困难:见于喉炎、喉水肿、喉肿瘤、支气管哮喘、重度慢性阻塞性肺疾病、重症肺炎和肺结核、大量胸腔积液、气胸、肺淤血、肺水肿、气管与支气管异物等。呼吸困难严重时引起动脉血氧分压降低(缺氧)出现发绀。

(4)咳嗽伴大量脓痰:见于支气管扩张症、肺脓肿、肺囊肿合并感染和支气管胸膜瘘等。

(5)咳嗽伴咯血:多见于肺结核、支气管扩张、支气管肺癌、二尖瓣狭窄、肺含铁血黄素沉着症、肺出血肾炎综合征等。

(6)慢性咳嗽伴杵状指(趾):主要见于支气管扩张、肺脓肿、支气管肺癌和脓胸等。

(7)咳嗽伴哮鸣音:见于支气管哮喘、慢性支气管炎喘息型、弥漫性支气管炎、心源性哮喘、气管与支气管异物、支气管肺癌引起气管与大气管不完全阻塞等。

(8)咳嗽伴剑突下烧灼感、反酸、饭后咳嗽明显:提示为胃-食管反流性咳嗽。

(李　梦)

第三章　内科疾病常用诊治技术

第一节　肺功能检查

肺功能检查内容包括肺容积、通气、换气、呼吸动力、血气等项目。通过肺功能检查可对受检者呼吸生理功能的基本状况作出质和量的评价,明确肺功能障碍的程度和类型,进而可以更深一步地研究疾病的发病机制、病理生理,并对疾病的诊断、治疗、疗效判定、劳动能力评估及手术的耐受性等具有很大的帮助。以下简述临床常用肺功能检查项目。

一、通气功能检查

(一)肺容积

肺容积指在安静情况下,测定一次呼吸所出现的容积变化,不受时间限制,具有静态解剖学意义,是最基本的肺功能检查项目。肺容积由潮气量、补吸气量、补呼气量、残气量及深吸气量、功能残气量、肺活量、肺总量八项组成(图 3-1)。其值与年龄、性别和体表面积有关。以下分别介绍各项指标的含义及其正常值。

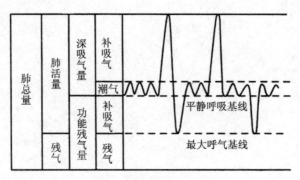

图 3-1　肺容积及其组成

1.潮气量(V_T)

V_T 为平静呼吸时,每次吸入和呼出的气量。成人正常值 400～500 mL。

2.补呼气量(ERV)

ERV 平静呼气末再尽最大力量呼气所呼出的气量。成人正常值:男性约 910 mL、女性约 560 mL。

3.补吸气量(IRV)

IRV 为平静吸气末再尽最大力量吸气所吸入的气量。成人正常值:男性约 2 160 mL、女性约 1 400 mL。

4.深吸气量(IC)

IC 为平静呼气末尽最大力量吸气所吸入的最大气量,即潮气量加补吸气量。成人正常值:男性约为 2 660 mL、女性约为 1 900 mL。

5.肺活量(VC)

肺活量是指深吸气末尽力呼气所呼出的全部气量(即深吸气量加补呼气量)。成人正常值:男性约 3 470 mL、女性约 2 440 mL;VC 实测值占预计值的百分比小于 80% 为减低,其中 60%~79% 为轻度减低、40%~59% 为中度减低、小于 40% 为重度减低。肺活量减低提示限制性通气障碍,也可以提示严重阻塞性通气障碍。

6.功能残气量(FRC)

FRC 为平静呼气末肺内所含气量,即补呼气量加残气量(RV)。正常成人参考值:男性约 (3 112±611)mL、女性约(2 348±479)mL。增加见于阻塞性肺气肿等,减少提示肺间质纤维化、ARDS 等。

7.残气量(RV)

RV 为最大呼气末肺内所含气量,即功能残气量减补呼气量。正常成人参考值:男性约 (1 615±397)mL、女性约(1 245±336)mL。其临床意义同功能残气量。然而临床上残气量常以其占肺总量百分比即 RV/TLC% 作为判断指标,成人正常值:男性小于 35%、女性约 29%、老年人可达 50%。超过 40% 提示肺气肿。

8.肺总量(TLC)

TLC 为最大限度吸气后肺内所含气量,即肺活量加残气量。正常成人参考值:男性约 (5 766±782)mL、女性约(1 353±644)mL。肺总量减少见于广泛肺部疾病。

(二)通气功能测定

通气功能又称为动态肺容积,是指单位时间内随呼吸运动进出肺的气量和流速。常用指标如下。

1.每分钟静息通气量(V_E)

这是指静息状态下每分钟呼出气的量,等于潮气量×每分钟呼吸频率。正常值:男性约 (6 663±200)mL、女性约(4 217±160)mL。V_E>10 L/min 提示通气过度,可发生呼吸性碱中毒,V_E<3 L/min 提示通气不足,可造成呼吸性酸中毒。

2.最大自主通气量(MVV)

这是指在 1 分钟内以最大的呼吸幅度和最快的呼吸频率呼吸所得的通气量。可用来评估肺组织弹性、气道阻力、胸廓弹性和呼吸肌的力量,临床上常用作通气功能障碍、胸部手术术前判断肺功能状况、预计肺部并发症发生风险的预测指标及职业病劳动能力鉴定的指标。正常成人参考值:男性约(104.00±2.71)L、女性约(82.5±2.17)L。临床常以实测值占预计值的百分比进行判定,实测占预计值小于 80% 为异常。

3.用力肺活量(FVC)和第 1 秒用力呼气容积(FEV_1)

FVC 是指深吸气后以最大力量、最快的速度所能呼出的气量。其中第 1 秒用力呼气容积(FEV_1)是测定呼吸道有无阻力的重要指标。临床常用 FEV_1 和一秒率($FEV_1/FVC\%$)表示,正常成人 FEV_1 值:男性约($3\,179\pm117$)mL、女性约($2\,314+48$)mL;$FEV_1/FVC\%$ 均大于 80%。

4.最大呼气中段流速(MMEF、MMF)

测定方法是将 FVC 起、止两点间分为四等份,取中间 50% 的肺容量与其所用呼气时间相比所得值。可作为早期发现小气道阻塞的指标。正常成人值:男性约为($3\,452\pm1\,160$)mL/s、女性为($2\,836\pm946$)mL/s。

二、小气道功能检查

小气道是指吸气状态下内径不大于 2 mm 的细支气管,是许多慢性肺部阻塞性肺疾病早期容易受累的部位。因小气道阻力仅占气道总阻力的 20% 以下,故其异常变化不易被常规肺功能测定方法检出。

(一)闭合容积

闭合容积(CV)指平静呼吸至残气位时,肺下垂部小气道开始闭合时所能呼出的气体量。而小气道开始闭合时肺内留存的气体量则称为闭合总量(CC)。正常值随年龄增加而增加:CV/VC%,30 岁为 13%,50 岁为 20%,CC/TLC$<45\%$。

(二)最大呼气流量-容积曲线

最大呼气流量-容积曲线(MEFV)为受试者在作最大用力呼气过程中,将呼出的气体容积与相应的呼气流量所记录的曲线,或称流量-容积曲线(V-V 曲线)。临床上常用 VC 50% 和 VC 5%时的呼气瞬时流量($V_{max_{50}}$ 和 $V_{max_{25}}$)作为检测小气道阻塞的指标,凡两指标的实测值/预计值小于 70%,且 $V_{50}/V_{25}<2.5$ 即认为有小气道功能障碍。

三、换气功能检查

(一)通气/血流比例

在静息状态下,健康成人每分钟肺泡通气量约 4 L,血流量约 5 L,二者比例即通气/血流比例(V/Q)为 0.8。在病理情况下,无论是 V/Q 比例增大或减小,均可导致动脉氧分压降低,临床常见于肺炎、肺不张、急性呼吸窘迫综合征、肺梗死和肺水肿等情况。

(二)肺泡弥散功能测定

肺泡弥散是肺泡内气体中的氧和肺泡壁毛细血管中的二氧化碳,通过肺泡壁毛细血管膜进行气体交换的过程。临床上弥散障碍主要是指氧的弥散障碍。弥散量如小于正常预计值的 80%,提示弥散功能障碍。常见于肺间质纤维化、气胸、肺水肿、先天性心脏病、风湿性心脏病等情况。弥散量增加可见于红细胞增多症、肺出血等。临床上常用的单次呼吸法的正常值:男 $187.52\sim288.80$ mL/(kPa·min);女 $156.77\sim179.70$ mL/(kPa·min)。

四、肺顺应性

肺顺应性用以反映肺组织的弹性,通常包括肺顺应性、胸壁顺应性和总顺应性。肺顺应性分为静态顺应性和动态顺应性两种。静态顺应性是指在呼吸周期中气流被短暂阻断时测得的肺顺应性,它反映肺组织的弹性,正常值为 2.0 L/kPa;动态肺顺应性是在呼吸周期中气流未被阻断时的肺顺应性,它受气道阻力影响,正常值为 1.5～3 L/kPa。其值降低,见于肺纤维化等疾病;其值增加,见于肺气肿。

五、呼吸道阻力

呼吸道阻力指气体在气道内流动时所产生的摩擦力,通常用产生单位流速所需的压力差来表示。一般采用体容积描记法或强迫脉冲振荡法测定。正常值为每分钟 0.098～0.294 kPa/L(流速 0.5 L/s)。阻塞性肺疾病呼吸道阻力增加,由于呼吸道阻力的 80% 以上来自于大气道的阻力,若阻塞仅影响小气道,则阻力改变不大;限制性疾病呼吸道阻力多降低。

六、血液气体分析

动脉血气分析包括动脉氧分压、动脉二氧化碳分压和动脉氢离子浓度的测定,并根据相关的方程式由上述三个测定值计算出其他多项指标,从而判断肺换气功能及酸碱平衡的状况。血气分析的主要指标有以下几种。

(一)动脉血氧分压(PaO_2)

动脉血氧分压是指血液中物理溶解的氧分子所产生的压力。正常值为 12.6～13.3 kPa(95～100 mmHg)。PaO_2 可作为判断低氧血症及呼吸衰竭的指标。

(二)动脉血氧饱和度(SaO_2)

SaO_2 是单位血红蛋白含氧百分数,正常值为 95%～98%。SaO_2 也是反映机体是否缺氧的一个指标。但由于血红蛋白离解曲线(ODC)呈 S 形的特性,较轻度的缺氧时,尽管 PaO_2 已有明显下降,SaO_2 可无明显变化,因此 SaO_2 反映缺氧并不敏感,且有掩盖缺氧的潜在危险。

(三)动脉血氧含量(CaO_2)

这是指单位容积的动脉血液中所含氧的总量,包括与血红蛋白结合的氧和物理溶解的氧两个部分。正常值为 8.55～9.45 mmol/L(19～21 mL/dL)。二氧化碳是反映动脉血携氧量的综合性指标。慢性阻塞性肺疾病患者的 CaO_2 值随着 PaO_2 降低而降低,但血红蛋白正常或升高;贫血患者虽然 PaO_2 正常,而 CaO_2 随着血红蛋白的降低而降低。

(四)动脉血二氧化碳分压($PaCO_2$)

动脉血二氧化碳分压是指物理溶解在动脉血中的二氧化碳(正常时每 100 mL 中溶解 2.7 mL)分子所产生的张力。其正常值4.7～6.0 kPa(35～45 mmHg),均值为 5.3 kPa(40 mmHg)。当呼吸衰竭时,如果 $PaCO_2$>6.7 kPa(50 mmHg),称为Ⅱ型呼吸衰竭。同时 $PaCO_2$ 也是判断呼吸性酸或碱中毒的指标。

(五)pH

pH 是血液中氢离子浓度的指标或酸碱度。正常值为 7.35～7.45。pH<7.35 为失代偿性酸中毒,存在酸血症;pH>7.45 为失代偿性碱中毒,有碱血症。临床上不能单用 pH 来判断代谢性或呼吸性酸碱失衡,应结合其他指标进行综合判断。

(六)标准碳酸氢盐(SB)

标准碳酸氢盐是指在 38 ℃,血红蛋白完全饱和,$PaCO_2$ 为 5.3 Kpa(40 mmHg)的气体平衡后的标准状态下所测得的血浆 HCO_3^- 浓度。正常值为 22～27 mmol/L,平均 24 mmol/L。SB 是单纯反映代谢因素的指标,一般不受呼吸的影响。

(七)实际碳酸氢盐(AB)

实际碳酸氢盐是指在实际 $PaCO_2$ 和血氧饱和度条件下所测得的血浆 HCO_3^- 含量,正常值为22～27 mmol/L,平均值为 24 mmol/L。AB 在一定程度上受呼吸因素的影响。当呼吸性酸中毒时,AB＞SB;当呼吸性碱中毒时,AB＜SB;相反,代谢性酸中毒时,AB＝SB 小于正常值;代谢性碱中毒时,AB＝SB 大于正常值。

(八)缓冲碱(BB)

缓冲碱指血液中一切具有缓冲作用的碱性物质的总和,包括 HCO_3^-、Hb^- 和血浆蛋白、HPO_4^{2-}。正常值为 45～50 mmol/L。BB 是反映代谢性因素的指标,减少提示代谢性酸中毒,增加提示代谢性碱中毒。

(九)碱剩余(BE)

BE 是指在标准状态(与 SB 者相同)下,将血液标本滴定至 pH＝7.40 所需要的酸或碱的量,反映缓冲碱的增加或减少。是反映代谢性因素的指标,正常值为(0±2.3)mmol/L。碱多,BE 为正值;酸多,BE 为负值。

(十)血浆二氧化碳总量(T-CO_2)

是指血浆中结合的和物理溶解的二氧化碳总含量。其中 HCO_3^- 占总量的 95％ 以上,故T-CO_2基本反映 HCO_3^- 的含量。又因其受呼吸影响,故在判断混合性酸碱失调时,其应用受到限制。

(孙晋芳)

第二节　痰细菌学检查

痰细菌学检查应先嘱患者用水漱口,然后用自气管深部咳出的痰液,盛于洁净容器内,切勿将鼻涕吸入。

一、目视检查

(一)颜色

在呼吸系统化脓性感染或肺炎时,痰中因含有大量脓细胞、上皮细胞而呈黄色,铜绿假单胞菌感染的痰呈绿色。大叶性肺炎或肺坏死因血红蛋白分解,痰可呈铁锈色。患阿米巴肺脓肿时痰可呈咖啡色。急性心力衰竭、肺梗死出血、肺结核或肺肿瘤引起的血管破裂时,痰可呈咖啡色。

(二)性状

由于所含成分不同,呈现黏液性、黏液脓性、浆液性及血性等。

1.黏液性痰

黏液性痰见于上呼吸道炎症或支气管炎初期。

2.黏液脓性痰

最常见,因痰液中脓细胞含量不同而呈不同程度的黄色,见于支气管炎的恢复期、肺结核等。

3.脓性痰

混浊,内含大量脓细胞,见于肺脓肿、浸润性肺结核、穿透性脓胸等。

4.浆液性痰

呈稀薄的泡沫状,见于急性肺水肿。

5.血性痰

血性痰指痰中混入大量血液者。因血量的多少、新旧程度不同,及其他成分的多少不一,而呈现种种颜色,如鲜红色、褐色、黑色等。还应注意区分是否有血丝、血块、血痰混合。

(三)异常物

1.支气管管型

支气管管型是由纤维蛋白和黏液等在支气管内形成的灰色树枝状体,在咳出的痰内常卷曲成团。如将其浮在盐水中则展开成树枝状。痰液中支气管管型见于纤维素性支气管炎、肺炎链球菌性肺炎、白喉等。

2.Curschmanna 螺旋体

肉眼所见为淡黄或白色的富有弹性的丝状物,多卷曲成团,展开长度可达 1.5 cm,常见于支气管哮喘及急性和慢性支气管炎。

3.其他

痰液有时可见寄生虫(如肺吸虫、蛔虫及钩虫的蚴虫)、肺结石及肺组织等。

二、显微镜检查

选取可疑部分涂片,加少量生理盐水混匀,制成盐水涂片镜检,或待痰涂片干燥后进行染色镜检。

涂片染色镜检时根据需要可将痰涂片进行 Wright 染色、革兰氏染色和抗酸染色镜检。

(一)Wright 染色

可做白细胞分类计数,嗜酸性粒细胞计数增多,见于支气管哮喘和肺吸虫病等。结核病时,痰液中淋巴细胞计数常增多,若混合感染则中性粒细胞计数增多。

(二)革兰染色

多用于一般细菌涂片检验,痰液中可见到细菌种类很多,以检出肺炎链球菌、葡萄球菌、链球菌、肺炎杆菌较有意义。

(三)抗酸染色

染色后用油镜检查,镜检至少 100 个视野。结果以"找到抗酸杆菌"或"未找到抗酸杆菌"报告。找到者,若 100 个视野中抗酸杆菌 1～2 条者,报告菌数,3～9 条者为"＋",10～99 条者"＋＋",每个视野中1～10条者"＋＋＋",每个视野 11 条以上为"＋＋＋＋"。

必要时可将痰标本进行浓缩处理,后查抗酸杆菌,检查抗酸杆菌的报告必须注明直接涂片法或浓缩法。

(孙晋芳)

第三节　血气分析术

国外于 20 世纪 50 年代末将动脉血气分析应用于临床,我国于 20 世纪 70 年代开始逐步在临床上推广应用。随着动脉血气分析在临床上广泛应用,特别是由于酸碱失衡预计代偿公式、潜

在 HCO_3^- 和阴离子隙(ani-ongap,AG)概念应用于酸碱领域,使临床上酸碱失衡的判断水平有了明显提高。1967 年美国科罗拉多大学 Ashbaugh 研究小组专家通过对 12 例急性呼吸衰竭患者的动态监测动脉血气分析并结合临床,首次在 Lancet 上提出了急性呼吸窘迫综合征(ARDS)新概念。本节主要就动脉血气分析的临床应用作一阐述。

一、动脉血气分析作用

(一)判断呼吸功能

动脉血气分析是判断呼吸衰竭最客观指标,根据动脉血气分析可以将呼吸衰竭分为Ⅰ型和Ⅱ型。

(1)Ⅰ型呼吸衰竭:其标准为海平面平静呼吸空气的条件下 $PaCO_2$ 正常或下降,PaO_2 <8.0 kPa(60 mmHg)。

(2)Ⅱ型呼吸衰竭:其标准为海平面平静呼吸空气的条件下 $PaCO_2$ >6.7 kPa(50 mmHg),PaO_2 <8.0 kPa(60 mmHg)。

(3)吸 O_2 条件下判断有无呼吸衰竭,可分为以下两种情况:①若 $PaCO_2$ >6.7 kPa(50 mmHg),PaO_2 >8.0 kPa(60 mmHg),可判断为吸 O_2 条件下Ⅱ型呼吸衰竭。②若 $PaCO_2$ <6.7 kPa(50 mmHg),PaO_2 >8.0 kPa(60 mmHg),可计算氧合指数,其公式如下。

$$氧合指数 = \frac{PaO_2}{FiO_2}$$

氧合指数<40.0 kPa(300 mmHg),提示呼吸衰竭。

举例:鼻导管吸 O_2,流量 2 L/分,PaO_2 10.7 kPa(80 mmHg)。

分析:FiO_2=0.21+0.04×2=0.29。

提示:呼吸衰竭。

(二)判断酸碱失衡

1.单纯性酸碱失衡

呼吸性酸中毒(呼酸)、呼吸性碱中毒(呼碱)、代谢性酸中毒(代酸)和代谢性碱中毒(代碱)。

2.混合型酸碱失衡

(1)传统认为有四型:呼酸并代酸、呼酸并代碱、呼碱并代酸和呼碱并代碱。

(2)新的酸碱失衡类型:混合性代酸(高 AG 代酸+高 Cl^- 性代酸)、代碱并代酸包括代碱并高 AG 代酸和代碱并高 Cl^- 性代酸、三重酸碱失衡(triple acid base disorders,TABD)包括呼酸型三重酸碱失衡(呼酸+代碱+高 AG 代酸)和呼碱型三重酸碱失衡(呼碱+代碱+高 AG 代酸)。

二、AG 的临床应用

AG 是按 $AG=Na^+-(HCO_3^-+Cl^-)$ 计算所得。其真实含义反映了未测定阳离子(UC)和未测定阴离子(UA)之差。AG 升高的最常见原因是体内存在过多的 UA,即乳酸根、丙酮酸根、磷酸根及硫酸根等。当这些未测定阴离子在体内堆积,必定要取代 HCO_3^-,使 HCO_3^- 下降,称之为高 AG 代酸。临床上重要意义就是 AG 升高代表了高 AG 代酸。AG 在酸碱失衡判断中主要用途是可判断以下六型酸碱失衡:①高 AG 代酸。②代碱并高 AG 代酸。③混合性代酸。④呼酸并高 AG 代酸。⑤呼碱并高 AG 代酸。⑥三重酸碱失衡。

三、潜在 HCO_3^-

潜在 HCO_3^- 是晚近提出的新概念,是指排除并存高 AG 代酸对 HCO_3^- 掩盖作用之后的 HCO_3^-,用公式表示为潜在 HCO_3^-=实测 HCO_3^-+ΔAG。其意义可揭示代碱+高 AG 代酸和三重酸碱失衡中的代碱存在。若忽视计算 AG、潜在 HCO_3^-,常可延误混合型酸碱失衡中的代碱的判断。

四、常用的考核酸碱失衡的指标

（一）pH

它是指体液内氢离子浓度的反对数,即 $pH=\log\dfrac{1}{H^+}$,是反映体液总酸度的指标,受呼吸和代谢因素共同影响。正常值:动脉血 7.35~7.45,平均值 7.40,静脉血 pH 较动脉血低 0.03~0.05。pH<7.35 时为酸血症;pH>7.45 时为碱血症。

（二）PCO_2

血浆中物理溶解的二氧化碳分子所产生的压力称为 PCO_2。正常值:动脉血 4.7~6.0 kPa（35~45 mmHg）,平均值 5.3 kPa（40 mmHg）,静脉血较动脉血高 0.7~0.9 kPa（5~7 mmHg）。它是酸碱平衡呼吸因素的唯一指标。当 PCO_2>6.0 kPa（45 mmHg）时,应考虑为呼酸或代碱的呼吸代偿;当 PCO_2<4.7 kPa（35 mmHg）时,应考虑为呼碱或代酸的呼吸代偿。

（三）HCO_3^-

HCO_3^- 即实际碳酸氢盐（acutebicar bonate,AB）,是指隔绝空气的血液标本在实验条件下所测的血浆 HCO_3^- 值。正常值 22~27 mmol/L,平均值 24 mmol/L,动、静脉血 HCO_3^- 大致相等。它是反映酸碱平衡代谢因素的指标。HCO_3^-<22 mmol/L,可见于代酸或呼碱代偿;HCO_3^->27 mmol/L,可见于代碱或呼酸代偿。

（四）标准碳酸氢盐（standard bicarbonate,SB）

在标准条件下[PCO_2 5.3 kPa（40 mmHg）,Hb 完全饱和,温度 37 ℃]测得的 HCO_3^- 值,它是反映酸碱平衡代谢因素的指标,正常值 22~27 mmol/L,平均值 24 mmol/L。正常情况下 AB=SB;AB↑>SB↑见于代碱或呼酸代偿;AB↓<SB↓见于代酸或呼碱代偿。

（五）缓冲碱（buffer base,BB）

体液中所有缓冲阴离子总和,包括 HCO_3^-、Pr^-、Hb^-。血浆缓冲碱（BBp）=HCO_3^-+Pr^-=24+17=41 mmol/L,全血缓冲碱（BBb）=HCO_3^-+Pr^-+Hb^-=24+17+0.42×15=47.3 mmol/L。仅 BB 一项降低时,应考虑为贫血（Hb 低）。

（六）碱剩余（base excess,BE）

它是表示血浆碱储量增加或减少的量。正常范围±3 mmol/L,平均为 0。BE 正值时表示缓冲碱增加,BE 负值时表示缓冲碱减少或缺失（basede-fect,BD）,它是反映酸碱失衡代谢性因素的指标。全血碱剩余=BEb=BE15=ABE,细胞外液碱剩余=BE5=BEECF=SBE。

（七）血浆二氧化碳含量（$T\text{-}CO_2$）

它是反映化学结合二氧化碳量（24 mmol/L）和物理溶解的二氧化碳量（0.03×40=1.2 mmol/L）。正常值=24+1.2=25.2 mmol/L。其意义同 HCO_3^- 值。

（八）CO₂-CP

它是指血浆中呈化合状态的二氧化碳量，理论上应与 HCO_3^- 大致相等，但因有 $NaCO_3^-$ 等因素干扰，比 HCO_3^- 偏高。其意义同 HCO_3^- 值。

五、常用判断低氧血症的参数

（一）氧分压（PO₂）

氧分压是指血浆中物理溶解的氧分子所产生的压力。动脉血氧分压（PaO_2）正常值 10.7～13.3 kPa（80～100 mmHg），其正常值随着年龄增加而下降，预计 PaO_2 值（mmHg）= 102 − 0.33×年龄（岁）± 10.0（1 mmHg = 0.13 kPa）。静脉血氧分压（PVO_2）正常值 5.3 kPa（40 mmHg），静脉血氧分压不仅受呼吸功能影响而且可受循环功能影响。呼吸功能正常的患者，当休克微循环障碍时，由于血液在毛细血管停留时间延长、组织利用氧增加，可出现动脉血氧分压正常，而静脉血氧分压明显降低。因此在判断呼吸功能时，一定要用动脉血氧分压，决不能用静脉血氧分压替代。

（二）血氧饱和度（SO₂）

血氧饱和度是指血红蛋白实际上所结合的氧含量被全部血红蛋白能够结合的氧除得的百分率。血氧饱和度的计算公式如下。

$$SO_2 = \frac{氧合血红蛋白}{全部血红蛋白} \times 100\%$$

动脉血氧饱和度以 SaO_2 表示，正常范围为 95%～99%，动脉血氧饱和度与动脉血氧分压间的关系即是氧离解曲线。动脉血氧饱和度可直接测定所得，但目前血气分析仪上所提供的动脉血氧饱和度是依动脉血氧分压和 pH 推算所得，SaO_2 90% 时，PaO_2 约为 8.0 kPa（60 mmHg）。

（三）氧合指数

氧合指数 = PaO_2/FiO_2，又称通气/灌注指数，正常值为 53.3～66.7 kPa（400～500 mmHg）。ARDS 时由于存在严重肺内分流，PaO_2 降低明显，提高吸氧浓度并不能提高 PaO_2 或提高 PaO_2 不明显，故氧合指数常可小于 40.0 kPa（300 mmHg）。

（四）肺泡-动脉血氧分压差［P₍A-a₎O₂］

在正常生理条件下，吸空气时 $P_{(A-a)}O_2$ 为 1.3 kPa（10 mmHg）左右；吸纯氧时 $P_{(A-a)}O_2$ 正常不应超过 8.0 kPa（60 mmHg）。ARDS 时 $P_{(A-a)}O_2$ 增大，吸空气时 $P_{(A-a)}O_2$ 常可增至 6.7 kPa（50 mmHg）；而吸纯氧时 $P_{(A-a)}O_2$ 常可超过 13.3 kPa（100 mmHg）。

（五）肺内分流量（QS/QT）

正常人可存在小量解剖分流，一般不超过 3%。ARDS 时，由于 V/Q 严重降低，QS/QT 可明显增加，达 10% 以上，严重者可高达 20%～30%。

QS/QT 计算公式如下。

$$QS/QT = \frac{P_{(A-a)}O_2 \times 0.0031}{P_{(A-a)}O_2 \times 0.0031 + (CaO_2 - CvO_2)}$$

式中，CaO_2 为动脉血氧含量，$CaO_2 = Hb \times 1.34 \times SaO_2 + PaO_2 \times 0.0031$；$CvO_2$ 为混合静脉血氧含量，$CvO_2 = Hb \times 1.34 \times SvO_2 + PvO_2 \times 0.0031$。

临床上使用上述公式时，$CaO_2 - CvO_2$ 常可以用 5 代入，以此计算所得肺内分流量虽不如直接测定混合静脉血含量精确，但为临床诊治参考仍有一定价值，尤其动态监测此值变化，可以作为病情恶化或好转的一项指标。

六、静脉血取代动脉血行血气分析的可行性

血气分析原则上应采用动脉血,但在临床上常可遇到患者动脉穿刺困难,特别是婴幼儿,此时往往用静脉血取代动脉血测定。但必须牢记静脉血气分析只能用于判断酸碱失衡,不能用于判断呼吸功能。其理由为:①动、静脉血 pH、PCO_2、HCO_3^- 有明显替代关系,即静脉血 pH 较动脉血 pH 低 $0.03\sim0.05$,静脉血 PCO_2 较动脉血 PCO_2 高 $0.7\sim0.9$ kPa($5\sim7$ mmHg),动、静脉血 HCO_3^- 大致相等。②静脉血 PO_2 不仅受呼吸功能影响,而且受循环功能影响,当微循环障碍时,血液在毛细血管停留时间延长,组织利用氧增加,回到静脉血 PO_2 可明显下降,此时可表现为动脉血 PO_2 正常,而静脉血 PO_2 明显下降。

七、酸碱失衡的判断方法

(一)分清原发与继发(代偿)变化
酸碱失衡代偿必须遵循下述规律。

(1)HCO_3^-、PCO_2 任何一个变量的原发变化均可引起另一个变量的同向代偿变化,即原发 HCO_3^- 升高,必有代偿的 PCO_2 升高;原发 HCO_3^- 下降,必有代偿 PCO_2 下降。反之亦相同。

(2)原发失衡变化必大于代偿变化。根据上述代偿规律,可以得出以下三个结论:①原发失衡决定了 pH 是偏碱亦或偏酸。②HCO_3^- 和 PCO_2 呈相反变化;必有混合性酸碱失衡存在。③PCO_2 和 HCO_3^- 明显异常同时伴 pH 正常,应考虑有混合性酸碱失衡存在。

牢记上述代偿规律和结论,对于正确判断酸碱失衡是极重要的。根据上述的代偿规律和结论,一般地说,单纯性酸碱失衡的 pH 是由原发失衡所决定的。如果 pH<7.40,提示原发失衡可能为酸中毒;pH >7.40,原发失衡可能为碱中毒。

举例:pH7.32,HCO_3^- 15 mmol/L,$PaCO_2$4.0 kPa(30 mmHg)。分析:$PaCO_2$4.0 kPa(30 mmHg),<5.3 kPa(40 mmHg),可能为呼碱;HCO_3^- 15 mmol/L,<24 mmol/L,可能代酸,但因 pH 7.32,<7.40 偏酸,结论:代酸。

举例:pH7.45,HCO_3^- 32 mmol/L,$PaCO_2$6.4 kPa(48 mmHg)。分析:$PaCO_2$6.4 kPa(48 mmHg),>5.3 kPa(40 mmHg),可能为呼酸;HCO_3^- 32 mmol/L,>24 mmol/L,可能代碱,但因 pH 7.45,>7.40 偏碱,结论:代碱。

举例:pH7.42,$PaCO_2$3.9 kPa(29 mmHg),HCO_3^- 19 mmol/L。分析:$PaCO_2$3.9 kPa(29 mmHg),<5.3 kPa(40 mmHg),可能为呼碱;HCO_3^- 19 mmol/L,<24 mmol/L,可能代酸,但因 pH 7.42,>7.40 偏碱,结论:呼碱。

举例:pH7.35,$PaCO_2$8.0 kPa(60 mmHg),HCO_3^- 32 mmol/L。分析:$PaCO_2$8.0 kPa(60 mmHg),>5.3 kPa(40 mmHg),可能为呼酸;HCO_3^- 32 mmol/L,>24 mmol/L,可能代碱,但因 pH 7.35,<7.40 偏酸,结论:呼酸。

(二)分析单纯性和混合性酸碱失衡
根据上述代偿规律可表现如下。

(1)$PaCO_2$ 升高同时伴 HCO_3^- 下降,肯定为呼酸合并代酸。

举例:pH7.22,$PaCO_2$6.7 kPa(50 mmHg),HCO_3^- 20 mmol/L。分析:$PaCO_2$6.7 kPa

（50 mmHg），＞5.3 kPa（40 mmHg），而 HCO_3^- 20 mmol/L，＜24 mmol/L，结论：呼酸并代酸。

（2）$PaCO_2$ 下降同时伴 HCO_3^- 升高，肯定为呼碱并代碱。

举例：pH7.57，$PaCO_2$4.3 kPa（32 mmHg），HCO_3^- 28 mmol/L。分析：$PaCO_2$4.3 kPa（32 mmHg），＜5.3 kPa（40 mmHg），而 HCO_3^- 28 mmol/L，＞24 mmol/L。结论：呼碱并代碱。

（3）$PaCO_2$ 和 HCO_3^- 明显异常同时伴 pH 正常，应考虑有混合性酸碱失衡的可能，进一步确诊可用单纯性酸碱失衡预计代偿公式。

举例：pH7.37，$PaCO_2$10.0 kPa（75 mmHg），HCO_3^- 42 mmol/L。分析：$PaCO_2$10.0 kPa（75 mmHg），明显大于 5.3 kPa（40 mmHg）；HCO_3^- 42 mmol/L，明显大于 24 mmol/L，但 pH 7.37 在正常范围内，提示有混合性酸碱失衡的可能。用单纯性酸碱失衡公式判断：$PaCO_2$＞5.3 kPa（40 mmHg），提示有呼酸可能。用公式计算 $\Delta HCO_3^-=0.35\times\Delta PaCO_2\pm5.58=0.35\times(75-40)\pm5.58=12.25\pm5.58$，预计 $HCO_3^-=24+12.25\pm5.58=36.25\pm5.58=30.67\sim41.83$；实测 HCO_3^- 42 mmol/L，＞41.83 mmol/L，提示代碱存在。结论：呼酸并代碱。

正确认识混合性酸碱失衡的关键是要正确地应用酸碱失衡预计代偿公式、AG 和潜在 HCO_3^-。目前在临床上所使用的酸碱失衡预计代偿公式较多，但要正确使用公式必须要遵从以下步骤：①必须首先通过动脉血 pH、PCO_2、HCO_3^- 三个参数，并结合临床确定原发失衡。②根据原发失衡选用合适公式。③将公式计算所得结果与实测 HCO_3^- 或 PCO_2 相比作出判断。凡落在公式计算代偿范围内判断为单纯性酸碱失衡，落在范围外判断为混合性酸碱失衡。④若为并发高 AG 代酸的混合性酸碱失衡，则应计算潜在 HCO_3^-，将潜在 HCO_3^- 替代实测 HCO_3^- 与公式计算所得的预计 HCO_3^- 相比。

（三）用单纯性酸碱失衡预计代偿公式来判断

举例：pH7.53，$PaCO_2$5.2 kPa（39 mmHg），HCO_3^- 32 mmol/L。分析：HCO_3^- 32 mmol/L，＞24 mmol/L，提示有代碱可能。按代碱公式计算：$\Delta PaCO_2=0.9\times\Delta HCO_3^-\pm5=0.9\times(32-24)\pm5=1.0\pm0.7$ kPa（7.2±5 mmHg），预计 $PaCO_2=$ 正常 $PaCO_2+\Delta PaCO_2=40+7.2\pm5=47.2\pm5=5.6\sim7.0$ kPa（42.2～52.2 mmHg），实测 $PaCO_2$5.2 kPa（39 mmHg），＜5.6 kPa（42.2 mmHg），提示：有呼碱成立。虽然此时 $PaCO_2$5.2 kPa（39 mmHg）在正常范围内，仍可诊断为原发代碱的基础上合并相对呼碱。

举例：pH7.39，$PaCO_2$3.2 kPa（24 mmHg），HCO_3^- 14 mmol/L。分析：HCO_3^- 14 mmol/L，＜24 mmol/L，$PaCO_2$3.2 kPa（24 mmHg），＜5.3 kPa（40 mmHg），pH7.39，＜7.40，提示代酸存在。按代酸预计代偿公式计算：$PaCO_2=1.5\times HCO_3^-+8\pm2=1.5\times14+8\pm2=21+8\pm2=29\pm2=3.6\sim4.1$ kPa（27～31 mmHg），实测 $PaCO_2$3.2 kPa（24 mmHg）＜3.6 kPa（27 mmHg），提示：呼碱存在。虽然 pH7.39 在正常范围内，仍可诊断为呼碱并代酸。

（四）结合临床表现、病史综合判断

动脉血气分析虽对酸碱失衡的判断甚为重要，但单凭一张血气分析报告单做出的诊断，有时难免有错误。为使诊断符合患者的情况，必须结合临床、其他检查及多次动脉血气分析的动态观察。

举例：pH7.45，$PaCO_2$6.9 kPa（52 mmHg），HCO_3^- 35 mmol/L。分析：根据动脉血气分析结果，判断 HCO_3^-＞24 mmol/L，可能为代碱，$PaCO_2$6.9 kPa（52 mmHg）＞5.3 kPa（40 mmHg），可能为呼酸，但因 pH 7.45＞7.40，偏碱，结论：代碱。若按代碱公式计算：预计 $PaCO_2=$ 正常 $PaCO_2+\Delta PaCO_2=40+0.9(35-24)\pm5=49.9\pm5=6.0\sim7.3$ kPa（44.9～54.9 mmHg），实测

$PaCO_2$ 6.9 kPa(52 mmHg)在此代偿范围内。结论:代碱。但是结合病史,此患者是肺心患者,原有血气分析示呼酸,经使用呼吸机和积极抗感染改善通气治疗后,病情有明显改善。故应判断为呼酸并代碱,也可称为二氧化碳排出后碱中毒。

(孙晋芳)

第四节　纤维支气管镜检查

20世纪60年代,可曲性纤维光束支气管镜(Flexible Fiberoptic Bronchoscope,FFB)的问世,是内镜发展史上的一次革命。与硬质气管镜比较,这种可曲性纤维支气管镜具有以下优点:①可视范围大。纤维支气管镜纤细柔软,并可以弯曲,可进入全部段支气管,74%亚段支气管及38%的亚亚段支气管。②亮度大、视野清晰、可看清微小病变,并可将图像显示于电视屏幕上。③技术操作比较简单,容易掌握。④被检查者痛苦小,易于接受。⑤细胞学和组织学阳性率高。由于可视范围的增加,扩大了细胞学和组织学诊断的范围。近年来,又相继推出了电子支气管镜,是继硬质支气管镜和纤维支气管镜出现后的第三代电子支气管镜系统。关于支气管镜检查在支气管及肺疾病如肺癌、肺结核、肺间质纤维化诊断中的价值是人们所熟知的,近10余年来,国内外又开展了支气管镜技术在呼吸系统疾病治疗中的应用,为呼吸系统疾病治疗增加了一种新的手段,尤其对需气管插管建立人工气道、气道异物及气管、支气管内有分泌物潴留、阻塞者的治疗有其独到之处。

一、适应证与禁忌证

(一)适应证
(1)呼吸衰竭、肺性脑病及呼吸、心脏骤停需紧急建立人工气道者。
(2)气道异物。
(3)咯血经药物治疗无效者。
(4)肺脓肿、支气管扩张、炎症所致肺不张需经纤维支气管镜吸引分泌物及加药者。
(5)危重支气管哮喘黏液栓阻塞支气管者。
(6)肺部感染经抗菌药物治疗无效者。
(7)结核、肿瘤所致气道狭窄。
(8)支气管癌腔内放射治疗。
(9)其他,如肺泡蛋白沉着症、煤工尘肺、肺间质纤维化等,可通过支气管肺泡灌洗治疗。

(二)禁忌证
(1)不稳定型心绞痛者。
(2)新近(6周内)心肌梗死者。
(3)严重心律失常者。
(4)严重心功能不全者。
(5)主动脉瘤有破裂危险者。
(6)顽固性低氧血症[吸入35%氧气15分钟后,PaO_2升高不到1.3 kPa(10 mmHg)或仍低于4.7 kPa(35 mmHg)],血氧饱和度低于90%者。

二、检查操作方法

(一)术前准备

检查前应了解患者体温、脉搏、呼吸、血压、心肺功能和血电解质，阅读胸部X线片。有义齿者取下义齿。术前禁食4~6小时，以免术中呕吐。局麻者应向患者解释检查目的，说明术中感受，以取得患者的充分合作。还应准备1%丁卡因、2%利多卡因、1∶1 000肾上腺素或稀释麻黄碱液，经纤维支气管镜气管插管者尚需准备地西泮注射液、注射器、适当内径的气管导管[女性可用6.0~7.0 mm，男性可用6.5~7.5 mm，以聚氯乙烯或硅酮低压气囊者为好，充气后气囊压应在0.5 kPa(3.5 mmHg)]。

(二)术前用药

术前30分钟注射阿托品0.5 mg，以减少气管内分泌物，还可防止术中迷走神经反射引起的心脏骤停。精神紧张者可肌内注射苯巴比妥钠0.1 g，或地西泮10 mg。有频发性室性期前收缩者，术中和术后应给予利多卡因静脉注射。肺功能不佳者，应予吸氧或机械通气。

(三)器械准备

插镜前，对纤维支气管镜的目镜、操作部、镜体、光源、自动吸引接头、细胞刷、活检钳、冷光源等部件，均应详细检查，合格时方可使用。

(四)麻醉

一般采用局麻。常用1%~2%丁卡因作咽喉部喷雾麻醉，总量不宜超过60 mg。然后经纤维支气管镜注入2%普鲁卡因。亦可用2%利多卡因，总量不宜超过300 mg。

(五)插镜方法

患者可取仰卧位或坐位。插镜途径可经鼻或口，目前多采用经鼻插入法。此法操作简便，较易进入气管，患者痛苦小。但若镜面被污染又吸引不掉，则会使视野模糊，影响观察。

1.经鼻腔插入法

先用1%~2%丁卡因或2%利多卡因加1%麻黄碱滴鼻。术者左手握纤维支气管镜操纵部，右手将镜送入鼻腔，边插镜边调节角度调节钮，使镜端沿咽后壁进入喉部，窥见会厌及声门，此时可令患者深呼吸或发出"啊"音，观察声门活动情况。对麻醉良好者，待声门开放时，即可将镜送入气管。如麻醉不足，喉部稍受刺激后声门即紧闭，可加喷少许麻药，待麻醉充分后再插入。

2.经口插入法

钳取支气管异物时以经口插入为宜。咽喉部麻醉后，在患者口部放置咬口器，可直接将纤维支气管镜从口腔插入气管。

三、并发症及其防治

(一)并发症

纤维支气管镜检查并发症的发生率因病例选择、术者技术水平、操作措施的繁简以及确定并发症的标准不同而异。纤维支气管镜检查在治疗中应用的并发症主要有以下几个方面。

1.局麻与术前用药所致

局麻药的严重反应有喉痉挛、抽搐、虚脱、呼吸抑制，甚至心脏骤停。丁卡因的麻醉效果虽然较好，但严重反应发生率高，因而目前多主张用利多卡因。慢性阻塞性肺疾病患者术前应用镇静剂可引起呼吸抑制。

2.插镜检查及治疗操作所致

(1)喉、气管或支气管痉挛:诱因多为声门及气管内麻醉不良。支气管哮喘患者的气道易受激惹,故插镜刺激后喉、支气管痉挛的发生率高。

(2)低氧血症:约80%的患者插镜后PaO_2下降,可下降$1.3\sim2.7$ kPa($10\sim20$ mmHg),操作时间越长,下降幅度越大。

(3)心律失常:与低氧血症及潜在心脏疾病有关。心律失常主要为窦性心动过速。其他尚有房性、结性及室性期前收缩,亦可出现T波低平,ST段下移,Q-T间期延长。严重心律失常可致心脏骤停。

(4)发热:约占6%。

(5)肺浸润性阴影:常因支气管肺泡灌洗(BAL)治疗所致,发生率低于10%,发生于灌注液体的肺段,于灌注24小时内发生,持续时间不长。

(6)肺功能损害:BAL可致肺功能损害,主要有肺活量(VC)、1秒用力呼气容积(FEV_1)下降。

(7)损伤性出血:可由钳取异物或BAL治疗引起。

(二)防治

为了避免术前用药引起的并发症,有的单位已废除术前用药。对有通气功能障碍的患者,不应使用镇静剂。甲状腺功能亢进症心动过速未控制者,可减少阿托品用量。应用胰岛素治疗的糖尿病患者,术晨暂停胰岛素,以免禁食后发生低血糖。麻醉药过敏主要表现为胸闷、面色苍白、脉快而弱、周身麻木,或呼吸困难、四肢抽搐、昏迷等,因此,初次喷药后,要严密观察并随时询问患者有无不适。一旦发生过敏,应立即吸氧、静脉注射地塞米松,抽搐者注射地西泮。咽喉、气管、支气管内均应麻醉良好,操作应轻巧,以避免喉、支气管痉挛的发生。PaO_2低于8.3 kPa(70 mmHg)者,应予给氧,支气管哮喘患者BAL前应吸入β受体激动剂,操作全过程要给氧,并进行心电监护和血氧饱和度监测。对于急性呼吸窘迫综合征(ARDS)者,BAL时,应在吸入氧浓度≥0.5,以机械通气PEEP 5 cmH_2O支持下,进行BAL。

四、临床应用

(一)引导气管插管

临床上,对于呼吸衰竭,肺性脑病及呼吸心脏骤停等患者,可通过纤维支气管镜引导下气管插管从而有利于建立人工气道,进行机械通气。

1.主要适应证

(1)急性呼吸衰竭患者,经合理氧疗后,PaO_2不能达到8.0 kPa(60 mmHg)者。

(2)慢性呼吸衰竭严重低氧血症和/或高碳酸血症,经合理氧疗后,PaO_2不能达到6.7 kPa(50 mmHg),或肺性脑病者。

(3)患者自主呼吸突然停止,需紧急建立人工气道进行机械通气治疗者。

(4)呼吸衰竭患者不能自主清除上呼吸道分泌物、胃内反流物或出血,随时有误吸危险者。

(5)呼吸衰竭患者下呼吸道分泌物多或出血需反复吸引者。

(6)呼吸道损伤、狭窄、阻塞、气管-食管瘘影响正常通气而致呼吸衰竭者。

对意识清醒需经鼻气管插管者,鼻腔滴入麻黄碱液或1:1 000肾上腺素液,然后以1%丁卡因或 2% 利多卡因作为喷雾麻醉，意识不清楚者可省去表面麻醉。

2.插管方法

常用的有以下三种。

(1)将纤维支气管镜插入气管导管内，前端露出，将纤维支气管镜与导管一起经鼻或口腔送达咽喉部，喷麻药，待声门活动减弱后，先将纤维支气管镜插入声门，然后将导管缓慢送入气管内。导管插入深度依患者身高而定，其末端在隆突上 3~4 cm 为宜，一般插入 25~28 cm。

(2)先将导管插入鼻咽部，再将纤维支气管镜经导管内插过鼻腔入声门，最后沿纤维支气管镜送入导管。

(3)将导管套在纤维支气管镜外，置于纤维支气管镜的上端，先将纤维支气管镜插入声门，然后沿纤维支气管镜送入导管至气管。插管后仔细听诊肺部，如双肺呼吸音对称，说明插管位置在气管隆突上方，为正常位置，如一侧呼吸音低，提示插管进入另一侧主支气管，此时可将插管适当外提，至两侧呼吸音一致，即可用胶布固定，充填气囊，进行机械通气。

应该注意，纤维支气管镜与气管导管刺激咽喉与气管，可使交感-肾上腺系统活性增强，儿茶酚胺释放增加，导致心率增快，血压升高，极少数可出现心律失常，但一旦插管成功，应用机械通气后，绝大多数的心率增快、血压升高及心律失常在 1 小时内恢复。对气管插管困难的病例，如需应用全麻或肌松药及镇静药时，应在局麻下进行，待从纤维支气管镜看到声门后方可应用，以免发生意外。经鼻腔气管插管者，若因舌下坠堵住咽部，妨碍声门显露，可用钳将舌向前拉起，即能清楚观察到声门。高血压患者应用血管收缩药应避免使用肾上腺素，可用麻黄碱。插管过程中应注意防止胃内容物反流误吸。

(二)钳取气管或支气管内异物

呼吸道异物主要指喉、气管、支气管异物。按其性质可将异物分为植物性、动物性、矿物性与化学合成品等四类。一般以植物性异物最常见，化学合成品最少。呼吸道异物所在部位，常与异物的大小、形态、轻重、异物吸入时患者体位及解剖学因素有密切关系。一般以右侧支气管为最多，其次为气管或左主支气管。较大而形状不规则的异物易发生嵌顿。据报道，呼吸道异物能自行咳出的不到 3%，通过硬质气管镜或纤维支气管镜钳取呼吸道异物是最好的治疗方法。对于硬质气管镜不能窥见的周围气道的异物，尤其是两上肺者，或头颅、下颌和颈椎骨折或畸形而无法进行硬质气管镜检查者，均适应于经纤维支气管镜钳取异物。

麻醉方法同一般纤维支气管镜检查，在儿童，尤其是 7 岁以下者，要在手术室、全麻下进行。治疗前及治疗时要吸入高浓度氧。并根据异物大小、形状及部位而选用持物钳，如普通活检钳，长颚口持物钳，鼠咬钳，或带金属蓝网的钳子等。插镜途径以口腔为妥，以便钳取大的异物不致卡在鼻腔内。进镜后，如发现异物先露部，不要急于立即取出，应该使镜端接近异物，先吸净周围的分泌物，仔细察看先露部分的形状和位置，及其与管腔之间的空隙情况。邻近黏膜如有肿胀，可用镜端将其轻轻推开，或喷入少许 1:1 000 的肾上腺素，使其收缩。使纤维支气管镜与气管、支气管保持在同一纵轴上。并使镜腔对准异物中心，然后确定异物钳张开的方向，趁患者吸气，气管、支气管同时扩大之际，迅速将张开的异物钳伸向异物两旁，紧夹其最大径，以免滑脱。如为易碎的异物，须用有孔杯状钳，钳夹的力量要适当，既要平稳，又不能夹碎。对于较大而又易滑脱的异物，如蚕豆等，可采用分块摘取的方法。对于尖锐异物，要防止纤维支气管镜将其挤入肺实质，如潜入气管壁或肺实质，要仔细找到其尾端，轻轻将其牵引至管腔内。如遇金属异物(如大头针、注射针头、气枪子弹等)，并位于亚段以下的小支气管内时，可在 X 线透视下，将活检钳从相应的段或亚段支气管,进入异物处,进行钳取。此时要防止大出血,并做好出血的急救准备。对于部分不能通过支气管镜腔的异物,应将其夹紧后牵引至管口部分,然后将纤维支气管镜、异物钳、异物一并取出。有时异物在被向外钳拉时,常因碰到声带后脱落在口腔内,此时助手应用弯曲的长钳从口腔内取出异物。术后要注意观察有无继发呼吸道及肺部感染和出血,在小儿,尤应注意呼吸道是否通畅,因呼吸道分泌物过多或声带水肿可发生窒息。

(三)治疗大咯血

对于大咯血,应用其他止血措施无效者,可通过纤维支气管镜吸引残留于气管支气管内积血,然后局部给予止血药物,或气囊压迫止血,常可收到较好的止血效果。Tsukamoto 等报告经纤维支气管镜应用凝血酶或纤维蛋白原-凝血酶治疗咯血 33 例,有效率为 80%,并认为经纤维支气管镜注入止血药物是治疗咯血简单、有效、危险性小的方法。

(1)当纤维支气管镜到达出血部位后,注入 4 ℃生理盐水 5 mL,保留 30~60 秒后吸出,连续数次,因冷刺激使血管收缩而止血。

(2)注入 100 U/mL 凝血酶溶液 5~10 mL,或 1:2 000 肾上腺素溶液 1~2 mL,或去甲肾上腺素 2~4 mg＋生理盐水 10~20 mL 局部滴入。或先给肾上腺素 2 mg(用 2%利多卡因 1 mL 稀释),在出血明显减少后,用巴曲酶 2 000 U。

(3)Kinoshita 方法:将纤维支气管镜插入出血叶或段支气管,注入 100 U/mL 的凝血酶溶液 5~10 mL,或 2%纤维蛋白原 5~10 mL,尔后再注入 10 U/mL 的凝血酶原 5~10 mL,保留 5 分钟,当证明出血停止时,再拔管观察。该法简单,安全有效。因凝血酶能直接作用于血液中的纤维蛋白原,使其转变为纤维蛋白,加速血液凝固而达到止血目的。

(4)气囊套管压迫法:在插入纤维支气管镜后,找到出血支气管,放置 Forgarty 气囊套管(外径 1 mm、顶端气囊最大直径 4~14 mm,充气 0.5~5 mL),堵塞出血部位而止血。24 小时后放松气囊,观察数小时无再出血即可拔管。大咯血时经纤维支气管镜加药或气囊压迫止血要求:①术前充分麻醉;②术中操作要轻巧,以免引起咳嗽,使咯血加重;③吸引负压要求能达到 93.3 kPa(700 mmHg),以便迅速有效地清除气管、支气管内积血。

(四)吸引下呼吸道分泌物

应用纤维支气管镜吸引下呼吸道分泌物,是近年用于治疗呼吸系统疾病的一种方法。有学者报道,对气管支气管有分泌物阻塞的呼吸衰竭患者进行分泌物冲洗、吸引,由于分泌物被冲洗、吸出,通气/换气功能明显改善,低氧血症、高碳酸血症得以纠正。由于分泌物引流通畅,亦有利于感染的控制,从而使病情缓解。其近期有效率为 100%。对分泌物阻塞呼吸道、肺不张所致急性呼吸衰竭,应用纤维支气管镜吸引下呼吸道分泌物,对于通畅气道、促使肺复张、纠正呼吸衰竭,亦有良好效果。Stevens 对危重病房经胸片证实有肺不张的 118 例患者,经纤维支气管镜吸引下呼吸道分泌物后,80%的患者有胸片及临床表现的改善。Vijay 报道 8 例肺不张,用纤维支气管镜吸出黏稠脓性痰,一次处理后,肺不张获得完全复张或部分复张。因此,肺脓肿、支气管扩张、炎症所致肺不张、慢性支气管炎呼吸道分泌物阻塞等患者,若抗感染、吸痰等综合治疗效果不佳,应立即应用纤维支气管镜吸引,清除气管内分泌物,使气道通畅,同时,局部可给予抗菌药物及黏液溶解剂等,可望获得良好效果。从而有利于保持气道通畅,改善通气功能。

检查前,鼻腔滴入 1:1 000 肾上腺素或麻黄碱使血管收缩,以 1%丁卡因作为鼻咽部表面麻醉,患者仰卧,将纤维支气管镜插入气管、支气管,应用负压吸引器吸引。分泌物黏稠者,可以生理盐水 10~30 mL 分次冲洗,使分泌物稀释后再吸引。总量不应超过 100 mL。对顽固性低氧血症,血氧饱和度低于90%者,宜在供氧条件下进行吸引,必要时应在机械通气,如高频通气时进行吸引,以免缺氧加重。此外,抽吸分泌物宜在直视下进行,纤维支气管镜的前端要恰好与分泌物接触,不宜直接接触支气管黏膜,否则,将引起出血,尤其是支气管黏膜充血、肿胀时更易发生。

(五)支气管局部给予抗菌或抗结核药物

肺脓肿、支气管扩张、慢性支气管炎、肺炎等,经应用抗菌药物等治疗效果不佳时,可考虑经纤维支气管镜局部给予抗菌药物。近年亦有报告经纤维支气管镜局部给予抗结核药物,治疗肺结核、支气管内膜结核,获得较好疗效。经纤维支气管镜局部给药,有利于减少全身用药,亦可作为全身用药的一种辅助手段。但这种治疗毕竟属于有创,患者要承受一定痛苦,且引起感染扩散及其他并发症的可能,因此应权衡利弊。仅在全身用药难以奏效,或同时具有其他治疗或诊断适应证需行纤维支气管镜检查时,方可考虑此种治疗。

插入纤维支气管镜后,一般先用生理盐水对感染的肺叶段进行冲洗,然后注入有关的抗菌药物或抗结核药物。抗菌药物的选择可参考细菌培养及药物敏感试验结果,常用药物有氨基糖苷类药物,如庆大霉素、阿米卡星、妥布霉素、硫酸依替米星等。亦可用喹诺酮类或其他药物。

(六)支气管肺泡灌洗治疗

支气管肺泡灌洗(BAL)可用于治疗肺泡蛋白沉着症,肺含铁血黄素沉着症、特发性肺纤维化及肺泡微结石等。全麻下每次灌 1.5 L,反复灌洗,总量 3～10 L,隔两天再灌对侧。无大咯血、严重心律失常、喉、支气管严重痉挛等严重并发症发生。因此认为,BAL 治疗是一项安全有效的治疗措施。

(七)治疗气道狭窄

对肿瘤、结核等所致气道狭窄,可经纤维支气管镜置放镍钛记忆支架,撑开狭窄的气道。除常规术前用药外,口服可待因 30～90 mg。插入纤维支气管镜,在 X 线监视下,根据纤维支气管镜插入深度进行体表定位,于活检孔注入巴曲酶 2 000 U、2%利多卡因 5 mL,插入导引钢丝,并越过狭窄部位,退出纤维支气管镜。选择镍钛记忆合金支架(NET),于冰水中使其变软,并装入置入器内。患者头部后仰,将置入器沿导引钢丝插入气道狭窄部位,先拔出导引钢丝,然后释放支架,退出置入器,记忆支架遇热膨胀,使狭窄部位气道撑开。再次纤维支气管镜检查支架复型、与气道贴合及气道撑开等情况。术中应进行心电图、血压及血氧饱和度监测。

(八)支气管癌治疗

1.腔内放疗

原发性支气管癌阻塞主支气管或并发肺不张,或经综合治疗后支气管腔内仍有肿瘤残留,继发性气管腔内新生物,均可经纤维支气管镜置管后装腔内放疗。纤维支气管镜插至病灶处,拔出纤维支气管镜,在电视透视下核对位置后,利用电子计算机制订治疗计划,按计划用后装机沿施源器管传送高能同位素铱或^{137}Cs(铯),用分剂装置以均等的剂量分次传送,每周 1 次,治疗 3～6 次。总有效率 80%～90%。

2.冷冻治疗

不能手术的晚期中央型支气管癌,可经纤维支气管镜进行冷冻治疗。通过纤维支气管镜导入长 70 cm、外径 2 mm 的可曲性冷冻探头(其顶端温度-80 ℃),将冷冻探头置于肿瘤表面或插入肿瘤,以液氮或氧化亚氮作为致冷源,将肿瘤冷却至-70～-30 ℃。在同一或邻近区域进行 1～3 次冷冻,持续 1 分钟,整个过程 10～15 分钟。一般治疗 2 次,间隔 1～2 周。

3.激光治疗

支气管癌阻塞气道、手术后复发或失去手术时机者,均可经纤维支气管镜导入激光治疗,有效率可达80%。插镜后,首先观察肿瘤大小、位置及表面情况,吸去分泌物及表面坏死物质,然后经活检孔插入光导纤维,头端伸出1 cm,对准照射部位,一般距肿瘤2~5 mm,脚踏起动激光源开关,每次1~3秒,激光输出功率25~40 W。根据肿瘤大小,单次积累照射时间4~30分钟。烧灼程度与功率大小、照射时间及光源距肿瘤距离有关。功率大、照射时间长、光源距离短,则烧灼越明显。一次治疗未成功者,间隔5~7天可再次照射。

4.纤维支气管镜-高频电刀治疗

适应证同激光治疗。除常规术前用药外,口服可待因30~90 mg。在右侧肩胛下放置用浸泡纱布裹着的辅助电极板,插镜后,先吸去肿瘤表面的分泌物,然后插入高频电刀,使其伸出纤维支气管镜口0.5~1.0 cm,以免将其烧坏,将电刀对准肿瘤,按需脚踏"电刀"或"电凝"开关,两者选择其一。小心按压开关指数达4~5,功率为30~50 W,直视下对肿瘤组织进行烧灼、切割,再用活检钳取出碎块。电刀烧灼时应由病灶中心向周围扩展,并从上端向下端逐步治疗,以便快速打开一个通道,解除气道梗阻。如气管支气管梗阻不甚严重,直视下可见到病灶下端病变时,电刀烧灼治疗应由下逐步向上。这样可使视野清晰,利于烧灼对于易出血病变,电刀切割烧灼时,使用"电凝"开关。如极少出血或不出血,烧灼时使用"电刀"开关。每次电刀烧灼治疗时间不超过1小时,间隔时间以7~10天为宜。可有纵隔气肿、气胸、气管支气管瘘及出血等并发症。

(孙晋芳)

第四章 呼吸内科常见疾病

第一节 急性上呼吸道感染

急性上呼吸道感染(acute upper respiratory tract infection,AURTI),简称上感,是鼻腔、咽或喉部急性炎症的总称。常见病原体为病毒,仅少数由细菌引起。本病患者不分年龄、性别、职业和地区,某些病种具有传染性,有时可引起严重的并发症。

一、流行病学

本病全年均可发病,但冬春季节好发。主要通过含有病毒的飞沫传播,也可通过被污染的手和用具传染。多数为散发性,在气候突然变化时可引起局部或大范围的流行。由于病毒表面抗原易于发生变异,产生新的亚型,不同亚型之间无交叉免疫,因此不仅同一个人可在 1 年内多次罹患本病,而且间隔数年后易于引起较大范围的流行。

二、病因和发病机制

(一)病因

急性上呼吸道感染有 70%～80%由病毒引起。其中主要包括流感病毒(甲、乙、丙)、副流感病毒、呼吸道合胞病毒、腺病毒、鼻病毒、埃可病毒、柯萨奇病毒、麻疹病毒和风疹病毒等。细菌感染占 20%～30%,以溶血性链球菌最为多见,其次为流感嗜血杆菌、肺炎链球菌和葡萄球菌等,偶见革兰氏阴性杆菌。

(二)诱因

各种可导致全身或呼吸道局部防御功能降低的原因,如受凉、淋雨、过度紧张或疲劳等均可诱发本病。

(三)发病机制

当机体或呼吸道局部防御功能降低时,原先存在于上呼吸道或从外界侵入的病毒和细菌迅速繁殖,引起本病。年老体弱者和儿童易患本病。

三、病理

可无明显病理学改变,也可出现上皮细胞破坏和少量单核细胞浸润。鼻腔和咽黏膜充血、水肿,有较多量浆液性及黏液性炎性渗出。继发细菌感染后,有中性粒细胞浸润和脓性分泌物。

四、临床表现

(一)普通感冒

俗称"伤风",又称急性鼻炎,以鼻咽部卡他症状为主要临床表现。成人多数由鼻病毒引起,也可由副流感病毒、呼吸道合胞病毒、埃可病毒、柯萨奇病毒等引起。

本病起病较急,初期有咽部干、痒或烧灼感,可有喷嚏、鼻塞、流清水样鼻涕等症状。2～3天后,鼻涕变稠,常伴咽痛、流泪、听力减退、味觉迟钝、咳嗽、声音嘶哑和呼吸不畅等上呼吸道症状。通常无全身症状和发热,有时可出现低热、轻度畏寒和头痛。体检时可见鼻黏膜充血、水肿,有分泌物,咽部轻度充血等。

(二)急性病毒性咽炎、喉炎

1.急性病毒性咽炎

多数由鼻病毒、腺病毒、流感病毒、副流感病毒、肠病毒或呼吸道合胞病毒等引起。临床主要表现为咽部发痒和灼热感,咳嗽少见。流感病毒和腺病毒感染时可有发热和乏力,咽部明显充血、水肿,颌下淋巴结肿痛;腺病毒感染时常常合并眼结膜炎;当有吞咽疼痛时,提示链球菌感染。

2.急性病毒性喉炎

常由鼻病毒、甲型流感病毒、副流感病毒或腺病毒等引起。临床特征为声音嘶哑、说话困难、咳嗽伴咽喉疼痛及发热等。体检时可见喉部水肿、充血、局部淋巴结轻度肿大伴触痛,有时可闻及喘鸣音。

(三)疱疹性咽峡炎

主要由柯萨奇病毒引起。临床表现为明显咽痛、发热,体检时可见咽部充血,软腭、悬雍垂、咽部和扁桃体表面有灰白色疱疹和浅表溃疡,周围有红晕。病程为1周左右。夏季好发,儿童多见,偶见于成人。

(四)咽结膜热

主要由腺病毒和柯萨奇病毒等引起。临床表现为发热、咽痛、畏光、流泪等;体检时可见咽部和结膜充血明显。病程为4～6天。夏季好发,儿童多见,游泳者中易于传播。

(五)细菌性咽-扁桃体炎

主要由溶血性链球菌引起,也可由流感嗜血杆菌、肺炎链球菌、葡萄球菌等致病菌引起。临床特点为起病急、咽痛明显、畏寒、发热(体温可达 39 ℃以上)等。体检时可见咽部充血明显,扁桃体肿大、充血、表面有脓性分泌物,颌下淋巴结肿大、压痛,肺部检查无异常发现。

五、并发症

本病如不及时治疗,易于并发急性鼻窦炎、中耳炎、气管炎-支气管炎或肺炎。少数患者可并发风湿病、肾小球肾炎和病毒性心肌炎等。

六、实验室和辅助检查

(一)外周血常规

病毒性感染时白细胞计数正常或偏低,淋巴细胞比例升高;细菌性感染时,白细胞总数和中性粒细胞比例增多,出现核左移现象。

(二)病原学检查

一般情况下可不做。必要时可用免疫荧光法、酶联免疫吸附检测法、血清学诊断法或病毒分离和鉴定方法确定病毒的类型;细菌培养和药物敏感试验有助于细菌感染的诊断和治疗。

七、诊断和鉴别诊断

(一)诊断

1.临床诊断

根据患者的病史、流行情况、鼻咽部的卡他和炎症症状及体征,结合外周血常规和胸部 X 线检查结果等,可做出本病的临床诊断。

2.病因学诊断

借助于病毒分离、细菌培养,或病毒血清学检查、免疫荧光法、酶联免疫吸附检测法和血凝抑制试验等,可确定病因学诊断。

(二)鉴别诊断

本病应与下列疾病相鉴别。

1.过敏性鼻炎(allergic rhinitis)

临床症状与本病相似,易于混淆。过敏性鼻炎与本病不同之处包括:①起病急骤,可在数分钟内突然发生,亦可在数分钟至 2 小时内症状消失。②鼻腔发痒、频繁喷嚏、流出多量清水样鼻涕。③发作与气温突变或与接触周围环境中的变应原有关。④鼻腔黏膜苍白、水肿,鼻分泌物涂片可见多量嗜酸性粒细胞。

2.流行性感冒(influenza)

患者可有上呼吸道感染表现,但具有下列特点:①传染性强,常有较大范围的流行。②起病急,全身症状较重,有高热、全身酸痛和眼结膜炎。③鼻咽部炎症症状和体征较轻。④致病原是流感病毒,患者鼻洗液中黏膜上皮细胞的涂片标本,经过荧光标记的流感病毒免疫血清染色检查、核酸或病毒分离等可明确诊断。

3.急性传染病

麻疹、脊髓灰质炎、脑炎等急性传染病的早期常有上呼吸道症状,易与本病混淆。为了防止误诊和漏诊,对于在上述传染病流行季节和流行地区有上呼吸道感染症状的患者,应密切观察,进行必要的实验室检查。

八、治疗

对于呼吸道病毒感染目前尚无特效抗病毒药物,故本病的治疗以对症和中医治疗为主。

(一)对症治疗

1.休息

发热、病情较重或年老体弱的患者应卧床休息,多饮水,保持室内空气流通,防止受寒。

2.解热镇痛

有头痛、发热、周身肌肉酸痛症状者,可酌情应用解热镇痛药如对乙酰氨基酚、阿司匹林、布洛芬等。

3.抗鼻塞

有鼻塞,鼻黏膜充血、水肿,咽痛等症状者,可应用盐酸伪麻黄碱等选择性收缩上呼吸道黏膜血管的药物,也可用1‰麻黄碱滴鼻。

4.抗过敏

有频繁喷嚏、多量流涕等症状的患者,可酌情选用马来酸氯苯那敏或苯海拉明等抗过敏药物。为了减轻这类药物引起的头晕、嗜睡等不良反应,宜在临睡前服用。

5.镇咳

对于咳嗽症状较为明显者,可给予右美沙芬、喷托维林等镇咳药。

鉴于本病患者常常同时存在上述多种症状,有人主张应用由上述数种药物组成的复方制剂,以方便服用,还可抵消其中有些药物的不良反应。为了避免抗过敏药物引起的嗜睡作用对白天工作和学习的影响,有一些复方抗感冒药物分为白片和夜片,仅在夜片中加入抗过敏药。

(二)病因治疗

1.抗病毒感染

有一定的疗效。金刚烷胺及其衍生物甲基金刚烷胺可用于预防和治疗甲型流感病毒;吗啉胍(moroxidine,ABOB)对流感病毒、腺病毒和鼻病毒等有一定的疗效;广谱抗病毒药利巴韦林和奥司他韦对流感病毒、副流感病毒、呼吸道合胞病毒等 RNA 病毒和 DNA 病毒均有较强的抑制作用,主张早期使用可缩短病程。

2.抗细菌感染

如有细菌感染,可酌情选用适当的抗感染药物,如青霉素类、头孢菌素类、大环内酯类,在高水平青霉素耐药肺炎链球菌感染时可使用呼吸氟喹诺酮类(左氧氟沙星、莫西沙星、吉米沙星)等。对于单纯病毒感染者不应用抗菌药物。

(三)中医治疗

根据中医辨证施治的原则,应用中药治疗本病有一定疗效。正柴胡饮、小柴胡冲剂和板蓝根冲剂等在临床应用较为广泛。

九、预后和预防

(一)预后

多数上呼吸道感染的患者预后良好,但极少数年老体弱、有严重并发症的患者预后不良。

(二)预防

增强机体抵抗力是预防本病的主要方法。

1.避免发病诱因

包括避免与感冒患者的接触,避免受凉、淋雨,避免过度疲劳等。

2.增强体质

坚持有规律的、适度的运动,坚持耐寒锻炼等。

3.免疫调节药物和疫苗

对于反复发生上呼吸道感染的患者,可酌情应用卡介苗素或黄芪口服液,有适应证者可注射呼吸道多价菌苗。

(孙晋芳)

第二节 慢性支气管炎

慢性支气管炎是由于感染或非感染因素引起气管、支气管黏膜及其周围组织的慢性非特异性炎症。临床上以慢性咳嗽、咳痰或气喘为主要症状。疾病不断进展,可并发阻塞性肺气肿、肺源性心脏病,严重影响劳动和健康。

一、病因和发病机制

病因尚未完全清楚,一般认为是多种因素长期相互作用的结果,这些因素可分为外因和内因两个方面。

(一)吸烟

大量研究证明吸烟与慢性支气管炎的发生有密切关系。吸烟时间越长,量越多,患病率也越高。戒烟可使症状减轻或消失,病情缓解,甚至痊愈。

(二)理化因素

包括刺激性烟雾、粉尘、大气污染(如二氧化硫、二氧化氮、氯气、臭氧等)的慢性刺激。这些有害气体的接触者慢性支气管炎患病率远较不接触者为高。

(三)感染因素

感染是慢性支气管炎发生、发展的重要因素,病毒感染以鼻病毒、黏液病毒、腺病毒和呼吸道合胞病毒为多见。细菌感染常继发于病毒感染之后,如肺炎链球菌、流感嗜血杆菌等。这些感染因素造成气管、支气管黏膜的损伤和慢性炎症。感染虽与慢性支气管炎的发病有密切关系,但目前尚无足够证据说明为首发病因。只认为是慢性支气管炎的继发感染和加剧病变发展的重要因素。

(四)气候

慢性支气管炎发病及急性加重常见于冬天寒冷季节,尤其是在气候突然变化时。寒冷空气可以刺激腺体,增加黏液分泌,使纤毛运动减弱,黏膜血管收缩,有利于继发感染。

(五)过敏因素

主要与喘息性支气管炎的发生有关。在患者痰液中嗜酸性粒细胞数量与组胺含量都有增高倾向,说明部分患者与过敏因素有关。尘埃、尘螨、细菌、真菌、寄生虫、花粉及化学气体等,都可以成为过敏因素而致病。

(六)呼吸道局部免疫功能减低及自主神经功能失调

为慢性支气管炎发病提供内在的条件。老年人常因呼吸道的免疫功能减退,免疫球蛋白的减少,呼吸道防御功能退化等导致患病率较高。副交感神经反应增高时,微弱刺激即可引起支气管收缩痉挛,分泌物增多,而产生咳嗽、咳痰、气喘等症状。

综上所述,当机体抵抗力减弱时,呼吸道在不同程度易感性的基础上,有一种或多种外因的存在,长期反复作用,可发展成为慢性支气管炎。如长期吸烟损害呼吸道黏膜,加上微生物的反复感染,可发生慢性支气管炎。

二、病理

由于炎症反复发作,引起上皮细胞变性、坏死和鳞状上皮化生,纤毛变短,参差不齐或稀疏脱落。黏液腺泡明显增多,腺管扩张,杯状细胞也明显增生。支气管壁有各种炎性细胞浸润、充血、水肿和纤维增生。支气管黏膜发生溃疡,肉芽组织增生,严重者支气管平滑肌和弹性纤维也遭破坏以致机化,引起管腔狭窄。

三、临床表现

(一)症状

起病缓慢,病程长,常反复急性发作而逐渐加重。主要表现为慢性咳嗽、咳痰、喘息。开始症状轻微,气候变冷或感冒时,则引起急性发作,这时患者咳嗽、咳痰、喘息等症状加重。

1.咳嗽

主要由支气管黏膜充血、水肿或分泌物积聚于支气管腔内而引起咳嗽。咳嗽严重程度视病情而定,一般晨间和晚间睡前咳嗽较重,有阵咳或排痰,白天则较轻。

2.咳痰

痰液一般为白色黏液或浆液泡沫性,偶可带血。起床后或体位变动可刺激排痰,因此,常以清晨排痰较多。急性发作伴有细菌感染时,则变为黏液脓性,咳嗽和痰量也随之增加。

3.喘息或气急

喘息性慢性支气管炎可有喘息,常伴有哮鸣音。早期无气急。反复发作数年,并发阻塞性肺气肿时,可伴有轻重程度不等的气急,严重时生活难以自理。

(二)体征

早期可无任何异常体征。急性发作期可有散在的干、湿啰音,多在背部及肺底部,咳嗽后可减少或消失。喘息型可听到哮鸣音及呼气延长,而且不易完全消失。并发肺气肿时有肺气肿体征。

四、实验室和其他检查

(一)X 线检查

早期可无异常。病变反复发作,可见两肺纹理增粗、紊乱,呈网状或条索状、斑点状阴影,以下肺野较明显。

(二)呼吸功能检查

早期常无异常。如有小呼吸道阻塞时,最大呼气流速-容积曲线在 75% 和 50% 肺容量时,流量明显降低,它比第 1 秒用力呼气容积更为敏感。发展到呼吸道狭窄或有阻塞时,常有阻塞性通气功能障碍的肺功能表现,如第 1 秒用力呼气量占用力肺活量的比值减少(<70%),最大通气量减少(低于预计值的 80%);流速-容量曲线减低更为明显。

(三)血液检查

慢支急性发作期或并发肺部感染时,可见白细胞计数及中性粒细胞增多。喘息型者嗜酸性粒细胞可增多。缓解期多无变化。

(四)痰液检查

涂片或培养可见致病菌。涂片中可见大量中性粒细胞,已破坏的杯状细胞,喘息型者常见较多的嗜酸性粒细胞。

五、诊断和鉴别诊断

(一)诊断标准

根据咳嗽、咳痰或伴喘息,每年发病持续 3 个月,连续 2 年或以上,并排除其他引起慢性咳嗽的心肺疾病,可做出诊断。如每年发病持续不足 3 个月,而有明确的客观检查依据(如 X 线片、呼吸功能等)也可诊断。

(二)分型、分期

1.分型

可分为单纯型和喘息型两型。单纯型的主要表现为咳嗽、咳痰;喘息型者除有咳嗽、咳痰外尚有喘息,伴有哮鸣音,喘鸣在阵咳时加剧,睡眠时明显。

2.分期

按病情进展可分为 3 期。急性发作期是指“咳”“痰”“喘”等症状任何一项明显加剧,痰量明显增加并出现脓性或黏液脓性痰,或伴有发热等炎症表现 1 周之内。慢性迁延期是指有不同程度的“咳”“痰”“喘”症状迁延 1 个月以上者。临床缓解期是指经治疗或临床缓解,症状基本消失或偶有轻微咳嗽少量痰液,保持 2 个月以上者。

(三)鉴别诊断

慢性支气管炎需与下列疾病相鉴别。

1.支气管哮喘

常于幼年或青年突然起病,一般无慢性咳嗽、咳痰史,以发作性、呼气性呼吸困难为特征。发作时两肺布满哮鸣音,缓解后可无症状。常有个人或家族过敏性疾病史。喘息型慢性支气管炎多见于中、老年,一般以咳嗽、咳痰伴发喘息及哮鸣音为主要症状,感染控制后症状多可缓解,但肺部可听到哮鸣音。典型病例不难区别,但哮喘并发慢性支气管炎和/或肺气肿则难以区别。

2.咳嗽变异性哮喘

以刺激性咳嗽为特征,常由受到灰尘、油烟、冷空气等刺激而诱发,多有家族史或过敏史。抗生素治疗无效,支气管激发试验阳性。

3.支气管扩张

具有咳嗽、咳痰反复发作的特点,合并感染时有大量脓痰或反复咯血。肺部以湿啰音为主,可有杵状指(趾)。X 线检查常见下肺纹理粗乱或呈卷发状。支气管造影或 CT 检查可以鉴别。

4.肺结核

多有发热、乏力、盗汗、消瘦等结核中毒症状,咳嗽、咯血等及局部症状。经 X 线检查和痰结核菌检查可以明确诊断。

5.肺癌

患者年龄常在 40 岁以上,特别是有多年吸烟史,发生刺激性咳嗽,常有反复发生或持续的血痰,或者慢性咳嗽性质发生改变。X线检查可发现有块状阴影或结节状影或阻塞性肺炎。用抗生素治疗,未能完全消散,应考虑肺癌的可能,痰脱落细胞检查或经纤维支镜活检一般可明确诊断。

6.肺尘埃沉着病(尘肺)

有粉尘等职业接触史。X线检查肺部可见硅结节,肺门阴影扩大及网状纹理增多,可做出诊断。

六、治疗

在急性发作期和慢性迁延期应以控制感染和祛痰、镇咳为主。伴发喘息时,应予解痉平喘治疗。对临床缓解期宜加强锻炼,增强体质,提高机体抵抗力,预防复发为主。

(一)急性发作期的治疗

1.控制感染

根据致病菌和感染严重程度或药敏试验选择抗生素。轻者可口服,较重患者用肌内注射或静脉滴注抗生素。常用的有喹诺酮类、头孢菌素类、大环内酯类、β内酰胺类或磺胺类口服,如左氧氟沙星 0.4 g,1 次/天;罗红霉素 0.3 g,2 次/天;阿莫西林 2～4 g/d,分 2～4 次口服;头孢呋辛 1.0 g/d,分 2 次口服;复方磺胺甲噁唑 2 片,2 次/天。能单独应用窄谱抗生素应尽量避免使用广谱抗生素,以免二重感染或产生耐药菌株。

2.祛痰、镇咳

可改善患者症状,迁延期仍应坚持用药。可选用氯化铵合剂 10 mL,3 次/天;也可加用溴己新 8～16 mg,3 次/天;盐酸氨溴索 30 mg,3 次/天。干咳则可选用镇咳药,如右美沙芬、那可丁等。中成药镇咳也有一定效果。对年老体弱无力咳痰者或痰量较多者,更应以祛痰为主,协助排痰,畅通呼吸道。应避免应用强的镇咳药,如可待因等,以免抑制中枢,加重呼吸道阻塞和炎症,导致病情恶化。

3.解痉、平喘

主要用于喘息明显的患者,常选用氨茶碱 0.1 g,3 次/天,或用茶碱控释药;也可用特布他林、沙丁胺醇等 β₂ 激动药加糖皮质激素吸入。

4.气雾疗法

对于痰液黏稠不易咳出的患者,雾化吸入可稀释气管内的分泌物,有利排痰。目前主要用超声雾化吸入,吸入液中可加入抗生素及痰液稀释药。

(二)缓解期治疗

(1)加强锻炼,增强体质,提高免疫功能,加强个人卫生,注意预防呼吸道感染,如感冒流行季节避免到拥挤的公共场所,出门戴口罩等。

(2)避免各种诱发因素的接触和吸入,如戒烟、脱离接触有害气体的工作岗位等。

(3)反复呼吸道感染者可试用免疫调节药或中医中药治疗,如卡介苗、多糖核酸、胸腺素等。

(孙晋芳)

第三节 肺 炎

一、概说

肺炎是细菌、病毒、支原体、衣原体、立克次体及真菌等致病微生物的原发性或继发性感染引起的呼吸系统疾病。其临床主要特征为畏寒、高热、咳嗽、胸痛、气急或咯铁锈色痰,甚至出现发绀或休克,多发于冬春两季。

二、诊断

(一)临床表现

1.病史

肺炎球菌性肺炎常有受凉、劳累、雨淋等致病因素。金黄色葡萄球菌性肺炎多见于老人与小儿,常继发于流感、麻疹等呼吸道病毒感染或皮肤疮疖等感染。支原体肺炎以儿童及青年人居多。肺炎衣原体肺炎常在聚居场所的人群中流行,如军队、学校、家庭,通常感染所有的家庭成员,但3岁以下的儿童患病较少。病毒性肺炎多发生于婴幼儿及老年体弱者,常有病毒感染病史。军团菌肺炎主要发生于细胞免疫功能低下,如糖尿病、恶性肿瘤、器官移植、肝肾衰竭者。传染性非典型肺炎人群普遍易感,呈家庭和医院聚集性发病,多见于青壮年,儿童感染率较低。

2.症状

主要表现为畏寒、发热、咳嗽、咳痰、胸痛、气急等。中毒性或休克型肺炎患者可出现烦躁、嗜睡、意识模糊、面色苍白、发绀、四肢厥冷、少尿、无尿及脉速而细弱等神经系统症状及周围循环衰竭危象。典型的肺炎球菌性肺炎痰呈铁锈色;金黄色葡萄球菌性肺炎痰呈脓性或脓血性;肺炎克雷伯杆菌性肺炎痰呈脓性或棕红色胶冻状;铜绿假单胞菌性肺炎痰呈绿色脓痰;支原体性肺炎可有少量黏痰或血痰;病毒性肺炎咯少量黏痰;军团杆菌性肺炎则咯少量黏液痰或有时有血丝。

3.体征

早期肺部体征无明显异常,重症者可有呼吸频率增快,鼻翼翕动,发绀。肺实变时有典型的体征,如叩诊浊音、语颤增强和支气管呼吸音等,也可闻及湿啰音。并发胸腔积液者,患侧胸部叩诊浊音,语颤减弱,呼吸音减弱。

(二)实验室检查

肺炎球菌性肺炎、金黄色葡萄球菌性肺炎、肺炎杆菌性肺炎等细菌性肺炎血常规检查白细胞总数增加,中性粒细胞比例显著升高,伴核左移或有中毒颗粒。支原体肺炎和病毒性肺炎血检白细胞数正常或略增多。

痰涂片,肺炎球菌革兰氏染色为阳性双球菌;金黄色葡萄球菌亦为革兰氏染色阳性球菌;肺炎克雷伯杆菌及铜绿假单胞菌为革兰氏染色阴性杆菌。痰培养可确定致病菌。支原体肺炎痰培养分离出肺炎支原体则可确诊。病毒性肺炎痰细胞检查胞浆内可出现包涵体,病毒分离有助于明确诊断。

（三）特殊检查

1.X 线检查

肺炎球菌性肺炎早期 X 线胸片可见均匀的淡影,大叶实变为大片均匀致密阴影,多呈叶、段分布。金黄色葡萄球菌性肺炎早期呈大片絮状、密度不均的阴影,呈支气管播散;在短期内变化很快,迅速扩大,呈蜂窝状改变伴空洞,常伴脓胸或气胸。肺炎克雷伯杆菌性肺炎呈大叶性肺炎样实变,以上叶多见,水平叶间隙下坠,有不规则透亮坏死区。铜绿假单胞菌性肺炎病变较多呈两侧中、下肺野散在性结节状阴影。支原体性肺炎多数呈片絮状肺段性浸润,密度淡而均匀,边缘模糊的阴影,往往由肺门向外延伸,以肺下野为多见。病毒性肺炎 X 线胸片呈斑点状、片状或密度均匀的阴影,也可见有弥漫性结节状浸润,多见于两肺下野。

2.冷凝集试验

约半数支原体性肺炎患者在第 1 周末或第 2 周初开始出现冷凝集试验阳性,至第 4 周达最高峰,滴定效价在 1∶32 以上,有助于诊断,但特异性不强。

3.补体结合试验

70%～80%的支原体性肺炎患者可出现阳性结果(1∶40～1∶80),第 3、4 周达高峰,对诊断具有重要价值。

4.酶联免疫吸附法(ELISA 夹心法)

支气管肺泡冲洗液或尿液检出军团菌可溶性抗原者,有助于军团杆菌性肺炎的诊断。

三、鉴别诊断

（一）肺结核

肺结核多有全身中毒症状,如午后低热、盗汗、疲乏无力、体重减轻、失眠、心悸,女性患者可有月经失调或闭经等。X 线胸片见病变多在肺尖或锁骨上下,密度不匀,消散缓慢,且可形成空洞或肺内播散。痰中可找到结核分枝杆菌。一般抗菌治疗无效。

（二）肺癌

多无急性感染中毒症状,有时痰中带血丝。血白细胞计数不高,若痰中发现癌细胞可以确诊。肺癌可伴发阻塞性肺炎,经抗菌药物治疗后炎症消退,肿瘤阴影渐趋明显,或可见肺门淋巴结肿大,有时出现肺不张。若经过抗菌药物治疗后肺部炎症不消散,或暂时消散后于同一部位再出现肺炎,应密切随访,对有吸烟史及年龄较大的患者,必要时进一步做 CT、MRI、纤维支气管镜和痰脱落细胞等检查,以免贻误诊断。

（三）急性肺脓肿

早期临床表现与肺炎链球菌肺炎相似。但随病程进展,咳出大量脓臭痰为肺脓肿的特征。X 线显示脓腔及气液平,易与肺炎鉴别。

（四）肺血栓栓塞症

多有静脉血栓的危险因素,如血栓性静脉炎、心肺疾病、创伤、手术和肿瘤等病史,可发生咯血、晕厥,呼吸困难较明显,颈静脉充盈。X 线胸片示区域性肺血管纹理减少,有时可见尖端指向肺门的楔形阴影,动脉血气分析常见低氧血症及低碳酸血症。D-二聚体、CT 肺动脉造影(CTPA)、放射性核素肺通气/灌注扫描和 MRI 等检查可帮助鉴别。

（五）非感染性肺部浸润

还需排除非感染性肺部疾病,如肺间质纤维化、肺水肿、肺不张、肺嗜酸性粒细胞增多症和肺血管炎等。

四、并发症

严重败血症或毒血症患者易发生感染性休克,胸膜炎、脓胸、心包炎、脑膜炎和关节炎等。肺脓肿、肺气囊肿和脓胸。心力衰竭、呼吸衰竭、中毒性脑病、感染性休克、败血症、水电解质紊乱等。肺脓肿最常见,其次为脓胸、胸膜肥厚。严重病例可伴发感染性休克,甚至有因脑水肿而发生脑疝者。

五、治疗

(一)抗生素治疗

1.肺炎球菌肺炎

首选青霉素 G,用药途径及剂量视病情轻重及有无并发症而定:对于成年轻症患者,每天可用 240 万~480 万 U,分 3~4 次肌内注射或静脉滴注;对青霉素过敏者,或耐青霉素或多重耐药菌株感染者,可用头孢噻肟 2~4 g/d,每天 2~3 次,或头孢曲松钠 2 g/d;氟喹诺酮类药物亦可选用,如左氧氟沙星 0.4~0.5 g/d,莫西沙星 0.4 g/d。

2.金黄色葡萄球菌肺炎

院外感染轻症患者可以选用青霉素 G,240 万~480 万 U/d,分 3~4 次肌内注射或静脉滴注,病情较重或院内感染者宜选用耐青霉素酶的半合成青霉素或头孢菌素,如苯唑西林钠 6~12 g/d,分次静脉滴注,或 4~8 g/d,分次静脉滴注等,联合氨基糖苷类如阿米卡星 0.4 g/d 等亦有较好疗效。阿莫西林、氨苄西林与酶抑制剂组成的复方制剂对产酶金黄色葡萄球菌有效,亦可选用。对于 MRSA 感染者,则应选用万古霉素 1~2 g/d 分次静脉滴注,或替考拉宁首日 0.4 g 静脉滴注,以后 0.2 g/d,或利奈唑胺 0.6 g 每 12 小时 1 次静脉滴注或口服。

3.肺炎克雷伯杆菌性肺炎

常选用第 2、第 3 代头孢菌素,如头孢呋辛 3~6 g/d,头孢哌酮 2~4 g/d,分次静脉滴注或肌内注射,病情较重者可联合氨基糖苷类或氟喹诺酮类。但目前随着 3 代头孢的广泛使用,部分地区肺炎克雷伯杆菌产超光谱 B-内酰胺酶(ESBLs)多见,常呈多重耐药,故选择时常选用含 β-内酰胺酶的复合制剂,如头孢哌酮舒巴坦钠 4~6 g/d,分 2~3 次静脉滴注,对于危重症患者可选用碳青霉烯类药物,如亚胺培南西司他丁 1.0~1.5 g/d,分 2~3 次静脉滴注。

4.铜绿假单胞菌性肺炎

哌拉西林 2~3 g,每天 2~3 次肌内注射或静脉滴注,或头孢他啶 1~2 g/d,每天 2~3 次,或庆大霉素 16 万~40 万 U/d,分次肌内注射,或环丙沙星 0.4~0.8 g/d,分 2 次静脉滴注。对于顽固或重症病例,可用哌拉西林舒巴坦钠 9.0~13.5 g/d,分 2~3 次静脉滴注,或头孢哌酮舒巴坦钠 6~9 g/d,分 2~3 次静脉滴注。必要时多种抗生素联合应用以增加疗效。

5.军团菌肺炎

阿奇霉素或克拉霉素 500 mg 静脉滴注或口服,或左氧氟沙星 0.5 g 静脉滴注或口服,或莫西沙星 0.4 g 静脉滴注或口服。

6.肺炎衣原体肺炎

首选红霉素,1.0~2.0 g/d,分次口服,亦可选用多西环素或克拉霉素,疗程均为 14~21 天。或阿奇霉素 0.5 g/d,连用 5 天。氟喹诺酮类也可选用。

7.肺炎支原体肺炎

大环内酯类抗菌药物为首选,如红霉素 1.0～2.0 g/d,分次口服,或罗红霉素 0.15 g,每天 2 次,或阿奇霉素 0.5 g/d。氟喹诺酮类及四环素类也用于肺炎支原体肺炎的治疗。疗程一般 2～3 周。

8.病毒性肺炎

(1)利巴韦林:0.8～1.0 g/d,分 3～4 次服用;静脉滴注或肌内注射每天 10～15 mg/kg,分 2 次。连续 5～7 天。

(2)阿昔洛韦:每次 5 mg/kg,静脉滴注,一天 3 次,连续给药 7 天。

(3)更昔洛韦:7.5～15.0 mg/(kg·d),连用 10～15 天。

(4)奥司他韦:75 mg,每天 2 次,连用 5 天。

(5)阿糖腺苷:5～15 mg/(kg·d),静脉滴注,每 10～14 天为 1 个疗程。

9.传染性非典型肺炎

一般性治疗和抗病毒治疗同病毒性肺炎。重症患者可酌情使用糖皮质激素,具体剂量及疗程应根据病情而定,甲泼尼龙一般剂量为 2～4 mg/(kg·d),连用 2～3 周。

(二)抗休克治疗

重症肺炎可以并发感染性休克,此时在应用强有力的抗生素同时还需要尽快进行抗休克治疗,使生命体征恢复正常。

1.液体复苏

补充血容量是抗休克的重要抢救措施,一旦临床诊断感染性休克,应尽快积极液体复苏,可先给予右旋糖苷-40 500～1 000 mL,继而补充各种浓度的葡萄糖注射液、林格液或平衡盐液等。最好监测中心静脉压以指导输液,尽快使中心静脉压达到 1.1～1.6 kPa(8～12 mmHg);尿量 >0.5 mL/(kg·h)。

2.纠正酸中毒

动脉血 pH<7.25 者,可适当应用 5%碳酸氢钠溶液静脉滴注处理。所需补碱剂量(mmol)＝目标二氧化碳结合力－实测二氧化碳结合力(mmol/L)×0.3×体重(kg)。

3.糖皮质激素应用

严重感染和感染性休克患者往往存在有相对肾上腺皮质功能不足,应用肾上腺糖皮质激素,可稳定机体受累部分的细胞膜,保护细胞内的线粒体和溶酶体,防止溶酶体破裂等。对于经足够的液体复苏仍需升压药来维持血压的感染性休克患者,推荐静脉使用糖皮质激素,氢化可的松 200～300 mg/d,分 3～4 次或持续给药。因使用大剂量肾上腺皮质激素,常能引起体内感染的扩散及水与电解质的紊乱,故休克一经改善,则应尽快撤除。

4.应用血管活性药物

在补充血容量及纠正酸中毒的基础上,若血压仍不能恢复正常范围,休克症状仍为改善者可以给予血管活性药物。多巴胺作为感染性休克治疗的一线血管活性药物,多巴胺兼具多巴胺能与肾上腺素能 α 与 β 受体的兴奋效应,在不同的剂量下表现出不同的受体效应。一般先用多巴胺 10～20 μg/(kg·min),静脉滴注;如无效可改用去甲肾上腺素 0.03～1.50 μg/(kg·min),静脉滴注;如果仍无效则可以考虑加用小剂量血管升压素(0.01～0.04 U/min),无须根据血压调整剂量。必要时,可选用山莨菪碱 10～20 mg,每 15～30 分钟 1 次,静脉注射;待面色转红,眼底血管痉挛和毛细血管血充盈好转,微循环改善,脉差加大,血压回升后,逐渐延长给药间期。但要注意,血管活性药用药时间不宜超过 10 小时,休克控制后,应逐渐减缓滴速,乃至撤除。同时,补液应控制速度,不宜过速,以免引起肺水肿。

5.防治心肺功能不全

心力衰竭者,可用毛花苷 C 0.2～0.4 mg 或毒毛花苷 K 0.125～0.250 mg 加 50％葡萄糖注射液 20～40 mL,缓慢静脉注射,若应用后症状不能改善,可以考虑应用多巴酚丁胺 2～20 μg/(kg·min)增加心排血量;同时应用祛痰剂以保持呼吸道通畅,呼吸困难及发绀明显者应予吸氧,若吸氧后仍不能纠正低氧血症者应当使用呼吸兴奋剂或者机械通气治疗。

（孙晋芳）

第四节 肺 脓 肿

肺脓肿是由化脓性病原体引起肺组织坏死和化脓,导致肺实质局部区域破坏的化脓性感染。通常早期呈肺实质炎症。后期出现坏死和化脓。如病变区和支气管交通则有空洞形成(通常直径＞2 cm),内含由微生物感染引致的坏死碎片或液体,其外周环绕炎症肺组织。和一般肺炎相比,其特点是引致的微生物负荷量多(如急性吸入),局部清除微生物能力下降(如气道阻塞),以及受肺部邻近器官感染的侵及。如肺内形成多发的较小脓肿(直径＜2 cm)则称为坏死性肺炎。肺脓肿和坏死性肺炎病理机制相同,其分界是人为的。

肺脓肿通常由厌氧、需氧和兼性厌氧菌引起,也可由非细菌性病原体,如真菌、寄生虫等所致。应注意类似的影像学表现也可由其他病理改变产生,如肺肿瘤坏死后空洞形成或肺囊肿内感染等。

在抗生素出现前,肺脓肿自然病程常表现为进行性恶化,死亡率曾达 50％,患者存活后也往往遗留明显的临床症状,需要手术治疗,预后不理想。自有效抗生素应用后,肺脓肿的疾病过程得到显著改善。但近年来随着肾上腺皮质激素、免疫抑制药及化疗药物的应用增加,造成口咽部内环境的改变,条件致病的肺脓肿发病率又有增多的趋势。

一、病因和发病机制

化脓性病原体进入肺内可有几种途径,最主要的途径是口咽部内容物的误吸。

(一)呼吸道误吸

口腔、鼻腔、口咽和鼻咽部隐匿着复杂的菌群,形成口咽微生态环境。健康人唾液中的细菌含量约 10^8/mL,半数为厌氧菌。在患有牙病或牙周病的人群中厌氧菌可增加 1 000 倍,易感个体中还可有多种需氧菌株定植。采用放射活性物质技术显示,45％的健康人睡眠时可有少量唾液吸入气道。在各种因素引起的不同程度神智改变的人群中,约 75％在睡眠时会有唾液吸入。

临床上特别易于吸入口咽分泌物的因素有全身麻醉、过度饮酒或使用镇静药物、头部损伤、脑血管意外、癫痫、咽部神经功能障碍、糖尿病昏迷或其他重症疾病,包括使用机械通气者。呼吸机治疗时,虽然人工气道上有气囊保护,但在气囊上方的积液库内容物常有机会吸入到下呼吸道。当患者神智状态进一步受到影响时,胃内容物也可吸入,酸性液体可引起化学性肺炎,促进细菌性感染。

牙周脓肿和牙龈炎时，因有高浓度的厌氧菌进入唾液可增加吸入性肺炎和肺脓肿的发病。相反，仅 10％～15％厌氧菌肺脓肿可无明显的牙周疾病或其他促使吸入的因素。没有吸入因素者常需排除肺部肿瘤的可能性。

误吸后肺脓肿形成的可能性取决于吸入量、细菌数量、吸入物的 pH 和患者的防御机制。院内吸入将涉及 G 菌，特别是在医院获得的抗生素耐药菌株。

(二)血液循环途径

通常由在体内其他部位的感染灶，经血液循环播散到肺内，如腹腔或盆腔及牙周脓肿的厌氧菌感染可通过血液循环播散到肺。

感染栓子也可起自于下肢和盆腔的深静脉的血栓性静脉炎或表皮蜂窝织炎，或感染的静脉内导管，吸毒者静脉用药也可引起。感染性栓子可含金黄色葡萄球菌、化脓性链球菌或厌氧菌。

(三)其他途径

比较少见。

(1)慢性肺部疾病者，可在下呼吸道有化脓性病原菌定植，如支气管扩张症、囊性纤维化，而并发症肺脓肿。

(2)在肺内原有空洞基础上(肿胀或陈旧性结核空洞)合并感染，不需要有组织的坏死，空洞壁可由再生上皮覆盖。局部阻塞可在周围肺组织产生支扩或肺脓肿。

(3)邻近器官播散，如胃肠道。

(4)污染的呼吸道装置，如雾化器有可能携带化脓性病原体进入易感染着肺内。

(5)先天性肺异常的继发感染，如肺隔离症、支气管囊肿。

二、病原学

肺脓肿可由多种病原菌引起，多为混合感染.厌氧菌和需氧菌混合感染占90％。社区获得性感染和院内获得性感染的细菌出现频率不同。社区获得性感染中，厌氧菌为 70％，而在院内获得性感染中，厌氧菌和铜绿假单胞菌起重要作用。

(一)厌氧菌

厌氧菌是正常菌群的主要组成部分，但可引起身体任何器官和组织感染。近年来由于厌氧菌培养技术的改进，可以及时得到分离和鉴定。在肺脓肿感染时，厌氧菌是常见的病原体。

引起肺脓肿感染的致病性厌氧菌主要指专性厌氧菌。专性厌氧菌只能在无氧或低于正常大气氧分压条件下才能生存或生长。厌氧菌分为革兰氏阳性厌氧球菌、革兰氏阴性厌氧球菌、革兰氏阳性厌氧杆菌、革兰氏阴性厌氧杆菌。其中革兰氏阴性厌氧杆菌包括类杆菌属和梭杆菌属，类杆菌属是最主要的病原菌，以脆弱类杆菌和产黑素类杆菌最常见。革兰氏阳性厌氧球菌主要为消化球菌属和消化链球菌属。革兰氏阴性厌氧球菌主要为产碱韦荣球菌。革兰氏阳性厌氧杆菌中产芽孢的有梭状芽孢杆菌属和产气荚膜杆菌；不产芽孢的为放线菌属、真杆菌属、丙酸杆菌属、乳酸杆菌属和双歧杆菌属。外源性厌氧菌肺炎较少见。

(二)需氧菌

需氧菌常形成坏死性肺炎，部分区域发展成肺脓肿，因而其在影像学上比典型的厌氧菌引起的肺脓肿病变分布弥散。

金黄色葡萄球菌是引起肺脓肿的主要革兰氏阳性需氧菌，是社区获得的呼吸道病原菌之一。通常健康人在流感后可引起严重的金黄色葡萄球菌肺炎，导致肺脓肿形成，并伴薄壁囊性气腔和肺大疱,后者多见于儿童。金黄色葡萄球菌是儿童肺脓肿的主要原因,也是老年人在基础疾病上并发院内获得性感染的主要病原菌。金黄色葡萄球菌也可由体内其他部位的感染灶经血液循环播散,在肺内引起多个病灶,形成血源性肺脓肿,有时很像是肿瘤转移。其他可引起肺脓肿的革兰氏阳性菌是化脓性链球菌(甲型链球菌,乙型B溶血性链球菌)。

最常引起坏死性肺炎伴肺脓肿的革兰氏阴性需氧菌为肺炎克雷伯杆菌,这种肺炎形成一到多个脓肿者占25%,同时常伴菌血症。但需注意有时痰培养结果可能是口咽定植菌,该病病死率高,多见于老年人和化疗患者,肾上腺皮质激素应用者,糖尿病患者也多见。铜绿假单胞菌也影响类似的人群,如免疫功能低下患者、有严重并发症者。铜绿假单胞菌在坏死性过程中形成多发小脓肿。

其他由流感嗜血杆菌、大肠埃希菌、鲍曼不动杆菌、变形杆菌、军团菌等所致坏死性肺炎引起脓肿则少见。

三、病理

肺脓肿时,细支气管受感染物阻塞,病原菌在相应区域形成肺组织化脓性炎症,局部小血管炎性血栓形成、血供障碍,在实变肺中出现小区域散在坏死,中心逐渐液化,坏死的白细胞及死亡细菌积聚,形成脓液,并融合形成1个或多个脓肿。当液化坏死物质通过支气管排出,形成空洞、形成有液平的脓腔,空洞壁表面残留坏死组织。当脓肿腔直径达到2 cm,则称为肺脓肿。炎症累及胸膜可发生局限性胸膜炎。如果在早期及时给予适当抗生素治疗,空洞可完全愈合,胸X线检查可不留下破坏残余或纤维条索影。但如治疗不恰当,引流不畅,炎症进展,则进入慢性阶段。脓肿腔有肉芽组织和纤维组织形成,空洞壁可有血管瘤。脓肿外周细支气管变形和扩张。

四、分类

肺脓肿可按病程分为急性和慢性,或按发生途径分为原发性和继发性。急性肺脓肿通常少于4~6周,病程迁延3个月以上则为慢性肺脓肿。大多数肺脓肿是原发性,通常有促使误吸的因素,或由正常宿主肺炎感染后在肺实质炎症的坏死过程演变而来。而继发性肺脓肿则为原有局部病灶基础上出现的并发症,如支气管内肿瘤、异物或全身性疾病引起免疫功能低下所致。细菌性栓子通过血液循环引致的肺脓肿也为继发性。膈下感染经横膈直接通过淋巴管或膈缺陷进入胸腔或肺实质,也可引起肺脓肿。

五、临床表现

肺脓肿患者的临床表现差异较大。由需氧菌(金黄色葡萄球菌或肺炎克雷伯菌)所致的坏死性肺炎形成的肺脓肿病情急骤、严重,患者有寒战、高热、咳嗽、胸痛等症状。儿童在金黄色葡萄球菌肺炎后发生的肺脓肿也多呈急性过程。一般原发性肺脓肿患者首先表现吸入性肺炎症状,有间歇发热、畏寒、咳嗽、咳痰、胸痛、体重减轻、全身乏力、夜间盗汗等,和一般细菌性肺炎相似,但病程相对慢性化,症状较轻,可能和其吸入物质所含病原体致病力较弱有关。甚至有的起病隐匿,到病程后期多发性肺坏死、脓肿形成,与支气管相交通,则可出现大量脓性痰,如为厌氧菌感染则伴有臭味。但痰无臭味并不能完全排除厌氧菌感染的可能性,因为有些厌氧菌并不产生导致臭味的代谢终端产物,也可能是病灶尚未和气管支气管交通。咯血常见,偶尔可为致死性的。

继发性肺脓肿先有肺外感染症状(如菌血症、心内膜炎、感染性血栓静脉炎、膈下感染),然后出现肺部症状。在原有慢性气道疾病和支气管扩张的患者则可见痰量显著改变。

体格检查无特异性,阳性体征出现与脓肿大小和部位有关。如脓肿较大或接近肺的表面,则可有叩诊浊音,呼吸音降低等实变体征,如涉及胸膜则可闻胸膜摩擦音或胸腔积液体征。

六、诊断

肺脓肿诊断的确立有赖于特征性临床表现及影像学和细菌学检查结果。

(一)病史

原发性肺脓肿有促使误吸因素或口咽部炎症和鼻窦炎的相关病史。继发性肺脓肿则有肺内原发病变或其他部位感染病史。

(二)症状与体征

由需氧菌等引起的原发性肺脓肿呈急性起病,如以厌氧菌感染为主者则呈亚急性或慢性化过程,脓肿破溃与支气管相交通后则痰量增多,出现脓痰或脓性痰,可有臭味,此时临床诊断可成立。体征则无特异性。

(三)实验室检查

1.血常规检查

血白细胞和中性粒细胞计数升高,慢性肺脓肿可有血红蛋白和红细胞计数减少。

2.胸部影像学检查

影像学异常开始表现为肺大片密度增深、边界模糊的浸润影,随后产生1个或多个比较均匀低密度阴影的圆形区。当与支气管交通时,出现空腔,并有气液交界面(液平),形成典型的肺脓肿。有时仅在肺炎症渗出区出现多个小的低密度区,表现为坏死性肺炎。需氧菌引起的肺脓肿周围常有较多的浓密炎性浸润影,而以厌氧菌为主的肺脓肿外周肺组织则较少见浸润影。

病变多位于肺的低垂部位和发病时的体位有关,侧位胸X线片可帮助定位。在平卧位时吸入者75%病变见于下中位背段及后基底段,侧卧位时则位于上叶后外段(由上叶前段和后段分支形成,又称腋段)。右肺多于左肺,这是受重力影响吸入物最易进入的部位。在涉及的肺叶中,病变多分布于近肺胸膜处,室间隔鼓出常是肺炎克雷伯杆菌感染的特征。病变也可引起胸膜反应、脓胸或气胸。

当肺脓肿愈合时,肺炎性渗出影开始吸收,同时脓腔壁变薄,脓腔逐渐缩小,最后消失。在71例肺脓肿系列观察中,经适当抗生素治疗,13%的脓腔在2周消失,44%为4周,59%为6周,3个月内脓腔消失可达70%,当有广泛纤维化发生时,可遗留纤维条索影。慢性肺脓肿脓腔周围有纤维组织增生,脓腔壁增厚,周围细支气管受累,继发变形或扩张。

血源性肺脓肿则见两肺多发炎性阴影,边缘较清晰,有时类似转移性肿瘤,其中可见透亮区和空洞形成。

胸部CT检查对病变定位,坏死性肺炎时肺实质的坏死、液化的判断,特别是对引起继发性肺脓肿的病因诊断均有很大的帮助。

3.微生物学监测

微生物学监测的标本包括痰液、气管吸引物、经皮肺穿刺吸引物和血液等。

(1)痰液及气管分泌物培养:在肺脓肿感染中,需氧菌所占比例正在逐渐增加,特别是在院内感染中。虽然有口咽菌污染的机会,但重复培养对确认致病菌还是有意义的。由于口咽部厌氧菌内环境,痰液培养厌氧菌无意义,但脓肿性痰标本培养阳性,而革兰氏染色却见到大量细菌,且形态较一致,则可能提示厌氧菌感染。

(2)应用防污染技术对下呼吸道分泌物标本采集:是推荐的方法,必要时可采用。厌氧菌培养标本不能接触空气,接种后应放入厌氧培养装置和仪器以维持厌氧环境。气相色谱法检查厌氧菌的挥发脂肪酸,迅速简便,可用于临床用药选择的初步参考。

(3)血液标本培养:因为在血源性肺脓肿时常可有阳性结果,需要进行血培养,但厌氧菌血培养阳性率仅5%。

4.其他

(1)CT引导下经胸壁脓肿穿刺吸引物厌氧菌及需氧菌培养,以及其他无菌体腔标本采集及培养。

(2)纤维支气管镜检查,除通过支气管镜进行下呼吸道标本采集外,也可用于鉴别诊断,排除支气管肺癌、异物等。

七、鉴别诊断

(一)细菌性肺炎

肺脓肿早期表现和细菌性肺炎相似,但除由一些需氧菌所致的肺脓肿外,症状相对较轻,病程相对慢性化。后期脓肿破溃与支气管相交通后则痰量增多,出现脓痰或脓性痰,可有臭味,此时临床诊断则可成立。胸部影像学检查,特别是CT检查,容易发现在肺炎症渗出区出现多个小的低密度区。当与支气管交通时,出现空腔,肝有气液交界面(液平),形成典型的肺脓肿。

(二)支气管肺癌

在50岁以上男性出现肺空洞性病变时,肺癌(通常为鳞癌)和肺脓肿的鉴别常需考虑。由支气管肺癌引起的空洞性病变(癌性空洞),无吸入病史,其病灶也不一定发生在肺的低垂部位。而肺脓肿则常伴有发热、全身不适、脓性痰、血白细胞和中性粒细胞计数升高,对抗生素治疗反应好。影像学上显示偏心空洞,空洞壁厚,内壁不规则,则常提示恶性病变。痰液或支气管吸引物的细胞学检查及微生物学涂片和培养对鉴别诊断也有帮助。如对于病灶的诊断持续存在疑问,情况允许时,也可考虑手术切除病灶及相应肺叶。其他肺内恶性病变,包括转移性肺癌和淋巴瘤也可形成空洞病变。

需注意的是肺癌和肺脓肿可能共存,特别在老年人中。因为支气管肿瘤可使其远端引流不畅,分泌物潴留,引起阻塞性肺炎和肺脓肿。一般病程较长,有反复感染史,脓痰量较少。纤维支气管镜检查对确定诊断很有帮助。

(三)肺结核

空洞继发感染肺结核常伴空洞形成,胸部X线检查空洞壁较厚,病灶周围有密度不等的散在结节病灶。合并感染时空洞内可有少量液平,临床出现黄痰,但整个病程长,起病缓慢,常有午后低热、乏力、盗汗、慢性咳嗽、食欲缺乏等慢性症状,经治疗后痰中常可找到结核杆菌。

(四)局限性脓胸

局限性脓胸常伴支气管胸膜漏和肺脓肿有时在影像学上不易区别。典型的脓胸在侧位胸片呈"D"字阴影,从后胸壁向前方鼓出。CT对疑难病例有帮助,可显示脓肿壁有不同厚度,内壁边缘和外表面不规则;而脓胸腔壁则非常光滑,液性密度将增厚的壁层胸膜和受压肺组织下的脏层胸膜分开。

(五)大疱内感染

患者全身症状较胸 X 线片显示状态要轻。在平片和 CT 上常可见细而光滑的大疱边缘,和肺脓肿相比其周围肺组织清晰。以往胸片将有助于诊断。大疱内感染后有时可引起大疱消失,但很少见。

(六)先天性肺病变继发感染

支气管脓肿及其他先天性肺囊肿可能无法和肺脓肿鉴别,除非有以往胸 X 线片进行比较。支气管囊肿未感染时,也不和气管支气管交通,但囊肿最后会出现感染,形成和气管支气管的交通,气体进入囊肿,形成含气囊肿,可呈单发或多发含气空腔,壁薄而均一;合并感染时,其中可见气液平面。如果患者一开始就表现为感染性支气管囊肿,通常清晰的边界就会被周围肺实质炎症和实变所遮掩。囊肿的真正本质只有在周围炎症或渗血消散吸收后才能显示出来。

先天性肺隔离症感染也会同样出现鉴别诊断困难,可通过其所在部位(多位于下叶)及胸部 CT 扫描和磁共振成像(MRI)及造影剂增强帮助诊断,并可确定异常血管供应来源,对手术治疗有帮助。

(七)肺挫伤血肿和肺撕裂

胸部刺伤或挤压伤后,影像学可出现空洞样改变,临床无典型肺脓肿表现,有类似的创伤病史常提示此诊断。

(八)膈疝

通常在后前位胸 X 线片可显示"双重心影",在侧位上在心影后可见典型的胃泡,并常有液平。如有疑问可进行钡剂及胃镜检查。

(九)包囊肿和其他肺寄生虫病

包囊肿可穿破,引起复合感染,曾在羊群牧羊分布的区域居住者需考虑此诊断。乳胶凝聚试验,补体结合和酶联免疫吸附试验,也可检测血清抗体,帮助诊断。寄生虫中如肺吸虫也可有类似症状。

(十)真菌和放线菌感染

肺脓肿并不全由厌氧菌和需氧菌所致,真菌、放线菌也可引起肺脓肿。临床鉴别诊断时也需考虑。

(十一)其他

易和肺脓肿混淆的还有空洞型肺栓塞、Wegener 肉芽肿、结节病等,偶尔也会形成空洞。

八、治疗

肺脓肿的治疗应根据感染的微生物种类及促使产生感染的有关基础或伴随疾病而确定。

(一)抗感染治疗

抗生素应用已有半个世纪,肺脓肿在有效抗生素合理应用下,加上脓液通过和支气管交通向体外排出,因而大多数对抗感染治疗有效。

近年来,某些厌氧菌已产生 β-内酰胺酶,在体外或临床上对青霉素耐药,故应结合细菌培养及药敏结果,及时合理选择药物。但由于肺脓肿患者很难及时得到微生物学的阳性结果,故可根据临床表现,感染部位和涂片染色结果分析可能性最大的致病菌种类,进行经验治疗。由于大多数和误吸相关,厌氧菌感染起重要作用,因而青霉素仍是主要治疗药物,但近年来情况已有改变,特别是院内获得感染的肺脓肿,常为多种病原菌的混合感染,故应联合应用对需氧菌有效的药物。

1.青霉素 G

为首选药物,对厌氧菌和革兰氏阳性球菌等需氧菌有效。

用法:240 万 U/d 肌内注射或静脉滴注;严重病例可加量至 1 000 万 U/d 静脉滴注,分次使用。

2.克林霉素

克林霉素是林可霉素的半合成衍生物,但优于林可霉素,对大多数厌氧菌有效,如消化球菌、消化链球菌、类杆菌梭形杆菌、放线菌等。目前有 10%～20% 的脆弱类杆菌及某些梭形杆菌对克林霉素耐药。主要不良反应是假膜性肠炎。

用法:0.6～1.8 g/d,分 2～3 次静脉滴注,然后序贯改口服。

3.甲硝唑(灭滴灵)

该药是杀菌药,对厌氧菌,如脆弱类杆菌有作用。多为联合应用,不单独使用。通常和青霉素、克林霉素联合用于厌氧菌感染。对微需氧菌及部分链球菌如密勒链球菌效果不佳。

用法:根据病情,一般 6～12 g/d,可加量到 24 g/d。

4.β-内酰胺类抗生素

某些厌氧菌如脆弱类杆菌可产生 β-内酰胺酶,故青霉素、羧苄西林、三代头孢中的头孢噻肟、头孢哌酮效果不佳。对其活性强的药物有碳青霉烯类,替卡西林克拉维酸、头孢西丁等,加酶联合制剂作用也强,如阿莫西林克拉维酸或联合舒巴坦等。

院内获得性感染形成的肺脓肿,多数为需氧菌,并行耐药菌株出现,故需选用 β-内酰胺抗生素的第二代、第三代头孢菌素,必要时联合氨基糖苷类。

血源性肺脓肿致病菌多为金黄色葡萄球菌,且多数对青霉素耐药,应选用耐青霉素酶的半合成青霉素的药物,对耐甲氧西林的金黄色葡萄球菌(MRSA),则应选用糖肽类及利奈唑胺等。

给药途径及疗程尚未有大规模的循证医学证据,但一般先以静脉途径给药。

和非化脓性肺炎相比,其发热呈逐渐下降,7 天达到正常。如 1 周未能控制体温,则需再新评估。影像学改变时间长,有时达数周,并有残余纤维化改变。

治疗成功率与治疗开始时症状、存在的时间以及空洞大小有关。对治疗反应不好者,还需注意有无恶性病变存在。总的疗程要 4～6 周,可能需要 3 个月,以防止反复。

(二)引流

(1)痰液引流对于治疗肺脓肿非常重要,体位,引流有助于痰液排出。纤维支气管镜除作为诊断手段,确定继发性脓肿原因外,还可用来经气道内吸引及冲洗,促进引流,利于愈合。有时脓肿大、脓液量多时,需要硬质支气管镜进行引流,以便于保证气道通畅。

(2)合并脓胸时,除全身使用抗生素外,应局部胸腔抽脓或肋间置入导管水封并引流。

(三)外科手术处理

内科治疗无效,或疑及有肿瘤者为外科手术适应证。包括治疗 4～6 周后脓肿不关闭、大出血、合并气胸、支气管胸膜瘘。在免疫功能低下、脓肿进行性扩大时也需考虑手术处理。有效抗生素应用后,目前需外科处理病例已减少,<15%,手术时要防止脓液进入对侧,麻醉时要置入双腔导管,否则可引起对侧肺脓肿和 ARDS。

九、预后

取决于基础病变或继发的病理改变,治疗及时、恰当者,预后良好。厌氧菌和杆菌引起的坏死性肺炎,多表现为脓腔大(直径＞6 cm),多发性脓肿,临床多发于有免疫功能缺陷,年龄大的患者。并发症主要为脓胸、脑脓肿、大咯血等。

十、预防

应注意加强个人卫生,保持口咽内环境稳定,预防各种促使误吸的因素。

(孙晋芳)

第五节　肺　结　核

一、病原学

结核菌在分类学上属于放线菌目、分枝杆菌科、分枝杆菌属,分人型、牛型、非洲型和鼠型4型。对人类致病的主要为人型结核菌,牛型菌很少,非洲分枝杆菌见于赤道非洲,是一种过度类型,西非国家分离菌株倾向于牛型分枝杆菌,而东非国家分离株更类似于人型分枝杆菌。田鼠分枝杆菌对人无致病力。结核菌细长而稍弯,约 $0.4\ \mu m×4.0\ \mu m$,两端微钝,不能运动,无荚膜、鞭毛或芽孢;严格需氧;不易染色,但经品红加热染色后不能被酸性乙醇脱色,故称抗酸杆菌。结核菌对不利环境和某些理化因子有抵抗力。在阴湿处能生存5个月以上,干燥痰标本内可存活6~8个月,−8~−6 ℃下能存活4~5个月。结核菌不耐热,对紫外线亦甚敏感,故常采用加热或紫外线进行消毒,而高压蒸汽(120 ℃)持续30分钟是最佳的灭菌方法。结核菌培养的营养要求较高、生长缓慢,人型菌的增殖周期15~20小时,需要2~4周才有可见菌落。菌落多呈粗糙型,光滑型菌落大多表示毒力减低。结核菌细胞壁富含脂质,约占细胞壁的60%,是抗酸着色反应的主要物质基础,具有介导肉芽肿形成和促进细菌在吞噬细胞内存活的作用。细胞壁中尚含脂多糖,其中脂阿拉伯甘露聚糖(lipoarabanmannan,LAM)具有广泛的免疫原性,生长中的结核菌能大量产生,是血清学诊断中应用较多的一类抗原物质。结核菌的菌体主要是蛋白质,占菌体干重的50%。依据蛋白抗原定位结核蛋白可区分为分泌蛋白、胞壁蛋白和热休克蛋白。结核蛋白被认为是变态反应的反应原,已鉴定出数十个蛋白抗原,部分已用于免疫血清学诊断,但迄今尚缺少特异性很高的蛋白抗原。目前结核菌标准菌株 H37RV 全染色体测序已经完成,全基因组约由 4 411 532 个碱基对组成,鸟嘌呤/胞嘧啶(G＋C)高达65.6%,约含 4 000 个基因,但病原性的分子基础即病原性基因及其编码的致病因子(蛋白质表型)尚不清楚。

二、流行病学

(一)流行环节

1.传染源

传染性肺结核患者排菌是结核传播的主要来源。带菌牛乳曾是重要传染源,现已很少见。但我国牧区仍需重视牛乳的卫生消毒和管理。

2.传播途径

主要为患者与健康人之间经飞沫传播。排菌量越多,接触时间越长,危害越大;直径 1~

5 μm大小的飞沫最易在肺泡沉积,情绪激昂的讲话、用力咳嗽,特别是打喷嚏所产生的飞沫直径小、影响大。患者随地吐痰,痰液干燥后结核菌随尘埃飞扬,亦可造成吸入感染。经消化道、胎盘、皮肤伤口感染均属罕见。

3.易感人群

生活贫困、居住拥挤、营养不良等是经济不发达社会中人群结核病高发的原因。婴幼儿、青春后期和成人早期尤其是该年龄期的女性以及老年人结核病发病率较高,可能与免疫功能不全或改变有关。某些疾病如糖尿病、硅肺、胃大部分切除后、麻疹、百日咳等常易诱发结核病;免疫抑制剂者,尤其好发结核病。

(二)流行现状和控制目标

目前估计全球有20亿结核菌感染者,现患结核病例2 000万人,年新发病例800万～900万人,其中半数以上为传染性肺结核,每年约有300万人死于结核病,占各种原因死亡数的7%、各类传染病死亡数的19%。WHO 1995年发布《全球结核病紧急状态宣言》,2000年又召开22个结核病高负担国家"结核病控制与可持续发展部长会议",明确指出结核病对经济和社会发展的威胁,并阻碍人类发展,要求各国政府予以重视并作出承诺。WHO要求2005年达到全球结核病控制目标为发现70%的"涂阳"结核患者,85%的患者得到WHO正式推荐的直接督导下短程化疗(directly observed treatment short-course,DOTS)。据有关调查推算,20世纪20年代末全中国有结核病1 000余万人,每年死于结核病120余万人;1949年结核病患病率为1750/10万,死亡率为200/10万。2000年全国流行病学调查显示,活动性肺结核患病率为367/10万,菌阳患病率为160/10万,涂阳患病率为122/10万,估算全国活动性肺结核患者约500万人,传染性肺结核患者200万人,肺结核病死亡率为8.8/10万。虽然我国结核病控制取得很大成绩,但仍然是世界结核病的高负担国家。目前我国正面临HIV/AIDS流行,与结核病形成双重夹击的严重威胁,加之在管理方面还存在不足,形势非常严峻。我国政府正履行承诺,运用现代控制技术,并实施治疗费用的减免政策,推进全国防治工作。

三、发病机制

(一)结核菌感染的宿主反应及其生物学过程

结核菌入侵宿主体内,从感染、发病到转归均与多数细菌性疾病有显著不同,宿主反应具有特殊意义。结核菌感染引起的宿主反应分为4期。①起始期:入侵呼吸道的结核菌被肺泡巨噬细胞吞噬,因菌量、毒力和巨噬细胞非特异性杀菌能力的不同,被吞噬结核菌的命运各异,若在出现有意义的细菌增殖和宿主细胞反应之前结核菌即被非特异性防御机制清除或杀灭,则不留任何痕迹或感染证据,如果细菌在肺泡巨噬细胞内存活和复制,便扩散至邻近非活化的肺泡巨噬细胞,形成早期感染灶。②T细胞反应期:由T细胞介导的细胞免疫(cell mediated immunity,CMI)和迟发型变态反应(delay type hypersensitivity,DTH)在此期形成,从而对结核病发病、演变及转归产生决定性影响。③共生期:生活在流行区的多数感染者发展至T细胞反应期,仅少数发生原发性结核病,大部分感染者结核菌可以持续存活,细菌与宿主处于共生状态,纤维包裹的坏死灶干酪样中央部位被认为是结核杆菌持续存在的主要场所,低氧、低pH和抑制性脂肪酸的存在使细菌不能增殖。宿主的免疫机制亦是抑制细菌增殖的重要因素,倘若免疫受到损害便可引起受抑制结核菌的重新活动和增殖。④细胞外增殖和传播期:固体干酪灶中包含具有生长能力但不繁殖的结核菌,干酪灶一旦液化便给细菌增殖提供了理想环境,即使免疫功能健全的宿

60

主,从液化干酪灶释放的大量结核杆菌亦足以突破局部免疫防御机制,引起播散。

(二)CMI 和 DTH

CMI 是宿主获得性抗结核保护作用的最主要机制。结核杆菌经 C_3 调理作用而被巨噬细胞吞噬,在细胞内酸性环境下其抗原大部分被降解,一部分则与胞体内的 Ⅰa 分子耦联成复合物而被溶酶体酶消化,并被转移至细胞膜和递呈给 Th 细胞,作为第一信号。在这一过程中伴随产生的淋巴细胞激活因子(LAF)即 IL-1 成为第二信号,两者共同启动 T 细胞应答反应。CMI 以 $CD4^+$ 细胞最重要,它产生和释放多种细胞因子放大免疫反应。$CD8^+$ 参与 Th1/Th2 调节。与 CMI 相伴的 DTH 是结核病免疫反应另一种形式,长期以来认为两者密不可分,只是表现形式不同。近年来大量的研究表明,DTH 和 CMI 虽然有些过程和现象相似,但两者本质不同:①刺激两种反应的抗原不同,结核菌核糖体 RNA 能激发 CMI,但无 DTH;结核蛋白及脂质 D 仅引起 DTH,而不产生 CMI。②介导两种反应的 T 细胞亚群不同,DTH 是由 TDTH 细胞介导的,而介导 CMI 的主要是 Th 细胞,Tc 在两种反应都可以参与作用。③菌量或抗原负荷差异和 Th1/Th2 偏移,感染结核菌后机体同时产生 Th1+Th2 介导的免疫反应,在菌量少、毒力低或感染早期 Th1 型反应起主导作用,表现为 CMI 为主;而菌量大、毒力强或感染后期,则向 Th2 型反应方向偏移,出现以 DTH 为主的反应。④起调节作用的细胞因子(cytokines,CKs)不同,调节 CMI 效应的 CKs 很多,而 DTH 引起组织坏死的主要是 TNF。⑤对结核菌的作用方式不同,CMI 通过激活巨噬细胞来杀灭细胞内吞噬的结核菌,而 DTH 则通过杀死含菌而未被激活的巨噬细胞及其邻近的细胞组织,以消除十分有利于细菌生长的细胞内环境。关于 DTH 是否对抗结核保护反应负责或参与作用,在很大程度上取决于 DTH 反应的程度。轻度 DTH 可以动员和活化免疫活性细胞,并能直接杀伤靶细胞,使感染有结核菌的宿主细胞死亡而达到杀菌功效。比较剧烈的 DTH 则造成组织溃烂、坏死液化和空洞形成,已被吞噬的结核菌释放至细胞外,取得养料,从而进行复制和增殖,并引起播散。总体上 DTH 的免疫损伤超过免疫保护作用。

四、病理

(一)渗出型病变

表现为组织充血、水肿,随之有中性粒细胞、淋巴细胞、单核细胞浸润和纤维蛋白渗出,可有少量类上皮细胞和多核巨细胞,抗酸染色可见到结核菌。其发展演变取决于 DTH 和 CMI,剧烈 DTH 可导致病变坏死,进而液化,若 CMI 强或经有效治疗,病变可完全吸收,不留痕迹或残留纤维化,或演变为增生型病变。

(二)增生型病变

典型表现为结核结节,其中央为巨噬细胞衍生而来的朗罕巨细胞,周围由巨噬细胞转化来的类上皮细胞成层排列包绕。在类上皮细胞外围还有淋巴细胞和浆细胞散在分布与覆盖。增生型病变另一种表现是结核性肉芽肿,多见于空洞壁、窦道及其周围,以及干酪坏死灶周围,由类上皮细胞和新生毛细血管构成,其中散布有朗罕巨细胞、淋巴细胞及少量中性粒细胞。

(三)干酪样坏死

为病变恶化的表现。干酪样坏死灶可以多年不变,坏死病变中结核菌很少。倘若局部组织变态反应剧烈,干酪样坏死组织发生液化,经支气管排出即形成空洞,其内壁含有大量代谢活跃、生长旺盛的细胞外结核菌,成为支气管播散的来源。在有效化疗作用下,空洞内结核菌的消灭和病灶的吸收使空洞壁变薄并逐渐缩小,最后空洞完全闭合。有些空洞不能完全关闭,但结核的特异性病变均告消失,支气管上皮细胞向洞壁内伸展,成为净化空洞,亦是空洞愈合的良好形式。有时空洞引流支气管阻塞,其中坏死物浓缩,空气被吸收,周围逐渐为纤维组织所包绕,形成结核球,病灶较前缩小并可以保持稳定,但一旦支气管再通,空洞出现,病灶重新活动。

由于机体反应性、免疫状态、局部组织抵抗力的不同,入侵菌量、毒力、类型和感染方式的差别,以及治疗措施的影响,上述3种基本病理改变可以互相转化、交错存在,很少单一病变独立存在,而以某一种改变为主。

五、临床表现

(一)发病过程和临床类型

1.原发型肺结核

指初次感染即发病的肺结核,又称初染结核。典型病变包括肺部原发灶、引流淋巴管和肺门或纵隔淋巴结的结核性炎症,三者联合称为原发综合征。有时X线上仅显示肺门或纵隔淋巴结肿大,也称支气管淋巴结结核。多见于儿童,偶尔见于未受感染的成年人。原发性病灶多好发于胸膜下通气良好的肺区如上叶下部和下叶上部。其时机体尚未形成特异性免疫力,病菌沿所属淋巴管到肺门淋巴结,进而可出现早期菌血症。4~6周后免疫力形成,原发灶和肺门淋巴结炎消退,90%以上不治自愈。倘若原发感染机体不能建立足够免疫力或变态反应强烈,则发展为临床原发性肺结核。少数严重者肺内原发灶可成为干酪性肺炎;淋巴结干酪样坏死破入支气管引起支气管结核和沿支气管的播散;肿大淋巴结压迫或大量坏死物破入和阻塞支气管可出现肺不张;早期菌血症或干酪性病变蚀及血管可演进为血行播散性结核病。

2.血行播散型肺结核

大多伴随于原发性肺结核,儿童较多见。在成人,原发感染后隐潜性病灶中的结核菌破溃进入血行,偶尔由于肺或其他脏器继发性活动性结核病灶侵蚀邻近淋巴血道而引起。本型肺结核发生于免疫力极度低下者。急性血行播散型肺结核常伴有结核性脑膜炎和其他脏器结核。

3.继发型肺结核

由于初染后体内潜伏病灶中的结核菌重新活动和释放而发病,少数可以为外源性再感染,特别是HIV/AIDS时。本型是成人肺结核的最常见类型。常呈慢性起病和经过,但也有呈急性发病和急性临床过程者。由于免疫和变态反应的相互关系及治疗措施等因素影响,继发型肺结核在病理和X线形态上又有渗出浸润型肺结核、增生型肺结核、纤维干酪型肺结核、干酪型肺炎、空洞型肺结核、结核球(瘤)、慢性纤维空洞型肺结核等区分。继发型肺结核好发于两肺上叶尖后段或下叶尖段,肺门淋巴结很少肿大,病灶趋于局限,但易有干酪坏死和空洞形成,排菌较多,在流行病学上更具重要性。

(二)症状和体征

1.全身症状

发热为肺结核最常见的全身性毒性症状,多数为长期低热,每于午后或傍晚开始,次晨降至正常,可伴有倦怠、乏力、夜间盗汗。当病灶急剧进展扩散时则出现高热,呈稽留热或弛张热热型,可以有畏寒,但很少寒战。其他全身症状有食欲减退、体重减轻、妇女月经不调、易激惹、心悸、面颊潮红等轻度毒性和自主神经功能紊乱症状。

2.呼吸系统症状

(1)咳嗽、咳痰:浸润性病灶咳嗽轻微,干咳或仅有少量黏液痰。有空洞形成时痰量增加,若伴继发感染,痰呈脓性。合并支气管结核时则咳嗽加剧,可出现刺激性呛咳,伴局限性哮鸣或喘鸣。

(2)咯血:1/3~1/2 的患者在不同病期有咯血。结核性炎症使毛细血管通透性增高,常表现血痰;病变损伤小血管则血量增加;若空洞壁的动脉瘤破裂则引起大咯血,出血可以源自肺动脉,亦可来自支气管动脉。凡合并慢性气道疾病、心肺功能损害、年迈、咳嗽反射抑制、全身衰竭等,使气道清除能力减弱,咯血容易导致窒息。咯血易引起结核播散,特别是中大量咯血时,咯血后的持续高热常是有力提示。

(3)胸痛:部位不定的隐痛为神经反射引起。固定性针刺样痛随呼吸和咳嗽加重,而患侧卧位症状减轻,常是胸膜受累的缘故。

(4)气急:重度毒血症状和高热可引起呼吸频率增加。真正气急仅见于广泛肺组织破坏、胸膜增厚和肺气肿,特别是并发肺心病和心肺功能不全时。

3.体征

取决于病变性质、部位、范围或程度。病灶以渗出型病变为主的肺实变且范围较广或干酪性肺炎时,叩诊浊音,听诊闻及支气管呼吸音和细湿音。继发型肺结核好发于上叶尖后段,于肩胛间区闻及细湿啰音,极大提示有诊断价值。空洞性病变位置浅表而引流支气管通畅时,有支气管呼吸音或伴湿啰音;巨大空洞可出现带金属调的空瓮音,现已很少见。慢性纤维空洞性肺结核的体征有患侧胸廓塌陷、气管和纵隔间向患侧移位、叩诊音浊、听诊呼吸音降低或闻及湿啰音,以及肺气肿征象。支气管结核有局限性哮鸣音,特别是于呼气或咳嗽末。

4.特殊表现

(1)变态反应:多见于青少年女性。临床表现类似风湿热,故有人称其为结核性风湿症。多发性关节痛或关节炎,以四肢大关节较常受累。皮肤损害表现为结节性红斑及环形红斑,前者多见,好发于四肢尤其是四肢伸侧面及踝关节附近,此起彼伏,间歇性地出现。常伴有长期低热。水杨酸制剂治疗无效。其他变态反应表现有类白塞病、滤泡性结膜角膜炎等。

(2)无反应性结核:一种严重的单核-吞噬细胞系统结核病,亦称结核性败血症。肝、脾、淋巴结或骨髓及肺、肾等呈严重干酪样坏死,其中有大量成簇结核菌,而缺乏类上皮细胞和巨细胞反应,渗出性反应亦极轻微,见于极度免疫抑制的患者。临床表现为持续高热、骨髓抑制或见类白血病反应。呼吸道症状和胸部 X 线表现往往很不明显或者缺如。无反应性结核病易误诊为败血症、白血病、伤寒、结缔组织疾病等。

六、实验室和辅助检查

(一)病原学检查

1.痰涂片显微镜检查

痰标本涂片萋-尼染色找抗酸杆菌具有快速、简便等优点。厚涂片可提高检测阳性率。荧光染色检查不需油镜,视野范围广、敏感性高,但容易有假阳性。抗酸染色直接镜检不能区分结核和非结核分枝杆菌(nontuberculous mycobacteria,NTM),但在我国非结核分枝杆菌病相对较少,涂片找到抗酸杆菌绝大多数为结核杆菌,可以提示诊断。

2.结核菌培养

敏感性和特异性高。培养后可进行药敏测试,随着耐多药结核菌增多,药敏越显重要。结核

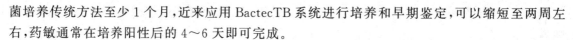

菌培养传统方法至少1个月,近来应用BactecTB系统进行培养和早期鉴定,可以缩短至两周左右,药敏通常在培养阳性后的4～6天即可完成。

3.分子生物学检测

聚合酶链反应(PCR)技术可以将标本中微量的结核菌DNA加以扩增。但DNA提取过程遭遇污染等技术原因可以出现假阳性,而且PCR无法区别活菌和死菌,故不能用于结核病的治疗效果评估、流行病学调查等。目前PCR检测仅推荐在非结核分枝杆菌病高发地区涂片抗酸杆菌阳性病例,用来快速区分结核与非结核分枝杆菌。

4.结核菌抗原和抗体检测

采用ELISA方法检测痰标本中结核菌抗原的结果差异甚大,可能与痰标本中结核菌抗原分布不甚均匀有关。采用不同的抗原(如A60、LAM等)检测肺结核患者血标本中结核菌IgG的诊断价值尚不肯定。

5.γ-干扰素释放试验(interferon-gamma release assays,IGRA)

采用结核杆菌比较特异性抗原(卡介苗和绝大多数非结核分枝杆菌所不具有),包括早期分泌性抗原靶6(ESAT-6)和培养滤过蛋白-10(CFP-10),在体外刺激血液单核细胞释放干扰素-γ,对后者加以测定。操作过程很少受干扰,报告结果快(24小时)。IGRA敏感性在70%左右,虽然尚欠理想,但特异性大多在95%以上。

(二)影像学检查

后前位普通X线胸片是诊断肺结核十分有用的辅助方法。它对了解病变部位、范围、性质及其演变有帮助,典型X线改变有重要诊断参考价值。X线胸片诊断肺结核缺乏特异性,尤其病变在非好发部位及形态不典型时更是如此。胸部CT检查有助于微小或隐蔽性肺结核病灶的发现和结节性病灶的鉴别诊断。耐多药肺结核病考虑外科手术治疗时,需要比较精确地了解病变累及范围,可考虑胸部CT检查。

(三)结核菌素(简称结素)皮肤试验(tuberculin skin test,TST)

结素是结核菌的代谢产物,从长出结核菌的液体培养基提炼而成,主要成分为结核蛋白,目前国内均采用国产结素纯蛋白衍生物(purified protein derivative,PPD)。我国推广的试验方法是国际通用的皮内注射法(Mantoux法)。将PPD 5 IU(0.1 mL)注入左前臂内侧上中1/3交界处皮内,使局部形成皮丘。48～96小时(一般为72小时)观察局部硬结大小。判断标准:硬结直径<5 mm为阴性反应,5～9 mm为一般阳性反应,10～19 mm为中度阳性反应,≥20 mm或不足20 mm但有水疱或坏死为强阳性反应。美国则根据不同年龄、免疫状态、本土居民还是移民(来自何地)等对TST判断有不同标准。结素试验的主要用途:①社区结核菌感染的流行病学调查或接触者的随访。②监测阳转者,适用于儿童和易感高危对象。③协助诊断。目前所用结素(抗原)并非高度特异。许多因素可以影响反应结果,如急性病毒感染或疫苗注射、免疫抑制性疾病或药物、营养不良、结节病、肿瘤、其他难治性感染、老年人迟发变态反应衰退者,可以出现假阴性。尚有少数患者已证明活动性结核病,并无前述因素影响,但结素反应阴性,即"无反应性"。尽管结素试验在理论和解释上尚存在困惑,但在流行病学和临床上仍是有用的。阳性反应表示感染,在3岁以下婴幼儿按活动性结核病论;成人强阳性反应提示活动性结核病可能,应进一步检查;阴性反应特别是较高浓度试验仍阴性则可排除结核病;菌阴肺结核诊断除典型X线征象外,必须辅以结素试验阳性以佐证。

（四）纤维支气管镜检查

经纤支镜对支气管或肺内病灶钳取活组织做病理学检查,同时采取刷检、冲洗或吸引标本用于结核菌涂片和培养,有利于提高肺结核的诊断敏感性和特异性,尤其适用于痰涂阴性等诊断困难患者。纤支镜对于支气管结核的诊断和鉴别诊断尤其具有价值。

七、诊断与鉴别诊断

（一）病史和临床表现

轻症肺结核病例可以无症状而仅在 X 线检查时发现,即使出现症状亦大多缺少特异性,但病史和临床表现仍是诊断的基础,凡遇下列情况者应高度警惕结核病的可能性:①反复发作或迁延不愈的咳嗽咳痰,或呼吸道感染经抗生素治疗 3～4 周仍无改善。②痰中带血或咯血。③长期低热或所谓"发热待查"。④体检肩胛间区有湿啰音或局限性哮鸣音。⑤有结核病诱因或好发因素,尤其是糖尿病、免疫抑制性疾病和接受激素或免疫抑制剂治疗者。⑥有关节疼痛和皮肤结节性红斑、滤泡性结膜角膜炎等变态反应性表现。⑦有渗出性胸膜炎、肛瘘、长期淋巴结肿大既往史,以及婴幼儿和儿童有家庭开放性肺结核密切接触史者。

（二）诊断依据

1.菌阳肺结核

痰涂片和/或培养阳性,并具有相应临床和 X 线表现,确诊肺结核。

2.菌阴肺结核

符合以下 4 项中至少 3 项临床诊断成立:①典型肺结核临床症状和肺部 X 线表现。②临床可排除其他非结核性肺部病患。③PPD(5 IU)阳性或血清抗结核抗体阳性。④诊断性抗结核治疗有效。必要时应做纤维支气管镜采集微生物标本和活检标本通过微生物学和/或组织病理学确诊。

（三）活动性判定

确定肺结核有无活动性对治疗和管理十分重要,是诊断的一个重要内容。活动性判断应综合临床、X 线表现和痰菌决定,而主要依据是痰菌和 X 线。痰菌阳性肯定属活动性。X 线胸片上凡渗出型和渗出增生型病灶、干酪型肺炎、干酪灶和空洞(除净化空洞外)都是活动性的征象;增生型病灶、纤维包裹紧密的干酪硬结灶和纤维钙化灶属非活动性病变。由于肺结核病变多为混合性,在未达到完全性增生或纤维钙化时仍属活动性。在 X 线上非活动性应使病变达到最大限度吸收,这就需要有旧片对比或经随访观察才能确定。初次胸片不能肯定活动性的病例可作为"活动性未定",给予动态观察。

（四）分类和记录程序

为适应我国目前结核病控制和临床工作的实际,中华医学会结核病学分会《结核病新分类法》将结核病分为原发型肺结核、血行播散型肺结核、继发型肺结核、结核性胸膜炎和其他肺外结核 5 型。在诊断时应按分类书写诊断,并注明范围(左侧、右侧、双侧)、痰菌和初治、复治情况。

（五）鉴别诊断

肺结核临床和 X 线表现可以酷似许多疾病,必须详细搜集临床及实验室和辅助检查资料,综合分析,并根据需要选择侵袭性诊断措施如纤维支气管镜采集微生物标本和活组织检查。不同类型和 X 线表现的肺结核需要鉴别的疾病不同。

1.肺癌

中央型肺癌常有痰中带血,肺门附近有阴影,与肺门淋巴结结核相似。周围型肺癌可呈球状、分叶状块影,需与结核球鉴别。肺癌多见于 40 岁以上嗜烟男性,常无明显毒性症状,多有刺激性咳嗽、胸痛及进行性消瘦。在 X 线胸片上结核球周围可有卫星灶、钙化,而肺癌病灶边缘常有切迹、毛刺。胸部 CT 扫描对鉴别诊断常有帮助。结合痰结核菌、脱落细胞检查及通过纤支镜检查与活检等,常能及时鉴别。肺癌与肺结核可以并存,亦需注意发现。

2.肺炎

原发综合征的肺门淋巴结结核不明显或原发灶周围存在大片渗出,病变波及整个肺叶并将肺门掩盖时,以及继发型肺结核主要表现为渗出性病变或干酪性肺炎时,需与肺炎特别是肺炎链球菌肺炎鉴别。细菌性肺炎起病急骤、高热、寒战、胸痛伴气急,X 线上病变常局限于一个肺叶或肺段,血白细胞总数及中性粒细胞增多,抗生素治疗有效,可资鉴别;肺结核尚需注意与其他病原体肺炎进行鉴别,关键是病原学检测有阳性证据。

3.肺脓肿

肺脓肿空洞多见于肺下叶,脓肿周围的炎症浸润较严重,空洞内常有液平面。肺结核空洞则多发生在肺上叶,空洞壁较薄,洞内很少有液平面或仅见浅液平。此外,肺脓肿起病较急、高热、大量脓痰,痰中无结核菌,但有多种其他细菌,血白细胞总数及中性粒细胞增多,抗生素治疗有效。慢性纤维空洞合并感染时易与慢性肺脓肿混淆,后者痰结核菌阴性。

4.支气管扩张

有慢性咳嗽、咳脓痰及反复咯血史,需与继发型肺结核鉴别。X 线胸片多无异常发现或仅见局部肺纹理增粗或卷发状阴影,CT 有助确诊。应当警惕的是化脓性支气管扩张症可以并发结核感染,在细菌学检测时应予顾及。

5.慢性支气管炎

症状酷似继发型肺结核。近年来老年人肺结核的发病率增高,与慢性支气管炎的高发年龄趋近,需认真鉴别,及时 X 线检查和痰检有助确诊。

6.非结核分枝杆菌肺病

非结核分枝杆菌(nontuberculous mycobacteria,NTM)指结核和麻风分枝杆菌以外的所有分枝杆菌,可引起各组织器官病变,其中 NTM 肺病临床和 X 线表现类似肺结核。鉴别诊断依据菌种鉴定。

7.其他发热性疾病

伤寒、败血症、白血病、纵隔淋巴瘤等与结核病有诸多相似之处。伤寒有高热、血白细胞计数减少及肝脾大等临床表现,易与急性血行播散型肺结核混淆。但伤寒热型常呈稽留热,有相对缓脉、皮肤玫瑰疹,血清肥达试验阳性,血、粪便培养伤寒杆菌生长。败血症起病急,有寒战及弛张热型,白细胞及中性粒细胞增多,常有近期皮肤感染,疖疮挤压史或尿路、胆道等感染史,皮肤常见瘀点,病程中出现迁徙病灶或感染性休克,血或骨髓培养可发现致病菌。结核病偶见血常规结果呈类白血病反应或单核细胞异常增多,需与白血病鉴别。后者多有明显出血倾向,骨髓涂片及动态 X 线胸片随访有助确立诊断。支气管淋巴结结核表现为发热及肺门淋巴结肿大,应与结节病、纵隔淋巴瘤等鉴别。结节病患者结素试验阴性,肺门淋巴结肿大常呈对称性,状如“土豆”;而淋巴瘤发展迅速,常有肝脾及浅表淋巴结肿大,确诊需组织活检。

八、治疗

(一)抗结核化学治疗

1.化疗药物

(1)异烟肼(isoniazid,INH):具有强杀菌作用、价格低廉、不良反应少、可口服等特点,是治疗肺结核病的基本药物之一。INH 抑制结核菌叶酸合成,包括 3 个环节:①INH 被结核菌摄取;②INH 被结核菌内触酶-过氧化酶活化;③活化的 INH 阻止结核菌叶酸合成。它对于胞内和胞外代谢活跃、持续繁殖或近乎静止的结核菌均有杀菌作用。INH 可渗入全身各组织中,容易通过血-脑屏障,胸腔积液、干酪样病灶中药物浓度很高。成人剂量每天 300 mg(或每天 4～8 mg/kg),一次口服,儿童每天 5～10 mg/kg(每天不超过 300 mg)。急性血行播散型肺结核和结核性脑膜炎,剂量可以加倍。主要不良反应有周围神经炎、中枢神经系统中毒,采用维生素 B_6 能缓解或消除中毒症状。但维生素 B_6 可影响 INH 疗效;常规剂量时神经系统不良反应很少,故无须服用维生素 B_6。肝脏损害(血清 ALT 升高等)与药物的代谢毒性有关,如果 ALT 高于正常值上限 3 倍则需停药。通常每月随访一次肝功能,对于肝功能已有异常者应增加随访次数,且需与病毒性肝炎相鉴别。

(2)利福平(rifampin,RFP):对胞内和胞外代谢旺盛、偶尔繁殖的结核菌均有杀菌作用。它属于利福霉素的半合成衍生物,通过抑制 RNA 聚合酶,阻止 RNA 合成发挥杀菌活性。RFP 主要在肝脏代谢,胆汁排泄。仅有 30% 通过肾脏排泄,肾功能损害一般不需减量。RFP 能穿透干酪样病灶和进入巨噬细胞内。在正常情况下不通过血-脑屏障,而脑膜炎症可增加其渗透能力。RFP 在组织中浓度高,在尿、泪、汗和其他体液中均可检测到。成人剂量空腹 450～600 mg,每天 1 次。主要不良反应有胃肠道不适、肝功能损害(ALT 升高、黄疸等)、皮疹和发热等。间歇疗法应用高剂量(600～1200 mg/d)易产生免疫介导的流感样反应、溶血性贫血、进行肾衰竭和血小板减少症,一旦发生,应予以停药。

(3)吡嗪酰胺(pyrazinamide,PZA):类似于 INH 的烟酸衍生物,但与 INH 之间无交叉耐药性。PZA 能杀灭巨噬细胞内尤其酸性环境中的结核菌,已成为结核病短程化疗中不可缺少的主要药物。胃肠道吸收好,全身各部位均可到达,包括中枢神经系统。PZA 由肾脏排泄。最常见的不良反应为肝毒性反应(ALT 升高和黄疸等)、高尿酸血症,皮疹和胃肠道症状少见。

(4)链霉素(streptomycin,SM)和其他氨基糖苷类:通过抑制蛋白质合成来杀灭结核菌。对于空洞内胞外结核菌作用强,pH 中性时起效。尽管链霉素具有很强的组织穿透力,而对于血-脑屏障仅在脑膜炎时才能透入。主要不良反应为不可逆的第Ⅷ对脑神经损害,包括共济失调、眩晕、耳鸣、耳聋等。与其他氨基糖苷类相似,可引起肾脏毒性反应。变态反应少见。成人每天 15～20 mg/kg,或每天 0.75～1.0 g(50 岁以上或肾功能减退者可用 0.5～0.75 g),分 1～2 次肌内注射。目前已经少用,仅用于怀疑 INH 初始耐药者。其他氨基糖苷类如阿米卡星(AMK)、卡那霉素(KM)也有一定抗结核作用,但不用作一线药物。

(5)乙胺丁醇(ethambutol,EMB):通过抑制结核菌 RNA 合成发挥抗菌作用,与其他抗结核药物无交叉耐药性,且产生耐药性较为缓慢。成人与儿童剂量均为每天 15～25 mg/kg,开始时可以每天 25 mg/kg,2 个月后减至每天 15 mg/kg。可与 INH、RFP 同时一次顿服。常见不良反应有球后视神经炎、变态反应、药物性皮疹、皮肤黏膜损伤等。球后视神经炎可用大剂量维生素 B_1 和血管扩张药物治疗,必要时可采用烟酰胺球后注射治疗,大多能在 6 个月内恢复。

(6)对氨基水杨酸(para-aminosalicylic acid,PAS):对结核菌抑菌作用较弱,仅作为辅助抗结核治疗药物。可能通过与对氨苯甲酸竞争影响叶酸合成,或干扰结核菌生长素合成,使之丧失摄取铁的作用而达到抑菌作用。成人8～12 g/d,分2～3次口服。静脉给药一般用8～12 g,溶于5%葡萄糖液500 mL中滴注。本药需新鲜配制和避光静脉滴注。肾功能不全患者慎用。主要不良反应有胃肠道刺激、肝功能损害、溶血性贫血及变态反应(皮疹、剥脱性皮炎)等。

(7)其他:氨硫脲(thiosemicarbazone,TB1),卷曲霉素(capreomycin,CPM),环丝霉素(cycloserinum,CS),乙硫异烟胺(ethionamade,1314Th)和丙硫异烟胺(prothionamide,1321Th)为第二线抗结核药物,作用相对较弱,不良反应多,故目前仅用于MDR-TB。氟喹诺酮类抗菌药物(FQs)对结核杆菌有良好的抑制作用。这些药物仅用于MDR-TB的治疗。

2.标准化治疗方案

(1)初治:肺结核(包括肺外结核)必须采用标准化治疗方案。对于新病例其方案分两个阶段,即2个月强化(初始)期和4～6个月的巩固期。强化期通常联合用3～4个杀菌药,约在2周之内传染性患者经治疗转为非传染性,症状得以改善。巩固期药物减少,但仍需灭菌药,以清除残余菌并防止复发。

初治标准化疗方案(WHO推荐方案):2HRZ/4HR(异烟肼、利福平、吡嗪酰胺2个月强化期/异烟肼、利福平4个月巩固期)。

衍生方案(WHO推荐方案):①全程督导化疗,2HRZ/4H$_3$R$_3$(下角阿拉伯数字表示每周服药次数,后同)、2HRZ/4H$_2$R$_2$、2E$_3$H$_3$R$_3$Z$_3$/4H$_3$R$_3$和2S$_3$H$_3$R$_3$Z$_3$/4H$_3$R$_3$。②用于高初始耐药地区方案,2EHRZ/4HR和2SHRZ/4HR。

初治菌阳肺结核(含初治菌阴空洞肺结核或粟粒型肺结核):①2HRZE(S)/4HR。②2HRZE(S)/4H$_3$R$_3$。③2H$_3$R$_3$Z$_3$(S$_3$)/4H$_3$R$_3$。如果第二个月末痰菌仍阳性,则延长1个月强化期,相应缩短1个月巩固期。

初治菌阴肺结核(除外有空洞、粟粒型肺结核):①2HRZ/4HR。②2HRZ/4H$_3$R$_3$。③2H$_3$R$_3$Z$_3$/4H$_3$R$_3$。

(2)复治:有下列情况之一者为复治:①初治失败的患者。②规则用药满疗程后痰菌又转阳的患者。③不规则化疗超过1个月的患者。④慢性排菌患者。获得性耐药是复治中的难题,推荐强化期5药和巩固期3药的联合方案。强化期能够至少有2个仍然有效的药物,疗程亦需适当延长。

(3)MDR-TB的治疗:MDR-TB是被WHO认定的全球结核病疫情回升的第三个主要原因。治疗有赖于通过药敏测定筛选敏感药物。疑有多耐药而无药敏试验条件时可以分析用药史进行估计。强化期选用4～5种药物,其中至少包括3种从未使用过的药物或仍然敏感的药物如PZA、KM、CPM、1321Th、PAS(静脉)、FQs,推荐的药物尚有CS、氯苯酚嗪等。强化期治疗至少3个月。巩固期减至2～3种药物,应用18～21个月。

(二)手术治疗

化疗的发展使外科治疗在肺结核治疗中的比重和地位显著降低。但对药物治疗失败或威胁生命的单侧肺结核病特别是局限性病变,外科治疗仍是可选择的重要治疗方法。指征:①化疗尤其是经过规则的强有力化疗药物治疗9～12个月,痰菌仍阳性的干酪样病灶、厚壁空洞、阻塞型空洞;②一侧毁损肺、支气管结核管腔狭窄伴远端肺不张或肺化脓症;③结核脓胸或伴支气管胸膜瘘;④不能控制的大咯血;⑤疑似肺癌或并发肺癌可能。这些患者大多病情严重、有过反复播散、病变范围广泛,因此是否适宜手术尚须参考心肺功能、播散灶控制与否等,就手术效果、风险程度及康复诸方面全面衡量,以作出合理选择。

(三)症状治疗

1.发热

随着有效抗结核治疗,肺结核患者的发热大多在 1 周内消退,少数发热不退者可应用小剂量非类固醇类退热剂。急性血行播散型肺结核和浆膜渗出性结核伴有高热等严重毒性症状或高热持续时,激素可能有助于改善症状,亦可促进渗液吸收、减少粘连,但必须在充分有效抗结核药物保护下早期应用,疗程 1 个月左右即应逐步撤停。

2.大咯血

大咯血是肺结核患者的重要威胁,应特别警惕和尽早发现窒息先兆征象,如咯血过程突然中断,出现呼吸急促、发绀、烦躁不安、精神极度紧张、有濒死感或口中有血块等。抢救窒息的主要措施是畅通气道(体位引流、支气管镜吸引气管插管)。止血药物治疗可以应用神经垂体素。对于药物难以控制而肺结核病变本身具备手术指征且心肺功能可胜任者,手术治疗可以显著降低大咯血病死率。对于不能耐受手术和病变不适宜手术的大咯血,支气管动脉栓塞止血有良效。

(四)食疗

1.食疗原则

对结核病治疗用药物攻邪,用食物补益形体,以祛邪、恢复正气。故给予高能量、高蛋白质、高维生素,适量矿物质和微量元素的平衡饮食。要注意食物色、香、味、形和患者个人喜好,并照顾其消化和吸收功能,随时调节饮食食物质和量。能量每天按 $167.2 \sim 209.9$ kJ($40 \sim 50$ kcal)/kg,蛋白质为 $1.5 \sim 2$ g/kg,可多选食蛋白质营养价值高的肉类、蛋类和奶类,但应避免过分甘肥油腻,以妨碍食物消化吸收。滋阴和补益精气食品,如鳗鱼、黑鱼、甲鱼、猪肝、猪肺、猪瘦肉、鸡蛋、鸭蛋、牛肉、羊肉等都富含优质蛋白质。蔬菜类,如青菜、胡萝卜、土豆等。豆类,特别是黄豆及其制品。果品类如柿、梨、橘子、苹果、番茄、百合、莲子、藕、菱、荸荠等,芡实、银耳等也都可选用。结核患者应忌烟、酒及辛辣等生痰助火食物,因食用之后可能使病情加重,甚至引起大咯血等意外并发症。

2.食疗方选

(1)潮热:取鳗鱼数条清水洗净,先在锅中煮沸清水,再将活鳗投入,加盖煮 $2 \sim 3$ 小时,鳗油浮于水面,捞取鳗油后加食盐适量,每次服 10 mL,1 天 2 次,饭后服用。或将鳗鱼切成寸段,放于铁皮筒内,一端用泥封固,另一端用铁丝绕成团塞住,铁皮筒在炭火上烧烤,塞铁丝端向下,筒口用碗承接,待烧至鳗鱼焦时,鳗油即自下端流入碗中,烧至油尽鳗枯成炭为止。鳗油可用,同时可将鳗炭研细,每天服 2 次,每服 $3 \sim 6$ g。初期低热,用枸杞根 15 g;或嫩苗及叶常煎服,代茶饮用,对退潮热有益。如加用枸杞子,则更有补肾强壮作用。

用啤酒花 $10 \sim 12$ g,泡水代茶饮用,可促进食欲并能退虚热;也有用鲜李子,捣汁冷饮以治骨蒸劳热,但多食可生痰,脾胃虚弱者不宜多食。五汁蜜膏为去核鸭梨、白萝卜各 1 000 g,生姜250 g,洗净切碎,分别以洁净纱布绞汁。取梨汁和萝卜汁放入锅中,先用大火烧开,后以小火煎熬成膏状,加入姜汁及炼乳、蜂蜜各 250 g 搅匀,继续加热至沸,停火冷却,装瓶备用。服用时每次 20 mL,以沸水冲化,或再加黄酒适量饮服,每天 2 次。可治虚劳、肺结核、低热、久咳不止等症。

(2)盗汗:以蛤蜊肉加韭菜做成菜肴,用韭黄更好;常食可治疗肺结核盗汗。或者以牡蛎壳

30～60 g煎汤；用于治疗盗汗。甲鱼1只取血，用热黄酒适量冲服，应当天服完，持续服用。未熟桃干称为碧桃干，用其15 g，加水煎服。

（3）咳嗽咯血：木瓜15 g，草30 g，甘草6 g同煎，可治肺结核咳嗽，若用鱼腥草30～40 g代替茜草，其清肺热效果更为显著。咳嗽剧烈，可每天用生梨加冰糖蒸食，或常含化柿霜饼。如有咯血，用鲜百合2～3个洗净，捣汁以温开水冲服，每天2次。也可喝藕汁或以生藕片蘸糖吃或用乌贼骨12 g，藕节15 g，白及10 g，水煎去渣，加蜂蜜调服，1天3次，饮服。紫皮大蒜瓣15～20片，去皮后放入沸水中煮1～2分钟，取出备用。用煮蒜水与糯米50 g煮成稀粥，然后将原蒜瓣放入粥内拌匀食用。在食粥同时，可加白及粉3 g，早晚各1次，连吃10～15天，停3天后再食。治肺结核、胸膜炎、咯血。油浸白果是传统单方，将去外皮带壳鲜白果放于瓶内，加入菜油，以浸没为度，将瓶密封埋于土中，5个月后取用，以越陈越好，每次取白果1枚剥取其肉，温水送服，可治肺结核咳嗽，并有平喘作用。

（4）食少便溏：用生山药120 g切片煮汁1 000 mL，当茶饮用；或用山药粉20～30 g以凉水调于锅内，不时以筷搅拌，煮2～3沸即成粥，或在山药粥中加熟鸡蛋黄3枚调入后用，均可治疗阴虚且损及脾胃者。称等量薏苡仁、芡实、淮山药，加水后煮食。本方适用于肺病久咳、脾虚、大便不实者。

（5）腰酸膝软无力：取2 500 g黄精熬制成500 g浸膏，每天4次，每次10 mL，每1 mL相当于黄精5 g，治疗浸润型肺结核。不加用西药，可使部分患者病灶完全吸收，大部分症状好转，并有体重增加和症状改善。脾胃虚寒者不宜食用。取适量鲍鱼做成菜肴，每天食用，可治肺结核低热、盗汗、骨蒸，且有滋阴壮体功能。以乌龟壳烧存性研细末，用枣泥或炼蜜为丸。每次服6 g，每天2次，通常连服1～2个月后，可显示效果，复查时病灶可见钙化现象提早出现。用于治疗小儿骨结核，效果更佳。

（五）心理治疗

心理社会因素在肺结核的发生、发展中有一定影响。早在20世纪初就已注意到这种传染病的心理因素。Racamier于1950年观察了150名肺结核患者，发现他们存在着孤独与深深的不安全感，童年早期存在与父母的情感关系障碍，其中2/3是怀疑，1/3是溺爱。Brautigam在1957年强调患者存在对联络的敏感性及自尊的易变性。同年Melytr用罗夏墨迹图测得结核病患者精神稳定性低，对情感及自我中心方面激惹性强，患者需要更多的理解，还存在受压抑的冲突、深藏的恐惧，以及感情易变、烦躁，自我约束减退。谢云锦等于1986年对结核患者做MMPI测定，发现74%D分高（抑郁分值）、36%Hs分高（疑病分高）、27%Hy分高（癔症患者得分高）。近年来通过HAD测得142例肺结核住院患者有焦虑或抑郁可疑症状者73人，有明显症状者43人，无症状者26人，这说明肺结核患者心理压力较大，进而会导致免疫功能低水平，易于发病。临床资料证实，肺结核伴焦虑、抑郁明显者植物血凝素皮肤试验反应低于无情绪障碍者；淋巴细胞转化率低于无情绪症状者；有情绪症者IgG偏低（P＜0.05）。

曾经写过《心身医学》这一古典名著的作者亚历山大（Alex ander）认为，结核病也属于心身医学的一种疾病，他说："如果只考虑是由结核杆菌引起的是不够的，还应考虑到机体本身具有的特异的、非特异的免疫力和机体对感染的抵抗力的问题，此外，情感因素也是构成结核病的一部分原因。"

结核杆菌含有类脂质、蛋白质和多糖类。在人体内类脂质引起淋巴细胞浸润而形成结核结节；蛋白质引起变态反应；多肽与多糖复合物与免疫的产生有关。结核病的发生、发展与转归取决于结核菌入侵的数量、毒力和人体免疫力、变态反应的高低。当人体免疫力低下，抵抗力处于劣势时，结核病就容易发生；反之，感染后不易发病，即使发病也较轻而且容易康复。情感因素也是构成结核病的一个重要原因。根据现代心理免疫学理论，情绪压抑时，淋巴细胞的致敏性和巨噬细胞的吞噬作用严重削弱，T 细胞与绵羊红细胞结合呈现玫瑰花环反应大大减弱，而受植物血凝素（PHA）刺激后转化为母细胞的能力也明显减退，这就是说，机体的细胞免疫能力处于低下状态，因而结核病易罹性显著增强。

结核病的治疗已历经了四个阶段，从历史回顾的角度可分为卫生营养疗法阶段、人工气胸腹疗法阶段、综合治疗阶段以及崭新化疗阶段。其中抗结核化学药物治疗对结核病的控制起着决定性的作用，可使病灶愈合、症状消除并防止复发，但卫生营养疗法也绝非无足轻重，它作为一种基础疗法日益显得重要。世界上的事物总是波浪式前进、螺旋式上升的，如今，卫生营养疗法应从心理治疗的高度重新认识与评价。结核病常用的心理疗法如下。

1.简易精神疗法

通过接受、支持、保证三步骤使患者明确：随着社会的进步、科学的发展、诊治疾病手段的先进，总体上讲结核病处于少见与散发状态，结核病患病率、发病率和死亡率分别不超过千分之一、万分之一、十万分之一。经近 30 年推行合理化疗以来，疗程一再缩短、治愈率超过 95％，治愈后五年复发率仅为 1‰～2‰，并防止了耐药性的产生，从而使患者增强信心，促进早日康复。

2.认知疗法

结核病是人类最古老的传染病之一，人类与之斗争了数千年，但由于各地区疫情控制尚不平衡、不规则用药或管理不善，以及难民、移民、民工的流动性与特殊性，一旦发病通常难以接受合理治疗，因此结核病疫情仍然相当严重，流行形势也相当严峻，以至 WHO1993 年 4 月向全世界宣布全球处于结核病紧急状态，并将每年的 3 月 24 日定为世界抗结核日。其实只要理智地认识到结核病病因明确、治有方法、防有措施，只要认真做好治疗、管理、预防及检查的各个环节的工作，只要高度关注结核病的疫情，切实做到查出必治、治必彻底，就完全可能使结核病流行情况改善，直至控制。

3.行为指导法

患者应注意适当休息疗养、生活起居合理、丰富的营养、必要的日光浴，以及克服多愁善感、郁郁寡欢等易感性人格。

4.想象-信念疗法

想象 T 细胞与结核杆菌浴血大战并战而胜之，想象玫瑰花环试验明显增强，想象淋巴细胞转化能力增强。

5.气功疗法

肺结核中医辨证多属肺阴虚，先做放松功，行三线放松 2～3 个循环，再行内养功，意守丹田形成腹式呼吸，肺气虚者与气阴两虚患者也大同小异，在进行气功疗法的同时还应适当进行体育锻炼、增强体质、提高自然免疫力。

6.音乐疗法

（1）音乐安神法：本法以清幽柔绵、怡情悦志之曲，消除肺结核患者的焦虑烦躁状态。代表乐曲有梁代古曲《幽兰》、晋代古曲《梅花三弄》等。此外门德尔松的《小提琴协奏曲》，充满了甜美感情和温馨，可让思绪安定而平静；尤其是门德尔松的《乘着那歌声的翅膀》，这首歌曲充满了迷人的色彩，让人沉浸在"甜蜜、幸福的梦"之中。

（2）音乐开郁法：本法以爽快鲜明、激情洋溢之曲，疏泄患者的抑郁与忧虑。代表乐曲如春秋古曲《高山流水》、唐代古曲《阳关三迭》等，再如南派笛奏《姑苏行》、广东音乐《彩云追月》及老约翰的《拉德斯基进行曲》、贝多芬的《欢乐颂》等。

（3）音乐激励法：本法以激昂悲壮、荡气回肠之曲治疗患者的忧思郁结。代表乐曲有汉代琵琶曲《十面埋伏》、宋元词曲《满江红》及贝多芬《命运交响曲》、俄罗斯民歌《三套车》等。

（4）音乐愉悦法：本法以轻松喜悦、优美动人之曲排遣患者的悲哀郁闷。代表乐曲有唢呐独奏《百鸟朝凤》、民乐合奏曲《春江花月夜》及小约翰的《蓝色多瑙河》、莫扎特《G大调弦乐小夜曲》等。

（5）名曲情绪转变法：本法是日本山本直纯所著《音乐灵药》中介绍的方法，本法令人在不知不觉中身心好转，可以让音乐创造24小时的快乐。如巴赫名曲让人在早晨头脑清醒地醒来；午休时听舒伯特的《军队进行曲》振奋精神；以斯特拉文斯基的音乐缓解焦虑；以贝多芬的交响曲对抗抑郁；以勃拉姆斯的音乐安抚失落等。上述名曲有助于克服肺结核患者多愁善感、郁郁寡欢的易感性人格。

（6）辨证施乐法：肺结核中医辨证多属肺阴虚患者，患者免疫力差，常有咳嗽、盗汗、乏力等症状，易患外感病，而音乐能增强免疫功能与抵抗力，有助于肺结核的康复。乐曲应选气息宽广、刚劲有力、旋律明快坚定、节奏富有弹性的乐曲，如二胡曲《光明行》《听松》，广东音乐《旱天雷》《金蛇狂舞》等。还要注意对肺结核的音乐调理，以早晨进行较好。

九、预防

（一）DOTS 战略

WHO 结核病对策部总结近20余年来的经验，将 DOTS 上升为一种保证结核病控制对策获得成功的战略，主要是：①政府的支持和承诺。②通过对因症就诊进行痰涂片镜检发现患者。③对涂阳患者给予标准短程化疗（6～8个月）并至少初治两个月在直接督视下服药。④保证抗结核药物供应。⑤可以用来评估治疗效果和全部规划实施的标准化病例登记和报告系统。DOTS 是当今降低和防止结核菌感染、结核病死亡、控制耐多药结核病最有效、最可能实施的战略。DOTS 的核心是规则、全程治疗。目标是有效地治疗患者，大幅度降低传染源密度，从而有效降低感染率和减少发病，防治结合，"寓预防于治疗"。

（二）卡介苗接种

机体获得性特异性免疫只产生在活菌感染之后。卡介苗（bacillus calmette-guérin，BCG）是一种无毒牛型结核菌活菌疫苗，接种后机体反应与低毒结核菌原发感染相同，产生变态反应同时获得免疫力。目前比较普遍的看法是 BCG 尚不足以预防感染，但可以显著降低儿童发病及其严重性，特别是结核性脑膜炎等严重结核病减少，并可减少此后内源性恶化的可能性。WHO 已将 BCG 列入儿童扩大免疫计划。我国推行 BCG 接种仍规定新生儿出生时即接种 BCG，每隔5年左右对结素转阴者补种，直至15岁。

（三）治疗潜伏结核感染（化学预防）

任何年龄结素新近转阳者第一年发病危险性是3.3％，5年内为5％～15％。已证明 INH 可以有效预防感染者的发病。在低感染率的发达国家主张对潜伏结核感染进行 INH 化学预防。方法为 INH 300 mg/d，持续9个月，适用于所有潜伏结核感染，包括 HIV 感染者和孕妇；INH 900 mg，每周2次，疗程9个月；以及 RFP 600 mg/d，持续4个月方案，在选择性对象亦可使用，但前者需要督导,后者不够经济。INH 联合 PZA 方案可缩短疗程至 2 个月,因不良反应发生率高,不予推荐。

(孙晋芳)

第六节 结核性脓胸

一、概述

结核性脓胸是由于结核分枝杆菌及其分泌物进入胸腔引起的胸腔特异性、化脓性炎症。结核分枝杆菌经淋巴或血液循环引起胸腔感染;或肺内结核病灶直接侵犯胸膜;或病灶破裂将结核分枝杆菌直接带入胸腔,并同时使气体进入胸腔而形成脓气胸,甚至支气管胸膜瘘;淋巴结结核或骨结核的脓肿破溃也可形成脓胸。

有研究显示,结核性脓胸大多为肺结核的并发症,近 90% 的结核性脓胸有结核性胸膜炎的病史。发生脓胸的原因多是胸穿抽液不彻底,或因胸腔积液少未做胸穿抽液而造成脓胸,可见急性结核性胸膜炎延误诊治或治疗不当是结核性脓胸形成的重要原因。

二、治疗方法

结核性脓胸早期治疗应给予全身的营养支持及合理的化学治疗,局部行胸腔穿刺抽液、胸腔闭式引流及冲洗给药等,有手术条件时选择手术治疗。

(一)全身治疗

1.化学治疗

结核性脓胸的治疗原则同结核性胸膜炎,但由于多数患者在形成结核性脓胸之前服用过抗结核药品,因此,结核性脓胸在急性期可选择 4～5 种可能敏感的药品治疗,强化期治疗 2～3 个月,继续期用 3～4 种药治疗 6～9 个月。总疗程不少于 12 个月。

2.营养支持

结核性脓胸是一种消耗性疾病,常有混合感染,在抗感染的同时予以补液,注意水、电解质平衡。慢性结核性脓胸常伴有不同程度的营养不良、贫血,应补充蛋白质丰富的膳食,必要时可补充氨基酸等。

(二)局部治疗

1.胸腔穿刺

胸腔穿刺是结核性脓胸治疗的主要措施。结核性脓胸在化疗的同时,隔天或每 2～3 日胸腔穿刺抽液 1 次,胸腔积液争取一次抽尽。抽液后胸腔内给药,如异烟肼 0.1～0.3 g,利福平 0.15～0.3 g 等药品。

2.胸腔引流术

胸腔闭式引流术是一种创伤小且简便易行的治疗方法,可使少数结核性脓胸患者得到治愈,又可为必要的根治性手术创造条件。

对少数年龄大、体质差、中毒症状严重而又不能耐受进一步手术的结核性脓胸患者,胸腔闭式引流术不仅能迅速缓解中毒症状、终止病情进一步发展而且可作为永久性的治疗方法；对反复胸穿效果不好、中毒症状严重、混合感染、心肺压迫症状明显以及合并支气管胸膜瘘的患者,通过胸腔闭式引流术,将脓液尽快排尽,减少中毒症状,防止结核病变播散,解除心肺压迫症状,使被压缩的肺及时复张。

肺结核病灶破溃入胸腔致结核性脓胸者,常常伴有混合感染和肺内活动病变,应及时行胸腔闭式引流术,通过引流可减轻全身结核中毒症状,减少患者剧咳症状,有利于防止肺、支气管播散及肺部感染的控制,肺内结核病灶趋于稳定时方可考虑手术治疗。

胸腔引流分为胸腔闭式引流和开放引流两种类型。经闭式引流后胸腔脓液少于 50 mL/d 或更少时夹闭引流管,观察 1～2 天无明显引流液后拔除引流管。胸腔闭式引流适应证:①反复胸腔穿刺抽液不能缓解中毒症状或脓液黏稠不易抽吸;②作为脓胸外科手术前的过渡性治疗,一般引流 2～3 个月;③张力性脓气胸;④并发支气管胸膜瘘。目前中心静脉导管胸腔置入引流脓液的方法应用越来越广泛。将中心静脉导管置入胸腔,1 小时内引流量小于 1 000 mL,24 小时内引流量小于 2 000 mL。每周 3 次通过引流管应用 0.9%氯化钠溶液 500 mL 反复冲洗脓腔后注入药品,注入后闭管 3 小时,放开引流管将胸内液体排出。

3.胸腔冲洗

经胸腔穿刺向胸腔注入冲洗液,清洁局部,提高疗效。碳酸氢钠为碱性溶液,结核分枝杆菌在 pH 为 6.8～7.2 的条件下生长活跃,碳酸氢钠胸腔冲洗可迅速改变胸腔酸碱度,使胸腔 pH 偏碱性,破坏结核分枝杆菌及其他细菌的生长环境,有效抑制结核分枝杆菌生长。因此碳酸氢钠可通过改变微生物的酸性环境而抑菌,而且碳酸氢钠液可溶解黏蛋白,清除有机物。用 5%碳酸氢钠溶液(一般小于 500 mL)注入脓腔。冲洗液保留 6～8 小时后抽出,1 日 1 次。亦可冲洗后胸腔注入抗结核药品及抗生素。可根据脓腔大小决定胸腔冲洗的间隔时间。有支气管胸膜瘘者禁用胸腔冲洗。

4.药品注入

结核性脓胸常含有大量纤维蛋白,使积液黏稠,形成多房分隔及胸膜纤维化,常规治疗效果不佳。尿激酶为纤维蛋白溶解药,能水解蛋白,无抗原性,可直接激活纤溶酶原,同样可以降解纤维蛋白原,主要用于肺栓塞、冠状动脉血栓等的治疗。Moulton 在 1989 年首次成功应用尿激酶胸腔内注入治疗包裹性积液,从此该疗法推广应用。目前可单次给予尿激酶 10 万～20 万单位注入胸腔,可较好溶解纤维分隔。根据情况,可多次注入尿激酶治疗结核性脓胸。

(孙晋芳)

第七节 结核性胸膜炎

结核性胸膜炎(Ⅴ型)虽非肺部病变,但在临床上因与肺结核关系密切,在结核病防治工作中同样实行治疗管理,故此,1998 年结核病新分类法中仍将该病单独列为一型。本病为常见病。

一、病因及发病机制

结核性胸膜炎是由结核菌及其代谢产物进入正处于高度过敏状态的机体胸膜腔中所引起的

胸膜炎症。为儿童和青少年原发感染或继发结核病累及胸膜的后果。此时肺内可同时有或无明显结核病灶发现。结核菌到达胸膜腔的途径有三种方式。

(一)病变直接蔓延

邻近胸膜的结核病变,如胸膜下干酪病变、胸壁结核或脊柱结核等病灶破溃皆可使结核菌及其代谢产物直接进入胸膜腔。

(二)淋巴播散

肺门及纵隔淋巴结结核,由于淋巴结肿胀,淋巴引流发生障碍,结核菌通过淋巴管逆流至胸膜或直接破溃于胸膜腔。

(三)血行播散

急性或亚急性血行播散型结核感染也可造成胸膜炎,多为双侧及并发腹膜等浆膜腔炎症。

结核性胸膜炎往往在结核菌素阳转后的数周或数月发生,因此,机体变态反应性增强是结核性胸膜炎发病的重要因素之一。当机体处于高度变态反应状态,结核菌及其代谢产物侵入胸膜,则引起渗出性胸膜炎,当机体对结核菌变态反应较低,则只形成局限性纤维素性胸膜炎(即干性胸膜炎)。少数患者由干性胸膜炎进展为渗出性胸膜炎。胸膜炎症早期先有胸膜充血、水肿和白细胞浸润占优势,随后淋巴细胞转为多数,胸膜内皮细胞脱落,其表面有纤维蛋白渗出,继而浆液渗出,形成胸腔积液,胸膜常有结核结节形成。

二、临床表现

结核性胸膜炎多发生于儿童和 40 岁以下的青壮年。按病理解剖可分为干性胸膜炎和渗出性胸膜炎两大类,临床表现各异。

(一)干性胸膜炎

干性胸膜炎可发生于胸膜腔的任何部分。其症状轻重不一,有些患者很少或完全没有症状,而且可以自愈。有的患者起病较急,有畏寒,轻度或中度低热,但主要症状是局限性针刺样胸痛。胸痛系因壁层和脏层胸膜互相贴近摩擦所致,故胸痛多位于胸廓呼吸运动幅度最大的腋前线或腋后线下方,深呼吸和咳嗽时胸痛更著。如病变发生于肺尖胸膜,胸痛可沿臂丛放射,使手疼痛和知觉障碍;如在膈肌中心部,疼痛可放射到同侧肩部;病变在膈肌周边部,疼痛可放射至上腹部和心窝部。由于胸痛患者多不敢深吸气,故呼吸急促而表浅,当刺激迷走神经时可引起顽固性咳嗽。查体可见呼吸运动受限,局部有压痛,呼吸音减低。触到或听到胸膜摩擦音,此音不论呼气或吸气时均可听到而咳嗽后不变为其特点。此时,胸膜摩擦音为重要体征。

(二)结核性渗出性胸膜炎

病变多为单侧,胸腔内有数量不等的渗出液,一般为浆液性,偶见血性或化脓性。

按其发生部位可分为肋胸膜炎(又称典型胸膜炎)、包裹性胸膜炎、叶间胸膜炎、纵隔胸膜炎、膈胸膜炎、肺尖胸膜炎。

典型渗出性胸膜炎起病多较急,有中度或高度发热、乏力、盗汗等结核中毒症状,发病初期有胸痛,多为刺激性剧痛,随胸腔积液出现和增多,因阻碍壁层和脏层胸膜的互相摩擦,胸痛反而减轻或消失。但可出现不同程度的气短和呼吸困难,病初多有刺激性咳嗽,痰量通常较少,转移体位因胸液刺激胸膜可引起反射性干咳。体征随胸腔积液多少而异,少量积液可无明显体征;如果急性大量积液,因肺、心、血管受压,呼吸面积减少,心搏出量减少,患者可出现呼吸困难、端坐呼吸、发绀。患侧胸廓饱满,肋间隙增宽,呼吸运动减弱,气管纵隔向健侧移位;叩诊积液部位呈浊音或实音,其顶点位于腋后线上,由此向内、向下形成弧线,构成上界内侧低外侧高的反抛物线(Ellis 线)。如胸腔积液位于右侧则肝浊音界消失,如位于左侧则 Traube 氏鼓音区下降。听诊呼吸音减弱或消失。由于接近胸腔积液上界的肺被压缩,在该部听诊可发现呼吸音并不减弱反而增强。在压缩的肺区偶可听到湿啰音。积液吸收后,往往遗留胸膜粘连或增厚,此时,患侧胸廓下陷,呼吸运动受限,轻度叩浊,呼吸音减弱。

纵隔胸膜炎常和典型胸膜炎并存,除一般结核中毒症状外,大量积液可引起压迫症状,如胸骨区疼痛、咳嗽、呼吸困难、吞咽困难、心悸、胃痛、呕吐、肩痛等。膈胸膜炎(肺底积液)右侧多于左侧,偶见于双侧,常有低热、气短、咳嗽、胸痛、肩痛、上腹痛或腰痛等。

三、X 线特点

干性胸膜炎:胸透时可见患侧横膈运动受限;病变局限时胸片无明显异常,纤维蛋白渗出物达 2～3 mm 厚度时,可见肺野透亮度减低。

渗出性胸膜炎:可因部位、积液量多少不同,而有不同的 X 线表现。

(一)典型胸膜炎

X 线表现为游离性胸腔积液。

1.小量积液

液体首先积聚于横膈后坡下部及后肋膈角,故站立后前位检查难以发现,需采取多轴透视,转动患者体位,使患者向患侧倾斜 60°;行立位透视,肋膈角或侧胸壁下缘液体可易显示,或采取患侧在下的侧卧位进行水平投照,方能发现液体沿胸壁内缘形成窄带状均匀致密阴影。待积液增至 300 mL 以上时,可使外侧肋膈角变浅、变钝或填平。透视下液体可随呼吸及体位的变化而移动。此点可与轻微的胸膜粘连相鉴别。

2.中量积液

由于液体的重力作用而积聚于胸腔下部肺的四周,表现为均匀致密阴影,肋膈角完全消失。后前位片上有从外上方向内下方呈斜行外高内低的弧形线,膈影界限不清。

3.大量积液

液体上缘可达第二肋间或一侧胸腔完全呈均匀致密阴影,此外,纵隔向健侧移位,肋间隙增宽及膈下降等征象。

(二)包裹性胸膜炎

胸膜炎时,脏层与壁层胸膜的粘连使积液局限于胸腔的某一部位,称为包裹性积液。多发生于侧后胸壁,偶尔发生于前胸壁及肺尖部。切线位表现为自胸壁向肺野突出,大小不等的半圆形或梭形致密影,密度均匀,边缘光滑锐利。若靠近胸壁,其上下缘与胸壁夹角呈钝角。

(三)叶间积液

可以是单纯局限于叶间隙的积液或有时与游离性积液并存。可发生于水平裂与斜裂。右水平裂有积液时,后前位见水平裂增宽,略呈梭状影。斜裂有积液时,正位 X 线诊断较困难,可呈圆形或片状阴影,边缘模糊,似肺内病变。侧位、前弓位检查易于识别,则见典型之梭状阴影,密度均匀,边缘光滑,梭状影的两尖端延伸与叶间隙相连。液体量多时可呈球形阴影。游离性积液进入叶间裂时常在斜裂下部,表现为尖端向上的三角形阴影。

(四)肺底积液

聚积在肺底与膈肌之间的积液称为肺底积液。右侧多见,偶见于双侧。X 线可见下肺野密度增高,与膈影相连,由于液体将肺下缘向上推移,可呈现向上突出的圆弧状影,易误认为膈肌升高。正位 X 线检查时,正常横膈顶的最高部位在内侧 1/3 处,而肺底积液时,形似"横膈"阴影的最高点偏于外侧 1/3 处,边缘较光滑。胸透时,当晃动患者可见积液阴影波动;若使患者向患侧倾斜 60°,可使积液流入侧胸壁而显露膈肌并可见膈肌活动,另可见同侧下肺纹理呈平直且变密集。侧位胸片可见积液呈密度均匀的下弦月状;若采用平卧前后位,肺底的液体流到后背部胸腔,表现为患侧肺野密度均匀增高,"横膈抬高"现象消失而较直;立起时,液体又回到肺底,肺野亮度恢复正常。如侧卧于患侧行横照,积液与侧胸壁显示一清晰带状阴影,此法对诊断积液量少的流动型病例较敏感。A 超或 B 超检查有助于本病的诊断。如肺底面胸膜粘连而液体不能流出,可采用人工气腹确定诊断。

（五）纵隔胸腔积液

常与典型胸膜炎并存,可发生于上、下、前、后纵隔旁腔隙。上纵隔少量积液时,呈带状三角形致密影,位于纵隔两旁,基底向下,外缘锐利,向内上可达胸膜顶部。积液多时,外形可呈弧形突出或分叶状。下纵隔积液时,X 线表现为尖端向上,基底向下的三角形致密影。前下纵隔积液可鼓出于心影旁,似心脏扩大或心包积液。后纵隔脊柱旁区的纵隔积液,正位可显示一片密度较淡,边缘模糊的阴影,但当转到侧后斜位,使 X 线方向与积液的边缘一致时,则积液边缘清晰,呈现为沿脊柱旁的三角形或带状阴影,类似椎旁脓肿或扩张的食管。但定位时,下部比上部宽为其特征。

四、诊断

（1）多见于儿童及青少年。多数患者发病较急,有发热、干咳、胸痛,或先有结核中毒症状,大量胸腔积液时有呼吸困难。部分患者有结核接触史或既往史。

（2）胸膜摩擦音和胸腔积液的体征。

（3）血液白细胞计数正常或稍高,血沉快。胸腔积液为渗出液,多为草黄色,少数患者也可呈血性,其中以淋巴细胞为主。乳酸脱氢酶常增高,抗结核抗体阳性。胸腔积液中不易找到结核菌,结核菌培养约 1/5 为阳性。但胸腔积液 TBG PCR 及 TEG Ab 阳性率高。

（4）胸部 X 线检查可见有胸腔积液的影像。

（5）结核菌素试验呈阳性反应。

（6）B 超检查可见积液征象。

（7）应排除其他原因引起的胸腔积液,必要时可行胸膜穿刺活检,穿刺取胸腔积液进行 TB-RNA、TB-DNA 联合检测,或基因芯片法检测。

五、治疗

结核性胸膜炎的治疗原则:①早期正规应用抗结核药物;②积极抽液;③适当使用皮质激素。使其尽量减少胸膜肥厚粘连,减轻肺功能的损害,防止成为脓胸,预防肺内、肺外结核病的发生或发展。

化疗方案及疗程:可根据患者肺内有无结核病灶,以及初治或初治失败的复治患者的具体情况选用不同的方案。

胸腔穿刺抽液:少量胸腔积液一般不需抽液,或只做诊断性穿刺。但有中量积液应积极抽液,以减轻中毒症状,解除对肺及心血管的压迫,使肺复张,纵隔复位,防止胸膜肥厚粘连而影响肺功能。一般每周可抽液 2～3 次,直到积液甚少不易抽出为止。胸穿抽液偶尔并发"胸膜反应",患者表现头晕出汗,面色苍白,心悸脉细,四肢发凉,血压下降,应立即停止抽液,让患者平卧,多能自行缓解。必要时可皮下注射0.1%的肾上腺素 0.5 mL,呼吸兴奋剂,吸氧等措施,密切观察神志、血压变化,注意防止休克的发生。抽液应缓慢,抽液量应视患者耐受情况而定,初次抽液可在 1 000 mL 内,后酌情增加抽液量。抽液过多过快可使胸腔压力骤减,发生"肺复张后肺水肿"及循环障碍。肺水肿患者表现为咳嗽、气促、咳大量泡沫状痰,双肺遍布湿啰音,PaO_2 下降,X 线显示肺水肿征。应立即吸氧,酌情使用大量糖皮质激素和利尿剂,控制入水量,注意纠正酸碱平衡。胸腔抽液后,抗结核药物不必胸腔内注入,因全身用药后,胸腔积液药物已达有效浓度。

关于皮质激素的应用:糖皮质激素有抗炎、抗过敏、降低机体敏感性、减少胸腔积液渗出、促进吸收、防止胸膜粘连和减轻中毒症状等作用。在有急性渗出、症状明显、积液量多时,可在有效化疗和抽液的同时使用泼尼松。待体温正常,积液日渐吸收后,逐渐减量,一般疗程为 4～6 周。减量过程中须密切注意中毒症状和积液的反跳回升。

单纯的结核性脓胸可在全身应用抗结核药物的情况下,定期胸腔穿刺抽液,并以 2%～4% 碳酸氢钠溶液或生理盐水反复冲洗胸腔,然后向胸腔注入抗结核药物和抗生素。少数脓胸有时需采用开放引流法。对有支气管胸膜瘘者不宜冲洗胸腔,以免细菌播散或引起窒息。必要时可考虑外科手术。

六、预后

化疗时代以前,大约 25% 的渗出性胸膜炎患者在 2 年内发生进行性肺结核,或有的发生肺外结核。进入化疗时代后,结核性胸膜炎预后一般良好。只要早期合理治疗,可使渗液完全吸收,不发生以上继发症。但若发现过晚或治疗不当,仍可形成广泛胸膜肥厚粘连,影响肺功能,或转为结核性脓胸,或发生肺结核,肺外结核病等。

(孙晋芳)

第八节　支气管扩张

支气管扩张是支气管慢性异常扩张的疾病,直径＞2 mm 中等大小近端支气管及其周围组织慢性炎症及支气管阻塞,引起支气管组织结构较严重的病理性破坏所致。儿童及青少年多见,常继发于麻疹、百日咳后的支气管炎,迁延不愈的支气管肺炎等。主要症状为慢性咳嗽、咳大量脓痰和/或反复咯血。

一、病因和发病机制

(一)支气管-肺组织感染

婴幼儿时期支气管肺组织感染是支气管扩张最常见的病因。由于婴幼儿支气管较细,且支气管壁发育尚未完善,管壁薄弱,易于阻塞和遭受破坏。反复感染破坏支气管壁各层组织,尤其是肌层组织及弹性组织的破坏,减弱了对管壁的支撑作用。支气管炎使支气管黏膜充血、水肿、分泌物堵塞引流不畅,从而加重感染。左下叶支气管细长且位置低,受心脏影响,感染后引流不畅,故发病率高。左舌叶支气管开口与左下叶背段支气管开口相邻,易被左下叶背段感染累及,因此两叶支气管同时扩张也常见。

支气管内膜结核引起管腔狭窄、阻塞、引流不畅,导致支气管扩张。肺结核纤维组织增生、牵拉收缩,也导致支气管变形扩张,因肺结核多发于上叶,引流好,痰量不多或无痰,所以称之为"干性"支气管扩张。其他如吸入腐蚀性气体、支气管曲霉菌感染、胸膜粘连等可损伤或牵拉支气管壁,反复继发感染,引起支气管扩张。

(二)支气管阻塞

肿瘤、支气管异物和感染均引起支气管腔内阻塞,支气管周围肿大淋巴结或肿瘤的外压可致支气管阻塞。支气管阻塞导致肺不张,失去肺泡弹性组织缓冲,胸腔负压直接牵拉支气管壁引起支气管扩张。右肺中叶支气管细长,有三组淋巴结围绕,因非特异性或结核性淋巴结炎而肿大,从而压迫支气管,引起右肺中叶肺不张和反复感染,又称"中叶综合征"。

(三)支气管先天性发育障碍和遗传因素

支气管先天发育障碍,如巨大气管-支气管症,可能是先天性结缔组织异常、管壁薄弱所致的扩张。因软骨发育不全或弹性纤维不足,导致局部管壁薄弱或弹性较差所致支气管扩张,常伴有鼻旁窦炎及内脏转位(右位心),称为 Kartagener 综合征。与遗传因素有关的肺囊性纤维化,由于支气管黏液腺分泌大量黏稠黏液,分泌物潴留在支气管内引起阻塞、肺不张和反复继发感染,可发生支气管扩张。遗传性 α_1-抗胰蛋白酶缺乏症也伴有支气管扩张。

(四)全身性疾病

近年来发现类风湿关节炎、克罗恩病、溃疡性结肠炎、系统性红斑狼疮、支气管哮喘和泛细支气管炎等疾病可同时伴有支气管扩张。一些不明原因的支气管扩张,其体液和细胞免疫功能有不同程度的异常,提示支气管扩张可能与机体免疫功能失调有关。

二、病理

发生支气管扩张的主要原因是炎症。支气管壁弹力组织、肌层及软骨均遭到破坏,由纤维组织取代,使管腔逐渐扩张。支气管扩张的形状可为柱状或囊状,也常混合存在呈囊柱状。典型的病理改变为支气管壁全层均有破坏,黏膜表面常有溃疡及急、慢性炎症,纤毛柱状上皮细胞鳞状化生、萎缩,杯状细胞和黏液腺增生,管腔变形、扭曲、扩张,腔内含有多量分泌物。常伴毛细血管扩张,或支气管动脉和肺动脉的终末支扩张与吻合,进而形成血管瘤,破裂可出现反复大量咯血。支气管扩张发生反复感染,病变范围扩大蔓延,逐渐发展影响肺通气功能及肺弥散功能,导致肺动脉高压,引起肺心病、右心衰竭。

三、临床表现

本病多起病于小儿或青年,呈慢性经过,多数患者在童年期有麻疹、百日咳或支气管肺炎迁延不愈的病史。早期常无症状,随病情发展可出现典型临床症状。

(一)症状

1.慢性咳嗽、大量脓痰

与体位改变有关,每天痰量可达 $100\sim400$ mL,支气管扩张分泌物积潴,体位变动时分泌物刺激支气管黏膜,引起咳嗽和排痰。痰液静置后分 3 层:上层为泡沫,中层为黏液或脓性黏液,底层为坏死组织沉淀物。合并厌氧菌混合感染时,则痰有臭味,常见病原体为铜绿假单胞菌、金黄色葡萄球菌、流感嗜血杆菌、肺炎链球菌和卡他莫拉菌。

2.反复咯血

50%～70%的患者有不同程度的咯血史,从痰中带血至大量咯血,咯血量与病情严重程度、病变范围不一定成比例。部分患者以反复咯血为唯一症状,平时无咳嗽、咳脓痰等症状,称为干性支气管扩张,病变多位于引流良好的上叶支气管。

3.反复肺部感染

特点为同一肺段反复发生肺炎并迁延不愈,此由于扩张的支气管清除分泌物的功能丧失,引流差,易于反复发生感染。

4.慢性感染中毒症状

反复感染可引起发热、乏力、头痛、食欲减退等,病程较长者可有消瘦、贫血,儿童可影响生长发育。

(二)体征

早期或干性支气管扩张可无异常肺部体征。典型者在下胸部、背部可闻及固定、持久的局限性粗湿啰音,有时可闻及哮鸣音。部分慢性患者伴有杵状指(趾),病程长者可有贫血和营养不良,出现肺炎、肺脓肿、肺气肿、肺心病等并发症时可有相应体征。

四、实验室检查及辅助检查

(一)实验室检查

白细胞总数与分类一般正常,急性感染时白细胞总数及中性粒细胞比例可增高,贫血患者血红蛋白下降,血沉可增快。

(二)X线检查

早期轻症患者胸部平片可无特殊发现,典型X线表现为一侧或双侧下肺纹理增粗紊乱,其中有多个不规则的透亮阴影,或沿支气管分布的蜂窝状、卷发状阴影,急性感染时阴影内可出现小液平面。柱状支气管扩张的X线表现是"轨道征",是增厚的支气管壁影。胸部CT显示支气管管壁增厚的柱状扩张,并延伸至肺周边,或成串、成簇的囊状改变,可含气液平面。支气管造影可确诊此病,并明确支气管扩张的部位、形态、范围和病变严重程度,为手术治疗提供资料。高分辨CT较常规CT具有更高的空间和密度分辨力,能够显示以次级肺小叶为基本单位的肺内细微结构,已基本取代支气管造影(图4-1)。

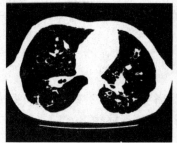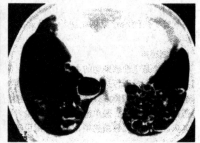

图 4-1　胸部 CT

(三)支气管镜检

可发现出血、扩张或阻塞部位及原因,可进行局部灌洗、清除阻塞,局部止血,取灌洗液行细菌学、细胞学检查,有助于诊断、鉴别诊断与治疗。

五、诊断

根据慢性咳嗽、咳大量脓痰、反复咯血和肺同一肺段反复感染等病史,查体于下胸部及背部可闻及固定而持久的粗湿啰音、结合童年期有诱发支气管扩张的呼吸道感染病史,X 线显示局部肺纹理增粗、紊乱或呈蜂窝状、卷发状阴影,可做出初步临床诊断,支气管造影或高分辨 CT 可明确诊断。

六、鉴别诊断

(一)慢性支气管炎

多发生于中老年吸烟者,于气候多变的冬春季节咳嗽、咳痰明显,多为白色黏液痰,感染急性发作时出现脓性痰,反复咯血症状不多见,两肺底散在的干、湿啰音,咳嗽后可消失。胸片肺纹理紊乱,或有肺气肿改变。

(二)肺脓肿

起病急,全身中毒症状重,有高热、咳嗽、大量脓臭痰,X 线检查可见局部浓密炎症阴影,其中有空洞伴气液平面,有效抗生素治疗炎症可完全吸收。慢性肺脓肿则以往有急性肺脓肿的病史。支气管扩张和肺脓肿可以并存。

(三)肺结核

常有低热、盗汗、乏力等结核中毒症状,干、湿啰音多位于上肺部,X 线胸片和痰结核菌检查可做出诊断。结核可合并支气管扩张,部位多见于双肺上叶及下叶背段支气管。

(四)先天性肺囊肿

先天性肺囊肿是一种先天性疾病,无感染时可无症状,X 线检查可见多个薄壁的圆形或椭圆形阴影,边界纤细,周围肺组织无炎症浸润,胸部 CT 检查和支气管造影有助于诊断。

(五)弥漫性泛细支气管炎

慢性咳嗽、咳痰,活动时呼吸困难,合并慢性鼻旁窦炎,胸片与胸 CT 有弥漫分布的边界不太清楚的小结节影。类风湿因子、抗核抗体、冷凝集试验可呈阳性,需病理学确诊。大环内酯类的抗生素治疗 2 个月以上有效。

七、治疗

支气管扩张的治疗原则是防治呼吸道反复感染,保持呼吸道引流通畅,必要时手术治疗。

(一)控制感染

控制感染是急性感染期的主要治疗措施。应根据病情参考细菌培养及药物敏感试验结果选用抗菌药物。轻者可选用氨苄西林或阿莫西林 0.5 g,一天 4 次,或用第一、二代头孢菌素;也可用氟喹诺酮类或磺胺类药物。重症患者需静脉联合用药;如三代头孢菌素加氨基糖苷类药物有协同作用。假单胞菌属细菌感染者可选用头孢他啶、头孢吡肟和亚胺培南等。若痰有臭味,多伴有厌氧菌感染,则可加用甲硝唑 0.5 g 静脉滴注,一天 2～3 次;或替硝唑 0.4～0.8 g 静脉滴注,一天 2 次。其他抗菌药物如大环内酯类、四环素类可酌情应用。经治疗后如体温正常,脓痰明显减少,则 1 周左右考虑停药。缓解期不必常规使用抗菌药物,应适当锻炼,增强体质。

（二）清除痰液

清除痰液是控制感染和减轻全身中毒症状的关键。

1.祛痰剂

口服氯化铵 0.3～0.6 g，或溴己新 8～16 mg，每天 3 次。

2.支气管舒张剂

由于支气管痉挛，部分患者痰液排出困难，在无咳血的情况下，可口服氨茶碱 0.1～0.2 g，一天 3～4 次或其他缓解气道痉挛的药物，也可加用 β_2 受体激动剂或异丙托溴铵吸入。

3.体位引流

体位引流是根据病变部位采取不同的体位，原则上使患处处于高位，引流支气管的开口朝下，以利于痰液排入大气道咳出，对于痰量多、不易咳出者更重要。每天 2～4 次，每次 15～30 分钟。引流前可行雾化吸入，体位引流时轻拍病变部位以提高引流效果。

4.纤维支气管镜吸痰

若体位引流痰液难以排出，可行纤维支气管镜吸痰，清除阻塞。可用生理盐水冲洗稀释痰液，并局部应用抗生素治疗，效果明显。

（三）咯血的处理

参见肺结核有关章节。大咯血最重要的环节是防止窒息。若经内科治疗未能控制，可行支气管动脉造影，对出血的小动脉定位后注入吸收性明胶海绵或聚乙烯醇栓，或导入钢圈进行栓塞止血。

（四）手术治疗

适用于心肺功能良好，反复呼吸道感染或大咯血内科治疗无效，病变范围局限于一叶或一侧肺组织者。危及生命的大咯血，明确出血部位时部分病患需急诊手术。

八、预防及预后

积极防治婴幼儿麻疹、百日咳、支气管肺炎及肺结核等慢性呼吸道疾病，增强机体免疫及抗病能力，防止异物及尘埃误吸，预防呼吸道感染。

病变较轻者及病灶局限内科治疗无效手术切除者预后好；病灶广泛，后期并发肺心病者预后差。

（赵将勇）

第九节　支气管哮喘

一、病因和发病机制

（一）病因

哮喘的病因还不十分清楚，大多认为是与多基因遗传有关的疾病，同时受遗传因素和环境因素的双重影响。

许多调查资料表明，哮喘的亲属患病率高于群体患病率，并且亲缘关系越近，患病率越高。

哮喘患儿双亲大多存在不同程度气道反应性增高。目前,哮喘的相关基因尚未完全明确,但有研究表明存在有与气道高反应性、IgE 调节和特应性反应相关的基因,这些基因在哮喘的发病中起着重要的作用。

环境因素中主要包括某些激发因素,包括吸入物,如尘螨、花粉、真菌、动物毛屑、二氧化硫、氨气等各种特异和非特异性吸入物;感染,如细菌、病毒、原虫、寄生虫等;食物,如鱼、虾、蟹、蛋类、牛奶等;药物,如普萘洛尔(心得安)、阿司匹林等;气候变化、运动、妊娠等都可能是哮喘的激发因素。

(二)发病机制

哮喘的发病机制尚不完全清楚。多数人认为哮喘与变态反应、气道炎症、气道反应性增高及神经机制等因素相互作用有关。

1.变态反应

当变应原进入具有特应性体质的机体后,可刺激机体通过 T 细胞的传递,由 B 细胞合成特异性 IgE,并结合于肥大细胞和嗜碱性粒细胞表面的高亲和性的 IgE 受体($Fc\varepsilon R_1$);IgE 也能结合于某些 B 细胞、巨噬细胞、单核细胞、嗜酸性粒细胞、NK 细胞及血小板表面的低亲和性 Fca 受体($Fc\varepsilon R_2$),但是 $Fc\varepsilon R_2$ 与 IgE 的亲和力比 $Fc\varepsilon R_1$ 低 $10\sim100$ 倍。若变应原再次进入体内,可与结合在 $Fc\varepsilon R$ 上的 IgE 交联,使该细胞合成并释放多种活性介质导致平滑肌收缩、黏液分泌增加、血管通透性增高和炎症细胞浸润等。炎症细胞在介质的作用下又可分泌多种介质,使气道病变加重,炎症反应增加,产生哮喘的临床症状。根据变应原吸入后哮喘发生的时间,可分为速发型哮喘反应(IAR)、迟发型哮喘反应(LAR)和双相型哮喘反应(OAR)。IAR 几乎在吸入变应原的同时立即发生反应,$15\sim30$ 分钟达高峰,2 小时后逐渐恢复正常。LAR 6 小时左右发病,持续时间长,可达数天。而且临床症状重,常呈持续性哮喘表现,肺功能损害严重而持久。LAR 的发病机制较复杂,不仅与 IgE 介导的肥大细胞脱颗粒有关,而且主要是气道炎症所致。现在认为哮喘是一种涉及多种炎症细胞和结构细胞相互作用,许多介质和细胞因子参与的一种慢性炎症疾病。LAR 是由于慢性炎症反应的结果。

2.气道炎症

气道慢性炎症被认为是哮喘的本质。表现为多种炎症细胞特别是肥大细胞、嗜酸性粒细胞和 T 细胞等多种炎症细胞在气道的浸润和聚集。这些细胞相互作用可以分泌出多种炎症介质和细胞因子,这些介质、细胞因子与炎症细胞和结构细胞相互作用构成复杂的网络,使气道反应性增高,气道收缩,黏液分泌增加,血管渗出增多。已知肥大细胞、嗜酸性粒细胞、中性粒细胞、上皮细胞、巨噬细胞和内皮细胞都可产生炎症介质。

3.气道高反应性(AHR)

表现为气道对各种刺激因子出现过强或过早的收缩反应,是哮喘患者发生和发展的另外一个重要因素。目前普遍认为气道炎症是导致气道高反应性的重要机制之一,当气道受到变应原或其他刺激后,由于多种炎症细胞、炎症介质和细胞因子的参与,气道上皮和上皮内神经的损害等而导致气道高反应性。AHR 常有家族倾向,受遗传因素的影响,AHR 为支气管哮喘患者的共同病理生理特征,然而出现 AHR 者并非都是支气管哮喘,如长期吸烟、接触臭氧、病毒性上呼吸道感染、慢性阻塞性肺疾病(COPD)等也可出现 AHR。

4.神经机制

神经因素也被认为是哮喘发病的重要环节。支气管受复杂的自主神经支配。除胆碱能神经、肾上腺素能神经外,还有非肾上腺素能非胆碱能(NANC)神经系统。支气管哮喘与β肾上腺素受体功能低下和迷走神经张力亢进有关,并可能存在有α肾上腺素神经的反应性增加。NANC能释放舒张支气管平滑肌的神经介质如血管活性肠肽(VIP)、一氧化氮(NO),及收缩支气管平滑肌的介质如P物质、神经激肽,两者平衡失调,则可引起支气管平滑肌收缩。

二、病理

显微镜下可见纤毛上皮剥离、气道上皮下有肥大细胞、嗜酸性粒细胞、淋巴细胞与中性粒细胞浸润。气道黏膜下组织水肿,微血管通透性增加,杯状细胞增殖及支气管分泌物增加,支气管平滑肌痉挛等病理改变。若哮喘长期反复发作,表现为支气管平滑肌肌层肥厚,气道上皮细胞下纤维化、黏液腺增生和新生血管形成等,导致气道重构。

三、临床表现

几乎所有的支气管哮喘患者都有长期性和反复发作性的特点,哮喘的发作与季节、周围环境、饮食、职业、精神心理因素、运动和服用某种药物有密切关系。

(一)主要临床表现

1.前驱症状

在变应原引起的急性哮喘发作前往往有打喷嚏、流鼻涕、眼痒、流泪、干咳或胸闷等前驱症状。

2.喘息和呼吸困难

哮喘的典型症状,喘息的发作往往较突然。呼吸困难呈呼气性,表现为吸气时间短,呼气时间长,患者感到呼气费力,但有些患者感到呼气和吸气都费力。当呼吸肌收缩克服气道狭窄产生的过高支气管阻力负荷时,患者即可感到呼吸困难。一般来说,呼吸困难的严重程度和气道阻力增高的程度呈正比。但有15%的患者当 FEV_1 下降到正常值的50%时仍然察觉不到气流受限,表明这部分患者产生了颈动脉窦的适应,即对持续的刺激反应性降低。这说明单纯依靠症状的严重程度来评估病情有低估的危险,需要结合其他的客观检查手段来正确评价哮喘病情的严重程度。

3.咳嗽、咳痰

咳嗽是哮喘的常见症状,由于气道的炎症和支气管痉挛引起。干咳常是哮喘的前兆,哮喘发作时,咳嗽、咳痰症状反而减轻,以喘息为主。哮喘发作接近尾声时,支气管痉挛和气道狭窄减轻,大量气道分泌物需要排出时,咳嗽、咳痰可能加重,咳出大量的白色泡沫痰。有一部分哮喘患者,以刺激性干咳为主要表现,无明显的喘息症状,这部分哮喘称为咳嗽变异性哮喘(CVA)。

4.胸闷和胸痛

哮喘发作时,患者可有胸闷和胸部发紧的感觉。如果哮喘发作较重,可能与呼吸肌过度疲劳和拉伤有关。突发的胸痛要考虑自发性气胸的可能。

5.体征

哮喘的体征与哮喘的发作有密切的关系,在哮喘缓解期可无任何阳性体征。在哮喘发作期,根据病情严重程度的不同可有不同的体征。哮喘发作时支气管和细支气管进行性的气流受限可引起肺部动力学、气体交换和心血管系统一系列的变化。为了维持气道的正常功能,肺出现膨胀,伴有残气容积和肺总量的明显增加。由于肺的过度膨胀使肺内压力增加,产生胸腔内负压所需要的呼吸肌收缩力也明显增加。呼吸肌负荷增加的体征是呼吸困难、呼吸加快和辅助呼吸肌运动。在呼气时,肺弹性回缩压降低和气道炎症可引起显著的气道狭窄,在临床上可观察到喘息、呼气延长和呼气流速减慢。这些临床表现一般和第 1 秒用力呼气容积(FEV$_1$)和呼气高峰流量(PEF)的降低相关。由于哮喘患者气流受限并不均匀,通气的分布也不均匀,可引起肺通气/血流比值的失调,发生低氧血症,出现发绀等缺氧表现。在吸气期间肺过度膨胀和胸腔负压的增加对心血管系统有很大的影响。右心室受胸腔负压的牵拉使静脉回流增加,可引起肺动脉高压和室间隔的偏移。在这种情况下,受压的左心室需要将血液从负压明显增高的胸腔射到体循环,产生吸气期间的收缩压下降,称为奇脉。

(1)一般体征:哮喘患者在发作时,精神一般比较紧张,呼吸加快、端坐呼吸,严重时可出现口唇和指(趾)发绀。

(2)呼气延长和双肺哮鸣音:在胸部听诊时可听到呼气时间延长而吸气时间缩短,伴有双肺如笛声的高音调,称为哮鸣音。这是小气道梗阻的特征。两肺满布的哮鸣音在呼气时较明显,称呼气性哮鸣音。很多哮喘患者在吸气和呼气都可闻及哮鸣音。单侧哮鸣音突然消失要考虑发生自发性气胸的可能。在哮喘严重发作,支气管发生极度狭窄,出现呼吸肌疲劳时,喘鸣音反而消失,称为寂静肺,是病情危重的表现。

(3)肺过度膨胀体征:即肺气肿体征。表现为胸腔的前后径扩大,肋间隙增宽,叩诊呈过清音,肺肝浊音界下降,心浊音界缩小。长期哮喘的患者可有桶状胸,儿童可有鸡胸。

(4)奇脉:重症哮喘患者发生奇脉是吸气期间收缩压下降幅度(一般不超过 1.3 kPa 即 10 mmHg)增大的结果。这种吸气期收缩压下降的程度和气流受限的程度相关,它反映呼吸肌对胸腔压波动的影响的程度明显增加。呼吸肌疲劳的患者不再产生较大的胸腔压波动,奇脉消失。严重的奇脉[不低于 3.3 kPa(25 mmHg)]是重症哮喘的可靠指征。

(5)呼吸肌疲劳的表现:表现为呼吸肌的动用,肋间肌和胸锁乳突肌的收缩,还表现为反常呼吸,即吸气时下胸壁和腹壁向内收。

(6)重症哮喘的体征:随着气流受限的加重,患者变得更窘迫,说话不连贯,皮肤潮湿,呼吸和心率增加。并出现奇脉和呼吸肌疲劳表现。每分钟呼吸频率不小于 25 次,每分钟心率不低于 110 次,奇脉不低于 3.3 kPa 是重症哮喘的指征。患者垂危状态时可出现寂静肺或呼吸乏力、发绀、心动过缓、意识恍惚或昏迷等表现。

(二)重症哮喘的表现

1.哮喘持续状态

哮喘持续状态指哮喘严重发作并持续 24 小时以上,通常被称为"哮喘持续状态"。这是指发作的情况而言,并不代表该患者的基本病情,但这种情况往往发生于重症的哮喘患者,而且与预后有关,是哮喘本身的一种最常见的急症。许多危重哮喘病例的病情常常在一段时间内逐渐加剧,所有重症哮喘患者在某种因素的激发下都有随时发生严重致命性急性发作的可能,而无特定的时间因素。其中一部分患者可能在哮喘急性发作过程中,虽经一段时间的治疗,但病情仍然逐渐加重。

2.哮喘猝死

有一部分哮喘患者在经过一段相对缓解的时期后,突然出现严重急性发作,如果救治不及时,可在数分钟到数小时内死亡,称为哮喘猝死。哮喘猝死的定义为哮喘突然急性严重发作、患者在 2 小时内死亡。哮喘猝死的原因可能与哮喘突然发作或加重,引起严重气流受限或其他心肺并发症导致心跳和呼吸骤停有关。

3.潜在性致死性哮喘

包括以下几种情况：①长期口服糖皮质激素类药物治疗；②以往曾因严重哮喘发作住院抢救治疗；③曾因哮喘严重发作而行气管切开、机械通气治疗；④既往曾有气胸或纵隔气肿病史；⑤本次发病过程中需不断超常规剂量使用支气管扩张药，但效果不明显。在哮喘发作过程中，还有一些征象值得高度警惕，如喘息症状频发，持续甚至迅速加重，气促（呼吸频率超过 30 次/分），心率超过140 次/分，体力活动和言语受限，夜间呼吸困难显著，取前倾位，极度焦虑、烦躁、大汗淋漓，甚至出现嗜睡和意识障碍，口唇、指甲发绀等。患者的肺部一般可以听到广泛哮鸣音，但若哮鸣音减弱，甚至消失，而全身情况不见好转，呼吸浅快，甚至神志淡漠和嗜睡，则意味着病情危重，随时可能发生心跳和呼吸骤停。此时的血气分析对病情和预后判断有重要参考价值。若动脉血氧分压（PaO_2）低于 8.0 kPa（60 mmHg）和/或动脉二氧化碳分压（$PaCO_2$）高于 6.0 kPa（45 mmHg），动脉血氧饱和度（SaO_2）低于 90%，pH<7.35，则意味患者处于危险状态，应加强监护和治疗。

4.脆性哮喘（BA）

正常人的支气管舒缩状态呈现轻度生理性波动，第 1 秒用力呼气容积（FEV_1）和高峰呼气流量（PEF）在晨间降至最低（波谷），午后达最大值（波峰）。哮喘患者这种变化尤其明显。有一类哮喘患者 FEV_1 和 PEF 在治疗前后或一段时间内大幅度地波动，称为"脆性哮喘"。Ayres 在综合各种观点的基础上提出 BA 的定义和分型如下。

（1）Ⅰ型 BA：尽管采取了正规、有力的治疗措施，包括吸入糖皮质激素（如吸入二丙酸倍氯米松1 500 μg/d以上），或口服相当剂量糖皮质激素，同时联合吸入支气管舒张药，连续观察至少150 天，半数以上观察日的 PEF 变异率超过 40%。

（2）Ⅱ型 BA：在基础肺功能正常或良好控制的背景下，无明显诱因突然急性发作的支气管痉挛，3 小时内哮喘严重发作伴高碳酸血症，可危及生命，常需机械通气治疗。月经期前发作的哮喘往往属于此类。

（三）特殊类型的哮喘

1.运动诱发性哮喘（EIA）

EIA 也称为运动性哮喘，是指达到一定的运动量后，出现支气管痉挛而产生的哮喘。其发作大多是急性的、短暂的，而且大多能自行缓解。运动性哮喘并非说明运动即可引起哮喘，实际上短暂的运动可兴奋呼吸，使支气管有短暂的舒张，其后随着运动时间的延长，强度增加，支气管发生收缩。运动性哮喘特点：①发病均发生在运动后；②有明显的自限性，发作后经一定时间的休息后即可逐渐恢复正常；③一般无过敏性因素参与，特异性变应原皮试阴性，血清 IgE 水平不高。

但有些学者认为，运动性哮喘常与过敏性哮喘共存，说明两者之间存在一些联系。临床上可进行运动诱发性试验来判断是否存在运动性哮喘。如果运动后 FEV_1 下降 20%~40%，即可诊断为轻度运动性哮喘；FEV_1 下降 40%~65%，即可诊断为中度运动性哮喘；FEV_1 下降 65% 以上可诊断为重度运动性哮喘。有严重心肺或其他影响运动疾病的患者不宜进行运动诱发性试验。

2.药物性哮喘

由于使用某种药物导致的哮喘发作。常见的可能引起哮喘发作的药物有阿司匹林、β 受体阻滞剂、血管紧张素转换酶抑制剂（ACEI）、局部麻醉药、添加剂（如酒石黄）、医用气雾剂中的杀菌复合物等。个别患者吸入支气管舒张药时，偶尔也可引起支气管收缩，可能与其中的氟利昂或表面活性剂有关。免疫血清、含碘造影剂也可引起哮喘发作。这些药物通常是以抗原、半抗原或佐剂的形式参与机体的变态反应过程，但并非所有的药物性哮喘都是机体直接对药物产生变态反应引起。例如，β受体阻滞剂，它是通过阻断β受体，使β_2受体激动剂不能在支气管平滑肌的效应器上起作用，从而导致支气管痉挛。

阿司匹林是诱发药物性哮喘最常见的药物，某些患者可在服用阿司匹林或其他非甾体抗炎药数分钟或数小时内发生剧烈支气管痉挛。此类哮喘多发生于中年人，在临床上可分为药物作用相和非药物作用相。药物作用相指服用阿司匹林等解热镇痛药后引起哮喘持续发作的一段时间，潜伏期可为5分钟至2小时，患者的症状一般很重，常见明显的呼吸困难和发绀，甚至意识丧失、血压下降、休克等。药物作用相的持续时间不等，从2~3小时至1~2天。非药物作用相阿司匹林性哮喘指药物作用时间之外的时间，患者可因各种不同的原因发作哮喘。阿司匹林性哮喘的发病可能与其抑制呼吸道花生四烯酸的环氧酶途径，使花生四烯酸的脂氧酶代谢途径增强，产生过多的白三烯有关。白三烯具有很强的支气管平滑肌收缩能力。近年来研制的白三烯受体拮抗药，如扎鲁斯特和孟鲁斯特可以很好地抑制口服阿司匹林导致的哮喘发作。

3.职业性哮喘

从广义上讲，凡是由职业性致喘物引起的哮喘统称为"职业性哮喘"。但从职业病学的角度，职业性哮喘应该有严格的定义和范围。

我国在20世纪80年代末制定了职业性哮喘诊断标准，致喘物规定为：异氰酸酯类、苯酐类、多胺类固化剂、铂复合盐、剑麻和青霉素。职业性哮喘的发生率往往与工业的发展水平有关，发达的工业国家，职业性哮喘的发病率较高，美国的职业性哮喘的发病率估计为15%左右。

职业性哮喘的病史有如下特点：①有明确的职业史，本病只限于与致喘物直接接触的劳动者；②既往（从事该职业前）无哮喘史；③自开始从事该职业至哮喘首次发作的"潜伏期"最少半年以上；④哮喘发作与致喘物的接触关系非常密切，接触则发病，脱离则缓解。

还有一些患者在吸入氯气、二氧化硫等刺激性气体时，出现急性刺激性干咳症状、咳黏痰、气急等症状，称为反应性气道功能不全综合征，可持续3个月以上。

四、实验室和其他检查

（一）血液学检查

发作时可有嗜酸性粒细胞增高，但多不明显，如并发感染可有白细胞计数增高，分类中性粒细胞比例增高。

（二）痰液检查

涂片在显微镜下可见较多嗜酸性粒细胞，可见嗜酸性粒细胞退化形成的尖棱结晶（Charcort-Leyden 结晶体），黏液栓（Curschmann 螺旋体）和透明的哮喘珠（Laennec珠）。如合并呼吸道细菌感染，痰涂片革兰氏染色、细菌培养及药物敏感试验有助于病原菌诊断及指导治疗。

（三）呼吸功能检查

在哮喘发作时有关呼气流量的全部指标均显著下降，第1秒用力呼气容积（FEV_1）、第1秒用力呼气容积占用力肺活量比值（$FEV_1/FVC\%$）、最大呼气中期流量（MMEF）、25%与50%肺活量时的最大呼气流量（MEF_{25}%、MEF_{50}%）及高峰呼气流量（PEF）均减少。缓解期可逐渐恢复。有效支气管舒张药可使上述指标好转。在发作时可有用力肺活量减少、残气容积增加、功能残气量和肺总量增加，残气容积占肺总量百分比增高。

(四)动脉血气分析

哮喘严重发作时可有缺氧，PaO_2降低，由于过度通气可使$PaCO_2$下降，pH上升，表现为呼吸性碱中毒。如重症哮喘，病情进一步发展，气道阻塞严重，可有缺氧及二氧化碳潴留，$PaCO_2$上升，表现呼吸性酸中毒。如缺氧明显，可合并代谢性酸中毒。

(五)胸部 X 线检查

早期在哮喘发作时可见两肺透亮度增加，呈过度充气状态；在缓解期多无明显异常。如并发呼吸道感染，可见肺纹理增加及炎性浸润阴影。同时要注意肺不张、气胸或纵隔气肿等并发症的存在。

(六)支气管激发试验

用于测定气道反应性。哮喘患者的气道处于一种异常敏感状态，对某些刺激表现出一种过强和/或过早的反应，称为气道高反应性（AHR）。如果患者就诊时FEV_1或PEF测定值在正常范围内，无其他禁忌证时，可以谨慎地试行支气管激发试验。吸入激发剂后，FEV_1或PEF的下降超过20%，即可确定为支气管激发试验阳性。此种检查主要价值见于以下几个方面。

1.辅助诊断哮喘

对于轻度、缓解期的支气管哮喘患者或患有变应性鼻炎而哮喘处于潜伏期的患者，气道高反应性可能是唯一的临床特征和诊断依据。早期发现气道高反应性对于哮喘的预防和早期治疗具有重要的指导价值，对于有职业刺激原反复接触史且怀疑职业性哮喘者，采用特异性支气管激发试验可以鉴别该刺激物是否会诱发支气管收缩，明确职业性哮喘的诊断很有意义。

2.评估哮喘严重程度和预后

气道反应性的高低可直接反映哮喘的严重程度，并对支气管哮喘的预后提供重要的参考资料。

3.判断治疗效果

气道反应轻者表示病情较轻，可较少用药，重者则提示应积极治疗。哮喘患者经长期治疗，气道高反应性减轻，可指导临床减药或停药，有学者提出将消除 AHR 作为哮喘治疗的最终目标。

(七)支气管舒张试验

测定气流受限的可逆性。对于一些已有支气管痉挛、狭窄的患者，采用一定剂量的支气管舒张药使狭窄的支气管舒张，以测定其舒张程度的肺功能试验，称为支气管舒张试验。若患者吸入支气管舒张药后，FEV_1或PEF改善率超过或等于15%可诊断支气管舒张试验阳性。此项检查的应用价值在于以下几个方面。

1.辅助诊断哮喘

支气管哮喘的特征之一是支气管平滑肌的痉挛具有可逆性，故在支气管舒张试验时，表现出狭窄的支气管舒张。对一些无明显气流受限症状的哮喘患者或哮喘的非急性发作期，当其肺功能不正常时，经吸入支气管舒张药后肺功能指标有明显的改善，也可作为诊断支气管哮喘的辅助方法。对有些肺功能较差，如$FEV_1<60$%预计值患者，不宜做支气管激发试验时，可采用本试验。

2.指导用药

可通过本试验了解或比较某种支气管舒张药的疗效。有不少患者自述使用 β_2 受体激动剂后效果不佳,但如果舒张试验阳性,表示气道痉挛可逆,仍可据此向患者耐心解释,指导正确用药。

(八)呼气高峰流量(PEF)的测定和监测

PEF 是反映哮喘患者气流受限程度的一项客观指标。通过测定大气道的阻塞情况,对于支气管哮喘诊断和治疗具有辅助价值。由于方便、经济、实用、灵活等优点,可以随时进行测定,在指导偶发性和夜间哮喘治疗方面更有价值。哮喘患者 PEF 值的变化规律是凌晨最低,午后或晚上最高,昼夜变异率不低于 20% 则提示哮喘的诊断。在相同气流受限程度下,不同患者对呼吸困难的感知能力不同,许多患者感觉较迟钝,往往直至 PEF 降至很低时才感到呼吸困难,往往延误治疗。对这部分患者,定期监测 PEF 可以早期诊断和预示哮喘病情的恶化。

(九)特异性变应原检测

变应原是一种抗原物质,能诱发机体产生 IgE 抗体。变应原检测可分为体内试验(变应原皮试)、体外特异性 IgE 抗体检测、嗜碱性粒细胞释放能力检测、嗜酸性粒细胞阳离子蛋白(ECP)检测等。目前常用前两种方法。变应原皮肤试验简单易行,但皮肤试验结果与抗原吸入气道反应并不一致,不能作为确定变应原的依据,必须结合临床发作情况或进行抗原特异性 IgE 测定加以评价。特异性 IgE 抗体(SIgE)是体外检测变应原的重要手段,灵敏度和特异性都很高,根据SIgE 含量可确定患者变应原种类,可评价患者过敏状态,对哮喘的诊断和鉴别诊断都有一定的意义。

五、诊断

(一)诊断标准

(1)反复发作喘息、气急、胸闷或咳嗽,多与接触变应原、冷空气、物理、化学性刺激及病毒性上呼吸道感染、运动等有关。

(2)发作时在双肺可闻及散在或弥漫性、以呼气相为主的哮鸣音,呼气相延长。

(3)上述症状和体征可经治疗缓解或自行缓解。

(4)除外其他疾病所引起的喘息、气急、胸闷和咳嗽。

(5)临床表现不典型者(如无明显喘息或体征),应至少具备以下 1 项试验阳性:①支气管激发试验或运动激发试验阳性;②支气管舒张试验阳性 FEV_1 增加超过 12%,且 FEV_1 增加绝对值不低于 200 mL;③呼气流量峰值(PEF)日内(或 2 周)变异率不低于 20%。

符合(1)~(4)项或(4)、(5)项者,可以诊断为哮喘。

(二)分期

根据临床表现支气管哮喘可分为急性发作期、慢性持续期和临床缓解期。慢性持续期是指每周均不同频度和/或不同程度地出现症状(喘息、气急、胸闷、咳嗽等);临床缓解期系指经过治疗或未经治疗症状、体征消失,肺功能恢复到急性发作前水平,并维持 3 个月以上。

(三)病情严重程度分级

1.病情严重程度的分级

主要用于治疗前或初始治疗时严重程度的判断,在临床研究中更有其应用价值(表 4-1)。

2.控制水平的分级

这种分级方法更容易被临床医师掌握,有助于指导临床治疗,以取得更好的哮喘控制 (表 4-2)。

表 4-1　哮喘病情严重程度的分级

分级	临床特点
间歇状态(第 1 级)	症状不足每周 1 次
	短暂出现
	夜间哮喘症状不超过每个月 2 次
	FEV$_1$ 占预计值%达到 80%或 PEF 达到 80%个人最佳值,PEF 或 FEV$_1$ 变异率<20%
轻度持续(第 2 级)	症状达到每周 1 次,但不到每天 1 次
	可能影响活动和睡眠
	夜间哮喘症状每个月超过 2 次,但每周低于 1 次
	FEV$_1$ 占预计值%达到 80%或 PEF 达到 80%个人最佳值,PEF 或 FEV$_1$ 变异率 20%~30%
中度持续(第 3 级)	每天有症状
	影响活动和睡眠
	夜间哮喘症状达到每周 1 次
	FEV$_1$ 占预计值%60%~79%或 PEF60%~79%个人最佳值,PEF 或 FEV$_1$ 变异率>30%
重度持续(第 4 级)	每天有症状
	频繁出现
	经常出现夜间哮喘症状
	体力活动受限
	FEV$_1$ 占预计值%<60%或 PEF<60%个人最佳值,PEF 或 FEV$_1$ 变异率>30%

表 4-2　哮喘控制水平分级

	完全控制 (满足以下所有条件)	部分控制(在任何 1 周内 出现以下 1~2 项特征)	未控制 (在任何 1 周内)
白天症状	无(或不超过 2 次/周)	超过 2 次/周	
活动受限	无	有	
夜间症状/憋醒	无	有	出现不低于 3 项部分控制特征
需要使用缓解药的次数	无(或不超过 2 次/周)	超过 2 次/周	
肺功能(PEF 或 FEV$_1$)	正常或不低于正常预计值/本人最佳值的 80%	小于正常预计值(或本人最佳值)的 80%	
急性发作	无	达到每年 1 次	在任何 1 周内出现 1 次

3.哮喘急性发作时的分级

哮喘急性发作是指喘息、气促、咳嗽、胸闷等症状突然发生,或原有症状急剧加重,常有呼吸困难,以呼气流量降低为其特征,常因接触变应原、刺激物或呼吸道感染诱发。其程度轻重不一,病情加重,可在数小时或数天内出现,偶尔可在数分钟内即危及生命,故应对病情进行正确评估,以便给予及时有效的紧急治疗。哮喘急性发作时病情严重程度的分级,见表 4-3。

表 4-3　哮喘急性发作时病情严重程度的分级

临床特点	轻度	中度	重度	危重
气短	步行、上楼时	稍事活动	休息时	
体位	可平卧	喜坐位	端坐呼吸	
讲话方式	连续成句	单词	单字	不能讲话
精神状态	可有焦虑,尚安静	时有焦虑或烦躁	常有焦虑、烦躁	嗜睡或意识模糊
出汗	无	有	大汗淋漓	
呼吸频率	轻度增加	增加	常超过 30 次/分	
辅助呼吸肌活动及三凹征	常无	可有	常有	胸腹矛盾运动
哮鸣音	散在,呼吸末期	响亮、弥漫	响亮、弥漫	减弱乃至无
脉率(次/分)	<100	100～120	>120	脉率变慢或不规则
奇脉	无,<1.3 kPa (10 mmHg)	可有,1.3～3.3 kPa (10～25 mmHg)	常 有 , > 3.3 kPa (25 mmHg)(成人)	无,提示呼吸肌疲劳
最初支气管扩张药治疗后 PEF 占预计值或个人最佳值%	>80%	60%～80%	<60%或<100 L/min 或作用持续时间 <2 小时	
PaO_2(吸空气)	正常	不低于 8.0 kPa (60 mmHg)	<8.0 kPa(60 mmHg)	<8.0 kPa (60 mmHg)
$PaCO_2$	<6.0 kPa (45 mmHg)	不超过 6.0 kPa (45 mmHg)	>6.0 kPa(45 mmHg)	
SaO_2(吸空气,%)	>95	91～95	不超过 90	不超过 90
pH				降低

只要符合某一严重程度的某些指标,而不需满足全部指标,及可提示为该级别的急性发作;1 mmHg=0.13 kPa

六、鉴别诊断

(一)心源性哮喘

心源性哮喘常见于左心衰竭,发作时的症状与哮喘相似,但心源性哮喘多有高血压、冠状动脉粥样硬化性心脏病、风湿性心脏病和二尖瓣狭窄等病史和体征。阵发性咳嗽,常咳出粉红色泡沫痰,两肺可闻及广泛的湿啰音和哮鸣音,左心界扩大,心率增快,心尖部可闻及奔马律。病情许可行胸部 X 线检查时,可见心脏增大,肺淤血征,有助于鉴别。若一时难以鉴别,可雾化吸入 β_2 肾上腺素受体激动药或静脉注射氨茶碱缓解症状后,进一步检查,忌用肾上腺素或咖啡,以免造成危险。

(二)喘息型慢性支气管炎

实际上为慢支合并哮喘,多见于中老年人,有慢性咳嗽史,喘息长年存在,有加重期。有肺气肿体征,两肺可闻及湿啰音。

(三)支气管肺癌

中央型肺癌由于肿瘤压迫导致支气管狭窄或伴发感染时,可出现喘鸣音或类似哮喘样呼吸困难、肺部可闻及哮鸣音。但肺癌的呼吸困难及喘鸣症状进行性加重,常无诱因,咳嗽可有血痰,痰中可找到癌细胞,胸部 X 线摄片、CT 或 MRI 检查或支气管镜检查常可明确诊断。

(四)肺嗜酸性粒细胞浸润症

见于热带性嗜酸性粒细胞增多症、肺嗜酸性粒细胞增多性浸润、外源性变态反应性肺泡炎等。致病原为寄生虫、花粉、化学药品、职业粉尘等,多有接触史,症状较轻,患者常有发热,胸部 X 线检查可见多发性、此起彼伏的淡薄斑片浸润阴影,可自行消失或再发。肺组织活检也有助于鉴别。

(五)变态反应性支气管肺曲菌病

本病是一种由烟曲菌等致病真菌在具有特应性个体中引起的一种变态反应性疾病。其与哮喘的鉴别要点如下:①典型者咳出棕褐色痰块,内含多量嗜酸性粒细胞;②X 线胸片呈现游走性或固定性浸润病灶;③支气管造影可以显示出近端支气管呈囊状或柱状扩张;④痰镜检或培养发现烟曲菌;⑤曲菌抗原皮试呈速发反应阳性;⑥曲菌抗原特异性沉淀抗体(IgG)测定阳性;⑦烟曲菌抗原皮试出现 Arthus 现象;⑧烟曲菌特异性 IgE 水平增高。

(六)气管、支气管软化及复发性多软骨炎

由于气管支气管软骨软化,气道不能维持原来正常状态,患者呼气或咳嗽时胸膜腔内压升高,可引起气道狭窄,甚至闭塞,临床表现为呼气性喘息,其特点:①剧烈持续性、甚至犬吠样咳嗽;②气道断层摄影或 CT 显示气管、大气管狭窄;③支气管镜检查时可见气道呈扁平状,呼气或咳嗽时气道狭窄。

(七)变应性肉芽肿性血管炎(又称 Churg-Strauss 综合征)

本病主要侵犯小动脉和小静脉,常侵犯细小动脉,主要累及多器官和脏器,以肺部浸润和周围血管嗜酸性粒细胞浸润增多为特征,本病患者绝大多数可出现喘息症状,其与哮喘的鉴别要点如下:①除喘息症状外,常伴有副鼻旁窦炎(88%)、变应性鼻炎(69%)、多发性神经炎(66%～98%);②病理检查特征有嗜酸性粒细胞浸润、肉芽肿病变、坏死性血管炎。

七、治疗

(一)脱离变应原

部分患者能找到引起哮喘发作的变应原或其他非特异刺激因素,应立即使患者脱离变应原的接触。

(二)药物治疗

治疗哮喘的药物可以分为控制药物和缓解药物。①控制药物:是指需要长期每天使用的药物。这些药物主要通过抗炎作用使哮喘维持临床控制,其中包括吸入糖皮质激素(简称激素)、全身用激素、白三烯调节药、长效 β_2 受体激动药(LABA,须与吸入激素联合应用)、缓释茶碱、色甘酸钠、抗 IgE 抗体及其他有助于减少全身激素剂量的药物等;②缓解药物:是指按需使用的药物。这些药物通过迅速解除支气管痉挛从而缓解哮喘症状,其中包括速效吸入 β_2 受体激动药、全身用激素、吸入性抗胆碱能药物、短效茶碱及短效口服 β_2 受体激动药等。

1.激素

激素是最有效的控制气道炎症的药物。给药途径包括吸入、口服和静脉应用等,吸入为首选途径。

(1)吸入给药:吸入激素的局部抗炎作用强;通过吸气过程给药,药物直接作用于呼吸道,所需剂量较小。通过消化道和呼吸道进入血液药物的大部分被肝灭活,因此全身性不良反应较少。研究结果证明吸入激素可以有效减轻哮喘症状、提高生命质量、改善肺功能、降低气道高反应性、控制气道炎症,减少哮喘发作的频率和减轻发作的严重程度,降低病死率。当使用不同的吸入装置时,可能产生不同的治疗效果。多数成人哮喘患者吸入小剂量激素即可较好地控制哮喘。过多增加吸入激素剂量对控制哮喘的获益较小而不良反应增加。由于吸烟可以降低激素的效果,故吸烟患者须戒烟并给予较高剂量的吸入激素。吸入激素的剂量与预防哮喘严重急性发作的作用之间有非常明确的关系,所以,严重哮喘患者长期大剂量吸入激素是有益的。

吸入激素在口咽部局部的不良反应包括声音嘶哑、咽部不适和念珠菌感染。吸药后及时用清水含漱口咽部,选用干粉吸入剂或加用储雾器可减少上述不良反应。吸入激素的全身不良反应的大小与药物剂量、药物的生物利用度、在肠道的吸收、肝首关代谢率及全身吸收药物的半衰期等因素有关。已上市的吸入激素中丙酸氟替卡松和布地奈德的全身不良反应较少。目前有证据表明成人哮喘患者每天吸入低至中剂量激素,不会出现明显的全身不良反应。长期高剂量吸入激素后可能出现的全身不良反应包括皮肤瘀斑、肾上腺功能抑制和骨密度降低等。已有研究证据表明吸入激素可能与白内障和青光眼的发生有关,但前瞻性研究没有证据表明与后囊下白内障的发生有明确关系。目前没有证据表明吸入激素可以增加肺部感染(包括肺结核)的发生率,因此伴有活动性肺结核的哮喘患者可以在抗结核治疗的同时给予吸入激素治疗。

气雾剂给药:临床上常用的吸入激素有 4 种(表 4-4)。包括二丙酸倍氯米松、布地奈德、丙酸氟替卡松等。一般而言,使用干粉吸入装置比普通定量气雾剂方便,吸入下呼吸道的药物量较多。

溶液给药:布地奈德溶液经以压缩空气为动力的射流装置雾化吸入,对患者吸气配合的要求不高,起效较快,适用于轻中度哮喘急性发作时的治疗。

吸入激素是长期治疗哮喘的首选药物。国际上推荐的每天吸入激素剂量,见表 4-4。我国哮喘患者所需吸入激素剂量比该表中推荐的剂量要小一些。

表 4-4　常用吸入型糖皮质激素的每天剂量与互换关系

药物	低剂量(μg)	中剂量(μg)	高剂量(μg)
二丙酸倍氯米松	200～500	500～1 000	>1 000
布地奈德	200～400	400～800	>800
丙酸氟替卡松	100～250	250～500	>500
环索奈德	80～160	160～320	>320

(2)口服给药:适用于中度哮喘发作、慢性持续哮喘吸入大剂量激素联合治疗无效的患者和作为静脉应用激素治疗后的序贯治疗。一般使用半衰期较短的激素(如泼尼松、泼尼松或甲泼尼龙等)。对于激素依赖型哮喘,可采用每天或隔天清晨顿服给药的方式,以减少外源性激素对下丘脑-垂体-肾上腺轴的抑制作用。泼尼松的维持剂量最好每天不超过 10 mg。

长期口服激素可以引起骨质疏松症、高血压、糖尿病、下丘脑-垂体-肾上腺轴的抑制、肥胖症、白内障、青光眼、皮肤菲薄导致皮纹和瘀斑、肌无力。对于伴有结核病、寄生虫感染、骨质疏松、青光眼、糖尿病、严重忧郁或消化性溃疡的哮喘患者,全身给予激素治疗时应慎重并应密切随访。长期甚至短期全身使用激素的哮喘患者可感染致命的疱疹病毒应引起重视,尽量避免这些患者暴露于疱疹病毒是必要的。尽管全身使用激素不是一种经常使用的缓解哮喘症状的方法,但是对于严重的急性哮喘是需要的,因为它可以预防哮喘的恶化、减少因哮喘而急诊或住院的机会、预防早期复发、降低病死率。推荐剂量:泼尼松30～50 mg/d,5～10天。具体使用要根据病情的严重程度,当症状缓解或其肺功能已经达到个人最佳值,可以考虑停药或减量。地塞米松因对垂体-肾上腺的抑制作用大,不推荐长期使用。

(3)静脉给药:严重急性哮喘发作时,应经静脉及时给予琥珀酸氢化可的松(400～1 000 mg/d)或甲泼尼龙(80～160 mg/d)。无激素依赖倾向者,可在短期(3～5天)内停药;有激素依赖倾向者应延长给药时间,控制哮喘症状后改为口服给药,并逐步减少激素用量。

2.β₂ 受体激动药

通过对气道平滑肌和肥大细胞等细胞膜表面的 β_2 受体的作用,舒张气道平滑肌、减少肥大细胞和嗜碱性粒细胞脱颗粒和介质的释放、降低微血管的通透性、增加气道上皮纤毛的摆动等,缓解哮喘症状。此类药物较多,可分为短效(作用维持 4～6 小时)和长效(维持 12 小时)β_2 受体激动药。后者又可分为速效(数分钟起效)和缓慢起效(30 分钟起效)两种(表4-5)。

表 4-5 β₂ 受体激动药的分类

起效时间	作用维持时间	
	短效	长效
速效	沙丁胺醇吸入剂	福莫特罗吸入剂
	特布他林吸入剂	
	非诺特罗吸入剂	
慢效	沙丁胺醇口服剂	沙美特罗吸入剂
	特布他林口服剂	

(1)短效 β_2 受体激动药(简称 SABA):常用的药物如沙丁胺醇和特布他林等。

吸入给药:可供吸入的短效 β_2 受体激动药包括气雾剂、干粉剂和溶液等。这类药物松弛气道平滑肌作用强,通常在数分钟内起效,疗效可维持数小时,是缓解轻至中度急性哮喘症状的首选药物,也可用于运动性哮喘。如每次吸入 100～200 μg 沙丁胺醇或 250～500 μg 特布他林,必要时每 20 分钟重复 1 次。1 小时后疗效不满意者应向医师咨询或去急诊。这类药物应按需间歇使用,不宜长期、单一使用,也不宜过量应用,否则可引起骨骼肌震颤、低血钾、心律失常等不良反应。压力型定量手控气雾剂(pMDI)和干粉吸入装置吸入短效 β_2 受体激动药不适用于重度哮喘发作;其溶液(如沙丁胺醇、特布他林、非诺特罗及其复方制剂)经雾化泵吸入适用于轻至重度哮喘发作。

口服给药:如沙丁胺醇、特布他林、丙卡特罗片等,通常在服药后 15～30 分钟起效,疗效维持4～6 小时。如沙丁胺醇 2～4 mg,特布他林 1.25～2.5 mg,每天 3 次;丙卡特罗 25～50 μg,每天 2 次。使用虽较方便,但心悸、骨骼肌震颤等不良反应比吸入给药时明显。缓释剂型和控释剂型的平喘作用维持时间可达 8～12 小时,特布他林的前体药班布特罗的作用可维持 24 小时,可减少用药次数,适用于夜间哮喘患者的预防和治疗。长期、单一应用 β_2 受体激动药可造成细胞膜 β_2 受体的向下调节,表现为临床耐药现象,故应予避免。

注射给药:虽然平喘作用较为迅速,但因全身不良反应的发生率较高,国内较少使用。

贴剂给药:为透皮吸收剂型。现有产品有妥洛特罗,分为 0.5 mg、1 mg、2 mg 3 种剂量。由于采用结晶储存系统来控制药物的释放,药物经过皮肤吸收,因此可以减轻全身不良反应,每天只需贴敷 1 次,效果可维持 24 小时。对预防晨降有效,使用方法简单。

(2)长效 β_2 受体激动药(简称 LABA):这类 β_2 受体激动药的分子结构中具有较长的侧链,舒张支气管平滑肌的作用可维持 12 小时以上。目前,在我国临床使用的吸入型 LABA 有 2 种。沙美特罗:经气雾剂或碟剂装置给药,给药后 30 分钟起效,平喘作用维持 12 小时以上。推荐剂量 50 μg,每天 2 次吸入。福莫特罗:经吸入装置给药,给药后 3～5 分钟起效,平喘作用维持 8～12 小时以上。平喘作用具有一定的剂量依赖性,推荐剂量 4.5～9 μg,每天 2 次吸入。吸入 LABA 适用于哮喘(尤其是夜间哮喘和运动诱发哮喘)的预防和治疗。福莫特罗因起效相对较快,也可按需用于哮喘急性发作时的治疗。

近年来推荐联合吸入激素和 LABA 治疗哮喘。这两者具有协同的抗炎和平喘作用,可获得相当于(或优于)应用加倍剂量吸入激素时的疗效,并可增加患者的依从性、减少较大剂量吸入激素引起的不良反应,尤其适合于中至重度持续哮喘患者的长期治疗。不推荐长期单独使用 LABA,应该在医师指导下与吸入激素联合使用。

3.白三烯调节药

包括半胱氨酰白三烯受体拮抗药和 5-脂氧化酶抑制药。除吸入激素外,是唯一可单独应用的长效控制药,可作为轻度哮喘的替代治疗药物和中重度哮喘的联合治疗用药。目前在国内应用主要是半胱氨酰白三烯受体拮抗药,通过对气道平滑肌和其他细胞表面白三烯受体的拮抗抑制肥大细胞和嗜酸性粒细胞释放出的半胱氨酰白三烯的致喘和致炎作用,产生轻度支气管舒张和减轻变应原、运动和二氧化硫(SO_2)诱发的支气管痉挛等作用,并具有一定程度的抗炎作用。本品可减轻哮喘症状、改善肺功能、减少哮喘的恶化。但其作用不如吸入激素,也不能取代激素。作为联合治疗中的一种药物,本品可减少中至重度哮喘患者每天吸入激素的剂量,并可提高吸入激素治疗的临床疗效,联用本品与吸入激素的疗效比联用吸入 LABA 与吸入激素的疗效稍差。但本品服用方便。尤适用于阿司匹林哮喘、运动性哮喘和伴有过敏性鼻炎哮喘患者的治疗。本品使用较为安全。虽然有文献报道接受这类药物治疗的患者可出现 Churg-Strauss 综合征,但其与白三烯调节剂的因果关系尚未肯定,可能与减少全身应用激素的剂量有关。5-脂氧化酶抑制药齐留通可能引起肝损害,需监测肝功能。通常口服给药。白三烯受体拮抗药扎鲁司特 20 mg,每天 2 次;孟鲁司特 10 mg,每天 1 次;异丁司特 10 mg,每天 2 次。

4.茶碱

具有舒张支气管平滑肌作用,并具有强心、利尿、扩张冠状动脉、兴奋呼吸中枢和呼吸肌等作用。有研究资料显示,低浓度茶碱具有抗炎和免疫调节作用。作为症状缓解药,尽管现在临床上在治疗重症哮喘时仍然静脉使用茶碱,但短效茶碱治疗哮喘发作或恶化还存在争议,因为它在舒张支气管,与足量使用的快速 β_2 受体激动药对比,没有任何优势,但是它可能改善呼吸驱动力。不推荐已经长期服用缓释型茶碱的患者使用短效茶碱,除非该患者的血清中茶碱浓度较低或者可以进行血清茶碱浓度监测时。

口服给药:包括氨茶碱和控(缓)释型茶碱。用于轻至中度哮喘发作和维持治疗。一般剂量为每天6～10 mg/kg。口服控(缓)释型茶碱后昼夜血药浓度平稳,平喘作用可维持 12～24 小时,尤其适用于夜间哮喘症状的控制。联合应用茶碱、激素和抗胆碱药物具有协同作用。但本品与 β_2 受体激动药联合应用时,易出现心率增快和心律失常,应慎用并适当减少剂量。

静脉给药:氨茶碱加入葡萄糖溶液中,缓慢静脉注射[注射速度不宜超过 0.25 mg/(kg·min)]或静脉滴注,适用于哮喘急性发作且近 24 小时内未用过茶碱类药物的患者。负荷剂量为 4～6 mg/kg,维持剂量为 0.6～0.8 mg/(kg·h)。由于茶碱的"治疗窗"窄,以及茶碱代谢存在较大的个体差异,可引起心律失常、血压下降,甚至死亡,在有条件的情况下应监测其血药浓度,及时调整浓度和滴速。茶碱有效、安全的血药浓度范围应在 6～15 mg/L。影响茶碱代谢的因素较多,如发热性疾病、妊娠,抗结核治疗可以降低茶碱的血药浓度;而肝脏疾病、充血性心力衰竭,以及合用西咪替丁或喹诺酮类、大环内酯类等药物均可影响茶碱代谢而使其排泄减慢,增加茶碱的毒性作用,应引起临床医师的重视,并酌情调整剂量。多索茶碱的作用与氨茶碱相同,但不良反应较轻。双羟丙茶碱的作用较弱,不良反应也较少。

5.抗胆碱药物

吸入抗胆碱药物如溴化异丙托品、溴化氧托品和溴化泰乌托品等,可阻断节后迷走神经传出支,通过降低迷走神经张力而舒张支气管。其舒张支气管的作用比 β_2 受体激动药弱,起效也较慢,但长期应用不易产生耐药,对老年人的疗效不低于年轻人。

本品有气雾剂和雾化溶液两种剂型。经 pMDI 吸入溴化异丙托品气雾剂,常用剂量为每天 3～4 次;经雾化泵吸入溴化异丙托品溶液的常用剂量为 50～125 μg,每天 3～4 次。溴化泰乌托品是新近上市的长效抗胆碱药物,对 M_1 和 M_3 受体具有选择性抑制作用,仅需每天 1 次吸入给药。本品与 β_2 受体激动药联合应用具有协同、互补作用。本品对有吸烟史的老年哮喘患者较为适宜,但对妊娠早期妇女和患有青光眼或前列腺肥大的患者应慎用。尽管溴化异丙托品被用在一些因不能耐受 β_2 受体激动药的哮喘患者上,但是到目前为止尚没有证据表明它对哮喘长期管理方面有显著效果。

6.抗 IgE 治疗

抗 IgE 单克隆抗体可应用于血清 IgE 水平增高的哮喘患者。目前它主要用于经过吸入糖皮质激素和 LABA 联合治疗后症状仍未控制的严重哮喘患者。目前在 11～50 岁的哮喘患者的治疗研究中尚没有发现抗 IgE 治疗有明显不良反应,但因该药临床使用的时间尚短,其远期疗效与安全性有待进一步观察。价格昂贵也使其临床应用受到限制。

7.变应原特异性免疫疗法(SIT)

通过皮下给予常见吸入变应原提取液(如尘螨、猫毛、豚草等),可减轻哮喘症状和降低气道高反应性,适用于变应原明确但难以避免的哮喘患者。其远期疗效和安全性尚待进一步研究与评价。变应原制备的标准化也有待加强。哮喘患者应用此疗法应严格在医师指导下进行。目前已试用舌下给药的变应原免疫疗法。SIT 应该是在严格的环境隔离和药物干预无效(包括吸入激素)情况下考虑的治疗方法。现在没有研究比较其和药物干预的疗效差异。现在还没有证据支持使用复合变应原进行免疫治疗的价值。

8.其他治疗哮喘药物

(1)抗组胺药物:口服第二代抗组胺药物(H_1 受体拮抗药)如酮替芬、氯雷他定、阿司咪唑、氮䓬司丁、特非那丁等具有抗变态反应作用,在哮喘治疗中的作用较弱。可用于伴有变应性鼻炎哮喘患者的治疗。这类药物的不良反应主要是嗜睡。阿司咪唑和特非那丁可引起严重的心血管不良反应,应谨慎使用。

(2)其他口服抗变态反应药物:如曲尼司特、瑞吡司特等可应用于轻至中度哮喘的治疗。其主要不良反应是嗜睡。

(3)可能减少口服糖皮质激素剂量的药物:包括口服免疫调节药(甲氨蝶呤、环孢素、金制剂等)、某些大环内酯类抗生素和静脉应用免疫球蛋白等。其疗效尚待进一步研究。

(4)中医中药:采用辨证施治,有助于慢性缓解期哮喘的治疗。有必要对临床疗效较为确切的中(成)药或方剂开展多中心随机双盲的临床研究。

(三)急性发作期的治疗

哮喘急性发作的治疗取决于发作的严重程度及对治疗的反应。治疗的目的在于尽快缓解症状、解除气流受限和低氧血症,同时还需要制定长期治疗方案以预防再次急性发作。

对于具有哮喘相关死亡高危因素的患者,需要给予高度重视,这些患者应当尽早到医疗机构就诊。高危患者包括:①曾经有过气管插管和机械通气的濒于致死性哮喘的病史;②在过去1年中因为哮喘而住院或看急诊;③正在使用或最近刚刚停用口服激素;④目前未使用吸入激素;⑤过分依赖速效 β_2 受体激动药,特别是每月使用沙丁胺醇(或等效药物)超过1支的患者;⑥有心理疾病或社会心理问题,包括使用镇静药;⑦有对哮喘治疗计划不依从的历史。

轻度和部分中度急性发作可以在家庭中或社区中治疗。家庭或社区中的治疗措施主要为重复吸入速效 β_2 受体激动药,在第1小时每20分钟吸入2~4喷。随后根据治疗反应,轻度急性发作可调整为每3~4小时时2~4喷,中度急性发作每1~2小时时6~10喷。如果对吸入性 β_2 受体激动药反应良好(呼吸困难显著缓解,PEF占预计值>80%或个人最佳值,且疗效维持3~4小时),通常不需要使用其他的药物。如果治疗反应不完全,尤其是在控制性治疗的基础上发生的急性发作,应尽早口服激素(泼尼松0.5~1 mg/kg或等效剂量的其他激素),必要时到医院就诊。

部分中度和所有重度急性发作均应到急诊室或医院治疗。除氧疗外,应重复使用速效 β_2 受体激动药,可通过压力定量气雾剂的储雾器给药,也可通过射流雾化装置给药。推荐在初始治疗时连续雾化给药,随后根据需要间断给药(每4小时1次)。目前尚无证据支持常规静脉使用 β_2 受体激动药。联合使用 β_2 受体激动药和抗胆碱能制剂(如异丙托溴铵)能够取得更好的支气管舒张作用。茶碱的支气管舒张作用弱于SABA,不良反应较大应谨慎使用。对规则服用茶碱缓释制剂的患者,静脉使用茶碱应尽可能监测茶碱血药浓度。中重度哮喘急性发作应尽早使用全身激素,特别是对速效 β_2 受体激动药初始治疗反应不完全或疗效不能维持,以及在口服激素基础上仍然出现急性发作的患者。口服激素与静脉给药疗效相当,不良反应小。

推荐用法:泼尼松30~50 mg或等效的其他激素,每天单次给药。严重的急性发作或口服激素不能耐受时,可采用静脉注射或滴注,如甲泼尼龙80~160 mg,或氢化可的松400~1 000 mg分次给药。地塞米松因半衰期较长,对肾上腺皮质功能抑制作用较强,一般不推荐使用。静脉给药和口服给药的序贯疗法有可能减少激素用量和不良反应,如静脉使用激素2~3天,继之以口服激素3~5天。不推荐常规使用镁制剂,可用于重度急性发作(FEV$_1$25%~30%)或对初始治疗反应不良者。

重度和危重哮喘急性发作经过上述药物治疗,临床症状和肺功能无改善甚至继续恶化者,应及时给予机械通气治疗,其指征主要包括意识改变、呼吸肌疲劳、$PaCO_2$ 不低于6.0 kPa(45 mmHg)等。可先采用经鼻(面)罩无创机械通气,若无效应及早行气管插管机械通气。哮喘急性发作机械通气需要较高的吸气压,可使用适当水平的呼气末正压(PEEP)治疗。如果需要过高的气道峰压和平台压才能维持正常通气容积,可试用允许性高碳酸血症通气策略以减少呼吸机相关肺损伤。

初始治疗症状显著改善,PEF或FEV$_1$占预计值的百分比恢复到或个人最佳值60%者以上可回家继续治疗,PEF或FEV$_1$为40%~60%者应在监护下回到家庭或社区继续治疗,治疗前

PEF 或 FEV_1 低于 25％或治疗后低于 40％者应入院治疗。在出院时或近期的随访时,应当为患者制订一个详细的行动计划,审核患者是否正确使用药物、吸入装置和峰流速仪,找到急性发作的诱因并制订避免接触的措施,调整控制性治疗方案。严重的哮喘急性发作意味着哮喘管理的失败,这些患者应当给予密切监护、长期随访,并进行长期哮喘教育。

大多数哮喘急性发作并非由细菌感染引起,应严格控制抗菌药物的使用指征,除非有细菌感染的证据,或属于重度或危重哮喘急性发作。

(四)慢性持续期的治疗

哮喘的治疗应以患者的病情严重程度为基础,根据其控制水平类别选择适当的治疗方案。哮喘药物的选择既要考虑药物的疗效及其安全性,也要考虑患者的实际状况,如经济收入和当地的医疗资源等。要为每个初诊患者制订哮喘防治计划,定期随访、监测,改善患者的依从性,并根据患者病情变化及时修订治疗方案。哮喘患者长期治疗方案分为 5 级(表 4-6)。

表 4-6　根据哮喘病情控制分级制订治疗方案

第 1 级	第 2 级	第 3 级	第 4 级	第 5 级
		哮喘教育、环境控制		
按需使用短效 $β_2$ 受体激动药		按需使用短效 $β_2$ 受体激动药		
	选用 1 种	选用 1 种	加用 1 种或以上	加用 1 种或 2 种
控制性药物	低剂量 ICS	低剂量的 ICS 加 LABA	中高剂量的 ICS 加 LABA	口服最小剂量的糖皮质激素
	白三烯调节药	中高剂量的 ICS	白三烯调节药	抗 IgE 治疗
		低剂量的 ICS 加白三烯调节药	缓释茶碱	
		低剂量的 ICS 加缓释茶碱		

ICS:吸入糖皮质激素

对以往未经规范治疗的初诊哮喘患者可选择第 2 级治疗方案,哮喘患者症状明显,应直接选择第 3 级治疗方案。从第 2 级到第 5 级的治疗方案中都有不同的哮喘控制药物可供选择。而在每一级中都应按需使用缓解药物,以迅速缓解哮喘症状。如果使用含有福莫特罗和布地奈德单一吸入装置进行联合治疗时,可作为控制和缓解药物应用。

如果使用该分级治疗方案不能够使哮喘得到控制,治疗方案应该升级直至达到哮喘控制为止。当哮喘控制并维持至少 3 个月后,治疗方案可考虑降级。建议减量方案:①单独使用中至高剂量吸入激素的患者,将吸入激素剂量减少 50％;②单独使用低剂量激素的患者,可改为每天 1 次用药;③联合吸入激素和 LABA 的患者,将吸入激素剂量减少约 50％,仍继续使用 LABA 联合治疗。当达到低剂量联合治疗时,可选择改为每天 1 次联合用药或停用 LABA,单用吸入激素治疗。若患者使用最低剂量控制药物达到哮喘控制 1 年,并且哮喘症状不再发作,可考虑停用药物治疗。上述减量方案尚待进一步验证。通常情况下,患者在初诊后 2～4 周回访,以后每 1～3 个月随访 1 次。出现哮喘发作时应及时就诊,哮喘发作后 2 周至 1 个月内进行回访。

对于我国贫困地区或低经济收入的哮喘患者,视其病情严重度不同,长期控制哮喘的药物推荐使用:①吸入低剂量激素;②口服缓释茶碱;③吸入激素联合口服缓释茶碱;④口服激素和缓释茶碱。这些治疗方案的疗效与安全性需要进一步临床研究,尤其要监测长期口服激素可能引起

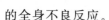

的全身不良反应。

八、教育与管理

尽管哮喘尚不能根治,但通过有效的哮喘管理,通常可以实现哮喘控制。成功的哮喘管理目标:①达到并维持症状的控制;②维持正常活动,包括运动能力;③维持肺功能水平尽量接近正常;④预防哮喘急性加重;⑤避免因哮喘药物治疗导致的不良反应;⑥预防哮喘导致的死亡。

建立医患之间的合作关系是实现有效的哮喘管理的首要措施。其目的是指导患者自我管理,对治疗目标达成共识,制订个体化的书面管理计划,包括自我监测、对治疗方案和哮喘控制水平周期性评估、在症状和/或 PEF 提示哮喘控制水平变化的情况下,针对控制水平及时调整治疗以达到并维持哮喘控制。其中对患者进行哮喘教育是最基本的环节。

(一)哮喘教育

哮喘教育必须成为医患之间所有互助关系中的组成部分。对医院、社区、专科医师、全科医师及其他医务人员进行继续教育,通过培训哮喘管理知识,提高与患者沟通技巧,做好患者及家属教育。患者教育的目标是增加理解、增强技能、增加满意度、增强自信心、增加依从性和自我管理能力,增进健康减少卫生保健资源使用。

1.教育内容

(1)通过长期规范治疗能够有效控制哮喘。

(2)避免触发、诱发因素方法。

(3)哮喘的本质、发病机制。

(4)哮喘长期治疗方法。

(5)药物吸入装置及使用方法。

(6)自我监测,即如何测定、记录、解释哮喘日记内容、症状评分、应用药物、PEF,哮喘控制测试(ACT)变化。

(7)哮喘先兆、哮喘发作征象和相应自我处理方法,如何、何时就医。

(8)哮喘防治药物知识。

(9)如何根据自我监测结果判定控制水平,选择治疗。

(10)心理因素在哮喘发病中的作用。

2.教育方式

(1)初诊教育:是最重要的基础教育和启蒙教育,是医患合作关系起始的个体化教育,首先应提供患者诊断信息,了解患者对哮喘治疗的期望和可实现的程度,并至少进行以上(1)至(6)内容教育,预约复诊时间,提供教育材料。

(2)随访教育和评价:是长期管理方法,随访时应回答患者的疑问、评估最初疗效。定期评价、纠正吸入技术和监测技术,评价书面管理计划,理解实施程度,反复提供更新教育材料。

(3)集中教育:定期开办哮喘学校、学习班、俱乐部、联谊会进行大课教育和集中答疑。

(4)自学教育:通过阅读报纸、杂志、文章、看电视节目、听广播进行。

(5)网络教育:通过中国哮喘联盟网、全球哮喘防治创议网 GINA 等或互动多媒体技术传播防治信息。

(6)互助学习:举办患者防治哮喘经验交流会。

(7)定点教育:与社区卫生单位合作,有计划开展社区、患者、公众教育。

(8)调动全社会各阶层力量宣传普及哮喘防治知识。

哮喘教育是一个长期、持续过程,需要经常教育,反复强化,不断更新,持之以恒。

(二)哮喘管理

1.确定并减少危险因素接触

尽管对已确诊的哮喘患者应用药物干预,对控制症状和改善生活质量非常有效,但仍应尽可能避免或减少接触危险因素,以预防哮喘发病和症状加重。

许多危险因素可引起哮喘急性加重,被称为"触发因素",包括变应原、病毒感染、污染物、烟草烟雾、药物。减少患者对危险因素的接触,可改善哮喘控制并减少治疗药物需求量。早期确定职业性致敏因素,并防止患者进一步接触,是职业性哮喘管理的重要组成部分。

2.评估、治疗和监测

哮喘治疗的目标是达到并维持哮喘控制。大多数患者或家属通过医患合作制定的药物干预策略,能够达到这一目标,患者的起始治疗及调整是以患者的哮喘控制水平为依据,包括评估哮喘控制、治疗以达到控制,以及监测以维持控制这样一个持续循环过程(图4-2)。

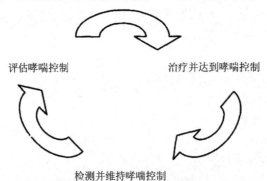

评估哮喘控制　　　治疗并达到哮喘控制

检测并维持哮喘控制

图4-2　哮喘长期管理的循环模拟图

一些经过临床验证的哮喘控制评估工具如哮喘控制测试(ACT)、哮喘控制问卷(ACQ)、哮喘治疗评估问卷(ATAQ)等,也可用于评估哮喘控制水平。经国内多中心验证表明哮喘评估工具ACT不仅易学易用且适合中国国情。ACT仅通过回答有关哮喘症状和生活质量的5个问题的评分进行综合判定,25分为控制、20～24分为部分控制、20分以下为未控制,并不需要患者检查肺功能。这些问卷不仅用于临床研究,还可以在临床工作中评估患者的哮喘控制水平,通过长期连续检测维持哮喘控制,尤其适合在基层医疗机构推广,作为肺功能的补充,既适用于医师,也适用于患者自我评估哮喘控制,患者可以在家庭或医院,就诊前或就诊期间完成哮喘控制水平的自我评估。这些问卷有助于改进哮喘控制的评估方法并增进医患双向交流,提供了反复使用的客观指标,以便长期监测(表4-7)。

表4-7　哮喘控制测试(ACT)

问题1	在过去4周内,在工作、学习或家庭中,有多少时候哮喘妨碍您进行日常活动					
	所有时间1	大多数时间2	有些时候3	很少时候4	没有5	得分
问题2	在过去4周内,您有多少次呼吸困难?					
	每天不止1次1	每天1次2	每周3至6次3	每周1至2次4	完全没有5	得分

续表

问题3	在过去4周内,因为哮喘症状(喘息、咳嗽、呼吸困难、胸闷或疼痛),您有多少次在夜间醒来或早上比平时早醒					
	每周4晚或更多 1	每周2至3晚 2	每周1次 3	1至2次 4	没有 5	得分
问题4	在过去4周内,您有多少次使用急救药物治疗(如沙丁胺醇)?					
	每天3次以上 1	每天1至2次 2	每周2至3次 3	每周1次或更少 4	没有 5	得分
问题5	您如何评价过去4周内,您的哮喘控制情况?					
	没有控制 1	控制很差 2	有所控制 3	控制很好 4	完全控制 5	得分

　　第1步:请将每个问题的得分写在右侧的框中。请尽可能如实回答,这将有助于与医师讨论您的哮喘;第2步:把每一题的分数相加得出总分;第3步:寻找总分的含义。25分:完全控制;20~24分:部分控制;低于20分:未得到控制

　　在哮喘长期管理治疗过程中,必须采用评估哮喘控制方法,连续监测提供可重复的客观指标,从而调整治疗,确定维持哮喘控制所需的最低治疗级别,以便维持哮喘控制,降低医疗成本。

(赵将勇)

第十节　肺　不　张

　　肺不张不是一个独立的疾病,而是多种胸部疾病的并发症。肺不张分为先天性和后天获得性两类。先天性肺不张是指胎儿出生时肺泡内无气体充盈,临床表现有不同程度呼吸困难、紫绀。X线胸片中双侧肺野呈弥散的粟粒状模糊阴影,有如毛玻璃状,胎儿可因严重缺氧死亡。后天获得性肺不张系指在生命的不同时期,由于各种不同原因引起肺萎陷,肺泡内无气体填充而形成的肺不张。本节主要论述后天获得性肺不张。

一、定义

　　肺不张是指肺脏部分的或局限于一侧的完全无气而导致的肺萎陷。肺不张可发生在肺的一侧、一大叶、一段或亚段。

二、病因和发病机制

　　根据累及的范围,肺不张可分为段、小叶、叶或整个肺的不张,也可根据其发病机制分为阻塞性和非阻塞性,后者包括粘连性、被动性、压迫性、瘢痕性和坠积性肺不张。大多数肺不张由叶或段的支气管内源性或外源性的阻塞所致。阻塞远段的肺段或肺叶内的气体吸收,使肺组织皱缩,在胸片上表现为不透光区域,一般无支气管空气征,又称吸收性肺不张。若为多发性或周边型阻塞,可出现支气管空气征。非阻塞性肺不张通常由瘢痕或粘连引起,表现为肺容量的下降,多有透光度下降,一般有支气管空气征。瘢痕性肺不张来自慢性炎症,常伴有肺实质不同程度的纤维化。此种肺不张通常继发于支气管扩张、结核、真菌感染或机化性肺炎。

　　粘连性肺不张有周围气道与肺泡的塌陷,可为弥散性、多灶性或叶、段肺不张,其机制尚未完全明确,可能与缺乏表面活性物质有关。

　　压迫性肺不张系因肺组织受邻近的扩张性病变的推压所致,如肿瘤、肺气囊、肺大疱,而松弛性(被动性)肺不张由胸腔内积气、积液所致,常表现为圆形肺不张。盘状肺不张较为少见,其发

生与横膈运动减弱或呼吸运动减弱有关。

（一）气道腔内堵塞

气管或支气管腔内梗阻为肺不张最常见的直接原因。梗阻的远侧肺组织气体被吸收，肺泡萎陷。梗阻物多为支气管癌或良性肿瘤、误吸的异物、痰栓、肉芽肿或结石等。

1.支气管管腔内肿瘤

除肺泡细胞癌外，支气管肺癌是引起肺不张最常见的原因。以鳞癌为最多见，也可见于大细胞癌、小细胞癌，少见于腺癌。其他肿瘤，如类癌、支气管腺瘤、多形性腺瘤等也可引起支气管腔内堵塞。造成肺不张的范围取决于堵塞的部位和发展速度，可由一个肺叶至一侧全肺不张。结节状或块状的肿瘤除引起远端肺不张外，常并发阻塞性肺炎。

2.吸入异物

吸入异物引起的肺不张最常见于婴幼儿，或带牙托的迟钝老人，或见于口含钉、针、麦秆之类物体工作的成年人。异物大多为食物，如花生米、瓜子、鱼刺或碎骨等；其他如假牙等物。其停留的部位常依异物的大小、形状和气道内气流的速度而定。较大的异物或在腔内存留较久的异物，使空气不能进入相应的肺内，当原有残气逐渐被吸收后，导致肺不张。误吸异物后引起突然的呛咳可为肺不张早期临床诊断的线索。但有时患者不能提供明确的吸入史，无症状期可以长短不一。当因阻塞引起继发性感染时，出现发烧、咳痰，往往被误诊为气管炎或肺炎，而误漏异物吸入的诊断。异物吸入引起的体征变化不一。当其在管腔内呈瓣膜状时，出现哮鸣音，吸气时，气流通过，呼气时阻塞远端肺泡内的气体不能呼出，引起过度充气的局限性肺气肿，受损的肺过度充气，呼吸音降低，气管和心脏移向健侧。另一方面，当异物的瓣膜作用使气体易出而不易进时，肺不张很快形成，气管移向病侧。临床上见到的肺不张多属后一种情况。

胸部 X 线透视或摄片有助于异物吸入的诊断。有些异物可随体位变动，因此，X 线片呈不同定位征象。有时不张的肺掩盖了支气管内异物影像，需加深曝光摄片进行观察。

3.痰栓

支气管分泌的黏液不能及时排出而在腔内浓缩成块状将管腔堵塞，出现肺叶或肺段不张。例如，支气管哮喘急性发作，气管切开，手术时过长时间的麻醉，术后卧床未保持适当的引流体位，特别是原有慢性呼吸道疾病、重度吸烟史，或急性呼吸道感染者，这些因素均可促使肺不张发生。当患者于术后 24～48 小时出现发热、气促、无效咳嗽时应警惕肺不张发生。不张的肺区叩诊呈浊音，呼吸音低钝。当有效地排除痰栓后，不张肺可很快复张。

4.肉芽肿

有些肉芽肿性疾病在支气管腔内生长，形似肿块，引起管腔堵塞，其中以结核性肉芽肿最为常见。这类干酪性肉芽肿愈合后形成支气管内结石为肺不张少见的原因。

（二）压迫性肺不张

肺门、纵隔肿大的淋巴结，肺组织邻近的囊性或恶性肿瘤、血管瘤、心包积液等均可引起肺不张；如果正常胸腔的负压因胸腔内大量积液、积气而消失，则肺被压缩而导致压缩性肺不张，当这些压缩因素很快消失后，肺组织可以重新复张。

（三）肺组织弹性降低

肺组织非特异性炎症，引起支气管或肺结构破坏，支气管收缩狭窄。肺泡无气，皱缩，失去弹性，体积缩小，呈长期肺不张，例如右肺中叶综合征常为非特异性感染导致肺不张的结果。

（四）胸壁病变引起的肺不张

外伤引起多发性肋骨骨折，或因神经、呼吸肌麻痹无力引起呼吸障碍，也常为肺不张的原因。继发的呼吸道感染是其促进因素。一般为局限性，多发生于病侧的下叶，或呈盘状不张。

（五）肺组织代谢紊乱引起的肺不张

表面活性物质降低的各种因素均可导致肺不张，如成人呼吸窘迫综合征。

三、临床表现

肺不张的临床表现轻重不一，取决于不同的病因、肺不张的部位或范围及有无并发症等。急性大面积的肺不张，或合并感染时，可出现咳嗽、喘鸣、咯血、脓痰、畏寒和发热，或因缺氧出现口唇、甲床发绀。病肺区叩诊浊音，呼吸音降低。吸气时，如果有少量空气进入肺不张区，可以听到干或湿啰音。上叶肺不张因邻近气管有时听到支气管肺泡呼吸音。过大的心脏或动脉瘤压迫引起的肺不张往往听到血管杂音。缓慢发生的肺不张，在无继发感染时，往往无临床症状或阳性体征，特别是当肺受累的范围小，或周围肺组织能有效地代偿膨胀时尤其如此。一般常见于右肺中叶不张。

四、X线检查主要征象

X线胸片检查对肺不张具有非常重要的诊断价值。表现为肺不张的直接X线征象和间接X线征象如下。

（一）肺不张的直接X线征象

1.密度增高

不张的肺组织透亮度降低，呈均匀致密的毛玻璃状。若肺叶不完全塌陷，尚有部分气体充盈于内时，其影像可能正常，或仅有密度增高。在肺不张的恢复期或伴有支气管扩张时，X线影像欠均匀。

2.体积缩小

肺不张时一般在X线影像中可见到相应的肺叶体积缩小。但有时在亚段以下存在侧支通气，肺体积的缩小并不明显。

3.形态、轮廓或位置的改变

叶段肺不张一般呈钝三角形，宽而钝的面朝向肋膈胸膜面，尖端指向肺门，有扇形、三角形、带形、圆形等。

（二）肺不张的间接X线征象

（1）叶间裂向不张的肺侧移位。

（2）肺纹理的分布异常：由于肺体积缩小，病变区的支气管与血管纹理聚拢，而邻近肺代偿性膨胀，致使血管纹理稀疏，并向不张的肺叶弓形移位。

（3）肺门影缩小和消失，向不张的病侧移位，或与肺不张的致密影像融合。

（4）纵隔、心脏、气管向患侧移位。有时健侧肺疝向患侧，而出现纵隔疝。

（5）横膈升高，胸廓缩小，肋间变窄。除了上述的肺不张直接或间接X线征象，有时肺不张在X线胸片上呈现的某些特征也可作为病原学诊断的参考。

五、诊断

(一)肺不张的诊断

主要靠胸部 X 线所见。病因需结合病史。由于痰栓或手术后排痰困难所导致的肺不张,在临床密切观察下即可发现。

(二)病因诊断

由于肺不张不是一个独立的疾病,而是多种胸部疾病的并发症。因此,不能仅满足于做出肺不张的诊断,而应力求明确病因。尤其应该首先排除肿瘤引起的肺不张。纤维支气管镜检查和选择性支气管造影有助于病因的诊断:①右上肺叶不张的肺裂呈反"S"形时常是肺癌的指征。②如纵隔向有大量胸腔积液的一侧移位,说明该侧存在着肺不张,这往往是肺癌的指征。③如不张的肺叶经支气管造影、体层像、CT 或纤维支气管镜等检查证明并无支气管阻塞,则肿瘤引起的肺不张基本上可以排除。④如果同时有多肺叶或多肺段发生不张,且这些不张的肺叶肺段的支气管开口并不是彼此相邻的,则肺不张由肺癌引起的可能性很小。

(三)各种类型的 X 线表现

诊断肺不张采用标准的后前位胸片和侧位胸片为重要的手段。断层胸片可显示支气管腔内堵塞的部位。

1.右侧肺、叶、段不张的 X 线表现

(1)右侧全肺不张:有主支气管堵塞引起右侧全肺不张,右肺密度均匀增高,致密呈毛玻璃样,体积缩小移向肺门。气管、纵隔、心脏移向病侧,横膈升高,胸廓内陷,肋间变窄。对侧肺呈代偿性肺气肿。如堵塞为异物或痰栓引起,去除异物或痰栓后,不张的肺可以完全复张。如堵塞物为肿瘤或肿大的淋巴结压迫,常因纤维化改变,肺的复张较缓慢,或完全不能复张。胸腔内积聚大量气体、液体引起同侧胸内肺萎陷,其程度往往较支气管堵塞引起的肺不张轻,气管、纵隔和心脏移向对侧,肋间隙变宽,横膈下降,或上述改变不明显。

(2)右肺上叶不张:正位胸片即可显示,不张的肺向前上内侧收缩,呈折扇形致密影,尖端于肺门,基底贴胸壁,外缘呈斜直状由肺门伸向胸廓上方,常误认为纵隔增宽。肺门向上向外移位,水平裂向上收缩,有时上叶被压成扁平状类似胸膜顶尖帽。中叶和下叶代偿性肺气肿,血管纹理分散,肺动脉影由下斜位变为横位,横膈改变不明显。侧位观察:水平裂弓形上移,斜裂向前向上移位,右肺上叶不张常见于结核和肺癌。结核病变多引起上叶后段不张,而上叶前段不张应考虑肺癌。有时,因病变与周围胸膜粘连,使肺叶不能完全向上和向内收缩,呈凹面向下的弧形,右肺上叶不张的 X 线胸片,有时呈邻近横膈峰征,表现为边缘清晰的小尖峰,居横膈表面,或接近横膈圆顶的最高点。

(3)右肺中叶不张:中叶体积缩小,上下径变短,肺叶内缩,邻近的上下肺叶呈代偿性肺气肿。正位观察:有肺门下移,右心缘不清楚,水平裂间裂移向内下,纵隔、心脏、横膈一般无移位。前弓位观察:可见由肺门向外伸展的狭窄的三角形致密影,尖端达胸壁,基底向肺门,上下边缘锐利。侧位观察:自肺门区向前下斜行的带状致密影,基底宽,接近剑突与胸骨交界处。上缘为向下移位的水平裂,下缘为向前、向上移位的斜裂下部,尖端位于水平裂与斜裂交界处,形似三角。

(4)右肺下叶不张:正位观察,右肺下心缘旁呈一三角形向上的阴影,尖端指向肺门,基底与横膈内侧相贴,上窄下宽的狭长三角形致密影,向后向内收缩至胸椎旁,肺门向内下移位,横膈上升,心脏移向病侧,有时不张的下叶肺隐于其后。侧位相:右侧横膈部分闭塞,有一模糊的三角形楔状影,其前缘为后移的向后凸的斜裂,此征象可与向前凸的包裹性积液鉴别。右肺下叶不张除了前述的一般特征,有时在胸腔的上方内侧呈现三角形的影像,与纵隔相连接,尖端指向肺门。基底位于锁骨影之上。该三角形为正常纵隔软组织,包括前纵隔胸膜左右边界及锁骨上区。当右下叶肺不张发生后,体积缩小,该三角形由正常的部位拉向病侧。此征象具有重要的诊断意义,因为当下叶不张的肺隐蔽于心后时,或右下肺不张伴有胸腔积液时,不张的右肺下叶往往不易被发现,而肺上部三角形影像可作为其诊断的依据。当下叶肺不张与胸腔积液并存时,单以胸片鉴别有一定困难,可结合 B 超识别胸腔积液的存在。右肺下叶基底段不张后前位观察:右基底段浓密影。右侧位观察:横膈面仅见斜裂的小部分,基底段塌陷类似积液阴影,背段呈代偿性膨胀,充气的背段与不张的基底段之间边界不规整。

(5)右肺上叶和中叶不张:右纵隔旁和右心缘旁浓密影,周边渐淡,斜裂向前移位,类似左上肺叶不张。前纵隔可出现左肺疝。

(6)右肺中叶不张合并右肺下叶不张:根据右肺中叶合并右肺下叶不张的程度不同其表现也不一样,或为水平叶间裂下移,外侧下移更明显,充气的肺与不张的肺之间在侧位片上缺乏明显边界,类似胸腔积液;或为水平叶间裂稍向上凸起,类似膈肌升高或肺下积液。

2.左侧肺、叶、段不张的 X 线表现

(1)左肺上叶不张:左肺上叶不张常伴下叶代偿性肺气肿。不张的上叶呈翼状向前内收缩至纵隔,常与纵隔肿瘤混淆。下叶背段呈代偿性膨胀可达肺尖区。由于上叶肺组织较宽厚而舌叶较薄,从正位观察,上叶肺的内中带密度较高,下肺野相对透亮。左肺舌叶不张使左心缘模糊,显示不清。左侧位观察:斜裂向前移位,不张的肺叶体积缩小。

(2)左肺下叶不张:正位 X 线胸片呈平腰征,左心缘的正常凹面消失,心脏左缘呈平直状,不张的下叶呈三角形隐蔽于心后,使心影密度增高,左肺门下移,同侧横膈升高。左肺下叶基底段不张:正位胸片显示左基底弥漫性稠密影,横膈升高。侧位片观察:斜裂下部分起始于横膈,边界清晰。充气的背段与不张的基底段之间的界限不锐利。

3.其他类型肺不张

(1)圆形肺不张:多见于有胸腔积液存在时,其形态和部位有时不易确认,甚至被误认为肿瘤。所以,认识圆形肺不张很重要,可以避免不必要的创伤性检查和治疗。圆形肺不张一般局限于胸膜下,呈圆形或椭圆形,直径 2.5~5 cm,其下方有血管或支气管连接影,形似彗星尾。不张的肺叶体积缩小,不张区底部有支气管气道影,周围组织呈代偿性气肿,损伤区邻近的胸膜增厚。

(2)盘状肺不张:从 X 线胸片观察,肺底部呈 2~6 cm 长的盘状或条形阴影,位于横膈上方,随呼吸上下移动。其发生与横膈运动减弱有关,常见于腹腔内积液,或因胸膜炎造成疼痛使呼吸运动幅度减弱。

(3)癌性肺不张:当癌组织向支气管腔外蔓延或局部淋巴结肿大时,X 线胸片可见肿块和叶间裂移位同时出现,在右肺上叶的病变可呈不同程度的"S"形,或肺不张边缘呈"波浪形"。

(4)结核性肺不张:其特点是支气管梗阻部位多发生在 2~4 级支气管,支气管扭曲变形,或伴支气管播散病灶;其他肺野有时可见结核灶,或有明显的胸膜肥厚粘连。

六、鉴别诊断

(一)肺实变

X 线表现仅示肺叶或肺段的密度增高影,主要为实变而非萎陷,体积不缩小;无叶间裂、纵隔或肺门移位表现;邻近肺组织无代偿性肺气肿,实变阴影中可见气管充气相。

(二)包裹性胸腔积液

位于胸膜腔下后方和内侧的包裹性积液有时和下叶不张相似,位于横裂或斜裂下部的积液有时和右中叶或舌叶不张相似。进行不同体位的 X 线检查,注意有无胸膜增厚存在,以及阴影和肺裂的关系对鉴别诊断有一定的帮助。如叶间包裹性积液,侧位片见叶间裂部位的梭形致密影,密度均匀,梭形影的两尖端与叶间裂相连。胸部 B 超检查有助于区别不张与积液。

(三)右中叶炎症

侧位相中叶体积不缩小,横膈和斜裂不移位。

七、治疗

肺不张的治疗依其不同的病因而采取不同的治疗手段。痰栓引起的肺不张,首先要有效地湿化呼吸道,在化痰的条件下,配合体位引流、拍背、深呼吸,加强肺叶的扩张,促使分泌物排出。如果 24 小时仍无效果,可行纤维支气管镜吸引。异物引起的肺不张,通过气管镜取出异物,如果异物在肺内存留过久,或因慢性炎症反应很难取出,必要时手术治疗。肿瘤引起的肺不张,依其细胞类型进行化疗、放疗或手术切除。由于支气管结核而引起的肺不张的治疗,除全身用抗结核治疗外,可配合局部喷吸抗结核药物。

(赵将勇)

第十一节　气　胸

胸膜腔是由壁层和脏层两层胸膜构成的一个密闭的不含空气的潜在性腔隙,任何原因致胸膜破损,空气进入胸膜腔即形成气胸。气胸分为自发性气胸和创伤性气胸。自发性气胸又可分为原发性和继发性两种;原发性气胸主要发生在既往无基础肺疾病的健康人,继发于原有基础肺或胸膜疾病的则称继发性气胸。创伤性气胸是指胸部直接或间接创伤所引起,也包括诊断和治疗操作过程中引起的医源性气胸。本节主要叙述自发性气胸。

一、病因和发病机制

原发性气胸又称特发性气胸,多发生在 30～40 岁,男多于女,发病比例为 4∶1～6∶1;有侧发病多于左侧,约 10% 为双侧;肺部常规 X 线检查常无异常发现,其发病主要是由于胸膜下肺表面的气肿泡或肺尖部肺内大疱破裂所致,发病机制尚不清楚。有人解释:由于肺本身的重力作用,整个肺内机械张力的分布不均匀,肺尖部肺泡壁的张力比肺底部的大,此处的肺泡壁易于扩张破裂。原发性气胸患者多为瘦长体型身材较高者,这一人群从肺底到肺尖的压力梯度比正常人大,肺尖部肺泡壁所承受的张力相对较高,因而更易引起肺尖部胸膜下局限性气肿泡而发生气胸。吸烟人群中原发性气胸发病率较高,停止吸烟可以减少气胸复发。上述病变也可能是吸烟、支气管或肺部炎症所致的纤维组织牵拉或通气不畅引起,或肺纤维组织先天发育不全(如马方综合征)所致。有报道认为,原发性自发性气胸可能有遗传因素,11.5% 的患者有家族史,人类白细胞抗原(HLA)单连体 A2B40 可能与原发性自发性气胸的发生有关,女性患者的家族史更明显,发病平均年龄较男性早 2～5 岁。

继发性自发性气胸,是在肺脏和胸膜各种疾病的基础上形成的气胸,因此临床症状较原发性气胸重,发病年龄也较高。最常见的病因是慢性阻塞性肺疾病(COPD)和肺结核并发肺大疱时,引流的小气道炎症狭窄、扭曲,肺泡内压急骤升高,导致大泡破裂,引起气胸。金黄色葡萄球菌、厌氧菌、革兰氏阴性杆菌等引起的肺化脓性病灶溃破入胸膜腔则引起脓气胸。近年获得性免疫缺陷综合征(AIDS)伴随的卡氏肺孢子菌感染引起的自发性气胸已受到重视。肺包虫囊肿破裂,肺吸虫等感染均可引起气胸。严重的支气管哮喘、肺癌、肺转移性肿瘤等疾病均可并发气胸。有时胸膜上具有异位子宫内膜,在月经期可以破裂而发生气胸(月经性气胸)。

气胸的发生大多数无明显诱因,凡能增加胸膜腔内压,尤其存在上述病因时病变区肺泡内压力增高因素均可诱发自发性气胸,剧烈运动、咳嗽、费力大便,甚至打哈欠、举物欢呼时,均可成为自发性气胸的诱因。乘坐飞机或潜水,因飞机迅速升高或潜水快速浮出水面,外界气压突然降低.肺内大泡胀大易于破裂。机械通气时,气道压力超过肺泡(尤其是病变组织)所能承受的压力时,也可诱发气胸。

二、病理生理

气胸时,胸膜腔内的负压消失使肺发生萎陷,可引起下述病理生理变化:①对通气功能的影响,主要表现为肺活量和最大通气量减少,属限制性通气功能障碍。一般肺压缩 20% 以上,就可影响通气功能。②对气体交换功能的影响,气胸初始时,通气/血流(VA/Q)比值下降,解剖分流增加,产生低氧血症,表现为动脉血氧饱和度(SaO_2)和动脉血氧分压(PaO_2)降低,但对动脉血二氧化碳分压($PaCO_2$)影响不太大,$PaCO_2$ 甚至低于正常。气胸发生数小时后,由于重新调整了 VA/Q 比例,使之恢复或接近正常比值,因此,PaO_2 和 $PaCO_2$ 可恢复正常,患者缺氧现象可能缓解。③对循环功能的影响,一般气胸对循环功能的影响不大或无影响,但张力性气胸可使回心血量减少,影响心脏搏出量,可引起血压下降,甚至发生休克。

三、临床类型

根据脏层胸膜破裂情况及胸腔内压力的变化将气胸分为 3 种类型。

(一)闭合性气胸

由于脏层胸膜裂口随着肺脏萎陷而关闭,空气停止继续进入胸膜腔,胸膜腔内压接近或稍超过大气压。抽气后,胸膜腔内压下降,留针 1～2 分钟压力不再上升。

(二)开放性气胸

破裂口开放,空气从破裂口随呼吸自由进出胸膜腔,实际是支气管胸膜瘘,胸膜腔内压力接近大气压力,测压表上显示在"0"上下,抽气后压力不变。

(三)张力性气胸

破裂口形成单向活瓣,吸气时,胸膜腔内压力降低,活瓣开放,空气进入胸膜腔,呼气时胸膜腔内压力升高,关闭活瓣,空气不能逸出,胸膜腔内压急骤上升,常在 0.78～0.98.0 kPa(8～10 cmH_2O),有时可高达 1.96 kPa(20 cmH_2O)以上,致呼吸困难严重,纵隔被推向健侧,循环受到影响。抽气后胸膜腔内压下降,后又迅速上升为正压。

四、临床表现

气胸的临床表现与气胸发生的快慢、肺萎陷程度和胸膜腔内压力大小、原有肺功能基础三个因素有关。

(一)症状

发病前可有咳嗽、提重物、剧烈运动等诱因,但许多是在正常活动或安静休息时发病。剧烈运动时发病不足 10%。典型表现为患侧突发胸痛,呈尖锐持续性刺痛或刀割痛,吸气加剧,多在前胸、腋下部,可放射到肩、背、上腹部。持续性胸骨后痛提示纵隔气肿的存在。因气体刺激胸膜,可产生短暂的刺激性干咳。这些症状多在 24 小时内缓解。继之出现呼吸困难,老年患者特别是既往肺功能严重减退者,在气胸量不大时,即可出现明显的呼吸困难;而既往无基础肺疾病的年轻人即使肺压缩 80% 以上,呼吸困难也可不明显。张力性气胸患者由于胸膜腔内压骤升,纵隔移位,呼吸困难显著并进行性加重,常伴有心动过速、恐惧、烦躁,以及大汗、皮肤湿冷等休克表现。发绀多见于张力性气胸膜腔和原有肺功能不全者。

(二)体征

气胸患者的体征视积气量和有无积液而定,少量气胸时体征不明显,肺压缩在 30% 以上,可见患侧胸廓膨隆,呼吸运动减弱,叩诊呈鼓音,心、肝浊音区消失,语颤和呼吸音均减弱或消失。左侧少量气胸或纵隔气肿时,可在左心缘或左胸骨缘处听到与心跳同步的噼啪声,称为黑曼征,于左侧卧位呼气时最清楚;其产生机制可能为心跳挤压纵隔和左胸膜腔内的空气,或心跳使分开的脏壁层胸膜突然接触而产生。大量气胸可使心脏、气管向健侧移位。若颈、胸部触及握雪感,为皮下气肿的表现,也提示可能有纵隔气肿。

五、X 线检查

气胸的典型 X 线表现为肺向肺门萎陷呈圆球形阴影,气体常聚集于胸腔外侧或肺尖,局部透亮度增加,无肺纹理;压缩的肺外缘可见发线状的阴影。少量气胸往往局限于肺尖,常被骨骼掩盖,嘱患者深呼气,使萎缩的肺更为缩小,密度增高,与外带积气透光区呈更鲜明对比,从而显示气胸带。局限性气胸在后前位 X 线检查时易遗漏,需 X 线透视转动体位方能见到气胸。CT 扫描可以确诊局限性气胸,并有助于肺大疱和气胸的鉴别,前者在透光增强区域可见肺大疱间隔的存在。在肺复张后,CT 检查可以进一步明确基础肺部疾病。

六、诊断和鉴别诊断

根据患者突然发生胸痛、呼吸困难并有气胸体征,即可做出初步诊断。X 线显示胸膜腔积气带是确诊的依据。在无条件或病情危重不允许作 X 线检查时,可在患侧胸膜腔积气体征最明显处行诊断性穿刺,抽气测压,若为正压且抽出气体,说明有气胸存在,即应抽出气体以缓解症状,并观察抽气后胸膜腔内压力的变化以判断气胸的类型。自发性气胸有时酷似其他心肺疾病,应予鉴别。

(一)严重阻塞性肺气肿

有气急和呼吸困难,体检两肺叩诊反响增强,呼吸音减弱。呼吸道感染加重时,气急、发绀可加重,应仔细比较两侧叩诊和呼吸音是否对称,及时行 X 线检查可以鉴别。

(二)肺大疱

位于肺周边部位的肺大疱有时在 X 线检查时可误诊为气胸。肺大疱可因先天发育形成,也可因支气管内活瓣阻塞而形成张力性囊腔或巨型空腔,起病缓慢,气急不剧烈。从不同角度作胸部透视或 CT 检查,可见肺大疱为圆形或卵圆形透光区,疱内有细小的条纹,为肺小叶或肺血管的残遗物,肺大疱向周围膨胀,将肺压向周围;而气胸则见胸外侧的含气带,其中无肺纹理所见。肺大疱内压力与大气压相仿,抽气后,大疱容积无显著改变。

(三)急性心肌梗死

可突然发生胸痛、胸闷,甚至呼吸困难犹似气胸,但患者常有高血压及冠状动脉硬化性心脏病史,体征、心电图和 X 线检查有助于诊断。

(四)肺栓塞

有胸痛、呼吸困难和发绀等酷似气胸的表现,但患者常有咯血,并常有下肢或盆腔血栓性静脉炎、骨折、严重心脏病和心房颤动等病史,或发生在长期卧床的老年患者或肿瘤患者,体检或 X 线检查有助于鉴别。

七、治疗

自发性气胸的治疗旨在消除症状,明确并发症,促进肺复张,防止复发和慢性气胸的发生。治疗方法的选择取决于症状的严重程度和持续时间,是否有基础肺部疾病,既往发作史及患者的职业。应选择能让患者尽早恢复正常生活和工作,并且复发率最低、痛苦最小的治疗方法。

(一)一般治疗

闭合性小量气胸(≤20%)患者若无症状,可不予特殊处理。但在发病后的 24～48 小时内应密切观察,以保证气胸不再发展;嘱患者卧床休息,少讲话,减少肺活动。以利破口愈合和气体吸收。每天约有1.25%的胸膜腔内气体容积被吸收,如吸入高浓度氧(面罩呼吸或持续吸入),氧流量为每分钟 3 L,可使气胸气体吸收的速度提高达每天 4.2%,肺复张时间明显缩短。若复张延迟,气体进行性增多,症状加重,则需引流排气。

(二)排气疗法

1.穿刺抽气法

适用于闭合性气胸。患者取坐位或仰卧位,于第 2 肋间锁骨中线外或第 4 肋间腋前线处(如为局限性气胸,则根据气胸部位)消毒、局部麻醉,气胸针穿刺进入胸膜腔,测定初压,抽气至呼吸困难缓解或使胸膜内压在$-0.40～-0.20$ kPa($-4～-2$ cmH$_2$O)停止;留针 3 分钟观察压力变化,判定气胸类型。一般抽气 1～2 次即可。抽气不能太快,以防复张性肺水肿。

2.胸腔闭式引流术

在上述部位局部麻醉后应用带针芯的粗套管针或用手术方法将引流导管插入胸膜腔,另一端接在水封瓶玻璃管上。①正压连续排气:将胸腔引流管连接于床旁的单瓶水封正压排气装置(图 4-3),引流的玻璃管端置于水面下 2 cm。闭合性气胸穿刺后观察数天肺未复张或交通性气胸和张力性气胸,用此方法可获良好效果。②持续负压排气法:对于闭式引流 1～2 周肺仍未复张,复发性或慢性气胸,可采用此法。胸腔引流管连接于负压连续排气装置(图 4-4),使胸膜腔内压力保持负压水平[$-1.37～-0.78$ kPa($-14～-8$ cmH$_2$O)]为宜。本法可迅速排气并能引流胸腔积液,促使肺脏迅速复张。

(三)外科治疗

原发性气胸第 1 次发作后复发率为30%,以后的复发率持续增加。气胸的反复发作往往给患者的正常工作和生活造成较大影响。10%～20%的自发性气胸需外科治疗。自发性气胸的手术指征:①长期气胸;②复发性气胸;③双侧同时气胸;④自发性血气胸;⑤特殊职业等。一些特殊职业首次气胸亦应手术治疗,如飞行员、潜水员、远洋船员以及地质队员等需要长期野外或边远地区工作者。手术治疗成功率高,复发率低。

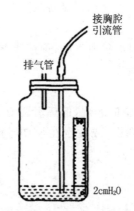

图 4-3　单瓶水封正压排气装置

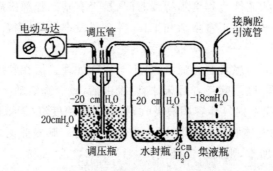

图 4-4　负压连续排气装置

1.开胸手术

包括完整肺大疱切除、部分肺大疱切除加胸膜粘连固定术。若肺内原有明显病变,可考虑将肺叶或肺段切除。

2.电视胸腔镜(video assisted thoracic surgery,VATS)

已被广泛地应用于自发性气胸的治疗。其优点为手术效果确实,复发率低,切口小,创伤少,术后恢复快。

(四)其他治疗

由于气胸的存在,出现限制通气功能障碍,肺活量及其他肺容量减少,严重者可出现呼吸衰竭。要根据患者情况适当给氧,并治疗原发病。防治胸腔感染,镇咳、祛痰、镇痛、休息、支持疗法也应予以重视。

八、并发症及其处理

(一)复发性气胸

约 1/3 的气胸 2～3 年内可同侧复发。对于多次复发的气胸,能耐受手术者做胸膜修补术;对不能耐手术者,可考虑胸膜粘连疗法。可供选用的粘连剂有四环素粉针剂、凝血酶等。其作用机制是通过生物、理化刺激产生无菌性胸膜炎症,使两层胸膜粘连,胸膜腔闭锁,达到防治气胸的目的。胸膜腔注入粘连剂前,应用闭式引流负压吸引,务必使肺完全复张。为避免药物所致的剧烈胸痛,先注入适量利多卡因,让患者转动体位,充分麻醉胸膜,15～20分钟后注入粘连剂。嘱患者反复转动体位,让药液均匀涂布胸膜(尤其是肺尖)。夹管观察数小时(如有气胸症状随时开管排气),吸出胸腔内多余药物。若一次无效,可重复注药。观察2～3天,经透视或摄片证实气胸治愈,可拔除引流管。

(二)血气胸

自发性气胸伴有胸膜腔内出血称血气胸,是由于胸膜粘连带内的血管断裂。肺完全复张后,出血多能自行停止。若继续出血不止,除抽气排液和适当输血外,应考虑手术结扎出血的血管。

(三)纵隔气肿和皮下气肿

高压气胸或抽气或进行闭式引流后,可沿针孔切口出现胸壁皮下气肿。逸出的气体还可蔓延至腹壁和上肢皮下。高压的气体进入肺间质,循血管鞘经肺门进入纵隔。纵隔气体又可沿着筋膜进入颈部皮下组织及胸腹部皮下。X线片上可见到皮下和纵隔边缘含气带。纵隔内大血管受压,患者感到胸骨后疼痛,气短和发绀,甚至血压下降。

皮下气肿和纵隔气肿随胸膜腔内气体排出减压而能自行吸收,吸入浓度较高的氧气可以加大纵隔内氧的浓度,有利于气体的消散。纵隔气肿张力过高而影响呼吸和循环者,可作胸骨上穿刺或切开排气。

(四)张力性气胸并发循环障碍

病情危重危及生命,必须尽快排气。紧急时将消毒针头从患侧肋间隙插入胸膜腔,使大量积气得以由此自行排出,缓解症状。紧急时,还可用大注射器接连三路开关抽气,或者经胸壁插针,尾端用胶管连接水封瓶引流,使大量气体得以单向排出。亦可用一粗注射针,在其尾部扎上橡皮指套,指套末端剪一小裂缝,插入气胸腔作为临时简易排气,气体从小裂缝排出,待胸腔内压减至负压时,套囊即塌陷,小裂缝关闭,外界空气不能进入胸膜腔。对张力性气胸应尽早行胸腔闭式引流术。

(五)复张性肺水肿

由于气胸或胸腔积液引流过速,包括负压吸引,致单侧萎陷的肺组织复张过快时可出现肺水肿,有时也可累及对侧。患者可有不同程度的低氧血症和低血压,常有顽固性咳嗽和胸闷,治疗主要给予吸氧和利尿剂,必要时行持续正压通气,可加快临床症状的缓解。复张性肺水肿严重时可危及生命,预防是重要环节。

(赵将勇)

第十二节 乳 糜 胸

乳糜胸于1933年首次由Bartolet报告,临床上虽不常见,但随着胸腔手术的增加,这一疾病更为常见。但随着现代诊断和治疗水平的不断提高,乳糜胸患者的病死率已下降到10%以下。

一、定义

由于胸导管或其分支的损伤及病变造成乳糜在胸膜腔内积聚,称为乳糜胸。胸导管经膈肌主动脉裂孔进入后纵隔右侧上行于主动脉和奇静脉之间,于第5胸椎水平走向脊柱左侧。该管沿食管的左缘上行至第 1 胸椎水平汇入左颈内静脉和锁骨下静脉的交界部。因此第 5 胸椎水平以下的胸导管损伤可出现右侧乳糜胸,病损若在第 5 胸椎以上可引起左侧乳糜胸。乳糜胸约占所有胸腔积液的 2%。

二、病因

(一)创伤性

占病因的 25%,其中医源性损伤占创伤病因的 30%。最常见于胸腔手术。据统计,其发病率占胸腔内手术的 0.24%～0.5%。包括食管、主动脉、纵隔、心脏、肺和交感神经系统的手术可能引起胸导管或其分支的损伤。偶见于颈部手术、腹部交感神经切除术和根治性淋巴结清除术、腰部主动脉造影术、锁骨下静脉和左颈内静脉插管术后。

颈、胸部的刀、枪伤等穿透性损伤累及胸导管,致乳糜胸。肺脏外伤和脊柱骨折亦较易引起乳糜胸。外伤性乳糜胸以右侧多见,损伤的位置常为第 9、第 10 胸椎。有时脊柱突然过度伸展、举重、咳嗽、呕吐等剧烈动作,均可发生乳糜胸。

(二)肿瘤性

为最常见的病因,占 50%,其中以淋巴瘤最多见,约占恶性肿瘤患者的 75%。癌肿纵隔转移侵及胸导管或其分支也可引起乳糜胸。文献报告艾滋病并发 Kaposi 肉瘤,胸导管受累时可出现乳糜胸。

(三)特发性

较少见,在病因中占 15%,先天性乳糜胸是新生儿早期胸腔积液的最常见原因。发生于产后 1～7 天内,可伴有先天愚型综合征、Noonan 综合征、母体羊水过多、淋巴管瘤、先天性淋巴管扩张、H 型气管食管瘘及胸导管发育不良和闭锁等。

(四)其他

约占 10%,包括丝虫病、淋巴结肿大、结核病、结节病、淀粉样变性、狼疮、静脉血栓形成、二尖瓣狭窄、肝硬化、心力衰竭、各种良性肿瘤、肺淋巴管肌瘤病、淋巴管瘤、肠淋巴管扩张、蛋白丢失性肠病等,其中大多数很少引起乳糜胸。肺淋巴管肌瘤病极少见,但发生乳糜胸的概率较高,约 75% 的患者伴有乳糜胸。

三、发病机制

肠道形成的淋巴液进入胸导管,会同其中的其他成分就称为乳糜。其富含三酰甘油和乳糜微粒,呈乳白色。每天有 1 500～2 500 mL 的乳糜液进入血液循环。进食脂肪后,胸导管内淋巴流动较进食前增加。产生乳糜胸的机制如下。

(1)对胸导管或其分支的直接损伤。

(2)肿瘤或炎症直接侵蚀。

(3)外压性或放疗后使管腔闭塞,或先天性发育不良及闭锁,使淋巴管压力升高,产生淋巴、乳糜反流。

(4)静脉压力升高使淋巴管压力升高,导致淋巴管破裂。

先天性乳糜胸一般与分娩时胎儿先天薄弱的胸导管过度伸展、撕拉或淋巴管发育异常有关;或分娩时胎儿静脉压突然增高引起先天性薄弱的胸导管破裂。

四、临床表现

乳糜胸患者临床上除原发病所见的症状外,主要表现为乏力、体重减轻、尿少和脂溶性维生素缺乏、严重脱水、消瘦等营养不良的症状。胸膜腔内大量乳糜液的积贮,使肺组织受压,纵隔向对侧移位,胸闷、呼吸困难、心悸等,重者可出现休克。由于乳糜液有制菌作用,对胸膜腔的刺激性小,故患者多无发热、胸痛。

先天性淋巴管发育不良或扩张表现为"黄甲综合征",即黄色甲、淋巴水肿、乳糜性胸腔积液三联症。

查体有胸腔积液的体征。

五、X线检查

呈胸腔积液征,常可见纵隔淋巴结肿大。

六、实验室检查

乳糜静置后可以分成3层:上层呈乳膏样,为乳糜微粒;中层呈乳状,为蛋白质及少量脂质成分;下层主要为细胞成分,多为小淋巴细胞。乳糜外观呈乳白色,为无臭的渗出液,比重为 $1.012\sim1.025$, pH$>$7.40,总蛋白在 30 g/L 以上,白细胞计数平均为 5×10^9/L,以淋巴细胞为主,脂肪含量超过 4 g/L,主要为三酰甘油。

乳糜中加入苏丹Ⅲ酒精液呈红色,显微镜下见多数淋巴球和苏丹Ⅲ阳性的脂肪球。加乙醚于乳糜液中,震荡后静置,乳糜溶于乙醚层中,胸腔积液便见澄清。

胸液三酰甘油测定:高于 1.2 mmol/L,胆固醇/三酰甘油小于 1。

七、淋巴管造影

用 30%油碘剂碘苯酯从下肢淋巴管注入,可发现淋巴管、胸导管阻塞和破裂部位,观察淋巴管有无畸形、扩张、迂曲及造影剂外漏情况,24 小时后了解淋巴管病变部位。

八、胸、腹部CT检查

胸部 CT 能在乳糜胸出现前显示后纵隔影增宽(乳糜胸存在);能发现纵隔及腹主动脉旁淋巴结病变。

九、开胸探查

对乳糜胸持续存在,上述检查不能明确病因诊断,CT 显示异常,此时需考虑开胸探查。

十、诊断

详细询问病史对诊断十分重要,询问近日有无胸外科手术史,有无胸部钝伤或隐性外伤。加上患者有大量胸腔积液、进行性呼吸困难,抽出胸液呈牛奶状,则具有高度诊断价值。但呈此典型外观者仅约 50%,有 12%病例胸液呈浆液性或血性,尤其在刚手术后禁食或刚出生后新生儿未喂养时。若浑浊液离心后上层液呈云雾状,提示有乳糜胸的可能。若浑浊液离心后变清晰,则非乳糜液。诊断时还需明确胸导管破裂或堵塞的部位,并寻找原发病。

十一、鉴别诊断

乳糜胸需与假性乳糜胸、脓胸等相鉴别。

(一)假性乳糜胸

假性乳糜胸常见病因为结核、类风湿性关节炎、充血性心力衰竭、梅毒等。这是由于胸腔积液在胸腔内停留时间较长(多大于 1 年),胸腔积液内的细胞成分分解、坏死,或产生胆固醇的细胞释放胆固醇,使胸液中的胆固醇含量相对较高,而三酰甘油的含量相对较低,增厚的胸膜又难以将此大量的胆固醇移去。与乳糜胸的鉴别见表 4-8。

表 4-8　乳糜液与假性乳糜液的鉴别

	乳糜液	假性乳糜液
外观	乳状	乳状
静置后的奶油层	有	没有
臭味	无臭味	无味或有臭味
pH	碱性	变化较大
脂肪球(苏丹Ⅲ染色)	有	没有
加乙醚	变清亮,容积变小	无变化
比重	>1.012	<1.012
微生物检查	无菌	一般无菌
三酰甘油	高(>1.2 mmol/L)	低
胆固醇	低	高(10.4～26 mmol/L)
胆固醇/三酰甘油	<1	>1
脂蛋白电泳	有乳糜微粒带	无
口服嗜碱性染料	胸液中有染料	无
显微镜检	淋巴细胞,油滴	各类细胞,胆固醇结晶
病因	外伤、肿瘤或结核等损害或压迫胸导管、先天性	长期胸腔积液、胸膜肥厚,如结核性胸膜炎、类风湿性关节炎
起病	较急	慢性、长期胸腔积液史

(二)脓胸

急性脓胸时可伴有全身中毒症状,患侧胸壁水肿、红热、压痛等体征。慢性脓胸患者常有胸痛、发热,白细胞增多。由于胸液中有大量的脓细胞,或脓细胞分解,发生脂肪变性、坏死,呈乳糜样外观。离心沉淀后上层变为清亮液,下层细胞沉渣或有形成分沉渣。胸液涂片和培养常可查到致病菌。

十二、治疗

(一)病因治疗

按引起乳糜胸的原因治疗。

(二)内科治疗

内科治疗的原则是既要维持足够的营养,又要减少乳糜的生成。经过治疗促进破裂口早期愈合,或经 2～3 周后淋巴管侧支扩张,侧支循环建立,最终达到乳糜胸的治愈。

1.饮食治疗

食物中的脂肪在小肠分解吸收,长链脂肪酸(碳原子 12 个以上)脂化后是经淋巴管、胸导管进入左锁骨下静脉,而短链脂肪酸(碳原子 10 个以下)不脂化则经门静脉吸收。故采用低脂肪饮食,推荐使用中链三酰甘油(MCT),不仅能维持营养,而且降低胸导管的乳糜流量和胸腔乳糜液的贮积,从而促进破口愈合。如需进一步减少淋巴流量,可禁食,而行静脉高营养。

2.静脉高营养

静脉输入多种氨基酸、多种维生素、各种电解质及足量水分,以维持患者的营养。

3.胸腔引流

大量乳糜胸液致呼吸困难时应行胸腔引流,引流和大气压相等时中止,不再加负压吸引,以免胸腔内压差增大反而促进乳糜漏出、营养状态恶化和胸腔漏修复困难。

(三)手术治疗

1.手术指征

(1)成人每天平均丢失乳糜液超过 1 500 mL 或儿童超过 1 000 mL,并持续 5 天。

(2)经过 2 周保守治疗,乳糜量未见减少。

(3)保守治疗期间,营养状况急剧恶化。

2.手术方法

常用的手术方法:直接结扎胸导管、大块结扎胸导管、胸腹膜腔分流术、胸膜切除术、肺包膜剥脱术等,而最多见的是直接结扎胸导管法。

(赵将勇)

第十三节　胸腔积液

胸膜腔是位于肺和胸壁之间的一个潜在的腔隙。在正常情况下脏层胸膜和壁层胸膜表面上有一层很薄的液体,在呼吸运动时起润滑作用。胸膜腔和其中的液体并非处于静止状态,在每一次呼吸周期中胸膜腔的形状和压力均有很大变化,使胸膜腔液体持续滤出和吸收并处于动态平衡,任何因素使胸膜腔内液体形成过快或吸收过缓,即产生胸腔积液(简称胸腔积液)。

一、病因与发病机制

胸腔积液是常见的内科问题,肺、胸膜和肺外疾病均可引起。临床上常见的病因和发病机制如下所述。

(一)胸膜毛细血管内静水压增高

如充血性心力衰竭、缩窄性心包炎、血容量增加、上腔静脉或奇静脉受阻,产生胸腔漏出液。

(二)胸膜通透性增加

如胸膜炎症(肺结核、肺炎)、结缔组织病(系统性红斑狼疮、类风湿关节炎)、胸膜肿瘤(恶性肿瘤转移、间皮瘤)、肺梗死、膈下炎症(膈下脓肿、肝脓肿、急性胰腺炎)等,产生胸腔渗出液。

(三)胸膜毛细血管内胶体渗透压降低

如低蛋白血症、肝硬化、肾病综合征、急性肾小球肾炎、黏液性水肿等,产生胸腔漏出液。

(四)壁层胸膜淋巴引流障碍

癌性淋巴管阻塞、发育性淋巴管引流异常等,产生胸腔渗出液。

(五)损伤

主动脉瘤破裂、食管破裂、胸导管破裂等,产生血胸、脓胸和乳糜胸。

二、临床表现

(一)症状

呼吸困难是最常见的症状,可伴有胸痛和咳嗽。呼吸困难与胸廓顺应性下降、患侧膈肌受压、纵隔移位、肺容量下降刺激神经反射有关。病因不同,其症状有所差别。结核性胸膜炎多见于青年人,常有发热、干咳、胸痛,随着胸腔积液量的增加胸痛可缓解,但可出现胸闷、气促;恶性胸腔积液多见于中年以上患者,一般无发热,胸部隐痛,伴有消瘦和呼吸道或原发部位肿瘤的症状;炎症积液多为渗出性,常伴有咳嗽、咳痰、胸痛及发热;心力衰竭所致胸腔积液多为漏出液,有心功能不全的其他表现;肝脓肿所伴右侧胸腔积液可为反应性胸膜炎,亦可为脓胸,多有发热和肝区疼痛。症状也与积液量有关,积液量少 0.5 L 时,症状多不明显;大量积液时,心悸呼吸困难更加明显。

(二)体征

与积液量有关。少量积液可无明显体征,或可触及胸膜摩擦感及听到胸膜摩擦音。中至大量积液时,患侧胸廓饱满,触觉语颤减弱,局部叩诊呈浊音,呼吸音减低或消失。可伴有气管、纵隔向健侧移位。肺外疾病如胰腺炎和类风湿关节炎等,引起胸腔积液多有原发病的体征。

三、实验室与特殊检查

(一)诊断性胸腔穿刺和胸腔积液检查

对明确积液性质及病因诊断均至关重要。疑为渗出液必须做胸腔穿刺,如有漏出液病因则避免胸腔穿刺。不能确定时应做胸腔穿刺抽液检查。

1.外观

漏出液透明清亮,静置不凝固,相对比重<1.018。渗出液可呈多种颜色,以草黄色多见,易有凝块,相对比重>1.018。血性胸腔积液呈洗肉水样或静脉血样,多见于肿瘤、结核和肺栓塞。乳状胸腔积液多为乳糜胸。巧克力色胸腔积液考虑阿米巴肝脓肿破溃入胸腔的可能。黑色胸腔积液可能为曲霉感染。黄绿色胸腔积液见于类风湿关节炎。

2.细胞

胸膜炎症时,胸腔积液中可见各种炎症细胞及增生与退化的间皮细胞。漏出液的细胞数少于100×10^6/L,以淋巴细胞与间皮细胞为主。渗出液的白细胞数常超过 500×10^6/h。脓胸时白细胞多达$10\ 000\times10^6$/L以上。中性粒细胞增多时提示急性炎症;淋巴细胞为主则多为结核性或肿瘤性;寄生虫感染或结缔组织病时嗜酸粒细胞常增多。胸腔积液中红细胞超过5×10^9/L时可呈淡红色,多由恶性肿瘤或结核所致。胸腔穿刺损伤血管亦可引起血性胸腔积液,应谨慎鉴别。红细胞超过100×10^9/L 时,应考虑创伤、肿瘤或肺梗死。胸腔积液血细胞比容大于外周血的50%以上时为血胸。

恶性胸腔积液中有$40\%\sim90\%$可查到恶性肿瘤细胞,反复多次检查可提高检出率。胸腔积液标本有凝块时,应固定及切片行组织学检查。胸腔积液中恶性肿瘤细胞常有核增大且大小不

一、核畸变、核深染、核浆比例失常及异常有丝分裂等特点,胸腔积液中间皮细胞常有变形,易误认为肿瘤细胞。结核性胸腔积液中间皮细胞常低于 5%。系统性红斑狼疮并发胸腔积液时,可找到狼疮细胞。

3.pH

正常胸腔积液 pH 接近 7.6。pH 降低见于多种原因的胸腔积液,如脓胸、食管破裂、类风湿关节炎时积液;pH<7.0 仅见于脓胸及食管破裂所致的胸腔积液。结核性和恶性积液的 pH 也可降低。pH 对感染的鉴别诊断价值优于葡萄糖。

4.病原体

胸腔积液涂片查找细菌及培养,有助于病原诊断。结核性胸膜炎胸腔积液沉淀后做结核菌培养,阳性率仅 20%。巧克力色胸腔积液应镜检阿米巴滋养体。

5.蛋白质

渗出液的蛋白含量较高(>30 g/L),胸腔积液/血清比值大于 0.5。漏出液的蛋白含量较低(<30 g/L),以清蛋白为主,黏蛋白试验(Rivelta 试验)阴性。

6.类脂

乳糜胸的胸腔积液呈乳状,离心后不沉淀,苏丹 Ⅲ 染成红色;三酰甘油含量>1.24 mmol/L,胆固醇不高,脂蛋白电泳可显示乳糜微粒,多见于胸导管破裂,假性乳糜胸的胸腔积液呈淡黄或暗褐色,含有胆固醇结晶及大量退变细胞(淋巴细胞,红细胞),胆固醇多大于 5.18 mmol/L,三酰甘油含量正常。与陈旧性积液的胆固醇积聚有关,见于陈旧性结核性胸膜炎、恶性胸腔积液、肝硬化和类风湿关节炎胸腔积液等。

7.葡萄糖

正常胸腔积液葡萄糖含量与血中含量相近,随血葡萄糖的升降而改变。测定胸腔积液葡萄糖含量,有助于鉴别胸腔积液的病因。漏出液与大多数渗出液的葡萄糖含量正常;而脓胸、类风湿关节炎、系统性红斑狼疮、结核和恶性胸积液中含量可<3.3 mmol/L。若胸膜病变范围较广,使葡萄糖及酸性代谢产物难以透过胸膜,葡萄糖和 pH 均较低。若由肿瘤引起,提示肿瘤广泛浸润,其胸腔积液肿瘤细胞发现率高,胸膜活检阳性率高,胸膜固定术效果差,患者存活时间亦短。

8.酶

渗出液乳酸脱氢酶(LDH)含量增高,大于 200 U/L,且胸腔积液/血清 LDH 比值率大于 0.6。LDH 是反映胸膜炎症程度的指标,其值越高,表明炎症越明显。LDH>500 U/L 常提示为恶性肿瘤或胸腔积液已并发细菌感染。

胸腔积液淀粉酶升高可见于急性胰腺炎、恶性肿瘤等。急性胰腺炎伴胸腔积液时,淀粉酶溢漏致使该酶在胸腔积液中的含量高于血清中含量。部分患者胸痛剧烈、呼吸困难,可能掩盖腹部症状,此时胸腔积液淀粉酶已升高,临床诊断应予注意。淀粉酶同工酶测定有助于肿瘤的诊断,如唾液型淀粉酶升高而非食管破裂,则恶性肿瘤的可能性极大。

腺苷脱氨酶(ADA)在淋巴细胞内含量较高。结核性胸膜炎时,因细胞免疫受刺激,T 淋巴细胞活性增强,故胸腔积液中 ADA 多高于 45 U/L,其诊断结核性胸膜炎的敏感度较高。但HIV 合并结核性胸膜炎患者,胸腔积液 ADA 不升高。

9.免疫学检查

结核性与恶性胸腔积液中 T 淋巴细胞增高,尤以结核性胸膜炎为显著,可高达 90%,且以CD4+ 为主。结核性胸膜炎胸腔积液 γ-干扰素多大于 200 pg/mL。恶性胸腔积液中的 T 细胞功能受抑制,其对自体肿瘤细胞的杀伤活性明显较外周血淋巴细胞低,提示恶性胸腔积液患者胸腔局部免疫功能呈抑制状态。系统性红斑狼疮及类风湿关节炎引起的胸腔积液中补体 C_3、C_4 成分降低,免疫复合物含量增高。系统性红斑狼疮胸腔积液中抗核抗体滴度可达 1:160 以上。

10.肿瘤标志物

癌胚抗原(CEA)在恶性胸腔积液中早期即可升高,且比血清更显著。若胸腔积液 CEA >20 μg/L或胸腔积液/血清 CEA>1,常提示为恶性胸腔积液,其敏感性为 40%～60%,特异性为 70%～88%。胸腔积液端粒酶测定诊断恶性胸腔积液的敏感性和特异性均大于 90%。近年还开展了许多肿瘤标志物检测,如肿瘤糖链相关抗原、细胞角蛋白 19 片段、神经元特异性烯醇酶等,可作为鉴别诊断的参考。联合检测多种肿瘤标志物,可提高阳性检出率。

(二)X 线检查

其改变与积液量和是否有包裹或粘连有关。极小量的游离性胸腔积液,胸部 X 线仅见肋膈角变钝;积液量增多时显示向外、向上的弧形上缘的积液影。平卧时积液散开,使整个肺野透亮度降低。大量积液时患侧胸部有致密影,气管和纵隔推向健侧(图 4-5)。液气胸时有气液平面,积液时常遮盖肺内原发病灶,故复查胸片应在抽液后,可发现肺部肿瘤或其他病变。包裹性积液不随体位改变而变动,边缘光滑饱满,多局限于叶间或肺与膈之间。肺底积液可仅有假性膈肌升高和/或形状的改变。CT 检查可显示少量胸腔积液、肺内病变、胸膜间皮瘤、胸内转移性肿瘤、纵隔和气管淋巴结等病变,有助于病因诊断。

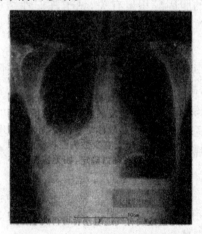

图 4-5 右胸腔积液 X 线胸片

(三)超声检查

超声探测胸腔积液的灵敏度高,定位准确。临床用于估计胸腔积液的深度和积液量,协助胸腔穿刺定位。B 超引导下胸腔穿刺用于包裹性和少量胸腔积液(图 4-6)。

(四)胸膜活检

经皮闭式胸膜活检对胸腔积液的病因诊断有重要意义,可发现肿瘤、结核和其他胸膜病变。拟诊结核病时,活检标本除做病理检查外,还应作结核分枝杆菌培养。胸膜针刺活检具有简单、易行、损伤性较小的优点,阳性诊断率为 40%～75%。CT 或 B 超引导下活检可提高成功率。脓胸或有出血倾向者不宜做胸膜活检。如活检证实为恶性胸膜间皮瘤,在 1 个月内应对活检部分行放射治疗,以防止针道种植。

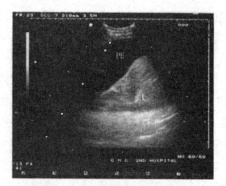

图 4-6　胸腔积液超声声像图

PE.胸腔积液，L.肝脏

(五)胸腔镜或开胸活检

对上述检查不能确诊者，必要时可经胸腔镜或剖胸直视下活检。由于胸膜转移性肿瘤 87％在脏层，47％在壁层，故此项检查有积极的意义。胸腔镜检查对恶性胸腔积液的病因诊断率最高，可达 70％～100％，为拟定治疗方案提供了依据。通过胸腔镜能全面检查胸膜腔，观察病变的形态特征、分布范围及邻近器官受累情况，且可在直视下多处活检，故诊断率较高，肿瘤的临床分期较准确。临床上有少数胸腔积液的病因虽经上述诸种检查仍难以确定，如无特殊禁忌，可考虑剖胸探查。

(六)支气管镜

对咯血或疑有气道阻塞者可行此项检查。

四、诊断

根据病史，临床表现及体征，结合胸部 X 线表现，一般可以做出胸腔积液诊断，但需进一步明确积液原因，进行胸腔积液的多项实验室检查，进行对因治疗。

五、治疗

胸腔积液为胸部或全身疾病的一部分，病因治疗尤为重要。

(一)结核性胸膜炎

1.一般治疗

包括休息、营养支持和对症治疗。

2.抽液治疗

由于结核性胸膜炎的胸腔积液蛋白含量高，容易引起胸膜粘连，原则上应尽快抽尽胸腔内积液。抽液还可以解除肺、心脏、血管受压，改善呼吸，使肺功能免受损伤。抽液后减轻毒性症状，体温下降，有助于使被压迫的肺迅速复张。大量胸腔积液者每周抽液 2～3 次，直至胸腔积液完全消失。首次抽液不超过 700 mL，以后每次抽液量不应超过 1 000 mL，过快、过多抽液可使胸腔压力骤降，发生复张后肺水肿或循环衰竭。表现为剧咳、气促，咳大量泡沫状痰，双肺满布湿啰音，PaO_2 下降，X 线显示肺水肿征，应立即吸氧，酌情应用糖皮质激素及利尿药，控制液体入量，严密检测病情与酸碱平衡，有时需气管插管机械通气。若抽液时发生头晕、冷汗、心悸、面色苍白、脉细等表现应考虑"胸膜反应"，应立即停止抽液，使患者平卧，必要时皮下注射0.1％肾上腺素 0.5 mL,密切观察病情,注意血压变化,防止休克。一般情况下,抽胸腔积液后没必要胸腔内注射抗结核药物,但可注入链霉素等防止胸膜粘连。

3.糖皮质激素

疗效不肯定。有全身毒性症状严重、大量胸腔积液者,在抗结核药物治疗的同时,可尝试加用泼尼松30 mg/d,分 3 次口服。待体温正常、全身毒性症状减轻、胸腔积液量明显减少时,即应逐渐减量以至停用。停药速度不宜过快,否则易出现反跳现象,一般疗程 4～6 周。注意不良反应或结核播散,应慎重掌握适应证。

(二)类肺炎性胸腔积液和脓胸

前者一般积液量少,经有效的抗生素治疗后可吸收,积液多者应胸腔穿刺抽液,胸腔积液 pH<7.2 时应肋间插管闭式引流。脓胸的治疗原则是控制感染、引流胸腔积液及促进肺复张,恢复肺功能。抗菌药物要足量,体温恢复正常后再持续用药 2 周以上,防止脓胸复发,急性期联合抗厌氧菌的药物,全身及胸腔内给药。引流是脓胸最基本的治疗方法,应反复抽脓或闭式引流。可用 2%碳酸氢钠或生理盐水反复冲洗脓腔,然后注入适量抗生素及链激酶,使脓液稀释,便于引流。少数脓胸可采用肋间插管闭式引流。对有支气管胸膜瘘者不宜冲洗胸腔,以免细菌播散。慢性脓胸应改进原有的脓腔引流,也可考虑外科胸膜剥脱术等治疗。此外,一般支持治疗亦相当重要,应给予高能量、高蛋白及富含维生素的食物,纠正水电解质紊乱及维持酸碱平衡,必要时可予少量多次输血。

(三)恶性胸腔积液

包括原发病和胸腔积液的治疗。例如,部分小细胞肺癌所致胸腔积液全身化疗有一定疗效,纵隔淋巴结有转移者可行局部放射治疗。胸腔积液多为晚期恶性肿瘤的常见并发症,其胸腔积液生长迅速,常因大量积液压迫引起严重呼吸困难,甚至导致死亡。常需反复胸腔穿刺抽液,但反复抽液可使蛋白丢失太多,效果不理想。可选择化学性胸膜固定术,在抽吸胸腔积液或胸腔插管引流后,胸腔内注入博来霉素、顺铂、丝裂霉素等抗肿瘤药物,也可注入胸膜粘连剂,如滑石粉等,可缓解胸腔积液的产生。也可胸腔内注入生物免疫调节剂,如短小棒状杆菌疫苗、白介素-2、干扰素、淋巴因子激活的杀伤细胞、肿瘤浸润性淋巴细胞等,可抑制恶性肿瘤细胞,增强淋巴细胞局部浸润及活性,并使胸膜粘连。此外,可胸腔内插管持续引流,目前多选用细管引流,具有创伤小、易固定、疗效好、可随时胸腔内注入药物等优点。对插管引流后肺仍不复张者,可行胸-腹腔分流术或胸膜切除术。虽经上述多种治疗,恶性胸腔积液的预后不良。

(赵将勇)

第十四节 结 节 病

一、流行病学

结节病发生于世界各国,发病率因地域、人种及环境不同,差异较大,欧洲发病率最高,非洲及亚洲则较低,波动于 1/10 万～50/10 万。黑人多于白人,美国白人发病率 10.9/10 万,而美国的黑人发病率高达 35.5/10 万。寒冷地区发病率高,如日本的寒、温、亚热带地区发病率之比是

4：2：1。近年来日本和我国的发患者数明显增多,自 1982 年中华结核和呼吸杂志编委会综合报道北京地区 129 例后,2001 年文献报道累计超过 3 000 例。结节病可发生于任何年龄,文献报道多见于青、中年,女性多于男性。在日本和斯堪的纳维亚的结节患者,50 岁以上的女性是发病的第二高峰。有数据显示,经病理确诊的胸内结节病 121 例中,男性 37 例、女性 84 例。按确诊时统计,15 岁及 17 岁各 1 例。21～35 岁 24 例、36～49 岁 48 例、50～59 岁 27 例、60～70 岁 16 例、71～75 岁 4 例。35 岁以下青年占 21.5%、36～59 岁中年占 62%。

二、病因

结节病的病因迄今未明。目前认为遗传、感染、化学因素、环境及职业、自身免疫反应等均可能为本病的潜在病因,但缺乏确切证据说明它们与结节病发病有直接关系;其中遗传因素的客观证据较多;结节病的易感性及临床表现、自然病程、严重程度和预后,与人类白细胞组织相容性抗原(HLA)的不同等位基因具有相关性。如急性起病伴结节性红斑及关节炎者,HLA_{B8} 出现频率高,结节病性眼葡萄膜炎患者的 HLA_{B27},检出率较其他葡萄膜炎高。英国报道 10% 结节患者有家族遗传史,62 例患者中,含 5 对双胞胎(4 对为单卵孪生)。北京医院诊治过 6 例有血缘关系的结节患者(同胞兄妹及同胞姐妹各 2 例、母女 2 例)。该 6 例发病前 5 年内均分居两地,可排除环境职业因素。他们的 HLA 检测结果:仅姐妹俩人均被检出 HLA_{A11},余 4 例的 HLA 型分散无规律。结节病发病的种族差异和家族聚集现象均提示结节病的遗传倾向。但国内外有关报道差异较大,缺乏显著一致性。可能与 HLA 表型不同、易感基因呈多态性分布有关。总之,遗传因素在结节病发病中的作用,仍存在争议。

三、病理组织学改变

结节病的基本病理改变是由类上皮细胞、巨噬细胞、散在的多核巨细胞(郎汉斯细胞及异物巨细胞)和淋巴细胞组成的境界清楚,无干酪样坏死的肉芽肿。有时巨细胞内可见两种包涵体(星形体和舒曼体)。早期病变,结节形态结构单一、大小一致且分布均匀。晚期病变可见结节互相融合,并见纤维化及玻璃样变性。病理诊断采用除外性诊断方法,需排除一切与结节病相似的肉芽肿性疾病,如结核、非典型分枝杆菌病、真菌感染、布氏杆菌病及铍病等疾病。结合临床特点,方能作出结节病诊断。病理标本应常规进行抗酸染色及免疫组化检查。

四、免疫学改变与发病机制

因结节病病因未明,很难用精辟简练的文字,阐明该病的发病机制。多数学者认为,当未知抗原进入人体后,被肺泡巨噬细胞(AM)吞噬,由抗原递呈细胞的溶酶体在细胞膜递呈抗原并持续存在,使细胞内代谢增强,产生一系列活性介质,如白介素(IL)-12、IL-1、IL-2、干扰素-r(IFN-r)、氧自由基及花生四烯酸代谢产物等,参与细胞的激活和趋化。活化的 T 淋巴细胞(TLC)释放细胞因子如单核细胞趋化因子(MCF)和单核细胞移动抑制因子(MIF)等,使周围血液中的 T 抑制细胞(Ts)相对占优势,而 T 辅助细胞(Th)相对减少。在 BALF 中 Th 增多,Ts 细胞相对减少,这代表病变部位的 Th 细胞增多而 Ts 细胞减少。TLC、AM 和单核细胞等炎症细胞在肺内的聚集浸润,形成了结节病早期的肺泡炎阶段。T 细胞和巨噬细胞、肥大细胞和自然杀伤细胞等通过释放细胞因子、化学趋化、黏附分子和生长因子形成复杂的炎症反应。募集在炎症部位的单核细胞,分泌多种细胞因子,如 IL-1、IL-2、TNFa 及 IFNr 等参与激活、趋化自身和 TLC

并转化为类上皮细胞、多核巨细胞和郎汉斯巨细胞、构成无干酪坏死性肉芽肿。由上皮细胞、多核巨细胞和巨噬细胞产生的 ACE 抑制巨噬细胞移行,亦促使肉芽肿形成。结节病患者的 AM 释放 IFNr 和 IL-1,产生纤维连接蛋白及分泌成纤维细胞生长因子。IFNr 和 IL-1 及成纤维细胞生长因子促使成纤维细胞在肺部聚集和增生;纤维连接蛋白吸收大量成纤维细胞并和细胞外基层黏附。与此同时,周围的炎症细胞和免疫效应细胞进一步减少以致消失;胶原蛋白和基质蛋白产生。最终成纤维细胞慢性收缩,破坏了肺的正常结构使肺泡变形。这种肺实质细胞的修复反应,导致纤维化及瘢痕组织形成。

五、临床表现

结节病的全身症状无特异性,15%～60%的患者无症状,常在胸部 X 线检查时偶被发现双侧肺门淋巴结肿大而就医。自觉症状和体征取决于病变累及的脏器和部位,表现多种多样。北欧的斯堪的纳维亚、瑞典、爱尔兰及波多黎各的女性常以急性发病,病程在 2 年以内者称亚急性,约半数以上患者属此型。病程 2 年以上者称慢性型,此型常伴不同程度的肺纤维化。我国的结节病以慢性及隐匿性起病为多,症状轻微者多见,急性起病者少见。

(一)结节病对各脏器的受侵率

结节病是多系统肉芽肿性疾病,人体的任何器官、任何部位均可受累。由于受地区、人种不同、疾病自然发展过程的个体差异以及研究者搜集病例的专业、时间、调查方式和研究深度不同等因素的影响,文献对各器官受侵率的报道差异较大。如欧洲一组眼科医师报道眼结节病占结节病患者的 9%;另一组眼科医师将某医院各科住院患者进行眼科检查并结膜活检。确诊眼受侵率高达54.1%。综合1994—1999年WASOG汇总的文献报道,受侵率最高的是肺门及纵隔淋巴结,依次是肺、眼、皮肤、肝、脾、表浅淋巴结、唾液腺、肾、神经系统、心脏、骨关节及骨骼肌、消化道、内分泌器官及生殖器。

(二)胸内结节病

1.症状

(1)全身症状 Tanoue:LT 等报道,患者就诊时主诉疲劳、体重减轻各占 20%～30%、低热 15%～22%、盗汗 15%、眼症状 10%～20%、皮肤病变 10%～28%、关节症状 5%～17%、神经系统症状 2%～5% 及心脏症状 1%～5%。北京医院曾见 2 例 Ⅱ 期肺结节病,主诉高热(39.2～39.4 ℃)住院。

(2)呼吸道症状:20%～40%的患者有刺激性咳嗽或少量白痰、少数患者轻度胸痛、喘息及活动后呼吸困难。胸部影像改变显著而无症状或症状轻微者门诊屡见不鲜。国外一组报道 433 例肺结节病患者中,25 例咯血,占 6%;其中 19 例轻度咯血、4 例中度咯血、2 例大量咯血。咯血患者常合并曲霉菌感染、支气管扩张或肺囊肿。不足 5%的患者单侧或双侧胸腔积液,包括胸膜增厚在内的胸膜受累占 3%～20%。国内报道 14 例胸腔积液均为渗出液。

(3)典型的 Löfgren 综合征(图 4-7):双侧对称性肺门淋巴结肿大,呈马铃薯状,常伴皮肤结节性红斑、发热及关节肿痛。可伴眼葡萄膜炎或虹膜炎,常为急性发病。此类患者 60%～80% 在 2 年内自愈,预后良好。

(4)肺外脏器受累表现:常见者为眼部症状、皮肤结节性红斑、皮下结节、表浅淋巴结肿大、肝脾大等,肿大的纵隔淋巴结压迫食管时可出现吞咽困难。肺外结节病的临床表现与受累器官的关系详见表 4-9。

2.体征

(1)胸部阳性体征:多数患者无阳性发现。两肺弥散性纤维化时可听到爆裂音,约占20%。胸内淋巴结显著肿大时可出现压迫肺血管的征象,如肺动脉及肺静脉高压、左无名静脉受压时可致左侧胸腔积液。如心脏受累,可出现心动过速、心律不齐、传导阻滞、心包积液、心力衰竭等。

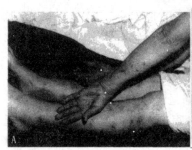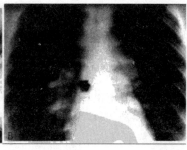

图 4-7 Löfgren 综合征

女性,30 岁。A.双上下肢结性红斑;B.胸部正位片示双侧较对称的肺门淋巴结肿大。箭头所指显示肿大淋巴结与肺门之间有清晰的空隙。该患者结膜活检确诊结节病

表 4-9 结节病临床表现与受累器官的关系

受累器官	临床表现
上呼吸道	呼吸困难、鼻黏膜充血及息肉致鼻塞不通气、喉肉芽肿、炎症致声音嘶哑
皮肤	丘疹、斑疹、皮下缩节、狼疮样皮损
眼	畏光、视物模糊、眼痛、低视力、泪腺肿大(考虑裂隙灯显微镜检查)
关节及骨骼肌	结节病风湿病表现:多关节炎、单关节炎、肌病
神经系统	颅神经麻痹、常见面瘫、感觉异常、癫痫、脑病、颅内占位病灶(考虑做 MRI)
心脏	晕厥、呼吸困难、传导阻滞、心力衰竭、心律不齐、心肌梗死、猝死(考虑做 EKG 及 UCG)
消化系统	吞咽困难、腹痛、黄疸、肝脾大及肝功能异常血液系统淋巴结肿大、脾功能亢进(血小板减少、白细胞减少、贫血)
肾脏	肾功能异常、肾衰竭、肾结石
内分泌代谢	尿崩症、高钙斑症、高尿钙症、附睾炎

(2)胸外阳性体征:约1/4的患者体重减轻,结节性红斑占16.3%。有些表现皮肤丘疹、冻疮样皮损及皮下结节。表浅淋巴结肿大均为孤立不融合、活动无压痛。杵状指(趾)罕见。约1/4的患者肝脾大。

3.肺功能检查

肺功能检查在辅助结节病的诊断、病程的动态观察、使用皮质激素的适应证、疗效判断、剂量调整及预后评估等诸方面均有重要价值,是诊治结节病不可缺少的检查。早期患者因支气管、细支气管和血管周围肉芽肿对气道和肺泡的影响,可出现阻塞性通气障碍或小气道功能障碍。严重的肺泡炎可出现弥散量(DLco)下降。肺纤维化常出现以限制为主的混合性通气功能障碍。特征性改变是肺活量(VC)、肺总量(TLC)和 DLco 下降。低氧血症和肺泡-动脉氧压差增加仅见于严重的肺纤维化。

肺功能异常与 X 线影像的范围与严重程度常呈一定相关性,但并非完全一致,可结合临床相互弥补。若多次 DLco 下降且呈进行性恶化的肺外结节病,虽 X 线影像无异常,仍应警惕早期

肺泡炎的可能性。

4.旧结核菌素(OT 1∶2 000)及结核杆菌纯化蛋白(PPD5 U)皮内试验

结节病活动期常为阴性或弱阳性。

5.BALF 细胞成分的改变

结节病患者的 BALF 中淋巴细胞显著增多(正常人小于 10%)、巨噬细胞增多(正常人90%)、T 淋巴细胞增多(正常人占淋巴细胞的 47%)可高达 80%。CD4/CD8 比值增加(正常人与周围血常规相同,为0.7~2.1)。

6.实验室检查

(1)血液学改变:周围血中淋巴细胞显著下降是活动期结节病的特征之一。约 50% 的患者血常规正常、CD8 增高、CD4/CD8 下降。Sweden 报道 181 例结节病患者血常规结果:淋巴细胞减少占 60%、白细胞总数下降占 40%、血红素降低占 30%、单核细胞增多占 10%、血小板减少占10%,骨髓活检上皮细胞肉芽肿占 0.3%~2.2%。

(2)SACE 活性测定:活动期结节病患者的 SACE 活性增高,其特异性 90.5%,敏感性57%~75%,因其他疾病(如粟粒结核、铍肺、淋巴瘤、戈谢病及甲状腺亢进等)也可表现 SACE增高,故不能单凭 SACE 增高作为诊断结节病的指标。非活动期结节病患者的 SACE 可在正常范围,故 SACE 不高,不能作为排除结节病的指标。北京医院曾测定 4 例结节病胸腔积液的ACE 活性,2/4 例 SACE 和胸腔积液 ACE 均升高,而胸腔积液 ACE 明显高于同一天测定的SACE。

(3)血钙和尿钙测定:钙代谢紊乱是肾结节病常见特征之一。主要表现高钙血症、高尿钙症、泌尿系统结石和高钙性肾病。文献报道结节病并高钙血症占 10%~20%。因血钙增高,致肾小球滤液中钙浓度增加、甲状旁腺因高血钙的抑制使分泌减少,致肾小管对钙重吸收减少,尿钙排泄增加,故高尿钙症发生率为高钙血症的 3 倍。国内报道结节病并高钙血症占 2%~10%。北京医院对结节病患者 98 例,1 个月内测血钙 2 次,血钙增高者仅占 4%。

(4)其他实验室检查:①血沉增快占 30%~40%,可能与贫血或血清球蛋白增高有关;②高γ球蛋白血症占 25%;③急性期 IgM 和 IgA 升高;④慢性期 IgG 升高。少数患者血清溶菌酶、β₂ 微球蛋白及 C-反应蛋白增高、类风湿因子阳性。血浆总胆固醇及高密度脂蛋白降低,这类改变在诊断中无确定性意义。肝损害可出现肝功能异常、骨破坏者可出现碱性磷酸酶增高。

六、影像学改变及分期

(一)胸部 X 线

胸部 X 线异常,常是结节病的首要发现和就诊主要原因,主要表现如下。

1.肺门及纵隔淋巴结肿大

两侧肺门淋巴结对称性肿大是该病主要特征。典型者呈马铃薯状、边缘清楚、密度均匀,占75%~90%。单侧肺门淋巴结肿大仅占 1%~3%,常以此与结核和淋巴瘤鉴别。在 Kirks 报道的150 例结节病患者中,两侧肺门淋巴结肿大(BHL)、BHL 伴一侧气管旁淋巴结肿大及 BHL 伴两侧气管旁淋巴结肿大各占 30%。后纵隔淋巴结肿大占 2%~20%。仅有气管旁或主动脉窗淋巴结肿大无 BHL 者少见。

2.肺内病变

(1)网结节型:多数结节伴有网影,称网结节影,占 75%~90%;结节 1~5 mm;不足 2 mm

结节聚合一起常呈磨玻璃影。结节大多两侧对称,可分布在各肺野,以上中野居多。结节沿支气管血管束分布,为该病的特征之一。

(2)肺泡型(又称腺泡型):典型者两侧多发性,边缘模糊不规则致密影1～10 cm大,以肺中野及周边部多见;2/3的患者以网结节及肺泡型共存,此型占10%～20%。

(3)大结节型:0.5～5 cm大,有融合倾向(图4-8),结节内可见支气管空气征,占2%～4%;结节可伴纵隔淋巴结肿大,少数结节可形成空洞。

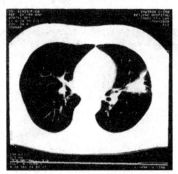

图 4-8　大结节型肺结节病

女性,60岁,健康查体胸片左肺团块影,胸部CT左肺上叶舌段大结节3.5 cm×2.1 cm,与一小结节融合,周围有毛刺,肺门及纵隔各区无肿大淋巴结,疑诊肺癌,开胸活检,病理诊断结节病

(4)肺部浸润阴影呈小片状或融合成大片实变影占25%～60%,由于肉芽肿聚集,亦可致叶间裂胸膜增厚。

(5)两肺间质纤维化:结节病晚期两肺纤维化、肺大疱、蜂窝肺、囊性支气管扩张并可伴一般细菌或真菌感染,最终导致肺源性心脏病。

3.气道病变

结节病可侵犯气管、支气管和细支气管。肉芽肿阻塞支气管致阻塞性肺炎及肺不张,以中叶不张多见。大气道狭窄占5%。纤维支气管镜发现气道内肉芽肿约占60%。

4.胸膜病变

国外一组3 146例结节病资料中,胸腔积液发生率2.4%,约1/3为双侧;多数是少量胸腔积液,右侧(49%)多于左侧(28%),多数在6个月内吸收。20%残留胸膜肥大。自发气胸常因肺纤维化、肺大疱破裂所致,占2%～3%。

5.结节病性心脏病

致心影增大者小于5%。

(二)胸部 CT 和高分辨薄层胸部 CT(HRCT)

CT平扫,以淋巴结短径大于1 cm为淋巴结肿大的标准。CT可提高纵隔内淋巴结肿大的检出率,如主动脉旁(6区)、隆突下(7区)和食管旁(8区)的肿大淋巴结在胸片未能检出者,CT可以检出。CT和胸片对肿大淋巴结的检出率各为78.1%和65.6%。胸部HRCT对肺磨玻璃影、微结节、特别是间质病变的检出率比胸片明显提高。对疾病动态观察、疗效估价有重要意义。

(三)胸外影像学阳性改变

累及骨骼占1%～13%,主要表现:①伴有骨小梁吸收的弥散性骨髓浸润,形成圆形或卵圆形骨质疏松区;②骨骼孔状病变;③骨皮质隧道状病变,形成囊肿状或骨折,多累及肋骨。

(四)结节病分期

目前,ATS/ERS/WASOG 均采用如下分期方法,即以胸部 X 线为依据,将结节病分为五期。

0 期:胸部 X 线正常。

Ⅰ期:双侧肺门、纵隔或气管旁淋巴结肿大,肺野无异常,见图 4-9。

Ⅱ期:双侧肺门、纵隔或气管旁淋巴结肿大伴肺内病变,见图 4-10。

Ⅲ期:仅有肺内病变,不伴胸内淋巴结肿大,见图 4-11。

Ⅳ期:双肺纤维化,见图 4-12。

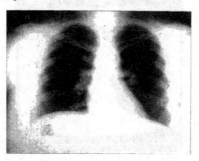

图 4-9   Ⅰ期肺结节病

女性,36 岁。双侧肺门淋巴结对称性肿大。不伴肺内病变。右
侧颈前斜角肌脂肪垫淋巴结活检确诊结节病

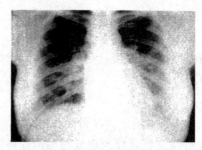

图 4-10   Ⅱ期肺结节病

女性,41 岁。双侧肺门淋巴结对称性肿大。两肺较密集的微结节,中
下野多见。经纤支镜支气管内膜活检确诊结节病

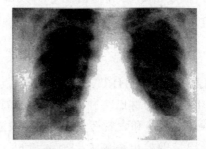

图 4-11   Ⅲ期肺结节病

女性,38 岁。两肺大小不等结节影,不伴肺门纵隔淋巴结肿大。
颈部淋巴结及皮下结节活检病理诊断结节病

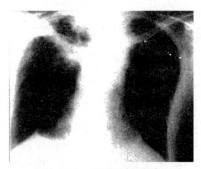

图 4-12　Ⅳ期肺结节病

女性,54 岁。患结节病 14 年,两肺容积减小,双肺纤维化。以限制为主的
通气功能障碍、TLC 占预计值 61%,DLco64%。Kveim 皮试阳性

　　我国 1993 年曾制订结节病分期为 0 期、Ⅰ 期、Ⅱ_A 期、Ⅱ_B 期和Ⅲ期,其中Ⅱ_A 期相当于上述
Ⅱ期、Ⅱ_B 期相当于上述Ⅲ期、Ⅲ期相当于上述Ⅳ期。

(五)放射性核素[67]Ga 显像

　　结节病患者肺门"人"影像征占 72%、腮腺和泪腺对[67]Ga 对称性摄取增高时,其影像酷似"熊
猫"头形,称"熊猫"征,占 79%。其特异性及敏感性均较低,不能依靠[67]Ga 显像作为诊断结节病
的主要手段。典型"人"征或"熊猫"征,可认为结节病活动表现。肉芽肿性血管炎引起的血管局
部闭锁或破坏,可在核素扫描时表现为灌注缺损,但在胸部 X 线常无阳性表现。

七、诊断与鉴别诊断

(一)诊断

　　当临床及 X 线征象符合结节病,OT 1∶2 000 或 PPD 5 U 皮试阴性或弱阳性、SACE 活性
增高或 BALF 中 CD 4/CD8 不低于 3.5 时,结节病的可能性很大,应积极争取活组织检查;如组
织学证实为非干酪坏死性肉芽肿病变或 Kveim 皮试阳性,可排除其他肉芽肿性疾病,结节病诊
断可以确立。遇到不典型病例时,强调临床、X 线影像结合病理组织学综合判断;必要时需进行
两个以上部位的组织活检确定。

　　1.活体组织学检查

　　该检查是确诊结节病的必要手段。选择适宜的活检部位是获得阳性结果的关键。常采用的
部位及其阳性率和注意事项参考表 4-10。

表 4-10　选择性活检部位及其阳性率

活检部位	阳性率(%)	注意事项
皮肤黏膜	30～90	高出皮表,不规则斑丘疹或皮下、黏膜结节阳性率高。结节性红斑常为脂膜炎改变,不宜选择
表浅淋巴结	65～81	
颈前斜角肌脂肪垫淋巴结	40～86	如标本仅有脂肪垫,不含淋巴结,则无意义
眼睑、结膜、泪腺	21～75	
唾液腺	40～58	"熊猫"征者阳性率高
经纤支镜膜活检(FOB)	19～68	镜下见黏膜充血,有结节处阳性率高
经纤支镜肺活检(TBLB)	40～97	阳性率与活检块数成正比

活检部位	阳性率(%)	注意事项
胸腔镜	90 以上	切口小,并发症小于开胸活检
电视辅助下纵隔镜肺或淋巴结		
CT 引导下经皮肺活检	90 以上	
开胸肺或淋巴结活检	95 以上	
经皮肝穿刺	54～70	
经皮肾穿刺	15～40	

2.Kveim-Siltzbach 皮肤试验

以往,对于找不到可供活检病损部位的疑似结节病患者,该试验提供了确诊结节病的重要措施。当前诊断手段有较大进展,如 FOB 和 TBLB 方便易行,并可将 BAL、FOB 及 TBLB 一次完成。鉴于很难获得制作 Kveim 抗原的标本、且皮试需 4～6 周时间方能完成,目前,很少采用 Kveim 皮试方法。

(二)结节病活动性的判断指标

(1)症状加重,如发热、新近出现的肺外受累表现,如眼葡萄膜炎、结节性红斑、关节痛、肝脾大、心脏及神经系统受累表现等。

(2)SACE 增高或伴血沉及免疫球蛋白增高。

(3)BALF 中淋巴细胞 20% 以上或 CD4/CD8 不低于 3.5。

(4)胸部影像病变增加或 ^{67}Ga 显示"入"征或"熊猫"征。

(5)高血/尿钙症。

(6)肺功能 TLC 及 DLco 进行性下降。

(三)鉴别诊断

结节病需与多种疾病鉴别,Ⅰ期需与淋巴结核、淋巴瘤、中心型肺癌和肺门淋巴结转移癌鉴别。Ⅱ期应与肺结核、肺真菌感染及尘肺鉴别。Ⅲ期需与过敏性肺炎、感染性间质肺炎及嗜酸性粒细胞肺浸润等鉴别。Ⅳ期需与其他原因致肺纤维化鉴别。

1.肺门淋巴结核及肺结核

肺门淋巴结核常为单侧或不对称性两侧肺门淋巴结肿大见图 4-13。原发型肺结核儿童及青少年多见。67% 的成年肺结核在胸片上可见陈旧结核灶。Ⅱ期结节病如两肺密集小结节影,需与粟粒结核鉴别,见图 4-14。活动性肺结核伴发热盗汗等中毒症状、血沉快、OT 或 PPD 皮试阳性。病理组织学可见新旧不一、形态多样的干酪样坏死性肉芽肿、抗酸染色可找到抗酸杆菌。胸部增强 CT 时,肿大淋巴结出现环形强化(CT 值 101～157 HU)、中心密度减低(CT 值 40～50 HU)时,提示淋巴结坏死液化,支持结核。反之,淋巴结均匀强化,则支持结节病诊断。由于增生性结核与结节病的病理组织学极为相似,同一张病理切片在某医院病理诊断"结核",而另一医院的病理诊断是结节病,此情况并非罕见。遇此现象时需临床、放射与病理多科室讨论,综合判断。

据文献报道,结节病合并结核占 2%～5%,日本 1983 年全国普查中发现,Ⅰ～Ⅲ期结节病并陈旧结核占 2%,Ⅳ期合并浸润型肺结核占 2.4%。中国为结核病发病率较高的国家,应给予足够的重视。

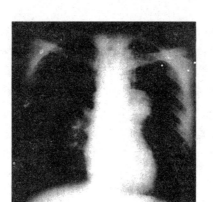

图 4-13 左侧肺门淋巴结核

男性,16 岁。低热 37.6 ℃,胸片左侧肺门淋巴结肿大。血沉 78 mm/1 h,OT 试验 1∶2 000 强阳性。颈部淋巴结活检病理诊断结核,抗酸染色找到抗酸杆菌

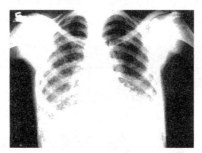

图 4-14 两侧肺门淋巴结不对称肿大,伴两肺粟粒结节

女性,26 岁。因刺激性干咳两周,拍胸片诊断粟粒性肺结核,OT 试验 1∶2 000 阳性,直至 1∶100 阴性,血沉 21 mm/1 h,SACE 68 U,纤维支气管镜下支气管黏膜充血,有结节,活检诊断结节病

2.淋巴瘤

常为两侧不对称性肺门淋巴结肿大呈波浪状,反复高热、全身淋巴结肿大及肝脾大。病程进展快、预后差。骨髓活检可见 Read-stenberg 细胞,淋巴结活检可确诊,见图 4-15。

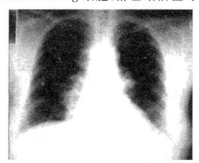

图 4-15 Hodgkin's 淋巴瘤

男性,52 岁。不规则高热 20 天,双侧肺门淋巴结肿大,右侧肺内有浸润,骨髓活检找到 Reed-stenberg 细胞。SACE 正常。淋巴结活检确诊淋巴瘤

3.肺癌

中心型肺癌常见于 40 岁以上中老年,单侧肺门影肿大呈肿块状。同侧肺野可见原发病灶,痰、纤支镜刷片或活检找到癌细胞可确诊,见图 4-16。肺泡型结节病的影像学酷似肺泡癌,需依

靠活检病理确诊,见图 4-17。肺外癌瘤经淋巴管转移至肺门或纵隔的转移性肺癌,常为单侧或不对称性双侧肺门影增大伴有肺外肿瘤的相应表现,病情发展快,应寻找可疑病灶,争取活检病理确诊。

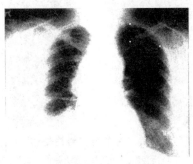

图 4-16　小细胞肺癌

男性,54 岁。因咯血、胸痛 1 周,拍胸部 X 线显示右侧肺门肿大。同侧有胸腔积液,心缘旁可见一肿块影,部分被胸腔积液掩盖,痰及胸腔积液中均找到癌细胞

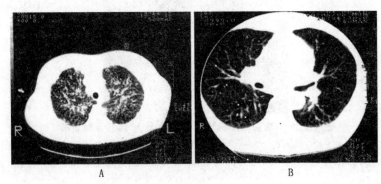

图 4-17　肺泡型结节病

A.女性,51 岁。因活动后呼吸困难,拍胸部 X 线显示两肺浸润影及小结节影,胸部 CT 见片状浸润影与结节互相融合,某肿瘤医院诊断肺泡癌,肺活检确诊结节病。B.同一病例口服泼尼松 40 mg/d× 2 个月,病变吸收,逐渐递减剂量。治疗后 7 个月复查 CT 两肺病灶明显吸收。右肺门淋巴结略肿大

4.肺真菌感染

以组织胞浆菌病常见,胸部 X 线与 II 期结节病相似,有鸟禽、畜类排泄物接触史,SACE 不增高、组织胞浆菌抗原阳性或痰培养、组织活检找到真菌可确诊。

5.尘肺

胸部 X 线显示两肺小结节伴不对称肺门淋巴结肿大,与 II 期结节病相似。前者有长期粉尘接触史、长期咳嗽咳痰、渐进性呼吸困难,后期肺门淋巴结呈蛋壳样钙化,见图 4-18。

6.铍肺

胸部 X 线显示两肺境界不清的结节影伴不对称性肺门淋巴结肿大、病理改变与结节病相似,但从铍接触职业史、铍皮肤贴布试验阳性可与结节病鉴别。

7.肺组织细胞增多症

胸部 X 线改变与 IV 期结节病相似,呈蜂窝状及弥散性结节,如以囊状改变为主,则更像前者。SACE 不高,组织活检可与结节病鉴别。

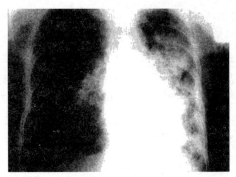

图 4-18 尘肺

男性,58 岁。接触粉尘 32 年。两肺小结节,两侧肺门不对
称性淋巴结肿大。右侧肺门淋巴结呈典型的蛋壳样钙化

8.Wegener 肉芽肿

该病非两侧对称性肺门淋巴结肿大、病情发展快、死亡率高、为多系统化脓性病变,抗中性粒细胞胞质抗体(ANCA)阳性,组织学改变为坏死性肉芽肿与多发性血管炎改变。

9.淋巴瘤样肉芽肿

该病可侵犯肺、皮肤、中枢神经系统和肾,无肺门淋巴结肿大,病理特征为血管壁淋巴网织细胞和嗜酸性粒细胞浸润,不是结节性肉芽肿。

10.变应性血管炎性肉芽肿

主要为肺浸润,偶有非对称性肺门淋巴结肿大。临床特征为哮喘、过敏体质、周围血液及病变部位嗜酸性粒细胞显著增多,组织学改变为肉芽肿性血管炎及广泛凝固性坏死。

11.支气管中心性肉芽肿

该病的胸部 X 线仅有肺内浸润及结节、无肺门淋巴结肿大。临床表现为发热、哮喘及较重的咳嗽咳痰、周围血液及病变部位嗜酸性粒细胞增多,组织学改变除肉芽肿结节外,有广泛凝固性坏死。

12.特发性肺间质纤维化

该病无肺门淋巴结肿大病史,突出表现为进行性呼吸困难及低氧血症。杵状指(趾)阳性、两肺可闻及爆裂音、SACE 不增高、应用排除诊断法,排除已知原因引起的肺纤维化,肺组织活检可确诊。

13.结缔组织病致肺部纤维化

从临床病史及免疫学检查,如抗免疫球蛋白抗体滴度升高、类风湿因子阳性、抗 DNA 抗体阳性、抗双链 DNA 和抗 Sm 核抗原抗体增高或找到 LE 细胞等有助于鉴别诊断。

14.莱姆病

该病和结节病均可出现结节性红斑、表浅淋巴结肿大、眼葡萄膜炎、多关节炎、脑及周围神经病变、束支传导阻滞及心包炎,且结节病患者血清抗布氏疏螺旋体抗体可呈阳性,需要鉴别。莱姆病无肺门淋巴结肿大及肺浸润,SACE 不高,根据流行病学及病原学不难鉴别。

八、治疗

结节病的病因未明,缺乏根治性特效治疗方法。自 1952 年应用皮质激素治疗结节病已50 余年;多数学者认为,皮质激素仍是治疗结节病的首选药物,用药后可在短期内减轻症状、改善肺功能及 X 线影像病变;但迄今无确凿证据,证明皮质激素一定能够改变结节病的自然病程并预防肺纤维化及提高患者生存时间。相反,英国胸科协会(BTS)报道,皮质激素治疗无症状的肺结节病患者 185 例 10 年追随结果:胸片持续异常者多于非皮质激素治疗组、停药后复发率高于非皮质激素治疗组。鉴于皮质激素的不良反应明显,故对结节病治疗适应证一直存在争议。近年来 BTS 及美国的多篇文献显示,对无症状的肺结节病(包括Ⅱ期及Ⅲ期),暂不给予皮质激素治疗而严密观察,其中不少患者,病情可能自愈,避免了皮质激素的不良反应。

(一)皮质激素

1.适应证

适用于胸内结节病。

(1)Ⅰ期(包括 Löfgren 综合征):无须皮质激素治疗,可给予非甾体抗炎药及对症治疗。需观察症状、胸部 X 线、肺功能、SACE 及血/尿钙测定等。1～3 个月追随 1 次,至少观察 6 个月。

(2)无症状的Ⅱ期及Ⅲ期:暂不给予治疗,先观察 2～4 周,如病情稳定,继续观察。如出现症状并持续或胸部 X 线征象加重或肺功能 VC 及 DLco 下降超过 15%,应开始皮质激素治疗。

(3)Ⅳ期伴活动性证据者,可试用皮质激素。

(4)肺结节病伴肺外脏器损害,属多脏器结节病,应给予皮质激素治疗。

2.皮质激素的剂量、用法及疗程

一般首选短效泼尼松。Gianfranco Rizzato 报道 702 例肺结节病泼尼松治疗并追随 16 年结果显示:开始剂量 40 mg/d 足够,显著疗效出现在第 2～3 个月,如治疗 3 个月无效,提示该患者对皮质激素无反应;即使加大剂量或延长治疗时间亦无作用。当出现显著疗效后,应该逐渐递减剂量。递减至 10 mg/d 时,维持 6 个月以上者,复发率明显减低。减药剂量过快、疗程不足 1 年者,复发率 36.6%。一般主张开始剂量 20～40 mg/d[或 0.5 mg/(kg·d)]持续 1 个月后评估疗效,如效果不明显,原剂量继续 2～3 个月。如疗效显著,逐渐递减剂量,开始每 2 周减 5 mg/d,减至 15 mg/d 时,持续 2～3 个月后每 2 周减 2.5 mg/d,直至 10 mg/d 时,维持 3～6 个月;亦可采用隔天 1 次日平均剂量。为避免复发,建议总疗程 18 个月,不少于 1 年。停药后或减少剂量后复发病例,应加大剂量至少是开始时的每天剂量。待病情明显好转后再递减剂量,递减速度应更缓慢。严重的心或脑结节病,开始剂量宜增至 60～80 mg/d。

3.皮质激素吸入治疗

丹麦学者 Nils Milman 选择Ⅰ～Ⅲ期患者,没安慰剂双盲随机对照,治疗组吸入布地奈德 1.2～2.0 mg/d 连续 6～12 个月后评估疗效:结果两组的症状、胸片、肺功能及生化指标均无显著性差异。但治疗组的肺容量明显增加。另一组的Ⅱ～Ⅲ期患者分成两组。试验组口服泼尼松 10 mg/d 加吸入布地奈德 1.2～2.0 mg/d 持续 6 个月;对照组单服泼尼松 10 mg/d,结果两组无显著性差异。ERS/ARS/BTS 均认为吸入皮质激素不能作为结节病的常规治疗。可考虑在泼尼松维持最小剂量时,改用吸入治疗。也可考虑用于有呼吸道症状而不宜口服皮质激素治疗者。

4.皮质激素的不良反应

常见的是医源性肾上腺皮质功能亢进现象,如血压增高、水钠潴留、肥胖、低钾、血糖增高及骨质疏松等,应在治疗前开始监测体重、血压、电解质、血糖及骨密度等,直至治疗结束并做相应处理。

(二)其他免疫抑制药

甲氨蝶呤、羟氯喹、硫唑嘌呤、苯丁酸氮芥、环磷酰胺、环孢素 A 及沙利度胺等均可用于结节病,但不作为首选药。国外文献报道,当皮质激素治疗有效,但因某种原因不能继续治疗时,可选用以上药物和小剂量皮质激素联合治疗或皮质激素无效时试用该类药物。适应证及剂量参考表 4-11。

表 4-11　非皮质激素类治疗结节病药物的适应证、剂量及毒副反应

药物名称	适应证	剂量	常见毒副反应	监测内容
羟氯喹	急慢性	200～400 mg/d	视网膜损害,胃肠道反应,皮疹	眼科检查,6～12 个月 1 次
氯喹	急慢性	250～500 mg/d	以上不良反应较重	眼科检查
甲氨蝶呤	慢性、难治性	10～15 mg/周	胃肠道反应,肝损害,骨髓抑制	血常规、肝功能、肾功能 1～3 个月 1 次
硫唑嘌呤	慢性、难治性	50～200 mg/d	肝功能异常,感染骨髓抑制	血常规、肝功能 1～3 个月 1 次
吗替麦考酚酯	慢性、难治性	500～3 000 mg/d	恶心、腹泻,骨髓抑制,感染	血常规,肝功能 1～3 个月 1 次
环磷酰胺	难治性	500～2 000 mg/2～4 周	骨髓抑制,感染,出血性膀胱炎,致癌	治疗前后血常规、肾功能、尿常规 1 个月 1 次。必要时膀胱镜检查
沙利度胺	慢性,难治性	50～200 mg/每晚一次	致畸、嗜睡、便秘、末梢神经炎	妊娠试验每月 1 次
米诺环素	急慢性	100～200 mg/d	恶心、贫血、皮疹	
英利西单抗	慢性难治性	开始 2 周 3～5 mg/kg,以后 1～2 个月 3～5 mg/kg	感染、变态反应,致畸	治疗前 PPD 皮试治疗期间观察有无血管渗漏

对确诊 5 年内的结节病,治疗方案见图 4-19。

对慢性结节病的治疗策略见图 4-20。

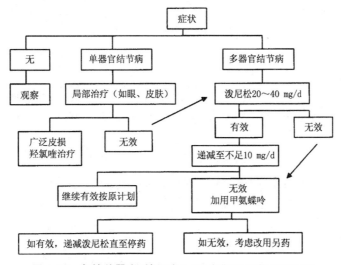

图 4-19　急性单器官(神经或心)及多器官结节病的治疗

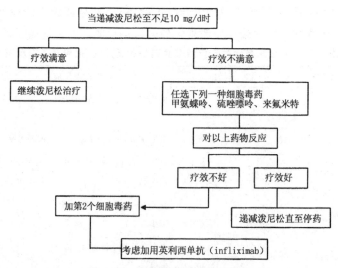

图 4-20　慢性结节病的治疗策略

(三)高钙血症的治疗

血钙增高可用阿仑膦酸钠 10 mg/d,早餐前半小时口服,并大量饮水。防止日晒,限制钙和维生素 D 摄入。禁服噻嗪类利尿药。血钙浓度超过 3.7 mmol/L(15 mg/dL)并伴高钙血症状时,可用帕米二膦酸钠 15 mg 稀释于不含钙离子的生理盐水 125 mL 中,2 小时内滴完,同时监测血钙,调整剂量。

(四)结节病合并肺结核的治疗

确诊为活动性肺结核,应首先抗结核治疗。如为皮质激素治疗适应证的Ⅱ～Ⅳ期结节病,不能排除合并肺结核时,考虑皮质激素与抗结核药联合治疗。

(五)肺移植及心肺移植

有报道Ⅳ期肺结节病行单肺、双肺及心肺移植后,患者症状缓解,心肺功能改善,排异现象同其他器官移植一样。移植后的肺约有 2/3 在 15 个月内出现复发性结节病,需皮质激素治疗。

九、预后

多数结节病预后良好,总的自然缓解率 60%～70%。各期自然缓解率不同,Ⅰ 期 60%～90%,Ⅱ 期 40%～70%,Ⅲ 期 10%～20%;Ⅳ期不会自然缓解。病死率各家报道不一致,总的死亡率 1%～6%,肺结节病中,死于呼吸衰竭者占 5%～10%,国内报道较少。北京医院 1 例Ⅳ期并肝结节病,胆汁淤积性肝硬化,消化道出血,最终死于多脏器功能衰竭。

(李月风)

第十五节　特发性肺纤维化

一、概述

特发性肺纤维化(idiopathic pulmonary fibrosis,IPF)是病因未明的慢性进展型纤维化性间质性肺炎的一种特殊类型,好发于老年人,病变局限于肺部,组织病理学和/或影像学表现具有普通型间质性肺炎(usual interstitial pneumonia,UIP)的特征。所有表现为原因不明的慢性劳力性呼吸困难,并且伴有咳嗽、双肺底爆裂音和杵状指的成年患者均应考虑 IPF 的可能性。其发病率随年龄增长而增加,典型症状一般在 60～70 岁出现,<50 岁的 IPF 患者罕见。男性明显多于女性,多数患者有吸烟史。IPF 发病率近几年呈现明显增长的趋势,美国总人口中 IPF 患病率为 14.0/10 万～42.7/10 万,发病率为 6.8/10 万～16.3/10 万。诊断 IPF 需要排除其他各种间质性肺炎,包括其他类型的特发性间质性肺炎及与环境暴露、药物或系统性疾病相关的间质性肺疾病。IPF 是一种致死性疾病,尚缺乏有效的治疗药物。IPF 的死亡率随年龄增长而增加,IPF 中位生存期 2～3 年,但其自然病程变异很大,且无法预测,总体预后不良。

二、诊断

(一)诊断依据

IPF 是病因未明的慢性进展性纤维化型间质性肺炎的一种特殊类型,好发于老年人,病变局限于肺部,组织病理学和/或影像学表现具有 UIP 的特征。

对于成人患者,诊断间质性肺疾病(interstitial lung disease,ILD)和疑诊 IPF 的诊断需要符合:①排除其他已知病因的 ILD(如家庭和职业环境暴露、结缔组织疾病和药物);②未行外科肺活检的患者,HRCT 呈现 UIP 型表现;③接受外科肺活检的患者,HRCT 和肺活检组织病理类型符合特定的组合。通过有丰富 ILD 诊断经验的呼吸内科医师、影像科医师和病理科医师之间的多学科讨论,仔细排除其他可能的病因,是获得准确诊断最为重要的环节。在多学科讨论不可行的情况下,建议把患者推荐给对 ILD 有丰富经验的临床专家。由于有高质量证据表明,高分辨率 CT(high resolution computed tomography,HRCT)表现对诊断 UIP 有高度的特异性,外科肺活检对于诊断 IPF 并非必要。结合一定的临床资料(包括完整的病史、职业和环境接触史、家族史、体格检查、肺功能测试和实验室检查),若 HRCT 表现为典型的 UIP 型时足以诊断 IPF。

1.临床表现

(1)所有表现为原因不明的慢性劳力性呼吸困难,并且伴有咳嗽、双肺底爆裂音和杵状指的成年患者均应考虑 IPF 的可能性。其发病率随年龄增长而增加,典型症状一般在 60～70 岁出现,<50 岁的 IPF 患者罕见。男性明显多于女性,多数患者有吸烟史。起病隐袭,主要表现为干咳、进行性呼吸困难,活动后明显。本病少有肺外器官受累,但可出现全身症状,如疲倦、关节痛及体重下降等,发热少见。晚期出现发绀,偶可发生肺动脉高压、肺源性心脏病和右心功能不全等。

(2)IPF 的急性加重:近期研究结果表明,每年 5%～10% 的 IPF 患者会发生急性呼吸功能恶化,这些急性发作可继发于一些常见的临床状况,如肺炎、肺栓塞、气胸或心力衰竭。在没有明确诱因下,这种急性呼吸功能恶化被称为"IPF 急性加重"。目前尚不清楚 IPF 急性加重仅仅是一种隐匿的呼吸系统并发症的表现(如肺栓塞、感染),还是 IPF 疾病本身的病理生理学变化导致的病情进展。

IPF 急性加重的诊断标准包括:1 个月内出现不能解释的呼吸困难加重;存在低氧血症的客观证据;影像学表现为新近出现的肺部浸润影;除外其他诊断(如感染、肺栓塞、气胸或心力衰竭)。急性加重可在 IPF 病程的任何时候发生,有时还可是本病的首发症状;临床表现主要为咳嗽加重,发热,伴或不伴有痰量增加。有研究认为,胸部手术和支气管肺泡灌洗术可能诱发 IPF

急性加重,但尚不明确这种情况是真正的 IPF 急性加重还是与操作相关的并发症。

IPF 急性加重的组织学表现为急性或机化性弥漫性肺泡损伤(diffuse alveolar damage, DAD),少数病例表现为远离纤维化区域的相对正常肺组织内的机化性肺炎。极少数情况下,肺活检标本中仅有单纯的 UIP 或仅有 DAD 的机化期改变而无典型 UIP 型表现。

2.检查

(1)HRCT 是 IPF 诊断流程中的重要组成部分。HRCT 上 UIP 的特征为胸膜下和肺基底部的网格状阴影和蜂窝影,常伴有牵张性支气管扩张,尤其是蜂窝影对 IPF 的诊断有很重要的意义。HRCT 上的蜂窝影指成簇的囊泡样气腔,蜂窝壁边界清楚。囊泡直径在 3~10 mm,偶尔可大至 25 mm。磨玻璃影常见,但病变范围少于网格状影。胸腔积液,则提示 UIP 型病变可能由其他疾病所致。HRCT 上出现大量微结节、气体陷闭、非蜂窝样囊泡、大量磨玻璃样改变、肺实变或者病变以沿支气管血管束分布为主,应该考虑其他诊断。部分患者可伴纵隔淋巴结轻度增大(短径通常<1.5 cm)。

HRCT 诊断 UIP 的阳性预测值为 90%~100%。若 HRCT 无蜂窝影,但其他影像特征符合 UIP 标准,定义为可能 UIP,需进行外科肺活检确诊。HRCT 不符合 UIP 型的患者,外科肺活检的病理表现仍有可能是 UIP 型表现。

根据 HRCT 表现进行 IPF 诊断分级如下。

"典型 UIP"(符合以下四项):①病灶以胸膜下,基底部为主;②异常网状影;③蜂窝肺伴或不伴牵张性支气管扩张;④缺少第三级中任何一项(不符合 UIP 条件)。

"UIP 可能"(符合以下三项):①病灶以胸膜下,基底部为主;②异常网状影;③缺少第三级中任何一项(不符合 UIP 条件)。

"不符合 UIP"(具备以下七项中任何一项):①病灶以中上肺为主;②病灶以支气管周围为主;③广泛的毛玻璃影(程度超过网状影);④多量的小结节(两侧分布,上肺占优势);⑤囊状病变(两侧多发,远离蜂窝肺区域);⑥弥散性马赛克征/气体陷闭(两侧分布,3 叶以上或更多肺叶受累);⑦支气管肺段/叶实变。

(2)组织病理:UIP 的组织病理学特征和主要诊断标准:低倍镜下病变的不均一性,即瘢痕形成和蜂窝样改变的纤维化区域与病变轻微或正常的肺实质区域交替出现。病变主要位于胸膜下和间隔旁的肺实质,一般情况下炎症反应轻,表现为淋巴细胞和浆细胞在肺间质中的斑片状浸润伴Ⅱ型肺泡上皮细胞和细支气管上皮细胞增生。纤维化区域主要由致密胶原组成,伴上皮下散在的成纤维细胞灶。蜂窝样改变区域由囊状纤维化气腔构成,这些气腔内衬细支气管上皮细胞,充满黏液和炎症细胞。纤维化和蜂窝样改变区域的间质内常有平滑肌上皮细胞化生。病理学上需要与 UIP 鉴别的疾病相对较少,尤其是病理改变符合 UIP 型表现时。主要的鉴别诊断在于与其他可引起 UIP 样病变的疾病的鉴别,如结缔组织疾病、慢性外源性过敏性肺泡炎和尘肺(尤其是石棉肺)。"不可分类的纤维化"指肺活检标本镜下表现为纤维化,但不符合上述UIP型的诊断标准;若其镜下表现缺乏典型的某些疾病(如外源性过敏性肺泡炎、结节病等)的组织病理学特征,但有典型的 IPF 的临床表现和影像学表现时,经仔细的多学科讨论后仍有可能诊断为 IPF。

UIP 病理诊断标准分级:分为典型 UIP、可能 UIP、疑似 UIP 和非 UIP 4 个等级。①"典型UIP",满足以下 4 条:明显结构破坏和纤维化,伴或不伴胸膜下蜂窝样改变;肺实质呈现斑片状纤维化;现成纤维细胞灶;缺乏不支持 UIP 诊断特征(非 UIP)。②"可能 UIP",满足以下条件中的 3 条:明显结构破坏和纤维化,伴或不伴胸膜下蜂窝样改变;缺少斑片受累或成纤维细胞灶,但不能二者均无;缺乏不支持 UIP 诊断的特征(非 UIP);或仅有蜂窝肺改变。③"疑似 UIP",满足以下 3 条:斑片或弥漫肺实质纤维化,伴或不伴肺间质炎症;缺乏典型 UIP 的其他标准;缺乏不支持 UIP 诊断的依据(非 UIP)。④"非 UIP",满足以下任 1 条:透明膜形成;机化性肺炎;肉芽肿;远离蜂窝区有明显炎性细胞浸润;显著的气道中心性病变;支持其他诊断的特征。

(3)肺功能检查:IPF 的肺功能检测在判断、检测疾病进展、估计预后方面意义重大。典型肺功能改变为限制性通气功能障碍,表现为肺总量(TLC)、功能残气量(functional residual capacity,FRC)和残气量(residual volume,RV)下降。第 1 秒用力呼气容积/用力肺活量(FEV$_1$/FVC)正常或增加。单次呼吸法一氧化碳弥散(DL$_{CO}$)降低,即在通气功能和肺容积正常时,DL$_{CO}$也可降低。

(4)血气检测:IPF 的血气检测在判断、检测疾病进展、估计预后方面意义重大。IPF 患者的通气/血流比例失调,PaO$_2$、PaCO$_2$下降,肺泡动脉血氧分压差[P$_{(A-a)}$O$_2$]增大。

(5)肺泡灌洗液检查:BAL 的细胞学分析可能有助于诊断某些特定类型的 ILD。对疑诊 IPF 的患者,BALF 最主要的作用是排除慢性外源性过敏性肺泡炎;BALF 中淋巴细胞增多(≥40%)时应该考虑慢性外源性过敏性肺泡炎的可能。因此,绝大多数 IPF 患者的诊断流程中不应该进行 BALF 细胞学分析,但可能适用于少数患者。

(6)经支气管镜肺活检(transbronchial lung biopsy,TBLB):TBLB 有助于某些疾病的诊断(如结节病等肉芽肿性疾病),但 HRCT 表现为 UIP 型时,可以大致排除这些疾病。对于怀疑 UIP 而需要进行组织病理学分析的病例,TBLB 的特异度和阳性预测值尚不明确。虽然 TBLB 的标本有时可以见到 UIP 的组织学特征,但对 UIP 诊断的敏感度和特异度尚不明确,TBLB 的取材部位和取样数目也不明确。因此,绝大多数 IPF 患者的诊断评价中不应该使用经支气管镜肺活检,但可能适用于少数患者。

(7)结缔组织疾病相关血清学检查:关于血清学筛查对疑诊 IPF 患者的评估价值,目前尚无明确的研究结论。结缔组织疾病可以出现 UIP 型表现,绝大多数疑诊的 IPF 患者应该进行结缔组织疾病相关的血清学检测,但可能不适用于少数患者。

3.病因诊断

部分慢性外源性过敏性肺泡炎的表现与 IPF 很相似,需要特别注意通过全面评价来明确该患者是否有慢性外源性过敏性肺泡炎的可能。BALF 中淋巴细胞增多(≥40%)提示该病的存在,进一步调查患者的环境暴露因素,必要时安排外科肺活检。符合结缔组织疾病诊断标准的患者不能诊断 IPF。目前没有临床或血清学特征性表现的年轻患者,尤其是年轻女性,可能在以后的观察中逐渐表现出结缔组织疾病的临床特征。所以,对于较年轻(<50 岁)的患者,需高度警惕存在结缔组织病的可能。

4.诊断注意事项

IPF 需要与脱屑型间质性肺炎(desquamative interstitial pneumonia,DIP)、急性间质性肺炎(acute interstitial pneumonitis,AIP)、弥散性肺泡损伤(diffuse alveolar damage,DAD)、非特异性间质性肺炎(nonspecific interstitial pneumonia,NSIP)、特发性闭塞性机化性肺炎(bronchiolitis obliterans with organizing pneumonia,BOOP)相鉴别。

(1)脱屑型间质性肺炎:男性多发,绝大多数为吸烟者。起病隐袭、干咳、进行性呼吸困难。半数患者有杵状指(趾)。肺功能呈限制性通气功能障碍,弥散功能降低,但不如 IPF/UIP 显著。

RBILD临床表现同DIP,杵状指(趾)相对少见。DIP最显著的病理学改变是肺泡腔内肺泡巨噬细胞(alveolar macrophage,AM)均匀分布,见散在多核巨细胞。与此相伴的是轻、中度肺泡间隔增厚,伴少量炎性细胞浸润,无明显的纤维化和成纤维细胞灶。低倍镜下病变均匀分布,时相一致,与UIP分布多样性形成鲜明对比。AM聚积以细支气管周围气腔为主,而远端气腔不受累时,这一病理便称为RBILD。影像学早期出现双肺磨玻璃样改变,后期出现线状、网状、结节状间质影像,通常不出现蜂窝样改变。RBILD患者,HRCT出现网状结节影,未见磨玻璃影。

(2)急性间质性肺炎:病因不明,起病急剧,临床表现为咳嗽、严重呼吸困难,很快进入呼吸衰竭。多数病例发病前有"感冒"样症状,半数以上患者发热。病理学表现为弥散性肺泡损伤(DAD)机化期改变。影像学表现为双侧弥散性网状、细结节及磨玻璃样阴影,急骤进展可融合成斑片乃至实变影。

(3)非特异性间质性肺炎:可发生于任何年龄,男多于女,主要表现为咳嗽、气短,少数患者有发热。病理学表现为肺泡壁明显增厚,呈不同程度的炎症和纤维化,病变时相一致,但缺乏UIP、DIP或AIP的特异性改变。肺泡结构破坏较轻,肺泡间隔内由淋巴细胞和浆细胞混合构成的慢性炎症细胞浸润是NSIP的特点。影像学显示双侧间质性浸润影,双肺斑片磨玻璃阴影是本病CT特征性所见。

(4)慢性外源性过敏性肺泡炎:急性期暴露于大量抗原物质后4～6小时后出现咳嗽、寒战和肌肉疼痛,症状可持续8～12小时,白细胞总数和嗜酸性粒细胞计数增加。亚急性期为吸入少量抗原后发生的亚急性过敏性肺泡炎,其临床症状极似慢性支气管炎。慢性期为长期暴露在抗原下,可发生不可逆的肺部纤维化。病理学病变主要累及肺泡、肺泡间隔、血管和终末细支气管,其病理改变与病期有关。①急性期:肺泡壁和细支气管壁水肿,有大量淋巴细胞浸润,浆细胞也明显增加,尚有单核细胞、组织细胞,而嗜酸性粒细胞浸润较少。2周左右水肿消退,大量瘤样上皮性肉芽肿和朗格汉斯细胞产生,许多肉芽肿被胶原纤维包裹。肺肉芽肿为急性期典型病变。②慢性期:以间质纤维化,肺泡壁淋巴细胞浸润,胶原纤维增生为主,尤其在细支气管和所属小动脉有时因肌纤维和内皮细胞增生而增厚。而肉芽肿病变此时基本消失。支气管肺泡灌洗显示中淋巴细胞比例增高,IgG和IgM的比例也增高。血清学检查阴性患者,可做激发试验。肺功能典型改变为限制性通气障碍。影像学早期或轻症患者可无异常发现,有时临床表现和X线改变不相一致。典型病例急性期在中、下肺野见弥散性肺纹理增粗,或细小、边缘模糊的散在小结节影。病变可逆转,脱离接触后数周阴影吸收。慢性晚期,肺部呈广泛分布的网织结节状阴影,伴肺体积缩小。常有多发性小囊性透明区,呈蜂窝肺。怀疑本病因仔细询问接触史,行血清沉淀抗体测定,支气管肺泡灌洗,肺功能检查等进行综合分析,必要时行肺活检。

(5)特发性闭塞性机化性肺炎:多发于40～60岁,最常见症状是持续性干咳,其次为轻度呼吸困难和体重减轻。约有1/3的患者表现为咽痛、发热、乏力等流感样症状。约2/3的患者肺部可闻及爆裂音。病理学病变主要累及终末和呼吸性细支气管、肺泡管,管壁内常有单核细胞浸润,管腔内则可有水肿性肉芽组织充填,肉芽组织栓内常有巢状慢性炎症细胞浸润。肺功能主要表现为限制性通气功能障碍和弥散功能障碍,很少表现为阻塞性通气功能障碍。影像学检查表现无特异性,多种多样。典型改变是双侧斑片状或磨玻璃样肺泡性浸润影,可呈游走性,类似肺嗜酸性粒细胞增多症。有时也可呈孤立性肺炎型,或弥散性间质性肺炎型。开胸肺活检对确诊BOOP有重要价值。

(二)临床分型

IPF临床无分型。根据静息状态下的肺功能结果和/或影像学的病变程度,把IPF分为"轻度""中度""重度"及"早期"和"晚期",但目前尚不明确上述分期是否与临床决策直接相关。

三、治疗

(一)康复措施

1.门诊治疗

患者临床症状轻,不影响生活与工作者,可采取门诊治疗。

2.住院治疗

有并发症或病情进行性加重的患者需住院治疗。

(二)非药物治疗

有静息低氧血症的IPF患者应该接受长期氧疗。多数IPF患者应该接受肺康复治疗,但对于少数患者肺康复治疗可能是不合理的选择。多数IPF引起的呼吸衰竭应该接受机械通气,但对于少数患者机械通气可能是合理的选择。

(三)外科治疗

某些合适的IPF患者应该接受肺移植治疗(强推荐,低质量级别),术前是否需要机械通气已成为判别肺移植后早期病死率的危险因素,因此呼吸机依赖已被许多中心认为是肺移植的相对或绝对禁忌证。

(四)活动

适当活动,避免过度劳累。

(五)饮食

无特殊要求。

四、药物治疗

(一)药物治疗原则

目前尚无治疗IPF的有效药物,但一些临床药物试验的结果提示某些药物可能对IPF患者有益。用于治疗IPF的药物有糖皮质激素、免疫抑制剂、秋水仙碱、环孢素、干扰素、抗氧化药物(乙酰半胱氨酸)、抗凝药物和降低肺动脉压等。目前尚缺乏足够证据支持应该常规使用这些药物治疗。

(二)药物选择

根据患者病情及委员会推荐级别,对一些治疗的推荐意见是弱反对,表明这些治疗的收益与风险尚不明确,还需要更高质量的研究结果来证实。弱反对的药物可能适用于一些特定的患者,对于充分知情并强烈要求药物治疗的患者,推荐选用这些弱反对的药物。

(1)IPF患者不应该接受糖皮质激素单药、秋水仙碱及环孢素治疗(强推荐,很低质量证据)。

(2)IPF患者不应该接受糖皮质激素与免疫抑制剂(如硫唑嘌呤、环磷酰胺)的联合治疗(强推荐,低质量证据)。

(3)多数IPF患者不应该接受糖皮质激素、硫唑嘌呤及乙酰半胱氨酸联合治疗,不应该接受乙酰半胱氨酸单药治疗,但对于少数患者可能是合理的治疗措施(弱推荐,低质量证据)。

(4)PF患者不应该接受干扰素γ-1b治疗(强推荐,高质量证据)。

(5)IPF患者不应该接受波生坦、益赛普治疗(强推荐,中等质量证据)。

(6)多数 IPF 患者不应该接受抗凝治疗,但对少数患者抗凝治疗可能是合理的选择(弱推荐,很低质量证据)。

(7)多数 IPF 患者不应该接受吡非尼酮治疗,但对少数患者该药物可能是合理的选择(弱推荐,低-中等质量证据)。

(三)特发性肺纤维化复发的预防与治疗

特发性肺纤维化因原因不明,可能的高危因素有吸烟、环境暴露、微生物感染、胃食管反流和遗传因素。因此,戒烟、避免危险环境暴露、避免反复感染、积极治疗反流性食管炎等可能有助于 IPF 的预防和急性加重。

(四)特发性肺纤维化并发症和伴发疾病的治疗

IPF 患者的常见并发症和伴发疾病越来越受到人们的关注,主要包括 IPF 急性加重、肺动脉高压、胃食管反流、肥胖、肺气肿和阻塞性睡眠呼吸暂停。目前尚不明确治疗这些伴发的疾病是否会影响 IPF 患者的预后。

1.IPF 急性加重

多数 IPF 急性加重时应该接受糖皮质激素治疗,但对少数患者来说,糖皮质激素治疗可能是不合理的选择(弱推荐,很低质量证据)。

2.IPF 合并肺动脉高压

多数 IPF 患者不应该接受针对肺动脉高压的治疗,但对少数患者来说可能是合理的选择(弱推荐,很低质量证据)。

3.反流性食管炎

多数 IPF 患者应该接受针对无症状胃食管反流的治疗,但对少数患者来说可能是不合理的选择(弱推荐,很低质量证据)。

4.肥胖、肺气肿和阻塞性睡眠呼吸暂停

迄今为止尚无 IPF 患者伴发肥胖、肺气肿和阻塞性睡眠呼吸暂停治疗方面的研究资料,因此无法给予推荐意见。

(五)特发性肺纤维化姑息治疗

姑息治疗旨在减轻患者症状和减少痛苦,而不是治疗疾病。姑息治疗的目标是减轻患者生理与精神上的痛苦,为患者及其家属提供心理与精神上的支持。这些治疗措施均需个体化,是疾病辅助治疗的一部分。

IPF 患者咳嗽和呼吸困难等症状的恶化很常见且疗效差。有限的研究结果提示,糖皮质激素和沙利度胺可能缓解 IPF 患者的慢性咳嗽;慢性阿片类药物可用于治疗严重呼吸困难和咳嗽,但需要严密监测药物不良反应。

(李月风)

第十六节　肺　栓　塞

一、诊疗流程

诊疗流程见图 4-21。

二、病因及发病机制

肺栓塞(pulmonary embolism,PE)是以各种栓子堵塞肺动脉系统为其发病原因的一组疾病或临床综合征的总称,包括肺血栓栓塞症,脂肪栓塞综合征,空气栓塞等。而肺血栓栓塞症为肺栓塞的最常见类型,占肺栓塞的绝大多数,本文所称肺栓塞即指肺血栓栓塞症。在欧美国家肺栓塞的发病率很高,美国每年大约有 65 万的新发患者,国内关于肺栓塞发病率的流行病学资料尚不完备,但近年肺栓塞的发病有明显增多的趋势,有一种说法,肺栓塞的发病率是急性心肌梗死发病率的一半,说明肺栓塞并不是一种少见病,应该引起足够的重视。

绝大多数患者存在肺栓塞的易发因素,仅 6% 找不到诱因。

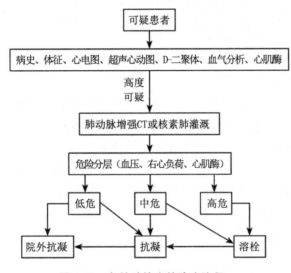

图 4-21　急性肺栓塞的诊疗流程

(一)血栓形成

肺栓塞常常是静脉系统的血栓堵塞肺动脉所引起的疾病,栓子通常来源于深静脉。据统计,有静脉血栓的患者,肺栓塞的发生率为 52%～79.4%。在肺栓塞的血栓中,90% 来自下腔静脉系统,而来自上腔静脉和右心者仅占 10%。静脉血栓的好发部位是静脉瓣和静脉窦,特别是深静脉,如腓静脉、髂静脉、股静脉、盆腔静脉丛等。静脉血栓形成的原因可能与血流淤滞、血液高凝状态和静脉内皮损伤等因素有关。因此,创伤、手术、长期卧床、静脉曲张和静脉炎、肥胖、糖尿病、长期口服避孕药物或其他引起凝血机制亢进的因素,容易诱发静脉血栓的形成。静脉血栓脱落的原因不十分清楚,可能与静脉内压力急剧升高或静脉血流突然增多等有关。血栓性静脉炎在活动期,栓子比较松软,易于脱落。脱落的血栓迅速通过大静脉、右心到达肺动脉,而发生肺栓塞。

(二)心肺疾病

心肺疾病是肺动脉栓塞的主要危险因素。在肺栓塞患者中约有 40% 合并有心肺疾病,特别是心房颤动、心力衰竭和亚急性细菌性心内膜炎者发病率较高。风湿性心脏病、动脉硬化性心脏病、肺源性心脏病也容易合并肺栓塞。栓子的来源以右心腔血栓最多见,少数也来源于静脉系统。

（三）肿瘤

恶性肿瘤患者易并发肺栓塞的原因可能与凝血机制异常有关。胰腺、肺、胃肠、泌尿系统肿瘤均易合并肺栓塞。肺栓塞有时先于肿瘤的发现，成为肿瘤存在的信号。

（四）妊娠和分娩

孕妇肺栓塞的发生率比同龄未孕妇高 7 倍，尤以产后和剖宫产术后发生率最高。妊娠时腹腔内压增加和激素松弛血管平滑肌及盆腔静脉受压可引起静脉血流缓慢，改变血液流变学特性，加重静脉血栓形成。此外，妊娠期凝血因子和血小板增加，血浆素原-血浆素溶解系统活性降低。这些改变对血栓形成起到了促进作用。

（五）其他

大面积烧伤和软组织创伤也可并发肺栓塞，可能因受伤组织释放的某些物质损伤肺血管内皮，引起了多发性肺微血栓形成。没有明显的促发因素时，还应考虑到遗传性抗凝血素减少或纤维蛋白溶解酶原激活抑制剂增加等因素。

三、临床表现及特征

肺栓塞的临床表现多种多样，主要取决于栓子的大小、堵塞的肺段数、发生的速度，以及患者基础的心肺功能储备状况。包括以下几种类型。①猝死型：在发病后 1 小时内死亡，是有大块血栓堵塞肺动脉，出现所谓"断流"征，使血液循环难以维持所致。②急性肺心病型：突然发生呼吸困难，有濒死感，低血压、休克、发绀、肢端湿冷、右心衰竭。③肺梗死型：突然气短、胸痛、咯血及胸膜摩擦音或胸腔积液。④不能解释的呼吸困难：栓塞面积相对较小，无效腔增加。⑤慢性栓塞性肺动脉高压：起病缓慢，发现较晚，主要表现为肺动脉高压，右心功能不全，病情呈持续性、进行性。

（一）症状

（1）呼吸困难：占 80%～90%，为肺栓塞最常见的症状，表现为活动后呼吸困难，在肺栓塞面积较小时，活动后呼吸困难可能是肺栓塞的唯一的症状。

（2）胸痛：占 65%～88%，为胸膜痛或心绞痛的表现。胸膜痛提示可能有肺梗死存在。而当有较大的栓子栓塞时，可出现剧烈的胸骨后疼痛，向肩及胸部放散，酷似心绞痛发作。

（3）咳嗽：20%～37%的患者出现干咳，或有少量白痰，有时伴有喘息。

（4）咯血：一般为小量的鲜红色血，数天后可变成暗红色，发生率为 25%～30%。

（5）晕厥：占 13%左右，是由大面积肺栓塞引起的脑供血不足，也可能是慢性栓塞性肺动脉高压的唯一或最早出现的症状，常伴有低血压、右心衰竭和低氧血症。

（6）其他：约有半数患者出现惊恐，发生原因不明，可能与胸痛或低氧血症有关。巨大肺栓塞时可引起休克，常伴有烦躁、恶心、呕吐、出冷汗等。有典型肺梗死的胸膜性疼痛、呼吸困难和咯血三联征者不足 1/3。

（二）体征

没有特异性提示肺栓塞的阳性体征，因而经常将肺栓塞的阳性体征误认为是其他心肺疾病的体征。

1.一般体征

约半数患者出现发热，为肺梗死或肺出血、血管炎引起，多为低热，可持续 1 周左右，如果合并肺部感染时也可以出现高热；70%的患者出现呼吸急促；由于肺内分流可以出现发绀；40%有心动过速;当有大块肺栓塞时可出现低血压。

2.呼吸系统

当出现一侧肺叶或全肺栓塞时,可出现气管向患侧移位,叩诊浊音,肺部可听到哮鸣音和干湿啰音及肺血管杂音,发生肺梗死时,部分患者可出现胸膜摩擦音,及胸腔积液的相应体征。

3.心脏血管系统

可以出现肺动脉高压及右心功能不全的相应体征,如肺动脉瓣区第二音亢进($P_2 > A_2$);肺动脉瓣区及三尖瓣区可闻及收缩期反流性杂音,也可听到右心性房性奔马律和室性奔马律。右心衰竭时可出现颈静脉充盈、搏动增强,第二心音变为正常或呈固定性分裂,肝脏增大、肝颈静脉回流征阳性和下肢水肿。

下肢深静脉血栓的检出对肺栓塞有重要的提示作用。双下肢检查常见单侧或双侧肿胀,多不对称,常伴有压痛、浅静脉曲张,病史长者可出现色素沉着。

(三)辅助检查

1.实验室检查

(1)血常规:白细胞数增多,但很少超过 1.5×10^9/L。

(2)血沉增快。

(3)血清胆红素增高,以间接胆红素升高为主。

(4)血清酶学(包括乳酸脱氢酶、AST 等)同步增高,但肌酸磷酸激酶(CPK)不高。

(5)D-二聚体(D-Dimer,DD):为特异性的纤维蛋白降解产物。D-二聚体敏感性和特异性取决于所用的检测方法。用酶联免疫吸附法(ELISA)检测证明诊断肺栓塞的敏感性为 97%。通常以 500 μg/L 作为分界值,当 DD 低于此值时可以除外肺栓塞或深部静脉血栓(DVT)。但是,DD 的检测存在假阳性结果,在其他如感染和恶性肿瘤等病理状态下,DD 也可以升高。用 DD 诊断肺栓塞的特异性仅为 45%,因此,DD 只能用来作为除外肺栓塞的指标,而不能作为肺栓塞或 DVT 的确诊指标。

(6)血气检查:患者可出现低氧血症和低碳酸血症,肺泡动脉氧分压差[$P_{(A-a)}O_2$]增加,但血气正常也不能排除肺栓塞。当 $PaO_2 < 6.7$ kPa(50 mmHg)时,提示肺栓塞面积较大。$P_{(A-a)}O_2$ 的计算公式:$P_{(A-a)}O_2 = 150 - 1.5 \times PaCO_2 - PaO_2$,正常值 0.7～2.0 kPa(5～15 mmHg)。

2.特殊检查

(1)心电图:心电图的常见表现为动态出现 $S_I Q_{III} T_{III}$ 征(即肢体导联 I 导出现 S 波,III 导出现 Q 波和 T 波倒置)及 $V_{1,2} T$ 波倒置、肺性 P 波及完全或不完全性右束支传导阻滞。

(2)胸部 X 线检查:常见 X 线征象为栓塞区域的肺纹理减少及局限性透过度增加。肺梗死时可见肺梗死阴影,多呈楔形,凸向肺门,底边朝向胸膜,也可呈带状、球状、半球状及肺不张影。另外可以出现肺动脉高压,即右下肺动脉干增粗及残根现象。急性肺心病时可见右心增大征。

(3)放射性核素肺扫描:安全、无创的肺栓塞的诊断方法。肺栓塞者肺灌注扫描的典型表现是呈肺段分布的灌注缺损。肺灌注扫描的敏感性高,一般内径大于 3 mm 的肺血管堵塞时,肺扫描的结果可全部异常。然而,肺灌注扫描的特异性不高,许多疾病也可引起肺灌注缺损,导致假阳性的结果。另外,对于小血管的栓塞,肺灌注扫描也可出现假阴性的结果。因而,必须结合临床,才能对缺损的意义做出全面的判断,提高诊断的准确性。为提高肺栓塞的诊断率,可将肺通气扫描和灌注扫描结合分析,如果通气扫描正常而灌注扫描呈典型改变,可诊断肺栓塞;肺扫描既无通气区,也无血流灌注,可见于肺梗死和其他任何肺脏本身的疾病,如需进一步明确肺梗死诊断时,可行肺动脉造影检查。

(4)心脏超声检查:对于肺栓塞,超声诊断的直接依据是检出肺动脉内栓子。位于主肺动脉或左右肺动脉内的血栓可被超声检出,对于存在左右肺动脉以远的血栓则无法显示。超声检查主要通过检出肺栓塞所造成的血流动力学改变提供诊断信息。急性肺栓塞通常有以下发现。①心腔内径及容量改变:右心增大尤以右心室增大显著,发生率在 $67\%\sim100\%$,左心室减小,RV/LV 的比值明显增大,该比值越高,提示肺血管床减少的面积越大。②室间隔运动异常:表现为与左心室后壁的同向运动,并随着呼吸的加深变化幅度增大。③三尖瓣环扩张伴少至中量的三尖瓣反流。④肺动脉高压,如患者既往无肺部疾病史,出现急性心肺功能异常时,检出上述异常应高度怀疑急性肺栓塞。

(5)CT 及 MRI 检查:螺旋 CT 可直接显示肺血管,属于非创伤性检查,比经食管和经胸部的超声心动图具有更高的敏感性和特异性,目前正日益普及。其诊断段或以上的肺动脉栓塞的敏感性为$75\%\sim100\%$,特异性为 $76\%\sim100\%$。但尚不能可靠地诊断段以下的肺动脉栓塞。直接征象可见肺动脉半月形或环形充盈缺损或完全梗阻,间接征象包括主肺动脉扩张,或左右肺动脉扩张,血管断面细小缺支,肺梗死灶或胸膜改变等。有人认为,螺旋 CT 应完全替代肺通气灌注扫描并成为有肺栓塞症状患者的首选检查方法。当 CT 检查有禁忌证时,MRI 检查可以作为替代方法。

(6)肺动脉造影:选择性肺动脉造影可提供绝大部分肺血管性疾病的定性定位诊断和鉴别诊断的证据,是目前临床诊断肺栓塞的最佳确诊的方法。它不仅可明确诊断,还可显示病变部位、范围、程度和肺循环的某些功能状态。肺动脉造影常见的征象:①肺动脉及其分支充盈缺损,诊断价值最高;②栓子堵塞造成的肺动脉截断现象;③肺动脉堵塞引起的肺野无血流灌注,不对称的血管纹理减少,肺透过度增强;④栓塞部位出现"剪枝征";⑤栓子不完全堵塞时,可见肺动脉分支充盈和排空延迟。

肺动脉造影检查属有创性检查方法,有一定的危险性,且价格昂贵,适用于临床高度怀疑肺栓塞,而灌注扫描不能明确做出诊断及需要鉴别肺栓塞还是肺血管其他病变者。对临床诊断清楚,拟采用内科保守治疗的患者,造影并非必要。

约70%以上的肺动脉栓塞的栓子来自下肢深静脉血栓,因此静脉血栓的发现虽不能直接诊断肺栓塞,但却能给予很大的提示。但 50%的下肢深静脉血栓患者无临床症状和体征,需依靠检查明确。下肢静脉造影是诊断下肢深静脉血栓的最可靠方法,但需注意有引起栓子脱落的可能性,目前应用较少。多普勒超声血管检查、放射性核素静脉造影、肢体阻抗容积图等均是诊断深静脉血栓的常用方法,具有较高的敏感性和特异性。

四、诊断及鉴别诊断

肺栓塞的临床误诊、漏诊率相当高,国外尸检发现肺栓塞的漏诊率为 67%,国内外医院资料显示院外误诊率为 79%。究其原因主要是对肺栓塞的诊断意识不强,认为肺栓塞是少见甚至是罕见病,很少将它作为诊断和鉴别诊断内容。减少误诊、漏诊的首要条件是提高对肺栓塞的认识,当临床发现以下情况时,应高度疑诊肺栓塞,需进一步做相应检查以确诊:①劳力性呼吸困难;②原有疾病发生突然变化,呼吸困难加重或外伤后呼吸困难、胸痛、咯血;③发作性晕厥;④不能解释的休克;⑤低热、血沉增快、黄疸、发绀等;⑥X 线胸片肺野有圆形或楔形阴影;⑦肺扫描有血流灌注缺损;⑧有发生肺栓塞的基础疾病,如下肢无力、静脉曲张,不对称性下肢水肿和血栓性静脉炎。

仅凭临床表现诊断肺栓塞是绝对不可靠的,但在进行辅助检查前对是否存在肺栓塞的临床可能性进行认真评价很有必要,而且有助于对怀疑肺栓塞的患者进行有针对性的辅助检查。Wells等根据临床表现将肺栓塞的可能性进行预测,对诊断有一定的指导意义,对存在可能性的患者应按程序进行诊断和鉴别诊断。

(一)肺炎

肺栓塞时可出现发热、胸痛、咳嗽、白细胞计数增多,X线胸片有浸润阴影等易与肺炎相混淆。如果注意到较明显的呼吸困难、下肢静脉炎、X线胸片部分肺血管纹理减少及血气异常等,再进一步做肺通气/灌注扫描,多能予以鉴别。

(二)胸膜炎

约1/3的肺栓塞患者可发生胸腔积液,易被误诊为结核性胸膜炎。但并发胸腔积液的肺栓塞患者缺乏结核中毒症状,胸腔积液多为血性、量少、吸收较快,X线胸片同时发现吸收较快的肺浸润影。

(三)冠状动脉供血不足

在年龄较大的急性肺栓塞患者,可出现胸闷、胸痛、气短的症状,并同时伴有心电图胸前导联 $V_{1,2}$ 甚至到 V_4 T波倒置时易诊断为冠状动脉供血不足。通常肺栓塞的心电图除ST-T改变外,心电轴右偏明显或出现 $S_I Q_{III} T_{III}$ 及"肺性P波",心电图改变常在1～2个月内好转或消失。

(四)胸主动脉夹层动脉瘤

急性肺栓塞剧烈胸痛,上纵隔阴影增宽,胸腔积液伴休克者需与夹层动脉瘤相鉴别,后者多有高血压病史,疼痛部位广泛,与呼吸无关,发绀不明显,超声心动图检查有助于鉴别。

五、治疗策略

(一)一般治疗

首先要区分高危和非高危患者。高危患者需全面监护,包括呼吸和血流动力学监测,必要时给以呼吸支持。大部分肺栓塞患者不需要入住重症监护室,除非是大面积肺栓塞或原有心肺基础病。需要准确调整输注肝素剂量及监测其效果的患者也应入住监护室,不能在普通病房进行。保持大便通畅,避免过度用力;对于有焦虑和惊恐症状的患者应予安慰并适当使用镇静剂;胸痛者可予止痛剂;如果预期需溶栓治疗,应慎重考虑中心静脉置管、反复静脉穿刺或动脉内穿刺抽血,针刺活检等有创性操作。

长期以来观点是要防止栓子再次脱落,深静脉血栓患者应绝对卧床休息。近来越来越多的研究证明早期活动对DVT患者并没害处。ACCP有关血栓栓塞指南第9版推荐只要可行,DVT患者尽早下床活动优于卧床休息(Grade 2C)。Zhenle.Liu等对包括3 269患者的13个研究的荟萃分析显示,与卧床休息相比,正在接受抗凝治疗的急性DVT患者早期活动并不导致新的肺栓塞、DVT进展、DVT相关死亡的发生率增加。而且,对起病时局部有中到重度疼痛的患者,早期活动可使疼痛更快消失。

1.氧疗和呼吸支持

肺栓塞的患者经常出现低氧血症和低碳酸血症,但大多数为中度。卵圆孔未闭者当右心房压力超过左心房时可发生右-左分流,加重低氧血症。低氧血症通常可通过鼻导管或面罩吸氧纠正。需要机械通气时要尽量减轻正压通气对血流动力学的不良影响,因正压通气可减少静脉回流,同时加重右心衰竭,特别是大面积肺栓塞的患者。要谨慎使用呼气末正压(PEEP)。使用低潮气量(大约 5 mL/kg 去脂体重),使吸气末气道平台压保持低于 30 cmH$_2$O(1 cmH$_2$O= 0.098 Pa)。实施机械通气应通过气管插管,尽量避免气管切开,以免在抗凝或溶栓过程中出现局部大量出血。

对猪的实验显示体外心肺支持可能对大面积肺栓塞有效。零星的病例报告也支持这一观点。

2.血流动力学支持

急性右心功能衰竭伴输出量降低是高危肺栓塞患者最主要的死亡原因。支持治疗十分重要。静脉补液对肺栓塞低血压的患者可能有益也可能有害。对狗的研究显示,积极补液扩容不但没有益处,还可能进一步损害右心室功能,其机制是心肌过度机械性伸张或通过反射机制抑制右心室功能。另一方面,可在密切观察收缩压和舒张压情况下试用少量液体冲击试验,一旦情况恶化应立即停止。对血压正常而心脏排血指数低的患者,适当地(500 mL)液体补充可增加心脏排血指数。

大面积肺栓塞患者正在进行或者等待再灌注治疗的同时,常常需用升压药。去甲肾上腺素可以通过直接正性肌力作用改善右心功能,同时通过外周血管 α 受体激动作用,改善右心室冠脉灌注和升高收缩压。其使用仅限于有低血压的患者。根据一系列小规模研究结果,血压正常而心排血指数降低的肺栓塞患者,可考虑使用多巴酚丁胺和/或多巴胺;但是如果心脏排血指数高于生理水平,可产生血流再分配,从完全(或部分)阻塞血管分流到没阻塞的血管,加重通气-灌注失调。肾上腺素同时具有去甲肾上腺素和多巴酚丁胺的优点,而没有后者的全身血管扩张作用。对肺栓塞合并休克的患者更加适合。

血管扩张剂可降低肺动脉压和肺血管阻力,但缺乏特异性,因通过静脉给药时药物并非仅作用于肺血管系统。根据小规模临床研究,大面积肺栓塞患者吸入一氧化氮可以改善血流动力学和气体交换。左西孟旦(Levosimendan)与肌钙蛋白相结合,使钙离子诱导的心肌收缩所必需的心肌纤维蛋白的空间构型得以稳定,从而使心肌收缩力增加,而心率、心肌耗氧无明显变化。同时具有扩血管作用,通过激活三磷酸腺苷(ATP)敏感的钾通道使血管扩张,使心脏前负荷降低,对治疗心力衰竭有利。初步数据显示,左西孟旦可增强急性肺栓塞患者右心室收缩能和舒张肺动脉,恢复右心室和肺动脉的协调。

(二)治疗策略

1.休克患者

有休克或低血压的肺栓塞患者院内死亡的风险很高,尤其是在入院后的头几个小时。除了血流动力学和呼吸支持,普通肝素静脉注射是初始抗凝治疗的首选(ES.ⅠC),因为低分子肝素或磺达肝癸钠没有在低血压和休克患者身上做过研究,且起效慢,不能迅速达到有效的抗凝作用。

初始再灌注治疗,特别是系统溶栓,是高危肺栓塞患者首选的治疗方法(ES.ⅠB)。有溶栓禁忌证的患者,以及经溶栓治疗血流动力学状态没有改善的患者,如果有足够专业水准的外科团队和资源,推荐作外科栓子切除术(ESCⅠC)。如果有足够专业水准的介入治疗团队和资源,也可考虑行经皮导管治疗(ES.C)。在这些情况下,应该由一个跨学科的团队,包括呼吸科医师、胸外科医师、介入专科医师讨论决定治疗方案。

2.中危肺栓塞

临床评分肺栓塞概率为高或中的患者,在进行确诊检查的同时推荐立即予以胃肠外抗凝治疗(ES.ⅠC)。对于大多数没有休克或低血压的急性肺栓塞,如果没有严重的肾功能不全,根据体重确定剂量的低分子肝素或磺达肝癸钠皮下注射,是治疗的首选(ES.ⅠA)。推荐胃肠外抗凝治疗同时联合维生素K拮抗剂,目标INR2.5(2～3)。

PESI分级为PES.Ⅲ～Ⅳ或sPESI≥1属于中危患者。对这类患者是否需要溶栓一直存在争议。为解决这个问题,PEITHO(th.Pulmonary Embolis.Thrombolysis)研究探讨血压正常的中危急性肺栓塞患者溶栓治疗的疗效和安全性。该试验为随机双盲试验,比较溶栓药替奈普酶(tenecteplase)加肝素或安慰剂加肝素治疗中危肺栓塞患者的结果。主要结局终点是随机后7天内死亡或血流动力学失代偿,主要安全终点是随机后7天的颅外大出血、缺血性或出血性脑卒中。替奈普酶组的506例患者中13例(2.6%)死亡或出现血流动力学失代偿,安慰剂组499患者,28例(5.6%)死亡或出现血流动力学失代偿($P=0.02$)。从随机开始到第7天期间替奈普酶组死亡6例(1.2%),安慰剂组死亡9例(1.8%)($P=0.42$)。替奈普酶组颅外出血32例(6.3%),安慰剂组6例(1.2%)($P<0.001$)。替奈普酶组脑卒中12例(2.4%),其中出血性脑卒中10例;安慰剂组脑卒中1例(0.2%),为出血性($P=0.003$)。在第30天,替奈普酶组总共死亡12例(2.4%),安慰剂组16例(3.2%)($P=0.42$)。结论是对中危肺栓塞患者,迅速溶栓治疗可以预防血流动力学失代偿,但增加大出血和脑卒中的危险。基于上述研究结果,ES.2014版指南建议对中危急性肺栓塞患者进一步分层,细分为中高危和中低危。推荐对中高危患者密切监测,早期发现血流动力学失代偿征象,及时进行补救性再灌注治疗(ES.ⅠC):首选溶栓治疗(Ⅱ.B)。中低危肺栓塞患者应选择抗凝治疗。目前证据并不支持再灌注为主要的治疗手段。同样也没有任何证据支持卧床休息对这些患者的临床预后有任何的帮助作用。

有研究显示,对75岁或以上的ST段升高的心肌梗死患者,如果溶栓药剂量减少一半,没有发生颅内出血。这种降低剂量的策略也可考虑用于中危肺栓塞,值得进一步研究。

超声辅助导管局部溶栓也可以降低溶栓药物用量同时可取得相当的疗效。超声波本身不能溶栓,但可使交织在一起的纤维素纤维产生可逆性解体和分离,使溶栓药物易于渗入;此外,超声压力波也有助于溶栓药物的渗透。Kuche.N的研究显示,中危肺栓塞患者使用超声辅助导管局部溶栓,在24小时逆转右心室扩张方面,优于单纯肝素抗凝,而不增加出血并发症。值得进一步研究。

3.低危肺栓塞

PESI分级为Ⅰ或Ⅱ级,或者sPESI分级为0级的患者,属低危肺栓塞,如果患者及家属理解,可以早期出院或者门诊治疗。但要注意的是,尽管目前指南认为对PESI评分属低危或sPESI为0患者,并不需要常规影像学检查右心功能或做血液生物标志物检查,但如果被发现有心脏生物标志物升高或有右心室功能不全的影像学证据,也应被归于中低危,则不适宜门诊治疗。Vinso.R等对2010－2012年急诊低危肺栓塞患者进行回顾性多中心队列研究。比较对门诊治疗有相对禁忌证和没有相对禁忌证的患者5天和30天的结局,包括大出血、静脉血栓栓塞复发和全因死亡率。总共有423例成人低危急性肺栓塞。其中271例(64.1%)没有门诊治疗相对禁忌证,152例(35.9%)有至少一个相对禁忌证。结果:没有禁忌证组5天内没有一例发生不良事件,有禁忌证组有2例。在30天期间,没有禁忌证组5例出现不良事件(2例血栓栓塞复发和3例大出血),有禁忌证组9例(P<0.05)。结论:到急诊就诊的低危肺栓塞患者大约有2/3可

以适合门诊治疗。门诊治疗相对禁忌证有 3 种类型：①肺栓塞相关因素；②患肺栓塞以外的疾病而需要住院治疗；③对治疗的依从性和随访的障碍，嗜酒或吸毒，精神病或老年性痴呆，社会问题，没有家，没有电话，或者是联系住址过远。

4.深静脉血栓形成的治疗原则

深静脉血栓形成治疗的主要目标是防止肺栓塞，减少并发症，防止或尽量降低血栓形成后综合征（PTS）的风险。

抗凝治疗是 DVT 的主要治疗手段，其他治疗包括：药物溶栓、血管外科介入治疗、物理措施（弹性压力袜和行走）。

抗凝治疗主要药物是普通肝素和低分子肝素和华法林。间接 Ⅹa 因子抑制剂（如磺达肝癸钠）：剂量个体差异小，每天 1 次，无须监测，对肾功能影响小于低分子肝素，疗效和安全性与依诺肝素相类似。直接 Ⅹa 因子抑制剂（如利伐沙班）：服用更加简便，单药治疗急性 DVT 与标准治疗（低分子肝素与华法林合用）疗效相当。而且出血并发症减少，也可用于高危人群。

单次静脉溶栓治疗可改善静脉血栓的再通率，但目前已不再推荐，因为出血性并发症增高，死亡风险也略有增加。而且 PTS 的发生率也无明显改善。美国胸科医师学院（ACCP）的共识指南推荐溶栓治疗只适用于有肢体缺血或血管衰竭的大范围髂股静脉血栓形成患者。

经皮介入治疗包括导管定向溶栓，机械取栓，血管成形术和（或）受阻塞静脉的支架植入术。

导管定向溶栓的出血风险与全身溶栓相类似。导管溶栓是否优于抗凝尚未做过研究。在介入治疗中机械取栓可优先考虑，因为可以更快地使血栓堵塞部位再通，降低溶栓药的剂量，因此出血风险可能会降低。介入治疗的适应证包括比较少见的股青肿，有症状的下腔静脉血栓形成，单靠抗凝治疗效果差，或有症状的出血风险较低的髂股或股腘 DVT 患者。

推荐抗凝治疗疗程为 3～12 个月，取决于血栓的部位和危险因素是否持续存在。如果深静脉血栓复发，或者存在慢性高凝状态，或者出现危及生命的 PE，推荐终身抗凝治疗。这种治疗方案累计出血并发症小于 12%。

六、抗凝治疗

（一）抗凝药物

推荐对急性肺栓塞患者行抗凝治疗，其目的是预防早期死亡以及 VTE 的早期复发。标准的抗凝疗程至少 3 个月，包含最初急性期 5～10 天的胃肠外抗凝治疗，可选用普通肝素、低分子肝素或磺达肝癸钠。胃肠外抗凝药应该与维生素 K 拮抗剂在一开始时就重叠使用，也可在胃肠外抗凝药使用一周后接着用新型口服抗凝药物达比加群或依度沙班。新型口服抗凝药利伐沙班或阿哌沙班可在一开始时就单独使用，也可在使用普通肝素、低分子肝素或磺达肝癸钠 1～2 天后使用。如果用于急性期治疗，利伐沙班在最初 3 周内，阿哌沙班在最初 7 天内必须增加剂量。对一些患者，在评估复发和出血风险后，有可能需要超过 3 个月的长时间或终身抗凝治疗。

1.胃肠外抗凝药

对于临床评分肺栓塞概率为中、高的患者，在等待检查结果时，应立即开始胃肠外抗凝治疗（ES.ⅠC）。可静脉注射普通肝素，皮下注射低分子肝素或磺达肝癸钠。对于肺栓塞的初始治疗，低分子肝素或磺达肝癸钠优于普通肝素，因为严重出血或肝素诱导血小板减少的发生率较低。

（1）普通肝素：对于可能需要再灌注治疗或有严重肾损害（肌酐清除率<30 mL/min），或严

重肥胖,皮下吸收有问题的患者,推荐首选普通肝素。因普通肝素半衰期短,容易监控抗凝效果,必要时可以快速被鱼精蛋白所拮抗。普通肝素剂量需根据 APTT 调整。在某些临床情况下,如可能需要内科或外科有创操作或小手术,临床医师往往优先选择静脉注射普通肝素,因其半衰期短,方便暂时停止抗凝治疗,以减少手术过程中的出血风险。虽然这种策略缺乏支持证据,但不失为一种合理的选择。

肝素治疗的疗效取决于在治疗的第一个 24 小时内达到肝素治疗的临界水平。达到肝素治疗的临界水平的标志是达到基础值的 1.5 倍或正常范围的上限。这一水平与硫酸鱼精蛋白滴定法测定的0.2～0.4 U/mL,以及抗因子 X 分析法测定的 0.3～0.6 U/mL 的肝素水平相对应。各实验室应确定达到治疗水平的最低肝素浓度,其方法是测定 APTT,让每批次凝血活酶试剂测定的 APTT 均与 0.2 U/mL 的最低肝素治疗浓度相对应。

普通肝素用法是:先用 80 U/kg,或 5 000 U 的肝素静脉注射,以后静脉滴注 18 U/(kg·h)或 1 300 U/h,以迅速达到并保持在治疗肝素水平的 APTT 的目标值。随机对照研究显示,按体重方法给药可更快达到治疗 APTT 的目标值,也较少出现复发或出血的并发症。也可选用有监测的固定剂量普通肝素皮下注射的方案。

(2)低分子肝素:美国 ACCP 建议低分子肝素治疗急性 PE 或 DVT 患者采用每天一次给药,优于每天两次(2C 级)。荟萃分析显示两者在死亡率、VTE 复发和大出血方面的结局相似,先决条件是每天总的剂量必须相同。然而,由于资料的不精确性和不一致性,证据质量较低。

低分子肝素不需常规监测,但对孕妇需定期监测抗凝血因子 Xa 的活性。抗凝血因子 Xa 活性峰值测定时间应该是在最后一次注射后 4 小时测定,谷值测定时间是下一次注射低分子肝素之前。目标范围是:每天两次用药:0.6～1.0 IU/mL;每天一次用药:1.0～2.0 IU/mL。

对急性肺栓塞患者,磺达肝癸钠作为初始治疗优于普通肝素静脉注射(2B 级)和皮下注射(2C 级)。磺达肝癸钠是选择性因子 Xa 抑制剂,根据体重决定剂量,每天一次皮下注射,不需要监测。在没有溶栓治疗指征的急性肺栓塞患者中使用磺达肝癸钠治疗,VTE 复发和大出血的发生率与静脉注射普通肝素相似。未有报道磺达肝癸钠诱发血小板减少的病例。磺达肝癸钠禁止用于严重肾功能不全(肌酐清除率<30 mL/min)的患者,因可产生积蓄而增加出血的风险。积蓄也可发生在中度肾功能不全(肌酐清除率 30～50 mL/min)的患者,因此对这些患者剂量应减少 50%。

2.维生素 K 拮抗剂——华法林

50 多年来维生素 K 拮抗剂一直是口服抗凝药的金标准,华法林目前仍然是治疗肺栓塞的最主要抗凝药物。华法林通过干扰维生素 K 依赖的凝血因子 Ⅱ、Ⅶ、Ⅸ、Ⅹ 的活化而发挥抗凝血作用。此外,华法林还能抑制抗凝蛋白调节素 C 和 S 的作用,因而有短暂的促凝血作用。华法林经胃肠道迅速吸收,作用高峰在用药后 36～72 小时才出现,难以调节。在血液循环中与血浆蛋白(主要是清蛋白)结合,在肝脏中两种异构体通过不同途径代谢。监测华法林疗效及不良反应的指标是 INR,中文称为国际标准化比值,是从凝血酶原时间(PT)和测定试剂的国际敏感指数(ISI)推算出来的,INR=(患者 PT/正常对照 PT)×ISI,采用 INR 使不同实验室和不同试剂测定的 PT 具有可比性,便于统一用药标准。

华法林对体内已合成的维生素 K 依赖的凝血因子没有抑制作用,只有当这些凝血因子代谢后华法林才能发挥抗凝作用。给药后需数天才能达到最佳抗凝效果。ACCP 指南推荐维生素 K 拮抗剂如华法林应与胃肠外抗凝药在同一天开始使用(1B 级)。肠外抗凝药应与华法林一起使用至少 5 天,直到 INR 达到为 2.0 为止。

华法林起始剂量国内主张首剂 3～5 mg 口服,在接下来的 5～7 天根据 INR 调整每天剂量,目标为使 INR 水平在 2.0～3.0 之间。一般维持量为 1.5～3.0 mg。国外使用剂量较高:起始剂量年轻(<60 岁)或健康门诊患者为每次 10 mg,在年长和住院患者为每次 5 mg。住院患者口服华法林 2～3 天后开始每天或隔天监测 INR,直到 INR 达到治疗目标值并维持至少 2 天。此后,根据 INR 结果的稳定性,数天至每周监测一次。出院后可每 4 周监测一次。门诊患者剂量稳定前应数天至每周监测一次,当 INR 稳定后,可每 4 周监测一次。美国胸科医师协会第 9 版抗栓指南建议,如果华法林的剂量和 INR 值的关系已经较长时间稳定。接受维生素 K 拮抗剂治疗的患者,建议 INR 监测频率一直到 12 周,而不是每 4 周(Grad.2B)。如需调整剂量,应重复前面所述的监测频率,直到剂量再次稳定。老年患者华法林清除减少,同时患其他疾病或合并用药较多,应加强监测。

治疗过程中剂量调整应谨慎,频繁调整剂量会使 INR 波动。INR 连续测得结果位于目标范围之外再开始调整剂量,一次轻度升高或降低可不必急于改变剂量,而应寻找原因。华法林剂量调整幅度较小时,可计算每周剂量,比调整每天剂量更为精确。对于从前有着稳定 INR 值的接受维生素 K 拮抗剂治疗的患者,单次 INR 超出治疗范围减低或增加 0.5,建议维持原剂量不变,然后 1～2 周内监测 INR(Grade 2C)。INR 如超过目标范围,可升高或降低原剂量的 5%～20%(用 1 mg 规格华法林便于剂量调整)。调整剂量后注意加强监测。如 INR 一直稳定,偶尔波动且幅度不超过 INR 目标范围上下 0.5,可不必调整剂量,可数天或 1～2 周酌情复查 INR。

华法林治疗期间 INR 超范围和(或)出血的处理。

(1)INR 高于治疗 INR 范围,但小于 4.5,无出血,无须快速逆转 INR:降低剂量或取消一次剂量,每天监测 INR,直到 INR 达标。

(2)IN.4.5～10,无出血:取消 1～2 次剂量,监测 INR,重新调整剂量。2001 ACCP 指南建议反对常规使用维生素 K_1(植物甲萘醌)。2001 ACCP 指南建议考虑维生素 K 1～2.5 mg 口服一次。其他推荐:维生素 K 1 mg 口服或 0.5 mg 静脉注射。应使 INR 在 24 小时内降低。

(3)INR>10,无出血:暂停华法林,监测 INR,重新调整剂量。2001 ACCP 指南推荐维生素 K_1 口服(未指定剂量);2001ACCP 指南建议给予维生素 K 2.5～5 mg 口服一次。如果在 24～48 小时内观察到 INR 下降,继续监测 INR,必要时再给一次维生素 K_1。其他推荐:维生素 K_1 2～2.5 mg 口服,或 0.5～1 mg,静脉注射。

(4)轻微出血,任何 INR 升高:暂停华法林,监测 INR,重新调整剂量,考虑维生素 $K_1$2.5～5 mg口服一次;如有必要可 24 小时后重复。

(5)大出血,任何 INR 升高:暂停华法林,监测 INR,重新调整剂量,2001ACCP 指南推荐用人凝血酶原复合物(PCC)加维生素 $K_1$5～10 mg,静脉注射,为减少对维生素 K_1 的过敏的反应,可将药物加进50 mL 液体,使用输液泵在 20 分钟内输注。也可以考虑用新鲜冰冻血浆(FFP)或补充重组凝血因子Ⅶa(rⅦa)。

注:高剂量的维生素 K(如≥10 mg)可产生一周或更长时间的华法林抵抗;对需要长期抗凝治疗的临床状况(如心房颤动的血栓预防),可考虑使用肝素,低分子肝素,或直接凝血酶抑制剂。

(6)危及生命的出血和 INR 升高:停用华法林,给予新鲜冰冻血浆和维生素 10 mg 缓慢静脉滴注,必要时根据 INR 重复使用。

华法林的量效关系受遗传和环境等因素影响。与白种人比较,中国人对华法林的耐受剂量明显较低,目前已发现数个基因多态性与华法林剂量相关,主要是细胞色素 P4502C9 和 VKORCl。药物遗传学路线图结合了患者的基因类型和临床信息,可根据这些整合的信息调整华法林的剂量。2012 年发表的一个试验表明,与传统方法相比,药物遗传学方法确定华法林剂量可使一个月中 INR 值绝对超范围减少 10%,主要是 INR 值<1.5 出现的次数减少。这个改善与 DVT 发生率降低 66%相对应。2013 年发表了三个大型随机对比临床研究。三个研究都用开始治疗的头 4～12 周 INR 在治疗范围内的时间百分比(TTR)来反映抗凝治疗的质量,作为主要终点指标。在 455 例患者中,使用床边检测的华法林的基因引导用药方案,与传统的 3 天负荷剂量方案相比,头 12 周的 TTR 提高(P<0.001)。INR 到达治疗水平的中位时间从 29 天下降到 21 天。另一项对 1 015 例患者的研究,比较了 2 种华法林负荷剂量的确定方法:基于基因类型数据加上临床变量和单纯基于临床资料相比,以治疗 4～28 天期间的 TTR 作为评判标准,2 组并无明显差别。

总之,研究结果表明临床资料加药物遗传学检查不能提高抗凝质量。也提示根据患者临床资料决定剂量优于固定剂量方案。必须强调优化组织结构,及时反馈 INR 测定结果用于个体化的剂量调整。

药物、饮食、多种疾病状态均可影响华法林的抗凝作用。至少 186 种食物或药物被报告与华法林有相互作用。临床上证明有明显相互作用的有常用的 26 种药物和食物,包括 6 种抗生素和 5 种心血管药。最常见的药物包括胺碘酮、某些抗生素、解热镇痛药、抑酸药及某些中成药等。避免使用 NSAIDs(包括环氧化酶-2 选择性的 NSAIDs)、特定的抗生素(Grad.2C)。尽量避免使用抗血小板制剂,除非是服用抗血小板药的益处明显大于出血危害,比如机械瓣膜患者、ACS 患者或近期冠脉支架或搭桥患者(Grad.2C)。努力保持患者充分的抗凝,因为当华法林治疗不充分,促凝血因素首先恢复。对口服华法林比较难以保持充分抗凝的患者,要求限制食用含维生素 K 的食物。

如果患者适合停止维生素 K 拮抗剂治疗,建议骤停(迅速停止),而不是逐渐减小剂量停用。

(二)急性肺栓塞抗凝治疗的疗程

对首次有诱因的血栓栓塞患者,如卧床、手术、创伤,应该接受华法林治疗至少 3 个月。对于首次特发性(无诱因)血栓栓塞。2 个抗凝治疗研究均未发现 3 个月和 6 个月的抗凝治疗在复发率方面有什么差别。目前对这些患者推荐抗凝治疗至少 3 个月,3 个月后是否继续抗凝需要重新评估。

美国胸科医师协会第 9 版抗栓指南推荐对所有特发性血栓栓塞患者抗凝治疗 3 个月,而不是更短,3 个月后作延续抗凝治疗的风险-获益评估(1B 级)。对首次特发性 VTE 事件且出血风险为中低度的患者应延长抗凝疗程(2B 级)。对首次 VTE 事件且出血风险为高的患者抗凝疗程限于 3 个月(1B 级)。

对第二次特发性肺栓塞且出血风险为低或中的患者推荐延长抗凝治疗(分别为 1B 和 2B 级)。对第二次特发性肺栓塞且出血风险为高的患者,选择 3 个月的抗凝,不延长抗凝(2B 级)。

对有过肺栓塞同时存在不可逆危险因素,如抗凝血酶Ⅲ,蛋白 S 和蛋白 C 缺乏,因子Ⅴ莱顿突变,或者存在抗磷脂抗体,应长期抗凝。

有活动性肿瘤的肺栓塞患者因其肺栓塞和 DVT 复发的危险持续增高,其长期治疗是一个挑战。ACCP 的第 9 版指南推荐,如果肿瘤患者出血风险为中低度,应给予延续抗凝治疗而不是

3个月的治疗。如果有活动性肿瘤同时出血风险高,仍然建议延续抗凝治疗,尽管支持证据较少(2B级)。对肿瘤患者肺栓塞的长期治疗,推荐优先选用低分子肝素,维生素K拮抗剂如华法林。但有些肿瘤患者不愿选用低分子肝素,因为需要注射及费用问题。对这些患者推荐选用维生素K拮抗剂如华法林,而不是达比加群或利伐沙班(2C级)。

(三)抗凝治疗禁忌证

抗凝治疗的禁忌证包括大的活动性消化性溃疡,最近外科手术,创伤,颅内出血,裂孔疝,严重肝肾功能不全,凝血功能障碍,未控制的高血压,感染性心内膜炎,肝素过敏,妊娠,视网膜病变,以及乙醇中毒。对于确诊急性肺栓塞的患者,以上的禁忌证均属于相对禁忌证,在抗凝之前要考虑患者的风险/获益比。

(四)抗凝治疗的并发症

1.出血

出血是抗凝治疗最重要的并发症,可以表现为皮肤紫斑、咯血、血尿,或穿刺部位、胃肠道和阴道出血。年龄越大出血的风险就越大,应当检查血小板计数和其他凝血指标。

应用肝素过程中如出现严重的出血,除了支持疗法和输新鲜血外,还可给予抗肝素治疗。普通肝素的抗凝作用可以被鱼精蛋白中和。鱼精蛋白能与肝素结合而形成稳定的盐。1 mg鱼精蛋白可中和大约100 U普通肝素。因此5 000 U的肝素大约需要50 mg鱼精蛋白来中和。当静脉滴注肝素时,因为肝素的半衰期短(约60分钟),只需把前几小时给予的肝素剂量计算在内。如:普通肝素1 250 U/h静脉滴注的患者要中和肝素的抗凝作用约需要鱼精蛋白30 mg。APTT值可评估抗肝素治疗的效果。应用低分子肝素一旦出现出血,停药后凝血能较快恢复,必要时用硫酸鱼精蛋白0.6 mg可拮抗LMW 0.1 mL。应用鱼精蛋白有时可出现低血压和窦性心动过缓等严重不良反应,通过减慢给药速度(>3分钟)可减少其发生。有输精管切除史、含鱼精蛋白胰岛素注射史、对鱼有过敏史的患者,形成抗鱼精蛋白抗体和发生变态反应的风险增加。鱼精蛋白过敏风险较高的患者可预先给予糖皮质激素和抗组胺药物。

华法林过量引起的出血,停药2天凝血功能可恢复,如同时应用维生素K_1 10 mg皮下或静脉注射,24小时内可终止抗凝作用;紧急情况下,输新鲜血浆或浓缩凝血因子能迅速终止出血。

2.皮肤坏死

华法林可引起一些不良皮肤反应,如瘀斑、紫癜、出血性坏死、斑丘疹或水泡样荨麻疹隆起,皮肤坏死。Kipen于1961年发现美国第1例皮肤坏死并发症,迄今报道已达300例,发生率为0.01%~0.10%。常先表现为麻木或压迫感,伴边界不清的红斑。病灶突起疼痛,局限,常呈出血或红斑,在真皮和皮下层出现水肿,呈橘皮样征象。在最初24小时,在受累皮肤范围内出现瘀点和出血性大泡,后者提示损害已属不可逆性,全层皮肤坏死是不可避免的终末期结果。痂皮脱落后留有深及皮下脂肪层的缺损,范围小的可自行愈合,较大的常需清创和植皮治疗。本并发症常见于中年围绝经期妇女。一旦出现,应立即停用华法林。

3.肝素过敏

肝素、低分子肝素来源于猪黏膜提取物,里面不可避免的会有一些杂质、变应原,可引起变态反应。由抗凝药引发的严重肝素变态反应虽然临床较少见,但由于此类药物使用广泛,一旦发生变态反应会对患者的治疗策略、安全带来诸多困扰。

轻症患者常表现为皮肤潮红、发痒、心悸、皮疹,严重者可出现呼吸困难,休克或死亡。一旦发生应立即停用肝素,尽可能地多饮水。轻度的口服抗过敏药物如氯雷他定,部分需要加口服抗炎药物如泼尼松,重度需要静脉使用糖皮质激素,皮疹常需局部处理。

磺达肝癸钠是纯化学合成的高亲和力的戊糖结构,完全为化学合成,不含来源于动物的成分,减少了病原微生物污染和过敏的潜在风险,在临床疗效和安全性方面有着明显的优势。

七、溶栓治疗

(一)溶栓治疗的适应证

溶栓治疗的适应证是急性肺栓塞合并血流动力学不稳定,收缩压<12.0 kPa(90 mmHg),或者较基础值下降 5.3 kPa(40 mmHg),持续 15 分钟以上。同时出血风险低。美国胸科医师协会抗栓指南第 9 版建议对急性肺栓塞合并低血压[收缩压<12.0 kPa(90 mmHg)]而且出血风险低的患者,给予系统性溶栓治疗,优于没有全身溶栓治疗(2C 级)。欧洲心脏病学会 2014 年版肺栓塞诊疗指南推荐对高危肺栓塞患者进行溶栓治疗。溶栓治疗比单用普通肝素抗凝治疗可更快地恢复肺血流灌注,早期解除肺血管阻塞,加快肺动脉压力和肺血管阻力的下降,改善右心室功能。溶栓治疗对血流动力学的益处仅局限于最初几天,在存活的病例中,治疗后一星期的差别便不再明显。因此,有溶栓指征的病例宜尽早进行,症状出现后 48 小时内溶栓效果最佳。溶栓时间窗通常定为出现症状 14 天以内。

对没有血流动力学损害的中危肺栓塞患者溶栓治疗的利弊多年来仍然存在争议。一项专门针对中危肺栓塞患者溶栓治疗的 PEITHO 研究,是一多中心、随机双盲对照研究,比较肝素加替奈普酶和肝素加安慰剂治疗的结果。纳入对象为急性肺栓塞,经超声心动图或 CT 肺动脉造影(CTPA)证实有右心功能不全,同时经肌钙蛋白 I 或 T 检测证实有心肌损伤的患者,共纳入 1 006 例。主要疗效终点是:随机后 7 天内全因死亡或血流动力学失代偿,主要安全性终点是大出血和脑卒中。该研究的结论显示,对中危肺栓塞患者,溶栓治疗可以预防血流动力学失代偿,但增加大出血和脑卒中的危险,特别是 75 岁以上的患者。为了对比溶栓治疗与抗凝治疗对急性肺栓塞,包括中危肺栓塞的患者在存活率方面的获益和出血的危险。Chatterje.S 等对从开始有溶栓治疗到 2014 年 4 月 10 日的医疗文献数据库 PubMed、EMBASE 等进行搜索,找到 16 个符合条件的随机对照试验(RCTs),共 2 115 例患者的资料进行荟萃分析。其中低危肺栓塞 210 例(9.93%)、中危肺栓塞 1 499 例(70.87%),高危肺栓塞 31 例(1.47%),不能归类 385 例(18.20%)。结果发现溶栓治疗可降低全因死亡率,在平均 81.7 天的随访期间,溶栓治疗队列死亡率 2.17%(23/1 061),抗凝治疗队列死亡率 3.89%(41/1 054)。NNT(numbe.neede.t.treat)=59,要救活一个患者需治疗 59 个患者。溶栓治疗组的大出血发生率 9.24%(98/1 061),抗凝组 3.42%(36/1 054),溶栓治疗具有较大的大出血风险,NNH(numberneede.t.harm)=18,平均每18 例溶栓治疗就出现一例大出血。溶栓组颅内出血发生率 1.46%(15/1 024),抗凝组 0.19%(2/1 019)。但对 65 岁或以下的患者,大出血发生率并没有明显上升。结论:对于急性肺栓塞,包括血流动力学稳定而有右心室功能不全(中高危肺栓塞)的患者,溶栓治疗降低全因死亡率,但增加大出血和颅内出血的危险。该结论并不适用于没有右心室功能不全的血流动力学稳定的患者。

(二)溶栓药物

1.溶栓药物的分类

目前使用的溶栓药物是丝氨酸蛋白酶,通过将纤维蛋白溶酶原转换成为纤维蛋白溶酶而起作用。纤维蛋白溶酶分解血凝块中的纤维蛋白原和纤维蛋白,发挥溶解血凝块的作用。

溶栓疗法的应用始于 1933 年,当时发现某些链球菌菌株(β-溶血性链球菌)肉汤培养物的滤液能溶解纤维蛋白凝块。链激酶最初的临床应用是纤维素性胸膜炎、血胸和结核性脑膜炎。1958 年链激酶首次被用于急性心肌梗死(AMI),才改变了其应用方向。1986 年意大利的 GISSI 研究才确定链激酶治疗急性心肌梗死的疗效。

1947 年首次报道人尿具有纤溶的潜力,其活性成分被命名为尿激酶。与链激酶不同,尿激酶不具抗原性,能直接激活纤溶酶原,形成纤维蛋白溶酶。

组织型纤溶酶原激活剂(tPA)是一种存在于血管内皮细胞的天然纤溶剂,参与血栓形成和溶栓之间的平衡。tPA 对纤维素有明显的特异性和亲和力。在血栓部位,tPA 和纤维素表面的纤溶酶原相结合,诱发结构的变化,促使纤溶酶原转化为纤维蛋白溶酶,溶解血栓。

溶栓药物有时也被称为血浆纤维蛋白溶酶原激活剂,有两大类。

(1)纤维蛋白特异性溶栓药:该类药物在有纤维蛋白存在时,与纤溶酶原的亲和力可增至 600 倍左右,而无纤维蛋白存在时,纤溶酶原活性很少被激活,所以引起出血的不良反应明显减少。目前该类药物的代表有阿替普酶(alteplase,rt-PA)、瑞替普酶(reteplase,r-PA)和替奈普酶。

(2)非纤维蛋白特异性溶栓药:第一代的溶栓药都属于非纤维蛋白特异性的溶栓药,其激活纤溶酶原的作用不受纤维蛋白的影响,所以引起出血及严重出血等不良反应较多。包括尿激酶、链激酶、尿激酶原。

2.纤维蛋白特异性溶栓药

(1)阿替普酶(rt-PA):阿替普酶是第一个重组组织型纤溶酶原激活剂,与天然的 rt-PA 相同。在体内,组织型纤溶酶原激活剂由血管内皮细胞合成。它是生理的溶栓剂,可以预防体内过多的血栓形成。

阿替普酶具纤维蛋白特异性,其血浆半衰期 4~6 分钟。常被用于冠状动脉血栓、肺栓塞和急性缺血性脑卒中(AIS)的治疗。阿替普酶已被 FDA 批准用于治疗 ST 段抬高心肌梗死(STEMI)、AIS、急性大面积肺栓塞和中央静脉导管堵塞的溶栓,也是目前是唯一被批准用于 AIS 溶栓的药物。

理论上,阿替普酶只是在纤维蛋白凝块的表面才有效。然而在实践中它有系统性溶解血栓的作用,血液循环中可发现中量的纤维蛋白降解产物,具有相当大的全身性出血的风险。阿替普酶在必要时可以重复使用,没有抗原性,几乎从未发现有变态反应。

(2)瑞替普酶(r-PA):瑞替普酶是第二代重组组织型纤溶酶原激活剂。瑞替普酶起作用更快,出血风险比第一代阿替普酶低。它是一种合成的非糖基化的 rt-PA 突变蛋白,含有天然 rt-P.527个氨基酸中的 355 个。该药是在大肠埃希菌中通过 DNA 重组技术而产生的。

瑞替普酶不像天然 rt-PA 那样与纤维蛋白紧密结合,它可以更自由地扩散通过血凝块,而不是像rt-PA那样仅仅与血栓表面结合。在高浓度,瑞替普酶不会与纤维蛋白溶酶原竞争纤维蛋白结合部位,从而使纤维蛋白溶酶原可以在血凝块部位转化成为能溶解血栓的纤维蛋白溶酶。这些特性有助于解释使用瑞替普酶患者血块溶解比使用阿替普酶患者更快。

对分子的生化改造使瑞替普酶的半衰期延长(13~16 分钟),可以静脉注射。FDA 批准瑞替普酶用于急性心肌梗死,用法是 2 次静脉注射,每次 10 U,在 2 分钟内注完,相隔30 分钟。瑞替普酶这样的给药方法比阿替普酶更方便快捷,后者静脉注射后需静脉滴注。跟阿替普酶一样,瑞替普酶不具抗原性,必要时可以重复使用;几乎从未发现任何变态反应。

(3)替奈普酶：美国 FDA 在 2000 年批准替奈普酶用于临床溶栓治疗，是最新被批准的溶栓药。它是用中国仓鼠卵巢细胞利用重组 DNA 技术而产生。其作用机制类似于阿替普酶，目前用于急性心肌梗死的治疗。

替奈普酶是包含 527 个氨基酸的糖蛋白(GP)，经过对氨基酸分子数的不断修改而成。包括以苏氨酸代替谷氨酰胺，天门冬酰胺代替谷氨酰胺，以及在蛋白酶结构区域氨基酸的四丙氨酸置换。这些变化使替奈普酶血浆半衰期延长，对纤维蛋白的特异性增强。替奈普酶的半衰期可长达 130 分钟。主要通过肝脏代谢。此外，氨基酸修改的结果使替奈普酶可以一次注射用药，同时对纤维蛋白有高的特异性，出血不良反应减少。

ASSENT-2 试验比较替奈普酶和阿替普酶治疗急性心肌梗死的疗效和安全性。发现使用替奈普酶 30 天的死亡率并不高于阿替普酶。替奈普酶出血并发症较少，大出血较少，并且较少需要输血。颅内出血率相似随访研究表明，2 个治疗组 1 年后死亡率相似。

(4)去氨普酶：去氨普酶是一种新的纤溶酶原激活剂，最初在吸血蝙蝠的硬纤维唾液腺中发现。与其他纤溶酶原激活剂相比具有纤维蛋白特异性高、半衰期长、没有神经毒性和不活化 β 淀粉样蛋白等优点。

3.非纤维蛋白特异性溶栓药

(1)尿激酶：尿激酶是介入放射科医师最熟悉的溶栓药，也常用于外周血管内血栓和被堵塞的导管的溶栓治疗。

尿激酶是一种由肾实质细胞产生的生理溶栓剂。不像链激酶，尿激酶直接裂解纤溶酶原产生纤溶酶。如果从人尿中提纯，约需要 1 500 L 的尿液才能生产足够一个患者用的尿激酶。商品尿激酶也可通过组织培养生产，也可利用大肠埃希菌培养通过重组 DNA 技术生产。

目前美国 FDA 批准的尿激酶使用指征只有大面积肺栓塞和肺栓塞伴血流动力学不稳定。但目前大量医疗机构也用其来作静脉和动脉血栓的局部溶栓。在血浆中，尿激酶半衰期约 20 分钟。变态反应罕见，可以反复给药而无抗原性的问题。

(2)链激酶：链激酶由 β-溶血性链球菌产生。其本身并不是一个纤溶酶原激活剂，它与血液循环中的游离纤溶酶原(或纤溶酶)结合形成复合物，可以将额外的纤溶酶原转化为纤溶酶。在有纤维蛋白存在时链激酶活性并不增强。使用放射性链激酶研究证明有 2 种不同的清除率，"快"的半衰期约 18 分钟，"慢"的大约为 83 分钟。负荷量 25 000 IU，超过 30 分钟静脉输注，继以 10 000 IU/h，持续静脉滴注 12~24 小时。同时给予抗组织胺药物和氢化可的松以降低免疫反应。不良反应包括寒战、发热、恶心，皮疹常见(20%)。大约 10% 的病例在治疗过程中或治疗后不久可发生血压和心率下降。晚期并发症包括紫癜、呼吸窘迫综合征、血清病、吉兰-巴雷综合征、血管炎、肾或肝功能不全。应用时必须备用肾上腺素和复苏器械。

由于链激酶是从链球菌所产生，链激酶通常不能在 6 个月内重复使用，因为它具有高度抗原性和高水平的抗链球菌抗体。链激酶是最便宜的溶栓药。但其高发的不良反应限制了其临床应用。

(三)溶栓治疗的实施

1.溶栓药物的选择和用法

目前美国 FDA 和欧洲心脏病学会(ESC)批准用于肺栓塞溶栓治疗的药物只有阿替普酶、尿激酶和链激酶。

肺栓塞患者病情可迅速恶化，因此首选起作用快的阿替普酶，多个对比研究显示，阿替普酶

2 小时滴注比尿激酶或链激酶 12 小时滴注更有效而且见效更快。对尿激酶和链激酶也首选 2 小时的快速滴注方案,优于 12～24 小时的静脉滴注方案。在所有溶栓药中链激酶是最没有优势的,因其具有抗原性和其他不良反应,导致大量患者因不良反应而需要停药。

(1)阿替普酶:FDA 批准阿替普酶治疗肺栓塞的剂量为 100 mg,用法是连续输注 2 小时。先用 15 mg 静脉注射,然后 85 mg 在 2 小时内滴完。在滴注阿替普酶期间必须停止肝素滴注。

一些中心更喜欢用加速的 90 分钟的方案,似乎比 2 小时输注起效更快,更安全有效。对于体重小于 67 kg 的患者,先静脉注射 15 mg,然后 0.75 mg/kg 在接下来的 30 分钟内给药(最大剂量 50 mg),和 0.50 mg/kg 在接下来的 60 分钟内给药(最大剂量 35 mg)。对于体重超过 67 kg 的患者,100 mg 的剂量先静脉注射 15 mg,接下来的 30 分钟滴注 50 mg,其后 60 分钟内滴注 35 mg。

国内肺栓塞规范化诊治方法研究课题组阿替普酶的用法:50 mg 静脉点滴 2 小时或 100 mg 静脉点滴 2 小时。认为 2 种剂量在疗效方面没什么差别,但 50 mg 的治疗方案较 100 mg 出血的发生率低。Zhang 等的系统和荟萃分析发现,低剂量 rt-PA(0.6 mg/kg,最大 50 mg 或固定剂量 50 mg 静脉滴注 2 小时)与标准剂量(100 mg 静脉滴注 2 小时)相比,标准剂量组有更多的大出血事件,而肺栓塞复发或全因死亡率 2 组差别无统计学意义。Brand K 等对 PubMed 从 1966 年 1 月到 2015 年的文献复习发现,TPA 导致的大出血并发症是剂量依赖性的,可发生于 6.4% 的患者。临床试验证明低剂量 TPA 的安全性和疗效,尤其是对于低体重(小于 65 kg)和有右心室功能不全的患者。此外,有病例报告低剂量 TPA 安全地用于出血风险高的患者,包括老年人、孕妇和手术患者。

在阿替普酶滴注结束或将近结束,APTT 小于基础值的 2 倍时,开始胃肠外抗凝治疗。

(2)瑞替普酶(reteplase):FDA 尚未批准瑞替普酶用于急性心肌梗死以外的疾病,但瑞替普酶仍被广泛用于急性深静脉血栓和肺栓塞的治疗,所用剂量与批准用于急性心肌梗死患者相同:静脉注射 2 次,每次 10 U,相隔 30 分钟。一个比较瑞替普酶和阿替普酶的前瞻随机研究发现:瑞替普酶组在用药后 1.5 小时总肺动脉阻力下降,而阿替普酶需要 2 小时。也有研究将阿替普酶分别与瑞替普酶和去氨普酶进行比较,结果是在血流动力学指标方面没大差别。

2.溶栓药与抗凝药的衔接问题

使用链激酶或尿激酶溶栓时,必须停止滴注普通肝素。溶栓治疗结束后,应每隔 2～4 小时监测 APTT,待 APTT 小于基础值的 2 倍或<80 秒时,开始规范化肝素治疗。考虑到溶栓治疗潜在的出血危险以及可能需要马上停止或逆转肝素的抗凝效果,ES.2014 年肺栓塞指南认为合理的做法是溶栓结束后,先用普通肝素继续抗凝几个小时,再转换为 LMWH 或磺达肝癸钠。可持续静脉滴注肝素(不必用负荷剂量),监测 APTT 使其维持在对照值的 1.5～2.5 倍。病情改善、血流动力学稳定后,可改为低分子肝素,此时不用检查 APTT。在用肝素或低分子肝素的同时,可以口服华法林。当 INR 达到 2.0～3.0 后,停用肝素或低分子肝素。开始溶栓时如果患者正在使用 LMWH 或磺达肝癸钠,则溶栓后普通肝素的滴注必须推迟至末次 LMWH 注射后 12 小时(LMWH 注射每天 2 次),或 LMWH 或磺达肝癸钠注射后 24 小时(LMWH 或磺达肝癸钠注射每天 1 次)。

3.溶栓注意事项

(1)患者应绝对卧床休息。溶栓前常规检查血常规、血型、出血时间、凝血时间、活化部分凝血酶时间(APTT)、肝肾功能及血气分析等;配血并做好输血准备。在溶栓治疗前,对于曾经做动静脉穿刺的部位需要进行加压包扎,防止溶栓后发生出血。

(2)在溶栓过程中及溶栓治疗后需要密切监测患者的神志情况及肢体活动情况,以判断有无脑出血的发生。溶栓前要保留外周血管套管针,避免反复血管穿刺,溶栓期间应避免肌内注射和穿刺。确需穿刺深静脉时以动脉穿刺法进行,尽量不穿透血管的后壁。穿刺后需要充分压迫止血,压迫部位应在皮肤穿刺点的略上方,以防止未压到血管穿刺部位而发生局部血肿。需机械通气的患者,勿行气管切开。

(3)溶栓后3天内需要每天监测血红蛋白、红细胞及尿常规和大便潜血等,以及时发现难以察觉的内脏出血,尤其是腹膜后出血。一旦发现血红蛋白有明显的下降,需要积极寻找原因,并采取相应措施。

(4)溶栓治疗疗效的判断:溶栓治疗是否有效要根据患者血流动力学和氧合情况判断,而不是根据影像学检查栓子是否减少来判断。溶栓过程中要监测患者的症状、生命体征和氧合功能。如果溶栓后患者的血压逐渐恢复正常,血氧分压上升,则说明溶栓有效。溶栓后24小时可复查超声心动图,如果右心室缩小,估测的肺动脉压力降低,右心室壁运动幅度增大,进一步说明溶栓有效。不建议用心电图,CTPA作为判断疗效的指标。

(5)二次溶栓问题:通常急性肺栓塞只需进行一次溶栓治疗即可取得理想效果。二次溶栓的情况非常少见。

当第一次溶栓血流动力学和氧合恢复后,如果再次出现血流动力学和氧合的异常,考虑为栓子再次脱落所致,可考虑进行第二次溶栓。

首次溶栓后,如果血流动力学稳定,则继续抗凝治疗,不必急于复查CT肺动脉造影,即使CTPA发现肺动脉血栓负荷仍较大,建议仍继续抗凝治疗。

如果首次溶栓后血流动力学仍不稳定,则应在第二次溶栓或手术取栓之间权衡。与第二次溶栓相关的问题如指征、时机、方案等目前尚无统一的共识。如果首次溶栓治疗效果不满意但不适合做介入治疗,或溶栓治疗后出现新的较大面积的肺栓塞,或医院不具备介入治疗的条件,加上首次溶栓时未发生出血并发症,可考虑第二次溶栓。第二次溶栓应在首次溶栓复查后,通常是在第一次溶栓结束后24小时,存在上述情况时进行。除链激酶外,第二次溶栓可使用与第一次相同的溶栓药,也可以更换另一种,剂量通常小于第一次。

(6)肺栓塞并发咯血,如具备下列情况仍可考虑溶栓:①血流动力学不稳;②无溶栓禁忌证或潜在性出血性疾病。此时应常规配血,准备新鲜冷冻血浆和对抗纤溶酶原活性的药物如氨基己酸等。

(李月凤)

第十七节 肺动脉高压

肺动脉高压(pulmonary hypertention,PH)是不同病因导致的,以肺动脉压力和肺血管阻力升高为特点的一组临床病理生理综合征,肺动脉高压可导致右心室负荷增加,最终右心衰竭。临床常见、多发且致残、致死率均很高。目前肺动脉高压的诊断标准采用美国国立卫生研究院规定的血流动力学标准,即右心导管测得的肺动脉平均压力在静息脉高压状态下≥3.3 kPa

(25 mmHg),运动状态下≥4.0 kPa(30 mmHg),高原地区除外。

依据肺动脉高压的病理生理、临床表现及治疗策略的不同将肺动脉高压进行分类。最新的肺动脉高压的分类是 2003 年在意大利威尼斯举行的第三届世界肺动脉高压大会上制订的(表 4-12)。

表 4-12 肺动脉高压分类(2003 年,威尼斯)

1.动脉型肺动脉高压(pulmonary arterial hypertention,PAH)

　(1)特发性肺动脉高压

　(2)家族性肺动脉高压

　(3)相关因素所致的肺动脉高压

　　结缔组织疾病

　　先天性体-肺分流

　　门静脉高压

　　HIV 感染

　　药物/毒素

　　其他:甲状腺疾病、戈谢病、糖原蓄积症、遗传性出血性毛细血管扩张症、血红蛋白病、脾切除术、骨髓增生异常

　(4)肺静脉或毛细血管病变:肺静脉闭塞病、肺毛细血管瘤

　(5)新生儿持续性肺动脉高压

2.左心疾病相关性肺动脉高压

　(1)主要累及左心房或左心室性的心脏疾病

　(2)二尖瓣或主动脉瓣膜疾病

3.呼吸系统疾病和/或低氧血症均相关性肺动脉高压

　(1)慢性阻塞性肺疾病

　(2)间质性肺疾病

　(3)睡眠呼吸障碍

　(4)肺泡低通气综合征

　(5)慢性高原病

　(6)肺发育异常

4.慢性血栓和/或栓塞性肺动脉高压

　(1)肺动脉近端血栓栓塞

　(2)肺动脉远端血栓栓塞

　(3)非血栓性肺阻塞(肿瘤、寄生虫、异物)

5.混合性肺动脉高压

　(1)结节病

　(2)肺朗汉斯细胞增生症

　(3)淋巴管肌瘤病

　(4)肺血管受压(淋巴结肿大、肿瘤、纤维素性纵隔炎)

一、特发性肺动脉高压

(一)定义

特发性肺动脉高压(idiopathic pulmonary arterial hypertension,IPAH)是指原因不明的肺血管阻力增加引起持续性肺动脉压力升高,肺动脉平均压力在静息状态下≥3.3 kPa(25 mmHg),在运动状态下≥4.0 kPa(30 mmHg),肺毛细血管楔压<2.0 kPa(15 mmHg),心排血量正常或降低,排除所有引起肺动脉高压的已知病因和相关因素所致。特发性肺动脉高压这个名词在2003年威尼斯第三届肺动脉高压会议上第一次提出。在此之前,特发性肺动脉高压曾与家族性肺动脉高压统称为原发性肺动脉高压(primary pulmonary hypertension,PPH)。

(二)流行病学

目前国外的统计数据表明PPH的发病率为15/100万～35/100万。90%以上的患者为IPAH。IPAH患者一般在出现症状后2～3年内死亡。老人及幼儿皆可发病,但是多见于中青年人,平均患病年龄为36岁,女性多发,女男发病比例为(2～3)∶1。易感因素包括药物因素、病毒感染和其他因素及遗传因素。

(三)病理与病理生理学

1.病理

主要累及肺动脉和右心,表现为右心室肥大,右心房扩张。肺动脉主干扩张,周围肺小动脉稀疏。特征性的改变为肺小动脉内皮细胞、平滑肌细胞增生肥大,血管内膜纤维化增大,中膜肥厚,管腔狭窄、闭塞,扭曲变形,呈丛样改变。

2.病理生理

其机制尚未完全清楚,目前认为与肺动脉内皮细胞功能失调(肺血管收缩和舒张功能异常、内皮细胞依赖性凝血和纤溶系统功能异常)、血管壁平滑肌细胞钾离子通道缺陷、肺动脉重构等多种因素引起血管收缩、血管重构和原位血栓形成有关。

(四)临床表现

1.症状

患者早期无明显症状。最常见的症状为劳力性呼吸困难,其他常见症状包括胸痛、咯血、晕厥、下肢水肿。约10%的患者(几乎均为女性)呈现雷诺现象,提示预后较差。也可有声嘶。

2.体征

主要是肺动脉高压和右心功能不全的表现,具体表现取决于病情的严重程度。

(1)肺动脉高压的表现:最常见的是肺动脉瓣区第二心音亢进及时限不等的分裂,可闻及Graham-Steell杂音。

(2)右心室肥大和右心功能不全的表现:右心室肥大严重者在胸骨左缘可触及搏动。右心衰竭时可见颈静脉怒张、三尖瓣反流杂音、右心第四心音、肝大搏动、心包积液(32%的患者可发生)、腹水、双下肢水肿等体征。

(3)其他体征:①20%的患者可出现发绀;②低血压、脉压变小及肢体末端皮温降低。

(五)辅助检查

确诊特发性肺动脉高压必须要排除各种原因引起的已知病因和相关因素所致肺动脉高压。

实验室检查需进行自身抗体的检查、肝功能与肝炎病毒标志物、HIV抗体、甲状腺功能检查、血气分析、凝血酶原时间与活动度及心电图、胸部X线、超声心动图、肺功能测定、肺通气灌注扫描、肺部 CT、肺动脉造影术、多导睡眠监测以除外继发性因素引起。右心导管术是唯一准确测定肺血管血流动力学状态的方法,同时进行急性血管扩张试验能够估测肺血管反应性及药物的长期疗效。另外还有胸腔镜肺活检及基因诊断等方法。

(六)诊断及鉴别诊断

不仅要确定 IPAH 诊断、明确严重程度和预后,还应对 IPAH 进行功能分级和运动耐力判断,对血管扩张药的急性反应情况等进行评价,以指导治疗。

1.诊断

由于 IPAH 患者早期无特异的临床症状,诊断有时颇为困难。早期肺动脉压轻度升高时多无自觉症状,随病情进展出现运动后呼吸困难、疲乏、胸痛、昏厥、咯血、水肿等症状。本病体征主要是由于肺动脉高压,右心房、右心室肥大进而右心衰竭引起。常见体征是颈静脉搏动,肺动脉瓣听诊区第二心音亢进、分裂,三尖瓣区反流性杂音,右心第四心音,肝大、腹水等。依靠右心导管及心血管造影检查确诊 IPAH。IPAH 诊断标准为肺动脉平均压在静息状态下≥3.3 kPa(25 mmHg),在活动状态下≥4.0 kPa(30 mmHg),而肺毛细血管楔压或左心房压力<2.0 kPa(15 mmHg),心排血量正常或降低,并排除已知所有引起肺动脉压力升高的疾病。IPAH 确诊依靠右心导管及心血管造影检查。心导管检查不仅可以明确诊断,而且对估计预后有很大帮助。特发性肺动脉高压是一个排除性的诊断,要想确诊,必须将可能引起肺动脉高压的病因一一排除(图 4-22)。具体可参考肺动脉高压的鉴别诊断。

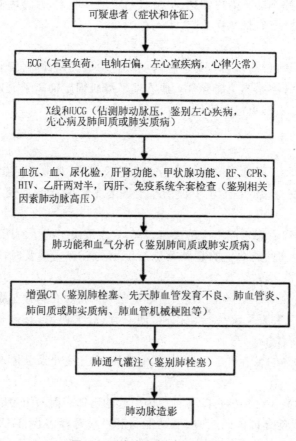

图 4-22　肺动脉高压诊断流程

2.鉴别诊断

IPAH 是一个排除性的诊断,鉴别诊断很重要。主要是应与其他已知病因和相关因素所致肺动脉高压相鉴别。正确诊断 IPAH 必须首先熟悉可引起肺动脉高压的各种疾病的临床特点,掌握构成已知病因和相关因素所致肺动脉高压的疾病谱,熟悉肺动脉高压的病理生理,然后从病史采集、体格检查方面细致捕捉诊断线索,再合理安排实验室检查,一一排除。通过 X 线、心电图、超声心动图、肺功能测定及放射性核素肺通气/灌注扫描,排除肺实质性疾病、肺静脉高压性疾病、先天性心脏病及肺栓塞。血清学检查可明确有无胶原血管性疾病及 HIV 感染。

3.病情评估

(1)肺动脉高压分级:见表 4-13。

表 4-13　WHO 对肺动脉高压患者的心功能分级

分级	描述
Ⅰ	日常体力活动不受限,一般体力活动不引起呼吸困难、乏力、胸痛或晕厥
Ⅱ	日常体力活动轻度受限,休息时无不适,但一般体力活动会引起呼吸困难、乏力、胸痛或晕厥
Ⅲ	日常体力活动明显受限,休息时无不适,但轻微体力活动就可引起呼吸困难、乏力、胸痛和晕厥
Ⅳ	不能进行体力活动,休息时就有呼吸困难、乏力,有右心衰竭表现

(2)运动耐量评价:6 分钟步行试验简单易行,可用于肺动脉高压患者活动能力和预后的评价。

(3)急性血管扩张试验:检测患者对血管扩张药的急性反应情况。用于指导治疗,对 IPAH 患者进行血管扩张试验的首要目标是筛选可能对口服钙通道阻滞药治疗有效的患者。血管扩张试验阳性标准:应用血管扩张药物后肺动脉平均压下降≥1.3 kPa(10 mmHg),且肺动脉平均压绝对值≤5.3 kPa(40 mmHg),心排血量不变或升高。

(七)治疗

治疗原则:由于 IPAH 是一种进展性疾病,目前还没有根治方法。治疗主要应针对血管收缩、血管重构、血栓形成及心功能不全等方面进行,旨在降低肺血管阻力和压力,改善心功能,增加心排血量,提高生活质量,改善症状及预后。

1.一般治疗

(1)健康教育:包括加强 IPAH 的宣传教育及生活指导以增强患者战胜疾病的信心,平衡膳食,合理运动等。

(2)吸氧:氧疗可用于预防和治疗低氧血症,IPAH 患者的动脉血氧饱和度宜长期维持在 90% 以上。但氧疗的长期效应尚需进一步研究评估。

(3)抗凝:口服抗凝药可提高 IPAH 患者的生存率。IPAH 患者应用华法林治疗时,INR 目标值为2.0～3.0。但是咯血或其他有出血倾向的患者应避免使用抗凝药。

2.针对肺动脉高压发病机制的药物治疗

确诊为 IPAH 后应对其进行功能分级和急性血管反应试验,根据功能分级和急性血管反应性试验制订肺动脉高压的阶梯治疗方案。急性血管反应试验阳性且心功能Ⅰ～Ⅱ级的患者可给予口服钙通道阻滞药治疗。急性血管反应试验阴性且心功能Ⅱ级的患者可给予磷酸二酯酶-5抑制药治疗;急性血管反应试验阴性且心功能Ⅲ级的患者给予磷酸二酯酶-5 抑制药、内皮素受体拮抗药或前列环素及其类似物;心功能Ⅳ级的患者应用前列环素及其类似物、磷酸二酯酶-5

抑制药或内皮素受体拮抗药,必要时予以联合治疗。如病情没有改善或恶化,考虑行外科手术治疗。

(1)钙通道阻滞药:钙通道阻滞药(CCBs)可用于治疗急性血管反应试验阳性且心功能Ⅰ~Ⅱ级的 IPAH 患者。CCBs 使肺动脉压下降,心排血量增加,肺血管阻力降低。心排血指数 $>2.1 L/(min \cdot m^2)$ 和/或混合静脉血氧饱和度 $>63\%$、右心房压力低于 1.3 kPa(10 mmHg),而且对急性扩血管药物试验呈明显的阳性反应的患者,在密切监控下可开始用 CCBs 治疗,并应逐渐增加剂量至最大可耐受量且无不良反应表现。对于不满足上述标准的患者,不推荐使用 CCBs。最常用的 CCBs 包括地尔硫䓬、氨氯地平和长效硝苯地平。应避免选择有明显负性肌力作用的药物(如维拉帕米)。国内以应用地尔硫䓬和氨氯地平经验较多。应用 CCBs 需十分谨慎,从小剂量开始,逐渐摸索患者的耐受剂量,且要注意药物不良反应,主要不良反应包括低血压、急性肺水肿以及负性肌力作用。

(2)前列环素及其类似物:前列环素是很强的肺血管舒张药和血小板凝集抑制剂,还具有细胞保护和抗增生的特性。在改善肺血管重塑方面,具有减轻内皮细胞损伤和减少血栓形成等作用。目前临床应用的前列环素制剂包括吸入制剂依洛前列环素、静脉用的依前列醇、皮下注射制剂曲前列环素、口服制剂贝前列环素。

依洛前列环素:依洛前列环素是一种更加稳定的前列环素类似物,可通过吸入方式给药。通过吸入方式给药不仅可充分扩张通气良好的肺血管,更好地改善通气/血流比值,而且可减少或避免全身不良反应,并发症也更少。治疗方法是每次雾化吸入 10~20 μg,每天吸入 6~9 次。主要不良反应是少数患者有呼吸道局部刺激症状等。已有大样本、随机双盲、安慰剂对照、对中心临床研究证实了依洛前列环素治疗心功能Ⅲ~Ⅳ级肺动脉高压患者的安全性和有效性。该药于 2006 年 4 月在我国上市。

其他前列环素类似物:①依前列醇。1995 年美国 FDA 已同意将该药物用于治疗 IPAH 的患者[纽约心脏协会(NYHA)心功能分级为Ⅲ和Ⅳ级],是 FDA 批准第一种用于治疗 IPAH 的前列环素药物。依前列醇半衰期短,只有 1~2 分钟,故需连续静脉输入。主要不良反应有头痛、潮热、恶心、腹泻。其他的慢性不良反应包括血栓栓塞、体重减轻、肢体疼痛、胃痛和水肿,但大多数症状较轻,可以耐受。依前列醇必须通过输液泵持续静脉输注需要长期置入静脉导管,临床应用有很大不便,并增加了感染机会,在治疗过程中短暂的中断也会导致肺动脉压的反弹,且往往是致命的。②曲前列环素。皮下注射制剂,其半衰期比前列环素长,为 2~4 小时。常见的不良反应是用药局部疼痛。美国 FDA 已批准将曲前列环素用于治疗按 NYHA 心功能分级为Ⅱ~Ⅳ级的肺动脉高压患者。③贝前列环素。口服制剂,贝前列环素在日本已用于治疗 IPAH。口服贝前列环素将可能成为临床表现更轻的肺动脉高压患者的一种治疗选择。

以上其他前列环素类似物尚未在我国上市。

(3)内皮素受体拮抗药:内皮素-1 是强烈的血管收缩药和血管平滑肌细胞增生的刺激药,参与了肺动脉高压的形成。在肺动脉高压患者的血浆和肺组织中 ET-1 表达水平和浓度都升高。波生坦是非选择性的 ET-A 和 ET-B 受体拮抗药,已有临床试验证实该药能改善 NYHA 心功能分级为Ⅲ和Ⅳ级的 IPAH 患者的运动能力和血流动力学指标。治疗方法是起始剂量每次 62.5 mg,每天 2 次,治疗 4 周,第 5 周加量至 125 mg,每天 2 次。用药过程应严密监测患者的肝肾功能及其他不良反应。2006 年 10 月在我国上市。选择性内皮素受体拮抗药包括西他生坦和安贝生坦,目前在国内尚未上市。

(4)磷酸二酯酶-5 抑制药:磷酸二酯酶-5 抑制药(phospho diest erase inhibitors,PDEI)可抑制肺血管磷酸二酯酶-5 对环磷酸鸟苷(cyclic guanosine monophos phate,cGMP)的降解,提高 cGMP 浓度,通过一氧化氮通路舒张肺动脉血管,降低肺动脉压力,改善重构。在国外包括美国 FDA 批准上市治疗肺动脉高压的磷酸二酯酶-5 抑制药有西地那非。西地那非的推荐用量为每次 20~25 mg,每天 3 次,饭前30~60 分钟空腹服用。主要不良反应为头痛、面部潮红、消化不良、鼻塞、视觉异常等。

(5)一氧化氮:一氧化氮(nitric oxide,NO)由血管内皮细胞Ⅲ型一氧化氮合酶(nitric oxide synthase,NOS)分解精氨酸而生成,有舒张血管、抑制血管平滑肌增生和血小板黏附的重要生理作用。吸入一氧化氮已用于诊断性的急性肺血管扩张试验,也已用于治疗围术期的肺动脉高压,该方法治疗肺动脉高压选择性高,起效快,但应用于临床时最大缺点是不仅需要一个持续吸入的监测装置,而且吸入的一氧化氮氧化成二氧化氮还有潜在毒性。已发现通过外源给予 L-精氨酸可促进内源性一氧化氮的生成,目前国外已出现 L-精氨酸的片剂和针剂,临床试验研究尚在进行中。

3.心功能不全的治疗

IPAH 可引起右心室功能不全。然而,标准的治疗充血性心力衰竭的方法对严重肺动脉高压或右心室功能不全的患者却作用有限。

利尿药是治疗合并右心衰竭(如有外周水肿和/或腹水)IPAH 的适应证。一般认为应用利尿药使血容量维持在接近正常水平,谨慎限制水钠摄入对 IPAH 患者的长期治疗十分重要。但利尿药应慎重使用,以避免出现电解质平衡紊乱、心律失常、血容量不足。

洋地黄治疗能使 IPAH 患者循环中的去甲肾上腺素迅速减少,心排血量增加,但长期治疗的效果尚不肯定,可用于治疗难治性右心衰竭,右心功能障碍伴发房性心律失常或者右心功能障碍并发左心室功能衰竭的患者。应用过程中需密切监测患者的血药浓度,尤其对肾功能受损的患者更应警惕。

血管紧张素转化酶抑制药和血管紧张素受体拮抗药只推荐用于右心衰竭引起左心衰竭的患者,在多数肺动脉高压右心衰竭者不适用。

有研究表明,重症肺动脉高压患者改善心功能和微循环的血管活性药物首选多巴胺。

4.介入治疗

经皮球囊房间隔造口术(balloon atrial septostomy,BAS)是一种侵袭性的手术,是通过建立心房内缺损使产生心内从右到左的分流,达到减轻症状的目的。目前认为只适用于那些在接受最佳血管扩张药物治疗方案前提下仍出现发作性晕厥和/或有严重心力衰竭的患者。可作为肺移植治疗前的一种过渡治疗。

5.外科手术治疗

治疗肺动脉高压的新药开发及其令人乐观的初步临床结果,使得肺移植和心肺联合移植术仅在严重 IPAH 且内科治疗无效的患者中继续应用。

(八)预后

IPAH 进展迅速,若未及时诊断、积极干预,预后险恶。IPAH 是一种进行性血管病,晚期 IPAH 患者出现进行性右心功能障碍,血流动力学指标出现心排血量下降、右心房压力上升及右心室舒张末压力升高表现,最终导致心力衰竭和死亡。随着科学技术的发展,IPAH 患者的预后有望得到改善。

二、其他类型肺动脉高压

(一)家族性肺动脉高压

家族中有两个或两个以上成员患肺动脉高压,并除外其他引起肺动脉高压的原因时可诊断为家族性肺动脉高压(familial pulmonary arterial hypertension,FPAH)。据统计,PPH 中有 6%~10% 是家族性的。目前认为多数患者与由骨形成蛋白Ⅱ型受体(BMPR-Ⅱ)基因突变有关,以常染色体显性遗传,具有外显率不完全、女性发病率高和发病年龄变异的特点,大多数基因携带者并不发病。对怀疑有 FPAH 患者,应进行基因突变的遗传学筛查。治疗方法同 IPAH。

(二)结缔组织病相关性肺动脉高压

结缔组织病是引起肺动脉高压的常见原因之一。肺动脉高压可以继发于任何一种结缔组织病,总体发生率约 2%,但是不同结缔组织病合并肺动脉高压的发生率不同,以硬皮病、混合性结缔组织病、系统性红斑狼疮多见。结缔组织病相关性肺动脉高压的发病机制尚不十分清楚,可能与肺的雷诺现象(肺血管痉挛)、自身免疫因素、肺间质病变和血栓栓塞或原位血栓有关。患者有一些特殊表现,如雷诺现象和自身抗体阳性。结缔组织病合并肺动脉高压对患者基础疾病的预后有较大影响,常常提示预后差。应定期对结缔组织病患者进行心脏超声检查。肺 CT 检查有助于明确有无肺栓塞或肺间质病变的存在。要积极治疗原发病,根据病情使用皮质激素和免疫抑制药治疗结缔组织病。前列环素类、西地那非、波生坦等药物对肺动脉高压的治疗均有一定效果。长期预后不如 IPAH 患者。由于此类患者常合并多系统病变,并使用过免疫抑制药治疗,肺移植治疗要慎重。

(三)先天性体-肺循环分流疾病相关性肺动脉高压

当心脏和血管在胚胎发育时出现先天畸形和缺损,会发生体-肺循环分流,由于肺循环血容量增加、低氧血症、肺静脉回流受阻、肺血管收缩等因素导致肺动脉高压。疾病早中期以动力性因素为主,肺动脉高压可逆,晚期发展到肺血管结构重塑,肺动脉高压难以逆转。

各种不同体-肺循环分流先心病的临床表现不同,相应肺动脉高压出现的时间、轻重程度和进展速度也不同。根据病史、临床表现、心电图、胸部 X 线和心脏超声检查,大部分患者可明确诊断,少数复杂的先心病患者需要做 CT、磁共振。心导管检查和心血管造影是评价体肺分流性肺动脉高压和血流动力学改变最准确的方法,并且也是原发疾病手术适应证选择的重要依据。早期治疗原发疾病先心病,避免肺动脉高压的发生是预防的关键。各种体-肺循环分流合并肺动脉高压的先心病患者,需要尽早外科手术和/或介入治疗以防止出现肺血管结构重塑。正确地评估患者的临床情况是决定治疗选择和预后的关键,一旦出现艾森门格综合征就不能做原发先心病的矫正手术。此外,新型肺血管扩张药物前列环素类似物、磷酸二酯酶-5 抑制药、波生坦、一氧化氮对治疗先天性体—肺循环分流疾病相关性肺动脉高压有一定效果。此类患者的预后较 IPAH 好。

(四)门脉高压相关性肺动脉高压

慢性肝病和肝硬化门脉高压患者中肺动脉高压的发生率为 3%~5%。其发生机制可能是由于门脉分流使肺循环血流增加和未经肝脏代谢的血管活性物质直接进入肺循环引起血管增生、血管收缩、原位血栓形成,从而引起肺动脉高压。超声心动图是筛查的首选无创检查,但仅肺动脉平均压力增加而肺血管阻力正常,不能诊断门脉高压相关性肺动脉高压(portopulmonary hypertension,POPH),右心导管检查是确诊的"金标准"。对于 POPH 患者行急性血管扩张试验推荐使用依洛前列环素或依前列醇。钙通道阻滞药可以使门静脉高压恶化。由于 POPH 患者有出血倾向,抗凝药使用应权衡利弊。降低 POPH 肺动脉压力药物主要为前列环素类、西地那非,在肝损患者中应注意波生坦的肝毒性。POPH 预后较差。肝移植对 POPH 预后尚有争议。

(五)HIV 感染相关性肺动脉高压

HIV 感染是肺动脉高压的明确致病因素,肺动脉高压在 HIV 感染患者中的年发病率约0.1%,至少较普通人群高 500 倍。其发生机制可能是 HIV 通过反转录病毒导致炎症因子和生长因子释放,诱导细胞增生和内皮细胞损伤,引起肺动脉高压。HIV 感染相关性肺动脉高压(pulmonary arterial hypertension related to HIV infection,PAHRH)的病理改变和临床表现与IPAH 相似。PAHRH 的治疗包括抗反转录病毒治疗和对肺动脉高压的治疗。PAHRH 的预后比 IPAH 还差,HIV 感染者一旦出现肺动脉高压,肺动脉高压就成为其主要死亡原因。

(六)食欲抑制药物相关性肺动脉高压

食欲抑制药物中阿米雷司、芬氟拉明、右芬氟拉明可以明确导致肺动脉高压,苯丙胺类药物可能会导致肺动脉高压,且停药后假少逆转。食欲抑制药物引起肺动脉高压的机制可能与 5-羟色胺通道的影响有关,血游离增高的 5-羟色胺使肺血管收缩和肺血管平滑肌细胞增生。食欲抑制药物相关性肺动脉高压在病理和临床与 IPAH 相似。

(七)甲状腺疾病相关性肺动脉高压

国外文献报道,IPAH 患者中各类甲状腺疾病的发病率高达 49%,其中合并甲状腺功能减退的发病率为 10%～24%,因此应对所有 IPAH 患者进行甲状腺功能指标的筛查。发病机制可能与自身免疫反应和高循环血流动力学状态导致肺血管内皮损伤及功能紊乱等因素有关。对此类患者不仅应针对甲状腺功能紊乱进行治疗,同时也应针对肺动脉高压进行治疗。

(八)肺静脉闭塞病和肺毛细血管瘤样增生症

这两种疾病是罕见的以肺动脉高压为表现的疾病,临床表现与 IPAH 相似。肺静脉闭塞病(pulmonary veno-occlusive disease,PVOD)主要影响肺毛细血管后静脉,病理表现为肺静脉内膜增厚、纤维化,严重的肺淤血和间质性纤维化形成的小病灶是其特征性改变。PVOD 的胸部CT 扫描显示肺部出现磨玻璃样变,伴或不伴边界不清的结节影,叶间胸膜增厚,纵隔肺门淋巴结肿大,这些征象对于 IPAH 鉴别有特征意义。肺毛细血管瘤样增生症(pulmonary capillary hemangioma,PCH)病理表现为大量灶状增生的薄壁毛细血管浸润肺泡组织,累及胸膜、支气管和血管壁,有特征的 X 线表现是弥漫分布的网状结节影。这两种疾病的确诊很困难,需要开胸肺活检。它们的治疗与 IPAH 不同,使用扩张肺动脉的药物会加重肺动脉高压,甚至导致严重的肺水肿和死亡。这两种疾病的预后差,肺移植是唯一有效的治疗方法。

(九)左心疾病相关性肺动脉高压

各种左心疾病,如冠心病、心肌病、瓣膜病、缩窄性心包炎等会引起肺静脉压力增加,进而使肺动脉压力增高,又称肺静脉高压。肺静脉高压对呼吸功能的影响较明显,使肺的通气、换气、弥散功能下降。临床表现不仅有劳力性呼吸困难,而且有端坐呼吸和夜间阵发性呼吸困难。胸部X 线检查显示左心衰竭征象。超声心动图检查对原发疾病有确诊价值。治疗主要针对原发病、瓣膜病、心包疾病患者适时手术治疗。内科药物治疗减低心脏负荷、改善心功能。

(十)呼吸疾病和/或缺氧相关的肺动脉高压

患有各种慢性肺疾病的患者由于长期缺氧肺血管收缩、肺血管内皮功能失衡、肺血管结构破坏(管壁增厚)、血管内微小血栓形成以及患者的遗传因素使之易发,这些最终造成各种慢性肺疾病的患者发生肺动脉高压。慢性肺部疾病引起的肺动脉高压有一些与其他类型肺动脉高压不同的特点:肺动脉高压的程度较轻,多为轻至中度增高,间质性肺病可为中度至重度增高;肺动脉高压的发展通常缓慢;在一些特殊情况下,如活动、肺部感染加重,肺动脉压力会突然增加;基础肺疾病好转后,肺动脉高压也会明显缓解。临床表现既有基础肺疾病又有肺动脉高压的症状和体征,肺部听诊有助于判断肺疾病的严重程度。肺功能检查和血气分析提示呼吸功能障碍和呼吸衰竭的类型和程度。肺动脉高压影响慢性肺疾病患者的预后。积极治疗基础肺疾病能够使肺动脉高压明显缓解,长程氧疗对降低肺动脉压力有益并能提高患者的生存率。新型肺血管扩张药对此类患者肺动脉高压的治疗价值有限。晚期患者可考虑肺移植。

(十一)慢性血栓栓塞性肺动脉高压

肺动脉及其分支的血栓不能溶解或反复发生血栓栓塞,血栓机化,肺动脉内膜慢性增厚,肺动脉血流受阻;未栓塞的肺血管在长期高血流量的切应力等流体力学因素的作用下,血管内皮损伤,肺血管重构;上述两方面的因素使肺血管阻力增加,导致肺动脉高压。由于非特异的症状和缺乏静脉血栓栓塞症的病史,其发生率和患病率尚无准确的数据。以往的尸检报道表明慢性血栓栓塞性肺动脉高压(chronic thromboembolism pulmonary hypertension,CTEPH)的总发生率为1%~3%,其中急性肺栓塞幸存者的发生率为0.1%~0.5%。临床表现缺乏特异性,易漏诊和误诊。渐进性劳力性呼吸困难是最常见症状。心电图、胸部X线、血气分析、超声心动图是初筛检查,核素肺通气灌注显像、CT肺动脉造影、右心导管和肺动脉造影可进一步明确诊断。核素肺通气灌注显像诊断亚段及以下的CTEPH有独到价值,但也可能低估血栓栓塞程度。多排螺旋CT与常规肺动脉造影相比,有较高的敏感性和特异性,但可能低估亚段及以下的CTEPH。需要同时做下肢血管超声、下肢核素静脉显像确定有无下肢深静脉血栓形成。CTEPH患者病死率很高,自然预后差,肺动脉平均压力>5.3 kPa(40 mmHg),病死率为70%;肺动脉平均压力>6.7 kPa(50 mmHg),病死率为90%。传统的内科治疗手段,如利尿、强心和抗凝治疗及新型扩张肺动脉的药物对 CTEPH 有一定效果。肺动脉血管内球囊扩张及支架置入术对部分CTEPH 患者也有一定效果。肺动脉血栓内膜剥脱术是治疗 CTEPH 的重要而有效方法,术后大多数患者肺动脉压力和肺血管阻力持续下降,心排血量和右心功能提高。手术死亡率为5%~24%。对于不能做肺动脉血栓内膜剥脱术的患者,可考虑肺移植。

(李 梦)

第十八节 睡眠呼吸暂停低通气综合征

一、概述

睡眠呼吸暂停低通气综合征(sleep apnea hypopnea syndrome,SAHS)是指各种原因导致的睡眠状态时发生的呼吸暂停和/或低通气,引起低氧血症、高碳酸血症及睡眠结构紊乱,进而产生一系列病理生理改变的临床综合征。SAS 是发病率较高并具有一定潜在危险的疾病。SAS 多出现中年以后,患病率为 2%~4%,男性多于女性,女性多发生于绝经期后。患病率随着年龄增加而增高。老年人口可达到 22%～24%，儿童患者也很常见。我国上海 30 岁以上人群患病率约为 3.6%，随着病情进展可以导致肺动脉高压、肺源性心脏病、高血压及严重的心脑损害，甚至发生猝死。

二、定义及分型

呼吸暂停是指口鼻呼吸气流均停止至少 10 秒；低通气是指呼吸气流降低超过正常气流强度的 50%以上，并伴有 4%或以上氧饱和度下降。正常人睡眠时也有呼吸暂停现象，而部分老年人或婴儿睡眠时可观察到周期性低通气，正常成年人在快速眼动睡眠时或在高原也可见到中枢性睡眠呼吸暂停。睡眠呼吸暂停低通气综合征是指每晚 7 小时睡眠中，呼吸暂停反复发作在 30 次以上或睡眠呼吸紊乱指数（AHI，平均每小时睡眠呼吸的暂停＋低通气次数）超过 5 次。

睡眠呼吸暂停低通气综合征分 3 型：①阻塞型，指鼻和口腔无气流，但胸腹式呼吸仍然存在；②中枢型，指鼻和口腔气流与胸腹式呼吸运动同时暂停；③混合型，指一次呼吸暂停过程中，开始时出现中枢暂停，继之或同时出现阻塞型呼吸暂停，或开始出现阻塞型呼吸暂停，继之或同时出现中枢型呼吸暂停。

三、病因及发病机制

(一)中枢型睡眠呼吸暂停低通气综合征(CSAHS)

CSAHS 可见于多种疾病，如神经系统的病变、脊髓前侧切断术、血管栓塞或变性病变引起的双侧后侧脊髓病变；自主神经功能异常如家族性自主神经异常、胰岛素相关的糖尿病、Shy-Drager 综合征、脑炎。其他如肌肉的疾病，如膈肌的病变、肌强直性营养不良、肌病等，脑脊髓的异常、OndineCurse 综合征（呼吸自主调节对正常呼吸刺激反应衰竭）、枕骨大孔发育畸形、脊髓灰白质炎、外侧延髓综合征，某些肥胖者、充血性心力衰竭、鼻阻塞等，发作性睡眠猝倒和一些阻塞性睡眠呼吸暂停低通气综合征患者行气管切开或腭垂腭咽成形术后等。

CSAHS 发病机制：呼吸中枢位于延髓和脑干，并受控制意识和情绪的高级中枢影响，也受体液和感受性神经反射调节。位于延髓的呼吸神经元可产生呼吸的基本节律，位于脑干的呼吸中枢对调节和维持正常的节律性呼吸有重要作用。由醒觉转入睡眠时，高级中枢对呼吸的影响减弱，呼吸中枢对各种不同的刺激（如对高碳酸血症、低氧血症、上气道及肺和胸壁的反射性调节信号）反应性也减低，尤以在快速眼动睡眠期明显。这样在呼吸中枢及神经-呼吸肌系统出现病变时，虽然醒觉时可维持正常节律呼吸，睡眠时即可出现呼吸暂停。

(二)阻塞型睡眠呼吸暂停低通气综合征(OSAHS)

OSAHS 可见于肥胖、鼻部疾病（鼻瓣的弹性下降、抵抗力减低、过敏性鼻炎、鼻中隔弯曲、鼻息肉、鼻中隔血肿等，鼻咽部癌瘤、腺样体增生、淋巴瘤）、咽壁肥大、扁桃体肥大、肢端肥大症、甲状腺功能减退症、巨舌、颈脂肪瘤、Hurter 综合征、头和颈烧伤、乳头状瘤病和颈部肿瘤的压迫、会厌水肿、声带麻痹、喉功能不全、颌面骨性结构异常（上颌前后径短，下颌后缩，舌骨下移）等。

OSAHS 发病机制：OSAHS 的阻塞部位在咽腔。咽腔是上呼吸道和上食管的交叉路口，在生理上有重要意义。作为上气道的咽腔，从后鼻孔至会厌，缺乏完整的骨性结构支撑，主要靠咽腔周围肌的收缩来调节咽腔大小。咽周围肌主要包括翼状肌、腭帆张肌、颏舌肌、颏舌骨肌和胸骨舌骨肌，这些肌肉的收缩倾向于引起咽腔的开放。与躯干骨骼肌相比，咽腔周围肌的肌纤维少，血供丰富，三磷酸腺苷利用率高，收缩迅速，但易疲劳松弛。由觉醒转入睡眠时，咽腔周围肌紧张性降低,加之平卧睡眠时,由于重力的关系更易引起舌根与软腭后移,咽腔相对狭小。这样在有咽壁增厚,扁桃体肥大、巨舌、下颌后缩、颈部受压及咽部气流减少(鼻塞、咽腔入口狭窄等引起)等病理因素存在时,使咽腔闭合的压力大于开放的压力,即可引起咽腔完全闭塞,引起睡眠呼吸暂停。

中枢或阻塞因素导致呼吸停止后,可因缺氧或加深的呼吸运动等因素唤醒患者,呼吸恢复后又可入睡。总之,SAS的发病有多种因素参与,具体机制尚不完全清楚。

四、病理生理

SAS患者睡眠时可反复发生低氧血症及高碳酸血症,pH下降失代偿。OSAHS在发生咽腔闭塞时,可出现迷走性心动过缓,心率在 $30 \sim 50$ 次/分,少数患者可出现严重的心动过缓伴 $8 \sim 12$ 秒停搏,甚至发生猝死。通气恢复后心率加快,可达 $90 \sim 120$ 次/分。另外,肥胖的OSAHS患者由于胸腔负压增加,可引起胃食管反流。睡眠时反复的呼吸暂停及低通气,导致低氧血症和高碳酸血症,严重者可导致神经调节功能失衡,儿茶酚胺、肾素-血管紧张素、内皮缩血管肽分泌增加,内分泌功能紊乱及血流动力学等改变,造成组织器官缺血、缺氧,多系统多器官功能障碍。反复、急剧的低氧血症、高碳酸症和 pH 改变对机体可产生多方面的影响(图 4-23)。

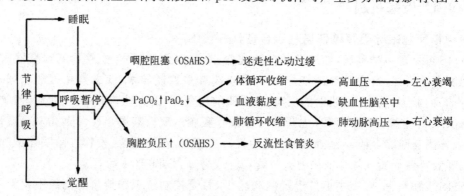

图 4-23 睡眠呼吸暂停综合征的病理生理

反复出现的呼吸暂停伴随血氧饱和度下降,可导致频繁的觉醒,脑电图出现醒觉图形,表现为睡眠片段,睡眠结构紊乱,非快速眼动睡眠(N-REM 睡眠)Ⅲ、Ⅳ期及快速眼动睡眠(REM 睡眠)等深睡状态减少或缺如,导致患者白天嗜睡、困倦,并引起脑功能障碍,可造成智力减低、记忆力下降、性格改变或行为异常等。

五、临床表现

中枢性与阻塞性睡眠呼吸暂停除因原发病不同而有不同的临床表现外,两型的临床表现也有不同(表 4-14)。OSAHS患者睡眠时常打鼾,鼾声大,打鼾与呼吸暂停交替出现,鼾声极不规则。多数患者呼吸暂停持续 $20 \sim 30$ 秒,甚至达 $2 \sim 3$ 分钟,每夜可发作数十至数百次。有些患者可发生憋醒,憋醒后常感心慌、胸闷或心前区不适。患者本人常不知睡眠时有打鼾和呼吸暂停,往往首先被同居室的人观察到。有的患者睡眠呼吸暂停窒息时间较长后,身体常翻动或四肢乱动或突然坐起。

表 4-14　SAS 患者的临床特征

项目	体型	白天嗜睡	夜间觉醒	鼻鼾	性功能障碍
中枢性	正常	少见	多见	中等	轻微
阻塞性	多肥胖	多见	少见	很大	明显

由于夜间睡眠质量不好,患者睡后仍不解乏,因而白天常常嗜睡和困倦。严重的患者在吃饭、与人谈话和看电视时也经常打瞌睡;骑自行车时可因打瞌睡而摔倒受伤;职业为汽车司机的患者,开车时可因打瞌睡而招致车祸。患者由于夜间血压增高常有晨起头痛,张口呼吸而引起咽喉干燥等。CSAHS 患者由于呼吸调控或神经肌肉功能障碍,可出现反复发作的呼吸衰竭和肺泡低通气综合征。

因低氧血症及唤醒反应可引起患者夜间血压增高。起床活动后恢复正常,以后进而发展为持续性高血压;部分患者可因肺动脉高压而导致右心室肥大、右心衰竭。

SAS 中有超过 10% 的患者合并有慢性阻塞性肺疾病,常常存在呼吸中枢和呼吸功能失调,临床上可反复出现呼吸困难、发绀、严重低氧和高碳酸血症等呼吸衰竭症状。甚至因呼吸暂停时间过长而发生急性呼吸衰竭。

反复低氧及睡眠结构的紊乱可引起脑功能障碍,可出现记忆力、定向力减退,精神症状以抑郁、焦虑,疑病为明显。部分患者会出现幻觉,性功能障碍或阳痿等。

六、诊断

根据病史、体征和入睡后观察 15 分钟以上可做出推测性诊断。临床上对 SAHS 的并发症如高血压、右心扩大、夜间心动过缓、心律失常、红细胞增多和憋醒、白天嗜睡等易于发现,但是,往往漏诊了引起上述改变的原发性原因 SAHS 的诊断,从而不能对 SAHS 进行合理的治疗,临床医师应当引起高度的重视。

确诊分型、病情轻重和疗效判断均需进行多导睡眠图(polysomnography,PSG)检查,睡眠时整夜监测记录脑电图、眼动图、肌电图、鼻和口腔气流、胸式呼吸、腹式呼吸、心电、脉搏血氧饱和度等。近年来,由于电子计算机及传感技术的进步,多导睡眠图还可以记录鼾音、pH 及 CPAP 压力改变等,且全部材料均可由计算机储存记录和分析,PSG 检查也也可携机回家,使检查在更自然的睡眠环境中进行。

在分型的基础上,应进一步明确病情的轻重程度。睡眠呼吸紊乱指数(AHI)在 5~20 者为轻度,AHI 在 21~50 者为中度,AHI 在 50 以上为重度。但临床上往往存在打鼾、白天嗜睡、困倦而 AHI<5 者,这类患者可能属于气道高阻力综合征。

在明确 SAHS 诊断及分型的基础上,还需进一步查明引起该病的病因。对于 OSAHS 患者,上气道 CT 断层扫描可测定咽腔的横断面积,X 线头颅、咽结构测量可显示气道的宽度、颅底的角度、下颌骨和甲状舌骨的位置,可为外科手术提供确切的依据。对于 CSAHS 患者,应进一步分析引起呼吸调节异常的环节。

多次小睡潜伏间(multiple sleep latency test,MSLT)检查可用于评估嗜睡的严重程度,并与其他嗜睡疾病相鉴别。

七、鉴别诊断

(一)原发性鼾症

有明显的鼾声,PSG 检查无气道阻力增加,无呼吸暂停和低通气,无低氧血症。

(二)上气道阻力综合征

气道阻力增加,PSG 检查反复出现 α 觉醒波,夜间觉醒超过 10 次/小时,睡眠连续性中断,有疲倦及白天嗜睡,可有或无明显鼾声。无呼吸暂停和低氧血症。

(三)发作性睡病

白天过度嗜睡,发作性猝倒,PSG 检查睡眠潜伏期<10 分钟,入睡后 20 分钟内有快速眼动时相出现,无呼吸暂停和低氧血症。MSLT 检查平均潜伏期<8 分钟,有家族史。

八、治疗

SAHS 治疗应根据其病因、类型、病情轻重而采用相应的治疗方法,治疗的主要目的是消除临床症状、减少并发症及降低死亡率。

(一)一般治疗

1.治疗原发病

治疗首先应考虑原发病的处理,CSAHS 患者如重症肌无力可给予溴吡斯的明等药治疗,膈肌瘫痪可行体外膈肌起搏;减肥可使 OSAHS 患者咽部脂肪沉积减少,增加咽腔的横截面积,患者体重减轻 10%,呼吸暂停次数减少近 50%;对于原发性甲状腺功能减退合并 OSAHS 患者予以补充甲状腺素治疗后,睡眠呼吸暂停可显著改善或完全消失;对肢端肥大症患者,手术切除垂体肿瘤或服用抑制生长激素的药物后,睡眠呼吸暂停也有不同程度的缓解;上呼吸道感染可给予抗生素治疗。总之,引起 SAHS 的原发疾病很多,对原发病的准确及时治疗,对 SAHS 症状的缓解具有重要的意义。

2.吸氧治疗

对 CSAHS 患者,吸氧治疗可消除或减少中枢性睡眠呼吸暂停,尤以在高原伴有低氧过度通气和酸中毒者适用。吸氧后可消除对呼吸控制通气不稳定性的影响、消除低氧血症对通气的抑制以及低氧血症引起周期性呼吸的改变,因此低流量吸氧是治疗中枢性睡眠呼吸暂停有效的治疗方法。对 OSAHS 患者,单纯经鼻吸氧尽管可以暂时改善低氧症状,但抵消低氧对呼吸中枢的刺激,可延长呼吸暂停的时间。但是,如果对严重的 OSAHS 患者供氧加上持续气道正压通气(CPAP),则可明显减少呼吸暂停的次数,明显改善低氧血症。

3.其他

睡眠时应避免仰卧位,注意体位及枕头的高低,以维持上气道通畅为宜。睡前勿饱食、勿服安眠药,停止注射睾丸酮等。

(二)药物治疗

氨茶碱可兴奋呼吸中枢,对脑干损害引起的睡眠呼吸暂停可能有效。

(1)乙酰唑胺 125～250 mg,2～4 次/天,1～2 周,可增加颈动脉体活动,个别报道可减少中枢性睡眠呼吸暂停。

(2)甲羟孕酮 20 mg,每天 1～3 次/天,可兴奋呼吸中枢,对部分低通气及睡眠呼吸暂停者可增加通气、减少呼吸暂停次数,不良反应有性欲减退、体液潴留和经绝期后妇女撤药后月经可再来潮等,长期用药需要注意。

(3)普罗替林和氯丙咪嗪为抗抑郁药,对抑制快速眼动睡眠(REM 睡眠)有效,可减轻 REM 睡眠时出现的呼吸暂停和低氧血症。氯丙咪嗪常用剂量每次 25 mg,1～2 次/天,普罗替林常用剂量 10～20 mg/d。本类药物经动物试验表明可提高颏舌肌活性,有助于上气道开放,服药后个别患者可发生口干、尿潴留、心律失常等不良反应,临床使用受到一定限制。

药物治疗主要是针对 CSAS 患者,但 OSAS 患者往往也有呼吸中枢障碍,故临床上药物治疗也有一定效果。

(三)机械治疗

1.经鼻持续气道正压通气(nasal continuous positive airway pressure,nCPAP)

其原理是使用一个空气泵,空气经滤过、湿化后经面罩与患者相连,输送的正压范围在 0.2～2 kPa(2～20 cmH$_2$O),一般压力维持在 1 kPa(10 cmH$_2$O)左右患者较易接受,压力太大时患者会感到发憋而不适应,近年来人工通气机已小型化、便携式,患者携机长期在家中应用,已获得较好的临床治疗效果。

(1)nCPAP 治疗能减少 CSAHS 患者的呼吸暂停,可明显改善 CSAHS 患者的症状和低氧血症,改善周期性呼吸和陈-施呼吸。原理在于改善上气道受体的反射作用,促进氧合作用和改善循环机制。据报道 CPAP 治疗能直接减少中枢睡眠呼吸暂停的频率或者通过改善心脏功能而间接地减少呼吸暂停。

(2)对中、重度 OSAHS 患者,经鼻持续气道内正压通气(nCPAP)是一个常用有效的治疗方法。在外科治疗前、后,减肥等尚未达到理想效果时,可给患者使用。由于一定正压的空气进入呼吸道,可使患者功能残气增加,减少上气道阻力,刺激上气道机械受体,增加咽腔周围肌张力,阻止睡眠时上气道塌陷,使患者保持上气道开放,如醒觉状态时一样的口径。nCPAP 治疗的近期疗效表现为治疗后患者的呼吸暂停次数明显减少或消失,血氧饱和度上升,睡眠结构改善,减轻白天嗜睡症状,降低二氧化碳浓度,降低心率和肺动脉压。长期应用 nCPAP 治疗可降低红细胞比积和改善心射血分数,减轻气道周围软组织水肿,降低 OSAHS 的死亡率。治疗前、后必须用多导睡眠图监测对比,以调整到理想的正压水平并确定治疗效果。如患者感到鼻塞,用机前可适当用缩血管药或色甘酸滴鼻剂等滴鼻。

2.体外膈肌起搏

体外膈肌起搏可用于因膈肌瘫痪或疲劳而引起呼吸暂停的患者。

3.气道开放装置

如舌保留装置可阻止舌根后坠,鼻咽导管可保持咽腔通畅,畸齿校正装置可使下颌前移,扩大咽腔,但共同缺点是患者耐受差,同样可影响睡眠质量,限制了临床使用。

(四)手术治疗

1.悬腭垂软腭咽成形术(uvulopalatopharyngoplasty,UPPP)

此法经口摘除扁桃体,切除部分扁桃体的前后弓、部分软腭后缘及腭垂,增大口咽和鼻咽入口直径,以防止睡眠时的上气道阻塞。术前对患者的手术适应证不加选择,术后的有效率(呼吸暂停指数较术前减低至少达到 50%者)约为 50%。术后多导睡眠图复查无明显效果者,70%的患者可主观感觉日间有所改善。

2.舌成形术

此法适用于巨舌、舌根后移、会厌过长或增厚患者,手术行中线舌根部分切除、会厌部分切除、会厌破裂黏膜部分切除,以打开下咽部中央通道,减少呼吸阻力,消除呼吸暂停。

3.气管造口术

对严重的 OSAHS 伴严重的低氧血症,导致昏迷、心力衰竭或心律失常的患者,实行气管切开保留导管术,是防止上气道阻塞、解除致命性窒息最有效的救命性措施;也可用于拟行咽成形术的严重 OSAHS;严重肥胖患者未达到治疗效果前也可先行气管切开保留导管术救治生命,待其他治疗方法证明有效后再拔除气管导管。其主要缺点是长期保留导管会造成患者的心理负担,容易造成气管切口周围及下呼吸道的感染。

4.其他

如下颌骨前移术、鼻中隔矫正术、舌骨悬吊术等。

九、预后

轻症预后较好,重症可引起严重的心脑血管并发症,病死率较高,据报道,未经治疗的患者,8 年内有 37% 死亡。有报道 AHI>20 者的病率明显高于 AHI<20 者。 **(李　梦)**

第十九节　急性呼吸窘迫综合征

一、病因

临床上可将急性呼吸窘迫综合征(ARDS)相关危险因素分为九类,见表 4-15。其中部分诱因易持续存在或者很难控制,是引起治疗效果不好,甚至患者死亡的重要原因。严重感染、弥漫性血管内凝血(DIC)、胰腺炎等是难治性急性呼吸窘迫综合征(ARDS)的常见原因。

表 4-15　ARDS 的相关危险因素

感染	碳氢化合物和腐蚀性液体
细菌(多为革兰氏阴性需氧菌和金黄色葡萄球菌)	创伤(通常伴有休克或多次输血)
真菌和肺孢子菌	软组织撕裂
病毒	烧伤
分枝杆菌	头部创伤
立克次体	肺挫伤
误吸	脂肪栓塞
胃酸	药物和化学品
溺水	鸦片制剂
水杨酸盐	来自易燃物的烟雾
百草枯(除草剂)	气体(NO_2、NH_3、Cl_2、镉、光气、氧气)
三聚乙醛(副醛,催眠药)	代谢性疾病
氯乙基戊烯炔醇(镇静药)	酮症酸中毒
秋水仙碱	尿毒症
三环类抗抑郁药	其他

弥散性血管内凝血(DIC)	羊水栓塞
血栓性血小板减少性紫癜(TTP)	妊娠物滞留体内
溶血性尿毒症综合征	子痫
其他血管炎性综合征	蛛网膜或颅内出血
热射病	白细胞凝集反应
胰腺炎	反复输血
吸入	心肺分流

二、发病机制

(一)炎症细胞、炎症介质及其作用

1.中性粒细胞

中性粒细胞是 ARDS 发病过程中重要的效应细胞,其在肺泡内大量募集是发病早期的组织学特征。中性粒细胞可通过许多机制介导肺损伤,包括释放活性氮、活性氧、细胞因子、生长因子等放大炎症反应。此外中性粒细胞还能大量释放蛋白水解酶,尤其是弹性蛋白酶,损伤肺组织。其他升高的蛋白酶包括胶原酶和明胶酶 A、B,同时也可检测到高水平的内源性金属酶抑制剂(如 TIMP),说明蛋白酶/抗蛋白酶平衡在中性粒细胞诱发的蛋白溶解性损伤中具有重要作用。

2.细胞因子

ARDS 患者体液中有多种细胞因子的水平升高,并有研究发现细胞因子之间的平衡是炎症反应程度和持续时间的决定因素。患者体内的细胞因子反应相当复杂,包括促炎因子、抗炎因子以及促炎因子内源性抑制剂等相互作用。在 ARDS 患者 BALF 中,炎症因子如 IL-Iβ、TNF-α 在肺损伤发生前后均有升高,但相关的内源性抑制剂如 IL-Iβ 受体拮抗药及可溶性 TNF-α 受体升高更为显著,提示在 ARDS 发病早期既有显著的抗炎反应。

虽然一些临床研究提示 ARDS 患者 BALF 中细胞群 NF-κB 的活性升高,但是后者的活化水平似乎与 BALF 中性粒细胞数量、IL-8 水平及病死率等临床指标并无相关性。而另一项对 15 例败血症患者外周血单核细胞核提取物中 NF-κB 活性的研究表明,NF-κB 的结合活性与 APACHE-Ⅱ 评分类似,可以作为评价 ARDS 预后的精确指标。虽然该实验结果提示总 NF-κB 活性水平可能是决定 ARDS 预后的指标,但仍需要大量的研究证实。

3.氧化/抗氧化平衡

ARDS 患者肺部的氧气和抗氧化反应严重失衡。正常情况下,活性氧、活性氮被复杂的抗氧化系统拮抗,如抗氧化酶(超氧化物歧化酶、过氧化氢酶)、低分子清除剂(维生素 E、维生素 C 和谷酰胺),清除或修复氧化损伤的分子(多种 DNA 的蛋白质分子)。研究发现 ARDS 患者体内氧化剂增加和抗氧化剂降低几乎同时发生。

内源性抗氧化剂水平改变会影响 ARDS 的患病风险,如慢性饮酒者在遭受刺激事件如严重创伤、胃内容物误吸后易诱发 ARDS。但易患 ARDS 风险增加的内在机制尚不明确。近来有研究报道慢性饮酒者 BALF 中谷胱甘肽水平约比健康正常人低 7 倍而氧化谷酰胺比例增高,提示体内抗氧化剂如谷胱甘肽水平发生改变的个体可能在特定临床条件下更易发生 ARDS。

4.凝血机制

ARDS 患者凝血因子异常导致凝血与抗凝失衡,最终造成肺泡内纤维蛋白沉积。ARDS 的

高危人群及 ARDS 患者 BALF 中凝血活性增强,组织因子(外源性凝血途径中血栓形成的启动因子)水平显著升高。ARDS 发生 3 天后凝血活性达到高峰,之后开始下降,同时伴随抗凝活性下降。ARDS 患者 BALF 中促进纤维蛋白溶解的纤溶酶原抑制剂-1 水平降低。败血症患者中内源性抗凝剂如抗凝血酶Ⅲ和蛋白 C 含量降低,其低水平与较差的预后相关。

恢复凝血/抗凝平衡可能对 ARDS 有一定的治疗作用。给予严重败血症患者活化蛋白 C,其病死率从 30.8%下降至 24.7%,其主要不良反应是出血。活化蛋白 C 还能使 ARDS 患者血浆 IL-6 水平降低,说明它除了抗凝效果外还具有抗炎效应。但活性蛋白 C 是否对各种原因引起的 ARDS 均有效尚待进一步研究。

(二)肺泡毛细血管膜损害

1.肺毛细血管内皮细胞

肺毛细血管内皮细胞损伤是 ARDS 发病过程中的一个重要环节,对其超微结构的变化特征也早有研究。同时测量肺泡渗出液及血浆中的蛋白含量能够反映毛细血管通透性增高的程度,早期 ARDS 中水肿液/血浆蛋白比>0.75,相反压力性肺水肿患者的水肿液/血浆蛋白比<0.65。ARDS 患者肺毛细血管的通透性较压力性肺水肿患者高,并且上皮细胞间形成了可逆的细胞间隙。

2.肺泡上皮细胞

肺泡上皮细胞损伤在 ARDS 的形成过程中发挥了重要作用。正常肺组织中,肺泡上皮细胞是防止肺水肿的屏障。ARDS 发病早期,由于上皮细胞自身的受损、坏死及由其损伤造成的肺间质压力增高可破坏该屏障。肺泡Ⅱ型上皮细胞可产生合成表面活性物质的蛋白和脂质成分。ARDS 患者表面活性物质减少、成分改变及其功能抑制将导致肺泡萎陷及低氧血症。肺泡Ⅱ型上皮细胞的损伤造成表面活性物质生成减少及细胞代谢障碍。此外,肺泡渗出液中存在的蛋白酶和血浆蛋白通过破坏肺泡腔中的表面活性物质使其失活。

肺泡上皮细胞在肺水肿时有主动转运肺泡腔中水、盐的作用。肺泡Ⅱ型上皮细胞通过 Na^+ 的主动运输来驱动液体的转运。大多数早期 ARDS 患者肺泡液体主动清除能力下降,且与预后呈负相关。在肺移植后肺再灌注损伤患者中也存在类似的现象。虽然 ARDS 患者肺泡液主动清除能力下降的确切机制尚不明了,但推测其可能与肺泡上皮细胞间紧密连接或肺泡Ⅱ型上皮细胞受损的程度有关。

三、诊断

1967 年,Ashbaugh 等首次报告 ARDS,1994 年北美呼吸病-欧洲危重病学会专家联席评审会议发表了《ARDS 的诊断标准》(AECC 标准),但其可靠性和准确性备受争议。2012 年修订的《ARDS 诊断标准》(柏林标准)将 ARDS 定义为:①7 天内起病,出现高危肺损伤、新发或加重的呼吸系统症状;②胸 X 线或 CT 示双肺透亮度下降且难以完全由胸腔积液、肺(叶)不张或结节解释;③肺水肿原因难以完全由心力衰竭或容量过负荷来解释,如果不存在危险因素,则需要进行客观评估(如超声心动图),以排除静水压增高型水肿;④依据至少 0.49 kPa 呼气末正压机械通气(positive end expiratory pressure,PEEP)下的氧合指数对 ARDS 进行分级,即轻度(氧合指数为 200～300)、中度(氧合指数为 100～200)和重度(氧合指数为≤100)。

中华医学会呼吸病分会也提出了类似的《急性肺损伤/ARDS 的诊断标准(草案)》:①有发病的高危因素。②急性起病、呼吸频数和/或呼吸窘迫。③低氧血症,ALI 时动脉血氧分压

(PaO_2)/吸氧浓度$(FiO_2)\leqslant 40.0$ kPa(300 mmHg)；ARDS 时 $PaO_2/FiO_2\leqslant 26.7$ kPa(200 mmHg)。④胸部 X 线检查两肺浸润阴影。⑤肺毛细血管楔压(PCWP)$\leqslant 2.4$ kPa(18 mmHg)或临床上能除外心源性肺水肿。凡符合以上 5 项可以诊断为 ALI 或 ARDS。

四、治疗的基本原则

ARDS 治疗的关键在于控制原发病及其病因，如处理各种创伤，尽早找到感染灶，针对病原菌应用敏感的抗生素，制止严重反应进一步对肺的损伤；更紧迫的是要及时改善患者的严重缺氧，避免发生或加重多脏器功能损害。

五、治疗策略

(一)原发病治疗

全身性感染、创伤、休克、烧伤、急性重症胰腺炎等是导致 ALI/ARDS 的常见病因。严重感染患者有 25%～50% 发生 ALI/ARDS，而且在感染、创伤等导致的多器官功能障碍综合征(MODS)中，肺往往也是最早发生衰竭的器官。目前认为，感染、创伤后的全身炎症反应是导致 ARDS 的根本原因。控制原发病，遏制其诱导的全身失控性炎症反应，是预防和治疗ALI/ARDS的必要措施。

推荐意见 1：积极控制原发病是遏制 ALI/ARDS 发展的必要措施(推荐级别：E 级)。

(二)呼吸支持治疗

1.氧疗

ALI/ARDS 患者吸氧治疗的目的是改善低氧血症，使动脉血氧分压(PaO_2)达到 8.0～10.7 kPa(60～80 mmHg)。可根据低氧血症改善的程度和治疗反应调整氧疗方式，首先使用鼻导管，当需要较高的吸氧浓度时，可采用可调节吸氧浓度的文丘里面罩或带储氧袋的非重吸式氧气面罩。ARDS 患者往往低氧血症严重，大多数患者一旦诊断明确，常规的氧疗常常难以奏效，机械通气仍然是最主要的呼吸支持手段。

推荐意见 2：氧疗是纠正 ALI/ARDS 患者低氧血症的基本手段(推荐级别：E 级)。

2.无创机械通气

无创机械通气(NIV)可以避免气管插管和气管切开引起的并发症，近年来得到了广泛的推广应用。尽管随机对照试验(RCT)证实 NIV 治疗 COPD 和心源性肺水肿导致的急性呼吸衰竭的疗效肯定，但是 NIV 在急性低氧性呼吸衰竭中的应用却存在很多争议。迄今为止，尚无足够的资料显示 NIV 可以作为 ALI/ARDS 导致的急性低氧性呼吸衰竭的常规治疗方法。

不同研究中 NIV 对急性低氧性呼吸衰竭的治疗效果差异较大，可能与导致低氧性呼吸衰竭的病因不同有关。2004 年一项荟萃分析显示，在不包括 COPD 和心源性肺水肿的急性低氧性呼吸衰竭患者中，与标准氧疗相比，NIV 可明显降低气管插管率，并有降低 ICU 住院时间及住院病死率的趋势。但分层分析显示 NIV 对 ALI/ARDS 的疗效并不明确。最近 NIV 治疗 54 例 ALI/ARDS 患者的临床研究显示，70% 的患者应用 NIV 治疗无效。逐步回归分析显示，休克、严重低氧血症和代谢性酸中毒是 ARDS 患者 NIV 治疗失败的预测指标。一项 RCT 研究显示，与标准氧疗比较，NIV 虽然在应用第 1 小时明显改善ALI/ARDS患者的氧合，但不能降低气管插管率，也不改善患者预后。可见，ALI/ARDS 患者应慎用 NIV。

推荐意见 3：预计病情能够短期缓解的早期 ALI/ARDS 患者可考虑应用无创机械通气(推

荐级别:C级)。

推荐意见4:合并免疫功能低下的 ALI/ARDS 患者早期可首先试用无创机械通气(推荐级别:C级)。

推荐意见5:应用无创机械通气治疗 ALI/ARDS 应严密监测患者的生命体征及治疗反应。神志不清、休克、气道自洁能力障碍的 ALI/ARDS 患者不宜应用无创机械通气(推荐级别:C级)。

3.有创机械通气

(1)机械通气的时机选择:ARDS 患者经高浓度吸氧仍不能改善低氧血症时,应气管插管进行有创机械通气。ARDS 患者呼吸功明显增加,表现为严重的呼吸困难,早期气管插管机械通气可降低呼吸功,改善呼吸困难。虽然目前缺乏 RCT 研究评估早期气管插管对 ARDS 的治疗意义,但一般认为,气管插管和有创机械通气能更有效地改善低氧血症,降低呼吸功,缓解呼吸窘迫,并能够更有效地改善全身缺氧,防止肺外器官功能损害。

推荐意见6:ARDS 患者应积极进行机械通气治疗(推荐级别:E级)。

(2)肺保护性通气:由于 ARDS 患者大量肺泡塌陷,肺容积明显减少,常规或大潮气量通气易导致肺泡过度膨胀和气道平台压过高,加重肺及肺外器官的损伤。

推荐意见7:对 ARDS 患者实施机械通气时应采用肺保护性通气策略,气道平台压不应超过$30\sim35$ cmH_2O(推荐级别:B级)。

(3)肺复张:充分复张 ARDS 塌陷肺泡是纠正低氧血症和保证 PEEP 效应的重要手段。为限制气道平台压而被迫采取的小潮气量通气往往不利于 ARDS 塌陷肺泡的膨胀,而 PEEP 维持肺复张的效应依赖于吸气期肺泡的膨胀程度。目前临床常用的肺复张手法包括控制性肺膨胀、PEEP 递增法及压力控制法(PCV法)。其中实施控制性肺膨胀采用恒压通气方式,推荐吸气压为$30\sim45$ cmH_2O,持续时间为$30\sim40$秒。

推荐意见8:可采用肺复张手法促进 ARDS 患者的塌陷肺泡复张,改善氧合(推荐级别:E级)。

(4)PEEP 的选择:ARDS 广泛肺泡塌陷不但可导致顽固的低氧血症,而且部分可复张的肺泡周期性塌陷开放而产生剪切力,会导致或加重呼吸机相关性肺损伤。充分复张塌陷肺泡后应用适当水平的 PEEP 防止呼气末肺泡塌陷,改善低氧血症,并避免剪切力,防治呼吸机相关性肺损伤。因此,ARDS 应采用能防止肺泡塌陷的最低 PEEP。

推荐意见9:应使用能防止肺泡塌陷的最低 PEEP,有条件的情况下,应根据静态 P-V 曲线低位转折点压力$+2$ cmH_2O 来确定 PEEP(推荐级别:C级)。

(5)自主呼吸:自主呼吸过程中膈肌主动收缩可增加 ARDS 患者肺重力依赖区的通气,改善通气血流比例失调,改善氧合。一项前瞻对照研究显示,与控制通气相比,保留自主呼吸的患者镇静剂使用量、机械通气时间和 ICU 住院时间均明显减少。因此,在循环功能稳定、人机协调性较好的情况下,ARDS 患者机械通气时有必要保留自主呼吸。

推荐意见10:ARDS 患者机械通气时应尽量保留自主呼吸(推荐级别:C级)。

(6)半卧位:ARDS 患者合并 VAP 往往使肺损伤进一步恶化,预防 VAP 具有重要的临床意义。机械通气患者平卧位易发生 VAP。研究表明,由于气管插管或气管切开导致声门的关闭功能丧失,机械通气患者胃肠内容物易反流误吸进入下呼吸道,导致 VAP$<30°$的平卧位是院内获得性肺炎的独立危险因素。

推荐意见 11：若无禁忌证，机械通气的 ARDS 患者应采用 30°～45°半卧位（推荐级别：B 级）。

（7）俯卧位通气：俯卧位通气通过降低胸腔内压力梯度、促进分泌物引流和促进肺内液体移动，明显改善氧合。

推荐意见 12：常规机械通气治疗无效的重度 ARDS 患者，若无禁忌证，可考虑采用俯卧位通气（推荐级别：D 级）。

（8）镇静镇痛与肌松：机械通气患者应考虑使用镇静镇痛剂，以缓解焦虑、躁动、疼痛，减少过度的氧耗。合适的镇静状态、适当的镇痛是保证患者安全和舒适的基本环节。

推荐意见 13：对机械通气的 ARDS 患者，应制订镇静方案（镇静目标和评估）（推荐级别：B 级）。

推荐意见 14：对机械通气的 ARDS 患者，不推荐常规使用肌松剂（推荐级别：E 级）。

4.液体通气

部分液体通气是在常规机械通气的基础上经气管插管向肺内注入相当于功能残气量的全氟碳化合物，以降低肺泡表面张力，促进肺重力依赖区塌陷肺泡复张。

5.体外膜氧合技术（ECMO）

建立体外循环后可减轻肺负担，有利于肺功能恢复。

（三）ALI/ARDS 药物治疗

1.液体管理

高通透性肺水肿是 ALI/ARDS 的病理生理特征，肺水肿的程度与 ALI/ARDS 的预后呈正相关。因此，通过积极的液体管理，改善 ALI/ARDS 患者的肺水肿具有重要的临床意义。

研究显示，液体负平衡与感染性休克患者病死率的降低显著相关，且对于创伤导致的 ALI/ARDS患者，液体正平衡使患者的病死率明显增加。应用利尿药减轻肺水肿可能改善肺部病理情况，缩短机械通气时间，进而减少呼吸机相关性肺炎等并发症的发生。但是利尿减轻肺水肿的过程可能会导致心排血量下降，器官灌注不足。因此，ALI/ARDS 患者的液体管理必须考虑两者的平衡，必须在保证脏器灌注的前提下进行。

推荐意见 15：在保证组织器官灌注的前提下，应实施限制性的液体管理，有助于改善 ALI/ARDS患者的氧合和肺损伤（推荐级别：B 级）。

推荐意见 16：存在低蛋白血症的 ARDS 患者，可通过补充清蛋白等胶体溶液和应用利尿药，有助于实现液体负平衡，并改善氧合（推荐级别：C 级）。

2.糖皮质激素

全身和局部的炎症反应是 ALI/ARDS 发生和发展的重要机制，研究显示血浆和肺泡灌洗液中的炎症因子浓度升高与 ARDS 的病死率呈正相关。长期以来，大量的研究试图应用糖皮质激素控制炎症反应，预防和治疗 ARDS。早期的 3 项多中心 RCT 研究观察了大剂量糖皮质激素对 ARDS 的预防和早期治疗作用，结果糖皮质激素既不能预防 ARDS 的发生，对早期 ARDS 也没有治疗作用。但对于变应原因导致的 ARDS 患者，早期应用糖皮质激素经验性治疗可能有效。此外，感染性休克并发 ARDS 的患者，如合并有肾上腺皮质功能不全，可考虑应用替代剂量的糖皮质激素。

推荐意见 17：不推荐常规应用糖皮质激素预防和治疗 ARDS（推荐级别：B 级）。

3.一氧化氮(NO)吸入

NO 吸入可选择性地扩张肺血管,而且 NO 分布于肺内通气良好的区域,可扩张该区域的肺血管,显著降低肺动脉压,减少肺内分流,改善通气血流比例失调,并且可减少肺水肿形成。临床研究显示,NO 吸入可使约 60% 的 ARDS 患者氧合改善,同时肺动脉压、肺内分流明显下降,但对平均动脉压和心排血量无明显影响。但是氧合改善效果也仅限于开始 NO 吸入治疗的 24~48 小时内。两个 RCT 研究证实 NO 吸入并不能改善 ARDS 的病死率。因此,吸入 NO 不宜作为 ARDS 的常规治疗手段,仅在一般治疗无效的严重低氧血症时可考虑应用。

推荐意见 18:不推荐吸入 NO 作为 ARDS 的常规治疗(推荐级别:A 级)。

4.肺泡表面活性物质

ARDS 患者存在肺泡表面活性物质减少或功能丧失,易引起肺泡塌陷。肺泡表面活性物质能降低肺泡表面张力,减轻肺炎症反应,阻止氧自由基对细胞膜的氧化损伤。目前肺泡表面活性物质的应用仍存在许多尚未解决的问题,如最佳用药剂量、具体给药时间、给药间隔和药物来源等。因此,尽管早期补充肺表面活性物质有助于改善氧合,还不能将其作为 ARDS 的常规治疗手段。有必要进一步研究,明确其对 ARDS 预后的影响。

5.前列腺素 E_1

前列腺素 E_1(PGE_1)不仅是血管活性药物,还具有免疫调节作用,可抑制巨噬细胞和中性粒细胞的活性,发挥抗炎作用。但是 PGE_1 没有组织特异性,静脉注射 PGE_1 会引起全身血管舒张,导致低血压。静脉注射 PGE_1 用于治疗 ALI/ARDS 目前已经完成了多个 RCT 研究,但无论是持续静脉注射 PGE_1,还是间断静脉注射脂质体 PGE_1,与安慰剂组相比,PGE_1 组在 28 天的病死率、机械通气时间和氧合等方面并无益处。有研究报道吸入型 PGE_1 可以改善氧合,但这需要进一步的 RCT 来研究证实。因此,只有在 ALI/ARDS 患者低氧血症难以纠正时,可以考虑吸入 PGE_1 治疗。

6.N-乙酰半胱氨酸和丙半胱氨酸

抗氧化剂 N-乙酰半胱氨酸(NAC)和丙半胱氨酸(procysteine)通过提供合成谷胱甘肽(GSH)的前体物质半胱氨酸,提高细胞内 GSH 水平,依靠 GSH 氧化还原反应来清除体内氧自由基,从而减轻肺损伤。静脉注射 NAC 对 ALI 患者可以显著改善全身氧合和缩短机械通气时间。而近期在 ARDS 患者中进行的 II 临床试验证实,NAC 有缩短肺损伤病程和阻止肺外器官衰竭的趋势,不能减少机械通气时间和降低病死率。丙半胱氨酸的 II、III 期临床试验也证实不能改善 ARDS 患者预后。因此,尚无足够证据支持 NAC 等抗氧化剂用于治疗 ARDS。

7.环氧化酶抑制剂

布洛芬等环氧化酶抑制剂可抑制 ALI/ARDS 患者血栓素 A_2 的合成,对炎症反应有强烈的抑制作用。小规模临床研究发现布洛芬可改善全身性感染患者的氧合与呼吸力学。对严重感染的临床研究也发现布洛芬可以降低体温、减慢心率和减轻酸中毒,但是亚组分析(ARDS 患者130 例)显示,布洛芬既不能降低危重 ARDS 患者的患病率,也不能改善 ARDS 患者的 30 天生存率。因此,布洛芬等环氧化酶抑制剂尚不能用于 ALI/ARDS 的常规治疗。

8.细胞因子单克隆抗体或拮抗药

炎症性细胞因子在 ALI/ARDS 发病中具有重要作用。动物试验应用单克隆抗体或拮抗药中和肿瘤坏死因子(TNF)、白细胞介素(IL)-1 和 IL-8 等细胞因子可明显减轻肺损伤,但多数临床试验获得阴性结果。细胞因子单克隆抗体或拮抗药是否能够用于 ALI/ARDS 的治疗,目前尚缺乏临床研究证据。因此,不推荐抗细胞因子单克隆抗体或拮抗药用于 ARDS 治疗。

9.己酮可可碱及其衍化物利索茶碱

己酮可可碱(pentoxifylline)及其衍化物利索茶碱(lisofylline)均可抑制中性粒细胞的趋化和激活,减少促炎因子 TNFA、IL-1 和 IL-6 等释放,利索茶碱还可抑制氧自由基释放。但目前尚无 RCT 试验证实己酮可可碱对 ALI/ARDS 的疗效。因此,己酮可可碱或利索茶碱不推荐用于 ARDS 的治疗。

10.重组人活化蛋白 C

重组人活化蛋白 C(rhAPC)具有抗血栓、抗炎和纤溶特性,已被试用于治疗严重感染。Ⅲ期临床试验证实,持续静脉注射 rhAPC 24 μg/(kg·h)×96 小时可以显著改善重度严重感染患者(APACHE Ⅱ>25)的预后。基于 ARDS 的本质是全身性炎症反应,且凝血功能障碍在 ARDS 发生中具有重要地位,rhAPC 有可能成为 ARDS 的治疗手段。但目前尚无证据表明 rhAPC 可用于 ARDS 治疗,当然在严重感染导致的重度 ARDS 患者,如果没有禁忌证,可考虑应用 rhAPC。rhAPC 高昂的治疗费用也限制了它的临床应用。

11.酮康唑

酮康唑是一种抗真菌药,但可抑制白三烯和血栓素 A_2 合成,同时还可抑制肺泡巨噬细胞释放促炎因子,有可能用于 ARDS 的治疗。但是目前没有证据支持酮康唑可用于 ARDS 的常规治疗,同时为避免耐药,对于酮康唑的预防性应用也应慎重。

12.鱼油

鱼油富含 ω-3 脂肪酸,如二十二碳六烯酸(DHA)、二十碳五烯酸(EPA)等,也具有免疫调节作用,可抑制二十烷花生酸样促炎因子释放,并促进 PGE_1 生成。研究显示,通过肠道为 ARDS 患者补充 EPA、γ-亚油酸和抗氧化剂,可使患者肺泡灌洗液内中性粒细胞减少,IL-8 释放受到抑制,病死率降低。对机械通气的 ALI 患者的研究也显示,肠内补充 EPA 和 γ-亚油酸可以显著改善氧合和肺顺应性,明显缩短机械通气时间,但对生存率没有影响。

推荐意见 19:补充 EPA 和 γ-亚油酸有助于改善 ALI/ARDS 患者氧合,缩短机械通气时间(推荐级别:C 级)。

(李 梦)

第二十节 呼 吸 衰 竭

一、急性呼吸衰竭

(一)病因和发病机制

急性呼吸衰竭(acute respiratory failure,ARF)是指患者既往无呼吸系统疾病,由于突发因素,在数秒或数小时内迅速发生呼吸抑制或呼吸功能突然衰竭,在海平面大气压、静息状态下呼吸空气时,由于通气和/或换气功能障碍,导致缺氧伴或不伴二氧化碳潴留,产生一系列病理生理改变的紧急综合征。

病情危重时,因机体难以得到代偿,如不及时诊断,尽早抢救,会发生多器官功能损害,乃至危及生命。必须注意在实际临床工作中,经常会遇到在慢性呼吸衰竭的基础上,由于某些诱发因素而发生急性呼吸衰竭。

1.急性呼吸衰竭分类

一般呼吸衰竭分为通气和换气功能衰竭两大类,也有人分为3类,即再加上一个混合型呼吸衰竭。其标准如下。

换气功能衰竭(Ⅰ型呼吸衰竭)以低氧血症为主,$PaO_2 < 8.0$ kPa(60 mmHg),$PaCO_2 < 6.7$ kPa(50 mmHg),$P_{(A-a)}O_2 > 3.3$ kPa(25 mmHg),$PaO_2/PaO_2 < 0.6$。

通气功能衰竭(Ⅱ型呼吸衰竭)以高碳酸血症为主,$PaCO_2 > 6.7$ kPa(50 mmHg),PaO_2 正常,$P_{(A-a)}O_2 < 3.3$ kPa(25 mmHg),$PaO_2/PaO_2 > 0.6$。

混合性呼吸衰竭(Ⅲ型呼吸衰竭):$PaCO_2 < 8.0$ kPa(60 mmHg),$PaCO_2 > 6.7$ kPa(50 mmHg),$P_{(A-a)}O_2 > 3.3$ kPa(25 mmHg)。

急性肺损伤和急性呼吸窘迫综合征属于Ⅰ型呼吸衰竭。

2.急性呼吸衰竭的病因

可以引起急性呼吸衰竭的疾病很多,多数是呼吸系统的疾病。

(1)各种导致气道阻塞的疾病:急性病毒或细菌性感染,或烧伤等物理化学性因子所引起的黏膜充血、水肿,造成上气道(指隆突以上至鼻的呼吸道)急性梗阻。异物阻塞也可以引起急性呼吸衰竭。

(2)引起肺实质病变的疾病:感染性因子引起的肺炎为此类常见疾病,误吸胃内容物,淹溺或化学毒性物质,以及某些药物、高浓度长时间吸氧也可引起吸入性肺损伤而发生急性呼吸衰竭。

(3)肺水肿:①各种严重心脏病、心力衰竭引起的心源性肺水肿;②非心源性肺水肿,有人称之为通透性肺水肿,如急性高山病、复张性肺水肿。急性呼吸窘迫综合征(ARDS)为此种肺水肿的代表。此类疾病可造成严重低氧血症。

(4)肺血管疾病:肺血栓栓塞是可引起急性呼吸衰竭的一种重要病因,还包括脂肪栓塞、气体栓塞等。

(5)胸部疾病:如胸壁外伤、连枷胸、自发性气胸或创伤性气胸、大量胸腔积液等影响胸廓运动,从而导致通气减少或吸入气体分布不均,均有可能引起急性呼吸衰竭。

(6)脑损伤:镇静药和对脑有毒性的药物、电解质平衡紊乱及酸、碱中毒、脑和脑膜感染、脑肿瘤、脑外伤等均可导致急性呼吸衰竭。

(7)神经-肌肉系统疾病:即便是气体交换的肺本身并无病变,因神经或肌肉系统疾病造成肺泡通气不足也可发生呼吸衰竭。如安眠药物或一氧化碳、有机磷等中毒,颈椎骨折损伤脊髓等直接或间接抑制呼吸中枢。也可因多发性神经炎、脊髓灰质炎等周围神经性病变,多发性肌炎、重症肌无力等肌肉系统疾病,造成肺泡通气不足而呼吸衰竭。

(8)睡眠呼吸障碍:睡眠呼吸障碍表现为睡眠中呼吸暂停,频繁发生并且暂停时间显著延长,可引起肺泡通气量降低,导致乏氧和二氧化碳潴留。

(二)病理生理

1.肺泡通气不足

正常成人在静息时有效通气量约为 4 L/min,若单位时间内到达肺泡的新鲜空气量减少到正常值以下,则为肺泡通气不足。

由于每分钟肺泡通气量(VA)的下降,引起缺氧和二氧化碳潴留,PaO_2 下降,$PaCO_2$ 升高。

同时，根据肺泡气公式：$PaO_2 = (PB - PH_2O) \cdot FiO_2 - PaCO_2/R$（$PaO_2$，$PB$ 和 PH_2O 分别表示肺泡气氧分压、大气压和水蒸气压力，FiO_2 代表吸入气氧浓度，R 代表呼吸商），由已测得的 $PaCO_2$ 值，就可推算出理论的肺泡气氧分压理论值。如 $PaCO_2$ 为 9.3 kPa（70 mmHg），PB 为 101.3 kPa（760 mmHg），37 ℃时 PH_2O 为 6.3 kPa（47 mmHg），R 一般为 0.8，则 PaO_2 理论值为 7.2 kPa（54 mmHg）。假若 $PaCO_2$ 的升高单纯因 VA 下降引起，不存在影响气体交换肺实质病变的因素，则说明肺泡气与动脉血的氧分压差（$P_{(A-a)}O_2$）应该在正常范围，一般为 0.4～0.7 kPa（3～5 mmHg），均在 1.3 kPa（10 mmHg）以内。所以，当 $PaCO_2$ 为 9.3 kPa（70 mmHg）时，PaO_2 为 7.2 kPa（54 mmHg），动脉血氧分压应当在 6.7 kPa（50 mmHg）左右，则为高碳酸血症型的呼吸衰竭。

通气功能障碍分为阻塞性和限制性功能障碍。阻塞性通气功能障碍多由气道炎症、黏膜充血水肿等因素引起的气道狭窄导致。由于气道阻力与管径大小呈负相关，故管径越小，阻力越大，肺泡通气量越小，此为阻塞性通气功能障碍缺氧和二氧化碳潴留的主要机制。而限制性通气功能障碍主要机制则是胸廓或肺的顺应性降低导致的肺泡通气量不足，进而导致缺氧或合并二氧化碳潴留。

2.通气/血流灌流（V/Q）失调

肺泡的通气与其灌注周围的毛细血管血流的比例必须协调，才能保证有效的气体交换。正常肺泡每分通气量为 4 L，肺毛细血管血流量为 5 L，两者之比是 0.8。如肺泡通气量与血流量的比率＞0.8，示肺泡灌注不足，形成无效腔，此种无效腔效应多见于肺泡通气功能正常或增加，而肺血流减少的疾病（如换气功能障碍或肺血管疾病等），临床以缺氧为主。肺泡通气量与血流量的比率＜0.8，使肺动脉的混合静脉血未经充分氧合进入肺静脉，则形成肺内静脉样分流，多见于通气功能障碍，肺泡通气不足，临床以缺氧或伴二氧化碳潴留为主。通气/血流比例失调，是引起低氧血症最常见的病理生理学改变。

3.肺内分流量增加（右到左的肺内分流）

在肺部疾病如肺水肿、急性呼吸窘迫综合征（ARDS）中，肺泡无气所致肺毛细血管混合静脉血未经气体交换，流入肺静脉引起右至左的分流增加。动-静脉分流使静脉血失去在肺泡内进行气体交换的机会，故 PaO_2 可明显降低，但不伴有 $PaCO_2$ 的升高，甚至因过度通气反而降低，至病程晚期才出现二氧化碳潴留。另外用提高吸入氧气浓度的办法（氧疗）不能有效地纠正此种低氧血症。

4.弥散功能障碍

肺在肺泡-毛细血管膜完成气体交换。它由六层组织构成，由内向外依次为肺泡表面活性物质、肺泡上皮细胞、肺泡上皮细胞基膜、肺间质、毛细血管内皮细胞基膜和毛细血管内皮细胞。弥散面积减少（肺气肿、肺实变、肺不张）和弥散膜增厚（肺间质纤维化、肺水肿）是引起弥散量降低的最常见原因。因氧的弥散能力仅为二氧化碳的 1/20，故弥散功能障碍只产生单纯缺氧。由于正常人肺泡毛细血管膜的面积大约为 70 m²，相当于人体表面积的 40 倍，故人体弥散功能的储备巨大，虽是发生呼吸衰竭病理生理改变的原因之一，但常需与其他 3 种主要的病理生理学变化同时发生、参与作用使低氧血症出现。吸氧可使 PaO_2 升高，提高肺泡膜两侧的氧分压时，弥散量随之增加，可以改善低氧血症。

5.氧耗量增加

氧耗量增加是加重缺氧的原因之一，发热、寒战、呼吸困难和抽搐均将增加氧耗量。寒战耗氧量可达 500 mL,健康者耗氧量为 250 mL/min。氧耗量增加,肺泡氧分压下降,健康者借助增加肺泡通气量代偿缺氧。氧耗量增加的通气功能障碍患者,肺泡氧分压得不到提高,故缺氧也难以缓解。

总之,不同的疾病发生呼吸衰竭的途径不全相同,经常是一种以上的病理生理学改变的综合作用。

6.缺氧、二氧化碳潴留对机体的影响

(1)对中枢神经的影响:脑组织耗氧量占全身耗量的 1/5～1/4。中枢皮质神经元细胞对缺氧最为敏感,缺氧程度和发生的急缓对中枢神经的影响也不同。如突然中断供氧,改吸纯氮 20 秒可出现深昏迷和全身抽搐。逐渐降低吸氧的浓度,症状出现缓慢,轻度缺氧可引起注意力不集中、智力减退、定向障碍;随缺氧加重,PaO_2 低于 6.7 kPa(50 mmHg)可致烦躁不安、意识恍惚、谵妄;低于 4.0 kPa(30 mmHg)时,会使意识消失、昏迷;低于 2.7 kPa(20 mmHg)则会发生不可逆转的脑细胞损伤。

二氧化碳潴留使脑脊液氢离子浓度增加,影响脑细胞代谢,降低脑细胞兴奋性,抑制皮质活动;随着二氧化碳的增加,对皮质下层刺激加强,引起皮质兴奋;若二氧化碳继续升高,皮质下层受抑制,使中枢神经处于麻醉状态。在出现麻醉前的患者,往往有失眠、精神兴奋、烦躁不安的先兆兴奋症状。

缺氧和二氧化碳潴留均会使脑血管扩张,血流阻力减小,血流量增加以代偿之。严重缺氧会发生脑细胞内水肿,血管通透性增加,引起脑间质水肿,导致颅内压增高,挤压脑组织,压迫血管,进而加重脑组织缺氧,形成恶性循环。

(2)对心脏、循环的影响:缺氧可刺激心脏,使心率加快和心搏量增加,血压上升。冠状动脉血流量在缺氧时明显增加,心脏的血流量远超过脑和其他脏器。心肌对缺氧非常敏感,早期轻度缺氧即在心电图上有变化,急性严重缺氧可导致心室颤动或心搏骤停。缺氧和二氧化碳潴留均能引起肺动脉小血管收缩而增加肺循环阻力,导致肺动脉高压和增加右心负荷。

吸入气中二氧化碳浓度增加,可使心率加快,心搏量增加,使脑、冠状血管舒张,皮下浅表毛细血管和静脉扩张,而使脾和肌肉的血管收缩,再加心搏量增加,故血压仍升高。

(3)对呼吸影响:缺氧对呼吸的影响远较二氧化碳潴留的影响为小。缺氧主要通过颈动脉窦和主动脉体化学感受器的反射作用刺激通气,如缺氧程度逐渐加重,这种反射迟钝。

二氧化碳是强有力的呼吸中枢兴奋剂,吸入二氧化碳浓度增加,通气量成倍增加,急性二氧化碳潴留出现深大快速的呼吸;但当吸入二氧化碳浓度超过 12% 时,通气量不再增加,呼吸中枢处于被抑制状态。而慢性高碳酸血症,并无通气量相应增加,反而有所下降,这与呼吸中枢反应性迟钝;通过肾脏对碳酸氢盐再吸收和 H^+ 排出,使血 pH 无明显下降;还与患者气道阻力增加、肺组织损害严重、胸廓运动的通气功能减退有关。

(4)对肝、肾和造血系统的影响:缺氧可直接或间接损害肝功能使谷丙转氨酶上升,但随着缺氧的纠正,肝功能逐渐恢复正常。动脉血氧降低时,肾血流量、肾小球滤过量、尿排出量和钠的排出量均有增加;但当 $PaO_2 < 5.3$ kPa(40 mmHg)时,肾血流量减少,肾功能受到抑制。

组织低氧分压可增加红细胞生成素促使红细胞增生。肾脏和肝脏产生一种酶,将血液中非活性红细胞生成素的前身物质激活成生成素,刺激骨髓引起继发性红细胞增多。有利于增加血液携氧量,但也增加血液黏稠度,加重肺循环和右心负担。

轻度二氧化碳潴留会扩张肾血管,增加肾血流量,尿量增加;当 Pa 二氧化碳超过 8.7 kPa

(65 mmHg)，血 pH 明显下降，则肾血管痉挛，血流减少，HCO_3^- 和 Na^+ 再吸收增加，尿量减少。

（5）对酸碱平衡和电解质的影响：严重缺氧可抑制细胞能量代谢的中间过程，如三羧酸循环、氧化磷酸化作用和有关酶的活动。这不但降低产生能量效率，还因产生乳酸和无机磷引起代谢性酸中毒。由于能量不足，体内离子转运的钠泵遭损害，使细胞内钾离子转移至血液，而 Na^+ 和 H^+ 进入细胞内，造成细胞内酸中毒和高钾血症。代谢性酸中毒产生的固定酸与缓冲系统中碳酸氢盐起作用，产生碳酸，使组织二氧化碳分压增高。

pH 取决于碳酸氢盐与碳酸的比值，前者靠肾脏调节（1～3 天），而碳酸调节靠肺（数小时）。健康人每天由肺排出碳酸达 15 000 mmol 之多，故急性呼吸衰竭二氧化碳潴留对 pH 影响十分迅速，往往与代谢性酸中毒同时存在时，因严重酸中毒引起血压下降，心律失常，乃至心脏停搏。而慢性呼吸衰竭因二氧化碳潴留发展缓慢，肾碳酸氢根排出减少，不致使 pH 明显降低。因血中主要阴离子 HCO_3^- 和 Cl^- 之和为一常数，当 HCO_3^- 增加，则 Cl^- 相应降低，产生低氯血症。

（三）临床表现

因低氧血症和高碳酸血症所引起的症状和体征是急性呼吸衰竭时最主要的临床表现。由于造成呼吸衰竭的基础病因不同，各种基础疾病的临床表现自然十分重要，需要注意。

1.呼吸困难

呼吸困难是呼吸衰竭最早出现的症状。可表现为频率、节律和幅度的改变。早期表现为呼吸困难，呼吸频率可增加，深大呼吸、鼻翼翕动，进而辅助呼吸肌肉运动增强（三凹征，three depression），呼吸节律紊乱，失去正常规则的节律。呼吸频率增加（30～40 次/分）。中枢性呼吸衰竭，可使呼吸频率改变，如陈-施呼吸、比奥呼吸等。

2.低氧血症

当动脉血氧饱和度低于 90%，PaO_2 低于 6.7 kPa（50 mmHg）时，可在口唇或指甲出现发绀，这是缺氧的典型表现。但患者的发绀程度与体内血红蛋白含量、皮肤色素和心脏功能相关，所以发绀是一项可靠但不特异的诊断体征。因神经与心肌组织对缺氧均十分敏感，在机体出现低氧血症时常出现中枢神经系统和心血管系统功能异常的临床征象。如判断力障碍、运动功能失常、烦躁不安等中枢神经系统症状。缺氧严重时，可表现为谵妄、癫痫样抽搐、意志丧失以致昏迷、死亡。肺泡缺氧时，肺血管收缩，肺动脉压升高，使肺循环阻力增加，右心负荷增加，乃是低氧血症时血流动力学的一项重要变化。在心、血管方面常表现为心率增快、血压升高。缺氧严重时则可出现各种类型的心律失常，进而心率减慢，周围循环衰竭，甚至心搏停止。

3.高碳酸血症

由于急性呼吸衰竭时，二氧化碳蓄积进展很快，因此产生严重的中枢神经系统和心血管功能障碍。高碳酸血症出现中枢抑制之前的兴奋状态，如失眠，躁动，但禁忌给予镇静或安眠药。严重者可出现肺性脑病（"二氧化碳麻醉"），临床表现为头痛、反应迟钝、嗜睡以至神志不清、昏迷。急性高碳酸血症主要通过降低脑脊液 pH 而抑制中枢神经系统的活动。扑翼样震颤也是二氧化碳潴留的一项体征。二氧化潴留积引起的心血管系统的临床表现因血管扩张或收缩程度而异。如多汗，球结膜充血水肿，颈静脉充盈，周围血压下降等。

4.其他重要脏器的功能障碍

严重的缺氧和二氧化潴留积损伤肝、肾功能，出现血清转氨酶增高，碳酸酐酶活性增加，胃壁细胞分泌增多，出现消化道溃疡、出血。当 $PaO_2 < 5.3$（40 mmHg）时，肾血流减少，肾功能抑制，尿中可出现蛋白、血细胞或管型，血液中尿素氮、肌酐含量增高。

5.水、电解质和酸碱平衡的失调

严重低氧血症和高碳酸血症常有酸碱平衡的失调,如缺氧而通气过度可发生急性呼吸性碱中毒;急性二氧化碳潴留可表现为呼吸性酸中毒。严重缺氧时无氧代谢引起乳酸堆积,肾脏功能障碍使酸性物质不能排出体外,两者均可导致代谢性酸中毒。代谢性和呼吸性酸碱失衡又可同时存在,表现为混合性酸碱失衡。

酸碱平衡失调的同时,将会发生体液和电解质的代谢障碍。酸中毒时钾从细胞内逸出,导致高血钾,pH 每降低 0.1 血清钾大约升高 0.7 mmol/L。酸中毒时发生高血钾,如同时伴有肾衰竭(代谢性酸中毒),易发生致命性高钾血症。在诊断和处理急性呼吸衰竭时均应予以足够的重视。

又如当测得的 PaO_2 的下降明显超过理论上因肺泡通气不足所引起的结果时,则应考虑存着除肺泡通气不足以外的其他病理生理学变化,因在实际临床工作中,单纯因肺泡通气不足引起呼吸衰竭并不多见。

(四)诊断

一般说来,根据急慢性呼吸衰竭基础病史,如胸部外伤或手术后、严重肺部感染或重症革兰氏阴性杆菌败血症等,结合其呼吸、循环和中枢神经系统的有关体征,及时做出呼吸衰竭的诊断是可能的。但对某些急性呼吸衰竭早期的患者或缺氧、二氧化碳潴留程度不十分严重时,单依据上述临床表现做出诊断有一定困难。动脉血气分析的结果直接提供动脉血氧和二氧化碳分压水平,可作为诊断呼吸衰竭的直接依据。而且,它还有助于我们了解呼吸衰竭的性质和程度,指导氧疗,呼吸兴奋剂和机械通气的参数调节,以及纠正电解质、酸碱平衡失调有重要价值故血气分析在呼吸衰竭诊断和治疗上具有重要地位。

急性呼吸衰竭患者,只要动脉血气证实 $PaO_2 < 8.0$ kPa(60 mmHg),常伴 $PaCO_2$ 正常或 < 4.7 kPa(35 mmHg),则诊断为 Ⅰ 型呼吸衰竭,若伴 $PaCO_2 > 6.7$ kPa(50 mmHg),即可诊断为 Ⅱ 型呼吸衰竭。若缺氧程度超过肺泡通气不足所致的高碳酸血症,则诊断为混合型或 Ⅲ 型呼吸衰竭。

应当强调的是不但要诊断呼吸衰竭的存在与否,尚需要判断呼吸衰竭的性质,是急性呼吸衰竭还是慢性呼吸衰竭基础上的急性加重,更应当判别产生呼吸衰竭的病理生理学过程,明确为 Ⅰ 型或 Ⅱ 型呼吸衰竭,以利采取恰当的抢救措施。

此外还应注意在诊治过程中,应当尽快去除产生呼吸衰竭的基础病因,否则患者经氧疗或机械通气后因得到足够的通气量维持氧和二氧化碳分压在相对正常的水平后可再次发生呼吸衰竭。

(五)治疗

急性呼吸衰竭是需要抢救的急症。对它的处理要求迅速、果断。数小时或更短时间的犹豫、观望或拖延,可以造成脑、肾、心、肝等重要脏器因严重缺氧发生不可逆性的损害。同时及时、合宜的抢救和处置才有可能为去除或治疗诱发呼吸衰竭的基础病因争取到必要的时间。治疗措施集中于立即纠正低氧血症,急诊插管或辅助通气、足够的循环支持。

1.氧疗

通过鼻导管或面罩吸氧,提高肺泡氧分压,增加肺泡膜两侧氧分压差,增加氧弥散能力,以提高动脉氧分压和血氧饱和度,是纠正低氧血症的一种有效措施。氧疗作为一种治疗手段使用时,要选择适宜的吸入氧流量,应以脉搏血氧饱和度>90%为标准,并了解机体对氧的摄取与代谢以及它在体内的分布,注意可能产生的氧毒性作用。

由于高浓度（$FiO_2 > 21\%$）氧的吸入可以使肺泡气氧分压提高。若因 PaO_2 降低造成低氧血症或主因通气/血流失调引起的 PaO_2 下降，氧疗可以改善。氧疗可以治疗低氧血症，降低呼吸功和减少心血管系统低氧血症。

根据肺泡通气和 PaO_2 的关系曲线，在低肺泡通气量时，吸入低浓度的氧气，即可显著提高 PaO_2，纠正缺氧。所以通气与血流比例失调的患者吸低浓度氧气就能纠正缺氧。

弥散功能障碍患者，因二氧化碳的弥散能力为氧的弥散能力 20 倍，需要更大的肺泡膜分压差才足以增强氧的弥散能力，所以应吸入更高浓度的氧（$>35\%$）才能改善缺氧。

由肺内静脉分流增加的疾病导致的缺氧，因肺泡内充满水肿液，肺萎陷，尤在肺炎症血流增多的患者，肺内分流更多，所以需要增加外源性呼气末正压（PEEP），才可使萎陷肺泡复张，增加功能残气量和气体交换面积，提高 PaO_2、SaO_2，改善低氧血症。

2.保持呼吸道通畅

进行各种呼吸支持治疗的首要条件是通畅呼吸道。呼吸道黏膜水肿、充血，以及胃内容物误吸或异物吸入都可使呼吸道梗阻。保证呼吸道的畅通才能保证正常通气，所以是急性呼吸衰竭处理的第一步。

（1）开放呼吸道：首先要注意清除口咽部分泌物或胃内反流物，预防呕吐物反流至气管，使呼吸衰竭加重。口咽部护理和鼓励患者咳痰很重要，可用多孔导管经鼻孔或经口腔负压吸引法，清除口咽部潴留物。吸引前短时间给患者吸高浓度氧，吸引后立即重新通气。无论是直接吸引或是经人工气道吸引均需注意操作技术，管径应适当选择，尽量避免损伤气管黏膜，在气道内一次负压吸引时间不宜超过 15 秒，以免引起低氧血症、心律失常或肺不张等因负压吸引造成的并发症。此法也能刺激咳嗽，有利于气道内痰液的咳出。对于痰多、黏稠难咳出者，要经常鼓励患者咳痰。多翻身拍背，协助痰液排出；给予祛痰药使痰液稀释。对于有严重排痰障碍者可考虑用纤支镜吸痰。同时应重视无菌操作，使用一次性吸引管，或更换灭菌后的吸引管。吸痰时可同时作深部痰培养以分离病原菌。

（2）建立人工气道：当以上措施仍不能使呼吸道通畅时，则需建立人工气道。所谓人工气道就是进行气管插管，于是吸入气体就可通过导管直接抵达下呼吸道，进入肺泡。其目的是为了解除上呼吸道梗阻，保护无正常咽喉反射患者不致误吸，和进行充分有效的气管内吸引，以及为了提供机械通气时必要的通道。临床上常用的人工气道为气管插管和气管造口术后置入气管导管两种。

气管插管有经口和经鼻插管两种。前者借喉镜直视下经声门插入气管，容易成功，较为安全。后者分盲插或借喉镜、纤维支气管镜等的帮助，经鼻沿后鼻道插入气管。与经口插管比较需要一定的技巧，但经鼻插管容易固定，负压吸引较为满意，与机械通气等装置衔接比较可靠，给患者带来的不适也较经口者轻，神志清醒患者常也能耐受。唯需注意勿压伤鼻翼组织或堵塞咽鼓管、鼻窦开口等，造成急性中耳炎或鼻旁窦炎等并发症。

近年来，已有许多组织相容性较理想的高分子材料制成的导管与插管，为密封气道用的气囊也有低压、大容量的气囊问世，鼻插管可保留的时间也在延长。具体对人工气道方法的选择，各单位常有不同意见，应当根据病情的需要，手术医师和护理条件的可能，以及人工气道的材料性能来考虑。肯定在 3 天（72 小时）以内可以拔管时，应选用鼻或口插管，需要超过 3 周时当行气管造口置入气管导管，3~21 天的情况则当酌情灵活掌握。

使用人工气道后，气道的正常防御机制被破坏，细菌可直接进入下呼吸道；声门由于插管或因气流根本不通过声门而影响咳嗽动作的完成,不能正常排痰,必须依赖气管负压吸引来清除气道内的分泌物;由于不能发音,失去语言交流的功能,影响患者的心理精神状态;再加上人工气道本身存在着可能发生的并发症。因此人工气道的建立常是抢救急性呼吸衰竭所不可少的,但必须充分认识其弊端,慎重选择,尽力避免可能的并发症,及时撤管。

(3)气道湿化:无论是经过患者自身气道或通过人工气道进行氧化治疗或机械通气,均必须充分注意到呼吸道黏膜的湿化。因为过分干燥的气体长期吸入将损伤呼吸道上皮细胞和支气管表面的黏液层,使黏膜纤毛清除能力下降,痰液不易咳出,肺不张,容易发生呼吸道或肺部感染。

保证患者足够液体摄入是保持呼吸道湿化最有效的措施。目前已有多种提供气道湿化用的温化器或雾化器装置,可以直接使用或与机械通气机连接应用。

湿化是否充分最好的标志,就是观察痰液是否容易咳出或吸出。应用湿化装置后应当记录每天通过湿化器消耗的液体量,以免湿化过量。

3.改善二氧化碳的潴留

高碳酸血症主要是由于肺泡通气不足引起,只有增加通气量才能更好地排出二氧化碳,改善高碳酸血症。现多采用呼吸兴奋剂和机械通气支持,以改善通气功能。

(1)呼吸兴奋剂的合理应用:呼吸兴奋剂能刺激呼吸中枢或周围化学感受器,增强呼吸驱动、呼吸频率,潮气量,改善通气,同时氧耗量和二氧化碳的产出也随之增加。故临床上应用呼吸兴奋剂时要严格掌握适应证。

常用的药物有尼可刹米(可拉明)和洛贝林,用量过大可引起不良反应,近年来在西方国家几乎被淘汰。取而代之的有多沙普仑(doxapram),对末梢化学感受器和延脑呼吸中枢均有作用,增加呼吸驱动和通气,对原发性肺泡低通气、肥胖低通气综合征有良好疗效,可防止 COPD 呼吸衰竭氧疗不当所致的二氧化碳麻醉。其治疗量和中毒量有较大差距故安全性大,一般用 0.5~2 mg/kg静脉滴注,开始滴速 1.5 mg/min,以后酌情加快,其可致心律失常,长期用有肝毒性及并发消化性溃疡。阿米三嗪(almitrine)通过刺激颈动脉体和主动脉体的化学感受器兴奋呼吸,无中枢兴奋作用,对肺泡通气不良部位的血流重新分配而改善 PaO_2,阿米三嗪不用于哺乳、孕妇和严重肝病,也不主张长期应用以防止发生外周神经病变。

COPD 并意识障碍的呼吸衰竭患者 临床常见大多数 COPD 患者的呼吸衰竭与意识障碍程度呈正相关,患者意识障碍后自主翻身、咳痰动作、对呼吸兴奋剂的反应均迟钝,并易于吸入感染,对此种病情,可明显改善通气外,并有改善中枢神经兴奋和神志作用,因而患者的防御功能增强,呼吸衰竭的病情也随之好转。

间质性肺疾病、肺水肿、ARDS 等疾病 无气道阻塞但有呼吸中枢驱动增强,这种患者 PaO_2、$PaCO_2$ 常均降低,由于患者呼吸功能已增强,故无应用呼吸兴奋剂的指征,且呼吸兴奋剂可加重呼吸性碱中毒的程度而影响组织获氧,故主要应给予氧疗。

COPD 并膈肌疲劳、无心功能不全、无心律失常,心率≤100 次/分钟的呼吸衰竭 可选用氨茶碱,其有舒张支气管、改善小气道通气、减少闭合气量,抑制炎性介质和增强膈肌、提高潮气量作用,已观察到血药浓度达 13 mg/L 时对膈神经刺激则膈肌力量明显增强,且可加速膈肌疲劳的恢复。以上的茶碱综合作用使呼吸功减少、呼吸困难程度减轻,同时由于呼吸肌能力的提高对咳嗽、排痰等气道清除功能加强,还有助于药物吸入治疗,以及对呼吸机撤离的辅助作用;剂量以 5 mg/kg 于 30 分钟静脉滴注使达有效血浓度,继以0.5~0.6 mg/(kg·h)静脉滴注维持有效剂量,在应用中注意对心率、心律的影响,及时酌情减量和停用。

COPD、肺源性心脏病呼吸衰竭合并左心功能不全、肺水肿的患者,应先用强心利尿剂使肺水肿消退以改善肺顺应性,用抗生素控制感染以改善气道阻力,再使用呼吸兴奋剂才可取得改善呼吸功能的较好疗效。否则,呼吸兴奋剂虽可兴奋呼吸,但增加 PaO_2 有限,且呼吸功耗氧和生成二氧化碳量增多,反使呼吸衰竭加重。此种患者也应不用增加心率和影响心律的茶碱类和较大剂量阿米三嗪,小剂量阿米三嗪(<1.5 mg/kg)静脉滴注后即可达血药峰值,增强通气不好部位的缺氧性肺血管收缩,和增加通气好的部位肺血流,从而改善换气使 PaO_2 增高,且此种剂量很少发生不良反应,但剂量>1.5 mg/kg可致全部肺血管收缩,且使肺动脉压增高、右心负荷增大。

不宜使用呼吸兴奋剂的情况:①使用肌肉松弛剂维持机械通气者,如破伤风肌强直时、有意识打掉自主呼吸者;②周围性呼吸肌麻痹者,多发性神经根神经炎、严重重症肌无力、高颈髓损伤所致呼吸肌无力、全脊髓麻痹等;③自主呼吸频率>20 次/min,而潮气量不足者,呼吸频率能够增快,说明呼吸中枢对缺氧或二氧化碳潴留的反应性较强,若使用呼吸兴奋剂不但效果不佳,而且加速呼吸肌疲劳;④中枢性呼吸衰竭的早期:如安眠药中毒早期;⑤患者精神兴奋、癫痫频发者;⑥呼吸兴奋剂慎用于缺血性心脏病、哮喘状态、严重高血压及甲亢患者。

(2)机械通气。符合下述条件应实施机械通气:①经积极治疗后病情仍继续恶化。②意识障碍。③呼吸形式严重异常,如呼吸频率>35 次/分或<6 次/分,或呼吸节律异常,或自主呼吸微弱或消失。④血气分析提示严重通气和/或氧合障碍:$PaO_2<6.7$ kPa(50 mmHg),尤其是充分氧疗后仍<6.7 kPa(50 mmHg)。⑤$PaCO_2$ 进行性升高,pH 动态下降。

机械通气初始阶段,可给高 FiO_2(100%)以迅速纠正严重缺氧,然后依据目标 PaO_2、PEEP水平、平均动脉压水平和血流动力学状态,酌情降低 FiO_2 至 50% 以下。设法维持 $SaO_2>90\%$,若不能达到上述目标,即可加用 PEEP、增加平均气道压,应用镇静剂或肌松剂。若适当 PEEP和平均动脉压可以使 $SaO_2>90\%$,应保持最低的 FiO_2。

正压通气相关的并发症包括呼吸机相关肺损伤、呼吸机相关肺炎、氧中毒和呼吸机相关的膈肌功能不全。

4.抗感染治疗

呼吸道感染是呼吸衰竭最常见的诱因。建立人工气道机械通气和免疫功能低下的患者易反复发生感染。如呼吸道分泌物引流通畅,可根据痰细菌培养和药物敏感试验结果,选择有效的抗生素进行治疗。

5.营养支持

呼吸衰竭患者因摄入能量不足、呼吸做功增加、发热等因素,机体处于负代谢,出现低蛋白血症,降低机体的免疫功能,使感染不宜控制,呼吸肌易疲劳不易恢复。可常规给予高蛋白、高脂肪和低糖类,以及多种维生素和微量元素,必要时静脉内高营养治疗。

二、慢性呼吸衰竭

(一)病因

慢性呼吸衰竭最常见的病因是支气管、肺疾病,如 COPD、重症肺结核、肺间质纤维化等,此外还有胸廓、神经肌肉病变及肺血管疾病,如胸廓、脊椎畸形、广泛胸膜肥大粘连、肺血管炎等。

(二)发病机制和病理生理

1.缺氧和二氧化碳潴留的发生机制

(1)肺通气不足：在 COPD 时,细支气管慢性炎症所致管腔狭窄的基础上,感染使气道炎性分泌物增多,阻塞呼吸道造成阻塞性通气不足,肺通气量减少,肺泡氧分压下降,二氧化碳排出障碍,最终导致 PaO_2 下降,$PaCO_2$ 升高。

(2)通气/血流比例失调：正常情况下肺泡通气量为 4 L/min,肺血流量 5 L/min,通气/血流比值为0.8。病理状态下,如慢性阻塞性肺气肿,由于肺内病变分布不均,有些区域有通气,但无血流或血流量不足,使通气/血流＞0.8,吸入的气体不能与血液进行有效的交换,形成无效腔效应。在另一部分区域,虽有血流灌注,但因气道阻塞,肺泡通气不足,使通气/血流＜0.8,静脉血不能充分氧合,形成动脉-静脉样分流。通气/血流比例失调的结果主要是缺氧,而不伴二氧化碳潴留。

(3)弥散障碍：由于氧和二氧化碳通透肺泡膜的能力相差很大,氧的弥散力仅为二氧化碳的1/20。病理状态下,弥散障碍主要影响氧交换产生以缺氧为主的呼吸衰竭。

(4)氧耗量增加：发热、寒战、呼吸困难和抽搐等均增加氧耗,正常人此时借助增加通气量以防止缺氧的发生。而 COPD 患者在通气功能障碍基础上,如出现氧耗量增加的因素时,则可出现严重的缺氧。

2.缺氧对机体的影响

(1)对中枢神经系统的影响：缺氧对中枢神经系统影响的程度随缺氧的程度和急缓而不同。轻度缺氧仅有注意力不集中、智力减退、定向力障碍等。随着缺氧的加重可出现烦躁不安、神志恍惚、谵妄,甚至昏迷。各部分脑组织对缺氧的敏感性不一样,以皮质神经元最为敏感,因此临床上缺氧的最早期表现是精神症状。严重缺氧可使血管通透性增加,引起脑间质和脑细胞水肿,颅内压急剧升高,进而加重脑组织缺氧,形成恶性循环。

(2)对心脏、循环的影响：缺氧可使心率增加,血压升高,冠状动脉血流量增加以维持心肌活动所必需的氧。心肌对缺氧十分敏感,早期轻度缺氧心电图即有变化,急性严重缺氧可导致心室颤动或心搏骤停。长期慢性缺氧可使心肌纤维化、硬化。肺小动脉可因缺氧收缩而增加肺循环阻力,引起肺动脉高压、右心肥大,最终导致肺源性心脏病,右心衰竭。

(3)对呼吸的影响：轻度缺氧可通过颈动脉窦和主动脉体化学感受器的反射作用刺激通气。但缺氧程度缓慢加重时,这种反射变得迟钝。

(4)缺氧对肝、肾功能和造血系统的影响：缺氧直接或间接损害肝细胞,使丙氨酸氨基转移酶升高,缺氧纠正后肝功能可恢复正常。缺氧可使肾血流量减少,肾功能受到抑制。慢性缺氧可引起继发性红细胞增多,在有利于增加血液携氧量的同时,也增加了血液黏稠度,甚至可加重肺循环阻力和右心负荷。

(5)对细胞代谢、酸碱平衡和电解质的影响：严重缺氧使细胞能量代谢的中间过程受到抑制,同时产生大量乳酸和无机磷的积蓄引起代谢性酸中毒。因能量的不足,体内离子转运钠泵受到损害,使钾离子由细胞内转移到血液和组织间液,钠和氢离子进入细胞内,造成细胞内酸中毒及高钾血症。

3.二氧化碳潴留对人体的影响

(1)对中枢神经的影响：轻度二氧化碳潴留,可间接兴奋皮质,引起失眠、精神兴奋、烦躁不安等兴奋症状;随着二氧化碳潴留的加重,皮质下层受到抑制,使中枢神经处于麻醉状态,表现为嗜睡、昏睡,甚至昏迷。二氧化碳潴留可扩张脑血管,严重时引起脑水肿。

(2)对心脏和循环的影响:二氧化碳潴留可使心率加快,心排血量增加,脑血管、冠状动脉、皮下浅表毛细血管及静脉扩张,而部分内脏血管收缩,早期引起血压升高,严重时导致血压下降。

(3)对呼吸的影响:二氧化碳是强有力的呼吸中枢兴奋剂,随着吸入二氧化碳浓度的增加,通气量逐渐增加。但当其浓度持续升高至12%时通气量不再增加,呼吸中枢处于抑制状态。临床上Ⅱ型呼吸衰竭患者并无通气量的增加原因在于存在气道阻力增高、肺组织严重损害和胸廓运动受限等多种因素。

(4)对肾脏的影响:轻度二氧化碳潴留可使肾血管扩张,肾血流量增加,尿量增加。严重二氧化碳潴留时,由于 pH 的下降,使肾血管痉挛,血流量减少,尿量随之减少。

(5)对酸碱平衡的影响:二氧化碳潴留可导致呼吸性酸中毒,血 pH 取决于碳酸氢盐和碳酸的比值,碳酸排出量的调节靠呼吸,故呼吸在维持酸碱平衡中起着十分重要的作用。慢性呼吸衰竭二氧化碳潴留发展较慢,由于肾脏的调节使血 pH 维持正常称为代偿性呼吸性酸中毒。急性呼吸衰竭或慢性呼吸衰竭的失代偿期,肾脏尚未发生代偿或代偿不完全,使 pH 下降称为失代偿性呼吸性酸中毒。若同时有缺氧、摄入不足、感染性休克和肾功能不全等因素使酸性代谢产物增加,pH 下降,则与代谢性酸中毒同时存在,即呼吸性酸中毒合并代谢性酸中毒。如在呼吸性酸中毒的基础上大量应用利尿剂,而氯化钾补充不足,则导致低钾低氯性碱中毒,即呼吸性酸中毒合并代谢性碱中毒,此型在呼吸衰竭中很常见。

(三)临床表现

除引起慢性呼吸衰竭原发病的症状体征外,主要是缺氧和二氧化碳潴留引起的呼吸衰竭和多脏器功能紊乱的表现。

1.呼吸困难

呼吸困难是临床最早出现的症状,主要表现在呼吸节律、频率和幅度的改变。COPD 所致的呼吸衰竭,开始只表现为呼吸费力伴呼气延长,严重时则为浅快呼吸,因辅助呼吸肌的参与可表现为点头或提肩样呼吸。并发肺性脑病,二氧化碳麻醉时,则出现呼吸浅表、缓慢甚至呼吸停止。

2.发绀

发绀是缺氧的典型症状。由于缺氧使血红蛋白不能充分氧合,当动脉血氧饱和度<90%时,可在口唇、指端、耳垂、口腔黏膜等血流量较大的部位出现发绀。但因发绀主要取决于血液中还原血红蛋白的含量,故贫血患者即使血氧饱和度明显降低,也可无发绀表现,而 COPD 患者由于继发红细胞增多,即使血氧饱和度轻度减低也会有发绀出现。此外发绀还受皮肤色素及心功能的影响。

3.神经精神症状

缺氧和二氧化碳潴留均可引起精神症状。但因缺氧及二氧化碳潴留的程度、发生急缓及机体代偿能力的不同而表现不同。慢性缺氧多表现为记忆力减退,智力或定向力的障碍。急性严重缺氧可出现精神错乱、躁狂、昏迷、抽搐等症状。轻度二氧化碳潴留可表现为兴奋症状,如失眠、烦躁、夜间失眠而白天嗜睡,即昼睡夜醒;严重二氧化碳潴留可导致肺性脑病的发生,表现为神志淡漠、肌肉震颤、抽搐、昏睡甚至昏迷。肺性脑病是典型二氧化碳潴留的表现,在肺性脑病前期,即发生二氧化碳麻醉状态之前,切忌使用镇静、催眠药,以免加重二氧化碳潴留,诱发肺性脑病。

4.血液循环系统

严重缺氧、酸中毒可引起心律失常、心肌损害、周围循环衰竭、血压下降。二氧化碳潴留可使外周浅表静脉充盈、皮肤红润、潮湿、多汗、血压升高,因脑血管扩张可产生搏动性头痛。COPD因长期缺氧、二氧化碳潴留,可导致肺动脉高压,右心衰竭。严重缺氧可导致循环淤滞,诱发弥散性血管内凝血(DIC)。

5.消化和泌尿系统

由于缺氧使胃肠道黏膜充血水肿、糜烂渗血,严重者可发生应激性溃疡引起上消化道出血。严重呼吸衰竭可引起肝、肾功能异常,出现丙氨酸氨基转移酶、血尿素氮升高。

(四)诊断

根据患者有慢性肺部疾病史或其他导致呼吸功能障碍的疾病,如 COPD、严重肺结核等,新近呼吸道感染史以及缺氧、二氧化碳潴留的临床表现,结合动脉血气分析,不难做出诊断。

血气分析在呼吸衰竭的诊断及治疗中是必不可少的检查项目,不仅可以明确呼吸衰竭的诊断,并有助于了解呼吸衰竭的性质、程度,判断治疗效果,对指导氧疗、机械通气各种参数的调节,纠正酸碱失衡和电解质紊乱均有重要意义。常用血气分析指标如下。

1.动脉血氧分压(PaO_2)

动脉血氧分压(PaO_2)是物理溶解于血液中的氧分子所产生的分压力,是决定血氧饱和度的重要因素,反映机体氧合状态的重要指标。正常值为 12.7～13.3 kPa(95～100 mmHg)。随着年龄增长 PaO_2 逐渐降低。当 $PaO_2 < 8.0$ kPa(60 mmHg)可诊断为呼吸衰竭。

2.动脉血氧饱和度(SaO_2)

动脉血氧饱和度(SaO_2)是动脉血中血红蛋白实际结合的氧量与所能结合的最大氧量之比,即血红蛋白含氧的百分数,正常值为 96%±3%。SaO_2 作为缺氧指标不如 PaO_2 灵敏。

3.pH

pH 是反映体液氢离子浓度的指标。动脉血 pH 是酸碱平衡中最重要的指标,它可反映血液的酸碱度,正常值 7.35～7.45。pH < 7.35 为失代偿性酸中毒,> 7.45 为失代偿性碱中毒。但 pH 的异常并不能说明酸碱失衡的性质,即是代谢性还是呼吸性;pH 在正常范围,不能说明没有酸碱失衡。

4.动脉血二氧化碳分压($PaCO_2$)

动脉血二氧化碳分压是物理溶解于血液中的二氧化碳气体的分压力。它是判断呼吸性酸碱失衡的重要指标,也是衡量肺泡通气的可靠指标。正常值为 4.7～6.0 kPa(35～45 mmHg),平均 5.32 kPa(40 mmHg)。$PaCO_2 > 6.0$ kPa(45 mmHg),提示通气不足。如是原发性的,为呼吸性酸中毒;如是继发性的,可以是由于代偿代谢性碱中毒而引起的改变。如 $PaCO_2 < 4.7$ kPa(35 mmHg),提示通气过度,可以是原发性呼吸性碱中毒,也可以是为了代偿代谢性酸中毒而引起的继发性改变。当 $PaCO_2 > 6.7$ kPa(50 mmHg)时,可结合 $PaO_2 < 8.0$ kPa(60 mmHg)诊断为呼吸衰竭(Ⅱ型呼吸衰竭)。

5.碳酸氢离子(HCO_3^-)

HCO_3^- 是反映代谢方面的指标,但也受呼吸因素的影响,$PaCO_2$ 增加时 HCO_3^- 也略有增加。正常值 22～27 mmol/L,平均值 24 mmol/L。

6.剩余碱(BE)

只反映代谢的改变,不受呼吸因素影响。正常值为 -3～+3 mmol/L。血液偏碱时为正值,偏酸时为负值,BE＞＋3 mmol/L 为代谢性碱中毒,BE＜－3 mmol/L 为代谢性酸中毒。

7.缓冲碱(BB)

指 1 L 全血(以 BBb 表示)或 1 L 血浆(以 BBp 表示)中所有具缓冲作用的阴离子总和,正常值:42(40～44) mmol/L。

(五)治疗

1.保持气道通畅

保持气道通畅是纠正呼吸衰竭的重要措施。

(1)清除气道分泌物:鼓励患者咳嗽,对于无力咳痰或意识障碍者应加强呼吸道护理,帮助翻身拍背。

(2)稀释痰液、化痰祛痰:痰液黏稠不易咳出者给予口服化痰祛痰药(如强利痰灵片 1.0 g,每天三次或盐酸氨溴索 15 mg,必要时用)或雾化吸入药物治疗。

(3)解痉平喘:对有气道痉挛者,可雾化吸入 β_2 受体激动剂或溴化异丙托品,口服氨茶碱(或静脉滴注)、舒喘灵、特布他林等。

(4)建立人工气道:经以上处理无效或病情危重者,应采用气管插管或气管切开,并给予机械通气辅助呼吸。机械通气的适应证:①意识障碍,呼吸不规则;②气道分泌物多而黏稠,不易排出;③严重低氧血症和/或二氧化碳潴留,危及生命[如 $PaO_2 \leqslant 6.0$ kPa(45 mmHg),$PaCO_2 \geqslant 9.3$ kPa(70 mmHg)];④合并多器官功能障碍。在机械通气治疗过程中应密切观察病情,监测血压、心率,加强护理,随时吸痰,根据血气分析结果随时调整呼吸机治疗参数,预防并发症的发生。

2.氧疗

吸氧是治疗呼吸衰竭必需的措施。

(1)吸氧浓度:对于Ⅰ型呼吸衰竭,以缺氧为主,不伴有二氧化碳潴留,应吸入较高浓度(＞35%)的氧,使 PaO_2 提高到 8.0 kPa(60 mmHg)或 SaO_2 在 90%以上。对于既有缺氧又有二氧化碳潴留的Ⅱ型呼吸衰竭,则应持续低浓度吸氧(＜35%)。因慢性呼吸衰竭失代偿者缺氧伴二氧化碳潴留是由通气不足所造成,由于二氧化碳潴留,其呼吸中枢化学感受器对二氧化碳反应性差,呼吸的维持主要靠低氧血症对颈动脉窦、主动脉体化学感受器的驱动作用。若吸入高浓度氧,首先 PaO_2 迅速上升,使外周化学感受器丧失低氧血症的刺激,解除了低氧性呼吸驱动从而抑制呼吸中枢。患者的呼吸变浅变慢,$PaCO_2$ 随之上升,严重时可陷入二氧化碳麻醉状态。

(2)吸氧的装置:一般使用双腔鼻管、鼻导管或鼻塞吸氧,吸氧浓度%＝21＋4×吸入氧流量(L/min)。对于慢性Ⅱ型呼吸衰竭患者,长期家庭氧疗(1～2 L/min,每天 16 小时以上),有利于降低肺动脉压,改善呼吸困难和睡眠,增强活动能力和耐力,提高生活质量,延长患者的寿命。

3.增加通气量、减少二氧化碳潴留

除治疗原发病、积极控制感染、通畅气道等治疗外,增加肺泡通气量是有效排出二氧化碳的关键。根据患者的具体情况,若有明显嗜睡,可给予呼吸兴奋剂,常用药物有尼可刹米与洛贝林[如 5%或 10%葡萄糖液 300 mL＋尼可刹米 0.375×(3～5)支,静脉滴注,每天 1～2 次]。通过刺激呼吸中枢和外周化学感受器,增加呼吸频率和潮气量以改善通气。需注意必须在气道通畅的基础上应用,且患者的呼吸肌功能基本正常,否则治疗无效且增加氧耗量和呼吸功,对脑缺氧、脑水肿、有频繁抽搐者慎用。主要适用于以中枢抑制为主、通气量不足引起的呼吸衰竭,对以肺炎、弥散性肺病变等以肺换气障碍为主的呼吸衰竭患者不宜应用。近年来尼可刹米与洛贝林这两种药物在西方国家几乎被多沙普仑取代,此药对镇静催眠药过量引起的呼吸抑制和 COPD 并发急性呼吸衰竭有显著的呼吸兴奋作用,对于慢性呼吸衰竭患者可口服呼吸兴奋剂,阿米三嗪 50～100 mg,一天 2 次,该药通过刺激颈动脉体和主动脉体的化学感受器而兴奋呼吸中枢,从而增加通气量。

4.水电解质紊乱和酸碱失衡的处理

多种因素均可导致慢性呼吸衰竭患者发生水、电解质紊乱和酸碱失衡。

(1)应根据患者心功能状态酌情补液。

(2)未经治疗的慢性呼吸衰竭失代偿的患者,常表现为单纯性呼酸或呼酸合并代谢性酸中毒,此时治疗的关键是改善通气,增加通气量,促进二氧化碳的排出,同时积极治疗代酸的病因,补碱不必太积极。如 pH 过低,可适当补碱,先一次给予 5％碳酸氢钠 100～150 mL 静脉滴注,使 pH 升至 7.25 左右即可。因补碱过量有可能加重二氧化碳潴留。

(3)如经利尿剂、糖皮质激素等药物治疗,又未及时补钾、补氯,则易发生呼酸合并代谢性碱中毒,此时除积极改善通气外,应注意补氯化钾,必要时(血 pH 明显增高)可补盐酸精氨酸(10％葡萄糖液500 mL＋盐酸精氨酸 10～20 g),并根据血气分析结果决定是否重复应用。

5.治疗原发病

呼吸道感染是呼吸衰竭最常见的诱因,故病因治疗首先是根据敏感致病菌选用有效抗生素,积极控制感染。

(六)预防

首先应加强慢性胸肺疾病的防治,防止肺功能逐渐恶化和呼吸衰竭的发生。已有慢性呼吸衰竭的患者应注意预防呼吸道感染。

(七)预后

取决于慢性呼吸衰竭患者原发病的严重程度及肺功能状态。

(李 梦)

第五章 心内科常见疾病

第一节 原发性高血压

原发性高血压又称高血压,即指收缩压≥18.7 kPa(140 mmHg)和/或舒张压≥12.0 kPa(90 mmHg),而未发现明确病因者。本节重点讨论高血压的危险因素、发病机制及血压测量的有关问题。

一、高血压的危险因素

(一)超重和肥胖

体重指数(BMI)是体重与身高平方的比值,其计算公式为 BMI＝体重(kg)/身高²(m²)。中国成人正常体重指数(BMI:kg/m²)为 19～24,体重指数≥24 为超重,≥28 为肥胖。许多研究均表明超重或肥胖是血压升高的重要独立危险因素。超重或肥胖者有交感神经活性升高,减轻体重有利于降低血浆去甲肾上腺素及肾上腺素水平。人群体重指数的差别对人群的血压水平和高血压患病率有显著影响,我国人群血压水平和高血压患病率北方高于南方,与人群体重指数差异相平行。

(二)膳食营养因素

1.电解质

(1)钠盐与血压:人群平均收缩压与平均尿钠呈直线正相关。在一般情况下,24 小时尿钠可较好地反映摄钠量。在日均摄钠量每增加 1 g 时,则平均收缩压约增加 0.3 kPa(2 mmHg),平均舒张压约升高 0.3 kPa(2 mmHg)。世界卫生组织建议,成人每人每天摄盐量应控制在 5 g 以下,而目前我国人群的平均摄盐量在 7～20 g。人体摄入过多的钠盐可造成体内水钠潴留,导致血管平滑肌肿胀,血管腔变细,血管阻力增高。同时血容量增加,导致血压增高。

(2)钾盐与血压:钾对血压有独立于钠及其他因素的作用。在男性血浆中钾每降低 1 mmol/L 时,收缩压及舒张压分别升高 0.5 kPa(4 mmHg)及 0.3 kPa(2 mmHg)。1 mmol/L 钾的降压作用为1 mmol/L钠的升压作用的 3 倍,钾与血压呈负相关。我国人群钾摄入量普遍低于西方国家,这可能与我国传统的烹调方法有关。由此可见,我国膳食高钠低钾是高血压高发的因素之一。国外有些临床研究证明,限钠补钾可使高血压患者的血压降低、体重下降,且能抑制肾素释放和增加前列环素的合成。

(3)钙与血压:膳食中钙不足可使血压升高。流行病学研究证明,日摄钙<300 mg者的血压平均比日摄钙>800 mg者高0.3~4.0 kPa(2~30 mmHg)。当人群日均摄钙每增加100 mg时,则平均收缩压和舒张压水平分别下降0.3 kPa(2.5 mmHg)及0.1 kPa(1.3 mmHg)。营养学家建议,成人每天摄钙量标准应为800 mg,而我国人群普遍摄钙量低。当膳食低钙时,其钠/钾比值的升血压作用更为显著。在体内,影响代谢的原因很多,如甲状旁腺激素、维生素D水平等。研究表明,同一人群内,个体间膳食钙摄入量与血压呈负关联而与尿钙呈正相关。

(4)镁与血压:在流行病学、试验研究及临床效应等方面均反映出体内镁与血压呈负相关。缺镁可引起血管痉挛及体内收缩因子反应增强。镁离子具有抗凝、降脂及扩血管等作用,在降压同时可提高对心脏的保护作用。

(5)电解质的相互影响:高钾可促进排钠,高钠可增加尿钾和尿钙的排出,而高钠高钙饮食时,尿钾少于高钠低钙饮食的人群。

2.脂肪酸

流行病学资料表明,降低膳食总脂肪,减少饱和脂肪酸,增加多不饱和脂肪酸可使人群血压下降。当多不饱和脂肪酸与饱和脂肪酸的比值由0.25增高至1.0时,则可使人群血压下降1.1 kPa(8 mmHg)。膳食中的不饱和脂肪酸大部分来自植物油。此外,鱼类也富含长链n-3多不饱和脂肪酸。

3.蛋白质氨基酸

鱼类蛋白有降压及预防脑卒中的作用,膳食中的酪氨酸不足可引起血压升高,各种兽禽肉类含酪氨酸较多。

4.微量元素

与血压有关的微量元素为镉。长期饮用含镉高的水可使血压升高。膳食中的锌可防止镉的升压作用。

(三)不良的生活方式和行为

1.吸烟和饮酒

饮酒与血压之间的关系取决于每天的饮酒量。每天饮酒超过一定量后,不论性别及民族,血压即随着摄酒量的增加而升高,特别是收缩压。大量饮酒的升压作用主要反映了心排血量与心率增加,可能是交感神经活性增强的结果。酒还改变细胞膜,也许通过抑制钠离子转运促使较多的钙离子进入细胞内。摄少量酒的人冠心病发病机会减少,可能反映了脂质指标的改善,减少容易发生血栓形成的因素及改善胰岛素抵抗。

吸烟通过尼古丁引起肾上腺素能神经末梢释放去甲肾上腺素,从而升高血压。另外,吸烟使桡动脉顺应性急性明显降低,这种作用不依赖于血压升高。吸烟者戒烟时,血压可出现轻度升高,可能反映了体重增加。

2.体力活动

体力活动有助于防止高血压,已经患高血压者通过有节律的等张运动可以降低血压,这种关联可能涉及胰岛素抵抗。从事体力活动多的职业或经常进行运动锻炼的人不论收缩压或舒张压都相对低一些。

3.睡眠呼吸暂停

睡眠呼吸暂停是肥胖者引起高血压的原因之一。鼾症、睡眠呼吸暂停与高血压密切关联,因呼吸暂停时缺氧使交感神经活性增强。

(四)社会心理因素

许多研究表明,不同的社会结构、职业分工、经济条件、文化程度及各种社会生活事件的影响均与高血压的发生有关。心理因素对高血压的发病起一定的作用。长时间的情绪紧张如各种负性(消极)精神状态(焦虑、恐惧、愤怒、抑郁等)都能导致血压升高,此外还和性格特征与缺陷有关。高血压患者的性格缺陷为愤怒常被压抑,不显露,情感易激动,好高骛远等。

二、血压测量

(一)血压测量的原理和方法

1.原理

血压测量是临床常用的诊断技术,也是诊断评价高血压患者及其严重程度的主要手段。血压测量法可分为直接测量法和间接测量法。直接测量法被认为是金标准,是生理学试验中测量血压的经典方法。该法是将导管的一端插入动脉,将导管的另一端连至一根装有水银的 U 形管,从 U 形管两边水银面高度的差值即可读得测定部位的血压值。由于水银的物理特性,只能测定动脉平均压而不能测得瞬间压力波动。现有多种类型的压力换能器,可将压强能的变化转变为电能的变化,并精确地测出心动周期中各瞬间的血压值。现代的动脉内直接测压法是 1966 年由 Scott 设计,Bevan 和 Litter 进行改进,可以记录到逐次心跳的连续动脉压力;由于是直接测得,数据最为准确,同时可以采血、静脉输液,但可导致出血、感染、栓塞、局部血肿等。这种有创方法在临床上仅限于严重休克及大手术患者的血压监测。间接测量法测量血压采用装有气囊的袖带,在充气后阻断血流,然后检测放气过程中血流开始间断通过和完全通过的信号,这时气囊内的压力分别代表动脉壁上的收缩压和舒张压。通过检测动脉血管壁的运动、搏动的血液或血管容积等参数,间接测量血压。间接测量法测量血压又可分为间歇式和连续式。间歇式测得的是某特定时刻的血压值。由于每次心跳及每一时间点血液对动脉管壁的压力均存在变化,此方法测出的收缩压和舒张压不是同一次心脏搏动中的数值,测得的结果有波动性。连续式可以提供每搏血压及连续的动脉压力波形。

根据检测血流信号方法的不同,血压测量法又可分为示波法、听诊法、振动法、触诊法、超声法、次声法、容积搏动示波法、血管无负荷法和脉搏波速法等,下面分别予以介绍。

(1)示波法:也称振荡法,早在 100 多年前,人们就注意到上肢充气袖带下动脉的搏动情况与加压袖带的放气过程有关,搏动可以被传递到水银/无液气压计或其他记录系统,根据记录到的振动来判定收缩压和舒张压。1876 年,Marey 首先采用此种方法记录血流冲击血管壁产生的袖带内压力振荡,其原理是记录血流冲击血管壁产生的袖带内压力振荡波,加压袖带被充气至高于收缩压时,袖带下动脉完全塌陷,没有血液通过,此时袖带下只有微弱的波动(这是袖带上部近心端动脉的波动),袖带放气过程中,血管由完全塌陷到部分扩张,有血液通过时波动幅度会突然增加,开始出现振荡波时袖带压定为收缩压。继续放气时,血压波动幅度由小变大,振荡波幅度最大时定为平均压,达到极值后开始减小,振幅骤然减小处的袖带压力为舒张压。这种判断标准曾在 20 世纪初较为流行,但实践证明,出现振幅骤然增加或减小的那一点并不容易判定。近年来,随着技术的进步,此方法几经改进又被关注和使用起来。现有多种自动、半自动随身血压计就是根据示波法原理设计的。这种方法的优点是不需在肱动脉部位安放传感器,袖带位置移动不影响测量,外界噪声对测量也无干扰。目前许多型号电子血压计和监护仪大多采用此种测量原理,在绝大多数人可获得较准确的读数,但在有些人中则有较大误差,低频机械振动可以干扰袖带内压力振荡波,如肌肉收缩运动。

(2)柯氏音法:1905 年,俄国医师 Korotkoff 改用听诊器检测加压袖带下的血流振动波信号,其原理是当血流间断性通过时,产生一组音质和响度逐渐变化并与心脏搏动同步的声音,即柯氏音(Korotkoff sound)。柯氏音产生的机制尚不明确,多数认为是动脉壁振动和血流涡流所致。该方法由血压计、气囊袖带和听诊器组成,现今在临床上得到广泛的认可和应用。水银血压计被临床工作人员视为血压测量的金标准,并作为其他方法测量准确与否的参照。通常将袖带缚于上臂,并加压至桡动脉搏动消失再升高 4.0 kPa(30 mmHg)左右。听诊器胸件置于上肢动脉远心端的袖带下缘,然后以 0.3~0.4 kPa/s(2~3 mmHg/s)的速度减压,在此过程中可以听到柯氏音。

根据音质和响度,柯氏音可分为 5 个时相。第 Ⅰ 时相,第一次听到的轻而清晰的拍击声;第 Ⅱ 时相,较响的钝浊音;第 Ⅲ 时相,重新出现较清脆的抨击音;第 Ⅳ 时相,音调变得沉闷,响度轻而短暂的低频音;第 Ⅴ 时相,声音突然消失。除非利用仪器进行分析,否则人耳常常难以仔细分辨第 Ⅰ、Ⅱ、Ⅲ 时相柯氏音。有时第 Ⅳ 时相也不明显,难以听清楚。目前临床测量血压一般采用柯氏音法,将第 Ⅰ 时相定为收缩压,第 Ⅴ 时相定为舒张压。但有些儿童和孕妇的柯氏音会一直持续到袖带压为 0,此时可将柯氏音突然变弱处(第 Ⅳ 时相起始处)的袖带压作为舒张压。曾有多项研究比较了柯氏音法与动脉内直接测量法,发现二者之间有较好的相关性,相关系数>0.9,但二者之间有较显著的差异。柯氏音法测量血压,收缩压值比舒张压值更可靠,因为柯氏音消失常难以精确地识别。理论上柯氏音第 Ⅳ 时相更接近舒张压,但实际上以柯氏音第 Ⅳ 时相确定舒张压并不优于第 Ⅴ 时相,与动脉内直接测得的舒张压相比较,第 Ⅳ 时相(变音)平均高 1.1 kPa(8 mmHg)左右,容易出现观察误差,而第 Ⅴ 时相(消失音)平均只高 0.3 kPa(2 mmHg)。

人工听诊法的准确度受人为因素影响较大,如袖带放置位置、对柯氏音的识别、袖带放气速度等,另外,袖带的大小、血压计的校准等都将影响测压的准确性。但若由训练有素的观察者用标准水银血压计测量,测得的血压特别是舒张压,与其他电子式无创测量法所测结果相比,准确度更高,是目前临床医护人员广泛使用的血压测量方法。市场上现有许多自动听诊血压计,其原理与人工听诊相似,只是使用麦克风取代听诊器检测造成柯氏音的动脉振荡。其关键技术是减小各种人为和外来的噪声,以便更好地识别出柯氏音。较复杂一些的自动血压计中应用了一些参照量如心电图信号等以提高柯氏音的检出能力,但多数全自动或半自动血压计的准确度并不十分令人满意,故未作为临床常规测量仪,而更多地作为家庭自测使用。

在手术室和监护室中使用的可预调测量间隔的自动血压计一般以柯氏音法和示波法复合检测,互为参照。示波法和柯氏音法是血压测量中两种最基本的方法,其他方法均是在此理论基础上改变对动脉管壁运动的感应而发明的。

(3)柯氏音信号分析法:由于听取柯氏音受测量者主观因素影响,1988 年 Pickering 首创一种特殊设计的传感器以代替听诊器,记录分析柯氏音波形。柯氏音有三种成分,分别命名为 K1、K2、K3;K1、K3 是低频信号;K2 是一种高频信号,它的出现相对于收缩压,它的消失相对于舒张压。研究表明柯氏音信号分析法测得的数据比柯氏音法更接近于直接动脉内测得的数据。

(4)触诊法:触诊法是不用听诊器的血压测量方法。测试者触摸被测者桡动脉,同时通过充气袖带给手臂加压,脉搏消失时对应的袖带压被认为是收缩压。至于舒张压,并未得到临床广泛的认同。依触诊原理制成的自动血压计以传感器取代医师的手指检测脉搏的搏动。

(5)超声法:1967 年 Ware 开始采用多普勒超声技术替代听诊法检测血流信号。在袖带下距袖带远心端 1/3 袖带宽处放置两个传感器,一个传感器向动脉发出超声波,另一个接收反射波,当血流开始通过,动脉壁位移引起多普勒超声时相改变或出现血流信号时记录为收缩压,动脉壁位移明显减弱时为舒张压。这一技术特别适用于新生儿、婴儿和休克状态的患者,因为此类人群柯氏音检测较困难。此方法的准确程度取决于传感器的位置,可测出其他方法难以测出的低血压状态的血压值。

(6)次声法:次声法是柯氏音法的一种演变,通过分析柯氏振动在 5～35 Hz 频段内的低频信号的光谱能量变化判定收缩压和舒张压,其结果并不十分可靠。

(7)动脉张力测量法:本方法的理论基础是如果贴近骨骼的浅层动脉被一个外部的刚性受压板部分压成平面,且保持这种状态,则动脉壁四周各方向上的张力就完全不起作用,动脉内压就与作用于外部压板上的压力成比例。这种比例关系若由另一种方法测得的血压来校准,则可以连续测出每跳血压值。本测量法的局限性在于,对放置仪器的位置有严格要求,任何移位都会造成记录幅度的波动,从而不得不重新放置和校准。

现在市售张力血压检测器将张力计作用于桡动脉,并将其捆扎在手腕部,使其位置相对固定。压力传感器由电阻传感器排列组成,校准用的参考方法是示波法。

(8)容量钳夹法:1973 年 Penaz 首创这种方法,通过光电容积描记检测手指动脉搏动信号,利用自动控制技术不断迅速地调整手指指套气囊内压力,使其与动脉壁的侧压力相等,这样从气囊内压力变化就可测得血压。这种方法主要用于无创性连续监测每个心动周期的血压,Finapres 和 Portapres 血压监测仪采用的就是这种原理。

(9)血管无负荷法:本方法理论基础是如果动脉处于无负荷状态,则外压将等于动脉压,即跨动脉壁压力为 0。处于无负荷状态的动脉不会改变内径和容积。当外压等于平均动脉压时,动脉无负荷状态容积作为动脉基准容积。

这种方法的典型应用是将手指中部或基部插入具有液体填充加压袋的测量盒内,盒内有光电体积描记器检测动脉容积。如果使光电检测器的输出一直保持管壁无负荷状态下的血管容积值,则加压袋内压强就等于动脉血压。加压袋压强由快速反应控制系统操纵,以维持动脉容积,使无负荷状态一直得以保持。

本方法可以测量心脏同一搏动中的收缩压和舒张压,且能够不失真地测出血压波形。测量精度较高,可连续测量,适用于婴幼儿和老人,缺点是被测者手指有较强的约束感。

Medwave Inc 制造了另一种血管无负荷法血压计,采用一个具有弹性振动膜的充油腔室,将振动膜放在贴近桡动脉的皮肤上,控制腔室压力,确定并保持动脉壁无负荷状态,此时腔室压强就等于动脉压。

(10)脉搏波速法:本法是根据脉搏波沿动脉传播的速率随动脉压增加而增加的特点提出的。通过脉搏波速的变化推知动脉压的变化。这种关系经另一种测量血压的方法参照校准,可以得到连续的血压值。脉搏波速可通过脉搏波在动脉中两点间传递时间计算出来。作为校准的方法可以是示波法和人工听诊法,鉴别脉搏波的光度测定传感器可以放在前额、手指或手腕、耳等处。

(11)双袖带波形分析法:该方法在一侧同时采用上臂袖带(袖带 1)和手腕袖带(袖带 2),袖带内放置压力传感器,袖带 1 以 0.3～0.4 kPa/s(2～4 mmHg/s)速度均匀放气,当压力传感器探测到袖带 2 内有明显的波动信号时,将袖带 2 迅速放气至 0。此后,袖带 2 内压力信号就是血管的波动信号,当探测到袖带 2 内的压力波出现反向跳动时,测量结束。双袖带波形分析法判断血压是基于每个被测个体的动脉搏动波形,与常规无创自动血压计相比,其收缩压和舒张压的特征表现更明显,测量准确性提高。本方法对收缩压和舒张压的判断比听诊法更准确,一般单袖带法的压力波形分析缺乏压力波跳变特征,双袖带的振动波形中压力波跳变特征非常明显,从而为准确判断提供了可靠的保障。其缺点是测量方法复杂,若袖带 2 的放气起始时刻选择错误,将无法实现自动血压的判定。

(12)皮肤血压测量法:皮肤血压测定计是根据光敏传感器检测肢体皮肤血流信号原理设计的。当袖带充气高于收缩压后,皮肤缺血发白,放气至某一压力时,小动脉突然充血,皮肤变红,信号通过光电放大后进行血压测量,检出收缩压,该方法对研究小动脉(阻力血管)的血压调控有一定价值。

(13)其他测量血压新方法:因航天、潜海等特种医学的需求,无创连续监测血压技术受到重视,采用激光束、电磁波等直接照射肱动脉检测血压的技术正在研究中。

综上所述,有创法可以更准确地测量血压。无创法尽管很多,但因其准确性、可靠性较差,真正被临床所接受和认可的并不多。在众多无创血压测量技术中,成为主流、有代表性的有柯氏音法、示波法。无创血压测量技术的发展方向是进一步提高自动化程度和精确度。另外,伴随医疗保健水平的提高,对可以连续检测血压的随身携带的血压仪将会有更多需求。轻便、不影响被测者日常生活、能连续记录更多有价值血压数据的血压检测计必将大有前途。

2.血压测量步骤和具体要求

目前常用的有三种血压测量类型,即诊室血压、自我测量血压与动态血压监测。诊室血压是目前临床诊断高血压和分级的标准方法,由医护人员在标准条件下按统一的规范进行测量。通常将在上臂所测得的肱动脉压力代表主动脉压。临床上通常采用间接法测量上臂肱动脉部位的血压,除非特别注明,一般所谓血压指的是肱动脉血压,如果在其他部位测量血压,需加以说明。

(1)血压测量步骤:①首先要求患者坐在安静的房间里,5 分钟后再开始测量。②至少测量两次,间隔 1~2 分钟,若两次测量结果相差比较大,应再次测量。③采用标准袖带(长 35 cm、宽 12~13 cm)。当患者上臂较粗或较细时,应分别采用较大或较小的袖带,儿童应采用较小的袖带。④无论患者采取何种体位,上臂均应置于心脏水平。⑤分别采用柯氏第 I 音和第 V 音(消失音)确定收缩压和舒张压。

(2)具体要求:①选择符合计量标准的水银柱式血压计或者经国际标准(BHS 和 AAMI)检验合格的电子血压计进行测量。②使用大小合适的袖带,袖带气囊至少应包裹 80%上臂。大多数人的臂围为 25~35 cm,应使用长 35 cm、宽 12~13 cm 规格气囊的袖带;肥胖者或臂围大者应使用大规格袖带;儿童应使用小规格袖带。各种袖带规格及适用对象见表 5-1。③被测量者至少安静休息 5 分钟,在测量前 30 分钟内禁止吸烟或饮咖啡,排空膀胱。④被测量者取坐位,最好坐靠背椅,裸露右上臂,上臂与心脏处在同一水平。如果怀疑外周血管病,首次就诊时应测量四肢血压。特殊情况下可以取卧位或站立位。老年人、糖尿病患者及出现直立性低血压情况者,应加测站立位血压,站立位血压应在卧位改为站立位后 2 分钟和 5 分钟时测量。⑤将袖带紧紧贴缚在被测者的上臂,袖带的下缘应在肘弯上 2.5 cm。将听诊器胸件置于肱动脉搏动处。⑥测量时,快速充气,使气囊内压力达到桡动脉搏动消失后再升高 4.0 kPa(30 mmHg)以恒定的速率0.3~0.4 kPa/s(2~3 mmHg/s)缓慢放气。在心率缓慢者,放气速率应更慢些。获得舒张压读数后,快速放气至零点。⑦在放气过程中仔细听取柯氏音,观察柯氏音第Ⅰ时相(第一音)和第Ⅴ时相(消失音)水银柱凸面的垂直高度。收缩压读数取柯氏音第Ⅰ时相,舒张压读数取柯氏音第Ⅴ时相。<12岁儿童、妊娠妇女、严重贫血者、甲状腺功能亢进者、主动脉瓣关闭不全者及柯氏音不消失者,以柯氏音第Ⅳ时相(变音)定为舒张压。⑧血压单位在临床使用时采用毫米汞柱(mmHg),在我国正式出版物中注明毫米汞柱与千帕斯卡(kPa)的换算关系,1 mmHg=0.13 kPa。⑨应相隔1~2分钟重复测量,取2次读数的平均值记录。如果收缩压或舒张压的2次读数相差0.7 kPa(5 mmHg)以上,应再次测量,取3次读数的平均值记录。

表 5-1　各种袖带尺寸及适用对象

上臂周径(cm)	对象	气囊宽度(cm)	气囊长度(cm)
5~7.5	新生儿	3	5
7.5~13	婴儿	5	8
13~20	儿童	8	13
20~32	成人(普通)	13	24
32~42	成人(大号)	17	32
42~50	大腿	20	42

(3)特殊情况下的血压测量。

老年人的血压测量:老年人的特点是容易出现单纯收缩期高血压、直立性低血压、动脉粥样硬化严重者的假性高血压[表现为 Osler 试验阳性,即充气超过收缩压2.7 kPa(20 mmHg)以上,在无听诊音时仍可以触及桡动脉搏动]、双上肢血压差别大、血压波动大、测压时易出现明显听诊间歇等。有听诊间歇者应同时触诊脉搏。非同日测量血压3次,每次测量3遍才能确认有无高血压。一般在餐后2小时测量血压,防止出现餐后假性低血压。注意测量双上肢血压、卧位血压、立位血压及24小时动态血压。

婴幼儿及青少年的血压测量:14岁以上青少年用成人血压测量法,3岁以上儿童用水银柱式血压计测量(听诊柯氏音第Ⅳ时相),3岁以下儿童用自动血压计测量,新生儿、婴儿用皮肤潮红法测量。测量前避免剧烈活动,测量时避免哭闹,应非同日测量血压3次,每次测量3遍。儿童血压测量应特别注意选择合适的袖带。

肥胖者的血压测量:选择宽而长的袖带,袖带宽度大于20 cm。建议肥胖者测量前臂血压,袖带置于前臂,气囊中心距鹰嘴13 cm左右,在桡动脉处听诊或触诊。

妊娠期的血压测量:测血压时应取侧卧位或坐位,不要取平卧位,要避免因子宫压迫静脉回流使血压下降。国际妊娠期高血压协会(SHDP)建议:妊娠期高血压患者测量血压时,需取15°~30°侧卧位,采用水银柱式血压计连续测量2次,每次相隔4小时以上,舒张压以柯氏第Ⅳ时相为准。若两次舒张压均值为12.0 kPa(90 mmHg)或有一次为14.7 kPa(110 mmHg)可定为妊娠期高血压疾病。

心律失常者的血压测量:偶发期前收缩影响不大,但频发期前收缩或心房颤动时血压随心动周期有波动,应多次(一般6次)测量取平均值以减少误差。

下肢动脉血压测量:下肢动脉血压的测量主要用于当上肢受伤、残缺、烧伤或其他原因导致上肢血压不能测量时,或需上下肢血压对比时。测量下肢血压时的常见体位有4种,即平卧位、俯卧位、侧卧位和屈膝仰卧位,一致认可俯卧位,而对平卧位、侧卧位和屈膝仰卧位则看法不一。

测量时,患者应休息 5 分钟以上。俯卧位时不能用力,下肢肌肉放松,裤口宽松,将袖带平整缚于大腿下部。气囊纵轴中线压于腘动脉上,下缘距腘窝 4 cm 处,松紧以可伸进一指为准;听诊器胸件置于腘窝中点腘动脉搏动最强的部位,与皮肤紧密接触,以左手固定,勿塞于袖带下。右手挤压充气球,轻轻加压,使水银逐渐上升,当水银柱顶点达腘动脉搏动消失后再升高 4.0 kPa(30 mmHg),然后以恒定的速率 0.3~0.8 kPa/s(2~6 mmHg/s)缓慢放气,使水银柱缓慢下降,中途不能再打气,以一次为准。当听到第一次搏动音时水银柱顶点指示的刻度为收缩压,搏动音突然消失时水银柱顶点指示的刻度为舒张压。正常参考值:下肢血压比上肢血压高 2.7~5.3 kPa(20~40 mmHg)。

立位血压测量:立位血压测量应由第三者手持水银柱式血压计置于心脏水平,按常规方法听诊测量,也可采用床边自动血压监测仪手动控制测量。分别测量站立后 2 分钟和 5 分钟时的血压。

(二)自测血压

自测血压是指受测者自我或是由非医护职业的家人、朋友帮助下完成的血压测量。自测血压可以提供日常生活状态下真实可靠的血压测量,也可提供特殊时刻的血压水平及其变化,可以减少医院环境造成的紧张,避免诊室血压的白大衣效应,对临界高血压的诊断有辅助价值。在评估血压水平及其严重程度、诊断单纯性诊室高血压(白大衣性高血压)、评价降压效应、改善治疗依从性、增强诊治的主动参与性方面有独特优势。在评价血压水平和指导降压治疗上已经成为诊室偶测血压的重要补充,是临床实践不可缺少的一部分。对血压正常的人建议定期测量血压(20~29 岁,每两年一次;30 岁以上每年至少一次)。

自测血压可以采用袖带水银柱式血压计、压力表式血压计,但必须经过学习和培训柯氏音法。可以使用自动或半自动的袖带式电子血压计,应选用符合国际 AAMI 和 BHS 标准的电子血压计。自测血压时要测量 2 次取均值,同时应详细记录测量血压的日期、时间;服药名称、时间、种类、剂量;测压时的心率、活动情况和症状等。血压读数的报告方式可采用每周或每月的平均值。家庭自测血压低于诊室血压,家庭自测血压 18.0/11.3 kPa(135/85 mmHg)相当于诊室血压 12.0/18.7 kPa(140/90 mmHg)。目前尚无统一的自测血压正常值,推荐 18.0/11.3 kPa(135/85 mmHg)为正常参考值上限。

了解家庭自测血压的正确测量方法和技术,以提高准确性,应注意以下事项:①测量前 30 分钟避免喝咖啡、酒及吸烟,坐靠背椅休息 3~5 分钟,测压前勿说话;②自测血压者应了解 24 小时血压波动规律,包括血压谷/峰时间,对血压某时刻一过性轻度波动不要过于紧张,以免精神紧张导致血压升高;③若经常自测血压,应选择每天同一时间测量;④使用大小合适的袖带,袖带安放位置要合适;⑤测量时手臂要保持在心脏水平,最好将手臂伸直放在桌上舒适的位置;⑥晨起时的血压测量值为基础血压,重复性好,有重要参考价值,应记录并反馈给医师;⑦如果血压不稳定或处于降压药物调整期,建议血压波动大者可增加血压监测次数供医师参考,血压较高时应重复测量数次后及时就医,不可自行调整降压药物种类和剂量;⑧旅行出差期间的血压测量最好采用自动电子血压计;⑨测量者应接受一定训练,并请医师指导。血压计应至少每年校准一次。

(三)动态血压监测

1966 年,英国的 Bevan 首次用携带式动态血压监测仪记录 24 小时动态血压。1982 年由 Pickering 用于临床。动态血压监测是用特殊的血压测量和记录装置在一定的时间间隔,一般 20~30 分钟测量血压一次,连续观察 24 小时。可反映不同生理节律和外界环境时的血压变化,无测量者偏差及"白大衣效应",可全面、详尽地观察一天中血压的动态变化。其结果与高血压并发症的相关性良好,有助于合理进行降压治疗、疗效评价和预后判断,以及鉴别抗高血压药物试验中有无安慰剂效应等。动态血压的应用,使高血压的研究及临床诊断、治疗和预后评估进入了一个崭新的阶段。临床上广义的动态血压监测(ambulatory blood pressure monitoring,ABPM)是指各种连续性或间歇性的,有创性或无创性的监测血压的方法,包括采用多功能床边监护仪的有创性血流动力学连续监测,或无创性自动充气的上臂袖带血压床边程控测量。可用于自动监测患者血压的仪器有很多种(多数带示波器),也包括采用水银柱式血压计和随身携带的电子血压计进行密切的血压测量。狭义的动态血压监测一般是指通过随身携带的袖珍无创性动态血压监测仪,在不影响日常生活和夜间睡眠的情况下,24 小时自动程控定时测量血压,储存数据供计算机软件采样分析统计血压参数的血压监测方法。动态血压测量时应注意以下问题:测量时间间隔一般应设定为 15~30 分钟,也可根据需要设定所需的时间间隔;指导患者日常活动,避免剧烈运动;测血压时患者上臂要保持伸展和静止状态;若首次检查由于伪迹较多而使读数小于预期值的 80%,应再次测量;可根据 24 小时平均血压、日间血压或夜间血压进行临床决策参考,但倾向于应用 24 小时平均血压。

1.监测方法

ABPM 通常采用上臂袖带间断自动充气间接测量,根据压力振荡法或柯氏音法原理拾取信号并记录储存。也有采用指端部位,根据容积描记或脉搏波传递推算血压值。动态血压监测仪准确性的临床考核是比较该仪器与水银柱式血压计测量所得读数的差异,其方法是在同一上臂、同一血压袖带经三通管连接水银柱式血压计和动态血压监测仪进行测量。根据英国高血压学会(BHS)制定的评价方案和美国医疗器械联合会(AAMI)的标准进行评价。BHS 方案采用 A、B、C、D 等级法,两种仪器所测血压读数差异≤0.7 kPa(5 mmHg)、≤1.3 kPa(10 mmHg)、≤2.0 kPa(15 mmHg)的次数的百分率必须超过 45%、70%、90% 方可进入临床使用。AAMI 采用的标准是两种仪器测得的血压读数的平均差异必须≤(5±8)mmHg。但目前动态血压监测尚存在一些局限性:①采用上臂袖带充气测压法,因为有测压间隔,只能获得非连续性血压值,不能获得全部 24 小时的血压波动资料,无法获取短时间内血压波动的信息,而且收缩压和舒张压不在同一心动周期内。采用振荡示波法原理的监测仪在测压时要尽量保持肢体静止,避免上肢的肌肉收缩活动,否则袖带内压力波形会受干扰。采用柯氏音法的监测仪,要避免袖带位置移动,否则拾音器无法感知柯氏音,会导致数据丢失。②动态血压监测过程中的仪器噪声虽已得到显著改善,但对患者的日常生活,尤其是睡眠仍有影响,从而影响到血压水平。③10%~15% 的数据因可信度较差,在分析时要舍弃。一般在分析统计参数时采用以下舍弃标准:收缩压>34.7 kPa(260 mmHg)或<8.0 kPa(60 mmHg),舒张压>20.0 kPa(150 mmHg)或<5.3 kPa(40 mmHg),脉压>20.0 kPa(150 mmHg)或<2.7 kPa(20 mmHg)。④动态血压监测的有效血压读数次数应达到监测次数的 80% 以上,测压空白时间段不应超过 2 小时,否则结果的可靠性和重复性较差。⑤动态血压监测的参数分析尚未建立合理、科学的解释标准,正常值也无统一标准,国际上正进行大样本的人群调查,短时间内只能从临床正常者中获得参考值。

2.动态血压的参数

包括血压水平、血压变异性和血压昼夜节律三部分。

(1)血压水平。①平均血压:通常采用 24 小时血压平均值、白昼血压平均值、夜间血压平均值。24 小时、白昼与夜间血压平均值在非同日检测时重复性相对较好。动态血压的正常值推荐以下国内参考标准：24 小时血压平均值＜10.7/17.3 kPa（130/80 mmHg），白昼血压平均值＜18.0/11.3 kPa（135/85 mmHg），夜间血压平均值＜16.7/10.0 kPa（125/75 mmHg）。正常情况下，夜间血压平均值比白昼血压平均值低 10%～15%。②血压负荷值：指血压超过某个阈值水平的次数比例。一般将白昼的阈值定为收缩压＞18.7 kPa（140 mmHg），舒张压＞12.0 kPa（90 mmHg）；夜间的阈值定为收缩压＞16.0 kPa（120 mmHg），舒张压＞10.7 kPa（80 mmHg）。血压负荷值是血压升高幅度和时间的二维综合指标，有较高的预测高血压靶器官损害的敏感性，但是非同日检测时的重复性相对较差，而且有最大值 100% 的限制。比较精确的指标可以采用曲线下面积，即计算 24 个时间区间收缩压或舒张压曲线下面积之和。各个区间的面积采用梯形面积法近似求出。

（2）血压变异性（BPV）：ABPM 可以获得短时和长时（24 小时）血压变异性信号。一般以时域指标（即标准差）反映变异的幅度，以频数指标反映变异的速度。上臂袖带测压法在短时间内的血压读数＜256 次，无法进行频数分析。因此，目前短时血压变异性采用整个 24 小时内每 30 分钟血压标准差的平均值，长时血压变异性采用 24 小时血压的标准差。为了比较不同血压水平的血压变异性，也有采用血压变异系数，即标准差/平均值，可分别求出 24 小时、白昼、夜间血压变异系数，表示不同时间阶段的血压波动幅度。

（3）血压昼夜节律：反映血压昼夜节律变化的指标有血压波动曲线图和夜间血压下降率。正常时血压在 24 小时内呈生理的节律性波动，健康个体和多数高血压患者的血压呈现白昼高、夜间低的规律性变化，日间平均血压通常高于 24 小时平均血压，夜间平均血压通常低于 24 小时平均血压，夜间睡眠血压低于白昼血压 10%～20%，正常人波动范围可达 4.0～5.3 kPa（30～40 mmHg），血压在夜间 2～3 点时处于最低谷，凌晨血压明显升高。白天血压处于相对较高水平，多呈双峰，双峰出现在上午 8～9 时和下午 4～6 时。24 小时动态血压的这种昼高、夜低的趋势图呈现双峰一谷的"勺型"，即有一明显的夜间谷，夜间血压较白天血压低 10%。反之，那些夜间谷变浅，夜间血压均值较白天下降＜10%，或无明显的夜间谷，甚至夜间血压高于白天血压者，称为"非勺型"。日本学者把血压的 24 小时变化趋势进一步分为深勺型、勺型、非勺型和反勺型。具体的划分标准如下。①深勺型：夜间血压下降幅度≥白天血压的 20%；②勺型：夜间血压下降幅度≥10%，但＜20%；③非勺型：夜间血压下降幅度≥0，但＜10%；④反勺型：夜间血压无任何下降。大多数轻中度原发性高血压患者的血压昼夜波动曲线与正常人相似，但血压水平高且波动大。血压的昼夜节律性变异缩小，血压夜间谷变浅，见于某些类型的高血压、自主神经功能紊乱、睡眠呼吸暂停、某些内分泌疾病，以及某些老年人等。研究证明，血压呈非勺型或反勺型改变的患者，心、脑等靶器官损害程度明显大于呈勺型者，预后也差。高血压患者的血压昼夜波动曲线也相似，但整体水平较高，波动幅度也较高，大致可分为四种类型。正常昼夜节律型：大多数轻中度高血压患者在夜间睡眠时血压有相当明显的下降，但随着年龄增长，昼夜波动幅度变小；昼夜节律减弱或消失型：多见于 3 级高血压或伴有心、脑、肾靶器官损害者，以及睡眠呼吸暂停综合征和严重睡眠障碍者；夜间血压升高型：见于严重自主神经功能障碍者和部分有动脉粥样硬化的高龄老年人，表现为白昼血压低下或直立性低血压，夜间血压持续升高；嗜铬细胞瘤型：见于嗜铬细胞瘤、肾血管性高血压、糖尿病伴高血压和极少数原发性高血压患者，常表现为发作性血压明显升高和直立性低血压。

目前采用夜间血压下降百分率，即（白昼均值－夜间均值）/白昼均值，用于判断动态血压的昼夜节律状况；采用清晨血压骤升速率，即清晨 6～8 点的血压上升幅度/时间，反映清晨血压的波动程度。多数学者认为夜间血压下降百分率<10％定义为血压昼夜节律异常,但此标准似乎范围太宽,重复性也差。

3.临床意义

动态血压监测在临床上可用于诊断白大衣性高血压、隐蔽性高血压、顽固难治性高血压、发作性高血压或低血压,评估血压升高严重程度,目前仍主要用于临床研究,例如,评估心血管调节机制、预后意义、新药或治疗方案疗效考核等,但不能取代诊室血压测量。

(1)诊断白大衣性高血压:1940年,Ayman等首先观察到高血压患者在诊室和家庭测量的血压值之间有差异,即诊室血压或办公室血压高于家庭或诊室外血压,这种现象称为白大衣效应,其机制是由于患者对医院环境和医务人员的警觉反应所致。这种反应部分与就诊环境有关,多数与测量者有关。白大衣性高血压的定义是,多次诊室外白昼血压的平均值小于18.0/11.3 kPa(135/85 mmHg),而诊室血压大于18.7/12.0 kPa(140/90 mmHg)。研究显示,大多数患者有"白大衣效应"。然而,显示白大衣效应的多数患者也存在诊室外血压升高,以致在任何情况下均表现为高血压。多组研究显示,诊室内诊断为高血压的患者大约20％为"白大衣性高血压",普通人群的发生率为15％～30％,妊娠妇女为30％,老年人白大衣性高血压常更显著。为了避免混淆,1996年世界卫生组织专家委员会推荐使用"单纯诊室高血压"。如果比较诊室血压值与白昼动态血压值,可分为以下四种类型。①均正常:见于正常健康者;②均增高:见于大部分高血压患者;③诊室血压升高:白昼动态血压正常,称为"白大衣性高血压";④诊室血压正常:白昼动态血压值升高,表现为对日常生活中的应激状况有较强的升压反应,称为"逆白大衣效应"。

(2)判断高血压患者的病情程度:血压水平、血压昼夜节律、血压变异性。

(3)评价抗高血压治疗:动态血压监测的重复性较好,在监测降压治疗效应方面比常规测压更具有优势,是考核药物降压疗效的一种可靠手段。对限盐、减轻体重、运动等非药物治疗方面的有效性也能进行评价。动态血压评价降压疗效的参考标准:24小时收缩压及舒张压均值分别降低1.3～1.6 kPa(10～12 mmHg)及0.7～1.2 kPa(5～8 mmHg),或治疗后24小时动态血压曲线呈现完全向下分离或大部分时间连续性向下分离可视为有效。评价抗高血压药物的降压疗效时,可以采用计算降压效应的谷/峰比值(trough/peak,T/P ratio)来反映24小时血压控制的能力。根据美国食品与药物管理局(FDA)的定义,谷峰比值是降压的谷效应值与峰效应值之间的比值。峰值指给药后达药物峰浓度时的最大血压降低值;谷值指下一次给药前的血压降低值(均与治疗前比较)。FDA规定长效降压药的谷峰比值<50％不能上市,谷峰比值在60％以上为宜。动态血压监测可以观察静息、运动、工作、应激、睡眠、服药等不同状态下的血压水平,可以观察药物作用高峰与持续时间。通过对治疗过程中血压水平、谷峰比值等的评估来调整治疗方案。动态血压分析还有助于降压药物的选择。一项回顾性研究发现,α受体阻滞剂、β受体阻滞剂、交感神经抑制剂使夜间血压下降较小,ACEI使夜间血压下降较明显,CCB或利尿剂对白昼血压及夜间血压下降程度大致相同。

(4)分析心肌缺血或心律失常诱因:如果同时进行Holter和动态血压监测检查,可观察心肌缺血、心律失常与血压升高、血压降低之间的因果关系或顺序关系。明确这种关系有利于制订合理的抗心肌缺血和抗心律失常治疗方案。

(5)临床试验应用:动态血压监测有良好的重复性,可以减少诊室测压过程带来的变异,容易观察治疗前后的药物疗效,减少药物安慰剂效应。减少测压的变异还可以降低血压波动的标准差,从而提高临床试验的准确性,减少试验的样本量。

(四)血压的变异性

血压变异性即血压波动性,是个体在单位时间内血压波动的程度,反映血压随心血管的反应性、昼夜节律、行为及心理变化而变化的程度,如兴奋、恐惧或运动时,由于交感神经活性增加,血压尤其是收缩压可明显增高,剧烈运动时收缩压甚至可高达 24.0/26.7 kPa(180～200 mmHg),舒张压可高达 13.3 kPa(100 mmHg)。停止运动可使血压急剧下降,是因为腹肌松弛所致,以后又出现血压的第二次升高。大多数轻中度高血压患者,血压昼夜波动曲线与正常人类似,但总体水平较高,波动幅度较大。24 小时内的血压波动幅度平均为 4.0/2.0～2.7 kPa(30/15～20 mmHg)。

血压的变异性根据时间长短分为短期变异性、长期变异性、季节变异性。

1.短期变异性

短期变异性指小于 24 小时的短时间内的血压波动性。只有采用动脉内插管或进行无创性 Finapres 连续监测才能准确测定。血压的短期变异受两个因素的控制,一是行为和环境刺激所致的非节律性、无规律性的变化;二是心血管系统和呼吸运动固有节律(生物钟)引起的血压节律性波动。血压的短期变异性通常采用 1 分钟或 30 分钟内收缩压、舒张压和平均动脉压的均值和标准差,并结合相应时间段心率的变化进行分析。随着年龄的增长,由于压力感受器的敏感性降低,血压的短期变异性将逐渐增加,而心率变异性减小。

2.长期变异性

长期变异性指在一天中,即 24 小时内的血压波动变化。与短期变异性相似,也包括节律性变化和非节律性变化两部分。非节律性变化与许多行为和环境因素的影响有关,受自主神经系统的调节,如体位、体力活动强度、情绪波动等。而节律性变化受中枢神经系统控制,与机体固有的生理节奏一致,受许多神经-体液因素,如儿茶酚胺、肾素-血管紧张素-醛固酮系统、肾上腺皮质激素等昼夜节律的影响,表现出明显的规律性。

3.季节变异性

季节变异性指血压随四季的更替而变化。各年龄组人群均表现出冬季血压升高,收缩压和舒张压均升高,而夏季血压相对要低一些,随年龄增加,这一趋势更加明显。血压的季节性变化机制尚不清楚,但可以看出,血压与环境温度呈负相关,安静状态下,环境温度每降低 1 ℃,收缩压和舒张压分别升高 0.1 kPa(1.3 mmHg)和 0.2 kPa(1.6 mmHg)。

三、高血压的临床评估

(一)高血压的易患因素

1.遗传因素

遗传因素在高血压发病中起重要作用。多数学者认为,高血压属多基因遗传病,呈遗传易感性与环境因素相结合的发病模式。所涉及的基因有近百种。应用转基因细胞和动物把可能致高血压和抑高血压的基因 cDNA 导入正常血压的动物和细胞,观察外源性基因在被导入后的表达状态,与其血压调控之间的关系。这是探索高血压的关键基因的重要方法之一。有资料表明,遗传性高血压大鼠后代都患高血压。

高血压人群流行病遗传性背景调查,对于研究高血压关键基因具有十分重要的意义。尤其对双生子的研究及对同胞群的研究是最重要的方法。孪生子研究表明,单卵双生子间血压相关系数为 0.55,双卵双生子间为 0.25。家系调查结果表明,双亲血压正常者其子女患高血压的概率为 3%；而双亲均为高血压者，其子女患高血压的概率则为 45%，是血压正常者子女的 15 倍。

目前已知可能与高血压有关的基因可分为以下几类：①促进血管收缩与平滑肌细胞增殖有关的基因，包括肾素、血管紧张素及其受体、血管紧张素转化酶、醛固酮合成酶、内皮素及其受体、加压素及其受体、神经肽 Y 及其受体、儿茶酚胺及其受体、5-羟色胺合成酶及其受体；②促进血管舒张或抑制血管平滑肌细胞增殖的有关基因，包括心钠素及其受体、激肽释放酶和激肽、NO 合成酶、前列腺素合成酶、速激肽及其受体、降钙素基因相关肽及其受体等；③生长因子和细胞因子有关基因，包括胰岛素及其受体、IGF 及其受体、EGF 及其受体、VEGF 及其受体、γ-干扰素、IL-12、IL-8 等及其受体；④调节及信息传递体系基因、癌基因、抗癌基因、Ca^{2+} 通道、Ca^{2+} 泵及 Na^+-Ca^{2+} 交换体、G 蛋白及其相关蛋白质、磷脂酶体系、蛋白激酶体系等。根据高血压涉及的基因不同，进行高血压分型和基因诊断，预测高血压发病，寻找高危人群，从而进行早期防治，甚至基因治疗。

2.神经内分泌因素

(1)交感神经张力过高：交感神经兴奋作用于心脏 β 受体时，则可使心率增快，心肌收缩力增强，结果导致心排血量增加；作用于血管 α 受体，则可使小动脉收缩，外周血管阻力增高，最终导致血压升高。因此，交感神经张力过高的人容易患高血压。

(2)生物活性多肽水平过高：近年来，发现心血管系统内第三类神经——肽能神经，其末梢释放生物活性多肽，调节心肌和血管的运动。主要包括神经肽酪氨酸(neuropeptide Y，NYP)，降钙素基因相关肽(calcitonin gene-related peptide，CGRP)，P 物质和 K 物质缓激肽。这些神经递质水平过高易导致血压升高。

NYP 以房室结含量最高，其次为冠状动脉周围和心肌纤维。心脏内的 NYP 神经元主要在心脏神经节内，其末梢分布于窦房结、房室结、心房和心室肌及冠状动脉系统。切除星状神经节后，心内的 NYP 含量则明显减少甚至消失。在心血管系统中，NYP 神经纤维主要分布在动脉，围绕大的弹性动脉和肌性动脉并形成网络，在静脉血管分布较少。NYP 可释放于血中，血浆浓度为 1～5 fmol/mL。

NYP 是交感神经去甲肾上腺素的辅递质，与儿茶酚胺共存于交感神经纤维之中。刺激交感神经不仅可使儿茶酚胺释放，而且还可促使 NYP 的分泌。NYP 可增加儿茶酚胺的缩血管作用，还能通过交感神经突触前受体抑制儿茶酚胺的释放，因此 NYP 是交感神经递质释放的调节者。此外，NYP 还可降低血管对舒血管物质的反应。总之，NYP 可致血压升高。NYP 对血管的作用有赖于细胞内 Ca^{2+} 的存在。因此，钙通道阻滞剂可明显降低 NYP 的缩血管作用。肾上腺髓质嗜铬细胞瘤患者血浆 NYP 水平明显高于正常人。

CGRP 主要分布在中枢神经和外周神经系统中，是一种神经递质。其神经纤维广泛分布于心血管系统中。CGRP 具有强大的扩血管作用，是体内最强的舒血管活性多肽。有强烈的扩张冠状动脉的作用，其作用比硝酸甘油强 240 倍，且不依赖血管内皮的完整性，即对已发生的动脉粥样硬化的冠状动脉也有明显的扩张作用。

CGRP 可增加心肌收缩力，使心排血量增加，此外，还有正性变时作用使心率增快。它的这一作用可部分被普萘洛尔阻滞，但其正性肌力作用不受 β 受体阻滞剂的影响。

CGRP 释放减少，是引起血压升高的一个重要因素。CGRP 有可能成为治疗高血压，防治心绞痛，保护心肌，改善心功能的有效药物。

P 物质和 K 物质主要分布在中枢神经系统、消化系统及心血管系统。心脏内的 P 物质主要受星状神经节和迷走神经的支配。将 P 物质注入脑室可引起血压升高,心率增快,同时血中儿茶酚胺浓度升高,该作用可被 α 受体阻滞剂所减弱,提示 P 物质的中枢性升压作用是由于兴奋了交感神经系统所致。此外,P 物质还有扩张冠状动脉、增加心排血量的作用,这些作用可被 5-羟色胺所减弱。K 物质对心血管系统的作用远大于 P 物质。

除上述神经肽外,在中枢神经系统内的神经肽如血管紧张肽、脑啡肽、内啡肽、血管升压素、神经降压肽及强啡肽等可能与心血管系统的功能调节和高血压的发病机制均有联系。

(3)高胰岛素血症:人们早已发现,糖尿病患者的高血压和冠状动脉粥样硬化性心脏病(冠心病)的发病率较高,高血压常伴有高胰岛素血症。高胰岛素血症引起高血压的机制可能包括:①高胰岛素血症引起肾小管重吸收钠增加,使体内总钠增多,导致细胞外液容量增多,机体为维持钠平衡,通过提高肾小球灌注压,促进尿液排泄,从而使血压升高;②胰岛素增强交感神经活性,交感神经活性增强可增加肾小管对钠的重吸收,提高心排血量和外周血管阻力,导致血压上升;③胰岛素刺激 H^+-Na^+ 交换,该过程与 Ca^{2+} 交换有关,使细胞内 Na^+、Ca^{2+} 增加,由此增强血管平滑肌对血管加压物质如去甲肾上腺素、血管紧张素 II 和血容量扩张的敏感性,引起血压升高;④胰岛素可刺激血管壁增生肥厚,使血管腔变窄,外周血管阻力增加导致血压上升。

3.肾素-血管紧张素-醛固酮系统异常

肾素-血管紧张素-醛固酮系统,简称肾素系统(RAAS),是调节血压和血容量的激素系统,也是一个复杂的血压反馈控制系统。鉴于它和肾脏及其他调压激素之间的密切联系,它对高血压的发病、血压维持、治疗及预后等方面均有重要意义。

肾素由肾小球旁细胞分泌后,在循环中与血浆底物即血管紧张素原作用,产生一种无活性的血管紧张素 I(AT I),后者被转化酶作用,生成血管紧张素 II(AT II)。AT II 再通过氨肽酶作用变成血管紧张素 III(AT III),最终继续分解成为无活性的物质由肾脏排出。

AT II 的生理效应是 RAAS 最主要的功能。AT II 是已知的内源性升压物质中,作用最强的激素。它的升压作用比去甲肾上腺素强 5~10 倍,在维持血压及血容量平衡中起关键性作用。

很久以来,一直认为 RAAS 是一个循环的内分泌系统。近年来,发现不仅在肾脏而且在若干肾外组织也存在着肾素样物质。用免疫组织化学技术确定了肾素、AT II、转化酶(ACE)及 AT II 受体在下述组织中的定位,即肾上腺、心脏、血管壁及脑组织中。此外,血管紧张素转化酶抑制剂(ACEI)的临床作用,显示出不仅能抑制循环 RAAS,同时也可抑制组织中的 AT II 的生成。局部组织产生的肾素血管紧张素通过自分泌和旁分泌强有力的调节着组织的功能。

关于循环 RAAS 与组织 RAAS 在心血管平衡调节中的假说,据现有资料,某些学者认为血循环中的 RAAS 主要行使短期的心肾平衡调节。而血管阻力的控制及局部组织功能则受组织 RAAS 的影响。在一定程度上 RAAS 与交感神经系统相似,而局部组织的 RAAS 在心血管功能失代偿时,可被激活而参与平衡的维持。

4.外周血管结构及功能异常

(1)血管张力增高管壁重塑:目前认为,循环的自身调节失衡,导致小动脉和小静脉张力增高,是高血压发生的重要原因。高血压患者总外周血管阻力增高不仅与血管张力增高有关,其物质基础与血管组织结构改变密切相关,主要表现为血管壁增厚,管壁中层平滑肌细胞肥大、增生和阻力血管变得稀疏及减少。

(2)血管平滑肌细胞离子运转异常:细胞膜 Na^+-K^+-ATP 酶活性受抑制,使细胞内 Na^+ 浓度升高。细胞 Ca^{2+} 内流和外流间不平衡,促使细胞内 Ca^{2+} 增加,而后者又可抑制钠泵,影响血管平滑肌的生长发育,从而引起细胞内 Na^+ 增加和血管结构变化。当细胞膜稳定性降低时,一方面可引起血管壁对血管活性物质的敏感性增高,易发生血管收缩;另一方面,又促使细胞膜去极化,使电压依赖性的钙通道被激活,Ca^{2+} 内流,血管收缩,血压升高。

(3)内皮素合成增加:血管内皮分泌的强缩血管肽——内皮素对控制体循环血压及局部血流可能起重要作用。当内皮素合成增加就可导致血管痉挛、血压升高,血管内皮同时还分泌内皮舒张因子,使血管舒张。当内皮损伤时,舒张因子生成障碍,也可导致血压升高。

(4)血管壁的敏感性和反应性的改变:血管壁对血管活性物质的敏感性和反应性增强发生在血压升高之前,这种改变主要是由于血管平滑肌细胞膜特性的异常。如细胞膜对 Ca^{2+} 通透性增高,膜电位降低,膜稳定性下降,膜对 Na^+ 的通透性增高,膜转运系统异常等。有许多因素可影响血管壁的敏感性和反应性,如高盐可使血管壁对 ATⅡ 的缩血管反应性增高,ANP 可使平滑肌细胞对 NE 和 ATⅡ 的缩血管反应减弱甚至消失。血管壁的敏感性和反应性增高是引起血管张力升高的重要原因。

(5)血管受体改变:当血管壁 β 受体数目减少,活性降低,或 α 受体占优势时,均可使血管收缩,血压升高。

(二)血压的评估

1.评估目的与内容

高血压诊断性评估的目的是利于高血压原因的鉴别诊断、心血管危险因素的评估,并指导诊断措施及预后判断等,主要内容包括如下。

(1)确定血压水平及其他心血管病危险因素:心血管事件的发生,与血压水平及其他心血管危险因素密切相关,这些危险因素包括:男性>55 岁、女性>65 岁;吸烟;血脂异常;早发心血管病家族史;腹型肥胖或肥胖;缺乏体力活动;高敏 C-反应蛋白≥3 mg/L 等。

(2)判断高血压的原因,明确有无继发性高血压:成人高血压中 5%～10% 可查出高血压的具体原因。以下线索提示有继发性高血压可能:①严重或顽固性高血压;②年轻时发病;③原来控制良好的高血压突然恶化;④突然发病;⑤合并周围血管病的高血压,可通过临床病史、体格检查和常规实验室检查可对继发性高血压进行简单筛查,并对高度可疑患者进行特异性诊断程序。

(3)寻找靶器官损害及相关临床的情况:靶器官损害对高血压患者总心血管病危险的判断是十分重要的,故应仔细寻找靶器官损害的证据,包括心脏、血管、肾脏、脑和眼底等。

2.评估方法

(1)家族史和临床病史:全面的病史采集极为重要,应包括:①家族史:询问患者有无高血压、糖尿病、血脂异常、冠心病、脑卒中或肾脏病的家族史;②病程:患高血压的时间、血压水平、是否接受过抗高血压治疗及其疗效和不良反应;③症状及既往史:目前及既往有无冠心病、心力衰竭、脑血管病、外周血管病、糖尿病、痛风、血脂异常、支气管痉挛、睡眠呼吸暂停综合征、性功能异常和肾脏疾病等的症状或病史及其治疗情况;④有无提示继发性高血压的症状;⑤生活方式:仔细了解膳食中的脂肪、盐、酒摄入量,了解吸烟支数、体力活动量,询问成年后体重增加情况;⑥药物致高血压:详细询问曾否服用可能升高血压的药物,如口服避孕药、非甾体抗炎药、甘草等;⑦心理社会因素:详细了解可能影响高血压病程及疗效的个人心理、社会和环境因素,包括家庭情况、工作环境及文化程度。

(2)体格检查:仔细的体格检查有助于发现继发性高血压的线索及靶器官损害的情况。包括正确测量四肢血压,测量体重指数(BMI),测量腰围及臀围,检查眼底,观察有无库欣面容、神经纤维瘤性皮肤斑、甲状腺功能亢进性突眼征、下肢水肿,听诊颈动脉、胸主动脉、腹部动脉及股动脉有无杂音,甲状腺触诊,全面的心肺检查,检查腹部有无肾脏扩大、肿块,四肢动脉搏动,神经系统检查。

(3)实验室检查:高血压的实验室检查围绕心血管危险因素、继发性高血压的筛查和靶器官损害的评估进行,主要包括:①常规检查:血常规、血生化(钾、空腹血糖、血清总胆固醇、甘油三酯、高密度脂蛋白胆固醇、低密度脂蛋白胆固醇和尿酸、肌酐)、尿液分析(尿蛋白、糖和尿沉渣镜检)、心电图。②推荐检查项目:超声心动图、颈动脉和股动脉超声、餐后血糖(当空腹血糖≥6.1 mmol/L或110 mg/dL时测量)、C-反应蛋白(高敏感)、微量白蛋白尿(糖尿病患者必查项目)、尿蛋白定量(若纤维素试纸检查为阳性者检查此项目)、眼底检查和胸片、睡眠呼吸监测(睡眠呼吸暂停综合征)。③继发性高血压筛查项目:疑及继发性高血压者,根据需要分别进行血浆肾素活性、血及尿醛固酮、血及尿儿茶酚胺、动脉造影、肾和肾上腺超声、CT或MRI等。

(4)血压测量:血压测量是诊断高血压及评估其严重程度的主要手段,目前主要用以下三种方法。

诊所血压:诊所血压是目前临床诊断高血压和分级的标准方法,由医护人员在标准条件下按统一的规范进行测量。首先要求患者坐在安静的房间里,5分钟后再开始测量;至少测量两次,间隔1~2分钟,若两次测量结果相差比较大,应再次测量;采用标准袖带(12~13 cm长,35 cm宽),当患者上臂较粗或较细时,应分别采用较大或较小的袖带;无论患者采取何种体位,上臂均应置于心脏水平;分别采用Korotkoff第Ⅰ音和第Ⅴ音(消失音)确定收缩压和舒张压;首诊时应当测量双臂血压,因外周血管病可以导致左右两侧血压的不同,以听诊方法测量时应以较高一侧的读数为准;对老人、糖尿病患者或其他常有或疑似直立性低血压的患者,应测量直立位1分钟和5分钟后的血压。

自测血压:自测血压在评估血压水平及严重程度、评价降压效应、改善治疗依从性、增强治疗的主动性等方面具有独特优点,且无白大衣效应、可重复性较好,因此在评价血压水平和指导降压治疗上已成为诊所血压的重要补充。然而,对于精神焦虑或根据血压读数常自行改变治疗方案的患者,不建议自测血压。正常上限参考值:18.0/11.3 kPa(135/85 mmHg)。

动态血压:动态血压在临床上可用于诊断白大衣性高血压、隐蔽性高血压、顽固难治性高血压、发作性高血压或低血压,评估血压升高严重程度等。国内参考标准:24小时平均值<10.7/17.3 kPa(130/80 mmHg),白昼平均值<18.0/11.3 kPa(135/85 mmHg),夜间平均值<16.7/10.0 kPa(125/75 mmHg)。正常情况下,夜间血压均值比白昼血压值低10%~15%。可根据24小时平均血压、日间血压或夜间血压进行临床决策参考,但倾向于应用24小时平均血压。

(三)高血压的分级与危险性分层

1.高血压的分级

血压水平与心血管发病危险之间的关系是连续的,在未用抗高血压药情况下,收缩压≥18.7 kPa(140 mmHg)和/或舒张压≥12.0 kPa(90 mmHg)即可诊断高血压。根据中国高血压防治指南,按诊所血压水平将高血压分为1、2和3级,具体血压水平的定义和分类见表5-2。

表 5-2　血压水平的定义和分类

类别	收缩压(mmHg)	舒张压(mmHg)
正常血压	<120	<80
正常高值	120～139	80～89
高血压	140	90
1 级高血压(轻度)	140～159	90～99
2 级高血压(中度)	160～179	100～109
3 级高血压(重度)	180	110
单纯收缩期高血压	140	<90

　　若患者的收缩压与舒张压分属不同的级别时,则以较高的分级为准。单纯收缩期高血压也可按照收缩压水平分为 1、2、3 级。

　　2.高血压的危险性分层

　　高血压的预后与危险性除与血压水平相关外,还与其他心血管危险因素、靶器官损害、并存临床情况(如心脑血管病、肾病及糖尿病)及患者个人情况及经济条件等有关。

　　根据 10 年内发生心血管事件危险性的高低,将高血压分为低危组、中危组、高危组和很高危组 4 组,以评估高血压的预后及指导治疗。

　　(1)低危组:男性年龄<55 岁、女性年龄<65 岁,高血压 1 级、无其他危险因素者,属低危组。典型情况下,10 年随访中患者发生主要心血管事件的危险<15%。

　　(2)中危组:高血压 2 级或 1～2 级同时有 1～2 个危险因素,患者应否给予药物治疗,开始药物治疗前应经多长时间的观察,医师需予十分缜密的判断。典型情况下,该组患者随后 10 年内发生主要心血管事件的危险为 15%～20%,若患者属高血压 1 级,兼有一种危险因素,10 年内发生心血管事件危险为 15%。

　　(3)高危组:高血压水平属 1 级或 2 级,兼有 3 种或更多危险因素、兼患糖尿病或靶器官损害或高血压水平属 3 级但无其他危险因素患者属高危组。典型情况下,他们随后 10 年间发生主要心血管事件的危险为 20%～30%。

　　(4)很高危组:高血压 3 级同时有 1 种以上危险因素或兼患糖尿病或靶器官损害,或高血压 1～3 级并有临床相关疾病。典型情况下,随后 10 年间发生主要心血管事件的危险最高,达 ≥30%,应迅速开始最积极的治疗。

四、治疗要点

(一)治疗目的与原则

　　1.治疗目标

　　高血压患者的主要治疗目标是最大限度地降低心血管并发症的发生与死亡的总体危险。

　　2.降压目标

　　在患者能耐受的情况下,逐步降压达标。一般高血压患者,应将血压(收缩压/舒张压)降至 18.7/12.0 kPa(140/90 mmHg)以下;65 岁及以上的老年人的收缩压应控制在 20.0 kPa(150 mmHg)以下,如能耐受还可进一步降低 18.7 kPa(140 mmHg)以下;伴有肾脏疾病、糖尿病或病情稳定的冠心病的高血压患者治疗更宜个体化,一般可以将血压降至 17.3/10.7 kPa

（130/80 mmHg）以下，脑卒中后的高血压患者一般血压目标为＜18.7/12.0 kPa（140/90 mmHg）。处于急性期的冠心病或脑卒中患者,应按照相关指南进行血压管理。舒张压低于8.0 kPa(60 mmHg)的冠心病患者,应在密切监测血压的情况下逐渐实现降压达标。

3.降压药治疗对象

包括:①高血压2级或以上患者;②高血压合并糖尿病,或者已经有心、脑、肾靶器官损害和并发症患者;③凡血压持续升高,改善生活行为后血压仍未获得有效控制患者。从心血管危险分层的角度,高危和极高危患者必须使用降压药物强化治疗。

（二）非药物治疗

减轻体重、减少钠盐摄入、补充钾盐、减少脂肪摄入、戒烟限酒、增加运动、减轻精神压力、必要时补充叶酸制剂。

（三）药物治疗

1.利尿剂

噻嗪类氢氯噻嗪6.25～25毫克/次,1次/天。吲达帕胺0.625～2.5毫克/次,1天/次。不良反应:血容量不足和低钠血症、低钾血症、升高空腹血糖。低钾者及原发性醛固酮增多症患者禁用,常与其他降压药物合用可增强降压作用。

保钾利尿药阿米洛利5～10 mg/d,分1～2次/天。氨苯蝶啶25～100 mg/d,分1～2次/天。不良反应:最常见为恶心、皮疹,高血钾为最严重不良反应。痛风患者禁用。常与噻嗪类或襻利尿剂合用。

盐皮质激素受体抑制剂螺内酯20～60 mg/d,分1～3次/天。依普利酮50～100 mg/d,分1～2次/天。

襻利尿剂呋塞米20～80 mg/d,分1～2次/天。托拉塞米2.5～10 mg/d,1次/天。

2.β受体阻滞剂

美托洛尔片(β受体阻滞剂)12.5～50 mg/d,分2次/天。比索洛尔2.5～10 mg,1次/天,支气管哮喘、二至三度房室传导阻滞、病窦综合征、周围动脉病禁用。哌唑嗪(α₁受体阻滞剂)1～10 mg/d,2～3次/天。酚妥拉明(非选择性α受体阻滞剂)25～50毫克/次,3次/天。拉贝洛尔(α、β受体阻滞剂)100～300毫克/次,2次/天。

3.钙通道阻滞剂(CCB)

二氢吡啶类硝苯地平普通片10～30 mg/d,分2～3次/天或缓释片5～40毫克/次,2次/天,左旋氨氯地平1.25～5毫克/次,1次/天;尼群地平20～60 mg/d,分2～3次/天。适用于老年高血压、单纯收缩期高血压、左心室肥厚、稳定性冠心病、脑血管病及周围血管病。最常见不良反应与血管扩张有关,为头痛、潮红和心动过速。重度主动脉关闭不全及对CCB过敏者禁用。

非二氢吡啶类地尔硫草缓释胶囊90～360 mg/d,分1～2次/天;维拉帕米80～480 mg/d,分2～3次/天。适用于伴房性心律失常的高血压病。预激综合征伴房颤者禁用维拉帕米。

4.血管紧张素转换酶抑制剂(ACEI)

卡托普利25～300 mg/d,分2～3次/天。依那普利1.25～20毫克/次,2次/天。不良反应:首剂量低血压反应(卡托普利)、高血钾、低血糖。咳嗽(干咳无痰);孤立肾,移植肾、双侧肾动脉狭窄、严重肾功能减退者,以及妊娠、哺乳妇女禁用。

5.血管紧张素Ⅱ受体阻断剂(ARB)

氯沙坦25～100 mg,1次/天;替米沙坦20～80 mg,1次/天。不良反应:高血钾。孤立肾,移植肾、双侧肾动脉狭窄、严重肾功能减退者,以及妊娠、哺乳妇女禁用。与利尿剂同用降压作用增大。

（刘丹玲）

第二节　继发性高血压

继发性高血压在高血压中占 5%～10%,但随着诊断手段的不断提高,这一比例仍在上升;同时,继发性高血压在中重度高血压和难治性高血压中占有更大的比例;继发性高血压的识别是高血压临床诊治中最常遇到的问题之一。继发性高血压病因繁多,有 50 种以上的疾病可导致继发性高血压。常见的继发性高血压主要包括肾实质性高血压、肾血管高血压、嗜铬细胞瘤、原发性醛固酮增多症、Cushing 综合征、妊娠高血压、睡眠呼吸暂停综合征、药物引起高血压等。由于多数继发性高血压可通过病因治疗得以根治,因此继发性高血压的识别和诊断具有重要的意义。本文重点探讨几种最重要的继发性高血压类型的临床特征、诊断依据及治疗措施。

继发性高血压的临床表现不同于无并发症的原发性高血压,常存在某些特殊的表现或"不合常理"的特征,有时被称为"不合常理"高血压,这常常是临床怀疑继发性高血压的最初线索。存在"不合常理"的高血压患者应注意继发性高血压的排查,继发性高血压的特征如下:①起病在 30 岁以前或 50 岁以后。②重度高血压[>24.0/14.7 kPa(180/110 mmHg)]。③继发性高血压的临床表现。④无诱因或利尿引起的低钾血症表现。⑤腹部血管杂音。⑥血压波动伴头痛、心动过速、出汗、震颤。⑦水肿、贫血等肾脏疾病表现。⑧打鼾、白日嗜睡、肥胖。⑨明显靶器官损害。⑩眼底表现 2 级以上。⑪血肌酐增高或蛋白尿。⑫心脏增大或左心室肥厚。⑬血管活性物质异常。⑭儿茶酚胺。⑮醛固酮。⑯肾素活性。⑰皮质醇。⑱对通常有效的治疗反应差。

一、肾性高血压

(一)肾实质性高血压

肾脏是调节血压最重要的脏器,各种肾实质疾病和肾功能下降都可伴有高血压,包括急性及慢性肾脏病变及各种原因引起的肾衰竭(包括血液透析和肾移植患者)。其实,慢性肾脏疾病是继发性高血压的最常见原因。各种肾脏疾病包括原发性及继发性肾小球肾炎、多囊肾、慢性肾盂肾炎、尿路阻塞等都是肾实质性高血压的病因。肾实质性高血压的形成与容量负荷和高肾素水平有关。

1.肾小球疾病

各种原发性及继发性急慢性肾小球疾病,均可伴有高血压。急性肾小球肾炎包括链球菌感染后肾小球肾炎及急进性肾小球肾炎,前者较常见,常表现为急性肾炎综合征,包括血尿、蛋白尿、高血压、水肿、氮质血症等。本病常见于儿童,高血压发生率为 80% 左右,呈持续性,随着水肿消退,血压大多恢复正常。慢性肾小球肾炎是由不同病因与多种病理类型组成的一组疾病,表现为肾炎综合征或肾病综合征,如蛋白尿、血尿、高血压和氮质血症。

2.肾间质肾炎

以肾间质炎症及肾小管损害为主,其高血压发生率约 35%,其中 20% 由于长期滥用镇痛药

211

所致。本病主要诊断依据除长期用药史外,静脉肾盂造影可见肾乳头环形影,肾活检呈慢性肾小管-间质性炎症伴肾小球硬化。

3.多囊肾

为遗传性疾病,多有家族史,60%～75%的患者可有高血压,影像学检查发现双肾呈多发性囊肿。常合并多囊肝、胰腺囊肿,也可合并颅内动脉瘤、结肠憩室和二尖瓣脱垂。

4.单纯性肾囊肿

单纯性肾囊肿一般不伴有高血压,但囊肿直径大于 4 cm 时,压迫附近血管导致缺血,可引起高血压。

5.肾盂积水

由于肾结石、肿瘤、炎症、结核等导致尿路梗阻可引起肾盂积水,急性肾盂积水约 30% 伴有高血压,慢性肾盂积水高血压发生较少,双侧肾盂积水较单侧发生高血压为高。

6.肾实质性高血压的诊断及鉴别诊断

肾实质性高血压多伴有肾炎、肾衰竭的相关临床表现,尿检和肾功能测定可基本明确此类高血压。以不同程度的蛋白尿、血尿、管型尿及肾功能减退为特征。蛋白尿多在 1 g/24 小时以上,多数患者的蛋白尿成分不仅包括小分子蛋白还包括较大分子的蛋白。

部分原发性高血压患者,尤其是病情严重和病史较长的患者,常伴高血压肾脏损害,有时与慢性肾脏病伴有的高血压甚难区别,需要从临床表现、病史过程、尿检(尤其是蛋白定量和筛选)、肾功能、影像学等方面细致分析。双侧肾动脉狭窄的患者主要表现为顽固性高血压和肾脏损害,也可与慢性肾脏病导致的高血压和高血压导致的肾脏损害极为类似,需要通过肾动脉影像检查才能确定,此类患者如果误诊,将带来严重的治疗偏差。恶性高血压是具有特殊临床特征的高血压,高血压和肾脏损害均较为突出,也应注意识别,以免使患者错过治疗时机。

肾实质性高血压需根据具体类型给予治疗。其高血压控制主要依赖抗高血压药物,抗高血压治疗对肾实性高血压肾功能的保护十分重要,包括血管紧张素转换酶抑制剂(ACEI)、AT1 受体阻滞剂(ARB)、钙通道阻滞剂、β 受体阻滞剂、α 受体阻滞剂等都用来治疗肾实质性高血压。其中 ACE 抑制剂和 AT1 受体阻滞剂对减少蛋白尿和延缓肾功能损害最有作用,但此类药物不能用于肾功能显著损害者(血肌酐超过 3 mg/dL)和高钾血症患者。部分肾实质性高血压患者血压控制困难,常常需要大剂量的钙通道阻滞剂作为治疗药物。

(二)肾血管性高血压

肾血管性高血压通常由肾动脉狭窄导致,一般认为,肾动脉腔径狭窄≥70%,狭窄远近端收缩压差≥4.0 kPa(30 mmHg)时,可导致肾脏缺血,产生肾血管性高血压。肾血管性高血压在继发性高血压中发病率相对较高,且可有效治疗,而漏诊肾动脉狭窄将导致肾脏损害及其他高血压靶器官损害,因而对肾血管性高血压的识别和诊断具有重要意义。肾动脉狭窄通常由大动脉炎、肾动脉纤维肌性发育不良及动脉粥样硬化造成,在我国尤以大动脉炎常见,特别是年轻女性患者。肾动脉狭窄的患者在血压显著升高的同时,常伴高肾素活性及继发性醛固酮增高表现。伴有如下特征的高血压患者应高度怀疑肾血管性高血压。

(1)30 岁以前或 50 岁以后出现的中重度高血压。

(2)突然发生的高血压或加速性恶性高血压。

(3)无脉症或其他大动脉炎表现。

(4)腹部或背部听到血管杂音。

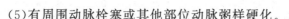

(5)有周围动脉栓塞或其他部位动脉粥样硬化。

(6)有胁腹部外伤史或肾外伤后出现高血压。

(7)单侧小肾或两侧肾脏大小相差 1.5 cm 以上。

(8)继发性醛固酮增高的实验证据。

(9)用 ACEI 后出现肌酐升高或用利尿剂后出现严重低钾血症。

(10)多种降压药物联合使用降压效果不明显。

由于肾脏缺血导致的肾功能损害称为缺血性肾病,缺血性肾病常由双侧肾动脉狭窄造成。缺血性肾病常难以与原发性高血压或原发性肾脏疾病导致的肾衰竭相鉴别,但其鉴别甚为重要。如下情况应怀疑双侧肾动脉狭窄:①青年女性产生顽固性高血压和肾脏损害(大动脉炎或纤维肌性发育不良)。②老年患者伴广泛动脉粥样硬化证据而突然发生肾功能损害(肾动脉粥样硬化)。③有氮质血症的患者反复发生急性肺水肿。④高血压患者发展为快速进行性肾衰竭,同时缺乏尿路梗阻的证据。⑤应用 ACEI 或其他降压药物治疗后肾功能反而迅速恶化。

对怀疑有肾动脉狭窄的患者应进行功能试验及影像学检查。主要包括:①血浆肾素血管紧张素系统检查及肾素激发试验:大多数肾动脉狭窄患者伴高肾素活性,可作为提示诊断线索;用呋塞米 40 mg 并站立位 2 小时后血浆肾素活性更趋明显升高,达 10 ng/(mL·h)者高度提示肾动脉狭窄。②卡托普利肾素激发试验:肾动脉狭窄的患者使用 ACEI 后肾素水平更趋升高,如达 12 ng/(mL·h)或升高 10 ng/(mL·h)或升高 150% 以上,高度提示肾动脉狭窄。③肾脏 ECT 及卡托普利肾脏 ECT:肾动脉狭窄患者患侧肾脏 ECT 多有放射性核素显像曲线平坦,清除延缓等表现。使用 ACEI 后这一特征更趋明显,多提示存在肾动脉狭窄。肾脏 ECT 还是检测肾动脉血流的优良指标,在肾动脉狭窄治疗的评估中具有重要作用。④彩色多普勒超声肾血流显像:可测量肾动脉血流速度、阻力指数及脉冲指数,是明确有无肾动脉狭窄的一项敏感可靠的筛选试验。阻力指数还是估计预后的优良指标,阻力指数增高说明长期高血压产生的狭窄远端血管不可逆损害。

如果以上检查异常,应给予以下肾动脉影像学检查之一:①肾动脉 CT 血管造影;②肾动脉 MR 血管造影;③肾动脉造影。肾动脉 CT 和 MR 血管造影均有较高的敏感性和特异性,肾动脉造影是诊断肾动脉狭窄的金标准,并且是行介入治疗评估血管重建的主要方法。另外,最基本的尿液检查、肾功能检测、肾脏超声等也是评估患者和选择治疗方法的重要依据。

对临床怀疑肾动脉狭窄的高血压患者,其鉴别思路和合理诊断治疗方案的选择总结于图 5-1。

肾血管性高血压的治疗包括药物治疗、介入治疗(经皮肾动脉成形术及支架植入术)及手术治疗,后二者称为肾动脉血运重建术。肾动脉狭窄的关键治疗措施为肾动脉血运重建术,血运重建术对于血压的控制和肾功能的保护均有重要作用。一般来说,对于卡托普利肾脏 ECT 阳性或一侧肾静脉肾素活性显著升高的患者行血运重建术后,其血压改善最大。挽救肾功能减退是血运重建术的另一重要指证,对肾血管性高血压发展到肾衰竭者,多有双侧肾动脉病变,如血管造影的结果及患者身体状况许可,均应积极行血运重建术。

经皮肾动脉成形术及支架植入术:一般认为适应证如下。①肾动脉主干或其主要分支节段性狭窄,管径狭窄程度在 50% 以上;狭窄远近端收缩压差大于 4.0 kPa(30 mmHg)。②患肾无严重萎缩,尚残留一定功能。经皮肾动脉成形术的有效率在 70% 左右,纤维肌性发育不良者手术效果最好,动脉粥样硬化效果略差,大动脉炎患者需病变稳定后再行成形术。为防止再狭窄和血管撕裂,多数情况下建议植入肾动脉支架。

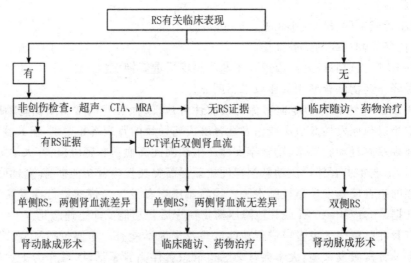

图 5-1   怀疑肾动脉狭窄患者的诊治流程

RS:肾动脉狭窄;CTA:CT 血管造影;MRA:MR 血管造影

外科手术:外科手术重建肾动脉血运主要用于弥漫性肾动脉狭窄合并腹主动脉粥样硬化的患者,尤其是伴有肾衰竭的老年患者,此类患者介入治疗常常困难。手术治疗的目的不仅是为了血压的控制,更多是为了挽救肾功能。

二、大血管病变所致继发性高血压

一系列先天性及后天性大血管疾病,尤其是累及主动脉的血管病变,由于机械性血流障碍,常可导致血压显著升高,较为常见的包括主动脉缩窄、大动脉炎、主动脉夹层等。部分动静脉瘘、动脉导管未闭、主动脉关闭不全、大动脉硬化等血流异常性疾病也常伴有血压升高,且多以收缩压升高为主。

(一)主动脉缩窄

主动脉缩窄是先天性大血管疾病的一种类型,国外发病率较高,我国偏低。主动脉缩窄的病变部位绝大多数位于主动脉弓远端与降主动连接处,即主动脉峡部。根据缩窄位于动脉导管或动脉韧带的之前或之后,主动脉缩窄分导管前型和导管后型,以后者为常见。导管后型多以单纯的主动脉缩窄为特征,而导管前型多合并心内畸形,多数婴幼儿期即死亡。主动脉缩窄还常合并有动脉导管未闭、主动脉瓣二瓣化畸形等。

导管后型主动脉缩窄婴幼儿期多无临床症状,仅在体检时发现上肢血压升高,股动脉搏动减弱或消失,同时可伴有心脏杂音。较大儿童或成人可因高血压出现头痛、头晕、头颈部血管搏动等症状,部分病例由于下肢供血减少,呈现下肢怕冷、行走乏力,甚或间歇性跛行。检查上肢血压显著高于下肢血压。缩窄段病变累及左锁骨下动脉的病例,右上肢血压显著高于左上肢。主动脉缩窄如未经治疗,绝大多数死于高血压导致的心、脑、血管并发症,尤其是脑出血、心力衰竭和主动脉夹层或主动脉瘤破裂。

主动脉缩窄的诊断主要依据临床表现,确诊依赖影像学检查,包括心血管超声、CTA、MRA、主动脉造影等。主动脉缩窄一旦确诊,均应考虑手术治疗,不宜过于推迟。

(二)大动脉炎

大动脉炎是指主动脉及其主要分支、肺动脉的慢性进行性非特异性炎症病变。病变位于主动脉弓及其分支者曾称高安病，累及降主动脉者曾称为不典型主动脉缩窄。本病较为常见，发病尤以我国、日本等东方人种多见，多数为女性。

大动脉炎的发病机制与自身免疫有关，属于自身免疫性疾病。遗传因素也是重要的发病因素，尤其是 HLA 基因与多发性大动脉炎的关系密切。大动脉炎可在主动脉全长任何部位发生，并可累及所有主要大分支，部分患者肺动脉也可累及。但以头臂动脉（尤以左锁骨下动脉）、肾动脉、胸腹主动脉为多发。多发性大动脉炎为节段性动脉壁的全层炎症。

1.临床表现及分型

40 岁以下女性常见，早期多数患者以无力、发热、盗汗、关节痛、食欲缺乏、体重下降等全身症状起病，可出现无脉或两侧血压不对称或血管杂音，受累动脉部位可有局部疼痛，随病情进展，大动脉渐趋狭窄，甚至闭塞。根据临床好发部位可分为下列几种类型。

（1）头臂型：本型患者的血管病变均在颈总动脉、锁骨下动脉及无名动脉等主动脉弓的大分支上，可以单独一个分支受累，也可以同时累及各支。由于颈总动脉、无名动脉、颈动脉、椎动脉的狭窄或闭塞导致脑供血不足的症状，如头晕、头痛、记忆力减退、嗜睡或失眠、多梦、耳鸣、视物模糊等。

（2）胸腹主动脉型：该型患者的病变主要发生在胸主动脉和/或腹主动脉，大多导致胸腹主动脉的狭窄、闭塞或瘤样扩张，主动脉外膜与纵隔粘连较明显。可导致上肢高血压、下肢低血压，临床上主要表现为头颈、上肢的高血压和下肢供血不足的症状，如头晕、头痛、下肢发凉、行走后双下肢酸麻无力、间歇性跛行。肾动脉的狭窄或闭塞常见，引起肾缺血性高血压、肾衰竭，可出现一系列肾性高血压的症状及体征。上肢血压可明显升高，用常用降压药不易控制，严重者出现主动脉瓣关闭不全，甚至心力衰竭。高血压是胸腹主动脉型大动脉炎的突出表现，约占 60% 以上，以舒张压升高明显，肾动脉狭窄越严重，舒张压越高。

（3）混合型：存在两种类型以上病变为混合型。混合型的患者其血管受累的范围较广，其中肾动脉同时受累者最多。病理生理改变因病变部位而不同，但较复杂、严重。

（4）肺动脉型：病变可累及肺动脉主干、叶、段动脉，产生广泛性、节段性狭窄。以右肺上叶、左肺下叶动脉最多见，可引起狭窄，近段肺动脉、右心室压力增高，甚至出现顽固的右心衰竭。

2.诊断及治疗

除一般检查外，大动脉炎的确诊以 CT 及 MR 血管造影为主，能清晰显示病变的位置、程度以及病变的形态、结构，对疾病的诊断具有重要意义，也为血运重建治疗的具体策略提供有关信息。血管造影仍是主要的检查手段。可以详细了解病变的部位、范围及程度，以及侧支形成情况。血管造影为手术和介入治疗提供最有价值的影像学依据。

多发性大动脉炎的治疗包括手术治疗和非手术治疗。原则是尽量恢复远端动脉的血流，改善脏器血供。早期病变处于活动状态的患者，原则上不应该手术治疗，应该应用激素类药物治疗直至病情稳定。扩血管药、抗血小板药及活血化瘀类中药也有一定的治疗意义。介入治疗已成为治疗多发性大动脉炎的重要措施，主要目的在于重建血运，改善脏器缺血，包括经皮腔内血管成形术及支架植入术，具有微创、简单、易行及可多次反复应用等优点。治疗效果与狭窄长度等因素有关。手术治疗也是大动脉炎治疗的重要措施，手术治疗的原则是重建动脉，改善远端血液供应。因多发性大动脉炎病变累及动脉全层且与周围粘连严重，多采用病变远近端正常动脉旁路转流术,手术一般不处理病变处,吻合口均在正常动脉组织,使手术简化、安全、效果较好,并可保留已建立的侧支循环,是本病首选的手术方法。因手术是非解剖性转流,手术方案的确定主要根据病变部位、累及范围以及患者的全身情况而具体设计。

对不适于介入治疗或手术治疗的患者,可服用抗高血压药物,本病对一般降压药物反应不佳,对单侧肾动脉狭窄患者,可应用 ACEI 或 ARB,但应密切观察尿蛋白、血肌酐,注意肾功能变化。双侧肾动脉狭窄或单功能肾者,禁忌使用上述药物。钙通道阻滞剂及 β 受体阻滞剂可以选用。

三、其他原因所致继发性高血压

(一)妊娠高血压疾病

妊娠高血压疾病是妊娠期特有的疾病,是由于妊娠导致的以高血压、蛋白尿为主要表现的一组综合征,在分娩后消失。该病常见,约占初产妇的 10%。诊断不难,但要与妊娠合并慢性高血压相鉴别,后者于孕前或孕 20 周以前或孕 20 周后首次诊断高血压并持续到产后 12 周后。部分慢性高血压患者在孕 20 周前无蛋白尿,孕 20 周后出现蛋白尿等妊娠高血压疾病表现。多数妊娠高血压疾病患者需要治疗,包括抗高血压治疗,药物包括肼屈嗪、甲基多巴、硝苯地平、拉贝洛尔等,需视病情轻重和缓急使用。

(二)睡眠呼吸暂停综合征

该病较常见,表现为睡眠中上呼吸道反复发生的机械性阻塞,因夜间缺氧的存在,交感神经兴奋,导致血压升高。睡眠呼吸暂停综合征患者约一半合并高血压。患者常有打鼾、肥胖、白昼嗜睡、早晨头痛及夜尿等临床表现。确定诊断需做睡眠呼吸监测。睡眠呼吸暂停综合征合并的高血压单纯使用抗高血压药物治疗效果不佳,应给予手术治疗或呼吸治疗,去除导致高血压的病因。

(三)颅内疾病所致高血压

颅内疾病常伴血压变化,其机制主要与颅内压升高和心血管运动中枢功能障碍有关,属神经反射性。各种原因所致的颅内压增高、脑肿瘤、脑外伤、脑干感染等都可导致高血压的产生。颅内压增高时,脑灌注压下降,脑组织缺血,反射性血压升高,以维持正常脑灌注。颅内压增高的典型特征为头痛、呕吐和视盘水肿,此时血压常显著升高,以维持脑灌注。心血管运动中枢障碍时,也可由于神经调节的异常,导致心率过快,血压升高,也可出现心动过缓和低血压。颅内疾病所致高血压的治疗主要依赖于颅内病变的解除,如手术清除颅内血肿、占位病变、脑室引流等。使用脱水药物及利尿剂也是通常采用的降低颅内压的方法。降低颅内压后血压自然回落,而不顾颅内高压单纯降低血压,常常效果有限,如使用强力降压药导致血压下降,反而会恶化脑灌注,加重预后不良。

(四)甲状腺疾病所致高血压

部分甲状腺功能亢进及小部分甲状腺功能减退的患者伴有高血压。甲状腺激素可通过诱导心脏和血管 Na^+-K^+-ATP 酶增加心脏活性,还可通过增加血容量等机制导致高血压。甲状腺功能亢进由于存在高动力循环,其收缩压升高明显,脉压增大。甲状腺功能低下者可由于局部调节异常导致高血压,如基础代谢率下降、局部血管扩张、代谢产物聚集减少,引起血管收缩加强。甲状腺疾病所致高血压需针对甲状腺疾病进行治疗,同时可给予抗高血压药物。

（五）药物所致继发性高血压

目前临床上应用的某些药物具有升高血压的作用，由其导致的高血压称为药物性高血压。这类药物包括免疫抑制剂、糖皮质激素、口服避孕药、甘草、拟交感神经药等。

（1）糖皮质激素广泛用于各种自身免疫性疾病的治疗，因为糖皮质激素可促进水钠潴留，促进血管紧张素原生成，并加强血管对升压物质的反应性，长期使用可导致类似库欣综合征的继发性高血压。

（2）口服避孕药也是导致药物性高血压的常见原因，因为口服避孕药可促进RAAS活性增高，并增加液体潴留和交感神经活性，部分服用避孕药的妇女可形成高血压。停药后多数可以逐渐恢复正常。

（3）甘草可以抑制糖皮质激素的生物转化，且具有盐皮质激素样活性，服用大量甘草的患者可形成高血压，其特征类似醛固酮增多症，表现为高血压、水肿和低钾血症。

（4）应用拟交感神经药（包括滴眼、滴鼻制剂），如去甲肾上腺素、肾上腺素、去氧肾上腺素、多巴胺等，可导致高血压，应注意询问相关病史。

由于继发性高血压类型繁多，临床表现复杂多样，涉及多个学科，在筛查和诊断上多有困难，熟悉常见继发性高血压的临床特点是给患者做深入检查的前提。在实际工作中，如有继发性高血压的临床线索或表现为难治性高血压，应结合患者的具体表现给予相关检查。另外，眼底检查、尿常规检查、肾功能检查及肾素活性、醛固酮、儿茶酚胺等相关内分泌激素的测定也有重要的提示价值。功能试验及相关特异性检查是明确继发性高血压的主要诊断手段。减少继发性高血压的漏诊是当今高血压治疗尤其是难治性高血压治疗的重要临床问题。继发性高血压的治疗主要为病因治疗，多需手术或介入等治疗方法，大多数可以借此根治或明显减少对降压药物的依赖。

（刘丹玲）

第三节 窦性心律失常

窦性心律失常是窦房结发出的激动显著不规律，使心房和心室的节律也不规则。窦性心律基本规则，安静时在正常成人其频率为60～100次/分，随年龄增长而减慢。由窦房结冲动形成过快、过慢或不规则，或窦房结冲动传导障碍所致心律失常称为窦性心律失常。

一、窦性心动过速

（一）病因

窦性心动过速的病因包括生理因素和病理因素。其中，生理因素包括运动、情绪激动、饱餐、饮浓茶、咖啡、吸烟、饮酒等可使交感神经兴奋，心跳加快。体位改变如立位时交感神经兴奋，心率也加快；卧位时心率则减慢。生理因素所致的窦性心动过速常为一过性，持续时间较短。

引起窦性心动过速的病理因素则包括以下几个方面。

（1）心力衰竭：尤其在心力衰竭的早期，心率常增快。

（2）甲状腺功能亢进（甲亢）：大多数甲亢患者有窦性心动过速，心率一般在100～120次/分，严重者心率可达到 120～140 次/分。

（3）急性心肌梗死：在急性心肌梗死病程中，窦性心动过速的发生率可达到 30%～40%。

（4）休克：可引起窦性心动过速，在轻度休克时心率可达到 100 次/分以上；重度休克时心率更快，可大于 120 次/分。

（5）急性心肌炎：多数患者可出现与体温升高不成比例的窦性心动过速。

（6）其他器质性心脏病。

（7）其他，如贫血、发热、感染、缺氧、自主神经功能紊乱、心脏手术后等，均可出现窦性心动过速。

（8）药物，如肾上腺素类、阿托品类也能引起窦性心动过速。

（二）临床表现

窦性心动过速心率多为 100～150 次/分，大多心音有力，或有原发性心脏病的体征，主要表现为心悸，或出汗、头晕、眼花、乏力，或有原发疾病的表现，也可诱发其他心律失常或心绞痛。

（三）诊断

根据病因、临床表现及检查即可诊断窦性心动过速。本病需与房性阵发性心动过速进行鉴别，其鉴别主要靠心电图。其心电图可表现出如下特点。①P 波：窦性心动过速时的 P 波由窦房结发出，P 波 II 导联直立，P-aVR 倒置，窦性心动过速时的 P 波较正常窦性心律时的 P 波振幅稍高，在 II～III 导联中更明显，这是因为窦性心动过速时，激动多发生于窦房结的头部，此部位是心房前结间束的起始部位，窦性激动多沿着前结间束下传所致。②PR 间期：在 0.12～0.20 秒。③PP 间期：常受自主神经的影响，可有轻度不规则。④QRS 波：形态、时限正常，心房率与心室率相等。⑤频率：成人 P 波频率 100～160 次/分，多在 130 次/分左右，个别可达 160～180 次/分。婴幼儿的心率较成人略高，不同年龄窦性心动过速的诊断标准不同，如 1 岁以内应大于 140 次/分，1～6 岁应大于 120 次/分，6 岁以上与成人相同，应大于 100 次/分，通常不超过 160 次/分。个别婴幼儿的窦性心动过速频率可达 230 次/分左右。

对于阵发性的窦性心动过速，可通过 24 小时动态心电图监测，其特点表现如下。①一过性窦性心动过速的窦性 P 波频率逐渐加快至 100 次/分以上，持续数秒至数分钟后逐渐减慢至原有水平，心动过速时 P 波形态与正常窦性 P 波的形态相同。②持续性窦性心动过速 24 小时动态心电图记录的 P 波总数应＞14.4 万次。③窦性心动过速时 24 小时动态心电图记录到的其他伴随情况：P 波振幅变尖或增高，提示激动起源于窦房结头部；PR 段下移是受心房复极波的影响所致；可有不同程度的继发性 ST-T 改变或原有 ST-T 改变，当发生窦性心动过速时恢复正常；QT 间期缩短；出现快心率依赖型阻滞期前收缩等心律失常。

（四）治疗

窦性心动过速的治疗原则以消除诱因、治疗原发病和对症处理为主。窦性心动过速主要由生理或心外因素所致者，大多不需特殊治疗。窦性心动过速的治疗应主要治疗原发病，必要时辅以对症治疗。如由心力衰竭引起的窦性心动过速，应用洋地黄制剂、利尿药和血管扩张药等。窦性心动过速的纠正，常作为左心衰竭控制的指标之一。

非心力衰竭所致的窦性心动过速的治疗，如甲状腺功能亢进症所引起的窦性心动过速，可以应用 β 受体阻滞剂。洋地黄过量也可引起窦性心动过速。以交感神经兴奋和儿茶酚胺增高为主所致的窦性心动过速患者，可选用 β 受体阻滞剂、镇静剂等。

急性心肌梗死患者合并窦性心动过速时，在无明确的心功能不全时，窦性心率持续

＞110 次/分时,为减慢心率,可临时试用小剂量 β 受体阻滞剂如口服美托洛尔或钙通道阻滞剂如口服地尔硫草等。

二、窦性心动过缓

(一)病因

窦性心动过缓的病因可分为心内因素和心外因素。心外因素所致的窦性心动过缓,绝大多数伴有迷走神经亢进现象,是神经性的,心率不甚稳定。当自主神经张力改变时,如深呼吸、运动、注射阿托品等后常有心率的变化,PR 间期可略有延长。心内因素导致的窦性心动过缓可能是由以下原因引起的。

1.迷走神经兴奋

大多通过神经(主要为迷走神经兴奋)、体液机制经心脏外神经而起作用,或是直接作用于窦房结而引起窦性心动过缓。

2.窦房结功能受损

指由窦房结受损(如炎症、缺血、中毒或退行性变的损害等)而引起的窦性心动过缓。此外,可见于心肌受损如心肌炎、心包炎、心肌硬化等,也可能为一过性的窦房结炎症、缺血及中毒性损害所致。

3.急性心肌梗死

窦性心动过缓的发生率为 20%～40%,在急性心肌梗死发病早期发生率最高(特别是下壁梗死)。

(二)临床表现

轻重不一,可呈间歇性发作。多以心率缓慢所致心、脑、肾等脏器血供不足症状为主。轻者乏力、头晕、记忆力差、反应迟钝等,严重者可有黑蒙、晕厥或阿-斯综合征发作。部分严重患者除可引起心悸外,还可加重原有心脏病症状,引起心力衰竭或心绞痛。心排血量过低严重影响肾脏等脏器灌注,还可致少尿等。

(三)诊断与鉴别诊断

窦性心动过缓的心电图表现主要有以下几点。

(1)窦性 P 波的形态:窦性心动过缓与窦性心动过速时 P 波形态有较大差异,这是由于窦性心动过缓时窦房结的起搏点多位于尾部,其发出的激动多沿中结间束下传;而窦性心动过速时窦房结的起搏点多位于头部,激动多沿前结间束下传。虽然窦房结的头、尾相差仅 15 mm,但由于结间束优先传导的特点,所以两者的窦性 P 波形态有差异,Ⅱ、Ⅲ导联的 P 波较正常窦性心律的 P 波稍低平。

(2)窦性 P 波的频率:成人应＜60 次/分,通常为 40～59 次/分,多在 45 次/分以上。亦有慢至 35 次/分左右者甚至有 20 次/分的报告,＜45 次/分为严重的窦性心动过缓。婴幼儿窦性心动过缓的心率,在 1 岁以下应＜100 次/分,1～6 岁应＜80 次/分,6 岁以上应＜60 次/分。

(3)PR 间期 0.12～0.25 秒。

(4)QRS 波:每个 P 波后紧随一正常的 QRS 波,形态、时限均正常。

(5)T 波、U 波:窦性心动过缓时正常,也可表现 T 波振幅较低,U 波常较明显。

(6)QT 间期按比例延长,但校正后 QTc 间期则在正常范围内。正常 QTc 应≤0.42 秒。

此外,发生以下情况时可能会与窦性心动过缓类似,应加以鉴别。①二度窦房传导阻滞:当发生 2：1 或 3：1 窦房传导阻滞时，心率很慢，类似窦性心动过缓。两者可依据下列方法鉴别，经阿托品注射或体力活动后(可做蹲下、起来运动)，窦性心动过缓者的窦性心率可逐渐加快，其增快的心率与原有心率不成倍数关系;而窦房传导阻滞者心率可突然增加 1 倍或成倍增加,窦房传导阻滞消失。②未下传的房性期前收缩二联律:未下传的房性期前收缩 P′波,一般是较易识别的。但当 P′波重叠于 T 波上不易分辨时可被误认为窦性心动过缓。③房性逸搏心律较少见,其 P′波形态与窦性心律的 P 波明显不同,但如果房性逸搏点位置接近窦房结时,则其 P′波与窦性 P 波在形态上不易区别。鉴别点:①房性逸搏心律通常持续时间不长,运动或注射阿托品可使窦性心率加快,房性逸搏心律消失;②房性逸搏心律规则,而窦性心动过缓常伴有窦性心律不齐。

(四)治疗

窦性心动过缓的治疗包括针对原发病治疗及对症、支持治疗。如心率不低于每分钟 50 次,无症状者,无须治疗,如心率低于每分钟 50 次,且出现症状者可用提高心率药物(如阿托品、麻黄碱或异丙肾上腺素),或可考虑安装起搏器,对于显著窦性心动过缓伴窦性停搏且出现晕厥者应安装人工心脏起搏器。

对窦性心动过缓者均应注意寻找病因,大多数窦性心动过缓无重要的临床意义,不必治疗。在器质性心脏病(尤其是急性心肌梗死)患者,由于心率很慢可使心排血量明显下降而影响心、脑、肾等重要脏器的血液供应,症状明显,此时应使用阿托品(注射或口服)、氨茶碱,甚至可用异丙肾上腺素静脉滴注,以提高心率。对窦房结功能受损所致的严重窦性心动过缓的患者,心率很慢,症状明显,甚至有晕厥发生,药物治疗效果欠佳者,需要安装永久性人工心脏起搏器,以防突然出现窦性停搏。对器质心脏病伴发窦性心动过缓又合并窦性停搏或较持久反复发作窦房传导阻滞而又不出现逸搏心律、发生过晕厥或阿-斯综合征、药物治疗无效者,应安装永久性人工心脏起搏器。由颅内压增高、药物、胆管阻塞等所致的窦性心动过缓应首先治疗病因,结合心率缓慢程度以及是否引起心排血量的减少等情况,适当采用提高心率的药物。

三、病态窦房结综合征

(一)病因及临床表现

引起病态窦房结综合征的病因包括退行性变、冠心病、心肌病、心肌炎、风湿性心脏病、外科手术损伤、高血压等。其临床表现轻重不一,可呈间歇发作性,多以心率缓慢所致脑、心、肾等脏器供血不足尤其是脑供血不足症状为主。轻者乏力、头晕、眼花、失眠、记忆力差、反应迟钝或易激动等,易被误诊为神经官能症,老年人还易被误诊为脑血管意外或衰老综合征。严重者可引起短暂黑蒙、近乎晕厥、晕厥或阿-斯综合征发作。部分患者合并短阵室上性快速心律失常发作,又称慢快综合征。快速心律失常发作时,心率可突然加速达 100 次/分以上,持续时间长短不一,心动过速突然终止后可有心脏暂停伴或不伴晕厥发作。严重心动过缓或心动过速除引起心悸外,还可加重原有心脏病症状,引起心力衰竭或心绞痛。心排血量过低严重影响肾脏等脏器灌注还可致尿少、消化不良。慢快综合征还可能导致血管栓塞症状。

(二)症状、体征

本病是在持续缓慢心率的基础上,间有短暂的窦性心律失常发作。与中青年人比较,老年患者有以下特点。①双结病变多见:窦房结病变引起显著的窦性心动过缓、窦房传导阻滞及窦性静止,在此基础上如交界性逸搏出现较迟(≥2 秒)或交界性逸搏心率缓慢(<35 次/分)或伴房室传导阻滞(AVB)者,说明病变累及窦房结和房室结,称为双结病变。老年人双结病变明显多于中

青年人,提示老年患者病变广泛,病情严重。②慢快综合征常见:老年患者在持续缓慢心率的基础上,较易出现短暂的快速心律失常(室上性心动过速、心房扑动、心房颤动),说明有心房病变,如伴有房室或束支传导阻滞,提示整个传导系统病变。③心、脑、肾缺血表现较突出:心率<40次/分,常有脏器供血不足的表现,轻者乏力、头晕、眼花、失眠、记忆力减退、反应迟钝,重者发生阿-斯综合征。

(三)诊断

诊断本病应以心律失常为依据,症状仅作为参考,中青年人常用阿托品、异丙肾上腺素试验及经食管心房调搏等检查来确诊,但老年人不宜或不能行上述检查,而动态心电图基本能达到确诊目的。如最慢窦性心率<40次/分,最长RR<1.6秒,则可诊断。

(四)治疗

病态窦房结综合征的治疗应针对病因,无症状者可定期随访,密切观察病情。心率缓慢显著或伴自觉症状者可试用阿托品、茶碱类口服。双结病变、慢快综合征及有明显脑血供不足症状如近乎昏厥或昏厥的患者宜安置按需型人工心脏起搏器。合并快速心律失常的,安装起搏器后再加用药物控制快速心律失常发作。病态窦房结综合征患者禁用可能减慢心率的药物如降压药、抗心律失常药、强心药、β受体阻滞剂及钙通道阻滞剂等。心房颤动或心房扑动发作时,不宜进行电复律。本病治疗困难,因为对缓慢心率缺乏有效而无不良反应的药物,使用防治快速心律失常药物又加重心率缓慢,且快速心律转为缓慢心律时心跳停顿时间较长。

四、窦房传导阻滞

(一)病因

窦房传导阻滞少数可为家族性,大多见于器质性心脏病患者,冠心病是最常见的病因,约占40%,因心肌缺血导致窦房结周围器质性损害。其中,急性下后壁心肌梗死时窦房传导阻滞发生率为3.5%。此外,也见于高血压性心脏损害、风湿性心脏病、心肌病、先天性心脏病、慢性炎症或缺血所致的窦房结及其周围组织病变等。此外,其他原因也可引起本病,包括:①高钾血症、高碳酸血症、白喉、流行性感冒(流感)等;②窦房结周围区域的退行性硬化、纤维化、脂肪化或淀粉样变;③药物中毒及大剂量使用普罗帕酮亦可引起,但多为暂时性的,如洋地黄、胺碘酮、β受体阻滞剂等;④迷走神经张力增高或颈动脉窦过敏的健康人,可用阿托品试验证实;⑤可见于静脉推注硫酸镁所致(注射速度过快所致),低钾血症血钾<2.6 mmol/L时也可发生。

(二)临床表现

窦房传导阻滞可暂时出现,也可持续存在或反复发作。窦房传导阻滞患者常无症状,也可有轻度心悸、乏力感及"漏跳",心脏听诊可发现心律不齐、心动过缓、"漏跳"(长间歇)。如果反复发作或长时间的阻滞,可发生连续心搏漏跳,而且无逸搏(心脏高位起搏点延迟或停止发放冲动时,低位起搏点代之发放冲动而激动心脏的现象)出现,则可出现头晕、晕厥、昏迷、阿-斯综合征等。另外,尚有原发病的临床表现。

(三)诊断

由于体表心电图不能显示窦房结电活动,因而无法确立一度窦房传导阻滞的诊断。三度窦房传导阻滞与窦性停搏鉴别困难,特别当发生窦性心律失常时。二度窦房传导阻滞分为两型:莫氏Ⅰ型即文氏阻滞,表现为PP间期进行性缩短,直至出现一次长PP间期,该长PP间期短于基本PP间期的两倍;莫氏Ⅱ型阻滞时,出现的一系列的PP间期相等,但可突然出现P波脱漏,而出现长 PP 间期。长 PP 间期为基本 PP 间期的整倍数。

(四)治疗

治疗窦房传导阻滞时,主要治疗原发病。对暂时出现又无症状者可进行密切观察,不需要特殊治疗,患者多可恢复正常。对频发、反复、持续发作或症状明显者,可口服或静脉、皮下注射阿托品,另外,可口服麻黄碱或异丙肾上腺素,严重病例可将异丙肾上腺素加于 5% 葡萄糖注射液中缓慢静脉滴注。对发生晕厥、阿-斯综合征并且药物治疗无效者应及时植入人工心脏起搏器。

(王丽丹)

第四节　房性心律失常

房性心律失常是指由心房引起的心动频率和节律的异常。房性心律失常包括房性期前收缩、房性心动过速、心房扑动、心房颤动。根据房性心律失常的类型的不同,各自的表现和治疗方式也有所不同。

一、房性期前收缩

房性期前收缩,起源于窦房结以外心房的任何部位。正常成人进行 24 小时心电检测,约 60% 的人有房性期前收缩发生。各种器质性心脏病患者均可发生房性期前收缩,并经常是快速性房性心律失常出现的先兆。

(一)病因

引起房性期前收缩的原因很多,主要包括以下几个方面。

1.器质性心脏病

任何器质性心脏病均可发生,多见于冠心病、风湿性心脏病、肺心病(尤其是多源性房性期前收缩)、心肌炎、高血压性心脏病、心力衰竭、急性心肌梗死等。

2.药物及电解质

洋地黄、普鲁卡因胺、肾上腺素、异丙肾上腺素及各种麻醉药等的应用均可出现房性期前收缩。在酸碱平衡失调、电解质紊乱时,如低钾血症、低钙血症、低镁血症、酸碱中毒等亦可出现房性期前收缩。

3.神经异常状态

房性期前收缩的出现可无明显诱因,但与情绪激动、血压突然升高、过多饮酒、吸烟、喝浓茶、喝咖啡、便秘、腹胀、消化不良、失眠、体位突然改变等因素有关。此原因所致的房性期前收缩在睡眠前或静止时较易出现,在运动后或心率增快后减少或消失。还可因心脏的直接机械性刺激(如心脏手术或心导管检查等)引起房性期前收缩。

4.内分泌疾病

甲状腺功能亢进症、肾上腺疾病等。

5.正常健康心脏

房性期前收缩在各年龄组正常人群中均可发生,儿童少见。中老年人较多见。可能是由于自主神经功能失调所引起,交感神经或迷走神经亢进均能引起期前收缩。

（二）临床表现

主要症状为心悸、心脏"停跳"感，期前收缩次数过多时自觉"心跳很乱"，可有胸闷、心前区不适、头晕、乏力、脉搏有间歇等。也有无症状者。可能因期前收缩持续时间较久，患者已适应。此外，期前收缩的症状与患者的精神状态有密切关系，不少患者的很多症状是由于对期前收缩不正确的理解和恐惧、焦虑等情绪所致。

（三）诊断

根据病因、临床表现及心电图检查即可做出诊断。典型房性期前收缩心电图特点如下。

（1）房性期前收缩的 P 波提前发生，与窦性 P 波形态各异。如发生在舒张早期，适逢房室结尚未脱离前次搏动的不应期，可产生传导中断（称为阻滞的或未下传的房性期前收缩）或缓慢传导（下传的 PR 间期延长）现象。

（2）发生很早的房性期前收缩的 P 波可重叠于前面的 T 波之上，且不能下传心室，故无 QRS 波发生，易误认为窦性停搏或窦房传导阻滞。

（3）应仔细检查 T 波形态是否异常加以识别。

（4）房性期前收缩使窦房结提前发生除极，因而包括其前收缩在内的前后两个窦性 P 波的间期，短于窦性 PP 间期的两倍，称为不完全性代偿间歇。若房性期前收缩发生较晚，或窦房结周围组织的不应期长，窦结的节律未被扰乱，期前收缩前后 PP 间期恰为窦性者的两倍，称为完全性代偿间歇。

（5）房性期前收缩发生不完全性代偿间歇居多。房性期前收缩下传的 QRS 波群形态通常正常，有时亦可出现宽阔畸形的 QRS 波群，称为室内差异性传导。

（四）治疗

房性期前收缩通常无须治疗。当明显症状或因房性期前收缩触发室上性心动过速时，应给予治疗。吸烟、饮酒与咖啡因可诱发房性期前收缩，应劝导患者戒除或减量。治疗药物包括镇静药、β 受体阻滞剂等，亦可选用洋地黄或钙通道阻滞剂。

二、房性心动过速

房性心动过速简称房速。根据发生机制与心电图表现的不同，可分为自律性房性心动过速、折返性房性心动过速与混乱性房性心动过速三种。

（一）病因

大多数伴有房室传导阻滞的阵发性房性心动过速因心房局部自律性增高引起。心肌梗死、慢性肺部疾病、大量饮酒及各种代谢障碍均可导致房性心动过速。洋地黄类药物服用过量，导致洋地黄中毒，特别在低钾血症时易发生此种心律失常。折返性房性心动过速多发生在手术瘢痕或解剖缺陷的邻近部位。紊乱性房性心动过速即多源性房性心动过速，常发生于患慢性阻塞性肺病或充血性心力衰竭的老年人，也可见于洋地黄中毒与低钾血症患者，紊乱性房性心律易蜕变为心房颤动。

通过普通的方法很难明确局灶冲动的产生机制。已有的资料提示，引起局灶电活动的原因可能有自律性异常过高，延迟后除极引起的触发活动或微折返。房性心动过速开始发作时常常有频率的逐渐增加和/或房性心动过速终止之前有频率的逐渐降低，上述现象提示自律性异常可能是局灶性房性心动过速的主要机制。

（二）临床表现

房性心动过速患者可出现心悸、头晕、疲乏无力、胸痛、呼吸困难及晕厥等症状。发作可呈短暂、阵发性或持续性。局灶性房性心动过速的频率多在130～250次/分，受儿茶酚胺水平和自主神经张力的影响。当房室传导比率发生变动时，听诊心律不齐，第一心音强度不等。颈静脉可见a波数目超过听诊心搏次数。

（三）诊断

主要根据病因、临床表现及心电图检查做出诊断。其心电图的表现：①心房率通常为150～200次/分；②P波形态与窦性者不同，根据心房异位激动灶的部位或房性心动过速发生的机制不同而形态各异；③常出现二度Ⅰ型或Ⅱ型房室传导阻滞，呈现2：1房室传导者亦属常见；④P波之间的等电线仍存在（与典型心房扑动时等电线消失不同）；⑤刺激迷走神经不能终止心动过速，仅加重房室传导阻滞；⑥发作开始时心率逐渐加速。

Holter同样可以诊断房性心动过速，如果患者心慌发作时间短，来不及发作当时做心电图，但发作比较频繁，可做24小时或48小时动态心电图（即常说的Holter）监测来确诊房性心动过速。动态心电图会连续记录下患者24小时所有心电信号，通过计算机分析，发现事件，得出诊断。

（四）治疗

房性心动过速合并房室传导阻滞时，心室率通常不太快，不会导致严重的血流动力学障碍，患者通常不会有生命危险，因此无须紧急处理。若心室率达140次/分以上，由洋地黄中毒所致，或有严重充血性心力衰竭或休克征象，应进行紧急治疗。对于不同的诱因应采取不同的处理方法。

（1）洋地黄中毒引起者：①立即停用洋地黄；②如血钾水平不高，首选氯化钾，口服或静脉滴注氯化钾，同时进行心电图监测，以避免出现高钾血症；③已有高钾血症或不能应用氯化钾者，可选用β受体阻滞剂。心室率不快者，仅需停用洋地黄。

（2）非洋地黄引起者：①积极寻找病因，针对病因治疗；②洋地黄、β受体阻滞剂、非二氢吡啶类钙通道阻滞剂可用于减慢心室率；③如未能转复窦性心律，可加用Ⅰa、Ⅰc或Ⅲ类抗心律失常药；④持续性药物治疗无效的房性心动过速可考虑作射频消融。

（3）经导管射频消融治疗房性心动过速的适应证：不管房性心动过速的机制是异常自律性、触发活动还是微折返，局灶性房性心动过速都可以通过导管消融其局灶起源点而得到根治，而且目前已经成为持续性房性心动过速尤其是无休止房性心动过速的首选治疗方法。对于药物无效或无休止性的房性心动过速，尤其在出现心律失常性心肌病时，导管消融其局灶起源点是最佳治疗。

三、心房扑动

心房扑动是指快速、规则的心房电活动。在心电图上表现为大小相等、频率快而规则（心房率一般在240～340次/分）、无等电位线的心房扑动波。

（一）病因

心房扑动多由房性冲动在右心房内环形折返所致，少数心房扑动由于房性异位灶自律性增高所致。阵发性心房扑动发生于无器质性疾病患者，持续性心房扑动可见于风湿性心脏病、冠心病、肺源性心脏病、酒精性心肌病和甲亢性心脏病等。

（二）临床表现

患者常感觉心慌、胸闷，严重时感觉头晕、头痛，此外患者的症状与原发病存在关联，比如诱发心绞痛、心力衰竭等。查体时患者的心房扑动心室率可规则或不规则，颈静脉搏动次数常为心室率的数倍。按摩颈静脉窦可使心率减慢或不规则，运动可使心率增加。

（三）诊断

主要根据患者的病史、临床表现及心电图表现诊断。心房扑动患者心电图主要表现如下：①P波消失，出现 F 波，其形态、间距及振幅均相同，呈锯齿状，频率在 250～350 次/分，F-F 之间无等电位线；②QRS波形态和时间正常，或稍有差异；③常见房室传导比例为 2：1，也可呈 3：1或者 4：1，房室传导比例不固定者心室率可不规则；④有时 F 波频率和形态不是绝对规则，称不纯性心房扑动或心房扑动-颤动。

（四）治疗

心房扑动的治疗包括以下几项。①病因治疗；②转复心律：包括同步电复律、经食管心房调搏术、经导管射频消融术和药物复律；③控制心室率：可选 β 受体阻滞剂或维拉帕米，伴心力衰竭时首选洋地黄；④抗凝治疗。

四、心房颤动

心房颤动（atrial fibrillation，AF）简称房颤，是最常见的心律失常之一，是由心房主导折返环引起许多小折返环导致的房律紊乱。它几乎见于所有的器质性心脏病，在非器质性心脏病也可发生。可引起严重的并发症，如心力衰竭和动脉栓塞，严重威胁人体健康。临床上根据心房颤动的发作特点，将心房颤动分为阵发性心房颤动（心房颤动发生时间常小于 24 小时，可自行转复为窦性心律）、持续性心房颤动（心房颤动发生时间大于 2 天，多需电转复或药物转复）、永久性心房颤动（不可能转为窦性心律）。

（一）病因

多种疾病均可导致心房颤动的发生，主要包括以下几种。

1.风湿性心脏瓣膜病

风湿性心脏瓣膜病仍是心房颤动的最常见原因，尤其多见于二尖瓣狭窄合并关闭不全。其中二尖瓣狭窄患者当中，心房颤动为 41％。

2.冠心病

随着冠心病发病率的增加，在很多国家和地区，冠心病已成为心房颤动的首要原因。

3.心肌病

各种类型的心肌病均可以发生心房颤动，发生率在 10％～50％，成人多见，儿童也可发生，以原发性充血性心肌病为主，约占 20％。

4.原发性高血压

原发性高血压在心房颤动原因中的比率为 9.3％～22.6％。心房颤动的发生与原发性高血压所致肥厚心肌的心电生理异常、肥厚心肌缺血及肥厚心肌纤维化有关。

5.缩窄性心包炎

一般患者的发病率为 22％～36％，高龄患者心房颤动的发生率可达 70％，心包积液患者也可伴发心房颤动。

6.肺心病

肺心病发生心房颤动的原因与肺内反复感染、长期缺氧、酸中毒及电解质紊乱有关。

7.先天性心脏病

在先天性心脏病中,心房颤动主要见于房间隔缺损患者。

8.病态窦房结综合征

当窦性心动过缓时,心房的异位兴奋性便增强,易于发生心房颤动。

9.预激综合征

预激综合征的主要并发症是阵发性房室折返性心动过速,其次为心房颤动,一般认为心室预激的心房颤动发生率与年龄有关,儿童患者很少发生,而高龄患者则心房颤动发生率较高。

10.甲状腺功能亢进

心房颤动是甲亢的主要症状之一,甲亢患者中心房颤动的发生率在 15%～20%,老年人甲亢者可能存在心肌的器质性损害,易发生慢性心房颤动。

(二)临床表现

1.症状

心房颤动发作时,除基础心脏病引起的血流动力学改变外,由于心房颤动使心房的收缩功能丧失,心室收缩变得不规律,心室率增快,患者最常见的症状是心慌。如合并冠心病,患者可出现心绞痛、眩晕、晕厥,严重可出现心力衰竭及休克。如合并风湿性心脏病二尖瓣狭窄者,常诱发急性肺水肿,伴有肺动脉高压者可发生咯血。

某些慢性心房颤动,患者可以无任何症状,尤其在老年人多见,常在体检或心电图检查时发现。

2.体征

对于原有心脏病的患者,心房颤动者体征因原发心脏病的不同而不同。听诊可发现心尖部第一心音强弱不等,心律绝对不齐,脉搏短绌。此外,心房颤动患者可发生脑、肺及四肢血管栓塞征,栓塞的发生率与年龄、心房大小和基础心脏病有关。心房颤动患者脑梗死发生率比正常人群高 5 倍。

(三)诊断

心房颤动患者心电图表现:①P 波消失代之以振幅、形态、节律不一的 f 波,频率为 350～600 次/分,f 波可以相当明显,类似不纯心房扑动,也可以纤细而难以辨认;②RR 间距绝对不规则。患者一般有病理和生理传导性异常,有时可与其他类型的心律失常并存,如期前收缩、阵发性室上性或室性心动过速,以及各种房室传导阻滞等,而使心电图表现不典型。

(四)治疗

1.病因治疗

积极治疗原发性心脏病才容易使心房颤动转复为窦性心律,并使之转复后长期维持,即使不能治愈病因,能解除血流动力学异常也很重要。在缺血性心脏病、高血压性心脏病、心肌病等所致心房颤动者,当心肌缺血改善,心力衰竭纠正,在血压控制良好的情况下,心房颤动转复的机会增加,并能长时间维持窦性心律。风湿性心脏病二尖瓣狭窄并心房颤动患者,实行手术去除病因后许多患者能在复律后长期维持窦性心律。

2.药物治疗

包括药物复律、控制心室率及抗凝治疗。

3.射频消融治疗

射频消融主要应用于抗心律失常药无效,或有明显症状的阵发性心房颤动患者及心室率不易控制的持续心房颤动患者。目前常用的是肺静脉隔离术,Carto 的引导使得射频消融术更加精确。

4.外科治疗

主要包括希氏束离断术——"走廊术"及"迷宫术",目前临床普遍采用"迷宫术"。其主要机制是在一系列切口之间,引导心房同时激动,以消除心房颤动,即通过一系列切口打断常见的折返环,建立一条特殊的传导通路使心房电活动同步。

5.抗凝治疗,预防栓塞

心房颤动时心房失去了有效的收缩,血液在心房内淤滞有利于血栓的形成。血栓脱落后可随血流移动,导致全身不同部位的栓塞。因此积极予以抗凝治疗非常重要。目前常用的是 CHA_2DS_2-VASc 评分,见表 5-3。评分≥2 分,推荐口服抗凝血药治疗,如华法林;评分为 1 分,可以选择华法林抗凝或阿司匹林抗血小板治疗,推荐选用华法林治疗;评分为 0 分,可以选择阿司匹林或不用抗凝治疗,推荐不抗凝治疗。

表 5-3　CHA_2DS_2-VASc 评分

字母	危险因素	积分
C	慢性心力衰竭/左心室功能障碍	1
H	高血压	1
A	年龄≥75 岁	2
D	糖尿病	1
S	卒中/短暂脑缺血发作(TIA)/血栓栓塞病史	2
V	血管疾病	1
A	年龄 65～74 岁	1
Sc	性别(女性)	1
合计	最高积分	9

（王丽丹）

第五节　房室交界区心律失常

房室交界区心律失常是由房室结及其周围组织引起的心律失常,常见类型包括房室交界区性期前收缩、交界区性逸搏与逸搏心律、非阵发性交界区性心动过速、房室结折返性心动过速、预激综合征。

一、房室交界区性期前收缩

房室交界区性期前收缩又称为房室交界区性早搏,指起源于房室交界区域的期前激动。房室交界区域包括房室结、心房下部和希氏束。房室交界区性期前收缩可见于无或有器质性心脏病的患者。

(一)病因及临床表现

病因与临床表现和房性期前收缩相似。

(二)诊断

房室交界区性期前收缩依据心电图而诊断。其心电图特征为交界区提前出现的激动向上逆传心房产生逆行 P 波,向下激动心室产生提前的 QRS 波;逆传 P 波出现在 QRS 波之前(PR 间期<0.12 秒)、之后(PR 间期<0.20 秒)或埋藏在 QRS 波之中;QRS 波多形态正常,一般多出现完全性代偿间歇,若存在室内差异传导,则出现宽大畸形的 QRS 波,不易与室性期前收缩鉴别。

(三)治疗

房室交界区性期前收缩一般不需要治疗,重点为治疗原发病。

二、房室交界区性逸搏与逸搏心律

当窦房结或心房内的激动,不能按时传到房室交界区,其间歇超过交界区组织内潜在起搏点的自律周期的时限时,此潜在起搏点即发放冲动,由此引起的一次异位心搏,称为交界区性逸搏。连续 3 个或 3 个以上的交界区性逸搏即构成交界区性逸搏心律。

(一)病因与发病机制

房室交界区性逸搏或逸搏心律既可以是对迷走神经刺激的反应,也可以见于病理情况如严重的心动过缓或房室传导阻滞,此时的房室交界区性逸搏和逸搏心律可替代高位节律点激动心室。在正常情况下,房室交界区并不表现出自律性,为潜在心脏起搏点。当窦房结的频率低于房室交界区,或者窦房结的冲动未能传导至房室交界区,后者可以发放冲动而引起逸搏,连续出现的逸搏形成逸搏心律。可见于心脏结构正常或有器质性心脏病的患者。

(二)临床表现

患者可有胸闷、头晕、乏力,与心动过缓有关。若心房收缩正逢三尖瓣处于关闭状态,查体时可见颈静脉搏动时的大 a 波。

(三)诊断

心电图特征:在长于正常窦性 PP 间期的间歇之后出现一个正常的 QRS 波,P 波缺如,或可见逆行性 P 波位于 QRS 波之前或之后;有时也可以见到未下传到心室的窦性 P 波,即 QRS 波前有窦性 P 波,PR 间期<0.12 秒;房室交界区性逸搏的频率多为 40～60 次/分,QRS 波形态多正常。

(四)治疗

需要根据具体情况进行个体化治疗,有些情况可能不需要任何治疗,但有些情况时需应用增加逸搏频率和改善房室传导的药物,或给予心脏起搏治疗。

三、非阵发性房室交界区性心动过速

(一)病因与发病机制

非阵发性房室交界区性心动过速与房室交界区自律性增高或触发活动有关,多见于急性下壁心肌梗死、心肌炎、心脏手术后,偶见于正常人。服用洋地黄过程中出现非阵发性房室交界区性心动过速多提示洋地黄中毒。

（二）临床表现

患者可表现为阵发性心悸、胸闷、头晕及原有心脏病症状加重,但一般没有明显的血流动力学改变。洋地黄中毒者还会有洋地黄中毒的其他表现。

（三）诊断

心电图特征:非阵发性房室交界区性心动过速的发作渐始渐止,心率逐渐变化,心动过速频率多为70～130次/分;QRS波多呈室上性,其前或后可伴逆行P波;心电图多呈规则节律,但洋地黄中毒常合并房室交界区文氏传导阻滞而表现不规则的心室节律;多数情况下,心房活动由窦房结或心房异位节律点支配,表现为房室分离。

（四）治疗

首先应治疗基础疾病。血流动力学稳定的患者可以密切观察而无须特殊处理。若怀疑为洋地黄中毒,则必须停用洋地黄,同时给予钾盐。

四、房室结折返性心动过速

房室结折返性心动过速(AV nodal reentrant tachycardia,AVNRT)是阵发性室上性心动过速的一种常见类型,一般不伴有器质性心脏病,可发生于不同年龄和性别。

（一）发病机制

其发病机制是由于房室结内(或房室交界区)存在着电生理特性不同的两条传导通路,即房室结双径路,其中快径路表现为不应期长、传导速度快;慢径路表现为不应期短、传导速度慢。AVNRT可分为慢-快型(常见型)和快-慢型(少见型)两种类型。慢-快型者冲动经慢径路下传,经快径路逆传;快-慢型者冲动经快径路下传,经慢径路逆传。

（二）临床表现

其症状与有无器质性心脏病、心动过速时的心室率及发作持续时间有关。心动过速呈突发突止的特点,轻者可有心悸、胸闷、紧张和焦虑;重者可出现心绞痛、心力衰竭、晕厥甚至休克。如果发作时心室率过快,或心动过速终止时未能及时恢复窦性心律可发生晕厥。查体时可见心率增快、第一心音强度固定和心室律绝对规则。不伴有器质性心脏病的患者通常预后良好。

（三）诊断

心电图特征:起始突然,常由房性期前收缩诱发;QRS波呈室上性;心率130～250次/分,成人多为150～200次/分,儿童可能更快,偶有低于130次/分的情况;慢-快型者P波常埋于QRS波内不易辨认,也可在QRS起始形成假性q波,或在QRS终末形成假性s波或r′波;快-慢型者可见逆行P波,RP′＞P′R;少数患者由于心动过速频率过快可能出现QRS电交替现象。

（四）治疗

心动过速急性发作的处理选择治疗措施时应根据患者的病史、是否伴有器质性心脏病及症状的耐受程度等综合考虑。

1.刺激迷走神经

Valsalva动作、颈动脉窦按压,以及双手用力握拳做下蹲动作,诱导恶心,将面部浸于冷水内等。

2.药物终止心动过速

静脉用药过程中应持续监测心电图变化。常用药物有腺苷、钙通道阻滞剂、洋地黄和β受体阻滞剂等,Ⅰa和Ⅰc类抗心律失常药虽能阻断快径路逆向传导,但很少用于室上性心动过速

（PSVT）的复发。

3.直流电复律

对于血流动力学不稳定的患者尽早考虑电复律。电复律时使用能量10～50 J。

4.经食管心房调搏

经食管心房调搏用于药物禁忌、药物无效和有电复律禁忌证的患者。

此外，针对已经转复的患者，可考虑采取措施预防复发，可采取以下方案。①药物预防：事先应评价患者是否有必要长期应用抗心律失常药预防心动过速反复发作。对于心动过速偶发、发作持续时间短、发作时心率不是很快、症状不重的患者可不必长期使用药物预防其发作。②导管射频消融：导管射频消融是根治阵发性室上性心动过速的成熟方法，具有安全、迅速和有效的优点。对于 AVNRT，目前主要采用阻断慢径路传导的方法，根治率高达 95％以上。导管射频消融根治 AVNRT 的主要风险是房室传导阻滞和心脏压塞，这些并发症在有经验的心脏中心已极少发生，因此，可作为发作频繁、症状明显患者的首选方法。

五、预激综合征

（一）病因及发病机制

预激综合征又称 Wolf-Parkinson-White 综合征（简称 WPW 综合征），是指心电图上有预激表现，同时伴有心动过速。当房室之间存在除房室结以外的具有快速传导特性的异常传导通路（房室旁路）时，心房冲动可经该异常通路提前激动（即所谓的预激）局部心室肌甚至整个心室肌。大多数患者不伴有心脏结构异常，在部分患者可伴有心肌病和 Ebstein 畸形、二尖瓣脱垂等先天性心脏病。

WPW 综合征患者伴有的心动过速有以下几种。①顺向型或正向房室折返性心动过速：心动过速时冲动经房室结下传心室，经旁路逆传心房形成折返，形成房室折返性心动过速；②逆向型或逆向房室折返性心动过速：心动过速时冲动经旁路下传心室，经房室结逆传心房，同时因心室经旁路激动产生宽大畸形的 QRS 波；③心房颤动（房颤）：发生心房颤动可能与心室激动经旁路逆传心房有关。WPW 综合征伴心房颤动时由于心房激动同时经房室结和旁路前传，心室率的快慢和 QRS 畸形程度取决于旁路的电生理特性和激动心室成分的比例。

（二）临床表现

房室旁路本身不会引起症状。心动过速主要类型是房室折返性心动过速，也可为心房颤动或心房扑动（房扑）。心动过速可以发生在任何年龄，在某些患者，随着年龄增加发作会减少。房室折返性心动过速有突发突止的特点。心动过速的症状可因基础心脏疾病、心律失常类型、心室率及发作持续时间等而轻重不一，发生心房颤动时可因极快的心室率和明显不规则的节律导致心室颤动，甚至发生猝死。

（三）诊断

1.窦性心律的心电图表现

PR 间期短于 0.12 秒；QRS 波起始部粗钝（预激波），QRS 宽大畸形，部分导联 QRS 波宽度大于0.12 秒；ST-T 呈继发性改变，方向通常与预激波或向量方向相反；旁路位置不同引起的心电图 QRS 波形态也不同；根据胸前导联，尤其是 V_1 导联可将 WPW 综合征分为 A、B 两型，A 型胸前导联的 QRS 波均为正向，提示为左侧旁路，B 型 V_1 导联的 QRS 波负向而 V_5、V_6 导联的 QRS 波正向，提示为右侧旁路。部分患者的心电图预激波间歇出现，为间歇性预激现象，是由于传导特性的变化造成。部分房室旁路不具有前向传导(心房到心室的传导)的特性,但具有逆向传导(心室到心房的传导)功能,窦性心律时心电图无预激现象,但由于具有逆向传导功能,故可通过室房传导引起阵发性室上性心动过速,这种旁路称为隐匿性旁路。

2.心动过速的心电图表现

绝大多数房室折返性心动过速表现为顺向型,此时 QRS 波形态正常,频率 150～250 次/分,有时在 QRS 波后可见逆行 P 波。逆向型房室折返性心动过速 QRS 波宽大畸形,类似心室完全预激时的形态,需要与室性心动过速鉴别。在极少数患者,由于存在多条房室旁路,心电图形态可能变化较多,不同旁路与房室结之间、不同旁路之间形成的折返环路会使心电图的表现更为复杂。心房颤动时冲动除经过房室结激动心室外,还可经旁路下传心室,出现不规则的 QRS 波节律和正常 QRS 波与宽大畸形 QRS 波并存或交替的现象。若旁路不应期很短,心室率可以极快,甚至演变为心室颤动致猝死。

(四)治疗

心电图上预激但从无心动过速发作的患者可以不进行治疗,或可以先行心电生理检查以对旁路的不应期特征进行评价。对于心动过速反复发作或有心房颤动发作病史的患者则需要治疗。

对于急性发作期的患者,顺向型房室折返性心动过速可参考房室结折返性心动过速治疗原则处理。可静脉应用腺苷、维拉帕米或普罗帕酮终止心动过速。对伴有心房颤动或心房扑动的患者,应选用延长房室旁路不应期的药物,如胺碘酮、普罗帕酮或普鲁卡因胺。洋地黄、利多卡因、维拉帕米会加速预激伴心房颤动时的心室率,所以应避免使用。出现频率很快的逆向型房室折返性心动过速,或心房颤动快速的心室率造成血流动力学不稳定者应立即同步电复律。

导管射频消融是根治 WPW 综合征的有效方法,由于成功率高、复发率低,并且安全,已成为治疗 WPW 综合征的首选方法。特别适用于心律失常反复发作、药物预防效果不佳或旁路不应期短及不愿意长期服用药物预防心动过速发作的患者。对于不接受导管射频消融的患者,可选用 I c 类抗心律失常药、胺碘酮和索他洛尔。

(王丽丹)

第六节 室性心律失常

室性心律失常指起源于心室的心律紊乱,是常见的心律失常,包括室性期前收缩(室早)、室性心动过速(室速)、心室颤动(室颤)等。

一、室性期前收缩

室性期前收缩是由希氏束分支以下异位起搏点提前产生的心室激动,中老年人多见,有的可无明显临床症状,有的可导致严重后果不容忽视。常见于冠心病、风湿性心脏病与二尖瓣脱垂患者。

(一)临床表现

一般偶发的期前收缩不引起任何不适。当期前收缩频发或连续出现时,可使心排血量下降及重要器官灌注减少,可有心悸、胸闷、乏力、头晕、出汗、心绞痛或呼吸困难等症状。听诊时可听到突然提前出现心搏,第一心音较正常响亮,第二心音微弱或听不到,随后有较长的代偿间歇。脉诊可以触到提前出现的微弱脉搏,随后有一较长的代偿间歇。

(二)诊断

心电图表现:①提前发生 QRS 波群,时限通常超过 0.12 秒,宽大畸形,ST 段与 T 波的方向与 QRS 主波方向相反,其前无 P 波;②室性期前收缩与其前面的窦性搏动的间期恒定;③完全性代偿间期:即包含室性期前收缩在内,前后两个下传的窦性搏动的间期等于两个窦性 RR 之和;④有室性并行心律的心电图表现。

(三)治疗

经过全面详细的检查不能证明有器质性心脏病的室性期前收缩可认为是良性的,无须治疗。有器质性心脏病并具有下列条件之一者认为是具有潜在恶性或恶性室性期前收缩,必须治疗:①频率平均≥5 次/分者;②多形性或多源性,但要注意除外房性期前收缩伴差异传导;③呈二联律或三联律;④连续3 个以上呈短暂阵发性室性心动过速;⑤急性心肌梗死,即使偶发室性期前收缩,亦应及时治疗。

其治疗包括针对病因治疗、抗心律失常药治疗和射频消融治疗。

二、阵发性室性心动过速

由心室异位激动引起的心动过速,起始和终止突然,频率150～250 次/分,规则,称为阵发性室性心动过速,若持续 30 秒以上称为持续性室性心动过速。

(一)病因

阵发性室性心动过速多见于器质性心脏病如冠心病、心肌病、心肌炎、心肌梗死等,此外,可见于药物中毒如抗心律失常药、氯喹、洋地黄及拟交感神经药过量等,少数见于无器质性心脏病。

(二)临床表现

阵发性室性心动过速突然发作,可持续数分钟、数小时或数天。发作时心率不过快又无器质性心脏病者症状轻微,可仅有心悸。有器质性心脏病且心室率较快时,由于心排血量降低,常有心悸、气短、胸闷、头晕,严重时可出现晕厥、心力衰竭、心绞痛、休克,少数可发展为心室扑动或心室颤动。听诊发现心率快,150～260 次/分,心律规则或有轻度不齐,心尖部第一心音响度改变及大炮音,可有第一心音宽分裂,刺激迷走神经不能终止发作。

(三)诊断

心电图特征表现:①3 个或以上的室性期前收缩连续出现。②QRS 波群宽大畸形,时限超过 0.12 秒,ST-T 波方向与 QRS 波群主波方向相反。③心室率通常为 100～250 次/分,心律规则,但也可轻度不规则。④心房独立活动与 QRS 波群无固定关系,形成室房分离。偶尔个别或所有心室激动逆传夺获心房。⑤心室夺获与室性融合波。⑥室性融合波、心室夺获、全部心前区导联 QRS 波群主波方向呈同向性等心电图表现提示室性心动过速。

(四)治疗

其治疗包括电复律治疗、病因治疗、抗心律失常药治疗及射频消融治疗。

三、心室扑动与心室颤动

心室扑动与心室颤动是严重的异位心律,心室丧失有效的整体收缩能力,而是被各部心肌快而不协调的颤动所代替。两者的血流动力学的影响均相当于心室停搏。心室扑动常为心室颤动的前奏,也常是临终前的一种致命性心律失常。

(一)病因

心室扑动与心室颤动的病因可包括以下几种。①急性冠状动脉综合征:不稳定型心绞痛、急性心肌梗死、心功能不全;②扩张型和肥厚型心肌病;③心房颤动伴预激综合征;④长 QT 综合征、Brugada 综合征等心脏离子通道病;⑤病态窦房结综合征或完全性房室传导阻滞所致严重心动过缓;⑥电击或雷击;⑦继发于低温;⑧药物毒副作用:洋地黄、肾上腺素类及抗心律失常等药物。

(二)临床表现

临床症状包括发病突然、意识丧失、抽搐、呼吸停顿甚至死亡。听诊心音消失,无大动脉搏动,血压测不出,发绀和瞳孔散大等。

(三)诊断

依据心电图特征。

1.心室扑动

QRS 波群和 T 波难以辨认,代之以较为规则、振幅高大的正弦波群,每分钟 150~300 次(平均约200 次)。

2.心室颤动

波形、振幅与频率均极不规则,无法辨认 P 波、QRS 波群、ST 段与 T 波,频率达 150~300 次/分。

(四)治疗

(1)直流电复律和除颤为治疗心室扑动和心室颤动的首选措施,应争取在短时间内(1~2分钟)给予非同步直流电除颤,一般用 300~400 J 电击若无效可静脉或气管注入、心内注射肾上腺素或托西溴苄铵(溴苄铵)或利多卡因,再行电击,可提高成功率。若在发病后 4 分钟内除颤,成功率 50% 以上,4 分钟以后仅有 4%。若身边无除颤器应首先作心前区捶击 2~3 下,捶击心脏不复跳,立即进行胸外心脏按压,70~80 次/分。

(2)药物除颤:静脉注射利多卡因或普鲁卡因胺。若是洋地黄中毒引起心室颤动,应用苯妥英钠静脉注射。

(3)经上述治疗恢复自主心律者,可持续静脉滴注利多卡因或普鲁卡因胺维持。此外,托西溴苄铵(溴苄铵)、索他洛尔、胺碘酮静脉滴注,也有预防心室颤动的良好疗效。洋地黄中毒者可给苯妥英钠。

(4)在坚持上述治疗的同时要注意保持气道通畅,坚持人工呼吸,提供充分氧气。

(5)在抢救治疗的同时,还应注意纠正酸碱平衡失调和电解质紊乱。因为心室扑动、心室颤动持续时间稍长,体内即出现酸中毒,不利于除颤。此时可给11.2%乳酸钠或4%~5%碳酸氢钠静脉滴注。

(王丽丹)

第七节　心传导阻滞

当心脏的某一部分对激动不能正常传导时称之为心脏传导阻滞。冲动在心脏传导系统的任何部位传导均可发生阻滞,如发生在窦房结与心房之间称窦房传导阻滞;在心房与心室之间称房室传导阻滞;位于心房内称房内传导阻滞;位于心室内称室内传导阻滞。

一、房室传导阻滞

心脏电激动传导过程中,发生在心房和心室之间的电激动传导异常,可导致心律失常,使心脏不能正常收缩和泵血,称为房室传导阻滞。房室传导阻滞可发生在房室结、希氏束及束支等不同的部位。根据阻滞程度的不同,可分为一度、二度和三度房室传导阻滞。三种类型的房室传导阻滞其临床表现、预后和治疗有所不同。

(一)病因

常见于器质性疾病如冠心病、心肌炎、心肌病、风湿性心脏病、药物中毒、电解质紊乱等,也可见于高钾血症及药物不良反应。偶尔一度和二度Ⅰ型房室传导阻滞可见于正常健康人睡眠时,与迷走神经张力增高有关。

(二)临床表现

一度房室传导阻滞的患者通常无症状。二度Ⅰ型房室传导阻滞的患者可以无症状,如有症状多为心悸或是心搏暂停的感觉。三度房室传导阻滞的患者其症状与心室率的快慢和伴随疾病相关,患者可感到疲倦、乏力、头晕、晕厥、心绞痛等,如并发心力衰竭时会有胸闷、气促及活动受限。

(三)诊断

1.一度房室传导阻滞

是指从心房到心室的电激动传导速度减慢,心电图表现为 PR 间期延长超过 0.20 秒,但是每个心房激动都能传导至心室。

2.二度房室传导阻滞

又分为Ⅰ型(文氏或称莫氏Ⅰ型)和Ⅱ型(莫氏Ⅱ型)。二度Ⅰ型房室传导阻滞是最常见的二度房室传导阻滞类型,是指从心房到心室的传导时间逐渐延长,直到有一个心房的激动不能传递到心室。二度Ⅱ型房室传导阻滞是指心房的激动突然阻滞不能下传至心室,心电图表现为 QRS 波群有间期性脱漏。

3.三度房室传导阻滞

又称完全性房室传导阻滞,是指全部的心房激动都不能传导至心室,其特征为心房与心室的活动各自独立,互不相干;且心房率快于心室率。

(四)治疗

首先应针对病因治疗,一度和二度Ⅰ型房室传导阻滞无须抗心律失常药,二度Ⅱ型以上的房室传导阻滞可选用 M 受体拮抗药等药物。对于二度Ⅱ型和高度房室传导阻滞伴有心率过慢、血流动力学障碍或阿-斯综合征症状者可选择临时或长久起搏器治疗。

二、室内传导阻滞

心室内传导阻滞指的是希氏束分支以下部位的传导阻滞,一般分为左、右束支传导阻滞及左前分支、左后分支传导阻滞。

(一)病因

右束支传导阻滞较为常见,发生于风湿性心脏病、高血压性心脏病、冠心病、心肌病与先天性心脏病,也可发生于大面积的肺梗死,此外,右束支传导阻滞亦可见于健康人。

左束支传导阻滞常发生于充血性心力衰竭、急性心肌梗死、急性感染、奎尼丁与普鲁卡因胺中毒、原发性高血压、风湿性心脏病、冠心病与梅毒性心脏病。左前分支阻滞较为常见,左后分支阻滞则较为少见。

(二)临床表现

束支及分支传导阻滞本身多无明显症状,多支阻滞可发生心脏停搏而出现心悸、头晕甚至晕厥等症状。

(三)诊断

1.完全性右束支传导阻滞

(1)V_1 导联呈 rsR 型,r 波狭小,R' 波高宽。

(2)V_5、V_6 导联呈 qRs 或 Rs 型,S 波宽。

(3)Ⅰ 导联有明显增宽的 S 波,aVR 导联有宽 R 波。

(4)QRS≥0.12 秒。

(5)T 波与 QRS 波群主方向相反。

2.完全性左束支传导阻滞

(1)V_5、V_6 导联出现增宽的 R 波,其顶端平坦,模糊或带切迹(M 形 R 波),其前无 q 波。

(2)V_1 导联多呈 rS 或 QS 型,S 波宽大。

(3)Ⅰ 导联 R 波宽大或有切迹。

(4)QRS≥0.12 秒。

(5)T 波与 QRS 波群主波方向相反。

3.左前分支阻滞

(1)电轴左偏−45°～−90°。

(2)Ⅰ、aVL 导联为 qR 型,R 波在 aVL＞Ⅰ导联。

(3)Ⅱ、Ⅲ、aVF 导联为 rS 型,S 波在Ⅲ导联＞Ⅱ导联。

(4)QRS＜0.11 秒,大多数正常。

4.左后分支阻滞

(1)电轴右偏(达＋120°或以上)。

(2)Ⅰ、aVL 导联为 rS 型,Ⅱ、Ⅲ、aVL 导联为 qR 型。

(3)QRS＜0.11S。

5.双束支或多束支分支传导阻滞

常见的双束支传导阻滞为右束支伴左前分支传导阻滞或左后分支,常见的三支传导阻滞为右束支、左前分支传导阻滞和左后分支传导阻滞。

若两侧阻滞程度不一致,必然造成许多形式的组合,出现间歇性,规则或不规则的左、右束支传导阻滞,同时伴有房室传导阻滞。下传心动周期的 PR 间期、QRS 波群规律大致如下：①仅一侧束支传导延迟,出现该侧束支阻滞的图形,PR 间期正常；②如两侧为程度一样的一度阻滞,则 QRS 波群正常,PR 间期稍延长；③如两侧传导延迟(一度)而程度不一,QRS 波群呈慢的一侧束支传导阻滞图形,并有 PR 间期延长,QRS 波群增宽的程度取决于两束支传导速度之差,PR 间期延长程度取决于下传的束支传导性；④两侧均有二度或一侧为一度,另一侧为二度、三度阻滞,将出现不等的房室传导和束支传导阻滞图形；⑤两侧都阻断,则 P 波之后无 QRS 波群。

(四)治疗

首先,应针对病因治疗,对于单分支传导阻滞通常无须治疗,三支传导阻滞和双束支传导阻滞伴头晕、晕厥者,可以考虑安装人工起搏器。

（王丽丹）

第八节　病毒性心肌炎

病毒性心肌炎是指由病毒直接或与病毒感染有关的心肌炎症反应。心肌的损伤可以由病毒直接引起,也可由细胞介导的免疫过程所致。病毒性心肌炎不一定限于心肌组织,也可累及心包及心内膜。临床可呈暴发性、急性和慢性过程。大多数患者预后良好,少数患者可由急性病毒性心肌炎转成慢性,个别患者发展成扩张性心肌病。

一、病因

许多病毒可引起病毒性心肌炎,最常见的是肠道柯萨奇 A(CVA)和 B 型病毒(CVB)、埃可病毒(ECHO)、骨髓灰质炎病毒和呼吸道流感病毒、副流感病毒、腺病毒、风疹病毒、流行性腮腺炎病毒及全身性感染的 EB 病毒等。其中 CVB 为最常见的病毒,约占心肌炎病毒的 50%,以 CVB_3 最常见,CVB_3 中有对心肌有特殊亲和的亲细胞株。近年来轮状病毒所致心肌炎报道也很多。

近年来由于细胞毒性药物的应用,致命性巨细胞(CMV)时有报道,特别是在白血病及肿瘤化疗期间常并发此致命性 CMV 心肌炎。丙肝病毒(HCV)不但可引起病毒性心肌炎,也可引起扩张性心肌病。更重要的是以上两种病毒性心肌炎血中特异性病毒抗体常为阴性,临床诊断困难,均经尸体解剖及心内膜活检发现病毒 RNA 得以确诊。

二、发病机制

病毒性心肌炎的发病机制目前尚未完全明了。多数学者认为其发病机制主要包括两个方面,即病毒直接损害感染的心肌细胞和多种因素包括病毒本身触发的继发性免疫反应引起的心肌损伤。

(一)病毒直接损害心肌

对病毒性心肌炎动物模型的研究显示,CVB_3 病毒感染小鼠 3 天,就可产生心肌坏死病灶,出现心肌细胞纤维断裂、溶解和坏死,1 周之内有明显的细胞浸润和心肌坏死。利用无免疫功能的动物模型如裸鼠或去胸腺小鼠研究显示,感染柯萨奇病毒后,细胞浸润等心肌炎症可以减轻或消失,但心肌细胞坏死仍然存在表明病毒对心肌可以产生直接损害。既往因检测方法的限制,心肌组织不容易分离出病毒,但近年来随着分子生物学技术的发展,使病毒性心肌炎心肌病毒检出率明显增高。有研究显示,通过心肌活检证实为急性心肌炎的患者,利用原位杂交和 PCR 技术,发现患者心肌几乎均能检测出肠道病毒 mRNA;对那些免疫组织学阴性而临床考虑急性或慢性的心肌炎患者,也有 30% 可检测出肠道病毒 mRNA。目前认为,病毒性心肌炎的急性期可能与病毒直接损害心肌有关。病毒感染后对心肌的损伤可能与细胞受体有关,病毒作用于受体,引起病毒复制和细胞病变,最终细胞功能丧失,细胞溶解。

(二)自身免疫对心肌细胞的损伤

病毒性心肌炎急性期由于病毒的直接侵袭和在心肌细胞的大量复制,对心肌细胞产生直接损害,此时心肌的损害和心脏功能降低程度取决于病毒的毒力。急性期过后机体的体液和细胞免疫开始发挥作用,这既可能局限心肌的损害程度和损伤范围,也可能引起心肌的持续损害。在这一过程中,可产生抗心肌抗体、细胞因子的释放、体液和细胞毒性反应及细胞浸润。对轻度的病毒性心肌炎进行免疫组织学分析发现,心肌组织首先出现活化的巨噬细胞,提示免疫反应的初期过程。

三、病理解剖

病毒性心肌炎早期表现为感染细胞肿胀,细胞纹理不清,细胞核固缩和碎裂。随着病情进展,前述病变发展可形成大小不一的炎症病灶和散在、小灶性的心肌坏死及细胞浸润,浸润的炎性细胞主要为单核细胞和淋巴细胞。疾病晚期纤维细胞逐渐增加,胶原纤维渗出增多,直至瘢痕形成。组织病理学分析是诊断病毒性心肌炎尤其是急性心肌炎的重要手段。根据美国心脏病学会制定的 Dallas,标准病毒性心肌炎急性期组织学检查应有淋巴细胞的浸润和心肌细胞的坏死,慢性心肌炎则应有淋巴细胞的浸润,而无其他心肌组织损伤的形态学改变。

四、临床表现

(一)症状

起病前 1～4 周有上呼吸道和消化道感染病史,暴发性和隐匿性起病者,前驱感染史可不明显。乏力、活动耐力下降、面色苍白、心悸、心前区不适和胸痛为常见症状。重症患者出现充血性心力衰竭和心源性休克时可有呼吸急促、呼吸困难、四肢发凉和厥冷等。有三度房室传导阻滞时,可出现意识丧失和 Adams-Stokes 综合征。

(二)体征

心脏可增大;窦性心动过速,与体温和运动没有明确的关系;第一心音低钝,偶可听到第三心音。出现充血性心力衰竭时,心脏增大、肺底部可听到细湿啰音、心动过速、奔马律、呼吸急促和发绀等;出现心源性休克时有脉搏细弱、血压下降和面色青灰等。病毒性心肌炎心力衰竭和心源性休克除心肌泵功能本身衰竭外,也可继发于合并的心律失常(如室上性心动过速和室性心动过速)导致的血流动力学改变。

新生儿病毒性心肌炎可在宫内和分娩时感染,也可在出生后感染。前者多在出生后 3～4 天起病,后者在出生后 1～2 周起病。部分患者起病前可有发热和腹泻等。病情进展,可出现高热、食欲缺乏、嗜睡、呼吸困难、皮肤苍白和发绀等,严重者可很快发展为心力衰竭和心源性休克。由于新生儿免疫功能发育不完善,病毒除侵犯心肌外,尚可累及到神经系统引起惊厥和昏迷,累及

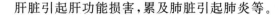
肝脏引起肝功能损害,累及肺脏引起肺炎等。

五、辅助检查

(一)X线检查

心脏大小正常或不同程度的增大。有心力衰竭时心脏明显增大,肺静脉淤血。透视下可见心脏搏动减弱。

(二)心电图

心电图可见以下变化。①窦性心动过速。②ST-T改变,QRS波低电压,异常Q波(类似心肌梗死QRS波型),QT间期延长。③心律失常:包括各种期前收缩(房性、室性和房室交界性)、室上性和室性阵发性心动过速、心房颤动、心房扑动及各种传导阻滞(窦房、房室及束支阻滞)等,其中以室性和房性期前收缩多见,24小时动态心电图可显示上述各种心律失常。

病毒性心肌炎心律失常的发生机制可能与心肌细胞膜的完整性、流动性和通透性等性质改变有关。病毒性心肌炎心电图改变缺乏特异性,如能在病程中和治疗过程中动态观察心电图变化,将有助于判断心肌炎的存在和心肌炎症的变化过程。

(三)心肌血生化指标

1.心肌酶谱

心肌酶谱包括乳酸脱氢酶(LDH)、门冬氨酸氨基转移酶(AST)、肌酸激酶(CK)及其同工酶(CK-MB)、α-羟丁酸脱氢酶(α-HBDH),心肌炎早期主要是CK和CK-MB增高,其高峰时间一般在起病1周内,以2~3天最明显,1周后基本恢复正常;晚期主要是LDH和α-HBDH增高为主。由于影响心肌酶谱的因素较多,儿童正常值变异较大,在将其作为心肌炎诊断依据时,应结合临床表现和其他辅助检查。

(1)LDH:由M、H两种亚基按不同比例组成四聚体,形成5种不同的同工酶$LDH_{1\sim5}$,这5种同工酶在各种组织中分布各异,大致分为3类。第一类为LDH含H亚基丰富的组织,如心脏、肾脏、红细胞、脑等,同工酶的形式主要为LDH_1和LDH_2。第二类为LDH含H、M亚基大致相同的组织,如胰、脾、肺、淋巴结等,同工酶主要为LDH_3、LDH_4,LDH_2。第三类为LDH含M亚基丰富的组织,如肝脏、皮肤、骨骼肌等,同工酶形式主要为LDH_5,由此可以看出,LDH广泛分布在人体的多种脏器、组织中,能引起各脏器损伤的许多疾病都可导致血清中LDH总活性增高,而其同工酶在各种组织中的分布却显著不同,具有较高的组织特异性。健康小儿血清中LDH同工酶以LDH_2为多,其次为LDH_1、LDH_3、LDH_4、LDH_5。心肌的LDH同工酶主要由LDH_1、LDH_2组成,且以LDH_1占优势,当发生心肌损伤时,LDH_1、LDH_2从心肌细胞中逸出,使血清LDH_1、LDH_2明显增高,并接近心肌组织酶谱的型式,一般认为,若$LDH_1 \geqslant 40\%$,$LDH_1/LDH_2 > 1.0$提示多存在心肌损伤。当血清LDH_1、LDH_2都明显增高时,区别是来源于心肌还是红细胞可用LDH/AST比值来判断,若比值<20,一般情况下表明主要来源于病损的心肌细胞。

(2)CK:CK为由M亚基、N亚基组成的二聚体并进一步形成3种异构同工酶,即CK-MM、CK-MB、CK-BB。骨骼肌中主要含CK-MM;心肌中70%为CK-MM,20%~30%为CK-MB;脑组织、胃肠、肺及泌尿生殖系统主要含CK-BB。就CK-MB来说,主要分布在心肌内,在骨骼肌、脑等组织中也有少量。检测CK同工酶可以区分增高的CK究竟来源于哪种病变组织。正常人血清中CK几乎全是CK-MM,占94%~96%,CK-MB约在5%以下。若血清中CK-MB明显增高,则多提示心肌受累,与 CK 总活性增高相比,对判断心肌损伤有较高的特异性和敏感性。目前 CK-MB 检测方法较多,一般认为血清 CK≥6%(即 MB 占 CK 总活性的 6%以上)是心肌损伤的特异性指标。骨骼肌病变时 CK-MB 虽可增高,但通常<5%。

CK-MM 同工酶的亚型:近年来发现 CK-MM 有 3 种亚型,即 CK-MM$_1$、CK-MM$_2$、CK-MM$_3$。人体心肌、骨骼肌中的 CK-MM 均以 CK-MM$_3$ 的型式存在,又称组织型或纯基因型。当心肌损伤时 CK-MM$_3$ 从心肌细胞中逸出,入血后在羧肽酶-N 的作用下,其中一个 M 亚基 C 末端肽链上的赖氨酸被水解下来而转变为 CK-MM$_2$,随后另一个赖氨酸又从 CK-MM$_2$ 的 M 亚基 C 末端被水解下来,CK-MM$_2$ 转变成 CK-MM$_1$。正常血清中以 CK-MM$_1$ 为主,CK-MM$_2$ 和 CK-MM$_3$ 较少。当心肌损伤时 CK-MM$_3$ 释放入血,使 CK-MM$_3$/CK-MM$_1$ 比值迅速升高。若比值>1,常提示心肌损伤且为早期。

(3)AST:AST 广泛分布于人体的心、肝、脑、肾、胰腺和红细胞等组织中,对心肌损伤的敏感性低于 CK,且特异性较差。目前已知 AST 有两种同工酶:S-GOT 存在于细胞质中,m-GOT 存在于线粒体中。正常血清中仅有 S-GOT,一般无 m-GOT。当心肌损伤,尤其心肌细胞发生坏死时,血清 m-GOT 含量增高。若 m-GOT 含量/T-GOT 含量>0.25,并除外其他组织病变时则提示已发生心肌细胞坏死。

(4)α-HBDH:本检测实际上是用 α-羟丁酸代替乳酸或丙酮酸作底物,测定 LDH 总活性。用本法测定的 LDH$_1$、LDH$_2$ 的活性比 LDH$_5$ 大得多,因此等于间接测定 LDH$_1$、LDH$_2$,然而其特异性低于由电泳等方法分离的 LDH 同工酶。

(5)丙酮酸激酶(PK):近年来国内外学者的研究表明,血清丙酮酸激酶对判断心肌损伤是一项比较敏感而特异的指标,与 CK-MB 具有相同的诊断价值。

(6)糖原磷酸化酶(GAPP):国外已有人把 GAPP 作为判断心肌急性损伤的早期诊断指标,由于目前没有商品化试剂供应,故临床应用受到限制。

2.心肌肌钙蛋白(cTn)

心肌肌钙蛋白是心肌收缩单位的组成成分之一,主要对心肌收缩和舒张起调节作用。cTn 有 3 个亚单位,分别为 cTnT、cTnI 和 cTnC,目前认为 cTn 是反映心肌损伤的高敏感和特异性的标志物,常用的指标是 cTnT 和 cTnI。

(1)心肌肌钙蛋白 T(cTnT):Katus 于 1989 年首先建立一种夹心酶免疫分析法来测定 cTnT。近10 年的临床研究表明它是一种高度敏感、高度特异反映心肌损伤的非酶类蛋白标志物。cTnT 是心肌细胞特有的一种抗原,与骨骼肌中的 TnT 几乎没有交叉反应,而心肌细胞中的 CK-MB 与骨骼肌中的 CK-MB 却有 12%的同源性,存在一定的交叉反应,也就是说血清 CK-MB 增高对判断心肌损伤可有假阳性,所以 cTnT 的特异性高于 CK-MB。心肌细胞内的 TnT 94%呈复合体状态,6%游离在胞质中且为可溶性。在心肌细胞膜完整的情况下不能透过。正常人血清中 cTnT 含量很少(0~0.3 μg/L,一般低于0.1 μg/L),几乎测不到。当心肌细胞受损时,cTnT 分子量较小容易透过细胞膜释放入血,使血清中 cTnT 迅速增高。有资料表明若心肌发生急性重度损伤(如心肌梗死),血清 cTnT 可明显升高,常达正常参考值上限的 40 倍左右(15~200 倍),而 CK、CK-MB 的增高幅度多为正常参考值上限的数据。在心肌损伤急性期血清 cTnT 浓度均高于正常上限,敏感性可达 100%。也有资料显示发生心肌轻度损伤时血清 cTnT 就明显升高,而 CK-MB 活性仍可正常,因此它对检测心肌微小病变的敏感性高于 CK-MB,这一点对诊断心肌炎有重要意义。cTnT 半衰期为 120 分钟。在急性重度损伤时发病后 2~3 小时血清 cTnT 开始升高,1~4 天达高峰,2/3 的病例持续 2 周左右才降至正常,约 1/3 的病例可持续 3 周以上。cTnT 与 CK-MB、LDH 相比持续时间长,存在一个"长时间诊断窗"。

(2)心肌肌钙蛋白 I(cTnI):cTnI 与 cTnT 一样是心肌肌钙蛋白的一个亚单位,属抑制性蛋白。它有自己独立的基因编码,为心肌所特有,仅存在于心房肌和心室肌中。在心肌细胞膜受损前 cTnI 不能透过胞膜进入血液中,只有当心肌细胞发生变性、坏死时 cTnI 才能被释放入血。正常人血清中 cTnI 含量很少,用不同检测方法测得的正常值上限也有差异,0.03~0.5 $\mu g/L$ 不等。较常用的方法有放射免疫法(RIA)、酶免疫测定法(EIA)、酶免疫化学发光法等。在急性重度心肌损伤时,多呈阳性或强阳性,发病 2 周后开始转阴,少数可延至 3 周后,但未见阳性持续 1 个月以上者;病毒性心肌炎时多数呈弱阳性,常于发病 1 个月后转阴,少数可持续 3 个月以上。有资料显示,对心肌病变较轻微、损伤持续时间较长者 cTnI 的敏感性明显高于心肌酶学。同时 cTnI 对心肌损伤诊断的特异性优于 CK-MB。它是反映心肌损伤的高度敏感、特异性指标。

(四)超声心动图

超声心电图可显示心房和心室大小、收缩和舒张功能的受损程度、心肌阶段性功能异常和心室壁增厚(心肌水肿)及心包积液和瓣膜功能情况。超声心电图在病毒性心肌炎诊断中的重要价值在于其能很快排除瓣膜性心脏病(左心房室瓣脱垂)、心肌病(肥厚性心肌病)、心脏肿瘤(左心房黏液瘤)和先天性心脏病等心脏结构病变。

(五)放射性核素显像

放射性核素心肌灌注显像对小儿病毒性心肌炎有着较高的灵敏度和特异性。心肌的坏死、损伤及纤维化,使局部病变心肌对 ^{201}Tl 或 ^{99m}Tc-MIBI 的摄取减少,由于这一改变多呈灶性分布,与正常心肌相间存在,因此在心肌平面或断层显像时可见放射性分布呈"花斑"样改变。断层显像优于平面显像。^{67}Ga 心肌显像是直接显示心肌炎症病灶,因 ^{67}Ga 能被心肌炎症细胞摄取,对心肌炎的诊断具有重要意义。

(六)心肌活检

目前沿用的诊断标准是美国心脏病学会提出的 Dallas 标准,虽然它对规范心肌炎的诊断标准起了重要作用,但由于其临床阳性率过低,限制了其临床广泛使用。为此,近年来提出应用免疫组织学来诊断心肌炎,通过相应的单克隆抗体来检测心肌组织中具有各种标志的浸润淋巴细胞,可明显提高诊断阳性率。曾有学者对 359 例临床诊断病毒性心肌炎的患者依据 Dallas 标准进行病理形态学分析,发现阳性率(包括确诊和临界)仅为 10%,而应用免疫组织学分析阳性率达到 50% 以上。对心肌活检组织进行原位杂交和 PCR 方法检测,可使病毒的检出率明显提高。

(七)病毒学检查

可以通过咽拭子、粪便、血液、心包穿刺液和心肌进行病毒分离、培养、核酸和抗体检测等。

六、诊断标准

(一)临床诊断依据

(1)心功能不全、心源性休克或心脑综合征。

(2)心脏扩大(X 线、超声心动图检查具有表现之一)。

(3)心电图改变:以 R 波为主的 2 个或 2 个以上主要导联(Ⅰ、Ⅱ、aVF、V_5)的 ST-T 改变持续 4 天以上伴动态变化,窦房传导阻滞、房室传导阻滞,完全性右束支或左束支阻滞,成联律、多形、多源、成对或并行性期前收缩,非房室结及房室折返引起的异位性心动过速,低电压(新生儿除外)及异常 Q 波。

(4)CK-MB 升高或心肌肌钙蛋白(cTnI 或 cTnT)阳性。

(二)病原学诊断依据

1.确诊指标

自患者心内膜、心肌、心包(活检、病理)或心包穿刺液检查,发现以下之一者可确诊心肌炎由病毒引起。

(1)分离到病毒。

(2)用病毒核酸探针查到病毒核酸。

(3)特异性病毒抗体阳性。

2.参考依据

有以下之一者结合临床表现可考虑心肌炎系病毒引起。

(1)自患者粪便、咽拭子或血液中分离到病毒,且恢复期血清同抗体滴度较第一份血清升高或降低4倍以上。

(2)病程早期患者血中特异性 IgM 抗体阳性。

(3)用病毒核酸探针自患者血中查到病毒核酸。

(三)确诊依据

(1)具备临床诊断依据 2 项,可临床诊断为心肌炎。发病同时或发病前 1~3 周有病毒感染的证据支持诊断。

(2)同时具备病原学确诊依据之一,可确诊为病毒性心肌炎,具备病原学参考依据之一,可临床诊断为病毒性心肌炎。

(3)凡不具备确诊依据,应给予必要的治疗或随诊,根据病情变化,确诊或除外心肌炎。

(4)应除外风湿性心肌炎、中毒性心肌炎、先天性心脏病、结缔组织病及代谢性疾病的心肌损害、甲状腺功能亢进症、原发性心肌病、原发性心内膜弹力纤维增生症、先天性房室传导阻滞、心脏自主神经功能异常、β受体功能亢进及药物引起的心电图改变。

(四)分期

1.急性期

新发病,症状及检查阳性发现明显且多变,一般病程在半年以内。

2.迁延期

临床症状反复出现,客观检查指标迁延不愈,病程多在半年以上。

3.慢性期

进行性心脏增大,反复心力衰竭或心律失常,病情时轻时重,病程在 1 年以上。

七、分型

自国内九省市 VMC 协作组首先提出 VMC 诊断标准以来,其后虽经全国小儿心血管会议几次修订,但始终未涉及 VMC 的分型问题。临床上常简单地按病情分为轻型、重型,或按病程分为急性型、迁延型、慢性型,缺乏统一标准。1984 年美国达拉斯标准曾就心肌炎的定义和病理分类进行过如下描述:心肌炎即为心肌以炎细胞浸润为特征,并有心肌细胞坏死和/或变性(但不如冠状动脉疾病的缺血性改变那么典型)。

心肌炎病理类型按首次活检分为 3 类。①心肌炎:有炎症细胞浸润,有(或)纤维化;②可疑心肌炎：病理检查为临界状态，可能需重做心内膜心肌活检(EMB)；③无心肌炎：活检正常。

治疗后 EMB 复查，结果也可分 3 类。①进行性心肌炎：病变程度与首次检查相同或恶化，有或无纤维化；②消散性心肌炎：炎症浸润减轻，并有明显的修复改变；③已愈心肌炎：无炎细胞浸润或细胞坏死溢流。

(一)暴发型心肌炎

暴发型心肌炎起病急骤，先有(或无)短暂的非特异性临床表现，病情迅速恶化，短时间内出现严重的血流动力学改变、心源性休克、重度心功能不全等心脏受累征象。心肌活检显示广泛的急性炎细胞浸润和多发性($\geqslant$5 个)心肌坏死灶。免疫抑制剂治疗不能改变自然病程，1 个月内完全康复或死亡(少数)。

(二)急性心肌炎

急性心肌炎起病为非特异性临床表现，逐渐出现心功能降低征象，可有轻度左心室增大及心力衰竭表现。心肌活检早期显示 Dallas 病理诊断标准中的急性活动性或临界性心肌炎改变，持续 3 个月以上转为消散性改变，无纤维化。免疫抑制剂治疗部分有效，多数预后好，可完全康复，少数无反应者继续进展，或恶化，或转为终末期扩张型心肌病。

(三)慢性活动型心肌炎

慢性活动型心肌炎起病不典型，以慢性心功能不全为主要临床表现，有反复性、发作性、进行性加重的特点。心肌细胞活检早期显示活动性心肌炎改变，但炎性持续(1 年以上)，可见巨细胞、有心肌细胞肥大和广泛纤维化。免疫抑制剂治疗无效。预后差，最终转为终末期扩张型心肌病。

(四)慢性持续型心肌炎

慢性持续型心肌炎起病为非特异性临床表现，可有胸闷、胸痛、心动过速等心血管症状，但无心力衰竭，心功能检查正常。心内膜心肌活检显示持续性(1 年以上)轻微炎性浸润，可有灶性心肌细胞坏死，无纤维化。免疫抑制剂治疗无效，预后较好。

上述临床病理分型是否恰当，尚待进一步探讨。

八、鉴别诊断

(一)风湿性心肌炎

风湿性心肌炎多见于 5 岁以后学龄前和学龄期儿童，有前驱感染史，除心肌损害外，病变常累及心包和心内膜，临床有发热、大关节肿痛、环形红斑和皮下小结，体检心脏增大，窦性心动过速，心前区可听到收缩期反流性杂音，偶可听到心包摩擦音。抗链"O"增高，咽拭子培养 A 族链球菌生长，血沉增快，心电图可出现一度房室传导阻滞。

(二)β 受体功能亢进症

β 受体功能亢进症多见于 6～14 岁学龄儿童，疾病的发作和加重常与情绪变化(如生气)和精神紧张(如考试前)有关，症状多样性，但都类似于交感神经兴奋性增高的表现。体检心音增强，心电图有 T 波低平倒置和 ST 改变，普萘洛尔试验阳性，多巴酚丁胺负荷超声心动图试验心脏 β 受体功能亢进。

(三)先天性房室传导阻滞

先天性房室传导阻滞多为三度阻滞，患者病史中可有晕厥和 Adams-Stokes 综合征发作，但多数患者耐受性好，一般无胸闷、心悸、面色苍白等。心电图提示三度房室传导阻滞，QRS 波窄，房室传导阻滞无动态变化。

（四）自身免疫性疾病

自身免疫性疾病多见全身型幼年类风湿关节炎和红斑狼疮。全身型幼年型类风湿关节炎主要临床特点为发热、关节疼痛、淋巴结、肝脾大、充血性皮疹、血沉增快、C-反应蛋白增高、白细胞增多、贫血及相关脏器的损害。累及心脏可有心肌酶谱增高，心电图异常。对抗生素治疗无效而对激素和阿司匹林等药物治疗有效。红斑狼疮多见于学龄儿童，可有发热，皮疹，血白细胞、红细胞和血小板减低，血中可查到狼疮细胞，抗核抗体阳性。

（五）皮肤黏膜淋巴结综合征

皮肤黏膜淋巴结综合征多见于2～4岁幼儿，发热，眼球结膜充血，口腔黏膜弥散性充血，口唇皲裂，杨梅舌，浅表淋巴结肿大，四肢末端硬性水肿，超声心动图冠状动脉多有病变。需要注意的是，重症皮肤黏膜淋巴结综合征并发冠状动脉损害严重时，可出现冠状动脉梗死心肌缺血，此时心电图可出现异常 Q 波，此时应根据临床病情和超声心动图进行鉴别诊断。

（六）癫痫

急性心肌炎合并三度房室传导阻滞发生阿-斯综合征应与癫痫区分。由于儿科惊厥很常见，年长儿发生的未明原因惊厥者常想到癫痫。这两种惊厥发作时症状不同，癫痫无明确感染史，发作时因喉痉挛缺氧而发绀，过后面色苍白。阿-斯综合征发作时心脏排血障碍、脑血流中断，发作时面色苍白，无脉，弱或缓，过后面色很快转红。

（七）甲状腺功能亢进

甲状腺功能亢进儿科较为少见，由于近年来对心肌炎较为重视，因此一见到不明原因窦性心动过速，就想到心肌炎，常将甲状腺功能亢进误为心肌炎。当心脏增大时诊断为慢性心肌炎。但患者心功能指数不是减少而是增加，和心肌炎不一样。有青春发育期女孩出现不明原因窦性心动过速时，应常规除外甲状腺功能亢进。

九、治疗

本症目前尚无特殊治疗。应结合患者病情采取有效的综合措施，可使大部患者痊愈或好转。

（一）休息

急性期至少应卧床休息至热退 3～4 周，有心功能不全或心脏扩大者更应强调绝对卧床休息，以减轻心脏负荷及减少心肌耗氧量。

（二）抗生素的应用

细菌感染是病毒性心肌炎的重要条件因子之一，为防止细常感染，急性期可加用抗生素，青霉素 1～2 周。

（三）维生素 C 治疗

大剂量高浓度维生素 C 缓慢静脉推注，能促进心肌病变恢复。用 10％～12.5％溶液，每次100～200 mg/kg，静脉注射，在急性期用于重症病例，每天 1 次，疗程 15～30 天；抢救心源性休克时，第一天可用 3～4 次。

（四）心肌代谢酶活性剂

多年来常用的如极化液、ATP 等均因难进入心肌细胞内，故疗效差，近年来多推荐下列药物。

1.辅酶 Q_{10}

辅酶 Q_{10} 存在于人细胞线粒体内,参与能量转换的多个酶系统,但需特殊的脱辅基酶的存在才能发挥作用,而其生物合成需 2～3 个月时间。剂量:1 mg(kg・d)口服。

2.1,6-二磷酸果糖

1,6-二磷酸果糖是一种有效的心肌代谢酶活性剂,有明显的保护心肌的作用,减轻心肌所致的组织损伤。剂量为 0.7～1.6 mL/kg 静脉注射,最大量不超过 2.5 mL/kg(75 mg/mL),静脉注射速度 10 mL/min,每天1 次,每 10～15 天为 1 个疗程。

(五)免疫治疗

1.肾上腺皮质激素

应用激素可抑制体内干扰素的合成,促使病毒增殖及病变加剧,故对早期一般病例不主张应用。仅限于抢救危重病例及其他治疗无效的病例可试用,一般起病 10 天内尽可能不用。口服泼尼松每天 1～1.5 mg/kg,用 3～4 周,症状缓解后逐渐减量停药。对反复发作或病情迁延者,依据近年来对本病发病机制研究的进展,可考虑较长期的激素治疗,疗程不少于半年,对于急重抢救病例可采用大剂量,如地塞米松每天 0.3～0.6 mg/kg,或氢化可的松每天 15～20 mg/kg,静脉滴注。

2.抗病毒治疗

动物试验中联合应用利巴韦林和干扰素可提高生存率,目前欧洲正在进行干扰素治疗心肌炎的临床试验,其疗效尚待确定。

3.丙种球蛋白

动物及临床研究均发现丙种球蛋白对心肌有保护作用。从 1990 年开始,在美国波士顿及洛杉矶儿童医院已将静脉注射丙种球蛋白作为病毒性心肌炎治疗的常规用药。

(六)控制心力衰竭

心肌炎患者对洋地黄耐受性差,易出现中毒而发生心律失常,故应选用快速作用的洋地黄制剂。病重者用地高辛静脉滴注,一般病例用地高辛口服,饱和量用常规的 2/3 量,心力衰竭不重,发展不快者,可用每天口服维持量法。

(七)抢救心源性休克

镇静;吸氧;扩容,为维持血压,恢复循环血量,可先用 2：1 液,10 mL/kg;有酸中毒者可用 5% $NaHCO_3$ 5 mL/kg 稀释成等渗液均匀滴入。其余液量可用 1/3～1/2 张液体补充,见尿补钾;激素;升压药,常用多巴胺和多巴酚丁胺各 7.5 μg(kg・min),加入 5%葡萄糖维持静脉滴注,根据血压调整速度,病情稳定后逐渐减量停药;改善心功能;改善心肌代谢;应用血管扩张剂硝普钠,常用剂量为 5～10 mg 溶于 5%葡萄糖注射液 100 mL 中,开始 0.2 μg/(kg・min)静脉滴注,以后每隔 5 分钟增加 0.1 μg/kg,直到获得疗效或血压降低,最大剂量每分钟不超过 4 μg/kg。

(王丽丹)

第九节　感染性心内膜炎

感染性心内膜炎(infectiveendocarditis, IE)为心脏内膜表面微生物感染导致的炎症反应。IE 最常累及的部位是心脏瓣膜,包括自体瓣膜(native valves)和人工瓣膜(prosthetic valves),也可累及心房或心室的内膜面。近年来随着诊断及治疗技术的进步,IE的致死率和致残率显著下降,但诊断或治疗不及时的患者,死亡率仍然很高。

一、流行病学

由于疾病自身的特点及诊断的特殊性,很难对IE进行注册或前瞻性研究,没有准确的患病率数字。每年的发病率为1.9/10万~6.2/10万。近年来,随着人口老龄化、抗生素滥用、先天性心脏病存活年龄延长及心导管和外科手术患者的增多,IE的发病率呈增加的趋势。

二、病因与诱因

(一)患者因素

1.瓣膜性心脏病

瓣膜性心脏病是IE最常见的基础病。近年来,随着风湿性心脏病发病率的下降,风湿性心脏瓣膜病在IE基础病中所占的比例已明显下降,占6%~23%。与此对应,随着人口老龄化,退行性心脏瓣膜病所占的比例日益升高,尤其是主动脉瓣和二尖瓣关闭不全。

2.先天性心脏病

由于介入封堵和外科手术技术的进步,成人先天性心脏病患者越来越多,在此基础上发生的IE也较前增加,室间隔缺损、法洛四联症和主动脉缩窄是最常见的原因。主动脉瓣二叶钙化也是诱发IE的重要危险因素。

3.人工瓣膜

人工瓣膜置换者发生IE的危险是自体瓣膜的5~10倍,术后6个月内危险性最高,之后在较低的水平维持。

4.既往IE病史

既往IE病史是再次感染的明确危险因素。

5.近期接受可能引起菌血症的诊疗操作

各种经口腔(如拔牙)、气管、食管、胆道、尿道或阴道的诊疗操作及血液透析等,均是IE的诱发因素。

6.体内存在促非细菌性血栓性赘生物形成的因素

如白血病、肝硬化、癌症、炎性肠病和系统性红斑狼疮等可导致血液高凝状态的疾病,也可增加IE的危险。

7.自身免疫缺陷

自身免疫缺陷包括体液免疫缺陷和细胞免疫缺陷,如人类免疫缺陷病毒(HIV)。

8.静脉药物滥用

静脉药物滥用者发生IE的危险可升高12倍。赘生物常位于血流从高压腔经病变瓣口或先天缺损至低压腔产生高速射流和湍流的下游,如二尖瓣关闭不全的瓣叶心房面、主动脉瓣关闭不全的瓣叶心室面和室间隔缺损的间隔右心室侧,可能与这些部位的压力下降及内膜灌注减少,有利于微生物沉积和生长有关。高速射流冲击心脏或大血管内膜可致局部损伤,如二尖瓣反流面对的左心房壁、主动脉瓣反流面对的二尖瓣前叶腱索和乳头肌及动脉导管未闭射流面对的肺动脉壁,也容易发生IE。在压差较小的部位,如房间隔缺损、大室间隔缺损、血流缓慢(如心房颤动或心力衰竭)及瓣膜狭窄的患者,则较少发生IE。

(二)病原微生物

近年来,导致 IE 的病原微生物谱也发生了很大变化。金黄色葡萄球菌感染明显增多,同时也是静脉药物滥用患者的主要致病菌;而草绿色链球菌感染明显减少。凝固酶阴性的葡萄球菌以往是自体瓣膜心内膜炎的次要致病菌,现在是人工瓣膜心内膜炎和院内感染性心内膜炎的重要致病菌。此外,铜绿假单胞菌、革兰氏阴性杆菌及真菌等以往较少见的病原微生物,也日渐增多。

三、病理

IE 特征性的病理表现是在病变处形成赘生物,由血小板、纤维蛋白、病原微生物、炎性细胞和少量坏死组织构成,病原微生物常包裹在赘生物内部。

(一)心脏局部表现

1.赘生物本身的影响

大的赘生物可造成瓣口机械性狭窄,赘生物还可导致瓣膜或瓣周结构破坏,如瓣叶破损、穿孔或腱索断裂,引起瓣膜关闭不全,急性者最终可发生猝死或心力衰竭。人工瓣膜患者还可导致瓣周漏和瓣膜功能不全。

2.感染灶局部扩散

局部扩散产生瓣环或心肌脓肿、传导组织破坏、乳头肌断裂、室间隔穿孔和化脓性心包炎等。

(二)赘生物脱落造成栓塞

1.右心 IE

右心赘生物脱落可造成肺动脉栓塞、肺炎或肺脓肿。

2.左心 IE

左心赘生物脱落可造成体循环动脉栓塞,如脑动脉、肾动脉、脾动脉、冠状动脉及肠系膜动脉等,导致相应组织的缺血坏死和/或脓肿;还可能导致局部动脉管壁破坏,形成动脉瘤。

(三)菌血症

感染灶持续存在或赘生物内的病原微生物释放入血,形成菌血症或败血症,导致全身感染。

(四)自身免疫反应

病原菌长期释放抗原入血,可激活自身免疫反应,形成免疫复合物,沉积在不同部位导致相应组织的病变,如肾小球肾炎(免疫复合物沉积在肾小球基底膜)、关节炎、皮肤或黏膜出血(小血管炎,发生漏出性出血)等。

四、分类

既往习惯按病程分类,目前更倾向于按疾病的活动状态、诊断类型、瓣膜类型、解剖部位和病原微生物进行分类。

(一)按病程分类

分为急性 IE(病程<6 周)和亚急性 IE(病程>6 周)。急性 IE 多发生在正常心瓣膜,起病急骤,病情凶险,预后不佳,有发生猝死的危险;病原微生物以金黄色葡萄球菌为主,细菌毒力强,菌血症症状明显,赘生物容易碎裂或脱落。亚急性 IE 多发生在有基础病的心瓣膜,起病隐匿,经积极治疗预后较好;病原微生物主要是条件性致病菌,如溶血性链球菌、凝固酶阴性的葡萄球菌及革兰氏阴性杆菌等,这些病原微生物毒力相对较弱,菌血症症状不明显,赘生物碎裂或脱落的比例较急性 IE 低。

(二)按疾病的活动状态分类

按疾病的活动状态分为活动期和愈合期,这种分类对外科手术治疗非常重要。活动期包括:术前血培养阳性及发热,术中取血培养阳性,术中发现病变组织形态呈炎症活动状态,或在抗生素疗程完成之前进行手术。术后 1 年以上再次出现 IE,通常认为是复发。

(三)按诊断类型分类

按诊断类型分为明确诊断(definite IE)、疑似诊断(suspected IE)和可能诊断(possible IE)。

(四)按瓣膜类型分类

按瓣膜类型分为自体瓣膜 IE 和人工瓣膜 IE。

(五)按解剖部位分类

按解剖部位分为二尖瓣 IE、主动脉瓣 IE 及室壁 IE 等。

(六)按病原微生物分类

按照病原微生物血培养结果分为金黄色葡萄球菌性 IE、溶血性链球菌性 IE、真菌性 IE 等。

五、临床表现

(一)全身感染中毒表现

发热是 IE 最常见的症状,除有些老年或心、肾衰竭的重症患者外,几乎均有发热,与病原微生物释放入血有关。亚急性者起病隐匿,体温一般<39 ℃,午后和晚上高,可伴有全身不适、肌痛/关节痛、乏力、食欲缺乏或体重减轻等非特异性症状。急性者起病急骤,呈暴发性败血症过程,通常高热伴有寒战。其他全身感染中毒表现还包括脾大、贫血和杵状指,主要见于亚急性者。

(二)心脏表现

心脏的表现主要为新出现杂音或杂音性质、强度较前改变,瓣膜损害导致的新的或增强的杂音通常为关闭不全的杂音,尤以主动脉瓣关闭不全多见。但新出现杂音或杂音改变不是 IE 的必备表现。

(三)血管栓塞表现

血管栓塞表现为相应组织的缺血坏死和/或脓肿。

(四)自身免疫反应的表现

自身免疫反应主要表现为肾小球肾炎、关节炎、皮肤或黏膜出血等,非特异性,不常见。皮肤或黏膜的表现具有提示性,包括:①瘀点,可见于任何部位;②指/趾甲下线状出血;③Roth 斑,为视网膜的卵圆形出血斑,中心呈白色,多见于亚急性者;④Osler 结节,为指/趾垫出现的豌豆大小红色或紫色痛性结节,多见于亚急性者;⑤Janeway 损害,为手掌或足底处直径 1~4 mm 无痛性出血性红斑,多见于急性者。

六、辅助检查

(一)血培养

血培养是明确致病菌最主要的实验室方法,并为抗生素的选择提供可靠的依据。为了提高血培养的阳性率,应注意以下几个环节。

1.采血频次

多次血培养有助于提高阳性率,建议至少送检 3 次,每次采血时间间隔至少 1 小时。

2.采血量

每次取血 5～10 mL,已使用抗生素的患者取血量不宜过多,否则血液中的抗生素不能被培养液稀释。

3.采血时间

有人建议取血时间以寒战或体温骤升时为佳,但 IE 的菌血症是持续的,研究发现,体温与血培养阳性率之间没有显著相关性,因此不需要专门在发热时取血。高热时大部分细菌被吞噬细胞吞噬,反而影响了培养效果。

4.采血部位

前瞻性研究表明,无论病原微生物是哪一种,静脉血培养阳性率均显著高于动脉血。因此,静脉血培养阴性的患者没有必要再采集动脉血培养。每次采血应更换穿刺部位,皮肤应严格消毒。

5.培养和分离技术

所有怀疑 IE 的患者,应同时做需氧菌培养和厌氧菌培养;人工瓣膜置换术后、长时间留置静脉导管或导尿管及静脉药物滥用患者,应加做真菌培养。结果阴性时应延长培养时间,并使用特殊分离技术。

6.采血之前已使用抗生素患者的处理

如果临床高度怀疑 IE 而患者已使用了抗生素治疗,应谨慎评估,病情允许时可以暂停用药数天后再次培养。

(二)超声心动图

所有临床上怀疑 IE 的患者均应接受超声心动图检查,首选经胸超声心动图(TTE);如果 TTE 结果阴性,而临床高度怀疑 IE,应加做经食管超声心动图(TEE);TEE 结果阴性,而仍高度怀疑,2～7 天后应重复 TEE 检查。如果是有经验的超声医师,且超声机器性能良好,多次 TEE 检查结果阴性基本可以排除 IE 诊断。

超声心动图诊断 IE 的主要证据包括:赘生物,附着于瓣膜、心腔内膜面或心内植入物的致密回声团块影,可活动,用其他解剖学因素无法解释;脓肿或瘘;新出现的人工瓣膜部分裂开。

临床怀疑 IE 的患者,其中约 50% 经 TTE 可检出赘生物。在人工瓣膜,TTE 的诊断价值通常不大。TEE 有效弥补了这一不足,其诊断赘生物的敏感度为 88%～100%,特异度达 91%～100%。

(三)其他检查

IE 患者可出现血白细胞计数升高,核左移;血沉及 C-反应蛋白升高;高丙种球蛋白血症,循环中出现免疫复合物,类风湿因子升高,血清补体降低;贫血,血清铁及血清铁结合力下降;尿中出现蛋白和红细胞等。心电图和胸片检查也可能有相应的变化,但均不具有特异性。

七、诊断和鉴别诊断

(一)诊断

首先应根据患者的临床表现筛选出疑似病例。

1.高度怀疑

(1)新出现杂音或杂音性质、强度较前改变。

(2)来源不明的栓塞事件。

（3）感染源不明的败血症。

（4）血尿、肾小球肾炎或怀疑肾梗死。

（5）发热伴以下任何一项：①心内有植入物；②有 IE 的易患因素；③新出现的室性心律失常或传导障碍；④首次出现充血性心力衰竭的临床表现；⑤血培养阳性（为 IE 的典型病原微生物）；⑥皮肤或黏膜表现；⑦多发或多变的浸润性肺感染；⑧感染源不明的外周（肾、脾和脊柱）脓肿。

2.低度怀疑

发热，不伴有以上任何一项。对于疑似病例应立即进行超声心动图和血培养检查。

1994 年，Durack 及其同事提出了 Duke 标准，给 IE 的诊断提供了重要参考。后来经不断完善形成了目前的 Duke 标准修订版，包括 2 项主要标准和 6 项次要标准。具备 2 项主要标准，或 1 项主要标准＋3 项次要标准，或 5 项次要标准为明确诊断；具备 1 项主要标准＋1 项次要标准，或 3 项次要标准为疑似诊断。

（1）主要标准。①血培养阳性：2 次血培养结果一致，均为典型的 IE 病原微生物如溶血性链球菌、牛链球菌、HACEK 菌、无原发灶的社区获得性金黄色葡萄球菌或肠球菌。连续多次血培养阳性，且为同一病原微生物，这种情况包括：至少 2 次血培养阳性，且间隔时间＞12 小时；3 次血培养均阳性或≥4 次血培养中的多数均阳性，且首次与末次血培养间隔时间至少 1 小时。②心内膜受累证据：超声心动图阳性发现赘生物，附着于瓣膜、心腔内膜面或心内植入物的致密回声团块影，可活动，用其他解剖学因素无法解释；脓肿或瘘；新出现的人工瓣膜部分裂开。

（2）次要标准。①存在易患因素：如基础心脏病或静脉药物滥用。②发热：体温＞38 ℃。③血管栓塞表现：主要动脉栓塞、感染性肺梗死、霉菌性动脉瘤、颅内出血、结膜出血及 Janeway 损害。④自身免疫反应的表现：肾小球肾炎、Osler 结节、Roth 斑及类风湿因子阳性。⑤病原微生物证据：血培养阳性，但不符合主要标准；或有 IE 病原微生物的血清学证据。⑥超声心动图证据：超声心动图符合 IE 表现，但不符合主要标准。

（二）鉴别诊断

IE 需要和以下疾病鉴别，包括心脏肿瘤、系统性红斑狼疮、Marantic 心内膜炎、抗磷脂综合征、类癌综合征、高心排血量肾细胞癌、血栓性血小板减少性紫癜及败血症等。

八、治疗

（一）治疗原则

（1）早期应用：连续采集 3～5 次血培养后即可开始经验性治疗，不必等待血培养结果。对于病情平稳的患者可延迟治疗 24～48 小时，对预后没有影响。

（2）充分用药：使用杀菌性而非抑菌性抗生素，大剂量，长疗程，旨在完全杀灭包裹在赘生物内的病原微生物。

（3）静脉给药为主：保持较高的血药浓度。

（4）病原微生物不明确的经验性治疗：急性者首选对金黄色葡萄球菌、链球菌和革兰氏阴性杆菌均有效的广谱抗生素，亚急性者首选对大多数链球菌（包括肠球菌）有效的广谱抗生素。

（5）病原微生物明确的针对性治疗：应根据药物敏感试验的结果选择针对性的抗生素，有条件时应测定最小抑菌浓度（minimum inhibitory concentration，MIC）以判定病原微生物对抗生素的敏感程度。

（6）部分患者需要外科手术治疗。

(二)病原微生物不明确的经验性治疗

治疗应基于临床及病原学证据。病原微生物未明确的患者,如果病情平稳,可在血培养 3~5 次后立即开始经验性治疗;如果过去的 8 天内患者已使用了抗生素治疗,可在病情允许的情况下延迟 24~48 小时再进行血培养,然后采取经验性治疗。欧洲心脏协会(ESC)指南推荐的方案以万古霉素和庆大霉素为基础。我国庆大霉素的耐药率较高,而且庆大霉素的肾毒性大,多选用阿米卡星(丁胺卡那霉素)替代庆大霉素,0.4~0.6 g 分次静脉给药或肌内注射。万古霉素费用较高,也可选用青霉素类,如青霉素(32~40)×10^5U 静脉给药,每 4~6 小时 1 次;或萘夫西林 2 g 静脉给药或静脉给药,每 4 小时 1 次。

病原微生物未明确的治疗流程图见图 5-2,经验性治疗方案见表 5-4。

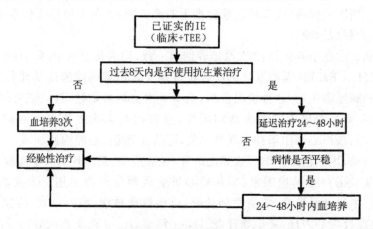

图 5-2　病原微生物未明确的治疗流程图

表 5-4　经验性治疗方案

	剂量	疗程
自体瓣膜 IE		
万古霉素	15.0 mg/kg 静脉给药,每 12 小时 1 次	4~6 周
＋庆大霉素	1.0 mg/kg 静脉给药,每 8 小时 1 次	2 周
人工瓣膜 IE		
万古霉素	15.0 mg/kg 静脉给药,每 12 小时 1 次	4~6 周
＋利福平	300~450 mg 口服,每 8 小时 1 次	4~6 周
＋庆大霉素	1.0 mg/kg 静脉给药,每 8 小时 1 次	2 周

注:* 每天最大剂量 2 g,需要监测药物浓度,必要时可加用氨苄西林

(三)病原微生物明确的针对性治疗

1.链球菌感染性心内膜炎

根据药物的敏感性程度选用青霉素、头孢曲松、万古霉素或替考拉宁。

(1)自体瓣膜 IE 且对青霉素完全敏感的链球菌感染(MIC≤0.1 mg/L):年龄≤65 岁,血清肌酐正常的患者,给予青霉素(12~20)×10^6U/24 小时,分 4~6 次静脉给药,疗程 4 周;加庆大霉素 3 mg/(kg·d)(最大剂量 240 mg/24 小时),分 2~3 次静脉给药,疗程 2 周。年龄>65 岁,或血清肌酐升高的患者,根据肾功能调整青霉素的剂量,或使用头孢曲松 2 g/24 小时,每天 1 次

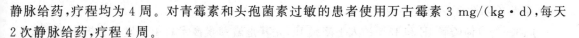

静脉给药,疗程均为 4 周。对青霉素和头孢菌素过敏的患者使用万古霉素 3 mg/(kg·d),每天 2 次静脉给药,疗程 4 周。

(2)自体瓣膜 IE 且对青霉素部分敏感的链球菌感染(MIC 0.1~0.5 mg/L)或人工瓣膜 IE:青霉素(20~24)×10⁶U/24 小时,分 4~6 次静脉给药,或使用头孢曲松 2 g/24 小时,每天 1 次静脉给药,疗程均为 4 周;加庆大霉素 3 mg/(kg·d),分 2~3 次静脉给药,疗程 2 周;之后继续使用头孢曲松 2 g/24 小时,每天 1 次静脉给药,疗程 2 周。对这类患者也可单独选用万古霉素,3 mg/(kg·d),每天 2 次静脉给药,疗程 4 周。

(3)对青霉素耐药的链球菌感染(MIC>0.5 mg/L):治疗同肠球菌。

替考拉宁可作为万古霉素的替代选择,推荐用法为 10 mg/kg 静脉给药,每天 2 次,9 次以后改为每天 1 次,疗程 4 周。

2.葡萄球菌感染性心内膜炎

葡萄球菌感染性心内膜炎约占所有 IE 患者的 1/3,病情危重,有致死危险。90%的致病菌为金黄色葡萄球菌,其余 10%为凝固酶阴性的葡萄球菌。

(1)自体瓣膜 IE 的治疗方案有以下几种。①对甲氧西林(新青霉素)敏感的金黄色葡萄球菌(methicillin-susceptible staphylococcus aureus,MSSA)感染:苯唑西林 8~12 g/24 小时,分 4 次静脉给药,疗程 4 周(静脉药物滥用患者用药 2 周);加庆大霉素 24 小时 3 mg/kg(最大剂量 240 mg/24 小时),分 3 次静脉给药,疗程 3~5 天。②对青霉素过敏患者 MSSA 感染:万古霉素 3 mg/(kg·d),每天 2 次静脉给药,疗程 4~6 周;加庆大霉素 3 mg/(kg·d)(最大剂量 240 mg/24 小时),分 3 次静脉给药,疗程 3~5 天。③对甲氧西林耐药的金黄色葡萄球菌(methicillin-resistant staphylococcus aureus,MRSA)感染:万古霉素 30 mg/(kg·d),每天 2 次静脉给药,疗程 6 周。

(2)人工瓣膜 IE 的治疗方案有以下几点。①MSSA 感染:苯唑西林 8~12 g/24 小时,分 4 次静脉给药,加利福平 900 mg/24 小时,分 3 次静脉给药,疗程均为 6~8 周;再加庆大霉素每天 3 mg/kg(最大剂量 240 mg/24 小时),分 3 次静脉给药,疗程 2 周。②MRSA 及凝固酶阴性的葡萄球菌感染:万古霉素 30 mg/(kg·d),每天 2 次静脉给药,疗程 6 周;加利福平 300 mg/24 小时,分 3 次静脉给药,再加庆大霉素 3 mg/(kg·d)(最大剂量 240 mg/24 小时),分 3 次静脉给药,疗程均为 6~8 周。

3.肠球菌及青霉素耐药的链球菌感染性心内膜炎

与一般的链球菌不同,多数肠球菌对包括青霉素、头孢菌素、克林霉素和大环内酯类抗生素在内的许多抗生素耐药。甲氧嘧啶-磺胺异噁唑及新一代喹诺酮类抗生素的疗效也不确定。

(1)青霉素 MIC≤8 mg/L,庆大霉素 MIC<500 mg/L:青霉素(16~20)×10⁶U/24 小时,分 4~6 次静脉给药,疗程 4 周;加庆大霉素 3 mg/(kg·d)(最大剂量 240 mg/24 小时),分 2 次静脉给药,疗程 4 周。

(2)青霉素过敏或青霉素/庆大霉素部分敏感的肠球菌感染:万古霉素 30 mg/(kg·d),每天 2 次静脉给药,加庆大霉素 3 mg/(kg·d),分 2 次静脉给药,疗程均 6 周。

(3)青霉素耐药菌株(MIC>8 mg/L)感染:万古霉素 30 mg/(kg·d),每天 2 次静脉给药,加庆大霉素 3 mg/(kg·d),分 2 次静脉给药,疗程均 6 周。

(4)万古霉素耐药或部分敏感菌株(MIC 4~16 mg/L)或庆大霉素高度耐药菌株感染:需要寻求微生物学家的帮助,如果抗生素治疗失败,应及早考虑瓣膜置换。

4.革兰氏阴性菌感染性心内膜炎

约10%的自体瓣膜IE和15%的人工瓣膜IE,尤其是瓣膜置换术后1年发生者多由革兰氏阴性菌感染所致。其中HACEK菌属最常见,包括嗜血杆菌、放线杆菌、心杆菌、埃肯菌和金氏杆菌。常用治疗方案为头孢曲松2 g/24 小时静脉给药,每天1次,自体瓣膜IE疗程4周,人工瓣膜IE疗程6周。也可选用氨苄西林12 g/24 小时,分3～4次静脉给药,加庆大霉素3 mg/(kg·d),分2～3次静脉给药。

5.立克次体感染性心内膜炎

立克次体感染性心内膜炎可导致Q热,治疗选用多西环素(强力霉素)100 mg 静脉给药,每12 小时1次,加利福平。为预防复发,多数患者需要进行瓣膜置换。由于立克次体寄生在细胞内,因此术后抗生素治疗还需要至少1年,甚至终生。

6.真菌感染性心内膜炎

近年来,真菌感染性心内膜炎有增加趋势,尤其是念珠菌属感染。由于单独使用抗真菌药物死亡率较高,而手术的死亡率下降,因此真菌感染性心内膜炎首选外科手术治疗。药物治疗可选用两性霉素B或其脂质体,1 mg/kg,每天1次,连续静脉滴注有助减少不良反应。

(四)外科手术治疗

手术指征包括以下几点。

(1)急性瓣膜功能不全造成血流动力学不稳定或充血性心力衰竭。

(2)有瓣周感染扩散的证据。

(3)正确使用抗生素治疗7～10天后,感染仍然持续。

(4)病原微生物对抗生素反应不佳,如真菌、立克次体、布鲁杆菌、里昂葡萄球菌、对庆大霉素高度耐药的肠球菌、革兰氏阴性菌等。

(5)使用抗生素治疗前或治疗后1周内,超声心动图探测到赘生物直径>10 mm,可以活动。

(6)正确使用抗生素治疗后,仍有栓塞事件复发。

(7)赘生物造成血流机械性梗阻。

(8)早期人工瓣膜IE。

九、预后

影响预后的因素不仅包括患者的自身情况及病原微生物的毒力,还与诊断和治疗是否正确、及时有关。总体而言,住院患者出院后的长期预后尚可(10年生存率81%),其中部分开始给予药物治疗的患者后期仍需要手术治疗。既往有IE病史的患者,再次感染的风险较高。人工瓣膜IE患者的长期预后较自体瓣膜IE患者差。

(王丽丹)

第十节　急性心力衰竭

急性心力衰竭(acute heart failure,AHF)又称急性心衰综合征,是指心力衰竭的症状和/或体征的急剧发作或在平时症状、体征基础上急剧恶化,常危及生命、需要立即予以评估和治疗,其至急诊入院。AHF 既可以是急性起病(先前不知有心功能不全的病史)、也可以表现为慢性心力衰竭急性失代偿(acute decompensated heart failure,ADHF),其中后者更为多见,约占 80%。临床上最为常见的 AHF 是急性左心衰竭,而急性右心衰竭较少见。

急性左心衰竭是指急性发作或加重的左心功能异常所致的心肌收缩明显降低、心脏负荷加重,造成急性心排血量骤降、肺循环压力突然升高、周围循环阻力增加,从而引起肺循环充血而出现急性肺淤血、肺水肿,以及伴组织器官灌注不足的心源性休克的一种临床综合征。急性右心衰竭是指某些原因使右心室心肌收缩力急剧下降或右心室的前后负荷突然加重,从而引起右心排血量急剧减低的临床综合征。

AHF 已成为年龄>65 岁患者住院的主要原因,严重威胁生命,需紧急医疗干预;AHF 预后很差,住院病死率为 3%,6 个月的再住院率约 50%。

一、病因和诱因

AHF 一般为原处于代偿阶段的心脏由某种或某些诱因引起突然恶化,或原有不同程度心功能不全者病情突然加重,但原来心功能正常者亦可以突然发生(如首次发生大面积急性心肌梗死、急性重症心肌炎、外科手术后等)。急性右心衰竭的常见病因为急性右心室梗死或急性肺栓塞。

(一)感染

AHF 的常见诱发因素包括感染、心律失常、输液过多或过快、过度体力活动、情绪激动、治疗不当或依从性不好、贫血、妊娠与分娩等。是最常见的诱发因素,其中以肺部感染尤为多见,这不仅由于呼吸道感染是多发病,更由于多数充血性心力衰竭患者有程度不同的肺淤血,易于发生肺部感染。

(二)心律失常

房颤是慢性心脏瓣膜病、冠心病等器质性心脏病最常见的并发症之一,而快速心房颤动同时也是诱发心衰或使充血性心衰急性加重的重要因素,这不仅因为心室率增快,心室充盈不足,也由于心房失去规律性收缩,从而失去对心脏排血量贡献的 20%~30% 血量。其他快速性心律失常由于心率突然加快,使心脏的负荷、心肌的耗氧量急剧增加,心排血量减少。严重的缓慢心律失常如二度或三度房室传导阻滞,心排血量也有明显的下降,均可诱发或加重心衰。

(三)血容量增加

由于对患者潜在的心脏病或其边缘心功能状态认识不足,在治疗其他疾病时,静脉输入液体过多、过快,使心脏在短时间内接受高容量负荷的冲击,易于诱发或加重心力衰竭甚至出现急性肺水肿。饮食中盐量不适当的增加,摄入钠盐过多,也是增加血容量的原因。

(四)过度体力活动或情绪激动

过度体力活动是常见的突然发生心力衰竭的诱因,这种情况多发生在原来不知道自己有心脏病或者虽然知道有心脏病但平时症状不多的患者。

情绪激动致交感神经兴奋性增高,心率增快,心肌耗氧增加,也是并不少见的诱因。停用洋地黄是充血性心衰反复或加重的常见原因之一,这种情况多见于出现洋地黄毒性反应,停服后未能及时恢复应用。停用抗高血压药更是高血压治疗中存在的常见且重要的问题,在高血压心脏病或伴有心衰者,不恰当停用治疗药物可使血压重新升高,心脏负担加重。

(五)治疗不当或依从性不好

原有心脏病变加重如慢性风湿性心脏瓣膜病出现风湿活动,或并发其他疾病如甲状腺功能亢进、贫血等。妊娠与分娩也是重要的诱发因素。

二、分类

既往根据临床表现将 AHF 分成六类。此外,Alexandre 等人根据靶器官的病理生理改变和 AHF 的初始临床表现,分为"血管性"和"心脏性"AHF。

2016 欧洲心脏病学会(ESC)《急、慢性心力衰竭诊断和治疗指南》(简称 2016 ESC 指南)给出 AHF 的主要分类方法:①根据血压水平分类,大多数 AHF 患者表现为收缩压正常[12.0～18.7 kPa(90～140 mmHg)]或升高[>18.7 kPa(140 mmHg),高血压性 AHF],仅有 5%～8% 患者表现为低收缩压[<12.0 kPa(90 mmHg),低血压性 AHF],该类患者预后不良,特别是同时伴有组织低灌注者。②根据需要紧急干预的病因分类,如急性冠脉综合征、高血压急症、心律失常、急性机械性因素及急性肺栓塞。③AHF 的临床分级,主要基于床旁对于充血(即"干"或"湿")和/或外周组织低灌注(即"暖"或"冷")相关症状和体征的综合评估,共分四组:暖/湿(最常见)、冷/湿、暖/干、冷/干,该分类有助于指导 AHF 的早期治疗及预后评估。④急性心肌梗死合并心力衰竭可采用 Killip 分级方法。

2016 ESC 指南重新强调以 AHF 的症状和体征等临床资料来定义和分类,未重申"伴血浆脑钠肽(BNP)水平的升高",这提示在 AHF 的诊断中要重视患者的临床症状和体征,迅速给予初步诊断和分类,以指导早期治疗及预后评估。

三、病理生理

正常心脏有丰富的储备力,使之能充分适应机体代谢状态的各种需要。当心肌收缩力减低和/或负荷过重、心肌顺应性降低时,心脏储备力明显下降,此时机体首先通过代偿机制,包括 Frank-Starling 机制(增加心脏前负荷,回心血量增多,心室舒张末容积增加,从而增加心排血量及提高心脏做功量)、心肌肥厚、神经体液系统的代偿(包括交感-肾上腺素能神经兴奋性增强和肾素-血管紧张素-醛固酮系统激活)等,从而增加心肌收缩力和心率来维持心排血量。此外心房利钠肽(ANP)和脑利钠肽(BNP)、精氨酸加压素和内皮素等细胞因子也参与了心力衰竭的发生与发展。

虽然在心衰发生时心脏有上述代偿机制,但是这些代偿机制所产生的血流动力学效应是很有限的,甚至在一定程度上可能会有害,当心脏出现失代偿状态时即发生心力衰竭。正常人肺毛细血管静水压一般不超过 1.6 kPa(12 mmHg),血浆胶体渗透压为 3.3～4.0 kPa(25～30 mmHg),由于二者压差的存在,有利于肺毛细血管对水分的重吸收,肺毛细血管的水分不能进入肺泡和肺间质。当急性左心衰竭发生时,左心室舒张末压(LVEDP)和左心房平均压升高,当肺静脉压大于 2.4 kPa(18 mmHg)时,产生肺淤血;当肺毛细血管压超过血浆胶体渗透压时,血液中的水分即可从肺毛细血管渗透到肺间质。开始时通过淋巴流的增加引流肺间质内的液体,但是随着肺毛细血管压的继续升高,肺间质的淋巴循环不能引流过多的液体,此时的液体积聚于肺间质,在终末支气管和肺毛细血管周围形成间质性肺水肿;当间质内液体继续聚集,肺毛细血管压继续增加大于 3.3 kPa(25 mmHg)以上时,肺泡壁基底膜和毛细血管内皮间的连接被破坏,血浆和血液中的有形成分进入肺泡,继而发生肺水肿。原有慢性心功能不全的患者如二尖瓣狭窄,其肺毛细血管壁和肺泡基底膜增厚,肺毛细血管静水压需大于 $4.7\sim5.3$ kPa($35\sim40$ mmHg)才发生肺水肿,此类患者肺毛细血管静水压突然升高可因一时性体力劳动、情绪激动或异位性心动过速(如心房颤动)引起肺循环血流量突然增多。在肺泡内液体与气体形成泡沫后,表面张力增大,妨碍通气和肺毛细血管从肺泡内摄取氧,可引起缺氧;同时肺水肿可减低肺的顺应性,引起换气不足和肺内动静脉分流,导致动脉血氧饱和度减低,组织乳酸产生过多而发生代谢性酸中毒,使心力衰竭进一步恶化,甚至引起休克、严重心律失常而致死。

急性左心衰竭时,心血管系统的血流动力学改变包括:①左心室顺应性降低、dp/dt 降低,LVEDP升高(单纯二尖瓣狭窄例外);②左心房压(LAP)和容量增加;③肺毛细血管压或肺静脉压增高;④肺淤血,严重时急性肺水肿;⑤外周血管阻力(SVR)增加;⑥肺血管阻力(PVR)增加;⑦心率加速;⑧心脏每搏量(SV)、心排血量(CO)、心脏指数(CI)降低;⑨动脉压先升高后下降;⑩心肌耗氧量增加。

四、诊断

(一)病史

病史可提供与急性左心衰竭病因或诱因有关的信息。患者先前有较轻的充血性心力衰竭的症状如易疲劳、劳力性呼吸困难或阵发性夜间呼吸困难、或体循环淤血如双下肢水肿的征象,遇有感染、慢性阻塞性肺疾病(COPD)急性加重、心律失常、输液过多或过快等因素,致使心衰短时间内恶化或加重,即慢性心衰急性失代偿;原无症状者"突然"发生 AHF 常提示冠心病急性心肌梗死或其机械并发症如腱索断裂、急性重症心肌炎、快速心律失常等。

(二)临床表现特点

1.基础心血管疾病的病史和表现

AHF 发作迅速,可以在几分钟到几小时(如 AMI 引起的急性心衰),或数天至数周内恶化。患者的症状也可有所不同,从呼吸困难、外周水肿加重到威胁生命的肺水肿或心源性休克,均可出现。急性心衰症状也可因不同病因和伴随临床情况而不同。大多数患者有各种心脏疾病史,存在引起急性心衰的各种病因。老年人中主要病因为冠心病、高血压和老年性退行性心瓣膜病,年轻人中多由风湿性心瓣膜病、扩张型心肌病、急性重症心肌炎等所致。

2.早期表现

原来心功能正常的患者出现原因不明的疲乏或运动耐力明显减低,以及心率增加 $15\sim20$ 次/分,可能是左心功能降低的最早期征兆。继续发展可出现劳力性呼吸困难、夜间阵发性呼吸困难、不能平卧等;检查可发现左心室增大、舒张早期或中期奔马律、P_2 亢进、两肺尤其肺底部有湿性啰音,还可有干啰音和哮鸣音,提示已有左心功能障碍。

3.急性肺水肿

起病急骤,病情可迅速发展至危重状态。突发呼吸困难、呼吸浅快、频率达 $30\sim40$ 次/分或以上,端坐呼吸、咳嗽、咳大量白色或粉红色泡沫样痰,甚至可从口腔或鼻腔中涌出,烦躁不安或有恐惧感,口唇发绀、皮肤湿冷、大汗淋漓、湿啰音始于肺底部,迅速布满全肺,具有"突然发生、广泛分布、大中小湿啰音与哮鸣音并存、变化快"的特点。心音快而弱,心尖部闻及第三和/或第四心音奔马律。

4.心源性休克

主要表现:①持续性低血压,收缩压降至 12.0 kPa(90 mmHg)以下,且持续 30 分钟以上,需

要循环支持;②血流动力学障碍:肺毛细血管楔压(PCWP)≥2.4 kPa(18 mmHg),心脏指数
≤2.2 L/(min·m²)(有循环支持时)或 1.8 L/(min·m²)(无循环支持时);③组织低灌注状态,
可有皮肤湿冷、苍白和发绀,尿量显著减少(<30 mL/h),甚至无尿,意识障碍,代谢性酸中毒。

(三)辅助检查

1.生物学标志物

(1)血浆 B 型利钠肽(B-type natriuretic polypeptide,BNP)或 N-末端利钠肽原(N-terminal
pro-brain natriuretic peptide,NT-proBNP):血浆 BNP/NT-proBNP 水平能够很敏感的反映血流
动力学变化,并且能在急诊室或床旁快速检测,操作便捷,BNP/NT-proBNP 水平升高在急性心
源性(心力衰竭)与非心源性呼吸困难的诊断与鉴别诊断中作用日益突出,具有卓越的应用价值。
需要强调的是,年龄、体重指数、肾功能、严重脓毒症和肺血栓栓塞性疾病等都是影响 BNP 或
NT-proBNP 水平的重要因素,诊断 AHF 时 NT-proBNP 水平应根据年龄和肾功能不全分层:
50 岁以下的成人血浆 NT-proBNP 浓度>450 ng/L,50 岁以上血浆浓度>900 ng/L,75 岁以上
应>1 800 ng/L,肾功能不全(肾小球滤过率<60 mL/min)时应>1 200 ng/L。相对于
BNP/NT-proBNP水平升高有助于诊断心力衰竭,BNP/NT-proBNP 水平不高特别有助于除外
心力衰竭,BNP<100 ng/L、NT-proBNP<300 ng/L 为排除 AHF 的切点。

BNP 或 NT-proBNP 还有助于心力衰竭严重程度和预后的评估,心力衰竭程度越重,BNP
或 NT-proBNP 水平越高;NT-proBNP>5 000 ng/L 提示心衰患者短期死亡风险较高,
>1 000 ng/L提示长期死亡风险较高。尽管从总体上讲,不同心功能分级病例的 BNP 或
NT-proBNP升高幅度有较大范围的交叉或重叠,难以单次的 BNP 或 NT-proBNP 的升高水平来
对个体心力衰竭的程度做出量化判断,但连续动态的观察对于个体的病情与走势的判断是有很
大帮助的,甚至于有指导临床治疗的作用。当然,BNP 或 NT-proBNP 也不能判断心力衰竭的类
型属收缩性(EF 降低)或舒张性(EF 保留)心力衰竭。一种心脏疾病状态时常会有多种病理与
病理生理变化。

(2)心肌肌钙蛋白 I/T(cTnI/T):充血性心力衰竭时,长期慢性的心肌缺血缺氧必然导致心
肌损伤,这种损伤会在诸多应激状态下急性加重,因此 AHF 患者 cTnI/T 多有增高;重要的是,
心肌细胞损伤与心功能恶化或加重往往互为因果。研究认为,cTnI/T 也是心力衰竭独立预后
因素,与低的 TnI 患者相比,增高的 TnI 患者的病死率和再住院率明显增高,治疗期间 TnI 水平
增加的患者与 TnI 水平稳定或降低的患者相比有更高的病死率。若是联合检测 cTnT 和 BNP
则更有助于充分地评估心力衰竭患者的危险。

(3)可溶性 ST2(sST2):ST2 属于 IL-1 受体家族的新成员,作为 IL-33 的诱骗受体,可以与
IL-33 结合,从而阻断 IL-33 与 ST2L 结合,继而削弱 IL-33/ST2L 信号通路的心血管保护作用。
在心肌受到过度牵拉造成损伤的过程中,大量可溶性 ST2(sST2)生成使心肌缺乏足够的 IL-33
的保护,从而加速心肌重构和心室功能障碍,导致死亡风险增高。

(4)其他生物学标志物:有研究证实,中段心房利钠肽前体(MR-proANP,分界值为
120 pmol/L)用于诊断 AHF,其效能不差于 BNP 或 NT-proBNP,也是一个较好的生物学标
志物。

伴有肾功能不全的 AHF 或是 AHF 治疗中出现急性肾损伤是预后不良的危险因素。与血
肌酐(Scr)相比,半胱氨酸蛋白酶抑制剂 C 不受年龄、性别、肌肉含量等因素的影响,能更好地反
映肾小球滤过率以及敏感地反映早期肾损害,是评价急、慢性肾损伤的理想生物学标志物之一。

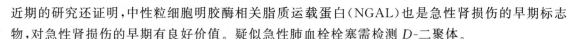

近期的研究还证明,中性粒细胞明胶酶相关脂质运载蛋白(NGAL)也是急性肾损伤的早期标志物,对急性肾损伤的早期有良好价值。疑似急性肺血栓栓塞需检测 D-二聚体。

2.胸部 X 线检查

X 线胸片显示肺淤血(肺上野血管纹理增多、粗乱,肺门角平直)、间质性肺水肿(Kerley B 线)、肺泡性肺水肿(两肺门见大片云雾状蝶翼形阴影),心影增大;可以伴有少量胸腔积液。

3.心电图检查

特别有助于了解有无心律失常、急性心肌缺血或梗死等表现,也可提示原有基础心脏病情况,以及严重电解质紊乱如低钾或高钾血症等。

4.超声心动图

可准确评价心脏结构与功能变化,如室壁变薄或增厚、左心室舒张末径增大或容量增加、心室壁运动幅度减弱或不协调,左室射血分数减低或保留,以及基础心脏病表现等。

5.胸部与腹部超声

床旁胸部超声可发现肺间质水肿的征象(B 线);腹部超声可检查下腔静脉直径和腹水。

6.血气分析

急性左心衰竭时,PaO_2 常不同程度降低,并且由于组织缺氧产生无氧代谢,致代谢性酸中毒;$PaCO_2$ 在病情早期多因过度换气而降低,但在病情晚期 $PaCO_2$ 升高可出现混合性酸中毒。血气分析对于 AHF 的诊断价值不如其评价病情严重程度的意义大。

2016 ESC 指南:动脉血气分析不需要常规检测,除非 SpO_2 异常;静脉血气分析也可接受(pH 和 $PaCO_2$)。

7.血流动力学监测

适用于血流动力学状态不稳定、病情严重且治疗效果不理想者,尤其是伴肺水肿或心源性休克的患者。主要方法有右心导管、连续脉搏波心排量测定(PiCCO)等。不推荐常规有创血流动力学监测。

8.其他检查

降钙素原:用于 AHF 与肺部感染的鉴别和指导抗生素的应用。

肝脏功能:AHF 患者因血流动力学异常(心排血量降低、静脉回流受阻)导致肝功能异常,预后不良。

甲状腺功能:甲状腺功能异常可导致 AHF,新发 AHF 应注意检查。

其他生化指标:如血常规、肾功能、电解质、血糖等,必要时复查。

(四)病情评估与严重程度分级

根据上述临床表现与检查,对患者病情的严重程度进行评估,评估时应尽快明确:①容量状态;②循环灌注是否不足;③是否存在急性心衰的诱因和/或并发症。强调动态观察、动态评估。

急性左心衰竭严重程度分级主要有临床程度床边分级、Killip 法和 Forrester 法 3 种。Killip 法主要用于 AMI 患者,根据临床和血流动力学状态分级。Forrester 法适用于监护病房,及有血流动力学监测条件的病房、手术室。临床程度床边分级根据 Forrester 法修改而来,主要根据外周循环的观察和肺部听诊,无须特殊的监测条件,适用于一般的门诊和住院患者。以 Forrester 法和临床程度床边分级为例,自Ⅰ级至Ⅳ级的急性期病死率分别为2.2％、10.1％、22.4％和55.5％。

五、治疗

急性左心衰竭的抢救治疗目标是迅速改善氧合(纠正缺氧),改善症状,稳定血流动力学状态,维护重要脏器功能,同时纠正诱因和治疗病因,避免 AHF 复发,改善远期预后。

应当明确,"及时治疗"的理念对 AHF 极其重要。一些诊断和治疗的方法可以应用于院前阶段(救护车上),包括 BNP 的快速检测、无创通气(可降低气管插管的风险,并改善急性心源性肺水肿的近期预后)、静脉应用呋塞米及硝酸酯类药物。

2016 ESC 指南将 AHF 治疗分为 3 个阶段,各有不同的治疗目标:①立即目标(急诊室、CCU 或 ICU):改善血流动力学和器官灌注,恢复氧合,缓解症状,减少心肾损伤,预防血栓栓塞,缩短 ICU 停留时间;②中间目标(住院期间):针对病因及相关并发症给予优化规范的药物治疗,对适宜辅助装置治疗的患者应考虑机械装置治疗并进行评估;③出院前和长期管理目标:制订优化药物治疗的时间表,对适宜辅助装置治疗者的实施进行再评估;制订长期随访管理计划。纳入疾病管理方案,进行患者教育并启动和调整适宜的生活方式,防止早期再住院,改善症状、生活质量和生存率。

2016 ESC 指南强调:在首次就医紧急阶段,对疑诊为急性心衰患者的管理应尽可能缩短所有诊断和治疗决策的时间;在起病初始阶段,如果患者存在心源性休克和/或通气障碍,需尽早提供循环支持和/或通气支持;在起病 60~120 分钟内的立即处理阶段,应迅速识别合并的威胁生命的五个临床情况和/或急性病因(简写为 CHAMP),并给予指南推荐的相应特异性治疗。①急性冠脉综合征:推荐根据 STEMI 和 NSTE-ACS 指南进行处理。②高血压急症:推荐采用静脉血管扩张剂和襻利尿剂。③心律失常:快速性心律失常或严重的缓慢性心律失常,立即应用药物、电转复或起搏器。电转复推荐用于血流动力学不稳定、需要转复以改善临床症状的患者。持续性室性心律失常与血流动力学不稳定形成恶性循环时,可以考虑冠脉造影和电生理检查。④急性机械并发症:包括急性心肌梗死并发症(游离壁破裂、室间隔穿孔、急性二尖瓣关闭不全)、胸部外伤或心脏介入治疗后,继发于心内膜炎的急性瓣膜关闭不全,主动脉夹层或血栓形成,以及少见的梗阻性因素(如心脏肿瘤)。心脏超声可用于诊断,外科手术或 PCI 术常需循环支持设备。⑤急性肺栓塞:明确急性肺栓塞是休克、低血压的原因后,立即根据指南推荐予以干预,包括溶栓、介入治疗及取栓。

(一)一般处理

1.体位

允许患者采取最舒适的体位。静息时明显呼吸困难者应半卧位或端坐位,双腿下垂以减少回心血量,降低心脏前负荷。端坐位时,两腿下垂,保持此种体位 10~20 分钟后,可使肺血容量降低约 25%(单纯坐位而下肢不下垂收益不大)。

2.吸氧(氧疗)

适用于低氧血症和呼吸困难明显,尤其指端血氧饱和度<90%的患者。无低氧血症的患者不应常规应用,这可能导致血管收缩和心排血量下降。如需吸氧,应尽早采用,使患者 SaO_2 ≥95%(伴 COPD 者 SaO_2≥90%)。可采用不同方式:①鼻导管吸氧:是常用的给氧方法,适用于轻中度缺氧者,氧流量从 1~2 L/min 起始,根据动脉血气结果可增加到 4~6 L/min。②面罩吸氧:适用于伴呼吸性碱中毒的患者。③消除泡沫:严重肺水肿患者的肺泡、支气管内含有大量液体,当液体表面张力达到一定程度时,受气流冲击可形成大量泡沫,泡沫妨碍通气和气体交换,

加重缺氧。因此,可于吸氧的湿化器内加入 50% 的乙醇以降低泡沫张力,使之破裂变为液体而易咳出,减轻呼吸道阻力。经上述方法给氧后 PaO_2 仍<8.0 kPa(60 mmHg)时,应考虑使用机械通气治疗。

3.出入量管理

肺淤血、体循环淤血及水肿明显者应严格限制饮水量和静脉输液速度。无明显低血容量因素(大出血、严重脱水、大汗淋漓等)者,每天摄入液体量一般宜在 1 500 mL 以内,不要超过 2 000 mL。保持每天出入量负平衡约 500 mL,严重肺水肿者水负平衡为 1 000～2 000 mL/d,甚至可达 3 000～5 000 mL/d,以减少水钠潴留,缓解症状。3～5 天后,如肺淤血、水肿明显消退,应减少水负平衡量,逐渐过渡到出入量大体平衡。在负平衡下应注意防止发生低血容量、低钾血症和低血钠等。同时限制钠摄入<2 g/d。

(二)药物治疗

1.吗啡

治疗急性左心衰肺水肿的有效药物,其主要作用是抑制中枢交感神经,反射性地降低周围血管阻力,扩张静脉而减少回心血量,起"静脉内放血"的效果;其他作用有减轻焦虑、烦躁,抑制呼吸中枢兴奋、避免呼吸过频,直接松弛支气管平滑肌改善通气。急性左心衰竭患者往往存在外周血管收缩情况,吗啡从皮下或肌内注射后,吸收情况无法预测,宜 3～5 mg/次缓慢静脉注射,必要时每 15 分钟重复 1 次,共 2～3 次。同时也要注意,勿皮下或肌内注射后,短期内又静脉给药,以免静脉注射后可能与延迟吸收的第一剂药同时发挥作用而致严重不良反应。吗啡的主要不良反应是低血压与呼吸抑制。神志不清、伴有慢性阻塞性肺病或 CO_2 潴留的呼吸衰竭、肝功能衰竭、颅内出血、低血压或休克者禁用,年老体弱者慎用。

急性失代偿心衰国家注册研究(ADHERE)中,147 362 例 AHF 患者应用吗啡者(14.1%)机械通气比例增多、在 ICU 时间和住院时间延长、病死率更高,加之目前没有证据表明吗啡能改善预后,因而不推荐常规使用,需使用时应注重个体化。

2016 ESC 指南:AHF 不推荐常规应用阿片类药物,但出现严重呼吸困难伴肺水肿时可考虑应用,其是否潜在增加死亡风险仍存争议。

抗焦虑和镇静药物:用于伴有焦虑和谵妄的 AHF 患者,可考虑使用小剂量苯二氮䓬类(地西泮或劳拉西泮)。

2.快速利尿

选用高效利尿剂(襻利尿剂)。呋塞米(速尿)在发挥利尿作用之前即可通过扩张周围静脉增加静脉床容量,迅速降低肺毛细血管楔压和左心室充盈压并改善症状。静脉注射后 5 分钟出现利尿效果,30～60 分钟达到高峰,作用持续约 2 小时。一般首剂量为 20～40 mg 静脉注射,继以静脉滴注 5～40 mg/h,其总剂量在起初 6 小时不超过 80 mg,起初 24 小时不超过 160 mg;对正在使用呋塞米或有大量水钠潴留或高血压或肾功能不全的患者,首剂量可加倍。应注意由于过度利尿可能发生的低血容量、休克与电解质紊乱如低钾血症等。也可以用布美他尼(丁尿胺)1～2 mg 或依他尼酸 25～100 mg 静脉注射。伴有低血容量或低血压休克者禁用。

新型利尿剂托伐普坦是血管升压素受体拮抗剂,选择性阻断肾小管上的精氨酸血管升压素受体,具有排水不排钠的特点,能减轻容量负荷加重的患者呼吸困难和水肿,并使低钠血症患者的血钠正常化,特别适用于心力衰竭合并低钠血症的患者。

3.氨茶碱

推荐用于充血性心衰、常规利尿剂治疗效果不佳、有低钠血症或有肾功能损害倾向患者,对心衰伴低钠的患者能降低心血管病所致病死率。建议剂量为7.5～15.0 mg/d开始,疗效欠佳者逐渐加量至30 mg/d。其不良反应主要是血钠增高。特性:①扩张支气管改善通气,特别适用于伴有支气管痉挛的患者;②轻度扩张静脉,降低心脏前负荷,增强心肌收缩力;③增加肾血流与利尿作用。成人一般首剂0.125～0.25 g加入25%葡萄糖液40 mL内,10～20分钟内缓慢静脉注射;必要时4～6小时可以重复1次,但每天总量不宜超过1.5 g。因其会增加心肌耗氧量,急性心肌梗死和心肌缺血者不宜使用。老年人与肝肾功能不全者用量酌减。常见不良反应有头痛、面部潮红、心悸,严重者可因血管扩张致低血压与休克,甚至室性心律失常而猝死。目前,临床已相对少用。

主要作用机制:可降低左、右心室充盈压和全身血管阻力,也降低收缩压,从而减轻心脏负荷,但没有证据表明血管扩张剂可改善预后。应用指征:此类药可用于急性心衰早期阶段。收缩压水平是评估此类药是否适宜的重要指标。收缩压>12.0 kPa(90 mmHg)即可在严密监护下使用;收缩压>14.7 kPa(110 mmHg)的患者通常可安全使用;收缩压<12.0 kPa(90 mmHg),禁忌使用,因可能增加急性心衰患者的病死率。此外,HF-PEF患者因对容量更加敏感,使用血管扩张剂应小心。注意事项:下列情况下禁用血管扩张药物:收缩压<12.0 kPa(90 mmHg),或持续低血压伴症状,尤其有肾功能不全的患者,以避免重要脏器灌注减少;严重阻塞性心瓣膜疾病,如主动脉瓣狭窄或肥厚型梗阻性心肌病,有可能出现显著低血压;二尖瓣狭窄患者也不宜应用,有可能造成心排血量明显降低。

4.血管扩张剂

其作用主要是扩张静脉容量血管、降低心脏前负荷,较大剂量时可同时降低心脏后负荷,在不减少每搏排出量和不增加心肌耗氧的情况下减轻肺淤血,特别适用于急性冠脉综合征伴心衰的患者。硝酸甘油用法如下。①舌下含化:首次用0.3 mg舌下含化,5分钟后测量血压1次,再给0.3～0.6 mg,5分钟后再测血压,以后每10分钟给0.3～0.6 mg,直到症状改善或收缩压降至12.0～13.3 kPa(90～100 mmHg);②静脉给药:一般采用微量泵输注,从10 μg/min开始,以后每5分钟递增5～10 μg/min,直至心力衰竭的症状缓解或收缩压降至12.0～13.3 kPa(90～100 mmHg),或达到最大剂量100 μg/min为止。硝酸异山梨醇静脉滴注剂量5～10 mg/h。病情稳定后逐步减量至停用,突然终止用药可能会出现反跳现象。硝酸酯类药物长期应用均可能产生耐药。

(1)硝酸酯类:能均衡的扩张动脉和静脉,同时降低心脏前、后负荷,适用于严重心衰、有高血压及伴肺淤血或肺水肿患者。宜从小剂量10 μg/min开始静脉滴注,以后酌情每5分钟递增5～10 μg/min,直至症状缓解、血压由原水平下降4.0 kPa(30 mmHg)或血压降至13.3 kPa(100 mmHg)左右为止。由于具有强的降压效应,用药过程中要密切监测血压,调整剂量;停药应逐渐减量,以免反跳。通常疗程不超过72小时。长期用药可引起氰化物和硫氰酸盐中毒。

(2)硝普钠:主要阻断突触后α_1受体,使外周阻力降低,同时激活中枢5-羟色胺1A受体,降低延髓心血管中枢的交感反馈调节,外周交感张力下降。可降低心脏前、后负荷和平均肺动脉压,改善心功能,对心率无明显影响。

(3)乌拉地尔:静脉注射25 mg,如血压无明显降低可重复注射,然后50～100 mg于100 mL液体中静脉滴注维持,速度为0.4～2 mg/min,根据血压调整速度。是一重组人BNP,具有扩张静脉、动脉和冠状动脉,降低前、后负荷,增加心排量,增加钠盐排泄,抑制肾素-血管紧张素系统和交感神经系统的作用,无直接正性肌力作用。多项随机、安慰剂对照的临床研究显示,AHF患者静脉输注奈西立肽可获有益的临床与血流动力学效果:左心室充盈压或PCWP降低、心排量增加,呼吸困难和疲劳症状改善,安全性良好,但对预后可能无改善。该药可作为血管扩张剂单独使用,也可与其他血管扩张剂(如硝酸酯类)合用,还可与正性肌力药物(如多巴胺、多巴酚丁胺或米力农等)合用。给药方法:1.5~2 μg/kg负荷剂量缓慢静脉注射,继以0.01 μg/(kg·min)持续静脉滴注,也可不用负荷剂量而直接静脉滴注,给药时间在3天以内。收缩压<12.0 kPa(90 mmHg)或持续低血压并伴肾功能不全的患者禁用。

(4)奈西立肽(Nesritide):是一种血管活性肽激素,具有多种生物学和血流动力学效应。RELAX-AHF研究表明,该药治疗AHF可缓解患者呼吸困难,降低心衰恶化病死率,耐受性和安全性良好,但对心衰再住院率无影响。

(5)重组人松弛素-2:①应用指征和作用机制:适用于低心排血量综合征,如伴症状性低血压[≤11.3 kPa(85 mmHg)]或CO降低伴循环淤血患者,可缓解组织低灌注所致的症状,保证重要脏器血液供应。②注意事项:急性心衰患者应用此类药需全面权衡:是否用药不能仅依赖1、2次血压测量值,必须综合评价临床状况,如是否伴组织低灌注的表现;血压降低伴低心排血量或低灌注时应尽早使用,而当器官灌注恢复和/或循环淤血减轻时则应尽快停用;药物的剂量和静脉滴注速度应根据患者的临床反应进行调整,强调个体化治疗;此类药可即刻改善急性心衰患者的血流动力学和临床状态,但也可能促进和诱发一些不良的病理生理反应,甚至导致心肌损伤和靶器官损害,必须警惕;用药期间应持续心电、血压监测,因正性肌力药物可能导致心律失常、心肌缺血等情况;血压正常又无器官和组织灌注不足的急性心衰患者不宜使用。

5.正性肌力药物

(1)洋地黄类制剂:主要适应证是有快速室上性心律失常并已知有心室扩大伴左心室收缩功能不全的患者。近两周内未用过洋地黄的患者,可选用毛花苷C 0.4~0.6 mg加入25%~50%葡萄糖液20~40 mL中缓慢静脉注射;必要时2~4小时后再给0.2~0.4 mg,直至心室率控制在80次/分左右或24小时总量达到1.2~1.6 mg。也可静脉缓注地高辛,首剂0.5 mg,2小时后酌情0.25 mg。若近期用过洋地黄,但并非洋地黄中毒所致心力衰竭,仍可应用洋地黄,但应酌情减量。此外,使用洋地黄之前,应描记心电图确定心律,了解是否有急性心肌梗死、心肌炎或低钾血症等;床旁X线胸片了解心影大小。单纯性二尖瓣狭窄合并急性肺水肿时,如为窦性心律不宜使用洋地黄制剂,因洋地黄能增加心肌收缩力,使右心室排血量增加,加重肺水肿;但若二尖瓣狭窄合并二尖瓣关闭不全的肺水肿患者,可用洋地黄制剂。对急性心肌梗死早期出现的心力衰竭,由于发生基础为坏死心肌间质充血、水肿致顺应性降低,而左心室舒张末期容量尚未增加,故梗死后24小时内宜尽量避免用洋地黄药物,此时宜选用多巴酚丁胺[5~10 μg/(min·kg)]静脉滴注。常用者为多巴胺和多巴酚丁胺。

多巴胺:小剂量[<3 μg/(kg·min)]应用有选择性扩张肾动脉、促进利尿的作用;大剂量[>5 μg/(kg·min)]应用有正性肌力作用和血管收缩作用。个体差异较大,一般从小剂量起始,逐渐增加剂量,短期静脉内应用。可引起低氧血症,应监测SaO_2,必要时给氧。

多巴酚丁胺:主要通过激动β_1受体发挥作用,具有很强的正性肌力效应,在增加心排血量的同时伴有左室充盈压的下降,且具有剂量依赖性,常用于严重收缩性心力衰竭的治疗。短期应用可增加心排血量,改善外周灌注,缓解症状。对于重症心衰患者,连续静脉应用会增加死亡风险。

用法:2～20 μg/(kg·min)静脉滴注。使用时监测血压,常见不良反应有心律失常、心动过速、偶尔可因加重心肌缺血而出现胸痛。但对急重症患者来讲,药物反应的个体差异较大,老年患者对多巴酚丁胺的反应显著下降。用药72小时后可出现耐受。正在应用β受体阻滞剂的患者不推荐应用多巴酚丁胺和多巴胺。

(2)儿茶酚胺类:选择性抑制心肌和平滑肌的磷酸二酯酶同工酶Ⅲ,减少cAMP的降解而提高细胞内cAMP的含量,发挥强心与直接扩血管作用。常用药物有米利农、依诺昔酮等,米力农首剂25～75 μg/kg静脉注射(>10分钟),继以0.375～0.750 μg/(kg·min)滴注。常见不良反应有低血压和心律失常,有研究表明米力农可能增加不良事件和病死率。

(3)磷酸二酯酶抑制剂:属新型钙增敏剂,通过与心肌细胞上的TnC结合,增加TnC与Ca^{2+}复合物的构象稳定性而不增加细胞内Ca^{2+}浓度,促进横桥与细肌丝的结合,增强心肌收缩力而不增加心肌耗氧量,并能改善心脏舒张功能;同时激活血管平滑肌的K^+通道,扩张组织血管。其正性肌力作用独立于β肾上腺素能刺激,可用于正接受β受体阻滞剂治疗的患者。多项随机、双盲、平行对照研究结果提示,该药在缓解临床症状、改善预后等方面不劣于多巴酚丁胺,患者近期血流动力学有所改善,并且不增加交感活性。

(4)左西孟旦:左西孟旦宜在血压降低伴低心排血量或低灌注时尽早使用,负荷量12 μg/kg静脉注射(>10分钟),继以0.1～0.2 μg/(kg·min)滴注,维持用药24小时。左西孟旦半衰期长达80小时,单次6～24小时的静脉注射,血流动力学改善的效益可持续7～10天(主要是活性代谢产物延长其效)。对于收缩压<13.3 kPa(100 mmHg)的患者,不需负荷剂量,可直接用维持剂量,防止发生低血压。应用时需监测血压和心电图,避免血压过低和心律失常的发生。

6.β受体阻滞剂

有关β受体阻滞剂治疗LVEF正常的心力衰竭的研究资料缺乏,其应用是经验性的,主要基于减慢心率和改善心肌缺血的可能益处。

尚无随机临床试验使用β受体阻滞剂治疗AHF以改善急性期病情。若AHF患者发生持续的心肌缺血或心动过速,可考虑谨慎地静脉使用美托洛尔或艾司洛尔。

7.血管收缩药物

对外周动脉有显著缩血管作用的药物,如去甲肾上腺素、肾上腺素等,多用于尽管应用了正性肌力药物仍出现心源性休克,或合并显著低血压状态时。这些药物可以使血液重新分配至重要脏器,收缩外周血管并提高血压,但以增加左心室后负荷为代价。这些药物具有正性肌力活性,也有类似于正性肌力药的不良反应。

8.预防血栓药物

2016 ESC指南指出:除非有禁忌证或不必要(如正在口服抗凝药物),推荐使用肝素或其他抗凝药物预防血栓形成。

9.口服药物的管理

AHF患者除合并血流动力学不稳定、高钾血症、严重肾功能不全以外,口服药物应继续服用。2016 ESC指南指出,服用β受体阻滞剂在AHF发病期间(除心源性休克)仍然是安全的,停用β受体阻滞剂可能增加近期和远期的病死率。

(三)非药物治疗

1.机械通气治疗

可改善氧合和呼吸困难,缓解呼吸肌疲劳、降低呼吸功耗,增加心排血量,是目前纠正AHF

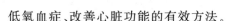

低氧血症、改善心脏功能的有效方法。

(1)无创正压通气(NPPV):当患者出现较为严重的呼吸困难、辅助呼吸肌的动用,而常规氧疗方法(鼻导管和面罩)不能维持满意氧合或氧合障碍有恶化趋势时,应及早使用 NPPV。临床主要应用于意识状态较好、有自主呼吸能力的患者,同时,患者具有咳痰能力、血流动力学状况相对稳定,以及能与 NPPV 良好配合。不建议用于收缩压<11.3 kPa(85 mmHg)的患者。

采用鼻罩或面罩实施 0.7~1.3 kPa(5~10 mmHg)的 CPAP 治疗,可以改善心率、呼吸频率、血压及减少气管插管的需要,并可能减少住院病死率;也可以考虑采用 BiPAP 作为 CPAP 的替代治疗,不过有关 BiPAP 使用和心肌梗死间的关系怎样尚不清楚。

(2)有创机械通气:患者出现以下情况,应及时气管插管机械通气:①经积极治疗后病情仍继续恶化;②意识障碍;③呼吸严重异常,如呼吸频率>35 次/分或<6 次/分,或呼吸节律异常,或自主呼吸微弱或消失;④血气分析提示严重通气和/或氧合障碍,尤其是充分氧疗后仍<6.7 kPa(50 mmHg);$PaCO_2$进行性升高,pH 动态下降。

初始宜用间歇正压通气给氧,它能使更多的肺泡开放,加大肺泡平均容量,以利气体交换,一般将吸气相正压控制在 30 cmH_2O 以下。若仍无效,可改用呼气末正压通气(PEEP)给氧,PEEP 改善换气功能的作用和左心功能的作用随其大小的增加而增强。适当增加的 PEEP 可减少回心血量,减轻心脏前负荷,可增加心排血量。

2.血液净化治疗

(1)适应证:出现下列情况之一时可采用超滤治疗:高容量负荷如肺水肿或严重的外周组织水肿,且对利尿剂抵抗;低钠血症(血钠<110 mmol/L)且有相应的临床症状如神志障碍、肌张力减退、腱反射减弱或消失、呕吐以及肺水肿等。超滤对 AHF 有益,但并非常规手段。UNLOAD 研究证实,对于心衰患者,超滤治疗和静脉连续应用利尿剂相比,排水量无明显差异,但超滤治疗能更有效地移除体内过剩的钠,并可降低因心衰再住院率;但 CARRESS-HF 研究表明在急性失代偿性心衰合并持续淤血和肾功能恶化的患者中,在保护 96 小时肾功能方面,阶梯式药物治疗方案优于超滤治疗,2 种治疗体重减轻类似,超滤治疗不良反应较高。

2016 ESC 指南指出:尚无证据表明超滤优于利尿剂成为 AHF 的一线治疗。不推荐常规应用超滤,可用于对利尿剂无反应的患者。

(2)肾功能进行性减退,血肌酐>500 μmol/L 或符合急性血液透析指征的其他情况可行血液透析治疗。可有效改善心肌灌注,降低心肌耗氧量和增加心排血量。适应证:①AMI 或严重心肌缺血并发心源性休克,且不能由药物纠正;②伴血流动力学障碍的严重冠心病(如 AMI 伴机械并发症);③心肌缺血或急性重症心肌炎伴顽固性肺水肿;④作为左心室辅助装置(LVAD)或心脏移植前的过渡治疗。对其他原因的心源性休克是否有益尚无证据。

3.主动脉内球囊反搏(IABP)

2016 ESC 指南指出:心源性休克患者在多巴胺和去甲肾上腺素联合基础上加用左西孟旦可改善血流动力学,且不增加低血压风险,但对 IABP 不推荐常规使用。

4.心室机械辅助装置

AHF 经常规药物治疗无明显改善时,有条件的可应用该技术。此类装置有体外模式人工肺氧合器(ECMO)、心室辅助泵(如可置入式电动左心辅助泵、全人工心脏)。根据 AHF 的不同类型,可选择应用心室辅助装置,在积极纠治基础心脏疾病的前提下,短期辅助心脏功能,也可作为心脏移植或心肺移植的过渡。ECMO 可以部分或全部代替心肺功能。临床研究表明,短期循环呼吸支持(如应用 ECMO)可明显改善预后。

(四)病因和诱因治疗

诱因治疗包括控制感染、纠正贫血与心律失常等,病因治疗如极度严重的二尖瓣狭窄或主动脉瓣狭窄,或 AMI 并发严重二尖瓣反流的患者可能需要外科治疗才能缓解肺水肿,可行急诊手术治疗。

(五)急性心衰稳定后的后续处理

1.病情稳定后监测

入院后至少第 1 个 24 小时要连续监测心率、心律、血压和 SaO_2,之后也要经常监测。至少每天评估心衰相关症状(如呼吸困难),治疗的不良反应,以及评估容量超负荷相关症状。

2.病情稳定后治疗

无基础疾病的急性心衰:在消除诱因后,并不需要继续心衰的相关治疗,应避免诱发急性心衰,如出现各种诱因要及早、积极控制。

伴基础疾病的急性心衰:应针对原发疾病进行积极有效的治疗、康复和预防。

原有慢性心衰类型:处理方案与慢性心衰相同。

(杨艳子)

第十一节　慢性心力衰竭

心力衰竭(heart failure,HF),简称心衰,是指由于各种器质性或功能性心脏疾病导致的以心室收缩或舒张功能受损为特征的一组临床综合征。心衰是各种原因心脏疾病发展的终末阶段。2012 年欧洲心脏病学会制订的指南中心衰的定义更侧重于心衰的临床表现,包含以下特点:①典型症状,休息或运动时呼吸困难、乏力、踝部水肿;②典型体征,心动过速、呼吸急促、肺部啰音、胸腔积液、颈静脉压力增高、外周水肿、肝大。慢性心力衰竭(chronic heart failure,CHF)是指在原有慢性心脏疾病基础上逐渐出现心衰症状、体征。慢性心衰症状、体征稳定 1 个月以上称为稳定性心衰。

据国外资料统计,在发达国家的成年人群中,1%~2%有心衰,在 70 岁及以上的人中患病率升高到≥10%。在美国,40 岁及以上的美国人终身发生心衰的风险是 20%,心衰的发生率随年龄增加而增高,60~69 岁的人群中约为 20 例/1 000 人,而在 85 岁以上的人群中则超过 80 例/1 000 人。在美国,约 510 万人表现为有临床症状的心衰,且患病率继续上升。我国对 35~74 岁城乡居民共 15 518 人随机抽样调查的结果显示心衰患病率为 0.9%。据我国部分地区 42 家医院,对 10 714 例心衰住院病例回顾性调查发现,各年龄段心衰病死率均高于同期其他心血管病。在美国,诊断 5 年内的心衰绝对病死率高达约 50%,心衰住院后 30 天、1 年和 5 年的病死率分别为 10.4%、22%和 42.3%。

近年来,心衰的发病机制、治疗策略等方面有较大进展,国际上也不断有新临床指南更新发布,临床医师对心衰的认识越来越深入,在心衰治疗上也趋向规范。本节主要介绍慢性心力衰竭的新进展及临床实践。

一、慢性心力衰竭的病因及发病机制

(一)病因与诱因

心衰可由心肌功能异常、瓣膜异常、心包疾病或心律失常等原因引起,如冠心病、原发性高血压、心肌病、心脏瓣膜病变、心包疾病等。随着医疗技术的发展,心衰的病因组成也有了明显的变化。在我国上海地区进行了1980、1990、2 000三个年度心衰住院患者的横断面调查,共2 178例心衰患者,风湿性瓣膜病引起的心衰所占的比例由1980年的46.8%逐渐下降至2000年的8.9%。而冠心病引起的心衰所占比例从1980年的31.1%上升至2000年的55.7%,成为各类心衰病因之首。这与生活水平、医疗条件、社会因素等改变密切相关。在西方发达国家中,单发的冠状动脉疾病和伴随着高血压的冠状动脉疾病被认为是心衰的首要原因。但对于存在多种潜在原因(如冠状动脉疾病、高血压、糖尿病、心房颤动)的心衰患者,其首发病因难以判断。

心衰常在心脏原发疾病基础上,由一些增加心脏负荷的因素诱发或加重,如过度运动、急性缺血、贫血、肾脏功能衰竭或甲状腺功能异常和使用抑制心脏的药物等,因此在治疗心衰特别是难治性心衰时,寻找并处理诱因十分重要。心衰的常见诱发因素:①感染。以呼吸道感染最为常见,尤以老年、长期卧床患者更为多见;感染性心内膜炎是慢性心瓣膜病和某些先天性心脏病如室间隔缺损、动脉导管未闭等心功能恶化的重要原因。②出血和贫血:大量出血可使血容量减少,回心血量和心排血量降低,冠脉灌流量减少和反射性心率加快,使心肌耗氧量增加。慢性贫血使循环血量代偿性增加和心脏负荷加大,导致心肌缺氧,严重时可致贫血性心脏病。③心律失常:尤其是快速性心律失常可诱发和加重心衰。快速型心律失常时,心肌耗氧量增加,心排血量下降,冠脉有效灌注不足。严重的缓慢性心律失常也可导致心衰。④水、电解质紊乱和酸碱平衡失调:输入液体过多过快可使血容量剧增,心脏负荷加大而诱发心衰,尤其对于老年患者及心功能储备差者。钠盐摄入过多、酸中毒、低钾血症等也可诱发心衰。⑤药物影响:一些药物通过直接影响心肌收缩力、增加心脏前、后负荷等途径引起心衰或使原有的心衰加重,其中包括心血管治疗药物和非心血管治疗药物,如洋地黄、β受体阻滞剂、某些抗心律失常药、抗肿瘤药(阿霉素、环磷酰胺、柔红霉素等)及有保钠潴水作用的药物等。同时,常规药物不规律服用或停用也是诱发心衰的原因之一。⑥体力活动过度和情绪激动及气候变化:体力活动过度和情绪激动可引起交感神经兴奋、儿茶酚胺分泌增加及RAAS激活,使心率加快,心脏负荷增大和心肌耗氧量增加。妊娠和分娩是育龄妇女(尤其是原有瓣膜性心脏病患者)发生心衰的最常见原因。此外,天气炎热、骤寒、潮湿也可诱发心衰。

(二)发病机制

1.病理生理机制

各种原因均可导致心脏收缩功能和/或舒张功能下降,而出现心衰,据此分为收缩性和舒张性心衰,其发病机制也有所不同。各种原因导致的心肌收缩力减退是收缩性心衰的主要原因。

(1)心肌收缩功能异常。

收缩相关蛋白质的破坏:各种损伤因素[如严重的缺血缺氧、细菌、病毒感染、中毒(锑、阿霉素等)],作用于心脏,导致心肌细胞的坏死或凋亡,心肌收缩蛋白及调节蛋白也被破坏,心肌收缩力下降或丧失,其下降的程度与心肌细胞丧失的数量成正相关。通常当心肌坏死面积达25%时便可发生心衰。心肌细胞的凋亡与氧化应激、细胞因子的过度激活(TNF-α、IL-1、IL-6、干扰素等)、钙稳态失衡、线粒体功能异常等有关。

心肌能量代谢紊乱：心肌的收缩依赖于 ATP 的供应，而 ATP 的缺乏或利用障碍亦可影响心肌的收缩性。ATP 缺乏可致肌球蛋白头部的 ATP 酶水解 ATP 将化学能转变为供肌丝滑行的机械能减少，Ca^{2+} 转运和分布异常，收缩相关蛋白质的合成和更新减少，从而直接影响心肌的收缩性。长期心脏负荷过重而引起的心肌过度肥大，导致心肌细胞肌球蛋白头部 ATP 酶活性下降，ATP 不能被正常水解，心肌收缩力也随之下降。

心肌兴奋-收缩耦联障碍：在心肌兴奋-收缩耦联中，Ca^{2+} 起着非常重要的作用，任何影响 Ca^{2+} 的储存、转运、分布及其与肌钙蛋白结合、解离的因素都会影响兴奋-收缩耦联，如肌浆网 Ca^{2+} 处理功能障碍、胞外 Ca^{2+} 内流障碍、肌钙蛋白与 Ca^{2+} 结合障碍等，均可引起心肌收缩功能减低。

心肌肥大的不平衡生长：是指过度肥大的心肌使心肌重量的增加与心功能的增强不成比例。心肌肥大是维持心功能的重要代偿方式，可使心脏在很长一段时间内维持机体对心排血量的需要，而不出现心衰的症状。当病因持续存在时，过度肥大的心肌（成人心脏重量≥500 g，或左心室重量≥200 g）可因心肌重量的增加与心功能的增强不成比例而发生心衰。其发生机制可能与以下因素有关：①心肌重量的增加超过心脏交感神经元的增长，使单位重量心肌的交感神经分布密度下降；肥大心肌去甲肾上腺素合成减少，消耗增多。②心肌线粒体数量不能随心肌肥大成比例增加，以及肥大心肌线粒体氧化磷酸化水平下降，导致能量生成不足。③因毛细血管数量增加不足或心肌微循环灌流不良，肥大心肌常处于供血供氧不足的状态。④肥大心肌肌浆网 Ca^{2+} 利用障碍及肌球蛋白 ATP 酶活性下降，使心肌能量利用障碍，兴奋-收缩耦联受阻。

心肌顿抑或冬眠：常见于冠状动脉缺血再灌注后，表现为心肌功能延迟恢复，是一种可逆性损害。在心肌血流灌注减少时静息状态下心肌功能持续低下，但心肌细胞仍存活，这部分心肌细胞称为"冬眠"心肌。血供恢复后，此部分心肌功能可能有所改善，对心衰症状的缓解和预后可能产生潜在的有益效应。

（2）心室舒张功能障碍。

包括心肌主动性舒张减退和被动性心肌活动僵硬所致的左室灌注容量受损，血流动力学表现为左室舒张末压力-容量关系曲线向上向左移动，以及舒张期机械运动障碍所致左室僵硬度增加。心室舒张功能障碍发生的确切机制目前尚不明确，可能与下列因素有关：①Ca^{2+} 离子复位延缓：各种损伤因素致心肌能量供应不足，肌膜上的 Ca^{2+} 泵不能将胞质中的 Ca^{2+} 转运出细胞外，肌浆网也不能将胞质中的 Ca^{2+} 重新充分摄取，而且 Na^+/Ca^{2+} 交换障碍，Ca^{2+} 外排减少，导致心室舒张期细胞内的 Ca^{2+} 超载，肌钙蛋白与 Ca^{2+} 处于结合状态，致使心肌在舒张期处于不同程度的收缩状态。②肌球-肌动蛋白复合体解离障碍：肌球-肌动蛋白复合体解离也是心肌舒张过程中的重要一环，其发生在 Ca^{2+} 与肌钙蛋白解离之后。当能量供应不足时，肌球-肌动蛋白复合体解离困难，造成心肌舒张功能障碍。③心室舒张势能减少：心室舒张势能来自心室的收缩，心室收缩末期由于几何构型的变化，可使心室产生一种复位的舒张势能。心室收缩越好，几何构型变化越大，这种舒张势能也越大。所有可能降低心肌收缩性的因素均可通过减少舒张势能影响心肌舒张。④心室顺应性降低：心肌肥大引起的室壁肥厚、心肌炎、水肿、纤维化及间质增生等都可引起心肌僵硬度增加，心室的顺应性下降，导致心室舒张期充盈受限，心排血量减少。心功能的稳定依赖于左右心之间，房室之间及心室本身各区域的舒缩活动的高度协调状态。如心脏舒缩活动的协调性被破坏，心泵功能出现紊乱将导致心排血量下降。

(3)心脏各部分舒缩活动的不协调。

最常见的原因是各种类型的心律失常。心肌炎、甲状腺功能亢进、严重贫血、高血压、肺心病,特别是冠心病、心肌梗死等疾病时,其病变区和非病变区的心肌在兴奋性、自律性、传导性、收缩性方面存在巨大差异,易诱发心律失常,使心脏各部舒缩活动的协调性遭到破坏。

(三)机体代偿机制

心衰的代偿机制十分复杂,多种因素参与其中,包括心脏本身、心脏以外的血容量改变及神经体液等。

1.心脏代偿反应

(1)心率加快:心衰时,心排血量减少引起动脉血压下降,颈动脉窦、主动脉弓压力感受器传入冲动减少,压力感受性反射活动减弱,迷走神经紧张性减弱;心室舒张末期容积增大,心房淤血,刺激容量感受器,反射性引起交感神经兴奋,心率加快。心率加快在一定范围内可提高心排血量,但当心率增加到一定限度时(成人＞180 次/分),心肌耗氧量明显增加;舒张期压力-时间指数(DPTI)减少,冠状动脉灌注减少;心室充盈不足直接使心搏量减少,导致心衰症状加重。

(2)心脏扩大:根据 Frank-Starling 机制,心肌收缩力在一定范围内与肌小节初长度成正比,在一定范围内,心室舒张末期容积越大,心肌收缩力越强,心排血量也越大。这种代偿是有一定限度的,心室过度扩张可引起严重的二尖瓣、主动脉瓣反流,心排血量反而下降;心衰时常伴有心肌肾上腺素储备减少和 β 受体下调,对肾上腺素能神经刺激的反应性减弱,心肌收缩力相应减弱。

(3)心肌重塑与心肌肥厚:心室重构是导致心衰持续进展的病理生理基础。心肌细胞肥大、凋亡,胚胎基因和蛋白的再表达以及基质中成纤维细胞增生等,导致室壁肥厚,心室收缩末期容积增大,心室腔扩大,心室形态呈球形改变。原发性心肌损害和心脏负荷过重可引起室壁应力增加,可能是心室重构的始动机制。长期压力负荷增大,可引起心肌纤维变粗,心室壁厚度增加,心腔无明显扩大,室腔直径与室壁厚度的比值小于正常,称为心肌的向心性肥大;如果长期前负荷增加,则可引起心肌离心性肥大,心肌纤维长度增加,心腔明显扩大,室腔直径与室壁厚度的比值等于或大于正常。心室容量的增加和心室几何形状的改变,可增加心室壁的张力,从而加重瓣膜反流的程度,反过来又加速心肌重塑的过程。

2.心脏外代偿反应

(1)血容量增加:心衰时机体分别通过心脏及肾脏代偿机制,使心排血量及循环血容量增加,起一定的代偿作用,相应地也加重了心脏的前、后负荷,心肌耗氧量增加,促进心衰的发展。血容量增加主要有以下两个方面:①肾小球滤过率降低:心衰时心排血量减少,动脉血压下降,肾血液灌注减少;交感神经兴奋和肾血流减少可刺激肾近球细胞释放肾素,激活肾素-血管紧张素-醛固酮系统(RAAS),血液中血管紧张素Ⅱ(AngⅡ)含量增加,引起肾动脉强烈收缩,使肾小球滤过率降低;肾缺血导致具有肾血管扩张作用的前列腺素合成和释放减少,肾血流进一步减少,水钠排出随之减少,血容量增加。②增加肾小管对水钠的重吸收:心衰时,肾血流重新分布,大量的血流从皮质肾单位转入髓质肾单位;血液中非胶体成分滤出相对增多,流经肾小管周围毛细血管的血液胶体渗透压升高,静水压降低,水钠重吸收增加;RAAS 的激活使醛固酮合成增加,促进远曲小管和集合管对水钠的重吸收,同时抑制水钠重吸收的激素(如心钠素等)合成减少,导致水钠重吸收增加。

(2)血流的重分布:心衰时由于交感-肾上腺髓质系统的兴奋,使血流重新分布,皮肤、骨骼肌和肾脏等非生命器官的血流减少,以保证心、脑等重要器官的血液供应,起到一定的代偿作用。但长期的周围器官血液供应不足导致器官功能损害,如骨骼肌无氧代谢增加,乳酸性酸中毒,对体力活动的耐受力降低,易引起疲乏、肌肉酸痛等症状;肾脏功能受损则出现水钠潴留、氮质血症等。此外,外周血管收缩使外周阻力增加,心脏后负荷增加,可加速心衰的进展。

(3)红细胞增多:心衰时血流速度缓慢,血液循环时间延长,机体发生低动力性缺氧,刺激肾脏合成红细胞生成素增加,使红细胞生成增多。红细胞增多,一方面可携带更多的氧,有助于改善组织缺氧;另一方面使血液黏稠度增加,增加心脏负荷,加重心衰的发展。

(4)组织细胞利用氧的能力增强:心衰时,循环系统对周围组织的供氧减少,为克服缺氧带来的不利影响,组织细胞通过对自身功能和代谢的调整来应对缺氧状态,如线粒体数量的增加,表面积的增大,呼吸链有关的细胞色素氧化酶活性增强;肌肉中肌红蛋白含量增多,有氧氧化的酶活性降低而无氧代谢加强。

3.神经内分泌系统的代偿反应

心衰时由于血流动力学改变,机体全面启动神经-体液机制进行代偿,以期改善心脏的动力学状态。许多细胞因子(如血浆肾素、血管升压素、儿茶酚胺、多巴胺、神经肽 Y 及内皮素等)均参与心衰的代偿,这些代偿机制反过来又可加速心衰的发生发展。因此,慢性心衰与神经内分泌的激活密切相关。

(1)交感神经系统激活:作为心衰的早期代偿机制,交感神经兴奋导致血管收缩,并通过产生正性变力和变时作用以维持一定的心排血量。这种代偿是有一定的代价的,长期的交感神经激活状态则是一种不适反应,会产生不利的失代偿作用,导致心脏功能的进一步恶化。心衰时激活交感-肾上腺髓质系统,血液中肾上腺素(NE)水平升高,作用于心肌 β_1、β_2 受体,增强心肌收缩力并提高心率,使心脏舒张期缩短,心肌耗氧量增加。高水平的 NE 通过作用于冠状动脉 α_1 受体,引起冠状动脉痉挛加重心肌缺血损伤。NE 对心肌细胞还有直接毒性,其机制可能是造成细胞内钙超载和/或直接引起心肌细胞凋亡。同时,β 受体的数量下降或密度减少,对肾上腺素能刺激的敏感性减弱,即 β 受体的下调,其下调程度与心衰的程度有相关性,轻度心衰时 β_1 受体开始下调,严重心衰时下调至不能对肾上腺素能刺激起反应。此时 β 受体(包括 β_1、β_2 受体)与 G 蛋白脱耦联,β 受体蛋白激酶上调,Gi 蛋白活动性增强,腺苷酸环化酶活性降低等因素的存在也降低了心肌的收缩性。Ang II 是肾脏及循环中的强血管收缩剂,它能刺激交感神经末梢释放去甲肾上腺素(NA),抑制迷走神经张力,促使醛固酮释放。醛固酮可导致水钠潴留和钾排泄增加,其类固醇结构还能通过胶原产生而刺激纤维化。动物实验已证实,Ang II 对心肌的直接效应最终导致心肌肥厚、重构和纤维化,进而导致功能的丧失。

(2)肾素-血管紧张素-醛固酮系统(RAAS)激活:心衰时,肾血流量的减少,灌注压降低,肾入球小动脉牵张性刺激减弱;交感神经兴奋和血中儿茶酚胺增加,直接作用于肾小球旁器细胞的 β_1 受体;治疗过程中限制钠盐的摄入和利尿,远曲肾小管致密斑细胞的 Na^+ 负荷减少,均可刺激肾小球旁器细胞分泌肾素。肾素进入血液循环,全面激活 RAAS,血浆及心脏局部的 Ang II 合成和分泌增加。血浆中的 Ang II 可增加肾上腺素能系统 NE 的释放,提高交感神经系统的活性,增强心肌收缩力,收缩周围血管,使血管阻力增加,以维持正常的血压,保证心、脑等重要器官的血液供应。Ang II 作用于肾上腺皮质球状带使醛固酮分泌增加,肾小管对水钠重吸收增加,循环血容量增加,在一定范围内起代偿作用。如果这些代偿反应长期持续存在,RAAS 过度激活,外周阻力血管持续收缩,水钠潴留加重。血浆容量增大,使心脏前后负荷增加,反过来又促进心衰的发展。同样,大型临床试验也证实,应用血管紧张素转换酶抑制剂及受体阻滞剂,醛固酮受体阻滞剂抑制 RAAS 激活,可以明显延缓心衰进程,降低心衰的发病率和病死率。

(3)心房利钠肽(atrial natriuretic peptide,ANP)和脑利钠肽(brain natriuretic peptide,BNP):ANP 主要由心房分泌,但在心衰较严重时心室亦可分泌,BNP 主要由心室分泌。心脏容积扩大和压力负荷加大刺激分泌 ANP 与 BNP。ANP 与 BNP 的生理特性包括适宜的血管舒张、抑制交感活性和 RAAS 活性、利钠、减少水钠潴留等作用,对血管紧张素 II 所致的血管张力、醛固酮分泌、肾小管重吸收钠效应起到生理性拮抗剂的作用,有利于改善心衰的病理变化。随着疾病进展,内源性的利钠肽可能会减少,表现出利钠肽相对缺乏的症状。研究表明,心衰代偿期和失代偿期心肌 ANP mRNA 的表达均增高,而 BNP mRNA 仅在心衰失代偿期表达增高,ANP 和 BNP 的分泌量随着心衰的恶化而增加,其中 BNP 主要在失代偿期分泌增加。因此,BNP 可作为心衰由代偿期向失代偿期过渡的指标。血浆 BNP 浓度可反映左室舒张末压,其水平与心衰的严重性呈线性关系。目前,BNP 与 NT-proBNP 已作为心衰的标志物用于临床。

(4)内皮素与内皮源性舒张因子:内皮素(endothelin,ET)与内皮源性舒张因子(endothelin-directed relaxing factor,EDRF)都是由内皮细胞合成和分泌的重要血管活性物质,后者以一氧化氮(NO)为代表。ET 是血管内皮细胞分泌的一种强烈的血管收缩肽,它收缩肾血管,加重钠潴留,还可通过 fos 基因等介导,强烈促进血管平滑肌、成纤维细胞及心肌间质细胞的增殖,引起心肌细胞的肥大,最终导致心脏重塑。NO 则有强烈的舒张血管,抑制血小板黏附、聚集及释放反应的作用。正常情况下,二者处于动态平衡状态。心衰时平衡遭到破坏,NO 分泌减少而 ET 分泌增多,其增加程度与心衰的严重程度呈正相关。

(5)血管升压素(AVP):AVP 是由下丘脑神经细胞合成的,经由神经细胞轴突转运至位于神经垂体的轴突末端。其合成主要受血浆渗透压、血中 Ang II 的水平及心肺压力感受器负荷的调控,其中血浆渗透压稍有变化即可使 AVP 大量释放。心衰患者血中 AVP 水平升高,发挥缩血管、抗利尿、增加血容量的作用,在一定程度上具有代偿作用;但同时又增加了心脏的前后负荷,并且 AVP 又可激活 AT II 和 NE,加重心脏负荷和对心肌的损伤,从而促使心功能的恶化和心衰的发展。严重慢性心衰患者血管升压素水平升高,导致血管收缩和水潴留。在接受利尿治疗时高血管升压素水平尤为常见,患者可能因此导致低钠血症。

(6)缓激肽:心衰时缓激肽(bradykinin,BK)生成增多与 RAS 激活、心排血量和肾血流量减少有关,BK 作用于血管内皮细胞上的受体后,内皮细胞产生释放 NO,在心衰时参与血管舒缩的调节,抑制心肌肥厚及心衰的进展。

(7)细胞因子:近年来的研究表明,心衰的病理生理过程除了受神经内分泌系统的影响外,细胞因子对充血性心衰的发生、发展亦具有重要作用。目前文献综述中涉及充血性心衰的细胞因子有肿瘤坏死因子(TNF)、白介素-1(IL-1)家族和白介素-6(IL-6)家族、干扰素 γ 等。这些分子被统称为"致炎性细胞因子"。心脏所有有核细胞,包括心肌细胞,都能表达这些炎性介质,这就提示它们不仅仅引起心脏的炎性反应。心衰的细胞因子假说认为,心衰的进展至少一定程度上由内源性细胞因子的过度表达对心脏及外周循环的毒性效应所致。

(8)新标志物:近年研究发现,TNF-α 只在衰竭的心肌细胞产生,心衰患者血中 TNF-α 显著升高,且其血中的含量与心衰严重程度高度相关。NYHA 心功能分级越差,TNF 水平渐进性升高。另外,SOLVD 和 VEST 研究对细胞因子水平的分析表明,TNF 水平的升高与病死率升高相关。TNF 水平可能成为与神经激素类似的预测心功能分级和临床转归的指标。

尽管临床一直在探寻心衰新的标志物,很多可以获得的循环代谢、营养标志物和心衰的长期症状预后相关,包括低血清雌激素和睾酮水平,高血清钴胺素水平,维生素 D 缺乏,低高密度脂蛋白水平和低辅酶 Q 水平等。此外,蛋白尿的存在也被认为是预后差的强有力标志,蛋白尿反映了潜在的血管病理状况。在 GHARM 的一个亚组研究中,检测了 2 310 名心衰患者的尿蛋白-肌酐的基线水平和随访水平。研究者发现不考虑损伤或残余左心室功能,30％的患者有微量白蛋白尿,11％的患者有大量白蛋白尿。蛋白尿出现是严重心脏事件的独立预测指标。

在 Framinghan 心脏研究的一个早期群体中,高血清瘦素水平与进展为心衰的风险增加相关,而抵抗素水平预测了心衰的发展。代谢症状也被认为是心衰的一个危险因素。髓过氧化物酶、白介素-6、尿酸在大量流行病学数据库中渐渐作为心衰进展的预测分子出现。这些发现在一定程度上使得一些概念有效化,即不考虑冠脉事件情况,氧化应激和炎症增强会促进心衰的进展。

二、慢性心力衰竭的诊断

(一)心衰的分类

1.依据左室射血分数分类

左室射血分数(left ventricular ejection fraction,LVEF)是心衰患者分类的重要指标,也与预后及治疗反应相关。依据 LVEF,心衰可分为 LVEF 降低的心衰(heart failure with reduced left ventricular ejection fraction,HFrEF)和 LVEF 保留的心衰(heart failure with preserved left ventricular ejection fraction,HFpEF)。此外,对 LVEF 在 40％～49％范围内的心衰称为射血分数中间值的心衰(HFmrEF)。通常,HFrEF 指传统概念上的收缩性心衰,而 HFpEF 指舒张性心衰。在一些患者中,在 LVEF 保留或正常的情况下,收缩功能仍可能存在异常,而部分心衰患者中同时存在着收缩功能异常和舒张功能异常。

2.根据心衰发生的时间、速度、严重程度分类

根据心衰发生的时间、速度、严重程度可分为慢性心衰和急性心衰。在原有慢性心脏疾病基础上逐渐出现心衰症状、体征的为慢性心衰。慢性心衰症状、体征稳定 1 个月以上称为稳定性心衰。慢性稳定性心衰恶化称为失代偿性心衰,如失代偿突然发生则称为急性心衰。急性心衰的另一种形式为心脏急性病变导致的新发心衰。

3.根据心衰发生的部位分类

根据心衰发生的部位可分为左心衰竭、右心衰竭和全心衰竭。左心衰竭临床上较为常见,指左心室代偿功能不全而发生的心衰,以心排血量降低及肺循环淤血为主要表现。多见于冠心病、原发性高血压、心肌梗死、主动脉瓣或二尖瓣病变的患者。单纯右心衰竭临床上较少见,主要是右心室搏出功能障碍所致,以体循环淤血为主要表现。多见于肺源性心脏病、右心室梗死、三尖瓣或肺动脉瓣的疾病及某些先天性心脏病,也可继发于左心衰竭及肺栓塞。全心衰竭指左、右心功能均受损,可同时发生或相继出现。长期的左心衰竭可使右心负荷长期加重而导致右心衰竭;心肌炎、心肌病患者左、右心功能可同时受累引起全心衰竭。无论开始时为左心衰竭或是右心衰竭,晚期通常均表现为全心衰竭。

(二)心衰的发展阶段和分级

美国 AHA/ACC 在 2001 年发布的成人慢性心衰指南上提出了心衰的发展阶段的概念,强调了疾病的发生和发展过程,并将其分为四期,在 2005 年、2009 年及 2013 年指南中仍然强调了

这一概念,我国在 2007 年发布的慢性心力衰竭诊断和治疗指南也引入了这一概念,并在 2014 年中国心力衰竭诊断和治疗指南中继续沿用(表 5-5)。

表 5-5 心衰发生发展的各阶段

阶段	定义	患病人群
A(前心衰阶段)	患者为心衰的高发危险人群,尚无心脏结构或功能异常,也无心衰症状和/或体征	高血压、冠心病、糖尿病患者;肥胖、代谢综合征患者;有应用心脏毒性药物史、酗酒史、风湿热史或心肌病家族史等
B(前临床心衰阶段)	患者从无心衰的症状和/或体征,但已发展成结构性心脏病	左心室肥厚、无症状性心脏瓣膜病、以往有心肌梗死史的患者等
C(临床心衰竭阶段)	患者已有基础的结构性心脏病,以往或目前有心衰的症状和/或体征	有结构性心脏病伴气短、乏力、运动耐量下降者等
D(难治性终末期心衰竭阶段)	患者有进行性结构性心脏病,虽经积极的内科治疗,休息时仍有症状,且需特殊干预	因心衰需反复住院,且不能安全出院者;需长期静脉用药者;等待心脏移植者;应用心脏机械辅助装置

1.心衰的发展阶段

依照这种新的划分阶段的方法,患者在未经治疗时只能由某一个阶段向前进展到下一个阶段或是保持在某一个阶段。这种划分阶段的方法显示在心衰发生前即有一定的危险因素及结构改变发生,在左心室功能异常及症状出现之前,早期认识并处理危险因素可延缓或阻止了疾病的进程,降低心衰的发病率及病死率。心衰的阶段划分体现了重在预防的概念,特别是,预防患者从阶段 A 进展至阶段 B,即防止发生结构性心脏病,以及预防从阶段 B 进展至阶段 C,即防止出现心衰的症状和体征,尤为重要。

2.NYHA 分级

按诱发心衰症状的活动程度将心功能的受损状况分为四级。这一分级方案于 1928 年由美国纽约心脏病学会(NYHA)提出。实际上 NYHA 分级是对 C 阶段和 D 阶段患者症状严重程度的分级(表 5-6)。

表 5-6 NYHA 心功能分级

分级	症状
I	活动不受限。日常体力活动不引起明显的气促、疲乏或心悸
II	活动轻度受限。休息时无症状,日常活动可引起明显的气促、疲乏或心悸
III	活动明显受限。休息时可无症状,轻于日常活动即引起显著气促、疲乏或心悸
IV	休息时也有症状,稍有体力活动症状即加重。任何体力活动均会引起不适。如无须静脉给药,可在室内或床边活动者为Ⅳa级,不能下床并需静脉给药支持者为Ⅳb级

3.6 分钟步行运动试验

运动试验不但能评定运动耐力,而且可预测患者预后和判断疗效,是一种安全、简便、易行的方法。其操作方法是测量平地步行 6 分钟的最远距离。SOLVD(studies of ventricular dysfunction)试验亚组分析,6 分钟步行距离短与距离长的患者比较,在 8 个月的随诊期间,病死率分别为 10.23% 和 2.99%;心衰的住院率分别为 22.16% 和 1.99%,提示 6 分钟步行距离短的患者预后差。根据 US Carvedilol 研究设定的标准:6 分钟步行距离<150 m 为重度心衰;150~450 m 为

中重度心衰;＞450 m 为轻度心衰。6 分钟行走距离对预测慢性心衰患者的病死率和再入院率具有独立的价值。如 6 分钟步行距离＜300 m,提示预后不良,随行走距离缩短,临床预后更差。

(三)临床表现特点

1.症状

(1)呼吸困难:是左心衰竭最早出现的症状,也是心衰最常见的症状。患者在安静状态下可无明显不适,体力活动时出现呼吸困难。随左心衰竭的加重,引起呼吸困难的劳力强度进行性下降。

劳力性呼吸困难:心衰时,肺淤血达到一定的程度,患者需高枕卧位甚至完全不能平卧,常需持续坐位。端坐呼吸是心衰更为严重的表现,但其特异性不高,也可见于肺活量降低及严重腹水患者。

端坐呼吸:是左心功能不全的特征性表现,患者入睡后因呼吸困难而突然惊醒、坐起、咳嗽、喘息,严重者可有哮鸣音,症状随坐起及将两腿下垂后逐渐缓解。

阵发性夜间呼吸困难:发生原因可能与低心排血量有关,低心排血量可导致心脏对运动肌供血不足。

(2)乏力:而心衰时,外周血管反应减低,骨骼肌代谢异常,也可引起乏力。另外,合并贫血的心衰患者也可出现疲劳、乏力。

(3)夜尿和少尿:心衰早期可发生夜尿症,因夜间卧床休息时相对于白天活动时心排血量增加、肾血管收缩减弱、尿形成增加。少尿是晚期心衰征象,是由心排血量明显下降所致。

(4)神经精神症状:在严重心衰患者,特别是伴有脑动脉硬化的老年患者可出现意识模糊、精神错乱、记忆力损害、头痛、焦虑、失眠和噩梦,甚至谵妄、幻觉。

(5)以右心衰竭为主的症状:主要为体循环淤血所致,如胃肠道及肝淤血引起腹胀、食欲缺乏、恶心、呕吐等。单纯右心衰竭时呼吸困难症状往往较轻,在当二尖瓣狭窄或左心衰竭患者发生右心衰竭时,肺淤血减轻,呼吸困难较左心衰竭时减轻。在右心衰竭终末期,心排血量显著减少时会出现重度呼吸困难。

2.体征

(1)一般状况:慢性心衰患者常有不同程度的营养不良,严重者可呈恶病质。还可出现黄疸、发绀、面颊潮红、脉压减小和肤色灰暗甚至血压降低,脉搏细速、多汗、窦性心动过速,周围血管收缩导致的苍白、发冷、指端发绀等。

(2)左心衰竭的体征:以肺部啰音为主要表现,通常两肺底均可闻及细小湿啰音。啰音通常在两肺底都可听到,但如果是单侧的则常见于右侧。

(3)右心衰竭体征:以体循环淤血体征为主。①颈静脉征:颈静脉充盈、怒张、肝颈静脉反流征阳性是右心衰竭最主要的体征。②淤血性肝大:肝大常伴压痛,肝脏增大常早于明显水肿,且在其他右心衰竭症状消失后仍可存在。长期慢性右心衰竭患者可出现心源性肝硬化,晚期可出现黄疸和大量腹水。长期严重肝大患者可出现充血性脾大。③水肿:心源性水肿常出现于身体的低垂部位,呈凹陷性水肿。下肢水肿多于傍晚出现或加重,晨起时减轻或消失。心衰晚期,水肿加重可累及全身,如上肢、胸壁和腹壁等。少数患者可有胸腔积液和腹水。胸腔积液可同时见于左、右两侧胸腔,但以右侧较多,其原因与右膈下肝淤血有关。主要为基础心脏疾病体征。

(4)心脏体征。①心脏扩大:绝大多数患者都可发生。右心衰竭常继发于左心衰竭,因而左、右心均可扩大。②奔马律:舒张早期奔马律,又称第三心音奔马律,具有重要的临床意义,反映左心室功能低下,舒张期容量负荷过重,心肌功能严重障碍。经治疗后,随心功能的好转,奔马律可消失。③交替脉:心室收缩有规律的强-弱交替,其弱强间距相等,或弱强间距稍短于强弱间距,应与二联律鉴别。④P_2亢进和收缩期杂音:肺动脉压升高,P_2亢进,常强于 A_2,而且传导广泛。左心功能改善后 P_2 变弱。心室扩大导致二尖瓣或三尖瓣相对关闭不全时可闻及收缩期杂音,心功能代偿后杂音常减弱或消失。

(四)实验室检查和辅助检查

1.B 型利钠肽(BNP)或 N 末端 B 型利钠肽原(NT-proBNP)

BNP 升高反映室壁张力的升高。BNP 可以作为心衰诊断、进展、判断临床事件发生风险的证据。对于门诊、急诊怀疑心衰的患者,首先应该进行 BNP 或 NT-proBNP 检测。BNP 可用于鉴别心源性和肺源性呼吸困难,BNP 正常的呼吸困难,基本可除外心衰。血浆 BNP<35 ng/L,NT-proBNP<125 ng/L 时不支持慢性心衰诊断。其诊断敏感性和特异性低于急性心衰时。BNP 水平受年龄、肾衰竭、肺栓塞、严重感染等因素的影响。

2.心脏肌钙蛋白(cTnI 或 cTnT)

心肌损伤标志物 cTnI 或 cTnT 是诊断急性心肌梗死的特异性指标,也可以用于心衰患者的危险分层,其水平高低与心衰的严重程度相关。

3.胸部 X 线检查

可确定心影大小、观察肺淤血及肺部病变情况,并可大致判断心衰的程度。轻度心衰表现为两肺上野肺阴影增多和支气管壁影模糊、增厚;中度心衰表现为心胸比例增大和出现克氏(Kerley)B 线;重度心衰为肺门淤血和胸腔积液。

4.心电图检查

对所有怀疑心衰的患者均需行心电图检查,心衰者往往存在心电图的改变。如有心律失常、心梗、宽 QRS 波群等表现,提示心衰高风险。有左心室或右心室肥厚表现时,提示左心室或右心室负荷过重,提示可能存在左心衰竭或右心衰竭。对可疑无症状性心肌缺血或心律失常时应做24 小时动态心电图。

5.超声心动图

所有临床怀疑心衰患者应常规进行超声心动图检查,可获得心脏结构和整体功能的定量数据。超声心动图可以评价收缩功能,采用改良 Simpson 法测量左心室容量及左室射血分数(LVEF),正常 LVEF>50%,LVEF<40% 为收缩期心衰的诊断标准。超声心动图可有效判断舒张功能不全,以心动周期中舒张早期心室充盈速度最大值为 E 峰,舒张晚期心室充盈最大值为 A 峰,E/A 为两者之比值。正常人 E/A 值不应小于 1.2,中青年应更大。舒张功能不全时,E 峰下降,A 峰增高,E/A 比值降低。对于可疑 HF-PEF、静息舒张功能参数无法确诊者可行负荷超声心动图,通过运动或药物负荷试验可检出是否存在可诱发的心肌缺血及其程度,并可判断心肌存活情况。可测定静息状态下的左、右室功能以及运动与药物负荷下的心室功能情况,获得整体与局部、收缩与舒张功能的指标。

6.放射性核素显像

核素心室造影可准确测定左心室容量、LVEF 及室壁运动等情况。核素心肌灌注和/或代谢显像可用于诊断心肌缺血和心肌存活情况,对扩张型心肌病或缺血性心肌病的鉴别也有一定的参考价值。

7.其他检查

冠状动脉造影适用于缺血性心脏病的诊断。心脏磁共振(CMR)可用于检测心腔容量、心肌质量和室壁运动,其准确性和可重复性较好,在超声心动图不能做出诊断时,CMR 是最好的替代影像检查,对先天性心脏病、心肌病、心脏肿瘤(或肿瘤累及心脏)或心包疾病等可明确诊断。心内膜活检有助于心肌疾病的病因诊断,但不作为常规检查项目。

8.其他生物学标志物

纤维化、炎症、氧化应激、神经激素紊乱及心肌和基质重构的标志物已广泛应用于评价心衰的预后,如反映心肌纤维化的可溶性 ST2 及半乳糖凝集素-3 等指标在慢性心衰的危险分层中可能提供额外信息。

三、诊断和鉴别诊断

(一)诊断

心衰目前尚无统一的临床诊断标准,临床上一般依据病史、病因、临床表现和实验室检查综合作出诊断。心衰的症状是重要的诊断依据。在评价心功能和诊断心衰的同时应就其有无明显心衰、类型、级别、严重程度、风险及预后、相关并发症等作出评价以指导临床治疗。

1.诊断评估

(1)病史:对有心衰表现的患者应进行详尽的病史询问及全面的体格检查,以明确可能导致或加速心衰进展的心源性和非心源性疾病或行为,获得患者目前和过去的乙醇、非法药品及化疗药物使用情况的详细资料,并对患者在日常生活中进行运动能力的评估。

(2)体格检查:包括患者的容量状况评估、体位性血压变化、体重和身高的测量、体重指数的计算及心肺查体阳性体征的变化等。

(3)辅助检查:实验室检查应包括 BNP 或 NT-proBNP 水平、全血细胞计数、尿液分析、血清电解质(包括钙和镁)、血尿素氮、血清肌酐、空腹血糖(糖化血红蛋白)、血脂水平、肝功能及甲状腺功能检查。对所有患者应进行心电图、胸片以及超声心动图检查。可通过放射性核素心室造影检查评估 LVEF 和心室容积。对有心衰表现且存在心绞痛或心肌显著缺血的患者应进行冠脉造影。

2.心功能的评估

评价心功能受损程度最常用的是 NYHA 心功能分级,但此分级系统在很大程度上受到观察者经验的影响,且对运动能力的重要变化不敏感。正规的运动耐量试验可以克服这些局限。6 分钟步行距离测试具有预后意义,并有助于评估病重患者的心功能损伤程度;但步行距离的系列变化与临床状况的改变并不一致。

3.容量负荷的评估

在心衰患者初次就诊及随访中,确定容量负荷在确定利尿剂的用量、监测药物敏感性及治疗效果等方面有重要作用。每次就诊时,都应记录患者的体重,立位与坐位时的血压,确定颈静脉充盈的程度,对腹部加压的反应,器官充血的有无及程度(肺部啰音及肝大),下肢、腹部、阴囊水肿及腹水情况。

(二)鉴别诊断

(1)慢性左心衰竭所致的呼吸困难需与其他疾病所致的呼吸困难鉴别。①老年、衰弱、肥胖及严重贫血等:可产生劳力性呼吸困难,但无左心衰竭的其他征象。老年患者可同时并存心肺功能不全,慢性肺心病伴发冠心病并非少见。②慢性肺源性心脏病:多有明确的慢性支气管,肺及胸廓疾病史,查体可见肺气肿征,心脏增大以右心室为主,进行血气分析及肺功能测定有助于鉴别。③大量腹水,胃肠道疾病引起的严重腹胀、巨大卵巢囊肿等也可产生端坐呼吸,但无心脏基础疾病,有相关疾病的表现。④神经官能症:多见于女性,自觉胸闷,气短,深呼吸后症状可暂时减轻,无心脏疾病史及体征。

(2)右心衰竭需与一些有颈静脉怒张,静脉压升高、肝大,水肿,胸腹水等表现的疾病相鉴别。①心包积液或缩窄性心包炎:有颈静脉充盈或怒张、肝大、水肿等表现,与右心衰竭相似。查体心脏搏动弱,心音遥远。心包积液者,心浊音界向两侧明显扩大,X线检查显示心影随体位改变而改变,肺野清晰,并有奇脉,静脉压显著升高,心电图示低电压改变。②肾源性水肿:水肿从眼睑、颜面开始而遍及全身,水肿性质软而易移动,伴有其他肾脏疾病的征象,如蛋白尿、血尿、管型尿等改变。③肝硬化:可有腹水、水肿,但无心脏病史及体征,肝颈静脉回流征阴性,可见腹壁静脉曲张及蜘蛛痣,腹水量较多,常有明显脾大,肝功能多有明显改变。在右心衰竭晚期,也可发生心源性肝硬化。④腔静脉综合征:当上、下腔静脉受肿瘤、肿大淋巴结压迫或血栓阻塞时,血液回流受阻,可出现颈静脉怒张、上肢或下肢水肿、肝大等表现,但无肺淤血的症状与体征,心脏查体无明显异常。

四、慢性心力衰竭的治疗

随着近年来大量的临床研究及指南的发表,慢性心衰的治疗已逐步从短期血流动力学/药理学措施转为长期的、修复性的策略,目的是改变衰竭心脏的生物学性质。心衰的治疗目标是防止和延缓心肌重构的发展,从而降低心衰的病死率和住院率,而不仅仅是改善症状、提高生活质量。神经内分泌因素在慢性心衰的发生和发展过程中的作用越来越受到重视,神经内分泌抑制剂如血管紧张素转换酶抑制剂(ACEI)和β受体阻滞剂等已成为慢性心衰的基本治疗措施。

(一)一般治疗

1.病因与诱因的治疗

及时纠正和去除诱因,如感染、快速心律失常、贫血、肾功能损害等。严密监测电解质水平,特别是血清钾的变化,防止高钾血症与低钾血症;对于心脏病患者,特别是老年人群,输液要减慢液速并减少液体量;避免使用Ⅰ类抗心律失常药物、钙通道阻滞剂及非甾体抗炎药物,以减少心血管事件的风险;使用流感和肺炎球菌疫苗可以降低呼吸系统感染的风险;冠心病优先选择经皮冠状动脉介入治疗或旁路手术改善心肌缺血;心脏瓣膜病行瓣膜置换手术,先天性心血管畸形行矫正手术。

2.饮食和营养

限制水和钠盐的摄入,轻度心衰者,钠盐摄入应控制在 2～3 g/d,中到重度心衰者应<2 g/d;在严重低钠血症(血钠<130 mmol/L)者,液体入量应<2 L/d,并适量补钠;应低脂饮食,对营养不良患者应加强营养支持。

3.休息和适度运动

失代偿期需卧床休息,多做被动运动以预防深部静脉血栓形成。临床情况改善后根据心功能状态进行活动,对于 LVEF 降低的非卧床心衰患者,运动是一种有益的辅助疗法,可改善患者的临床状况。

4.心衰门诊

规范化的治疗可明显降低心衰患者的住院率、病残率和病死率。近年来很多医院都设立了心衰门诊,一方面规范了临床医师的治疗,另一方面便于患者的管理,通过长期规范的治疗而改善心衰的预后并降低治疗心衰的总费用。同时有利于对心衰患者长期随访,增强治疗信心,加强健康宣教,做好日常保健,坚持药物治疗。另外,还可通过对心衰患者的登记和长期随访,为心衰治疗的临床研究提供条件。

(二)药物治疗

1.利尿剂

利尿剂是缓解心衰时液体超负荷所致肺水肿或外周水肿的关键性基础药物,与其他治疗心衰药物联合应用具有显著的协同作用。有液体潴留的证据或原先有过液体潴留的心衰患者,均应给予利尿剂,且应在出现水钠潴留时早期应用。常用的利尿剂有襻利尿剂和噻嗪类。治疗目标是尿量增加,体重减轻 $0.5\sim1.0$ kg/d。一旦病情控制(肺部啰音消失,水肿消退,体重稳定),即以最小有效剂量长期维持。

襻利尿剂是首选药物,适用于有明显液体潴留或伴有肾功能受损的患者,常用药物有呋塞米和托拉塞米。通常从小剂量开始,呋塞米 20 mg/d,或托拉塞米 10 mg/d,根据体重及尿量情况逐渐增加剂量。

噻嗪类适用于有轻度液体潴留、伴有高血压而肾功能正常的心衰患者。常用药物为氢氯噻嗪,一般起始剂量为 25 mg/d,增至 100 mg/d 已达最大效应。

托伐普坦是血管升压素受体拮抗剂,与肾脏集合管的血管升压素Ⅱ型受体结合,阻止水的重吸收,增加不含电解质的自由水排出,有非渗透性的利尿作用。其适用于临床上明显的高容量性和正常容量性低钠血症(血钠<125 mmol/L,或低钠血症不明显但有症状并且限液治疗效果不佳),包括伴有心衰、肝硬化及抗利尿激素分泌异常综合征的患者,可有效纠正低钠血症,减轻患者的水肿状况。口服后 $2\sim4$ 小时开始起效,其排水能力超过呋塞米。用量:每天 $3.75\sim15.00$ mg,日常用量 $7.5\sim30.0$ mg,最大剂量 60 mg/d,与襻利尿剂联合应用对于稀释性低钠血症患者具有理想的利尿效果。

利尿剂抵抗:指长期接受利尿剂治疗的患者可出现利尿剂作用减弱或消失,其发生机制认为与容量减少后肾血流减少及肾功能减低使药物转运受到损害、小肠的低灌注及肠管水肿致药物吸收延迟等有关。利尿剂抵抗可采用以下处理措施:适当补充血容量;去除诱因(如纠正低蛋白血症及低钠血症);静脉给予利尿剂,必要时可持续静脉泵入,根据机体耐受情况及尿量调整用药剂量,呋塞米最大剂量<1 g/24 小时;

不良反应:2 种或 2 种以上利尿剂联合应用;与小剂量多巴胺、多巴酚丁胺或血管扩张剂联合应用等。有电解质紊乱(低钾血症、低镁血症、低钠血症等);内源性神经内分泌系统的激活,特别是 RAAS 系统的激活;低血压;肾功能不全等。

2.血管紧张素转换酶抑制剂(ACEI)

ACEI 在扩张血管、降低心脏负荷的同时还能调节神经内分泌的异常,不仅能改善心力衰竭的血流动力学变化和抑制神经内分泌活性,而且能改善内皮细胞功能和促进血浆纤溶活性,有可能在相当程度上逆转心力衰竭的病理过程。ACEI 阻止 AngⅠ转变为 AngⅡ,使 AngⅡ生成减少,从而抑制了 AngⅡ的不良作用;ACE 与缓激肽酶Ⅱ相同,ACEI 可使缓激肽的降解减少从而加强缓激肽的作用,促进依前列醇-NO 的合成。ACEI 对局部 RAAS 的直接作用及缓激肽的心肌作用抑制了心肌间质胶原的生成及心室重构。

适应证:适用于所有左心收缩功能减退(LBEF<40%～45%)患者。ACEI可显著改善中、重度心衰患者的存活率和降低住院率。无症状的左心衰竭者,也可从长期的ACEI治疗中获益。心衰症状的改善往往出现于ACEI治疗后数周至数个月,ACEI可减少疾病进展的危险性。

禁忌证:无尿性肾衰竭、妊娠哺乳期妇女及对ACEI过敏者(血管神经性水肿)禁用;双侧肾动脉狭窄、高钾血症(>5.5 mmol/L)及低血压(SBP<90 mmHg)者不宜应用。

应以小剂量起始治疗,逐渐递增剂量,每隔3～7天,剂量倍增1次,依据患者临床状况调整剂量,调整到目标剂量或最大耐受剂量时长期维持。如出现暂时性不耐受现象,一般不影响剂量递增,通常会很快消失或在调整基础治疗方法后消失。

治疗前应了解患者的下列情况:血压、肾功能、血清钠及钾水平、是否正在服用利尿剂、有无血容量不足等,对有低血压史、低钠血症、糖尿病、氮质血症以及服用保钾利尿剂者递增速度宜减慢。在剂量调整过程中应密切监测患者的各项指标,建议常规监测肾功能。ACEI与AngII抑制有关的不良反应,包括低血压、肾功能恶化、钾潴留;与缓激肽积聚有关的不良反应有咳嗽和血管神经性水肿。<1%的患者应用ACEI发生血管神经性水肿,可能是致命性的,因此临床一旦可疑血管神经性水肿,应终生避免应用所有的ACEI。

主要不良反应包括影响肾功能、咳嗽及低血压。

3.血管紧张素II受体拮抗剂(ARBs)

ARBs阻断AngII受体的AT1亚型,减少AT1受体介导AngII引起的各种有害作用;可改善异常的血流动力学,减轻心脏前后负荷;抑制心肌间质的DNA和胶原合成及沉积,使心肌胶原含量下降,逆转心肌细胞肥大,减轻心肌间质纤维化,从而减轻心肌肥厚和重构。升高的AngII作用于AT2可抑制心肌细胞凋亡的作用。ARBs长期治疗对血流动力学、神经激素及临床状况的影响与干扰肾素血管紧张素系统后的预期效果一致。

适应证基本与ACEI相同,推荐用于不能耐受ACEI的患者。美国心衰指南中建议轻中度心衰和LVEF降低者可以应用ARBs替代ACEI作为一线治疗。对LVEF≤40%的患者在应用ACEI或β受体阻滞剂后仍有症状者,推荐加用ARBs。ACEI和ARBs合用主要适用于心衰伴肾衰竭、糖尿病或代谢综合征患者,不适用于高血压。临床试验证实,氯沙坦、缬沙坦和坎地沙坦可降低心衰患者病死率。

从小剂量开始,通常采用剂量加倍的方法调整剂量。ARBs起始治疗的注意事项与ACEI相似。治疗开始后1～2周应重新检查血压(包括体位性血压变化)、肾功能和血钾,并在调整剂量后密切随访。对收缩压<10.7 kPa(80 mmHg)、低血钠、糖尿病及肾功能不全者进行严密监测。对于病情稳定者,宜在ACEI或ARBs达到目标剂量前加用β受体阻滞剂。

ARBs不良反应较少,偶见皮疹,瘙痒,轻度头晕,肌痛。与ACEI类似,ARBs也可引起低血压、肾功能恶化和高钾血症。ARBs的咳嗽、血管性水肿较ACEI显著减少,更易为患者耐受。

4.β受体阻滞剂

研究显示,心衰患者使用β受体阻滞剂长期治疗(>3个月)可改善心功能,使LVEF增加;治疗4～12个月,能降低心室肌重量和容量,延缓或逆转心肌重构。目前β受体阻滞剂已成为慢性心衰的常规治疗的一部分,发挥着不可替代的作用。β受体阻滞剂可抑制持续性交感神经系统的过度激活,上调心肌β_1受体并恢复β_1受体的正常功能。针对慢性收缩性心衰的大型临床试验(CIBIS-II、MERIT-HF和COPERNICUS)分别应用选择性β_1受体阻滞剂比索洛尔、琥珀酸美托洛尔和非选择性 β_1 受体阻滞剂卡维地洛,结果显示,病死率相对危险分别降低 34％、34％和 35％,同时降低心衰再住院率 28％～36％。β 受体阻滞剂治疗心衰的独特之处就是能显著降低猝死率 41％～44％。

适用于结构性心脏病,伴 LVEF 下降的无症状心衰患者;有症状或曾经有症状的 NYHA Ⅱ～Ⅲ级、LVEF 下降、病情稳定的慢性心衰者,如无禁忌证或不能耐受,必须终生应用; NYHA 心功能Ⅳ级者,需待病情稳定(4 天内未静脉用药,已无液体潴留且体重恒定)后,在专科医师指导下应用。应在 ACEI 和利尿剂治疗基础上加用 β 受体阻滞剂。

以小剂量起始治疗,以缓慢的速度递增,2～4 周剂量加倍,尽量达到最大耐受剂量。治疗应个体化;以清晨静息心率 55～60 次/分,不低于 55 次/分为标准判断是否达到目标剂量或最大耐受量;起始治疗时有时可引起液体潴留,需每天测体重,一旦出现体重增加,即应加大利尿剂用量,直至恢复治疗前体重,再继续加量,并达到目标剂量。治疗期间心衰有轻或中度加重,首先应调整利尿剂和 ACEI 用量;如需停用,应逐渐减量,避免突然停药以免病情反跳。

临床疗效常在用药后 2～3 个月才出现。因此,应用本类药物的主要目的并不在于短时间内缓解症状,而是长期应用达到延缓病变进展减少复发和降低猝死率的目的。支气管哮喘、严重的支气管疾病、症状性低血压、心动过缓(心率<60 次/分)、二度及以上房室阻滞(除非已植入起搏器)者禁用 β 受体阻滞剂。常见不良反应有体液潴留、心衰恶化、心动过缓、传导阻滞、低血压、乏力等。

5.醛固酮受体拮抗剂

大量研究显示螺内酯可有效降低心衰患者病死率,目前多个心衰治疗指南已将醛固酮受体拮抗剂列为心衰治疗的常规药物之一。代表药物为螺内酯和依普利酮。心肌组织中有大量醛固酮受体,醛固酮可促进血管和心肌的纤维化、造成钾和镁的丢失,同时使交感神经兴奋、副交感神经抑制以及引起肾组织压力感受器的功能异常。RALES 试验表明,小剂量的螺内酯(12.5～50 mg/d)和襻利尿剂与靶剂量的 ACEI 联合应用可显著提高重度心衰患者(NYHA Ⅲ～Ⅴ级)的生存率。这一剂量的螺内酯没有明显的利尿作用,其作用在于与 ACEI 联合更有效地拮抗 RAAS 系统。螺内酯可有效抑制循环醛固酮水平,从而改善心功能,降低心衰的病死率和住院率。

适用于 NYHA Ⅱ～Ⅳ级、LVEF≤35％的患者;已使用 ACEI(或 ARB)和 β 受体阻滞剂治疗,仍持续有症状者;AMI 后、LVEF≤40％,有心衰症状或既往有糖尿病史者。

用法用量:螺内酯起始剂量 10 mg/d,目标剂量 20 mg/d。国外常用依普利酮,推荐起始剂量为 25 mg/d,逐渐加量至 50 mg/d。血浆肌酐>221 μmol/L、血钾>5.0 mmol/L 时不宜使用螺内酯。分别在开始治疗后 3 天和 1 周时,前 3 个月每月 1 次监测血肌酐和血钾,以后每 3 个月复查 1 次。血钾>5.5 mmol/L 时,应停用或减量。血浆肌酐>141.4 μmol/L 或血钾浓度>4.2 mmol/L 或使用大剂量 ACEI 时,高钾血症发生率明显增高。

应用过程中应注意:无低钾血症者一般应停止使用补钾制剂及摄入高钾食物;与襻利尿剂合用可降低高钾血症的发生率;与 ACEI 合用可增加高钾血症的危险。①在 RALES 试验中 10％的患者发生痛经,应停用螺内酯。依普利酮对雄激素和黄体酮受体的拮抗作用轻,可减少痛经的发生。②男性乳房发育和乳腺疼痛,一般在停药后恢复。③肾功能不全:螺内酯与 ACEI 合用可加重肾功能不全,如果停用螺内酯和/或调整两种药物的剂量,可以使肾功能恢复到治疗前的状态。

6.洋地黄类药物

洋地黄类药物通过抑制心肌细胞膜 Na^+/K^+-ATP 酶,使细胞内 Na^+ 水平升高,促进 Na^+-Ca^{2+} 交换,提高细胞内 Ca^{2+} 水平,发挥正性肌力作用。目前认为,洋地黄主要通过降低神经内分泌系统的活性起到治疗心衰的作用,而非仅仅是发挥正性肌力作用。地高辛对心衰患者总病死率的影响为中性。

适用于已应用利尿剂、ACEI(或 ARB)、β受体阻滞剂和醛固酮受体拮抗剂,LVEF≤45%,仍持续有症状的慢性 HF-REF 患者,尤其适用于伴有快速心室率的心房颤动患者。已应用地高辛者不宜轻易停用。心功能 NYHA Ⅰ级患者不宜应用地高辛。

心动过缓、高度房室传导阻滞、病态窦房结综合征、颈动脉窦综合征、WPW 综合征、肥厚梗阻型心肌病、低钾血症和高钙血症、肾衰竭晚期;急性心肌梗死,特别是有进行性心肌缺血者,慎用或禁用地高辛。

目前多采用维持量疗法,地高辛 0.125～0.25 mg/d;对于 70 岁以上或肾功能受损者,宜用 0.125 mg/d或隔天 1 次。

用药前应了解近期洋地黄用药史、用药剂量、电解质、肾功能情况;用药过程中注意监测血药浓度、心电图等。下列情况应测定血浆地高辛水平:①老年人;②患者依从性较差;③过量服用;④与影响地高辛浓度的药物,如奎宁丁、维拉帕米(异搏定)、胺碘酮、克拉霉素、红霉素等合用时。

7.伊伐布雷定

伊伐布雷定是心脏窦房结起搏电流的一种选择性特异性抑制剂,以剂量依赖性方式抑制电流,降低窦房结放放冲动的频率,从而减慢心率。由于心率减缓,舒张期延长,冠状动脉血流量增加,可产生抗心绞痛和改善心肌缺血的作用。

起始剂量 2.5 mg,2 次/天,根据心率调整用量,最大剂量 7.5 mg,2 次/天,静息心率宜控制在 60 次/分左右,不宜低于 55 次/分。

不良反应较少见,有心动过缓、光幻症、视力模糊、心悸、胃肠道反应等。

8.血管紧张素受体脑啡肽酶抑制剂 Entresto

Entresto(LCZ696)是新近出现的用于心力衰竭的药物,2015 年美国 FDA 批准上市,是脑啡肽酶抑制剂 sacubitril 和血管紧张素受体阻断剂缬沙坦的复合制剂。其作用机制是通过 sacubitril 的活性代谢产物 LBQ657 抑制脑啡肽酶(中性内肽酶,NEP),NEP 可以降解利钠肽、缓激肽以及血管紧张素Ⅱ在内的多种肽类,当其受到抑制可以减少上述肽类降解,提高循环中 ANP 的水平,进而激活鸟苷酸环化酶,促进细胞内环磷酸鸟苷(cGMP)水平的升高,从而发挥扩张血管、促进肾脏排钠排水、抑制 RAAS、抑制肾素和醛固酮的分泌、改善心肌重构等作用;缬沙坦阻断血管紧张素Ⅱ类型-1(AT1)受体,抑制 RAAS 系统,其双重抑制作用,有效降低 HFrEF 患者的住院率和病死率,其作用优于 ACEI。

推荐起始剂量是 49/51 mg(sacubitril/缬沙坦),每天 2 次,如患者可以耐受,2～4 周后逐步增加至目标维持剂量 97/103 mg(sacubitril/缬沙坦),每天 2 次。对于从未服用过 ACEI 及 ARB 类药物或严重肾功能受损、中度肝功能受损的患者,应从更低的剂量开始,起始剂量 24/26 mg(sacubitril/缬沙坦),每天 2 次,根据患者耐受情况逐步调整至目标剂量。

与 ARB 类药物相似,主要不良反应为低血压、血管性水肿、肾功能不全等。

（杨艳子）

第六章　消化内科常见疾病

第一节　胃食管反流病

一、概述

胃食管反流病是指由于胃十二指肠内容物反流至食管引起胃灼热等反流症状和食管黏膜破损,凡经内镜和/或 24 小时食管 pH 检查证实有食管炎,或胃食管有异常反流者称为胃食管反流病(gastroesophageal reflux disease,GERD)。有食管炎症并有食管 pH 改变者,称为反流性食管炎(reflux esophagitis,RE)。有典型症状,24 小时食管 pH 检查证实有酸反流,但内镜检查阴性,称为非糜烂性反流性食管炎(nonerosive reflux disease,NERD),或内镜阴性反流性食管炎。

GERD 在西方国家十分常见,人群中 30%～40% 有胃灼热症状,我国北京协和医院和上海长海医院 1996 年对两地区成年人 GERD 流行病学调查表明,胃食管反流症状发生率高达 97%,GERD 患病率为 5.77%,RE 发病率为 1.92%。

病理性胃食管反流的发生是多因素的,其中包括食管本身及其防御机制的缺陷、反流物的性质、外界环境的影响以及其他疾病的作用等。任何因素都对发病起一定的作用,最终导致食管组织的损害,形成各种程度的食管炎症。

GERD 的典型症状为胃灼热、胸痛和反酸、反食。容易并发消化道出血、吞咽困难。胃食管反流病诊断主要依据症状学、24 小时 pH 监测及胃镜检查有否食管炎症。三者之中,内镜检查诊断意义最大。

二、内镜诊断

(一)反流食管炎的内镜特征

食管炎是组织学的诊断,在炎症情况下,内镜检查可见黏膜发红、粗大、表面有炎性渗出物,黏膜脆性增加,触之易出血,齿状线模糊,黏膜血管紊乱;较严重的病例黏膜上皮脱落、坏死,形成出血点、糜烂,乃至溃疡;重度食管炎可出现食管狭窄及 Barrett 食管。诊断食管炎必须有黏膜破损,如有出血点、出血斑、糜烂、溃疡等改变,而不能仅凭黏膜色泽改变,炎症必然有黏膜红肿,但黏膜红肿不一定意味有炎症。反流性食管炎形成是由于受反流的"酸"与"碱"的侵蚀,因而其发病部位均在食管中下段。最近有人将食管黏膜脆性增加以及食管黏膜血管的改变称为 GERD 的微细改变。它可能是 GERD 的早期黏膜变化,也有人认为是 GERD 的黏膜改变。对内镜阴性反流性食管炎(非糜烂性反流性食管炎)患者在内镜检查时,食管黏膜没有肉眼上的变化,但用放大内镜或电镜病理观察,可发现一些血管纹理、基底细胞间隙增宽等微小改变。

(二)反流性食管的内镜分类

RE 分类方法繁多,现介绍三种最常用的分类。

1.Savary-Miller 分类法

Ⅰ级:一个或数个融合性黏膜病变,表现为红斑或表浅糜烂。

Ⅱ级:为融合性食管糜烂伴渗出性病变,但未累及食管全周。

Ⅲ级:全周食管糜烂,渗出性病变。

Ⅳ级:溃疡、食管壁纤维化、狭窄、缩短、瘢痕化等慢性黏膜病变及 Barrett 食管。

Ⅰ~Ⅲ级分别代表食管轻、中、重度病变,Ⅳ级为有并发症之食管炎,但此分类法将食管黏膜红斑列入轻度食管炎,因而将一些未达标准的病变亦列入本病,扩大了诊断范围,现已少用。

2.洛杉矶分类法

1994 年第 10 届世界胃肠病会议推荐的分类法,至 1998 年在第 11 届会议上再次强调此分类法,洛杉矶分类亦为四级分类。

A 级:病灶局限于食管黏膜皱襞,直径<0.5 cm。

B 级:病灶仍局限于食管黏膜皱襞,相互不融合,但直径>0.5 cm。

C 级:病灶在黏膜顶部相融合,但不环绕整个食管壁。

D 级:病灶相融合,且范围>75%的食管壁。

比较两者分类的不同,主要是洛杉矶分类将病变程度向前移,根据黏膜病损程度更精细地分为四级,将食管狭窄等病变归属反流性食管炎的并发症,不作为分类依据,这样有利于对轻中程度病变的判断。

3.中国烟台会议分类法

1999 年 8 月由中华医学会消化内镜学分会召开的全国反流性食管病/炎研讨会上,对洛杉矶分类提出了适合国情的改良分类法。其内镜分级如表 6-1。

表 6-1 反流性食管炎的内镜诊断及分级

分级	内镜下表现	积分
0	正常(可有组织学改变)	0
Ⅰ	点状或条状发红,糜烂,无融合现象	1
Ⅱ	有条状发红,糜烂,并有融合,但非全周性	2
Ⅲ	病变广泛,发红,糜烂融合成全周性,或溃疡	3

烟台会议分类法是基于洛杉矶分类中 A、B 二级均为黏膜破损,均无融合性病变,仅是破损大小之区分,临床上将其分为两类意义不大,Ⅱ级与Ⅲ级相当于洛杉矶分类之 C 级与 D 级。烟台会议分类规定必须指明食管炎症的部位和长度,若有并发症,亦须加以指明。

(三)反流性食管炎的病理改变

RE 的基本病理改变:①食管鳞状上皮增生,包括基底细胞增生超过 3 层和上皮延伸;②黏膜固有层乳头向表面延伸,达上皮层厚度的 2/3,浅层毛细血管扩张,充血和/或出血;③上皮层内中性白细胞和淋巴细胞浸润;④黏膜糜烂或溃疡形成,炎细胞浸润,肉芽组织形成和/或纤维化;⑤齿状线上>3 cm,出现 Barrett 食管改变。

应该指出,反流性食管炎病理改变是非特异性的,其他病因亦可引起类似的病理变化,甚至在无反流性症状及内镜变化的人群中出现食管炎症变化。因而反流性食管炎的诊断不依赖于病理学检查。在送检病理时,应提供可靠的临床资料,表明取材部位(写明距齿状线几厘米)。

三、治疗

GERD 是一种慢性发作性疾病,即使不治疗也往往发展缓慢,绝大多数患者是采取内科治疗。治疗原则:①减少胃食管反流;②减低反流液的酸度;③增强食管清除力;④保护食管黏膜。

(一)改变生活方式

改变生活方式是 GERD 的有效基本治疗。包括:①改变体位,餐后保持直立,避免用力提物,勿穿紧身衣服,睡眠时抬高床脚并垫高上身;②戒烟和停止过量饮酒;③改变饮食成分和习惯,减少每餐食量或酸性食物,睡前勿进食,控制体重;④免服促进反流的药物,包括抗胆碱能药物、茶碱、地西泮、钙通道阻滞剂等。

(二)药物治疗

1.质子泵抑制剂

如奥美拉唑 20 mg,每天 1~2 次,雷贝拉唑 20 mg,每天 1~2 次,兰索拉唑 30 mg,每天 1~2 次,疗程 6~8 周。

2.促动力药

GERD 是上消化道动力疾病,其治疗在理论上,首先应改善动力,增加 LES 张力,改善食管清除功能,增加胃排空。常用的促动力剂有多潘立酮(10 mg,每天 3 次)、西沙必利(5~10 mg,每天3 次)等。

3.黏膜保护剂

当 GERD 引起食管炎症、糜烂或溃疡时,应用此类药物,可覆盖在病损表面形成一层保护膜,可以减轻症状,促进愈合。常用的药物有硫糖铝 1.0 g,每天 4 次,枸橼酸铋钾 110 mg,每天 4 次,餐前 1 小时及睡前服。其确切疗效尚有待研究。

(三)内镜介入治疗

GERD 的内镜治疗主要以减少反流为目的,如出现消化道出血、狭窄等并发症则进行相应的内镜处理。

1.射频治疗(radiofrequency,RF)

内镜下将射频装置放入胃食管交界处(GEJ)(图 6-1A);向囊内注气,使囊壁上的四个 Ni-Ta 电极刺入 GEJ 处的肌层,射频功率为 456 kHz,2~5 W,为防止黏膜温度过高,须用流水降温(图 6-1B);射频治疗后,肌层可见多处热烧灼性病变(图 6-1C);6 个月后,病灶愈合后,胶原增生,使 LES 加厚,起到防止反流作用(图 6-1D)。文献报道 6 个月的症状改善 87%,患者无须再服药。

2.内镜下结扎缝合法

经内镜活检孔道通过巴德缝合器,结扎贲门胃底黏膜,以减少胃内容物反流至食管。文献报道 6 个月后症状及 24 小时食管 pH 改善显著。

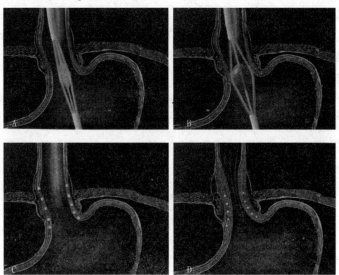

图 6-1 射频治疗 GERD 模式图

3.内镜直视下胃底折叠术

胃底折叠术是治疗 GERD 最主要的手术,开腹或腹腔镜都是创伤性手术,胃镜直视下胃底折叠术是最理想的方法。图 6-2A 显示在反转情况下,胃底折叠器与胃镜的关系,内镜被包裹在折叠器中,远端均可做弯角运动。张开缝合器,将组织钩针刺入 GEJ 处的一侧黏膜,直达浆膜层(图 6-2B),牵拉组织钩,关闭缝合器(图 6-2C),浆膜对浆膜的折叠已形成,防止胃食管的反流(图 6-2D、E)。

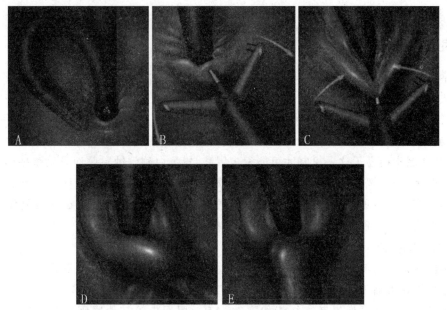

图 6-2 内镜下折叠术

A.胃底折叠器与胃镜的关系;B.张开缝合器,将组织钩针刺入 GEJ 处的一侧黏膜,直达浆膜层;C.牵拉组织钩,关闭缝合器;D、E.浆膜对浆膜折叠,防止胃食管的反流

4.局部注射法

树脂玻璃(plexiglas PMMA)多为聚甲基丙烯酰树脂(polymethyl methacrylate,PMMA)，在内镜反转时,沿齿状线下 2 cm,分点注入黏膜下,总剂量为 20～40 mL(平均 30 mL),局部肿胀可减少胃食管反流。

(四)外科手术治疗

GERD 患者如产生严重并发症,如出血、狭窄、Barrett 食管等,某些经内科治疗无效患者及某些碱性反流性食管炎患者,则应考虑做外科手术或腹腔镜下抗反流手术(如胃底折叠术等)。

(丁华忠)

第二节　消化性溃疡

消化性溃疡主要指发生在胃和十二指肠的慢性溃疡,即胃溃疡(GU)和十二指肠溃疡(DU),因溃疡形成与胃酸/胃蛋白酶的消化作用有关而得名。溃疡的黏膜缺损超过黏膜肌层,不同于糜烂。

一、流行病学

消化性溃疡是全球性常见病。西方国家资料显示,自 20 世纪 50 年代以后,消化性溃疡发病率呈下降趋势。我国临床统计资料提示,消化性溃疡患病率在近十多年来亦开始呈下降趋势。本病可发生于任何年龄,但中年最为常见,DU 多见于青壮年,而 GU 多见于中老年,后者发病高峰比前者约迟 10 年。男性患病比女性多。临床上,DU 比 GU 为多见,两者之比为(2～3):1,但有地区差异,在胃癌高发区 GU 所占的比例有所增加。

二、病因和发病机制

在正常生理情况下,胃十二指肠黏膜经常接触有强侵蚀力的胃酸和在酸性环境下被激活、能水解蛋白质的胃蛋白酶。此外,还经常受摄入的各种有害物质的侵袭,但却能抵御这些侵袭因素的损害,维持黏膜的完整性,这是因为胃十二指肠黏膜具有一系列防御和修复机制。目前认为,胃十二指肠黏膜的这一完善而有效的防御和修复机制,足以抵抗胃酸/胃蛋白酶的侵蚀。一般而言,只有当某些因素损害了这一机制才可能发生胃酸/胃蛋白酶侵蚀黏膜而导致溃疡形成。近年的研究已经明确,幽门螺杆菌和非甾体抗炎药是损害胃十二指肠黏膜屏障从而导致消化性溃疡发病的最常见病因。少见的特殊情况,当过度胃酸分泌远远超过黏膜的防御和修复作用也可能导致消化性溃疡发生。现将这些病因及其导致溃疡发生的机制分述如下。

(一)幽门螺杆菌

确认幽门螺杆菌为消化性溃疡的重要病因主要基于两方面的证据:①消化性溃疡患者的幽门螺杆菌检出率显著高于对照组的普通人群,在 DU 的检出率约为 90%、GU 为 70%～80%(幽门螺杆菌阴性的消化性溃疡患者往往能找到 NSAIDs 服用史等其他原因);②大量临床研究肯定,成功根除幽门螺杆菌后溃疡复发率明显下降,用常规抑酸治疗后愈合的溃疡年复发率为 50%～70%,而根除幽门螺杆菌可使溃疡复发率降至 5% 以下,这就表明去除病因后消化性溃疡可获治愈。至于何以在感染幽门螺杆菌的人群中仅有少部分人(约15%)发生消化性溃疡,一般认为,这是幽门螺杆菌、宿主和环境因素三者相互作用的不同结果。

幽门螺杆菌感染导致消化性溃疡发病的确切机制尚未阐明。目前比较普遍接受的一种假说试图将幽门螺杆菌、宿主和环境3个因素在DU发病中的作用统一起来。该假说认为,胆酸对幽门螺杆菌生长具有强烈的抑制作用,因此正常情况下幽门螺杆菌无法在十二指肠生存,十二指肠球部酸负荷增加是DU发病的重要环节,因为酸可使结合胆酸沉淀,从而有利于幽门螺杆菌在十二指肠球部生长。幽门螺杆菌只能在胃上皮组织定植,因此在十二指肠球部存活的幽门螺杆菌只有当十二指肠球部发生胃上皮化生才能定植下来,而据认为十二指肠球部的胃上皮化生是十二指肠对酸负荷的一种代偿反应。十二指肠球部酸负荷增加的原因,一方面与幽门螺杆菌感染引起慢性胃窦炎有关,幽门螺杆菌感染直接或间接作用于胃窦D、G细胞,削弱了胃酸分泌的负反馈调节,从而导致餐后胃酸分泌增加;另一方面,吸烟、应激和遗传等因素均与胃酸分泌增加有关。定植在十二指肠球部的幽门螺杆菌引起十二指肠炎症,炎症削弱了十二指肠黏膜的防御和修复功能,在胃酸/胃蛋白酶的侵蚀下最终导致DU发生。十二指肠炎症同时导致十二指肠黏膜分泌碳酸氢盐减少,间接增加十二指肠的酸负荷,进一步促进DU的发生和发展过程。

对幽门螺杆菌引起GU的发病机制研究较少,一般认为是幽门螺杆菌感染引起的胃黏膜炎症削弱了胃黏膜的屏障功能,胃溃疡好发于非泌酸区与泌酸区交界处的非泌酸区侧,反映了胃酸对屏障受损的胃黏膜的侵蚀作用。

(二)非甾体抗炎药(NSAIDs)

NSAIDs是引起消化性溃疡的另一个常见病因。大量研究资料显示,服用NSAIDs患者发生消化性溃疡及其并发症的危险性显著高于普通人群。临床研究报道,在长期服用NSAIDs患者中10%～25%可发现胃或十二指肠溃疡,有1%～4%的患者发生出血、穿孔等溃疡并发症。NSAIDs引起的溃疡以GU较DU多见。溃疡形成及其并发症发生的危险性除与服用NSAIDs种类、剂量、疗程有关外,尚与高龄、同时服用抗凝血药、糖皮质激素等因素有关。

NSAIDs通过削弱黏膜的防御和修复功能而导致消化性溃疡发病,损害作用包括局部作用和系统作用两方面,系统作用是主要致溃疡机制,主要是通过抑制环加氧酶(COX)而起作用。COX是花生四烯酸合成前列腺素的关键限速酶,COX有两种异构体,即结构型COX-1和诱生型COX-2。COX-1在组织细胞中恒量表达,催化生理性前列腺素合成而参与机体生理功能调节;COX-2主要在病理情况下由炎症刺激诱导产生,促进炎症部位前列腺素的合成。传统的NSAIDs如阿司匹林、吲哚美辛等旨在抑制COX-2而减轻炎症反应,但特异性差,同时抑制了COX-1,导致胃肠黏膜生理性前列腺素E合成不足。后者通过增加黏液和碳酸氢盐分泌、促进黏膜血流增加、细胞保护等作用在维持黏膜防御和修复功能中起重要作用。

NSAIDs和幽门螺杆菌是引起消化性溃疡发病的两个独立因素,至于两者是否有协同作用则尚无定论。

(三)胃酸/胃蛋白酶

消化性溃疡的最终形成是由于胃酸/胃蛋白酶对黏膜自身消化所致。因胃蛋白酶活性是pH依赖性的,在pH>4时便失去活性,因此,在探讨消化性溃疡发病机制和治疗措施时主要考虑胃酸。无酸情况下罕有溃疡发生及抑制胃酸分泌药物能促进溃疡愈合的事实均确证胃酸在溃疡形成过程中的决定性作用,是溃疡形成的直接原因。胃酸的这一损害作用一般只有在正常黏膜防御和修复功能遭受破坏时才能发生。

DU 患者中约有 1/3 存在五肽胃泌素刺激的最大酸排量（MAO）增高,其余患者 MAO 多在正常高值,DU 患者胃酸分泌增高的可能因素及其在 DU 发病中的间接及直接作用已如前述。GU 患者基础酸排量（BAO）及 MAO 多属正常或偏低。对此,可能解释为 GU 患者多伴多灶萎缩性胃炎,因而胃体壁细胞泌酸功能已受影响,而 DU 患者多为慢性胃窦炎,胃体黏膜未受损或受损轻微,因而仍能保持旺盛的泌酸能力。少见的特殊情况如胃泌素瘤患者,极度增加的胃酸分泌的攻击作用远远超过黏膜的防御作用,而成为溃疡形成的起始因素。近年来,非幽门螺杆菌、非 NSAIDs（也非胃泌素瘤）相关的消化性溃疡报道有所增加,这类患者病因未明,是否与高酸分泌有关尚有待研究。

（四）其他因素

下列因素与消化性溃疡发病有不同程度的关系。

（1）吸烟:吸烟者消化性溃疡发生率比不吸烟者高,吸烟影响溃疡愈合和促进溃疡复发。吸烟影响溃疡形成和愈合的确切机制未明,可能与吸烟增加胃酸分泌、减少十二指肠及胰腺碳酸氢盐分泌、影响胃十二指肠协调运动、黏膜损害性氧自由基增加等因素有关。

（2）遗传:遗传因素曾一度被认为是消化性溃疡发病的重要因素,但随着幽门螺杆菌在消化性溃疡发病中的重要作用得到认识,遗传因素的重要性受到挑战。例如,消化性溃疡的家族史可能是幽门螺杆菌感染的"家庭聚集"现象;O 型血胃上皮细胞表面表达更多黏附受体而有利于幽门螺杆菌定植。因此,遗传因素的作用尚有待进一步研究。

（3）急性应激可引起应激性溃疡已是共识。但在慢性溃疡患者,情绪应激和心理障碍的致病作用却无定论。临床观察发现长期精神紧张、过劳,确实易使溃疡发作或加重,但这多在慢性溃疡已经存在时发生,因此情绪应激可能主要起诱因作用,可能通过神经内分泌途径影响胃十二指肠分泌、运动和黏膜血流的调节。

（4）胃十二指肠运动异常:研究发现部分 DU 患者胃排空增快,这可使十二指肠球部酸负荷增大;部分 GU 患者有胃排空延迟,这可增加十二指肠液反流入胃,加重胃黏膜屏障损害。目前认为,胃肠运动障碍不大可能是原发病因,但可加重幽门螺杆菌或 NSAIDs 对黏膜的损害。

概言之,消化性溃疡是一种多因素疾病,其中幽门螺杆菌感染和服用 NSAIDs 是已知的主要病因,溃疡发生是黏膜侵袭因素和防御因素失平衡的结果,胃酸在溃疡形成中起关键作用。

三、病理

DU 发生在球部,前壁比较常见;GU 多在胃角和胃窦小弯。组织学上,GU 大多发生在幽门腺区（胃窦）与泌酸腺区（胃体）交界处的幽门腺区一侧。幽门腺区黏膜可随年龄增长而扩大（假幽门腺化生和/或肠化生）,使其与泌酸腺区之交界线上移,故老年患者 GU 的部位多较高。溃疡一般为单个,也可多个,呈圆形或椭圆形。DU 直径多<10 mm,GU 要比 DU 稍大。亦可见到直径>2 cm 的巨大溃疡。溃疡边缘光整、底部洁净,由肉芽组织构成,上面覆盖有灰白色或灰黄色纤维渗出物。活动性溃疡周围黏膜常有炎症、水肿。溃疡浅者累及黏膜肌层,深者达肌层甚至浆膜层,溃破血管时引起出血,穿破浆膜层时引起穿孔。溃疡愈合时周围黏膜炎症、水肿消退,边缘上皮细胞增生覆盖溃疡面,其下的肉芽组织纤维转化,变为瘢痕,瘢痕收缩使周围黏膜皱襞向其集中。

四、临床表现

上腹痛是消化性溃疡的主要症状,但部分患者可无症状或症状较轻以致不为患者所注意,而以出血、穿孔等并发症为首发症状。典型的消化性溃疡有如下临床特点:①慢性过程,病史可达数年至数十年;②周期性发作,发作与自发缓解相交替,发作期可为数周或数月,缓解期亦长短不一,短者数周、长者数年;发作常有季节性,多在秋冬或冬春之交发病,可因精神情绪不良或过劳而诱发;③发作时上腹痛呈节律性,表现为空腹痛即餐后2～4小时和/或午夜痛,腹痛多为进食或服用抗酸药所缓解,典型节律性表现在DU多见。

(一)症状

上腹痛为主要症状,性质多为灼痛,亦可为钝痛、胀痛、剧痛或饥饿样不适感。多位于中上腹,可偏右或偏左。一般为轻至中度持续性痛。疼痛常有典型的节律性如上述。腹痛多在进食或服用抗酸药后缓解。

部分患者无上述典型表现的疼痛,而仅表现为无规律性的上腹隐痛或不适。具或不具典型疼痛者均可伴有反酸、嗳气、上腹胀等症状。

(二)体征

溃疡活动时上腹部可有局限性轻压痛,缓解期无明显体征。

五、特殊类型的消化性溃疡

(一)复合溃疡

复合溃疡指胃和十二指肠同时发生的溃疡。DU往往先于GU出现。幽门梗阻发生率较高。

(二)幽门管溃疡

幽门管位于胃远端,与十二指肠交界,长约2cm。幽门管溃疡与DU相似,胃酸分泌一般较高。幽门管溃疡上腹痛的节律性不明显,对药物治疗反应较差,呕吐较多见,较易发生幽门梗阻、出血和穿孔等并发症。

(三)球后溃疡

DU大多发生在十二指肠球部,发生在球部远端十二指肠的溃疡称球后溃疡。多发生在十二指肠乳头的近端。具DU的临床特点,但午夜痛及背部放射痛多见,对药物治疗反应较差,较易并发出血。

(四)巨大溃疡

巨大溃疡指直径>2cm的溃疡。对药物治疗反应较差、愈合时间较长,易发生慢性穿透或穿孔。胃的巨大溃疡注意与恶性溃疡鉴别。

(五)老年人消化性溃疡

近年,老年人发生消化性溃疡的报道增多。临床表现多不典型,GU多位于胃体上部甚至胃底部,溃疡常较大,易误诊为胃癌。

(六)无症状性溃疡

约15%的消化性溃疡患者可无症状,而以出血、穿孔等并发症为首发症状。可见于任何年龄,以老年人较多见;NSAIDs引起的溃疡近半数无症状。

六、实验室和其他检查

(一)胃镜检查

胃镜检查是确诊消化性溃疡首选的检查方法。胃镜检查不仅可对胃十二指肠黏膜直接观察、摄像,还可在直视下取活组织做病理学检查及幽门螺杆菌检测,因此胃镜检查对消化性溃疡的诊断及胃良、恶性溃疡鉴别诊断的准确性高于 X 线钡餐检查。例如,在溃疡较小或较浅时钡餐检查有可能漏诊;钡餐检查发现十二指肠球部畸形可有多种解释;活动性上消化道出血是钡餐检查的禁忌证;胃的良、恶性溃疡鉴别必须由活组织检查来确定。

内镜下消化性溃疡多呈圆形或椭圆形,也有呈线形,边缘光整,底部覆有灰黄色或灰白色渗出物,周围黏膜可有充血、水肿,可见皱襞向溃疡集中。内镜下溃疡可分为活动期(A)、愈合期(H)和瘢痕期(S)3 个病期,其中每个病期又可分为两个阶段。

(二)X 线钡餐检查

X 线钡餐检查适用于对胃镜检查有禁忌或不愿接受胃镜检查者。溃疡的 X 线征象有直接和间接两种:龛影是直接征象,对溃疡有确诊价值;局部压痛、十二指肠球部激惹和球部畸形、胃大弯侧痉挛性切迹均为间接征象,仅提示可能有溃疡。

(三)幽门螺杆菌检测

幽门螺杆菌检测应列为消化性溃疡诊断的常规检查项目,因为有无幽门螺杆菌感染决定治疗方案的选择。检测方法分为侵入性和非侵入性两大类。前者需通过胃镜检查取胃黏膜活组织进行检测,主要包括快呋塞米素酶试验、组织学检查和幽门螺杆菌培养;后者主要有 ^{13}C 或 ^{14}C 尿素呼气试验、粪便幽门螺杆菌抗原检测及血清学检查(定性检测血清抗幽门螺杆菌 IgG 抗体)。

快呋塞米素酶试验是侵入性检查的首选方法,操作简便、费用低。组织学检查可直接观察幽门螺杆菌,与快呋塞米素酶试验结合,可提高诊断准确率。幽门螺杆菌培养技术要求高,主要用于科研。^{13}C 或 ^{14}C 尿素呼气试验检测幽门螺杆菌敏感性及特异性高而无须胃镜检查,可作为根除治疗后复查的首选方法。

应注意,近期应用抗生素、质子泵抑制剂、铋剂等药物,因有暂时抑制幽门螺杆菌作用,会使上述检查(血清学检查除外)呈假阴性。

(四)胃液分析和血清胃泌素测定

胃液分析和血清胃泌素测定一般仅在疑有胃泌素瘤时做鉴别诊断之用。

七、诊断和鉴别诊断

慢性病程、周期性发作的节律性上腹疼痛,且上腹痛可为进食或抗酸药所缓解的临床表现是诊断消化性溃疡的重要临床线索。但应注意,一方面有典型溃疡样上腹痛症状者不一定是消化性溃疡,另一方面部分消化性溃疡患者症状可不典型甚至无症状。因此,单纯依靠病史难以作出可靠诊断。确诊有赖胃镜检查。X 线钡餐检查发现龛影亦有确诊价值。

鉴别诊断本病主要临床表现为慢性上腹痛,当仅有病史和体检资料时,需与其他有上腹痛症状的疾病如肝、胆、胰、肠疾病和胃的其他疾病相鉴别。功能性消化不良临床常见且临床表现与消化性溃疡相似,应注意鉴别。如做胃镜检查,可确定有无胃十二指肠溃疡存在。

胃镜检查如见胃十二指肠溃疡,应注意与引起胃十二指肠溃疡的少见特殊病因或以溃疡为主要表现的胃十二指肠肿瘤鉴别。其中,与胃癌、胃泌素瘤的鉴别要点如下。

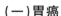

（一）胃癌

内镜或 X 线检查见到胃的溃疡，必须进行良性溃疡（胃溃疡）与恶性溃疡（胃癌）的鉴别。Ⅲ型（溃疡型）早期胃癌单凭内镜所见与良性溃疡鉴别有困难，放大内镜和染色内镜对鉴别有帮助，但最终必须依靠直视下取活组织检查鉴别。恶性溃疡的内镜特点：①溃疡形状不规则，一般较大；②底凹凸不平、苔污秽；③边缘呈结节状隆起；④周围皱襞中断；⑤胃壁僵硬、蠕动减弱（X 线钡餐检查亦可见上述相应的 X 线征）。活组织检查可以确诊，但必须强调，对于怀疑胃癌而一次活检阴性者，必须在短期内复查胃镜进行再次活检；即使内镜下诊断为良性溃疡且活检阴性，仍有漏诊胃癌的可能，因此对初诊为胃溃疡者，必须在完成正规治疗的疗程后进行胃镜复查，胃镜复查溃疡缩小或愈合不是鉴别良、恶性溃疡的最终依据，必须重复活检加以证实。

（二）胃泌素瘤

胃泌素瘤亦称 Zollinger-Ellison 综合征，是胰腺非 β 细胞瘤分泌大量胃泌素所致。肿瘤往往很小（直径 < 1 cm），生长缓慢，半数为恶性。大量胃泌素可刺激壁细胞增生，分泌大量胃酸，使上消化道经常处于高酸环境，导致胃十二指肠球部和不典型部位（十二指肠降段、横段，甚或空肠近端）发生多发性溃疡。胃泌素瘤与普通消化性溃疡的鉴别要点是该病溃疡发生于不典型部位，具难治性特点，有过高胃酸分泌（BAO 和 MAO 均明显升高，且 BAO/MAO > 60%）及高空腹血清胃泌素（> 200 pg/mL，常 > 500 pg/mL）。

八、并发症

（一）出血

溃疡侵蚀周围血管可引起出血。出血是消化性溃疡最常见的并发症，也是上消化道大出血最常见的病因（约占所有病因的 50%）。

（二）穿孔

溃疡病灶向深部发展穿透浆膜层则并发穿孔。溃疡穿孔临床上可分为急性、亚急性和慢性 3 种类型，以第一种常见。急性穿孔的溃疡常位于十二指肠前壁或胃前壁，发生穿孔后胃肠的内容物漏入腹腔而引起急性腹膜炎。十二指肠或胃后壁的溃疡深至浆膜层时已与邻近的组织或器官发生粘连，穿孔时胃肠内容物不流入腹腔，称为慢性穿孔，又称为穿透性溃疡。这种穿透性溃疡改变了腹痛规律，变得顽固而持续，疼痛常放射至背部。邻近后壁的穿孔或游离穿孔较小，只引起局限性腹膜炎时称亚急性穿孔，症状较急性穿孔轻而体征较局限，且易漏诊。

（三）幽门梗阻

幽门梗阻主要是由 DU 或幽门管溃疡引起。溃疡急性发作时可因炎症水肿和幽门部痉挛而引起暂时性梗阻，可随炎症的好转而缓解；慢性梗阻主要由于瘢痕收缩而呈持久性。幽门梗阻临床表现为餐后上腹饱胀、上腹疼痛加重，伴有恶心、呕吐，大量呕吐后症状可以改善，呕吐物含发酵酸性宿食。严重呕吐可致失水和低氯低钾性碱中毒。可发生营养不良和体重减轻。体检可见胃型和胃蠕动波，清晨空腹时检查胃内有振水声。进一步做胃镜或 X 线钡剂检查可确诊。

（四）癌变

少数 GU 可发生癌变，DU 则否。GU 癌变发生于溃疡边缘，据报道癌变率在 1% 左右。长期慢性 GU 病史、年龄在 45 岁以上、溃疡顽固不愈者应提高警惕。对可疑癌变者，在胃镜下取多点活检做病理检查；在积极治疗后复查胃镜，直到溃疡完全愈合；必要时定期随访复查。

九、治疗

治疗的目的是消除病因、缓解症状、愈合溃疡、防止复发和防治并发症。针对病因的治疗如根除幽门螺杆菌,有可能彻底治愈溃疡病,是近年消化性溃疡治疗的一大进展。

(一)一般治疗

生活要有规律,避免过度劳累和精神紧张。注意饮食规律,戒烟、酒。服用 NSAIDs 者尽可能停用,即使未用亦要告诫患者今后慎用。

(二)治疗消化性溃疡的药物及其应用

治疗消化性溃疡的药物可分为抑制胃酸分泌的药物和保护胃黏膜的药物两大类,主要起缓解症状和促进溃疡愈合的作用,常与根除幽门螺杆菌治疗配合使用。现就这些药物的作用机制及临床应用分别简述如下。

1.抑制胃酸药物

溃疡的愈合与抑酸治疗的强度和时间成正比。抗酸药具中和胃酸作用,可迅速缓解疼痛症状,但一般剂量难以促进溃疡愈合,故目前多作为加强止痛的辅助治疗。H_2 受体阻滞剂(H_2RA)可抑制基础及刺激的胃酸分泌,以前一作用为主,而后一作用不如 PPI 充分。使用推荐剂量各种 H_2RA 溃疡愈合率相近,不良反应发生率均低。西咪替丁可通过血-脑屏障,偶有精神异常不良反应;与雄激素受体结合而影响性功能;经肝细胞色素 P450 代谢而延长华法林、苯妥英钠、茶碱等药物的肝内代谢。雷尼替丁、法莫替丁和尼扎替丁上述不良反应较少。已证明 H_2RA 全天剂量于睡前顿服的疗效与 1 天 2 次分服相仿。由于该类药物价格较 PPI 便宜,临床上特别适用于根除幽门螺杆菌疗程完成后的后续治疗,以及某些情况下预防溃疡复发的长程维持治疗。质子泵抑制剂(PPI)作用于壁细胞胃酸分泌终末步骤中的关键酶H^+/K^+-ATP酶,使其不可逆失活,因此抑酸作用比 H_2RA 更强且作用持久。与 H_2RA 相比,PPI 促进溃疡愈合的速度较快、溃疡愈合率较高,因此特别适用于难治性溃疡或 NSAIDs 溃疡患者不能停用 NSAIDs 时的治疗。对根除幽门螺杆菌治疗,PPI 与抗生素的协同作用较 H_2RA 好,因此是根除幽门螺杆菌治疗方案中最常用的基础药物。使用推荐剂量的各种 PPI,对消化性溃疡的疗效相仿,不良反应均少。

2.保护胃黏膜药物

硫糖铝和胶体铋目前已少用作治疗消化性溃疡的一线药物。枸橼酸铋钾(胶体次枸橼酸铋)因兼有较强抑制幽门螺杆菌作用,可作为根除幽门螺杆菌联合治疗方案的组分,但要注意此药不能长期服用,因会过量蓄积而引起神经毒性。米索前列醇具有抑制胃酸分泌、增加胃十二指肠黏膜的黏液及碳酸氢盐分泌和增加黏膜血流等作用,主要用于 NSAIDs 溃疡的预防,腹泻是常见不良反应,因会引起子宫收缩,故孕妇忌服。

(三)根除幽门螺杆菌治疗

对幽门螺杆菌感染引起的消化性溃疡,根除幽门螺杆菌不但可促进溃疡愈合,而且可预防溃疡复发,从而彻底治愈溃疡。因此,凡有幽门螺杆菌感染的消化性溃疡,无论初发或复发、活动或静止、有无并发症,均应予以根除幽门螺杆菌治疗。

1.根除幽门螺杆菌的治疗方案

已证明在体内具有杀灭幽门螺杆菌作用的抗生素有克拉霉素、阿莫西林、甲硝唑(或替硝唑)、四环素、呋喃唑酮、某些喹诺酮类如左氧氟沙星等。PPI 及胶体铋体内能抑制幽门螺杆菌,与上述抗生素有协同杀菌作用。目前尚无单一药物可有效根除幽门螺杆菌,因此必须联合用药。应选择幽门螺杆菌根除率高的治疗方案,力求一次根除成功。研究证明以 PPI 或胶体铋为基础加上两种抗生素的三联治疗方案有较高根除率。这些方案中,以 PPI 为基础的方案所含 PPI 能通过抑制胃酸分泌提高口服抗生素的抗菌活性从而提高根除率,再者 PPI 本身具有快速缓解症状和促进溃疡愈合作用,因此是临床中最常用的方案。而其中,又以 PPI 加克拉霉素再加阿莫西林或甲硝唑的方案根除率最高。幽门螺杆菌根除失败的主要原因是患者的服药依从性问题和幽门螺杆菌对治疗方案中抗生素的耐药性。因此,在选择治疗方案时要了解所在地区的耐药情况,近年世界不少国家和我国一些地区幽门螺杆菌对甲硝唑和克拉霉素的耐药率在增加,应引起注意。呋喃唑酮(200 mg/d,分 2 次)耐药性少见、价廉,国内报道用呋喃唑酮代替克拉霉素或甲硝唑的三联疗法亦可取得较高的根除率,但要注意呋喃唑酮引起的周围神经炎和溶血性贫血等不良反应。治疗失败后的再治疗比较困难,可换用另外两种抗生素(阿莫西林原发和继发耐药均极少见,可以不换),如 PPI 加左氧氟沙星(500 mg/d,每天 1 次)和阿莫西林,或采用 PPI 和胶体铋合用再加四环素(1 500 mg/d,每天 2 次)和甲硝唑的四联疗法。

2.根除幽门螺杆菌治疗结束后的抗溃疡治疗

在根除幽门螺杆菌疗程结束后,继续给予一个常规疗程的抗溃疡治疗(如 DU 患者予 PPI 常规剂量,每天 1 次,总疗程 2～4 周,或 H$_2$RA 常规剂量、疗程 4～6 周;GU 患者 PPI 常规剂量、每天1 次、总疗程4～6周,或 H$_2$RA 常规剂量、疗程 6～8 周)是最理想的。这在有并发症或溃疡面积大的患者尤为必要,但对无并发症且根除治疗结束时症状已得到完全缓解者,也可考虑停药以节省药物费用。

3.根除幽门螺杆菌治疗后复查

治疗后应常规复查幽门螺杆菌是否已被根除,复查应在根除幽门螺杆菌治疗结束至少 4 周后进行,且在检查前停用 PPI 或铋剂 2 周,否则会出现假阴性。可采用非侵入性的^{13}C或^{14}C尿素呼气试验,也可通过胃镜在检查溃疡是否愈合的同时取活检做尿素酶及/或组织学检查。对未排除胃恶性溃疡或有并发症的消化性溃疡应常规进行胃镜复查。

(四)NSAIDs 溃疡的治疗、复发预防及初始预防

对服用 NSAIDs 后出现的溃疡,如情况允许应立即停用 NSAIDs,如病情不允许可换用对黏膜损伤少的 NSAIDs 如特异性 COX-2 抑制剂(如塞来昔布)。对停用 NSAIDs 者,可予常规剂量常规疗程的 H$_2$RA 或 PPI 治疗;对不能停用 NSAIDs 者,应选用 PPI 治疗(H$_2$RA 疗效差)。因幽门螺杆菌和 NSAIDs 是引起溃疡的两个独立因素,因此应同时检测幽门螺杆菌,如有幽门螺杆菌感染应同时根除幽门螺杆菌。溃疡愈合后,如不能停用 NSAIDs,无论幽门螺杆菌阳性还是阴性都必须继续 PPI 或米索前列醇长程维持治疗以预防溃疡复发。对初始使用 NSAIDs 的患者是否应常规给药预防溃疡的发生仍有争论。已明确的是,对于发生 NSAIDs 溃疡并发症的高危患者,如既往有溃疡病史、高龄、同时应用抗凝血药(包括低剂量的阿司匹林)或糖皮质激素者,应常规予抗溃疡药物预防,目前认为 PPI 或米索前列醇预防效果较好。

(五)溃疡复发的预防

有效根除幽门螺杆菌及彻底停服 NSAIDs,可消除消化性溃疡的两大常见病因,因而能大大减少溃疡复发。对溃疡复发同时伴有幽门螺杆菌感染复发(再感染或复燃)者,可予根除幽门螺杆菌再治疗。下列情况则需用长程维持治疗来预防溃疡复发:①不能停用 NSAIDs 的溃疡患者,无论幽门螺杆菌阳性还是阴性(如前述);②幽门螺杆菌相关溃疡,幽门螺杆菌感染未能被根除;③幽门螺杆菌阴性的溃疡(非幽门螺杆菌、非 NSAIDs 溃疡);④幽门螺杆菌相关溃疡,幽门螺杆菌虽已被根除,但曾有严重并发症的高龄或有严重伴随病患者。长程维持治疗一般以 H_2RA 或 PPI 常规剂量的半量维持,而 NSAIDs 溃疡复发的预防多用 PPI 或米索前列醇,已如前述。

(六)外科手术指征

由于内科治疗的进展,目前外科手术主要限于少数有并发症者,包括:①大量出血经内科治疗无效;②急性穿孔;③瘢痕性幽门梗阻;④胃溃疡癌变;⑤严格内科治疗无效的顽固性溃疡。

十、预后

由于内科有效治疗的发展,预后远较过去为佳,病死率显著下降。死亡主要见于高龄患者,死亡的主要原因是并发症,特别是大出血和急性穿孔。

(丁华忠)

第三节 急性胃炎

急性胃炎是由多种不同的病因引起的急性胃黏膜炎症,包括急性单纯性胃炎、急性糜烂出血性胃炎和吞服腐蚀物引起的急性腐蚀性胃炎与胃壁细菌感染所致的急性化脓性胃炎。其中,临床意义最大和发病率最高的是以胃黏膜糜烂、出血为主要表现的急性糜烂出血性胃炎。

一、流行病学

迄今为止国内外尚缺乏有关急性胃炎的流行病学调查。

二、病因

急性胃炎的病因众多,大致有外源性和内源性两大类,包括急性应激、化学性损伤(如药物、酒精、胆汁、胰液)和急性细菌感染等。

(一)外源性因素

1.药物

各种非甾体抗炎药(NSAIDs),包括阿司匹林、吲哚美辛、吡罗昔康和多种含有该类成分复方药物。另外,糖皮质激素和某些抗生素及氯化钾等均可导致胃黏膜损伤。

2.酒精

主要是大量酗酒可致急性胃黏膜糜烂甚至出血。

3.生物性因素

沙门菌、嗜盐菌和葡萄球菌等细菌或其毒素可使胃黏膜充血水肿和糜烂。幽门螺杆菌感染可引起急、慢性胃炎,发病机制类似,将在慢性胃炎节中叙述。

4.其他

某些机械性损伤(包括胃内异物或胃柿石等)可损伤胃黏膜。放射疗法可致胃黏膜受损。偶可见因吞服腐蚀性化学物质(强酸或强碱或甲酚及氯化汞、砷、磷等)引起的腐蚀性胃炎。

(二)内源性因素

1.应激因素

多种严重疾病如严重创伤、烧伤或大手术及颅脑病变和重要脏器功能衰竭等可导致胃黏膜缺血、缺氧而损伤。通常称为应激性胃炎,如果系脑血管病变、头颅部外伤和脑手术后引起的胃十二指肠急性溃疡称为 Cushing 溃疡,而大面积烧灼伤所致溃疡称为 Curling 溃疡。

2.局部血供缺乏

局部血供缺乏主要是腹腔动脉栓塞治疗后或少数因动脉硬化致胃动脉的血栓形成或栓塞引起供血不足。另外,还可见于肝硬化门静脉高压并发上消化道出血者。

3.急性蜂窝织炎或化脓性胃炎

此两者甚少见。

三、病理生理学和病理组织学

(一)病理生理学

胃黏膜防御机制包括黏膜屏障、黏液屏障、黏膜上皮修复、黏膜和黏膜下层丰富的血流、前列腺素和肽类物质(表皮生长因子等)及自由基清除系统。上述结果破坏或保护因素减少,使胃腔中的 H^+ 逆弥散至胃壁,肥大细胞释放组胺,则血管充血甚或出血、黏膜水肿及间质液渗出,同时可刺激壁细胞分泌盐酸、主细胞分泌胃蛋白酶原。若致病因子损及腺颈部细胞,则胃黏膜修复延迟、更新受阻而出现糜烂。

严重创伤、大手术、大面积烧伤、脑血管意外和严重脏器功能衰竭及休克或者败血症等所致的急性应激的发生机制为:急性应激→皮质-垂体前叶-肾上腺皮质轴活动亢进、交感-副交感神经系统失衡→机体的代偿功能不足→不能维持胃黏膜微循环的正常运行→黏膜缺血、缺氧→黏液和碳酸氢盐分泌减少及内源性前列腺素合成不足→黏膜屏障破坏和氢离子反弥散→降低黏膜内pH→进一步损伤血管与黏膜→糜烂和出血。

NSAIDs 所引起者则为抑制环加氧酶(COX)致使前列腺素产生减少,黏膜缺血缺氧。氯化钾和某些抗生素或抗肿瘤药等则可直接刺激胃黏膜引起浅表损伤。

乙醇可致上皮细胞损伤和破坏,黏膜水肿、糜烂和出血。另外,幽门关闭不全、胃切除(主要是 BillrothⅡ式)术后可引起十二指肠-胃反流,则此时由胆汁和胰液等组成的碱性肠液中的胆盐、溶血磷脂酰胆碱、磷脂酶 A 和其他胰酶可破坏胃黏膜屏障,引起急性炎症。

门静脉高压可致胃黏膜毛细血管和小静脉扩张及黏膜水肿,组织学表现为只有轻度或无炎症细胞浸润,可有显性或非显性出血。

(二)病理学改变

急性胃炎主要病理和组织学表现以胃黏膜充血、水肿,表面有片状渗出物或黏液覆盖为主。黏膜皱襞上可见局限性或弥漫性、陈旧性或新鲜出血与糜烂,糜烂加深可累及胃腺体。

显微镜下则可见黏膜固有层多少不等的中性粒细胞、淋巴细胞、浆细胞和少量嗜酸性粒细胞浸润,可有水肿。表面的单层柱状上皮细胞和固有腺体细胞出现变性与坏死。重者黏膜下层亦有水肿和充血。

对于腐蚀性胃炎若接触了高浓度的腐蚀物质且长时间,则胃黏膜出现凝固性坏死、糜烂和溃疡,重者穿孔或出血甚至腹膜炎。

另外少见的化脓性胃炎可表现为整个胃壁(主要是黏膜下层)炎性增厚,大量中性粒细胞浸润,黏膜坏死。可有胃壁脓性蜂窝织炎或胃壁脓肿。

四、临床表现

(一)症状

部分患者可有上腹痛、腹胀、恶心、呕吐和嗳气及食欲缺乏等。如伴胃黏膜糜烂出血,则有呕血和/或黑便,大量出血可引起出血性休克。有时上腹胀气明显。细菌感染导致者可出现腹泻等,并有疼痛、吞咽困难和呼吸困难(由于喉头水肿)。腐蚀性胃炎可吐出血性黏液,严重者可发生食管或胃穿孔,引起胸膜炎或弥漫性腹膜炎。化脓性胃炎起病常较急,有上腹剧痛、恶心和呕吐、寒战和高热,血压可下降,出现中毒性休克。

(二)体征

上腹部压痛是常见体征,尤其多见于严重疾病引起的急性胃炎出血者。腐蚀性胃炎因口腔黏膜、食管黏膜和胃黏膜都有损害,口腔、咽喉黏膜充血、水肿和糜烂。化脓性胃炎有时体征酷似急腹症。

五、辅助检查

急性糜烂出血性胃炎的确诊有赖于急诊胃镜检查,一般应在出血后 24～48 小时内进行,可见到以多发性糜烂、浅表溃疡和出血灶为特征的急性胃黏膜病损。黏液糊或者可有新鲜或陈旧血液。一般急性应激所致的胃黏膜病损以胃体、胃底部为主,而 NSAIDs 或酒精所致的则以胃窦部为主。注意 X 线钡剂检查并无诊断价值。出血者做呕吐物或大便隐血试验,红细胞计数和血红蛋白测定。感染因素引起者,做白细胞计数和分类检查、大便常规检查和培养。

六、诊断和鉴别诊断

主要由病史和症状作出拟诊,经胃镜检查可得以确诊。但吞服腐蚀物质者禁忌胃镜检查。有长期服用 NSAIDs、酗酒及临床重危患者,均应想到急性胃炎的可能。对于鉴别诊断,腹痛为主者,应通过反复询问病史与急性胰腺炎、胆囊炎和急性阑尾炎等急腹症甚至急性心肌梗死相鉴别。

七、治疗

(一)基础治疗

基础治疗包括给予镇静、禁食、补液、解痉、止吐等对症支持治疗。此后给予流质或半流质饮食。

(二)针对病因治疗

针对病因治疗包括根除幽门螺杆菌、去除 NSAIDs 或乙醇等诱因。

(三)对症处理

表现为反酸、上腹隐痛、烧灼感和嘈杂者,给予 H_2 受体拮抗药或质子泵抑制剂。以恶心、呕吐或上腹胀闷为主者可选用甲氧氯普胺、多潘立酮或莫沙必利等促动力药。以痉挛性疼痛为主者,可给予莨菪碱等药物进行对症处理。

有胃黏膜糜烂、出血者,可用抑制胃酸分泌的 H_2 受体阻滞剂或质子泵抑制剂外,还可同时应用胃黏膜保护药如硫糖铝或铝碳酸镁等。

对于较大量的出血则应采取综合措施进行抢救。当并发大量出血时,可以冰水洗胃或在冰水中加去甲肾上腺素(每 200 mL 冰水中加 8 mL),或同管内滴注碳酸氢钠,浓度为1 000 mmol/L,24 小时滴 1 L,使胃内 pH 保持在 5 以上。凝血酶是有效的局部止血药,并有促进创面愈合作用,大剂量时止血作用显著。常规的止血药,如卡巴克络、抗血栓溶芳酸和酚磺乙胺等可静脉应用,但效果一般。内镜下止血往往可收到较好效果。

其他具体的药物请参照慢性胃炎和消化性溃疡的部分章节。

八、并发症的诊断、预防和治疗

急性胃炎的并发症包括穿孔、腹膜炎、水电解质紊乱和酸碱失衡等。为预防细菌感染者选用抗生素治疗,因过度呕吐致脱水者及时补充水和电解质,并适时检测血气分析,必要时纠正酸碱平衡紊乱。对于穿孔或腹膜炎者,则必要时行外科治疗。

九、预后

病因去除后,急性胃炎多在短期内恢复正常。相反病因长期持续存在,则可转为慢性胃炎。由于绝大多数慢性胃炎的发生与幽门螺杆菌感染有关,而幽门螺杆菌自发清除少见,故慢性胃炎可持续存在,但多数患者无症状。流行病学研究显示,部分幽门螺杆菌相关性胃窦炎(<20%)可发生十二指肠溃疡。

(丁华忠)

第四节　慢　性　胃　炎

慢性胃炎是由各种病因引起的胃黏膜慢性炎症。根据新悉尼胃炎系统和我国 2006 年颁布的《中国慢性胃炎共识意见》标准,由内镜及病理组织学变化,将慢性胃炎分为非萎缩性(浅表性)胃炎及萎缩性胃炎两大基本类型和一些特殊类型。

一、流行病学

幽门螺杆菌感染为慢性非萎缩性胃炎的主要病因。大致上说来,慢性非萎缩性胃炎发病率与幽门螺杆菌感染情况相平行,慢性非萎缩性胃炎流行情况因不同国家、不同地区幽门螺杆菌感染情况而异。一般幽门螺杆菌感染率发展中国家高于发达国家,感染率随年龄增加而升高。我国属幽门螺杆菌高感染率国家,估计人群中幽门螺杆菌感染率为 40%～70%。慢性萎缩性胃炎是原因不明的慢性胃炎,在我国是一种常见病、多发病,在慢性胃炎中占 10%～20%。

二、病因

(一)慢性非萎缩性胃炎的常见病因

1.幽门螺杆菌感染

幽门螺杆菌感染是慢性非萎缩性胃炎最主要的病因,两者的关系符合 Koch 提出的确定病原体为感染性疾病病因的 4 项基本要求,即该病原体存在于该病的患者中,病原体的分布与体内病变分布一致,清除病原体后疾病可好转,在动物模型中该病原体可诱发与人相似的疾病。

研究表明,80%～95%的慢性活动性胃炎患者胃黏膜中有幽门螺杆菌感染,5%～20%的幽门螺杆菌阴性率反映了慢性胃炎病因的多样性;幽门螺杆菌相关胃炎者,幽门螺杆菌胃内分布与炎症分布一致;根除幽门螺杆菌可使胃黏膜炎症消退,一般中性粒细胞消退较快,但淋巴细胞、浆细胞消退需要较长时间;志愿者和动物模型中已证实幽门螺杆菌感染可引起胃炎。

幽门螺杆菌感染引起的慢性非萎缩性胃炎中,胃窦为主全胃炎患者胃酸分泌可增加,十二指肠溃疡发生的危险度较高;而胃体为主全胃炎患者胃溃疡和胃癌发生的危险性增加。

2.胆汁和其他碱性肠液反流

幽门括约肌功能不全时含胆汁和胰液的十二指肠液反流入胃,可削弱胃黏膜屏障功能,使胃黏膜遭到消化液的刺激作用,产生炎症、糜烂、出血和上皮化生等病变。

3.其他外源性因素

酗酒、服用 NSAIDs 等药物、某些刺激性食物等均可反复损伤胃黏膜。这类因素均可各自或与幽门螺杆菌感染协同作用而引起或加重胃黏膜慢性炎症。

(二)慢性萎缩性胃炎的主要病因

1973 年,Strickland 将慢性萎缩性胃炎分为 A、B 两型,A 型是胃体弥漫性萎缩,导致胃酸分泌下降,影响维生素 B_{12} 及内因子的吸收,因此常合并恶性贫血,与自身免疫有关;B 型在胃窦部,少数人可发展成胃癌,与幽门螺杆菌、化学损伤(胆汁反流、非皮质激素消炎药、吸烟、酗酒等)有关,在我国,80%以上的属于第二类。

胃内攻击因子与防御修复因子失衡是慢性萎缩性胃炎发生的根本原因。具体病因与慢性非萎缩性胃炎相似。包括幽门螺杆菌感染;长期饮浓茶、烈酒、咖啡,食用过热、过冷、过于粗糙的食物,可导致胃黏膜的反复损伤;长期大量服用非甾体抗炎药如阿司匹林、吲哚美辛等可抑制胃黏膜前列腺素的合成,破坏黏膜屏障;烟草中的尼古丁不仅影响胃黏膜的血液循环,还可导致幽门括约肌功能紊乱,造成胆汁反流;各种原因的胆汁反流均可破坏黏膜屏障,造成胃黏膜慢性炎症改变。比较特殊的是壁细胞抗原和抗体结合形成免疫复合体在补体参与下破坏壁细胞;胃黏膜营养因子(如胃泌素、表皮生长因子等)缺乏;心力衰竭、动脉粥样硬化、肝硬化合并门脉高压、糖尿病、甲状腺病、慢性肾上腺皮质功能减退、尿毒症、干燥综合征、胃血流量不足及精神因素等均可导致胃黏膜萎缩。

三、病理生理学和病理学

(一)病理生理学

1.幽门螺杆菌感染

幽门螺杆菌感染途径为粪-口或口-口途径,其外壁靠黏附素而紧贴胃上皮细胞。

幽门螺杆菌感染的持续存在,致使腺体破坏,最终发展成为萎缩性胃炎。而感染幽门螺杆菌后胃炎的严重程度则除了与细菌本身有关外,还取决于患者机体情况和外界环境。如带有空泡毒素(VacA)和细胞毒相关基因(CagA)者,胃黏膜损伤明显较重。患者的免疫应答反应强弱、其胃酸的分泌情况、血型、民族和年龄差异等也影响胃黏膜炎症程度。此外,患者饮食情况也有一定作用。

2.自身免疫机制

研究早已证明,以胃体萎缩为主的 A 型萎缩性胃炎患者血清中,存在壁细胞抗体(PCA)和内因子抗体(IFA)。前者的抗原是壁细胞分泌小管微绒毛膜上的质子泵 H^+/K^+-ATP 酶,它破坏壁细胞而使胃酸分泌减少。而 IFA 则对抗内因子(壁细胞分泌的一种糖蛋白),使食物中的维生素 B_{12} 无法与后者结合被末端回肠吸收,最后引起维生素 B_{12} 吸收不良,甚至导致恶性贫血。IFA 具有特异性,几乎仅见于胃萎缩伴恶性贫血者。

造成胃酸和内因子分泌减少或丧失,恶性贫血是 A 型萎缩性胃炎的终末阶段,是自身免疫性胃炎最严重的标志。当泌酸腺完全萎缩时称为胃萎缩。

另外,近年发现幽门螺杆菌感染者中也存在着自身免疫反应,其血清抗体能与宿主胃黏膜上皮及黏液起交叉反应,如菌体 LewisX 和 LewisY 抗原。

3.外源性损伤因素破坏胃黏膜屏障

碱性十二指肠液反流等,可减弱胃黏膜屏障功能。致使胃腔内 H^+ 通过损害的屏障,反弥散入胃黏膜内,使炎症不易消散。长期慢性炎症,又加重屏障功能的减退,如此恶性循环使慢性胃炎久治不愈。

4.生理因素和胃黏膜营养因子缺乏

萎缩性变化和肠化生等皆与衰老相关,而炎症细胞浸润程度与年龄关系不大。这主要是老龄者的退行性变-胃黏膜小血管扭曲,小动脉壁玻璃样变性,管腔狭窄导致黏膜营养不良、分泌功能下降引起的。

新近研究证明,某些胃黏膜营养因子(胃泌素、表皮生长因子等)缺乏或胃黏膜感觉神经终器对这些因子不敏感可引起胃黏膜萎缩。如手术后残胃炎原因之一是 G 细胞数量减少,而引起胃泌素营养作用减弱。

5.遗传因素

萎缩性胃炎、维生素 B_{12} 吸收不良的患病率和 PCA、IFA 的阳性率很高,提示可能有遗传因素的影响。

(二)病理学

慢性胃炎病理变化是由胃黏膜损伤和修复过程所引起。病理组织学的描述包括活动性慢性炎症、萎缩和化生与异型增生等。此外,在慢性炎症过程中,胃黏膜也有反应性增生变化,如胃小凹上皮过形成、黏膜肌增厚、淋巴滤泡形成、纤维组织和腺管增生等。

近几年对于慢性胃炎尤其是慢性萎缩性胃炎的病理组织学,有不少新的进展。以下结合2006 年9月中华医学会消化病学分会的"全国第二届慢性胃炎共识会议"中制订的慢性胃炎诊治的共识意见,论述以下关键进展问题。

1.萎缩的定义

1996 年,新悉尼系统把萎缩定义为"腺体的丧失",这是模糊而易产生歧义的定义,反映了当时肠化是否属于萎缩,病理学家有不同认识。其后国际上一个病理学家的自由组织——萎缩联谊会(Atrophy Club 2000)进行了 3 次研讨会,并在 2002 年发表了对萎缩的新分类,12 位学者中有 8 位也曾是悉尼系统的执笔者,故此意见可认为是悉尼系统的补充和发展,有很高的权威性。

萎缩联谊会把萎缩新定义为"萎缩是胃固有腺体的丧失",将萎缩分为 3 种情况:无萎缩、未确定萎缩和萎缩,进而将萎缩分两个类型:非化生性萎缩和化生性萎缩。前者特点是腺体丧失伴有黏膜固有层中的纤维化或纤维肌增生;后者是胃黏膜腺体被化生的腺体所替换。这两类萎缩的程度分级仍用最初悉尼系统标准和新悉尼系统的模拟评分图,分为 4 级,即无、轻度、中度和重度萎缩。国际的萎缩新定义对我国来说不是新的,我国学者早年就认为"肠化或假幽门腺化生不是胃固有腺体,因此尽管胃腺体数量未减少,但也属萎缩",并在全国第一届慢性胃炎共识会议中做了说明。

对于上述第 2 个问题,答案显然是肯定的。这是因为多灶性萎缩性胃炎的胃黏膜萎缩呈灶状分布,即使活检块数少,只要病理活检发现有萎缩,就可诊断为萎缩性胃炎。在此次全国慢性胃炎共识意见中强调,需注意取材于糜烂或溃疡边缘的组织易存在萎缩,但不能简单地视为萎缩性胃炎。此外,活检组织太浅、组织包埋方向不当等因素均可影响萎缩的判断。

"未确定萎缩"是国际新提出的观点,认为黏膜层炎症很明显时,单核细胞密集浸润造成腺体被取代、移置或隐匿,以致难以判断这些"看来似乎丧失"的腺体是否真正丧失,此时暂先诊断为"未确定萎缩",最后诊断延期到炎症明显消退(大部分在幽门螺杆菌根除治疗 3～6 个月后),再取活检时作出。对萎缩的诊断采取了比较谨慎的态度。

目前,我国共识意见并未采用此概念。因为:①炎症明显时腺体被破坏、数量减少,在这个时点上,病理按照萎缩的定义可以诊断为萎缩,非病理不能。②一般临床希望活检后有病理结论,病理如不作诊断,会出现临床难作出诊断、对治疗效果无法评价的情况。尤其是在临床研究上,设立此诊断项会使治疗前或后失去相当一部分统计资料。慢性胃炎是个动态过程,炎症可以有两个结局:完全修复和不完全修复(纤维化和肠化),炎症明显期病理无责任预言今后趋向哪个结局。可以预料对萎缩采用的诊断标准不一,治疗有效率也不一,采用"未确定萎缩"的研究课题,因为事先去除了一部分可逆的萎缩,萎缩的可逆性就低。

2.肠化分型的临床意义与价值

用 AB-PAS 和 HID-AB 黏液染色能区分肠化亚型,然而,肠化分型的意义并未明了。传统观念认为,肠化亚型中的小肠型和完全型肠化无明显癌前病变意义,而大肠型肠化的胃癌发生危险性增高,从而引起临床的重视。支持肠化分型有意义的学者认为化生是细胞表型的一种非肿瘤性改变,通常在长期不利环境作用下出现。这种表型改变可以是干细胞内出现体细胞突变的结果,或是表现遗传修饰的变化导致后代细胞向不同方向分化的结果。胃内肠化生部位发现很多遗传改变,这些改变甚至可出现在异型增生前。他们认为肠化生中不完全型结肠型者,具有大多数遗传学改变,有发生胃癌的危险性。但近年,越来越多的临床资料显示其预测胃癌价值有限而更强调重视肠化范围,肠化分布范围越广,其发生胃癌的危险性越高。10 多年来罕有从大肠型肠化随访发展成癌的报道。另一方面,从病理检测的实际情况看,肠化以混合型多见,大肠型肠化的检出率与活检块数有密切关系,即活检块数越多,大肠型肠化检出率越高。客观地讲,该型肠化生的遗传学改变和胃不典型增生(上皮内瘤)的改变相似。因此,对肠化分型的临床意义和价值的争论仍未有定论。

3.关于异型增生

异型增生(上皮内瘤变)是重要的胃癌癌前病变,分为轻度和重度(或低级别和高级别)两级。异型增生和上皮内瘤变是同义词,后者是 WHO 国际癌症研究协会推荐使用的术语。

4.萎缩和肠化发生过程是否存在不可逆转点

胃黏膜萎缩的产生主要有两种途径:一是干细胞区室和/或腺体被破坏;二是选择性破坏特定的上皮细胞而保留干细胞。这两种途径在慢性幽门螺杆菌感染中均可发生。

萎缩与肠化的逆转报道已经不在少数,但是否所有病患均有逆转可能,是否在萎缩的发生与发展过程中存在某一不可逆转点。这一转折点是否可能为肠化生,已明确幽门螺杆菌感染可诱发慢性胃炎,经历慢性炎症→萎缩→肠化→异型增生等多个步骤最终发展至胃癌(Correa 模式）。可否通过根除幽门螺杆菌来降低胃癌发生危险性始终是近年来关注的热点。多数研究表明，根除幽门螺杆菌可防止胃黏膜萎缩和肠化的进一步发展，但萎缩、肠化是否能得到逆转尚待更多研究证实。

Mera 和 Correa 等最新报道了一项长达 12 年的大型前瞻性随机对照研究，纳入 795 例具有胃癌前病变的成人患者，随机给予他们抗幽门螺杆菌治疗和/或抗氧化治疗。他们观察到萎缩黏膜在幽门螺杆菌根除后持续保持阴性 12 年后可以完全消退，而肠化黏膜也有逐渐消退的趋向，但可能需要随访更长时间。他们认为通过抗幽门螺杆菌治疗来进行胃癌的化学预防是可行的策略。

但是，部分学者认为在考虑萎缩的可逆性时，需区分缺失腺体的恢复和腺体内特定细胞的再生。在后一种情况下，干细胞区室被保留，去除有害因素可使壁细胞和主细胞再生，并完全恢复腺体功能。当腺体及干细胞被完全破坏后，腺体的恢复只能由周围未被破坏的腺窝单元来完成。

当萎缩伴有肠化生时，逆转机会进一步减小。如果肠化生是对不利因素的适应性反应，而且不利因素可以被确定和去除，此时肠化生有可能逆转。但是，肠化生还有很多其他原因，如胆汁反流、高盐饮食、酒精。这意味着即使在幽门螺杆菌感染个体，感染以外的其他因素亦可以引发或加速化生的发生。如果肠化生是稳定的干细胞内体细胞突变的结果，则改变黏膜的环境也许不能使肠化生逆转。

1992-2002 年的 34 篇文献里，根治幽门螺杆菌后萎缩可逆和无好转的基本各占一半，主要由于萎缩诊断标准、随访时间和间隔长短、活检取材部位和数量不统一所造成。建议今后制订统一随访方案，联合各医疗单位合作研究，以便得到大宗病例的统计资料。根治幽门螺杆菌可以产生某些有益效应，如消除炎症，消除活性氧所致的 DNA 损伤，缩短细胞更新周期，提高低胃酸者的泌酸量，并逐步恢复胃液维生素 C 的分泌。在预防胃癌方面，这些已被证实的结果可能比希望萎缩和肠化生逆转重要得多。

实际上，国际著名学者对有否此不可逆转点也有争论。如美国的 Correa 教授并不认同它的存在，而英国 Aberdeen 大学的 Emad Munir El-Omar 教授则强烈认为在异型增生发展至胃癌的过程中有某个节点，越过此则基本处于不可逆转阶段，但至今为止尚未明确此点的确切位置。

四、临床表现

流行病学研究表明，多数慢性非萎缩性胃炎患者无任何症状。少数患者可有上腹痛或不适、上腹胀、早饱、嗳气、恶心等非特异性消化不良症状。某些慢性萎缩性胃炎患者可有上腹部灼痛、胀痛、钝痛或胀闷且以餐后为著，食欲缺乏、恶心、嗳气、便秘或腹泻等症状。内镜检查和胃黏膜组织学检查结果与慢性胃炎患者症状的相关分析表明，患者的症状缺乏特异性，且症状之有无及严重程度与内镜所见及组织学分级并无肯定的相关性。

伴有胃黏膜糜烂者，可有少量或大量上消化道出血，长期少量出血可引起缺铁性贫血。胃体萎缩性胃炎可出现恶性贫血，常有全身衰弱、疲软、神情淡漠、隐性黄疸，消化道症状一般较少。

体征多不明显，有时上腹轻压痛，胃体胃炎严重时可有舌炎和贫血。

慢性萎缩性胃炎的临床表现不仅缺乏特异性，而且与病变程度并不完全一致。

五、辅助检查

(一)胃镜及活组织检查

1.胃镜检查

随着内镜器械的长足发展,内镜观察更加清晰。内镜下慢性非萎缩性胃炎可见红斑(点状、片状、条状),黏膜粗糙不平,出血点(斑),黏膜水肿及渗出等基本表现,尚可见糜烂及胆汁反流。萎缩性胃炎则主要表现为黏膜色泽白,不同程度的皱襞变平或消失。在不过度充气状态下,可透见血管纹,轻度萎缩时见到模糊的血管,重度时看到明显血管分支。内镜下肠化黏膜呈灰白色颗粒状小隆起,重者贴近观察有绒毛状变化。肠化也可以呈平坦或凹陷外观。如果喷撒亚甲蓝色素,肠化区可能出现被染上蓝色,非肠化黏膜不着色。

胃黏膜血管脆性增加可致黏膜下出血,谓之壁内出血,表现为水肿或充血胃黏膜上见点状、斑状或线状出血,可多发、新鲜和陈旧性出血相混杂。如观察到黑色附着物常提示糜烂等致出血。

值得注意的是,少数幽门螺杆菌感染性胃炎可有胃体部皱襞肥厚,甚至宽度达到 5 mm 以上,且在适当充气后皱襞不能展平,用活检钳将黏膜提起时,可见帐篷征,这是和恶性浸润性病变鉴别点之一。

2.病理组织学检查

萎缩的确诊依赖于病理组织学检查。萎缩的肉眼与病理之符合率仅为 $38\%\sim78\%$,这与萎缩或肠化甚至幽门螺杆菌的分布都是非均匀的,或者说多灶性萎缩性胃炎的胃黏膜萎缩呈灶状分布有关。当然,只要病理活检发现有萎缩,就可诊断为萎缩性胃炎。但如果未能发现萎缩,却不能轻易排除之。如果不取足够多的标本或者内镜医师并未在病变最重部位(这也需要内镜医师的经验)活检,则势必可能遗漏病灶。反之,当在糜烂或溃疡边缘的组织活检时,即使病理发现了萎缩,却不能简单地视为萎缩性胃炎,这是因为活检组织太浅、组织包埋方向不当等因素均可影响萎缩的判断。还有,根除幽门螺杆菌可使胃黏膜活动性炎症消退,慢性炎症程度减轻。一些因素可影响结果的判断,如:①活检部位的差异。②幽门螺杆菌感染时胃黏膜大量炎症细胞浸润,形如萎缩;但根除幽门螺杆菌后胃黏膜炎症细胞消退,黏膜萎缩、肠化可望恢复。然而在胃镜活检取材多少问题上,病理学家的要求与内镜医师出现了矛盾。从病理组织学观点来看,5 块或更多则有利于组织学的准确判断,然而,内镜医师考虑到患者的医疗费用,主张 2~3 块即可。

(二)幽门螺杆菌检测

活组织病理学检查时可同时检测幽门螺杆菌,并可在内镜检查时多取 1 块组织做快吠塞米素酶检查以增加诊断的可靠性。其他检查幽门螺杆菌的方法包括:①胃黏膜直接涂片或组织切片,然后以 Gram 或 Giemsa 或 Warthin-Starry 染色(经典方法),甚至 HE 染色,免疫组化染色则有助于检测球形幽门螺杆菌。②细菌培养:为金标准;需特殊培养基和微需氧环境,培养时间 3~7 天,阳性率可能不高但特异性高,且可做药物敏感试验。③血清幽门螺杆菌抗体测定:多在流行病学调查时用。④尿素呼吸试验:是一种非侵入性诊断法,口服 ^{13}C 或 ^{14}C 标记的尿素后,检测患者呼气中的 $^{13}CO_2$ 或 $^{14}CO_2$ 量,结果准确。⑤聚合酶联反应法(PCR 法):能特异地检出不同来源标本中的幽门螺杆菌。

根除幽门螺杆菌治疗后,可在胃镜复查时重复上述检查,亦可采用非侵入性检查手段,如 ^{13}C 或 ^{14}C 尿素呼气试验、粪便幽门螺杆菌抗原检测及血清学检查。应注意,近期使用抗生素、质子泵抑制剂、铋剂等药物,因有暂时抑制幽门螺杆菌作用,会使上述检查(血清学检查除外)呈假阴性。

(三)X 线钡剂检查

X 线钡剂检查主要是很好地显示胃黏膜相的气钡双重造影。对于萎缩性胃炎,常常可见胃皱襞相对平坦和减少。但依靠 X 线诊断慢性胃炎价值不如胃镜和病理组织学。

(四)实验室检查

1.胃酸分泌功能测定

非萎缩性胃炎胃酸分泌常正常,有时可以增高。萎缩性胃炎病变局限于胃窦时,胃酸可正常或低酸,低酸是由于泌酸细胞数量减少和 H^+ 向胃壁反弥散所致。测定基础胃液分泌量(BAO)及注射组胺或五肽胃泌素后测定最大泌酸量(MAO)和高峰泌酸量(PAO)以判断胃泌酸功能,有助于萎缩性胃炎的诊断及指导临床治疗。A 型慢性萎缩性胃炎患者多无酸或低酸,B 型慢性萎缩性胃炎患者可正常或低酸,往往在给予酸分泌刺激药后,亦不见胃液和胃酸分泌。

2.胃蛋白酶原(PG)测定

胃体黏膜萎缩时血清 PG Ⅰ 水平及 PG Ⅰ/Ⅱ 比例下降,严重者可伴餐后血清 G-17 水平升高;胃窦黏膜萎缩时餐后血清 G-17 水平下降,严重者可伴 PG Ⅰ 水平及 PG Ⅰ/Ⅱ 比例下降。然而,这主要是一种统计学上的差异。

日本学者发现无症状胃癌患者,本法 85% 阳性,PG Ⅰ 或比值降低者,推荐进一步胃镜检查,以检出伴有萎缩性胃炎的胃癌。该试剂盒用于诊断萎缩性胃炎和判断胃癌倾向在欧洲国家应用要多于我国。

3.血清胃泌素测定

如果以放射免疫法检测血清胃泌素,则正常值应低于 100 pg/mL。慢性萎缩性胃炎胃体为主者,因壁细胞分泌胃酸缺乏、反馈性地 G 细胞分泌胃泌素增多,致胃泌素中度升高。特别是当伴有恶性贫血时,该值可达 1 000 pg/mL 或更高。注意此时要与胃泌素瘤相鉴别,后者是高胃酸分泌。慢性萎缩性胃炎以胃窦为主时,空腹血清胃泌素正常或降低。

4.自身抗体

血清 PCA 和 IFA 阳性对诊断慢性胃体萎缩性胃炎有帮助,尽管血清 IFA 阳性率较低,但胃液中 IFA 的阳性,则十分有助于恶性贫血的诊断。

5.血清维生素 B_{12} 浓度和维生素 B_{12} 吸收试验

慢性胃体萎缩性胃炎时,维生素 B_{12} 缺乏,常低于 200 ng/L。维生素 B_{12} 吸收试验(Schilling 试验)能检测维生素 B_{12} 在末端回肠吸收情况,且可与回盲部疾病和严重肾功能障碍相鉴别。同时服用 ^{58}Co 和 ^{57}Co(加有内因子)标记的氰钴素胶囊,此后收集 24 小时尿液,如两者排出率均 >10% 则正常;若尿中 ^{58}Co 排出率低于 10%,而 ^{57}Co 的排出率正常则常提示恶性贫血;而两者均降低的常常是回盲部疾病或者肾衰竭者。

六、诊断和鉴别诊断

(一)诊断

鉴于多数慢性胃炎患者无任何症状,或即使有症状也缺乏特异性体征,因此根据症状和体征难以作出慢性胃炎的正确诊断。慢性胃炎的确诊主要依赖于内镜检查和胃黏膜活检组织学检查,尤其是后者的诊断价值更大。

按照悉尼胃炎标准要求,完整的诊断应包括病因、部位和形态学三方面。例如,诊断为"胃窦为主慢性活动性幽门螺杆菌胃炎"和"NSAIDs 相关性胃炎"。当胃窦和胃体炎症程度相差 2 级或以上时,加上"为主"修饰词,如"慢性(活动性)胃炎,胃窦显著"。当然这些诊断结论最好是在病理报告后给出,实际的临床工作中,胃镜医师可根据胃镜下表现给予初步诊断。病理诊断则主要依据新悉尼胃炎系统,如图 6-3 所示。

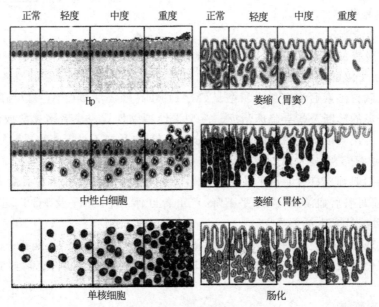

图 6-3 新悉尼胃炎系统

对于自身免疫性胃炎诊断,要予以足够的重视。因为胃体活检者甚少,或者很少开展 PCA 和 IFA 的检测,诊断该病者很少。为此,如果遇到以全身衰弱和贫血为主要表现,而上消化道症状往往不明显者,应做血清胃泌素测定和/或胃液分析,异常者进一步做维生素 B_{12} 吸收试验,血清维生素 B_{12} 浓度测定可获确诊。注意不能仅仅凭活检组织学诊断本病,特别标本数少时,这是因为幽门螺杆菌感染性胃炎后期,胃窦肠化,幽门螺杆菌上移,胃体炎症变得显著,可与自身免疫性胃炎表现相重叠,但后者胃窦黏膜的变化很轻微。另外,淋巴细胞性胃炎也可出现类似情况,而其并无泌酸腺萎缩。

A 型、B 型萎缩性胃炎特点见表 6-2。

表 6-2 A 型和 B 型慢性萎缩性胃炎的鉴别

项 目	A 型慢性萎缩性胃炎	B 型慢性萎缩性胃炎
胃窦	正常	萎缩
胃体	弥漫性萎缩	多然性
血清胃泌素	明显升高	不定,可以降低或不变
胃酸分泌	降低	降低或正常
自身免疫抗体(内因子抗体和壁细胞抗体)阳性率	90%	10%
恶性贫血发生率	90%	10%
可能的病因	自身免疫,遗传因素	幽门螺杆菌、化学损伤

(二)鉴别诊断

1.功能性消化不良

2006 年,《中国慢性胃炎共识意见》将消化不良症状与慢性胃炎做了对比:一方面慢性胃炎患者可有消化不良的各种症状;另一方面,一部分有消化不良症状者如果胃镜和病理检查无明显阳性发现,可能仅仅为功能性消化不良。当然,少数功能性消化不良患者可同时伴有慢性胃炎。这样在慢性胃炎与消化不良症状功能性消化不良之间形成较为错综复杂的关系。但一般说来,消化不良症状的有无和严重程度与慢性胃炎的内镜所见或组织学分级并无明显相关性。

2.早期胃癌和胃溃疡

几种疾病的症状有重叠或类似,但胃镜及病理检查可鉴别。重要的是,如遇到黏膜糜烂,尤其是隆起性糜烂,要多取活检和及时复查,以排除早期胃癌。这是因为即使是病理组织学诊断也有一定局限性。主要原因:①胃黏膜组织学变化易受胃镜检查前夜的食物(如某些刺激性食物加重黏膜充血)性质、被检查者近日是否吸烟、胃镜操作者手法的熟练程度、患者恶心反应等诸种因素影响。②活检是点的调查,而慢性胃炎病变程度在整个黏膜面上并非一致,要多点活检才能作出全面估计,判断治疗效果时,尽量在黏膜病变较重的区域或部位活检,如系治疗前后比较,则应在相同或相近部位活检。③病理诊断易受病理医师主观经验的影响。

3.慢性胆囊炎与胆石症

其与慢性胃炎症状十分相似,同时并存者也较多。对于中年女性诊断慢性胃炎时,要仔细询问病史,必要时行胆囊 B 超检查,以了解胆囊情况。

4.其他

慢性肝炎和慢性胰腺疾病等,也可出现与慢性胃炎类似症状,在详询病史后,行必要的影像学检查和特异的实验室检查。

七、预后

慢性萎缩性胃炎常合并肠上皮化生。慢性萎缩性胃炎绝大多数预后良好,少数可癌变,其癌变率为 1%～3%。目前认为慢性萎缩性胃炎若早期发现,及时积极治疗,病变部位萎缩的腺体是可以恢复的,其可转化为非萎缩性胃炎或被治愈,改变了以往人们对慢性萎缩性胃炎不可逆转的认识。根据萎缩性胃炎每年的癌变率为 0.5%～1%,那么,胃镜和病理检查的随访间期定位多长才既提高早期胃癌的诊断率,又方便患者和符合医药经济学要求,这也一直是不同地区和不同学者分歧较大的问题。在我国,城市和乡村有不同胃癌发生率和医疗条件差异,如果纯粹从疾病进展和预防角度考虑,一般认为,不伴有肠化和异型增生的萎缩性胃炎可 1～2 年做内镜和病理随访 1 次;活检有中重度萎缩伴有肠化的萎缩性胃炎 1 年左右随访 1 次。伴有轻度异型增生并剔除取于癌旁者,根据内镜和临床情况缩短至 6～12 个月随访 1 次;而重度异型增生者需立即复查胃镜和病理,必要时手术治疗或内镜下局部治疗。

八、治疗

慢性非萎缩性胃炎的治疗目的是缓解消化不良症状和改善胃黏膜炎症。治疗应尽可能针对病因,遵循个体化原则。消化不良症状的处理与功能性消化不良相同。无症状、幽门螺杆菌阴性的非萎缩性胃炎无须特殊治疗。

(一)一般治疗

慢性萎缩性胃炎患者,不论其病因如何,均应戒烟、忌酒,避免使用损害胃黏膜的药物如 NSAIDs 等,以及避免对胃黏膜有刺激性的食物和饮品,如过于酸、甜、咸、辛辣和过热、过冷食物、浓茶、咖啡等,饮食宜规律,少吃油炸、烟熏、腌制食物,不食腐烂变质的食物,多吃新鲜蔬菜和水果,所食食品要新鲜并富于营养,保证有足够的蛋白质、维生素(如维生素 C 和叶酸等)及铁质摄入,精神上乐观,生活要规律。

(二)针对病因或发病机制的治疗

1.根除幽门螺杆菌

慢性非萎缩性胃炎的主要症状为消化不良,其症状应归属于功能性消化不良范畴。目前,国内外均推荐对幽门螺杆菌阳性的功能性消化不良行根除治疗。因此,有消化不良症状的幽门螺杆菌阳性慢性非萎缩性胃炎患者均应根除幽门螺杆菌。另外,如果伴有胃黏膜糜烂,也该根除幽门螺杆菌。大量研究结果表明,根除幽门螺杆菌可使胃黏膜组织学得到改善;对预防消化性溃疡和胃癌等有重要意义;对改善或消除消化不良症状具有费用-疗效比优势。

2.保护胃黏膜

关于胃黏膜屏障功能的研究由来已久。1964 年,美国密歇根大学 Horace Willard Davenport 博士首次提出"胃黏膜具有阻止 H^+ 自胃腔向黏膜内扩散的屏障作用"。1975 年,美国密歇根州 Upjohn 公司的 A.Robert 博士发现前列腺素可明显防止或减轻 NSAIDs 和应激等对胃黏膜的损伤,其效果呈剂量依赖性,从而提出细胞保护的概念。1996 年,加拿大的 Wallace 教授较全面阐述胃黏膜屏障,根据解剖和功能将胃黏膜的防御修复分为 5 个层次——黏液-HCO_3^-屏障、单层柱状上皮屏障、胃黏膜血流量、免疫细胞-炎症反应和修复重建因子作用等。至关重要的上皮屏障主要包括胃上皮细胞顶膜能抵御高浓度酸、胃上皮细胞之间紧密连接、胃上皮抗原呈递,免疫探及并限制潜在有害物质,并且它们大约每 72 小时完全更新一次。这说明它起着关键作用。

近年来,有关前列腺素和胃黏膜血流量等成为胃黏膜保护领域的研究热点。这与 NSAIDs 药物的广泛应用带来的不良反应日益引起学者的重视有关。美国加州大学戴维斯分校的 Tarnawski 教授的研究显示,前列腺素保护胃黏膜抵抗致溃疡及致坏死因素损害的机制不仅是抑制胃酸分泌,当然表皮生长因子(EGF)、成纤维生长因子(bFGF)和血管内皮生长因子(VEGF)及热休克蛋白等都是重要的黏膜保护因子,在抵御黏膜损害中起重要作用。

然而,当机体遇到有害因素强烈攻击时,仅依靠自身的防御修复能力是不够的,强化黏膜防卫能力,促进黏膜的修复是治疗胃黏膜损伤的重要环节之一。具有保护和增强胃黏膜防御功能或者防止胃黏膜屏障受到损害的一类药物统称为胃黏膜保护药,包括铝碳酸镁、硫糖铝、胶体铋剂、地诺前列酮、替普瑞酮、吉法酯、谷氨酰胺类、瑞巴派特等药物。另外,吉法酯能增加胃黏膜更新,提高细胞再生能力,增强胃黏膜对胃酸的抵抗能力,达到保护胃黏膜作用。

3.抑制胆汁反流

促动力药如多潘立酮可防止或减少胆汁反流;胃黏膜保护药,特别是有结合胆酸作用的铝碳酸镁制剂,可增强胃黏膜屏障、结合胆酸,从而减轻或消除胆汁反流所致的胃黏膜损害。考来烯胺可络合反流至胃内的胆盐,防止胆汁酸破坏胃黏膜屏障,方法为每次 3~4 g,每天 3~4 次。

(三)对症处理

消化不良症状的治疗由于临床症状与慢性非萎缩性胃炎之间并不存在明确关系,因此症状治疗事实上属于功能性消化不良的经验性治疗。慢性胃炎伴胆汁反流者可应用促动力药（如多潘立酮）和/或有结合胆酸作用的胃黏膜保护药（如铝碳酸镁制剂）。

（1）有胃黏膜糜烂和/或以反酸、上腹痛等症状为主者，可根据病情或症状严重程度选用抗酸药、H_2 受体拮抗药或质子泵抑制剂（PPI）。

（2）促动力药如多潘立酮、马来酸曲美布汀、莫沙必利、盐酸伊托必利主要用于上腹饱胀、恶心或呕吐等为主要症状者。

（3）胃黏膜保护药如硫糖铝、瑞巴派特、替普瑞酮、吉法酯、依卡倍特适用于有胆汁反流、胃黏膜损害和/或症状明显者。

（4）抗抑郁药或抗焦虑治疗：可用于有明显精神因素的慢性胃炎伴消化不良症状患者，同时应予耐心解释或心理治疗。

（5）助消化治疗：对于伴有腹胀、食欲缺乏等消化不良症状而无明显上述胃灼热、反酸、上腹饥饿痛症状者，可选用含有胃酶、胰酶和肠酶等复合酶制剂治疗。

（6）其他对症治疗：包括解痉止痛、止吐、改善贫血等。

（7）对于贫血，若为缺铁，应补充铁剂。大细胞贫血者根据维生素 B_{12} 或叶酸缺乏分别给予补充。

（丁华忠）

第五节　急性病毒性肝炎

急性病毒性肝炎（acute viral hepatitis，AVH）是指由嗜肝病毒引起的以急性肝脏损害为主的一种感染性疾病，包括甲、乙、丙、丁、戊型肝炎。甲型肝炎和戊型肝炎是自限性疾病，但丙型肝炎及乙型肝炎则可转为慢性感染。其他病毒感染偶然情况下可累及肝脏如巨细胞病毒、疱疹病毒、柯萨奇病毒、腺病毒等，分别称为巨细胞病毒性肝炎、疱疹病毒性肝炎、柯萨奇病毒性肝炎、腺病毒性肝炎等。

一、诊断

（一）急性无黄疸型肝炎
应根据流行病学史、临床症状、体征、实验室检查及病原学检测结果综合判断，并排除其他疾病。

1.流行病学史

如密切接触史和注射史等。密切接触史是指与确诊病毒性肝炎患者（特别是急性期）同吃、同住、同生活或经常接触肝炎病毒污染物（如血液、粪便）或有性接触而未采取防护措施者。注射史是指在半年内曾接受输血、血液制品及未经严格消毒的器具注射药物、免疫接种和针刺治疗等。

2.症状

指近期内出现的、持续几天以上无其他原因可解释的症状，如乏力、食欲减退、恶心、腹胀等。

3.体征

指肝大并有压痛、肝区叩击痛,部分患者可有轻度脾大。

4.实验室检查

主要指血清 ALT、AST 升高。

5.病原学检测阳性

凡实验室检查阳性,且流行病学史、症状和体征三项中有两项阳性或实验室检查及体征(或实验室检查及症状)均明显阳性,并排除其他疾病者可诊断为急性无黄疸型肝炎。凡单项血清 ALT 升高,或仅有症状、体征,或有流行病学史及 2～4 项中有任一项阳性者,均为疑似病例。对疑似病例应进行动态观察或结合其他检查(包括肝组织病理学检查)做出诊断。疑似病例如病原学诊断阳性,且除外其他疾病者可确诊。

(二)急性黄疸型肝炎

凡符合急性肝炎诊断条件,血清胆红素超过正常值上限,或尿胆红素阳性,并排除其他原因引起的黄疸,可诊断为急性黄疸型肝炎。

二、鉴别诊断

(一)其他病毒所致的肝炎

如巨细胞病毒、EB 病毒感染等,应根据原发病的临床特点和病原学、血清学检查结果进行鉴别。

传染性单核细胞增多症是由人疱疹Ⅳ型病毒(EBV)引起的全身性单核吞噬细胞反应。多见于青少年。发热、咽峡炎、皮疹、全身性淋巴结肿大、脾大。约半数患者有轻微黄疸。外周血白细胞数正常或增高,异型淋巴细胞占 10%～50%。血清 ALT 多明显增高,但不及病毒性肝炎。抗 EBV-IgM 是特异性的血清标志物,可结合 EBV-DNA 检测,明确诊断。

巨细胞病毒(CMV)在新生儿期常为隐性感染,婴儿期可引起致死性肺炎。成人感染可有非常不同的临床表现:类似传染性单核细胞增多症,但常无咽峡炎和颈后淋巴结肿大。发热是较显著的症状,可持续至黄疸后不退。黄疸继续 2～3 周,甚至长达 3 个月。ALT 和 ALP 增高,消化道症状和血清转氨酶增高都不及病毒性肝炎明显。外周血有不典型淋巴细胞。偶尔发生致死性的大块肝细胞坏死;有时引起肉芽肿性肝炎。可伴长期不明热,偶有胆汁淤滞。可自尿或唾液分离病毒,或 PCR 检测病毒核酸。血清抗 CMV-IgM 阳性。肝组织见腺泡内淋巴细胞和多形核细胞灶性聚集,肝细胞核内有 CMV 包涵体。

(二)感染中毒性肝炎

如肾综合征出血热、恙虫病、伤寒、钩端螺旋体病、阿米巴肝病、急性血吸虫病等,主要依据原发病的临床特点和实验室检查加以鉴别。

(三)药物性肝损害

有使用肝毒性药物的病史,停药后肝功能可逐渐恢复,肝炎病毒标志物阴性。

(四)溶血性黄疸

常有药物或感染等诱因,表现为贫血、腰痛、发热、血红蛋白尿、网织红细胞升高,黄疸大多较轻,主要为间接胆红素升高,尿胆红素不升高,而尿胆原明显升高。

(五)肝外梗阻性黄疸

常见病因有胆石症、胰头癌、壶腹周围癌、肝癌、胆管癌等。有原发病症状,体征,肝功能损害较轻,以直接胆红素增高为主,多伴有血清转肽酶和碱性磷酸酶升高。粪便呈浅灰色或白陶土色,尿胆红素升高,尿胆原减少或缺如。影像学检查可见肝内外胆管扩张。

三、治疗原则

(一)一般处理

1.休息

急性肝炎的早期,应住院或就地隔离并卧床休息;恢复期逐渐增加活动,但要避免过劳,以利康复。

2.饮食

早期宜进食清淡易消化食物,补充足够热量和维生素;恢复期要避免过食,碳水化合物摄取要适量,以避免发生脂肪肝。绝对禁酒,不饮含有酒精的饮料、营养品及药物。

(二)药物治疗

急性病毒性肝炎治疗的最重要的一条原则就是大多数病例应当给予支持疗法。患者有明显食欲缺乏、频繁呕吐并有黄疸时,除休息及营养外,可静脉补液及应用保肝、抗炎、退黄等药物。根据不同病情,可采用相应的中医中药治疗。

1.急性甲型肝炎

不存在慢性感染,预后良好,发展至重型肝炎者较少。主要采取支持与对症治疗。密切观察老年、妊娠、手术后或免疫功能低下患者的病情,若出现病情转重,应及时按重型肝炎处理。年龄大于40岁的患者和有慢性肝病基础的患者是发生暴发性肝衰竭的高危人群。口服避孕药物和激素替代治疗者,应当停用,以防止发生淤胆性肝炎;一般多不主张应用肾上腺皮质激素。

2.急性乙型肝炎

应区别是急性乙型肝炎或是慢性乙型肝炎急性发作,前者处理同甲型肝炎,后者按慢性乙型肝炎治疗。既往健康的成人在发生乙肝病毒(HBV)急性感染后95%～99%可以自发恢复,一般不需要抗病毒治疗。对于出现凝血功能障碍,重度黄疸,或肝性脑病的患者应住院治疗。对老年,合并其他疾病或不能耐受口服药物治疗者,也要考虑住院。对疑诊的急性乙型肝炎病例,其HBsAg在急性发病的3～6个月内清除。目前如果不经过随访,不可能将急性乙肝同慢性乙肝的急性发作区别开来,因此随访对所有的病例都是必需的。是否应该应用非核苷反转录酶抑制剂(NNRTI)抗病毒治疗尚无共识,大多数患者并没有用药的指征,但是在某些特定的患者是有指征的。

(1)HBV感染所致暴发型肝炎。

(2)重度急性乙肝。满足下列任意两个标准:①肝性脑病;②血清胆红素＞10.0 ULN;③国际标准化比值(INR)＞1.6,特别是逐渐上升者。

(3)病程延长者(如症状持续或症状出现后胆红素升高＞10.0 ULN超过4周)。

(4)免疫功能不全者,伴有丙型肝炎病毒(HCV)或丁型肝炎病毒(HDV)感染,或有基础肝脏疾病。

这些NNRTI用药指征概述了急性乙型肝炎和慢性乙型肝炎再激活的鉴别。干扰素因为有增加肝脏炎症坏死的风险,尽量避免应用。可以给予替诺福韦,替比夫定和恩替卡韦单药治疗。当患者病情好转,HBsAg清除后可以终止治疗。

3.急性丙型肝炎

因急性丙型肝炎容易转为慢性,确诊为急性丙型肝炎者应争取早期抗病毒治疗。方案与慢性丙型肝炎的初次治疗相同(见慢性丙型肝炎的初次治疗)。其他方案:PEG-IFN 联合或不联合RBV,快速病毒学应答的基因 2/3 型患者疗程 16 周,基因 1 型患者疗程 24 周。急性期无应答的丙型肝炎患者要根据病情给予重复抗病毒治疗。

4.丁型肝炎

同乙型肝炎治疗。

5.急性戊型肝炎

同甲型肝炎。对于妊娠特别是晚期妊娠合并戊型肝炎、老年戊型肝炎、慢性肝病合并戊型肝炎、乙型肝炎或丙型肝炎重叠感染戊型肝炎病毒(HEV)者,有较高的肝衰竭发生率和病死率,在临床治疗中应对这类患者高度重视,监测、护理和治疗措施应强于普通戊型肝炎患者。若病情出现恶化,应及时按肝衰竭处理。妊娠特别是晚期妊娠合并戊型肝炎患者消化道症状重,产后大出血多见,必要时终止妊娠。国外已有器官移植患者感染 HEV 后出现慢性化的个别报道,对这类患者是否需要抗病毒治疗和抗病毒治疗能否改善患者预后目前尚缺乏循证医学依据。

(三)其他治疗

急性病毒性肝炎总体预后良好,但一些特殊情况如妊娠、老年、存在基础疾病或肝炎病毒重叠/共同感染时,发生急性肝衰竭机会增多。原位肝移植对急性肝衰竭是最好的选择,但多种原因使得临床应用受限。包括血浆置换、分子循环再吸附等在内的人工肝支持治疗,可以迅速清除患者体内代谢毒素和致病因子,改善机体内环境,有利于损伤肝细胞的修复。详见人工肝治疗部分。

近年来干细胞移植治疗急性肝衰竭受到广泛重视。已有较多基础及临床研究证实,干细胞除了可少量分化为相应组织细胞(如肝细胞)外,尚可合成多种生长因子、细胞因子,对肝脏内局部微环境产生营养性旁分泌作用,包括抗炎、刺激内源性细胞增殖和血管增生等。干细胞可以采用自体骨髓/外周血或脐血/脐带间充质干细胞。不同来源的干细胞作用相似,但急性肝衰竭患者病情重,通常有出血倾向或其他并发症,自体干细胞采集受限,脐血/脐带间充质干细胞可能更适合,由于急性肝衰竭时,肝脏的结构基本完整,一般通过静脉移植就可达到治疗目的。需要指出的是,目前干细胞治疗的病例数量仍较少并且多缺乏对照,缺乏远期疗效和安全性分析,应权衡利弊,慎重选择。

(王瑞青)

第六节　慢性乙型病毒性肝炎

慢性乙型病毒性肝炎(chronic hepatitis B,CHB)简称慢性乙型肝炎,是由乙型肝炎病毒(HBV)感染引起的以肝损害为主的传染病,主要经血液(如输血、不安全注射等)、母婴及性接触传播。临床表现多样,可无明显症状,亦可有乏力、食欲下降、腹胀、尿色加深等症状。影响 HBV感染慢性化的最主要因素是感染时的年龄。HBV 感染的自然史人为地划分为 4 期:免疫耐受期、免疫清除期、低(非)复制期及再活动期。

世界卫生组织报道,全球约 20 亿人曾感染 HBV,2.4 亿人为 HBV 感染者。2006 年我国乙型肝炎血清流行病学调查结果显示,我国 1～59 岁人群乙型肝炎表面抗原(HBsAg)携带率是 7.18％,5 岁以下儿童是 0.96％。由于人口基数大,HBV 感染是严重危害人民健康的重要公共卫生问题。近年伴随着抗 HBV 药物的研发与上市,CHB 患者抗病毒治疗有了较多选择,但方案选择不当或耐药处理不当会严重影响疗效。

一、诊断

既往有乙型肝炎史或发现 HBsAg 阳性＞6 个月,现 HBsAg 和/或 HBV DNA 阳性,可诊断为慢性感染。根据感染者的临床表现、血清学、病毒学、生物化学、影像学等辅助检查,将慢性感染分为 6 种情况。

(一)慢性 HBV 携带者

免疫耐受期的 HBsAg、HBeAg 和 HBV DNA 阳性者,1 年内连续随访 3 次,每次至少间隔 3 个月,均显示血清 ALT 和 AST 在正常范围,HBV DNA 常处于高水平,肝组织学检查无病变或轻微。

(二)HBeAg 阳性慢性乙型肝炎

血清 HBsAg、HBeAg、HBV DNA 阳性,ALT 持续或反复异常,或肝组织学检查示肝炎病变。

(三)HBeAg 阴性慢性乙型肝炎

血清 HBsAg、HBV DNA 阳性,持续 HBeAg 阴性,ALT 持续或反复异常,或肝组织学示肝炎病变。

(四)非活动性 HBsAg 携带者

血清 HBsAg 阳性、HBeAg 阴性、抗-HBe 阳性或阴性,HBV DNA 定量低于检测下限,1 年内连续随访 3 次以上,每次至少隔 3 个月,ALT 和 AST 均在正常范围。肝组织学检查示:组织学活动指数(HAI)评分＜4 或根据其他的半定量计分系统判定病变轻微。

(五)隐匿性慢性乙型肝炎

血清 HBsAg 阴性,血清和/或肝组织中 HBV DNA 阳性,并有慢性乙型肝炎的临床表现。除 HBV DNA 阳性外,患者可有血清抗-HBs、抗-HBe 和/或抗-HBc 阳性,有约 20％隐匿性 CHB 患者的血清学标志物均阴性。诊断主要通过血清 HBV DNA 检测,尤其对抗-HBc 持续阳性者更是这样。

(六)乙型肝炎肝硬化

HBV 相关肝硬化临床诊断的必备条件。

(1)组织学或临床显示存在肝硬化的证据。

(2)有病因学明确的 HBV 感染证据。通过病史或相应的检查已明确或排除其他常见原因,如酒精、其他嗜肝病毒感染等。

临床将肝硬化(liver cirrhosis,LC)分为代偿期和失代偿期。代偿期影像学、生物化学或血液学检查示肝细胞合成功能障碍,或有门静脉高压症存在的证据,或组织学符合 LC 诊断,无食管胃底静脉曲张破裂出血、腹水或肝性脑病等症状或严重并发症;失代偿期者可出现肝性脑病、食管胃底静脉曲张破裂出血、腹水等并发症。

为准确预测患者疾病进展、判断死亡风险,可按五期分类法评估并发症。

1 期：无静脉曲张、腹水。

2 期：有静脉曲张，无出血、腹水。

3 期：有腹水，无出血，伴或不伴静脉曲张。

4 期：有出血，伴或不伴腹水。

5 期：脓毒血症。

1、2 期为代偿期，3 期到 5 期为失代偿期。各期肝硬化 1 年病死率分别＜1％、3％～4％、20％、50％和＞60％，肝硬化患者预后和死亡风险与并发症的出现密切相关。

二、鉴别诊断

(一)其他病毒导致的肝炎

如甲型、丙型、戊型肝炎、传染性单核细胞增多症等，可据原发病的临床特点、病原学及血清学检查鉴别。

(二)感染中毒性肝炎

如麻疹、伤寒等，主要据原发病的临床特点及实验室结果鉴别。

(三)肝豆状核变性(Wilson 病)

血清铜、铜蓝蛋白降低，角膜出现 KF 环有鉴别意义。

(四)自身免疫性肝病

主要有原发性胆汁性肝硬化(PBC)、自身免疫性肝炎(AIH)。PBC 主要影响肝内胆管；AIH 主要破坏肝细胞。检查主要据自身抗体和肝组织学诊断。

(五)药物性肝炎

有损肝药物史，停药后肝炎可逐渐恢复。

(六)酒精性肝病

患者有长期大量饮酒史。

(七)脂肪性肝病

多为肥胖者。血清甘油三酯常升高，B 超检查有助于诊断，FIBROSCAN 可评价肝脏脂肪化程度。

(八)原发性肝癌

主要依据影像学、肝脏肿瘤标志物等检查鉴别。

三、实验室检查

(一)生化学检查

1.血清丙氨酸氨基转移酶(ALT)、天门冬氨酸氨基转移酶(AST)

最常用，其水平可反映肝细胞损伤程度。

2.血清胆红素

其水平与胆汁代谢、排泄程度相关，升高主要因为肝细胞损害、肝内外胆管阻塞和溶血。肝衰竭者血清胆红素可进行性升高，每天上升≥1 倍正常值上限(ULN)，且可出现胆红素升高与 ALT 和 AST 下降的"胆酶分离"现象。

3.血清蛋白和球蛋白

反映肝脏合成功能，CHB、肝硬化和肝衰竭者可有血清蛋白下降。随着肝损害加重，清蛋白/球蛋白比值可逐渐下降或倒置(<1)。

4.凝血酶原时间(PT)及凝血酶原活动度(PTA)

PT 是反映肝脏凝血因子合成功能的重要指标,PTA 是 PT 测定值的常用表示方法,对判断疾病进展及预后有较大价值,近期内 PTA 进行性降至 40% 以下为肝衰竭的重要诊断标准之一,<20% 者提示预后不良。亦有用国际标准化比值(INR)来表示此项指标者,INR 值的升高同PTA 值的下降有同样意义。

5.血清胆碱酯酶

血清胆碱酯酶可反映肝脏合成功能,对了解肝脏应急功能和贮备功能有参考价值。

6.血清 γ-谷氨酰转肽酶(GGT)

健康人血清中 GGT 主要来自肝脏。此酶在急性肝炎、慢性活动性肝炎及肝硬化失代偿时可轻中度升高。各种原因导致的肝内外胆汁淤积时可显著升高。

7.血清碱性磷酸酶(ALP)

经肝胆系统排泄。当 ALP 产生过多或排泄受阻时,血中 ALP 可发生变化。

8.血清总胆汁酸(TBA)

健康人周围血液中血清胆汁酸含量极低,当肝细胞损害或肝内、外阻塞时,胆汁酸代谢异常,TBA 升高。

9.血清甲胎蛋白(AFP)

血清 AFP 及其异质体是诊断 HCC 的重要指标。应注意其升高的幅度、动态变化及其与ALT 和 AST 的消长关系,并结合临床表现和肝脏影像学检查综合分析。患者 AFP 可轻度升高,若过度升高应注意排除肝癌。

(二)HBV 血清学检查

HBV 血清学标志包括 HBsAg、抗-HBs、HBeAg、抗-HBe、抗-HBc 和抗-HBcIgM,建议进行定量检测。

HBsAg 阳性表示 HBV 感染;抗-HBs 为保护性抗体,阳性表示对 HBV 有免疫,见于乙型肝炎康复及接种乙型肝炎疫苗者;抗 HBc-IgM 阳性多见于急性乙型肝炎及 CHB 急性发作;抗-HBc总抗体主要是 IgG 型抗体,只要感染过 HBV,此抗体为阳性。血清 HBsAg 定量检测可用于预测疾病进展、抗病毒疗效和预后。

(三)HBV DNA、基因型和耐药突变检测

1.血清 HBV DNA 定量检测

主要用于判断 HBV 感染的病毒复制水平,可用于抗病毒治疗适应证的选择及疗效判断。目前 CobasTaq-ManPCR 检测是国际公认的稳定性、灵敏性较高的方法,检测值以 IU/mL 表示。

2.HBV 基因分型和耐药突变株检测

常用方法:①基因型特异性引物聚合酶链反应(PCR)法;②基因序列测定法;③线性探针反向杂交法。怀疑耐药者,如有条件者建议行耐药检测,确定突变位点和模式,进行针对性的治疗,对于原发无应答、部分病毒学应答或病毒学突破者,耐药检测有助于指导方案调整。

(四)肝纤维化非侵袭性诊断

1.APRI 评分

天门冬氨酸氨基转移酶(AST)和血小板(PLT)比率指数(aspartate aminotransferase-to-platelet ratio index,APRI)可用于肝硬化评估。成人中 APRI 评分>2,预示患者已经发生肝硬

化。APRI 计算公式为$[(AST/ULN) \times 100/PLT(\times 10^9/L)]$。

2.FIB-4 指数

基于 ALT、AST、PLT 和患者年龄的 FIB-4 指数可用于 CHB 患者肝纤维化诊断和分期。FIB-4＝(年龄×AST)/(血小板×ALT 的平方根)。

3.瞬时弹性成像(transient elastography，TE)

一种较为成熟的无创检查，优势为操作简便，且可重复，能够较准确识别轻度肝纤维化和进展性肝纤维化或早期肝硬化；但受肥胖、操作者的经验、胆汁淤积、肝脏炎症坏死等多种因素影响。

TE 的临床应用：胆红素正常，没有进行抗病毒治疗者，肝硬度测定值(LSM)≥17.5 kPa 可诊断肝硬化，LSM≥12.4 kPa(ALT<2×ULN 时为 10.6 kPa)可诊断为进展性肝纤维化，LSM<10.6 kPa 可排除肝硬化，LSM≥9.4 kPa 可诊断显著肝纤维化，LSM<7.4 kPa 可排除进展性肝纤维化，LSM 7.4～9.4 kPa 可考虑肝活检。转氨酶及胆红素均正常者，LSM≥12.0 kPa 诊断肝硬化，LSM≥9.0 kPa 诊断进展性肝纤维化，LSM<9.0 kPa 排除肝硬化，LSM<6.0 kPa 排除进展性肝纤维化，LSM 6.0～9.0 kPa 可考虑肝活检。

(五)影像学检查

主要目的是监测 CHB 的临床进展、了解有无肝硬化、占位性病变和鉴别其性质，尤其是监测和诊断 HCC。

1.腹部超声检查

最常用的方法，操作简便、直观、无创、价廉，可判断肝和脾脏大小及形态、肝内重要血管情况和肝内有无占位性病变。但检查容易受解剖部位、仪器设备、操作者经验等因素限制。

2.电子计算机断层成像(CT)

是诊断和鉴别诊断的重要影像学方法，可用于观察肝脏形态、了解有无肝硬化、发现占位性病变并鉴别性质，其动态增强多期扫描对 HCC 的诊断有高度敏感性和特异性。

3.磁共振(MRI 或 MR)

组织分辨率高，可多方位、多序列成像，无放射性辐射，对肝组织结构变化显示和分辨率优于 CT 和腹部超声。动态增强多期扫描及特殊增强剂显像对鉴别良恶性肝内占位病变优于 CT。

(六)电子胃镜检查

慢性肝病尤其是肝硬化经常并发胃黏膜病变、食管胃底静脉曲张和出血。胃镜检查可直观其病变情况，并行镜下曲张静脉套扎等治疗。

(七)病理学检查

肝活检目的是评价患者肝脏病变程度、排除其他疾病、判断预后和监测治疗应答。

CHB 的病理学特点：不同程度的汇管区及周围炎症，浸润的炎细胞以单核细胞为主(主要包括淋巴细胞及少数浆细胞和巨噬细胞)，炎细胞聚集常引起汇管区扩大，可引起界板肝细胞凋亡和坏死而形成界面炎，称碎屑样坏死。小叶内肝细胞可发生变性、坏死、凋亡，并可见毛玻璃样肝细胞、凋亡小体。少数 CHB 可无肝纤维化形成，但多数常因病毒持续感染、炎症活动导致细胞外基质过度沉积，呈不同程度的汇管区纤维性扩大、间隔形成，Masson 三色染色及网状纤维染色有助于肝纤维化程度的评价。

免疫组织化学染色法可检测肝组织内 HBsAg 和 HBcAg 的表达。如需要，可采用核酸原位杂交法或 PCR 法行肝组织内 HBV DNA 或 cccDNA 检测。

CHB 肝组织炎症坏死的分级和纤维化程度的分期,推荐采用国际上常用的 Metavir 评分系统。

四、治疗与监测

CHB 治疗的总体目标:最大限度地长期抑制 HBV,减轻肝细胞炎症坏死和肝纤维化,延缓和减少肝衰竭、肝脏失代偿、肝硬化、HCC 及其并发症的发生,从而改善生活质量和延长存活时间。

CHB 的治疗主要包括抗病毒、免疫调节、抗纤维化、抗氧化、抗炎、对症治疗,其中抗病毒治疗最关键,只要有适应证且条件允许,就应尽早开始规范的抗病毒治疗。治疗过程中,对于部分合适的患者,应尽可能追求临床治愈,即停止治疗后仍有持续的病毒学应答、HBsAg 消失、ALT 复常、肝脏组织学改善。

(一)抗 HBV 治疗

1.适应证

HBeAg 阳性患者,发现 ALT 水平升高后,建议观察 3~6 个月,如未发生自发性 HBeAg 血清学转换,建议抗病毒治疗。

(1)推荐抗病毒治疗的人群需满足的条件如下。①HBV DNA 水平:HBeAg 阳性者,HBV DNA≥20 000 IU/mL(相当于 10^5 拷贝/毫升);HBeAg 阴性者,HBV DNA≥2 000 IU/mL(相当于 10^4 拷贝/毫升)。②ALT 水平:一般需 ALT 持续升高≥2×ULN;如用干扰素治疗,ALT≤10×ULN,血清 TBIL<2×ULN。

(2)达不到上述治疗标准、持续 HBV DNA 阳性、有以下情形之一者,建议考虑抗病毒治疗:①有明显肝脏炎症(2 级以上)/纤维化,特别是肝纤维化 2 级以上。②ALT 持续处于 1~2×ULN,尤其年龄>30 岁者,建议行肝活检或无创性检查,明确纤维化情况后抗病毒。③ALT 持续正常(每 3 个月检查 1 次)、年龄>30 岁、有肝硬化/HCC 家族史,建议行肝活检或无创性检查,明确肝脏纤维化情况后抗病毒。④有肝硬化证据时,应积极抗病毒治疗。开始治疗前应排除合并其他因素导致的 ALT 升高。

2.抗病毒药物及方案选择

α 干扰素(IFN-α)和核苷(酸)类似物(NAs)是目前批准治疗 HBV 的两类药物,均可用于无肝功能失代偿患者的初始治疗。干扰素为基础的治疗常用于年轻患者,优先选择聚乙二醇干扰素(PEG-IFN-α)。普通或 PEG-IFN-α 规范治疗无应答者,若有治疗指征,可选用 NAs 再治疗。NAs 包括拉米夫定(LAM)、阿德福韦酯(ADV)、恩替卡韦(ETV)、替比夫定(LdT)、替诺福韦酯(TDF),优先考虑抗病毒疗效好、低耐药的药物,建议 ETV 或 TDF。NAs 规范治疗后原发无应答者(治疗至少 6 个月时血清 HBV DNA 下降幅度<2log),应改变方案治疗。

(1)干扰素:包括普通 IFN-α、聚乙二醇干扰素,用法及注意事项如下。

1)普通 IFN-α:3~5 mU,每周 3 次或隔天 1 次,皮下注射,疗程一般 6~12 个月。可据患者应答和耐受情况适当调整剂量及疗程。如有应答,为提高疗效可延长疗程;若经过 24 周治疗未发生 HBsAg 定量下降、HBV DNA 较基线下降<2log,建议停 IFN-α,改用 NAs 治疗。

2)聚乙二醇干扰素(PEG-IFN-α-2a 和 PEG-IFN-α-2b):PEG-IFN-α-2a 180 μg(如用 PEG-IFN-α-2b,1.0~1.5 μg/kg 体重),每周 1 次,皮下注射,推荐疗程 1 年。剂量及疗程可据患者应答及耐受性等调整,延长疗程可减少停药复发。若 24 周治疗后 HBsAg 定量仍

＞20 000 IU/mL,建议停止治疗。

3)治疗前预测因素:HBeAg 阴性患者无有效的治疗前预测病毒学应答的因素。有以下因素的 HBeAg 阳性者,接受 PEG-IFN-α 治疗 HBeAg 血清学转换率较高:①基因型为 A/B 型;②高 ALT 水平;③基线 HBsAg 低水平;④HBV DNA＜$2×10^8$ IU/mL;⑤肝组织炎症坏死 G2 以上。有抗病毒指征的患者中,相对年轻者、希望近年内生育者、期望短期完成治疗者、初次抗病毒治疗者,可优先考虑 PEG-IFN-α 治疗。

4)治疗过程中的预测因素:HBeAg 阳性者,治疗 24 周 HBsAg 和 HBV DNA 定量水平是治疗应答的预测因素。接受 PEG-IFN-α 治疗,如果 24 周 HBsAg＜1 500 IU/mL,继续单药治疗至 48 周可获得较高 HBeAg 血清学转换率。若经过 24 周治疗 HBsAg 定量仍＞20 000 IU/mL,建议停止 PEG-IFN-α 治疗,改用 NAs 治疗。HBeAg 阴性 CHB,治疗过程中 HBsAg 下降、HBV DNA 水平是停药后持续病毒学应答的预测因素。如果经过 12 周治疗,HBsAg 未下降、HBV DNA 较基线下降＜2log 10 IU/mL,考虑停止 PEG-IFN-α 治疗。

5)禁忌证:绝对禁忌证包括妊娠或短期内有妊娠计划、精神病病史(精神分裂症或严重抑郁症等)、未能控制的癫痫、失代偿期肝硬化、未控制的自身免疫性疾病、有严重感染,视网膜疾病、心力衰竭和慢性阻塞性肺部等基础疾病。

相对禁忌证包括甲状腺疾病,既往抑郁症史,未控制的糖尿病、高血压,治疗前中性粒细胞计数＜$1.0×10^9$/L 和/或血小板计数＜$50×10^9$/L。

6)监测与处置:IFN-α 治疗者,每月监测全血细胞计数和血清 ALT 水平。12 和 24 周时评估血清 HBV DNA 水平以评价初始应答。①HBeAg 阳性者:治疗 12 周、24 周、48 周、治疗后 24 周时监测 HBeAg 和 HBeAb。较理想的转归是 HBeAg 发生血清学转换且血清 ALT 正常、实时 PCR 法检测不到血清 HBV DNA。如发生 HBeAg 血清学转换,须长期随访。如果 HBV DNA 检测不到,发生 HBeAg 血清学转换后 6 个月须监测 HBsAg。如出现原发无应答,需考虑停止干扰素治疗,换用 NAs。②HBeAg 阴性者:48 周治疗期间,需监测药物安全性和有效性,病毒学应答(HBV DNA＜10^3拷贝/毫升)与肝病缓解相关。如果检测不到 HBV DNA,6 个月后应检测 HBsAg。

7)不良反应处理。①流感样症状:发热、乏力、头痛、肌痛等,可睡前注射 IFN-α,或注射同时服用解热镇痛药。②一过性外周血细胞减少:如中性粒细胞绝对计数≤$0.75×10^9$/L 和/或血小板＜$50×10^9$/L,需降低 IFN-α 剂量,1～2 周后复查,如恢复,则可逐渐增加至原量。中性粒细胞绝对计数≤$0.5×10^9$/L 和/或血小板＜$25×10^9$/L,应暂停 IFN-α。对中性粒细胞明显降低者,可试用粒细胞或粒细胞巨噬细胞集落刺激因子(G/GM-CSF)治疗。③精神异常:可表现为抑郁、妄想、重度焦虑等。症状严重者及时停药。④自身免疫现象:部分患者可出现自身抗体,少部分患者会出现甲状腺疾病、糖尿病、血小板减少、银屑病、白斑、类风湿关节炎和系统性红斑狼疮样综合征等,应请相关科室医师会诊,严重者停药。⑤其他少见的不良反应:间质性肺炎、肾脏损害、心血管并发症、听力下降等,应停止治疗。

(2)核苷(酸)类似物(NAs):用法用量及注意事项如下。

1)治疗中的疗效预测和优化治疗:首选高基因耐药屏障的药物;如果应用低基因耐药屏障的药物,应该进行优化治疗或联合治疗。

2)治疗策略。①HBeAg 阳性患者:对于 ALT 升高者,建议先观察 3～6 个月,如未发生自发 HBeAg 血清学转换且 ALT 持续升高,考虑抗病毒治疗。药物选择:初治者,优先选用 ETV、

TDF 或 PEG-IFN。已经开始服用 LAM、LdT 或 ADV 治者：如治疗 24 周后病毒定量＞300 拷贝/毫升，改用 TDF 或加用 ADV 治疗。NAs 的总疗程建议至少 4 年，在达到 HBV DNA 低于检测下限、ALT 复常、HBeAg 血清学转换后，再巩固治疗至少 3 年（每隔 6 个月复查一次）仍保持不变者，可考虑停药，但延长疗程可减少复发。②HBeAg 阴性患者：抗病毒疗程宜长，停药后肝炎复发率高。药物选择：初治者优先选用 ETV、TDF 或 PEG-IFN。已经服用 LAM、LdT 或 ADV 者：建议在抗病毒治疗过程中按照"路线图"概念指导用药，提高疗效、降低耐药。疗程：达到 HBsAg 消失、HBV DNA 低于检测下限，巩固治疗 1 年半（至少 3 次复查，每次间隔 6 月）仍保持不变时，可考虑停药。③代偿期和失代偿期肝硬化：中国和亚太肝病指南均建议对于病情已进展至肝硬化者，需长期抗病毒治疗。药物选择：初治者优先推荐 ETV 和 TDF。IFN 禁用于失代偿性者，对代偿期者也慎用。④美国肝病指南建议：年龄＞40 岁、ALT 正常、HBV DNA 升高（＞100×10^4 IU/mL）、肝活检示有明显炎症坏死或纤维化者进行抗病毒治疗。⑤抗病毒治疗过程中的患者随访（表 6-3）。

表 6-3　抗病毒治疗过程中的检查项目及频率

检查项目	干扰素治疗患者建议监测频率	核苷类药物治疗患者建议监测频率
血常规	治疗第 1 个月每 1～2 周检测 1 次，以后每月检测 1 次至治疗结束	每 6 个月检测 1 次至治疗结束
血生化指标	每月检测 1 次至治疗结束	每 3～6 个月检测 1 次至治疗结束
HBV DVA	每 3 个月检测 1 次至治疗结束	每 3～6 个月检测 1 次至治疗结束
HBsAg/抗-HBs/HBeAg/抗-HBe	每 3 个月检测 1 次	每 6 个月检测 1 次至治疗结束
甲胎蛋白（AFP）	每 6 个月检测 1 次	每 6 个月检测 1 次至治疗结束
肝硬度测定（ISM）	每 6 个月检测 1 次	每 6 个月检测 1 次至治疗结束
甲状腺功能和血糖	每 3 个月检测 1 次，如治疗前已存在甲状腺功能异常或已患糖尿病，建议每月检查甲状腺功能和血糖水平	根据既往病情决定
精神状态	密切观察，定期评估精神状态；对出现明显抑郁症状和有自杀倾向的患者，应立即停止治疗并密切监护	根据既往病情决定
腹部超声	每 6 个月检测 1 次，肝硬化患者每 3 个月检测 1 次，如超声发现异常，建议行 CT 或 MRI 检查	每 6 个月检测 1 次至治疗结束
其他检查	根据患者病情决定	服用 LdT 的患者，应每 3～6 个月检测 CK；服用 TDF/ADV 者应每 3～6 个月检测肌苷和血磷

治疗期间至少每 3 个月检测 ALT、HBeAg、HBsAg 和 HBV DNA，如用 ADV、TDF 还应监测肾功能（胱抑素 C、血肌酐、尿素氮、血清磷、尿微量蛋白）；应用 LdT，须监测肌酸激酶。

NAs 经肾代谢，推荐对肌酐清除率降低者调整剂量。服用肾毒性药物者和服用 ADV/TDF 者，应监测肾毒性，及时调整药物剂量。

LdT 可致肌肉损害（表现为肌酸激酶升高，严重者伴肌肉酸痛甚至横纹肌溶解），故合并肌炎者应避免使用该药。接受 Peg-IFN 联合 LdT 治者,可发生周围神经病变,应避免联合应用。

曾有 HIV 阳性者服用 TDF 发生骨矿物质密度下降的报道,但须进行长期研究。

慢性 HBV 感染无论处在何种疾病状态,一般 3～6 个月应检测肝脏肿瘤标志物及影像学检查,以期早发现 HCC。

3)治疗结束后的随访:目的是评估停药者抗病毒治疗的长期疗效,监测疾病进展及 HCC 的发生。HCC 筛查建议选择敏感方法,如磁共振检查(MRI),钆塞酸二钠为造影剂的强化 MRI 检查对发现早期肝癌有较高的敏感性和特异性。

不论患者治疗过程中是否获得应答,停药后 3 个月内应每月检测肝功、HBV 血清学标志物及 HBV DNA;后每 3 个月检测肝功能、HBV 血清学标志物及 HBV DNA,至少随访 1 年时间,以便及时发现肝炎复发、肝功能恶化。对于持续 ALT 正常且 HBV DNA 低于检测下限者,至少每年检测 HBV DNA、肝功能、AFP 和腹部彩超(US)检查。对于 ALT 正常、HBV DNA 阳性者,建议每 6 个月检测 ALT、HBV DNA、AFP、US。对于肝硬化者,应每 3 个月检测 AFP 和 US,必要时行 CT/MRI 检查,以便早期发现 HCC。对肝硬化者还应每 1～2 年进行胃镜检查,观察食管胃底静脉曲张的有无及进展情况。

4)耐药管理:大多数接受 NAs 治疗者需长期治疗,这将增加病毒耐药风险。①耐药预防:选择强效、低耐药的药物,可预防耐药。建议避免单药序贯治疗,因可筛选出多种 NAs 耐药变异株。起始即选择两种以上药物同时使用联合治疗可能预防或延迟耐药,但何种药物联用能实现最优效价比,尚待进一步明确。②耐药预测:多种因素可能与 NAs 耐药发生相关,包括 NAs 种类、初始治疗时 HBV DNA 定量、ALT 水平、肝纤维化或肝硬化基础、曾接受 NAs 治疗等。研究显示早期病毒学应答情况是预测耐药发生率的重要指标。③挽救治疗:通常病毒学突破先于生物化学突破,在生物化学突破前进行挽救治疗可免于发生肝炎突发、肝病恶化,建议及时检测耐药位点,据耐药类型实施挽救治疗(表 6-4)。

表 6-4　NAs 耐药挽救治疗推荐表

耐药种类	推荐药物
LAM/LdT 耐药	换用 TDF 或加 ADV
ADV 耐药,之前未使用 LAM	换用 ETV 或 TDF
治疗 LAM/LdT 耐药时出现对 ADV 耐药	换用 TDF 或 ETV 加 ADV
ETV 耐药	换用 TDF 或加 ADV
发生多药耐药突变(A181T＋N236T＋M204T)	ETV＋TDF 或 ETV＋ADV

5)特殊人群。①无应答及应答不佳者:普通或 PEG-IFN-α 规范治疗无应答者,可选用 NAs 再治疗。使用耐药基因屏障低的 NAs 治疗后原发无应答或应答不佳者,依从性良好的情况下,应及时调整方案治疗。②化疗和免疫抑制剂治者:慢性感染者接受肿瘤化疗或免疫抑制治疗,尤其是大剂量类固醇过程中,有 20%～50% 的患者可出现不同程度的乙型肝炎再活动,重者出现急性肝衰竭甚至死亡。高病毒载量是发生乙型肝炎再活动最重要的危险因素。预防性抗病毒治疗可明显降低乙型肝炎再活动。建议选用强效低耐药的 ETV 或 TDF 治疗。所有因其他疾病而接受化疗或免疫抑制剂治疗者,起始治疗前都应常规筛查 HBsAg、抗-HBc 和 HBV DNA,在开始免疫抑制剂及化疗药物前一周开始应用抗 HBV 治疗。HBsAg 阴性、抗-HBc 阳性者,若使用 B 细胞单克隆抗体等,可考虑预防应用抗 HBV 药物。化疗和免疫抑制剂治疗停止后,应继

续 NAs 治疗超过 6 个月。NAs 停用后可出现复发,甚至病情恶化,应注意随访和监测。③HBV和 HCV 合并感染者的治疗:综合患者血清 ALT 水平、HBV DNA 水平、HCV RNA 水平,采取不同方案。对 HBV DNA 低于检测下限,HCV RNA 可检出者参照抗 HCV 方案。HBV DNA和 HCV RNA 均可检出,先用标准剂量 PEG-IFN-α 和利巴韦林治疗 3 个月,如 HBV DNA 下降＜2log 10 IU/mL,建议加用 ETV 或 TDF 治疗;或换用抗 HCV 直接抗病毒药物并加用 ETV 或TDF 治疗。④ HBV 和 HIV 合并感染者的治疗:近期不需要进行抗反转录病毒治疗(antiretroviral therapy,ART)(CD4$^+$ T 淋巴细胞＞500/μL)者,如符合 CHB 抗病毒治疗标准,建议选择 PEG-IFN-α 或 ADV 抗 HBV 治疗。一过性或轻微 ALT 升高(1～2×ULN)者,建议肝活检或无创肝纤维化评估。CD4$^+$ T 淋巴细胞≤500/μL 时,无论 CHB 处于何种阶段,均应开始 ART,优先选用 TDF 加 LAM,或 TDF 加恩曲他滨(FTC)。正在接受 ART 且治疗有效者,若 ART 方案中无抗 HBV 药物,可加用 NAs 或 PEG-IFN-α 治疗。需要改变 ART 方案时,除非患者已获得 HBeAg 血清学转换、并完成足够的巩固治疗,不应当在无有效药物替代前中断抗HBV 的有效药物。⑤乙型肝炎导致的肝衰竭:HBsAg 阳性和/或 HBV DNA 阳性的急性和亚急性肝衰竭患者应尽早选择 NAs 治疗,建议选择 ETV 或 TDF,疗程应持续至 HBsAg 发生血清学转换。慢加急或亚急性肝衰竭及慢性肝衰竭者,HBV DNA 阳性就需治疗。肝脏移植者HBsAg 和/或 HBV DNA 阳性都应治疗,首选 ETV 或 TDF。肝衰竭者抗病毒治疗中应注意监测血浆乳酸水平。⑥乙型肝炎相关 HCC:建议选择 NAs 治疗,优先考虑 ETV 或 TDF 治疗。因外科手术切除、肝动脉化疗栓塞、放疗或消融等治疗可导致 HBV 复制活跃。研究显示,HCC 肝切除术时 HBV DNA 水平是预测术后复发的独立危险因素之一,抗 HBV 治疗可显著延长 HCC患者的无复发生存期、提高总体生存率。⑦肝移植者:建议尽早应用强效、低耐药的 NAs 治疗,以防止移植肝再感染 HBV,且应终身使用抗 HBV 药物以防乙型肝炎复发。移植肝 HBV 再感染低风险者(移植前患者 HBV DNA 不可测)可在移植前直接应用 ETV 或 TDF 治疗,术后无须使用 HBIG。移植肝 HBV 再感染高风险者,术中无肝期给予 HBIG,移植后方案为 NAs 联合低剂量 HBIG,其中选择 ETV 或 TDF 联合低剂量 HBIG 能更好抑制术后乙型肝炎复发,已选择其他 NAs 者需密切监测耐药发生,及时调整方案。⑧妊娠相关情况处理:有生育要求者,若有治疗适应证,尽量孕前应用 IFN 或 NAs 治疗,以期孕前 6 个月完成治疗。治疗期间应采取可靠避孕措施。对于妊娠期间的 CHB 患者,ALT 轻度升高可密切观察,肝脏病变较重者,在与患者充分沟通并权衡利弊后,可以使用 TDF 或 LDT 抗病毒治疗。意外妊娠者,如应用 IFN-α 治疗,建议终止妊娠;如应用 NAs,服用妊娠 B 级药物(LdT 和 TDF)或 LAM,在充分沟通、权衡利弊的情况下,可继续治疗;应用 ETV 和 ADV,在充分沟通、权衡利弊的情况下,需换用 TDF 或 LdT 治疗,可继续妊娠。免疫耐受期妊娠者血清 HBV DNA 高载量是母婴传播的高危因素之一,新生儿标准乙型肝炎免疫预防及母亲有效的抗 HBV 治疗可显著降低母婴传播发生率。妊娠中后期如检测 HBV DNA 载量＞2×10^6 IU/mL,与患者充分沟通知情同意基础上,可于妊娠第 24～28 周开始给予 TDF、LdT 或 LAM 治疗。建议产后停药,停药后可母乳喂养。男性抗病毒治疗者的生育问题:应用 IFN-α 治疗者,停药后 6 个月可考虑生育;应用 NAs 治疗者,在与患者充分沟通的前提下可考虑生育。⑨肾损害者:推荐使用 LdT 或 ETV 治疗。NAs 治疗是 HBV 相关肾小球肾炎治疗的关键,推荐使用强效、低耐药的药物。对于存在肾损害风险者,NAs 多数以药物原型经肾脏清除,因此,用药时需据患者肾功能受损程度确定给药间隔和/或剂量调整(具体参考相关药品说明书)。已存在肾脏疾病及其高风险者,尽量避免选择 ADV/TDF。有研究提示 LdT 可能有改善估算肾小球滤过率(estimated glomerular filtration rate,eGFR)的作用,机制不明。

(二)其他免疫调节治疗

免疫调节治疗有望成为治疗 HBV 的重要手段,但目前缺乏疗效确切的特异性疗法。胸腺肽 α1 可增强机体非特异性免疫功能,有抗病毒适应证、不能耐受或不愿接受 IFN 或 NAs 治疗者,如有条件,可选择胸腺肽 α1 1.6 mg,皮下注射,每周 2 次,疗程 6 个月。胸腺肽 α1 联合其他抗 HBV 药物的疗效需大样本、随机、对照的临床研究验证。

(三)抗炎、抗氧化治疗

抗炎、抗氧化药物种类包括甘草酸制剂、水飞蓟宾制剂、五味子制剂、多不饱和卵磷脂制剂、营养支持药物等,其主要通过保护肝细胞膜及细胞器等起作用,改善肝脏生物化学指标,但不能取代抗病毒治疗。ALT 明显升高者或肝组织学明显炎症坏死者,抗病毒治疗基础上可适当应用抗炎保肝药物,不宜同时应用多种药物,以免加重肝脏负担,或因药物相互作用发生不良反应。

(四)抗纤维化治疗

有研究表明,经 IFN-α 和/或 NAs 治疗后,肝组织病理学可见纤维化甚至肝硬化减轻。因此,抗病毒治疗是抗纤维化治疗的基础。多个抗肝纤维化的中药方剂(如扶正化瘀胶囊、复方鳖甲软肝片等)研究显示有一定疗效,但需要进一步进行大样本、随机、双盲临床试验,并进行肝组织学检查,以进一步确定其疗效。

(五)最新研究进展及未来展望

1.替诺福韦艾拉酚胺富马酸(tenofovir alafenamide fumarate,TAF)

TAF 是一种核苷酸反转录酶抑制物,也是一种新的 TDF 前体,前期实验证实其安全性和耐受性较好,在降低 HBV DNA 方面与 TDF 相似。在新试验中,TAF 的剂量被确定为每天剂量 25 mg,以进一步观察疗效与安全性。

2.关于 NAs 和 IFN-α 联合/序贯方案

研究包括 IFN-α 联合 LAM、ADV、ETV、TDF 治疗,但需要进一步研究其确切疗效及进行成本收益分析。

3.新的治疗方法及免疫调节治疗

(1)目前有希望药物的作用机制是通过直接作用于 HBV 感染肝细胞,通过诱导 cccDNA 降解或抑制 HBV 进入或抑制病毒蛋白表达而发挥作用。目前已有多种药物在进行研究,如 Bay41-4109、GLS4、NVR-1221 等,而环孢素类似物(钠牛磺胆酸盐协同转运肽抑制剂)未来可能会成为抗 HBV 的药物。

(2)免疫调节治疗:治疗性疫苗试图通过恢复获得性的免疫起作用,其他研究试图通过刺激肝内固有免疫抗病毒,但尚需进一步研究其疗效和安全性。

(丁华忠)

第七节　慢性丙型病毒性肝炎

丙型病毒性肝炎是一种由丙型肝炎病毒(hepatitis C virus,HCV)感染引起、主要经血液传播的疾病。根据世界卫生组织估计,全球约 1.85 亿人感染 HCV,其中约 1.5 亿为慢性感染,每年有 35 万～50 万人死于丙型肝炎并发症。1992 年全国病毒性肝炎血清流行病学调查显示,我国 HCV 感染率为 3.2%,约为 3 700 万人。50%～85% 的 HCV 感染者将进展为慢性状态,慢性 HCV 感染可导致肝脏慢性炎症坏死及纤维化,20%～50% 可发展为肝硬化甚至肝细胞癌(hepatocellular carcinoma,HCC)。由于大多起病隐匿,对患者的健康和生命危害极大,已成为严重的社会和公共卫生问题。

一、诊断与鉴别诊断

(一)诊断要点

1.流行病学资料

有输血史、应用血液制品史和手术史、长期血液透析者、文身、静脉吸毒、不洁性行为史等,均视为高危人群。应定期进行血清 HCV 的筛查:首先检测抗-HCV 抗体,如结果为阳性,应进一步检测 HCV RNA 以明确有无 HCV 的现症感染。

2.临床表现

HCV 感染>6 个月,或发病日期不明、无肝炎史,有或无乏力、食欲缺乏、腹胀等症状,有或无慢性病体征。

3.实验室检查

血清 ALT 升高或正常,抗 HCV 和 HCV RNA 持续阳性,肝脏组织病理学检查符合慢性肝炎即可诊断。

(二)鉴别诊断

慢性丙型肝炎需与慢性乙型肝炎、非酒精性脂肪肝、酒精性肝病、自身免疫性肝病、药物性肝炎等相鉴别,依据血清抗-HCV 及 HCV RNA 结果不难鉴别。但需要注意的是慢性丙型肝炎与上述疾病可同时存在。

二、实验室检查

(一)血清生物化学检测

血清 ALT、AST 水平变化可反映肝细胞损害程度,但 ALT、AST 水平与 HCV 感染引起的肝组织炎症分度和病情的严重程度不一定平行。慢性丙型肝炎患者中,约 30% ALT 水平正常,约 40% 低于 2 倍正常值上限。虽然大多数此类患者只有轻度肝损伤,但有部分患者可发展为肝硬化。ALT 水平下降是抗病毒治疗中出现应答的重要指标之一。凝血酶原时间可作为慢性丙型肝炎患者肝纤维化进展的监测指标,但迄今尚无一个或一组血清学标志可对肝纤维化进行准确分期。血清蛋白、凝血酶原活动度和胆碱酯酶活性降低,其降低程度与疾病的严重程度成正比。

(二)抗-HCV 的血清学检测

目前抗-HCV 检测采用的酶联免疫(enzymeimmunoassays,EIAs)法的特异性超过 99%,可以帮助诊断,但抗-HCV 阴转与否不能作为抗病毒疗效的考核指标。

(三)核酸的分子学检测

目前 HCV RNA 检测的所有试剂均有很好的特异性,达 98%～99%。目前各种指南均建议使用高灵敏定量检测方法,如 Cobas TaqMan。

HCV 病毒载量的高低与疾病的严重程度和疾病的进展并无绝对相关性,但可作为抗病毒

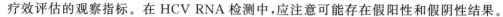

疗效评估的观察指标。在 HCV RNA 检测中,应注意可能存在假阳性和假阴性结果。

(四)HCV 基因型

目前国内外在抗病毒疗效考核研究中,应用 Simmonds 等 1～6 型分型法最为广泛。HCV RNA 基因分型结果有助于判定治疗的难易程度及制定抗病毒治疗的个体化方案。基因 1.4 型为难治性病例,我国大部分为基因 1b 和 2a 型。

(五)HCV 耐药相关突变位点

目前确认的主要突变位点如下。①NS3/4A 靶点相关:V36m、T54A、Q80k、R155k、A156T 和 D168V。②NS5A 靶点相关:M28T、Q30E/H/R、L31m、H58D 和 Y93H/N。③NS5B 靶点相关:S282T、C316N/H/F、M414T、A421V、P495L/S 和 S556g 等。1a 型 HCV 感染患者如果在基线时存在 Q80 k 耐药突变株,对 Simeprevir 联合 PEG-IFN-α 与利巴韦林(PR)治疗应答不佳。因此,对于 1a 型 HCV 感染者采用上述联合治疗时建议在治疗前检测耐药突变是否存在;但对于未采用 Simeprevir 联合 PR 治疗 1a 型 HCV 感染者,及其他基因型感染者,目前认为没有必要在抗病毒治疗前进行病毒的耐药检测,因为目前的研究结果显示,即使预存耐药株的存在也不会对直接抗病毒药物(DDAs)治疗疗效有显著影响。

(六)IL-28B 基因多态性的检测

IL-28B 基因型对于疗效的预测价值好于治疗前 HCV RNA 的载量、肝纤维化分期、性别等参数,并且预测价值对于基因 1 型患者高于基因 2 型和 3 型患者。IL-28B 基因附件的其他单核苷酸多态性也能预测 SVR。IL-28B 基因型 CC 型患者比基因型 CT、TT 型患者更容易获得 RVR、EVR 和 SVR。尤其在 1 型 HCV 感染者,IL-28B 基因的多态性是聚乙二醇干扰素(PEG-IFN)联合利巴韦林(ribavirin,RBV)治疗,以及联合蛋白酶抑制剂(protease inhibitor,PI)的三联治疗获得(sustained virological response,SVR)的强有力的预测因素。

(七)肝活组织检查

可行肝活组织检查,主要原因:①肝组织炎症的程度分级、纤维化的程度分期是判断肝脏损伤程度的标准;②对于治疗的决策提供了有用的信息;③如果提示了进展期肝纤维化或者肝硬化,则患者必须进行肝细胞癌(HCC)的监测和/或静脉曲张的筛查。

三、治疗

(一)慢性丙型肝炎的治疗目的与目标

HCV 的治疗目标是根除体内 HCV 以预防肝硬化(liver cirrhosis,LC)、肝硬化失代偿、HCC 和死亡。治疗终点是治疗结束后 12 周及 24 周时敏感检测方法无法检出 HCV RNA(<15 IU/mL),即 SVR。对于肝硬化患者,清除 HCV 可降低肝硬化患者失代偿率,即使不能杜绝也可降低 HCC 风险。对此类患者应继续监测 HCC。对于失代偿的肝硬化患者,清除 HCV 可降低肝移植的风险,然而对于患者的中期及长期生存率的影响还不确定。

(二)抗病毒药物

1.α-干扰素(IFN-α)与利巴韦林

IFN-α 是抗 HCV 的有效药物,包括普通 IFN-α、复合 IFN 和聚乙二醇干扰素 α(PEG-IFN-α)。PEG-IFN-α 与利巴韦林联合应用(PR)是目前较好抗病毒治疗方案,其次是普通 IFN-α 与利巴韦林联合疗法,均优于单用 IFN-α。国外临床研究结果显示,PEG-IFN-α-2a(180 μg)或 PEG-IFN-α-2b(1.5 μg/kg)每周 1 次皮下注射联合利巴韦林(15 mg/kg)口服,疗程 48 周,SVR 率可达

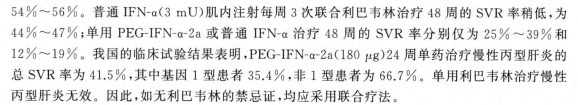

54%～56%。普通 IFN-α(3 mU)肌内注射每周 3 次联合利巴韦林治疗 48 周的 SVR 率稍低,为 44%～47%;单用 PEG-IFN-α-2a 或普通 IFN-α 治疗 48 周的 SVR 率分别仅为 25%～39% 和 12%～19%。我国的临床试验结果表明,PEG-IFN-α-2a(180 μg)24 周单药治疗慢性丙型肝炎的总 SVR 率为 41.5%,其中基因 1 型患者 35.4%,非 1 型患者为 66.7%。单用利巴韦林治疗慢性丙型肝炎无效。因此,如无利巴韦林的禁忌证,均应采用联合疗法。

2.直接抗病毒药物(DDAs)

蛋白酶抑制剂、NS5A 抑制剂和 NS5B 聚合酶抑制剂是新近用于临床的抗-HCV 三大类药物。蛋白酶抑制剂以 NS3-4A 蛋白酶为靶点,NS3-4A 可将病毒多功能蛋白裂解为其组成部分,主要是该病毒的非结构蛋白。如果阻断该作用,也就阻断了病毒的复制和内部传播。

NS5A 是参与病毒的复制以及病毒体装配的蛋白质,但该蛋白的作用机制尚不明确。NS5A 蛋白由病毒编码,但它不是一种酶,无任何酶的功能,如果以 NS5A 蛋白为靶点,可中断病毒复制和组装重要的部分生命周期。NS5A 蛋白通过改变细胞膜帮助建立复制工厂,我们称之为"细胞膜网络"(病毒复制在细胞膜网内进行)。NS5A 蛋白还可转运病毒基因组到组装点,如果阻止该功能,即可阻断病毒的组装和复制。

NS5B 聚合酶抑制剂包括核苷抑制剂和非核苷抑制剂。核苷抑制剂通过抑制 NS5BRNA 聚合酶(负责细胞内病毒 RNA 的复制)发挥作用。该类药物中,核苷抑制剂直接针对聚合酶的活性位点,而非核苷抑制剂靶向活性部位外位点,改变 NS5B 聚合酶的构象,使其丧失功能。

(三)聚乙二醇干扰素(PEG-IFN)联合利巴韦林(PR)治疗

在 DAAs 上市之前,聚乙二醇干扰素(PEG-IFN)联合利巴韦林(PR)方案仍是我国现阶段 HCV 感染者接受抗病毒治疗的主要方案,可应用于所有基因型 HCV 现症感染,同时无治疗禁忌证的患者。如患者具有绝对禁忌证,应考虑使用以 DAAs 为基础的方案。如患者具有相对禁忌证,而 DAAs 药物获取困难,则应充分考虑患者的年龄、对药物的耐受性、伴随的非 HCV 感染相关的其他疾病的严重程度、患者的治疗意愿及 HCV 相关肝病进展情况等综合因素,全面衡量后再考虑是否应用 PR 方案。

1.适应证

(1)慢性丙型肝炎:只要检测到 HCV RNA,无论肝功能正常与否,应积极抗病毒治疗。

(2)丙型肝炎肝硬化:代偿期肝硬化(Child-Pugh A 级)患者,尽管对 PR 治疗的耐受性和效果有所降低,但为使病情稳定、延缓或阻止肝衰竭和 HCC 等并发症的发生,建议在严密观察下给予抗病毒治疗。可采用 DDAs 治疗。失代偿期肝硬化患者,多难以耐受 IFN-α 治疗的不良反应,有条件者应行肝脏移植术。

(3)肝移植后丙型肝炎复发:HCV 相关的肝硬化或 HCC 经肝移植后,HCV 感染复发率很高。IFN-α 治疗对此类患者有一定效果,但有促进对移植肝排斥反应的可能,可在有经验的专科医师指导和严密观察下进行抗病毒治疗。目前有文献报道 DDAs 治疗此类患者安全、有效。

2.禁忌证

主要包括未控制好的抑郁症、精神病、癫痫,未控制好的自身免疫性疾病,ChildPugh 评分 B7 或以上,妊娠期妇女,不打算避孕的夫妻,合并其他脏器严重疾病如不能很好控制的高血压、心力衰竭、糖尿病及慢性梗阻性肺疾病。

3.PR 方案抗病毒治疗应答的类型及影响因素

(1)病毒学应答类型意义。①快速病毒学应答(rapid virological response,RVR):治疗第

4 周时,高灵敏度 PCR 定量试剂检测 HCVRNA 阴性,基因 2 型和 3 型或者可考虑缩短疗程,基因 1 型低病毒载量也可考虑缩短疗程。②延长快速病毒学应答(extended rapid virological response,eRVR):治疗第 4 周及第 12 周时 HCVRNA 均检测不到。③早期病毒学应答(early virological response,EVR):治疗第 12 周 HCVRNA 比基线至少下降 2log 10 IU/mL(部分 EVR),或治疗第 12 周 HCVRNA 检测不到(完全 EVR)。④治疗结束时病毒学应答(end of treatment response,ETR):24 周或 48 周治疗结束时灵敏试剂检测 HCVRNA 为阴性。⑤持续病毒学应答(sustained virological response,SVR):治疗结束 24 周后,HCVRNA 仍然检测不到,是治疗长期应答的最好预测因子。⑥突破:治疗期间 HCVRNA 曾阴转,但尚未停药即出现阳转。⑦复发:治疗结束时 HCVRNA 转阴,但随后又转阳。⑧无应答:治疗第 24 周仍能检测到 HCVRNA。⑨无效应答:治疗第 12 周 HCVRNA 下降小于 2log 10 IU/mL。⑩部分应答:治疗第 12 周 HCVRNA 下降至少 2log 10 IU/mL,但第 24 周时 HCVRNA 仍能检测到。

(2)组织学应答:是指肝组织病理学炎症坏死和纤维化的改善情况,可采用国内外通用的肝组织分级(炎症坏死程度)、分期(纤维化程度)或半定量计分系统来评价。

(3)抗病毒治疗应答的影响因素:慢性丙型肝炎抗病毒治疗疗效应答受多种因素的影响,下列因素有利于 PR 疗法取得 SVR。①HCV 基因型 2、3 型;②病毒水平<2×10^6 拷贝/毫升;③年龄<40 岁;④女性;⑤感染 HCV 时间短;⑥肝脏纤维化程度轻;⑦对治疗的依从性好;⑧无明显肥胖者;⑨无合并 HBV 及 HIV 感染者;⑩治疗方法:以 PEG-IFN-α 与利巴韦林联合治疗为最佳。(11)IL-28B 基因型 CC 型患者比基因型 CT、TT 型患者更容易获得 RVR、EVR 和 SVR。

4.PR 治疗方案

(1)初治患者:我国目前仍以 PR 方案作为一线治疗方案。①PEG-IFN-α 联合利巴韦林:两种类型的 PEG-IFN,即 PEG-IFN-α2a(180 μg/w)和 PEG-IFN-α2b[1.5 μg/(kg・w)]。均可用于联合利巴韦林治疗慢性丙型肝炎。②利巴韦林的推荐剂量应参考患者体质量选择,对基因 1.4~6 型 HCV 感染者,可选用每天 15 mg/(kg・d),疗程 48 周;对基因 2.3 型 HCV 感染者,推荐选择 800 mg/d,疗程 24 周。③对基因 2.3 型 HCV 感染,基线特征提示低应答患者可选择每天应用利巴韦林 15 mg/(kg・d)进行治疗。

鉴于目前国情,如果不能使用 PEG-IFN-α 可进行普通 IFN-α 联合利巴韦林治疗。普通干扰素联合利巴韦林治疗方案:IFN-α3~5 mU,隔天 1 次肌内注射或皮下注射,联合口服利巴韦林 1 000 mg/d,建议治疗 24~48 周。

另外,开始抗病毒治疗后第 4 周、12 周、24 周的病毒应答情况可以决定治疗的疗程,SVR 获得的概率与 HCVRNA 阴转的相关。任何基因型的患者,如果治疗 12 周 HCVRNA 下降小于 2log 10 IU/mL,或 24 周仍可检测到 HCVRNA(检测灵敏度为 50 IU/mL),则应该停止治疗。获得快速病毒学应答(RVR)并且基线为低病毒载量(<40×10^4 IU/mL)的患者,可以考虑将治疗的疗程缩短为 24 周(基因 1 型 4 型),12~16 周(基因 2 型或 3 型)。如果存在应答的阴性预测因素(如进展期肝纤维化/肝硬化、代谢综合征、胰岛素抵抗、肝脂肪变性等),则短疗程与长疗程等效的证据不足。无论患者的基因型和基线病毒载量如何,如果患者仅有早期病毒学应答(EVR),即患者治疗后第 4 时 HCVRNA 阳性,第 12 周时 HCVRNA 阴性,则应治疗 48 周。基因 1 型患者如果仅获得延迟病毒学应答(DVR),治疗 24 周时检测不到 HCVRNA,则应该治疗至 72 周。这可能也适用于其他基因型患者。

(2)PR 方案治疗未获 SVR 者:应该首先考虑 DAAs 治疗方案。在 DAAs 不可及的情况下,既往单用普通 IFN-α 或 PEG-IFN-α 治疗复发的患者,再次给予 PEG-IFN-α-2a 联合 RBV 治疗 48 周,其 SVR 为 93%;既往使用普通 IFN-α 联合 RBV 治疗复发的患者,再次给予 PEG-IFN-α 联合 RBV 治疗 48 周,其 SVR 率为 85%。既往经过规范 PEG-IFN-α 联合 RBV 治疗复发的患者,再次给予 PEG-IFN-α 联合 RBV 治疗 48 周,SVR 率为 71%。cEVR 是 SVR 的重要预测因子,获得 cEVR 的患者,86.4% 获得 SVR。

(3)无应答患者的再治疗:既往 PR 治疗复发或无应答的患者应首先考虑 DAAs 治疗。无法获得 DAAs 者可采用以下方案。①推荐意见:既往治疗未采用 PEG-IFN-α 联合 RBV,或者治疗的剂量不够、疗程不足而导致复发的患者,可给予 PEG-IFN-α 联合 RBV 再次治疗,疗程 48 周,治疗监测及停药原则同初治患者。②推荐意见:既往治疗复发的患者,如果不存在迫切治疗的需求,如显著肝纤维化或肝硬化、HIV 或 HBV 合并感染、等待肝移植、肝移植后 HCV 复发、明显肝外表现、传播 HCV 的高危个体等,可以选择等待,获得适合的可及药物再治疗。③推荐意见:既往治疗未采用 PEG-IFN-α 联合 RBV,或者治疗的剂量不够、疗程不足无应答的患者,可给予 PEG-IFN-α 联合 RBV 再次治疗,疗程延长至 72 周,治疗监测及停药原则同初治患者。④推荐意见:既往规范 PR 治疗无应答患者,可等待获得适合的可及药物再治疗,但是有迫切治疗需求的患者应尽早进行 DAAs 治疗。

(四)直接抗病毒(DDAs)治疗

DAAs 在多个国家已有多种药物获批上市,部分 DAAs 在我国尚处于临床试验阶段,但不久将获批应用于临床。以 DAAs 为基础的抗病毒方案包括 1 个 DAAs 联合 PR、DAAs 联合 RBV,以及不同 DAAs 联合或复合制剂。除了部分 DAAs 将失代偿肝硬化列为禁忌证外,目前的临床研究暂未有关于 DAAs 药物绝对禁忌证的报道,上述 DAAs 的三种方案基本可以涵盖所有类型的 HCV 现症感染者的治疗。

1.适应证

DAAs 的适应证同时受疾病状态与药物相对禁忌证的影响。部分 DAAs 的代谢产物对肾功能的影响暂未确定,严重肾功能受损患者的使用需慎重。DAAs 药物是否适宜在儿童中应用也暂不确定,尚需要进一步的研究数据证实。这些含 DAAs 的方案尤其适用于 PR 治疗后复发或是对 PR 应答不佳的患者。初治患者也可考虑使用含 DAAs 的方案,以缩短疗程,提高耐受性和 SVR 率。当患者有 IFN 治疗禁忌证时,可考虑使用无 IFN 方案;当患者有 RBV 禁忌证时,可考虑使用不同 DAAs 联合或复合制剂。不同类型 DAAs 有不同的联合方案,DAAs 与不同药物联合后适用的感染人群受病毒基因型限制,有的适用于所有基因型,有的仅适用于部分基因型。

2.慢性丙型肝炎的初始治疗

(1)基因 1a 型。基因 1a 型慢性丙型肝炎的初始治疗:①索非布韦/雷迪帕韦(SOF/LDV,复合制剂,每片含 sofosbuvir 400 mg,ledipasvir 90 mg)每天 1 片,疗程 12 周。②翁比他韦/帕利瑞韦/利托那韦(OBV/PTV/r,复合制剂,每片含 ombitasvir 25 mg,paritaprevir 150 mg,ritonavir 100 mg)每天 1 次联合达萨布韦(DSV,dasabuvir,250 mg)每天 2 次和 RBV(按体重给药)。无肝硬化者疗程 12 周,肝硬化者疗程 24 周。③商品化耐药试剂盒检测 Q80k 突变为阴性,给予 SOF/SIM(SOF 400 mg,SIM 150 mg,1 次/天)联合或者不联合 RBV(按体重给药)治疗,无肝硬化患者疗程 12 周,肝硬化者疗程 24 周。基因 1a 型肝硬化患者伴随 Q80k 突变阳性,建议选择上述治疗肝硬化患者的方案。

(2)基因 1b 型。基因 1b 型慢性丙型肝炎的初始治疗:①SOF/LDV 每天 1 片,疗程 12 周。

②OBV/PTV/r 每天 1 次联合 DSV 每天 2 次,疗程 12 周。肝硬化者加用 RBV(按体重给药)。治疗每天 1 次。无肝硬化患者疗程 12 周,肝硬化者疗程 24 周。

(3)基因 2 型。基因 2 型慢性丙型肝炎的初始治疗:①SOF/RBV(SOF 400 mg,RBV 按体重给药)治疗每天 1 次,疗程 12 周。②肝硬化患者延长疗程至 16 周。

(4)基因 3 型。基因 3 型慢性丙型肝炎的初始治疗:①IFN 耐受患者,SOF/RBV(SOF 400 mg,RBV 按体重给药)治疗每天 1 次,联合 PEG-IFN 每周 1 次治疗 12 周。②IFN 不耐受患者,SOF/RBV(SOF 400 mg,RBV 按体重给药)治疗每天 1 次,治疗 24 周。

(5)基因 4 型。基因 4 型慢性丙型肝炎的初始治疗:①SOF/LDV 每天 1 片,疗程 12 周。②OBV/PTV/r联合 RBV(按体重给药)每天 1 次,疗程 12 周。③SOF/RBV(SOF 400 mg,RBV 按体重给药)每天 1 次,疗程 24 周。④SOF/RBV(SOF 400 mg,RBV 按体重给药)每天 1 次,联合 PEG-IFN 每周 1 次治疗 12 周。⑤SOF/SIM(SOF 400 mg,SIM 150 mg)联合或者不联合 RBV(按体重给药)治疗每天 1 次,疗程 12 周。

(6)基因 5、6 型。基因 5 型、6 型慢性丙型肝炎的初始治疗:①SOF/LDV 每天 1 片,疗程 12 周。②其他方案:IFN 耐受患者:SOF/RBV(SOF 400 mg,RBV 按体重给药)每天 1 次,联合 PEG-IFN 每周 1 次治疗 12 周。

3.初始治疗失败患者的再治疗

(1)基因 1 型:根据不同情况采用不同的治疗方案。

1)初始 PEG-IFN/RBV 治疗失败的基因 1 型患者的再治疗。①基因 1a 型无肝硬化患者,SOF/LDV 每天 1 片,疗程 12 周;OBV/PTV/r 每天 1 次联合 DSV 每天 2 次和 RBV(按体重给药),疗程 12 周;SOF/SIM(SOF 400 mg,SIM 150 mg)每天 1 次,疗程 12 周。②基因 1b 型无肝硬化患者,SOF/LDV 每天 1 片,疗程 12 周;OBV/PTV/r 每天 1 次联合 DSV 每天 2 次,疗程 12 周;SOF/SIM(SOF 400 mg,SIM 150 mg)每天 1 次,疗程 12 周。③基因 1a 或 1b 型代偿性肝硬化患者,无论何种基因亚型,SOF/LDV 每天 1 片,疗程 24 周;无论何种基因亚型,SOF/LDV 联合 RBV(按体重给药)治疗,1 次/天,疗程 12 周;OBV/PTV/r 每天 1 次联合 DSV 每天 2 次,基因 1a 型疗程 24 周,基因 1b 型疗程 12 周;商品化耐药试剂盒检测 Q80k 突变为阴性的基因 1b 型患者,给予 SOF/SIM(SOF 400 mg,SIM 150 mg)每天 1 次,联合或者不联合 RBV(按体重给药)治疗,疗程 24 周。基因 1a 型肝硬化患者且存在 Q80k 位点突变,建议选择上述治疗肝硬化患者的方案。

2)初始 PEG-IFN/RBV 联合一种 DAAs 治疗失败的基因 1 型患者的再治疗:①无肝硬化患者,无论何种基因亚型,SOF/LDV 每天 1 片,疗程 12 周。②肝硬化患者,无论何种基因亚型,SOF/LDV 每天 1 片,疗程 24 周;无论何种基因亚型,SOF/LDV 联合 RBV(按体重给药)治疗,1 次/天,疗程 12 周。

3)基于 SOF 方案治疗失败的基因 1 型患者的再治疗:①不急需抗病毒治疗的患者:由于相关数据缺乏,建议此类患者(不论何种基因型)推迟抗病毒治疗,直到出现新的数据或者参与临床试验入组。②急需抗病毒治疗的非肝硬化患者,无论何种基因亚型,SOF/LDV(每片含 SOF 400 mg,LDV 90 mg)联合 RBV(按体重给药)治疗,1 片/天,疗程 12 周。③急需抗病毒治疗的肝硬化患者,无论何种基因亚型,SOF/LDV(每片含 SOF 400 mg,LDV 90 mg)联合 RBV(按体重给药)治疗,1 片/天,疗程 24 周。

4)基于 NS5A 抑制剂方案治疗失败的基因 1 型患者的再治疗:①不急需抗病毒治疗的患者,

建议此类患者推迟抗病毒治疗,直到出现新的数据。②急需抗病毒治疗的肝硬化患者,商品化耐药试剂盒检测 NS3 蛋白酶抑制剂和 NS5A 蛋白酶抑制剂的耐药突变位点(如 Q80k)。③NS5A 耐药突变位点的检测为阴性,SOF/LDV(每片含 SOF 400 mg,LDV 90 mg)每天 1 片,疗程 24 周。④NS5A 耐药突变位点的检测为阳性而 NS3 耐药突变位点的检测为阴性,SOF/SIM (SOF 400 mg,SIM 150 mg)联合 RBV 治疗 24 周。

(2)基因 2 型:初始 PEG-IFN/RBV 治疗失败的基因 2 型患者的再治疗为 SOF(400 mg/d) 联合 RBV(按体重给药)治疗,非肝硬化者疗程 12 周;肝硬化者疗程 16 周。

(3)基因 3 型:初始 PEG-IFN/RBV 治疗失败的基因 3 型患者的再治疗:IFN 耐受人群, SOF(400 mg/d)联合 RBV(按体重给药)和 PEG-IFN(每周 1 次)治疗 12 周。IFN 不耐受人群, SOF(400 mg/d)联合 RBV(按体重给药)治疗 24 周。

(4)基因 4 型:初始 PEG-IFN/RBV 治疗失败的基因 4 型患者的再治疗如下。①SOF/LDV (每片含 SOF 400 mg,LDV 90 mg)每天 1 片,疗程 12 周(无肝硬化)或 24 周(有肝硬化)。 ②OBV/PTV/r 联合 RBV 每天 1 次,疗程 12 周(无肝硬化)。③IFN 耐受患者:SOF/RBV (SOF 400 mg,RBV 按体重给药)每天 1 次,联合 PEG-IFN 每周 1 次治疗 12 周。④SOF/RBV (SOF 400 mg,RBV 按体重给药)每天 1 次,治疗 24 周。

(5)基因 5、6 型:初始 PEG-IFN/RBV 治疗失败的基因 5、6 型患者的再治疗如下。 ①SOF/LDV(每片含 SOF 400 mg,LDV 90 mg)每天 1 片,疗程 12 周。②IFN 耐受患者给予 SOF/RBV(SOF 400 mg,RBV 按体重给药)每天 1 次,联合 PEG-IFN 每周 1 次治疗 12 周。

(五)特殊人群的治疗

1.合并 HBV 感染者治疗

治疗方案与单纯 HCV 感染者相同,应用 PEG-IFN-α 联合利巴韦林治疗;对于治疗过程中 HBV 复制水平变化不大者,在 HCV 清除过程中或以后,可应用核苷(酸)类似物针对 HBV 抗病毒治疗。

2.对合并 HIV 感染者治疗的推荐意见

PR 疗法:对 HCV 的抗病毒治疗与 HCV 单纯感染者治疗措施相同;应用的 PEG-IFN-α 的剂量与 HCV 单纯感染者相同,但利巴韦林应按合并感染者体质量选择;疗程应更长,基因 1 型 HCV 感染者疗程可能需要 72 周,基因 2、3 型 HCV 感染者疗程可能需要 48 周。

DDAs 对于 HIV/HCV 合并感染的抗病毒治疗与再治疗:在充分评估抗病毒药物之间相互作用的基础上,治疗方案应该与未感染 HIV 的患者保持一致。不建议因为抗 HCV 治疗而中断抗逆转录病毒治疗。在开始抗病毒治疗之前,应该充分评估抗反转录病毒药物与抗 HCV 药物之间的相互作用。如果需要,应该与 HIV 抗病毒治疗的医师沟通药物的更换。抗逆转录病毒药物与抗 HCV 直接抗病毒药物之间的相互作用,如果以下没有列出,请咨询相关专家。对于合并 HIV 感染而且 HIV 活动的 HCV 基因 1 型患者,无论是丙型肝炎初治或经治,建议予以 ledipasvir/sofosbuvir 加 RBV 治疗 12 周,若存在 RBV 禁忌或代偿期肝硬化患者可予以 ledipasvir/sofosbuvir 治疗 24 周。sofosbuvir 联合 daclatasvir 治疗 12 周可以用于所有基因型的合并 HIV 感染的丙型肝炎患者。

3.合并肾病患者的治疗

合并肾损害患者首选的是无 IFN 和无 RBV 的 DAAs 治疗方案,药物选择与单纯慢性丙型肝炎患者相同。如果患者的肾小球滤过率(glomerular filtration rate,GFR)＞60 mL/min,

DAAs无须调整剂量,如果患者的GFR<30 mL/min或终末期肾病,一般不能应用DAAs,因为以sofosbuvir为代表的DAAs药物都是经肾脏排泄,目前还没有关于其在肾功能不全患者中应用的安全性资料。无DDAs情况下,轻度肾病(肾小球滤过率,GFR>60 mL/min)慢性HCV感染者,应接受与无肾病者相同的联合抗病毒治疗;终末期肾病应用PEG-IFN单药治疗是安全的,但联合应用个体化剂量的利巴韦林治疗则要对患者进行筛选;终末期肾病进入肾移植名单的患者合并HCV感染,因其可能加重移植肾排斥反应,应进行抗病毒治疗。

4.新生儿或儿童患者的治疗

2~17岁慢性丙型肝炎儿童可接受抗病毒治疗,指征与成人相同。治疗剂量可根据体重进行调整,聚乙二醇化干扰素α-2b的剂量为每周1.5 μg/kg,利巴韦林的剂量为每天15 mg/kg,治疗48周。

HCV感染者分娩的婴儿应在18月龄或更晚时接受抗HCV抗体检测,以排除母体抗体的影响,但也可以在出生1~2个月时检测HCVRNA,以进行早期诊断。

DAAs均未做儿童的临床研究,尚无儿童用药指征。

5.有精神疾病者治疗

对伴有精神或者心理疾病的丙型肝炎患者,可考虑给予现有PR抗病毒方案治疗。但只有在包括心理治疗的多学科团队的管理下才可进行治疗。可考虑予以无IFN的DAAs抗HCV治疗。若治疗期间出现精神症状,可予以抗精神类药物治疗。在使用抗精神药物和抗HCV药物治疗时,要注意药物间的相互作用,如simeprevir可增加咪达唑仑的血药浓度,对于这类患者应定期复查。

6.对于心、肺及肾移植术后的患者

不应给予以干扰素为基础的治疗,除非发现纤维淤胆性肝炎。可考虑DDAs治疗。

(六)抗病毒治疗的不良反应及处理方法

1.IFN-α的主要不良反应

为流感样综合征、骨髓抑制、精神异常、甲状腺疾病、食欲减退、体重减轻、腹泻、皮疹、脱发和注射部位无菌性炎症等。

(1)流感样综合征:表现为发热、寒战、头痛、肌肉酸痛、乏力等,可在睡前注射IFN-α,或在注射IFN-α同时服用非甾体消炎镇痛药,以减轻流感样症状。随疗程进展此类症状逐渐减轻或消失。

(2)骨髓抑制。2013年EASL指南指出:没有证据表明IFN-α/RBV所致粒细胞减少会导致感染频发。一过性骨髓抑制主要表现为外周血白细胞和血小板减少。如中性粒细胞绝对数=$0.75×10^9$/L,血小板<$50×10^9$/L,应降低IFN-α剂量;1~2周后复查,如恢复,则逐渐增加至原量。如中性粒细胞绝对数=$0.50×10^9$/L,血小板<$30×10^9$/L,则应停药。对于中性粒细胞明显降低者,可用粒细胞集落刺激因子(G-CSF)或粒细胞巨噬细胞集落刺激因子(GM-CSF)治疗。

(3)精神异常:可表现为抑郁、妄想症、重度焦虑和精神病。其中抑郁是IFN-α治疗过程中常见的不良反应,症状可从烦躁不安到严重的抑郁症。因此,使用IFN-α前应评估患者的精神状况,治疗过程中也要密切观察。抗抑郁药可缓解此类不良反应。对症状严重者,应及时停用IFN-α。

(4)IFN-α可诱导自身抗体的产生:包括抗甲状腺抗体、抗核抗体和抗胰岛素抗体。多数情况下无明显临床表现,部分患者可出现甲状腺疾病(甲状腺功能减退或亢进)、糖尿病、血小板减少、溶血性贫血、银屑病、白斑、类风湿关节炎和系统性红斑狼疮样综合征等,严重者应停药。

(5)其他少见的不良反应:包括肾脏损害(间质性肾炎、肾病综合征和急性肾衰竭等)、心血管并发症(心律失常、缺血性心脏病和心肌病等)、视网膜病变、听力下降和间质性肺炎等,发生上述反应时,应停止治疗。

2.利巴韦林的主要不良反应

当中性粒细胞的绝对值$<0.75\times10^9$/L,或血小板计数$<50\times10^9$/L 时,PEG-IFN-α 应该减量。当中性粒细胞的绝对值$<0.50\times10^9$/L,或血小板计数$<25\times10^9$/L 时,或出现严重的无法处理的抑郁症状时,PEG-IFN-α 应该停用。如果中性粒细胞或血小板数上升,能再次治疗,但是应先使用减量的剂量。如果血红蛋白<100 g/L,利巴韦林的剂量应减量,每次向下减 200 mg;如果血红蛋白<85 g/L,应停用利巴韦林。当出现严重的肝脏炎症或严重的败血症时,应停止治疗。

(张淑华)

第八节 自身免疫性肝炎

自身免疫性肝炎(autoimmune hepatitis,AIH)是一种原因不明的慢性进行性肝脏炎症性疾病,具有典型的自身免疫性疾病特征和自身免疫调节紊乱的自身免疫性炎症疾病。AIH 多好发于女性,具有遗传易感性,以自身抗体和高 γ-球蛋白血症为特征,汇管区大量淋巴细胞和浆细胞浸润及门静脉周围炎是其典型病理组织学特征。

一、流行病学

AIH 流行病学资料有限。根据现有调查,该病患病率在不同地域之间存在差异,其在欧美人群中的发病率为 1/10 万~2/10 万,患病率为 10/10 万~20/10 万,目前在亚洲人群中的流行病学资料较少,但有研究提示亚洲人较欧美人群 AIH 患病率可能更高、预后更差。AIH 多见于女性,男女比例为 1∶4,在任何年龄均可发病,但主要累及中年女性。

二、病因和发病机制

AIH 的发病机制尚未完全阐明,但目前已证实,由于遗传易感性及环境诱发因素共同作用引起自身免疫耐受缺失,产生免疫调节功能紊乱,从而导致肝脏炎症性坏死,并最终进展为肝硬化。

(一)遗传因素

目前的研究证实,有多种基因与 AIH 的发病有关,其中一些基因决定了疾病的遗传易感性和抵抗力,另一些则与疾病的进展有关。基因的多态性也表明 AIH 是一种复杂的遗传性疾病,在这些基因的表达和相互作用下,机体对环境诱发因素(如病毒或药物代谢或肝毒性物质等)产生自身免疫反应并进行调节。更重要的是单独一个等位基因不足以决定 AIH 的进展,而是多个等位基因的相互之间复杂的作用影响着 AIH 的遗传易感性、抵抗力和预后。

(二)环境因素

当人接触病原体、药物和外源性化学物质时,可增加患某种免疫性疾病的风险,这可能是先天的,也可以是诱导的。*HLA-DR-DQ* 等位基因之间的密切联系与抗原提呈 CD4$^+$ T 细胞结合和对合抗原有关,这表明 AIH 可被特定抗原诱导产生 II 类 HLA 分子。研究通过分析 AIH 患者肝内 T 细胞的 toll 受体发现,T 细胞只被一部分特定的抗原活化。病毒感染、药物或暴露于外源性物质为 AIH 诱发因素,主要通过分子模仿或提呈自身抗原导致凋亡小体形成。

(三)性别

AIH 具有强烈的女性易患因素,女性与男性的比例为 4:1。因此,女性可能诱导 AIH 发生,但并未证实性别差异在 AIH 发病机制中的作用。X 连锁遗传性免疫功能异常患者具有破坏性的严重症状,但与自身免疫疾病无关。统计研究发现,小儿和成人 AIH 患者男女比例是相同的,且绝经后 AIH 的发病率增加,反驳了雌激素是 AIH 主要的危险因素的说法。与男性不同,女性患者在雌激素和催乳素、生长激素、黄体酮、睾酮等激素的共同影响下会产生更强烈的免疫反应。女性妊娠期间,也可诱导或加重自身免疫疾病。有关研究表明,胎儿微嵌合体能持续存在妊娠后多年,它可能会破坏机体自身的免疫耐受,然而目前还没有任何证据证明它与 AIH 的发病机制有关。总而言之,女性患者固有和适应性免疫反应更加强烈,即 AIH 女性患者的自身抗原能更好地启动免疫反应和降低免疫调节应答。

(四)病毒感染

许多证据表明,肝脏病毒感染可能是 AIH 易感人群自身免疫反应的触发因素。关于乙型肝炎病毒、丙型肝炎病毒、人类抗核抗体和抗平滑肌抗体的蛋白质分子模拟已经被辨认,并能解释这些病毒感染患者自身抗体产生的原因。但这些的结果并不意味着 HBV 或 HCV 肝炎患者免疫介导肝细胞破坏的发病机制与 AIH 相关自身抗原免疫机制相同。自身抗体可能是病毒感染的附带反应,用于平衡感染引起的固有免疫反应和适应性免疫反应。由于甲、乙、丙等病毒感染引起肝细胞坏死,抗原提呈细胞摄取凋亡肝细胞,凋亡小泡聚集有细胞器膜的自身抗体可以解释随后发生的 II 类 HLA 分子提呈多种肝细胞自身抗原现象。*HLA-DR* 或 *DQ* 等位基因具有提呈抗原功能,此类基因患者的抗原受体(TCR)不仅能够识别受体,而且能导致免疫调节失调,此时若感染肝炎病毒可能会诱发 AIH 的产生。

(五)药物和肝毒性物质

药物和肝毒性物质为 AIH 的诱发因素。目前药物诱发 AIH 的发病机制有两个假说:危险示意学说和 Pichler 学说。危险示意学说指在药物代谢过程中形成药物蛋白复合物,这些复合物在肝细胞损害或应激时可触发"报警信号"导致免疫反应的发生。Pichler 学说提出了"药物和抗原特异性免疫受体的药理相互作用"的方式,即药物可直接结合在 TCR 和 MHC 分子上,触发 TCR 信号和上调共刺激分子表达。

三、病理

AIH 的典型病理表现为汇管区大量炎性细胞浸润,并向周围肝实质侵入形成界面性肝炎。AIH 患者肝组织活检可见活动性病变,大量的肝细胞损伤,在汇管区、界面和肝实质深部有密集的淋巴细胞和浆细胞浸润,形成明显的界面性炎症,并与临床症状的严重程度相一致。当病情进展时,桥接坏死常见,可有炎性细胞和塌陷网状支架包绕变形肝细胞形成玫瑰花结样改变。汇管区的炎性细胞浸润,包括淋巴细胞、部分浆细胞、活化的巨噬细胞和少量的嗜酸性粒细胞。肝小叶界面性肝炎表现为淋巴细胞、巨噬细胞和少量浆细胞的浸润。免疫组化分析表明,汇管区的炎性细胞浸润 T 淋巴细胞以 α/βT 细胞受体,CD4$^+$ T 细胞为主,而 CD8 CTLs 细胞为界面性肝炎中门静脉周围炎的主要炎性细胞。

四、临床表现

多数 AIH 患者起病隐匿,无特异性的临床症状和体征。主要临床表现为乏力、恶心、呕吐、食欲减退、上腹部不适等,少数患者可出现皮疹及不明原因发热。部分患者可呈急性甚至暴发性发作。急性 AIH 的临床表现类似于其他急性肝炎,常表现为疲劳、乏力,可伴黄疸、关节痛或血清学变化。在这些患者中必须早期识别并及时治疗,避免进展为急性肝衰竭。

部分患者无明显临床症状和体征,仅表现为肝功能异常。约30%的患者起病时就已进展至肝硬化阶段,故此类患者(尤其是年老者)可出现腹水、脾大等肝硬化失代偿期的表现。部分患者可能伴发多种自身免疫性疾病,并导致多脏器受损,甲状腺疾病和关节炎是最常伴发的自身免疫性疾病,多见于女性患者。

(一)分型

AIH 根据血清学自身抗体和临床表现的不同可分为 3 型。

1.1 型

本型最常见的 AIH 类型。血清免疫球蛋白水平升高,抗核抗体(ANA)和平滑肌抗体(SMA)阳性,肝活检示门静脉区浆细胞浸润是 1 型 AIH 的诊断基础。其他可能出现的自身抗体包括核周型中性粒细胞胞浆抗体(pANCA)和去唾液酸糖蛋白受体抗体(抗 ASGPR)。pANCA 可见于 50%～90%的 1 型 AIH 患者中,但在 2 型 AIH 患者中缺如。1 型 AIH 占 AIH 患者的 80.8%,70%的患者为女性,且年龄＜40 岁,多数患者对免疫抑制剂的治疗效果好,停药后不易复发。

2.2 型

2 型较 1 型 AIH 少见,以 I 型抗肝肾微粒体抗体(抗-LKM1)为特征性抗体,其他可出现阳性的自身抗体还包括抗-ASGPR 及 1 型肝细胞溶质抗原抗体(抗-LC1)。2 型 AIH 主要发生于儿童,患者年龄多＜14 岁,主要分布于西欧,预后较 1 型 AIH 差,病情进展快,易形成肝硬化。

3.3 型

可溶性肝抗原抗体/肝胰抗原抗体(抗-SLA/抗-LP)是此型的特征性抗体,占原因不明的慢性肝炎患者的 18%～33%,且无器官和种属特异性,是目前发病及研究较少的亚型。由于多数阳性患者同时具有1型或 2 型 AIH 抗体,国际上对该分型仍存在争议。

(二)重叠综合征

临床上慢性肝脏疾病常伴有自身免疫现象,除自身免疫性肝炎外,乙型、丙型肝炎也可出现自身免疫现象,同时 AIH 经常与原发性胆汁性肝硬化(PBC)、原发性肝硬化性胆管炎(PSC)共同发病,造成诊断上的困难。但临床上由于不适当使用干扰素可能使自身免疫性肝炎病情恶化,而盲目使用免疫抑制剂又可能加重病毒血症,故区分自身免疫性肝炎与病毒性肝炎、PBC、PSC 的重叠表现尤为重要。

1.AIH/PBC 重叠综合征

PBC 是一种肝内小胆管慢性非化脓性炎症而导致的胆汁淤积性疾病,其主要表现为乏力和瘙痒,部分患者可有右上腹不适,以 ALP、GGT 升高为主,线粒体抗体(AMA)滴度＞1∶40 及相应的组织学病理学特点,三者具备时可作出确诊性诊断。当 AIH 与 PBC 重叠时,可表现为抗核抗体(ANA)及抗线粒体抗体(AMA)阳性,ALT、AST、碱性磷酸酶(ALP)及 GGT 均升高,而肝组织活检可既有 AIH 的特征也有 PBC 的特征。

2.AIH/PSC 重叠综合征

PSC 是一种进展性胆汁淤积性肝病,PSC 主要表现为胆管的进行性纤维增生性炎症,可侵犯整个肝内外胆管系统,引起胆汁淤积、肝纤维化和肝硬化。PSC 的诊断主要依赖独特的胆管影像学改变,表现为肝内外胆管受累,其组织学特征是纤维性闭塞性胆管炎,抗丙酮酸脱氢酶复合物 E_2 亚单位抗体是诊断 PSC 的特异性指标。当 AIH 与 PSC 重叠时,可有 AIH 的自身抗体出现,肝组织活检表现出 AIH 和 PSC 的特征,胆管造影提示 PSC 的特征。

五、辅助检查

(一)实验室检查

1.生化检查

AIH 表现为长期的血清 ALT 和/或 AST 异常,通常血清 γ-球蛋白和免疫球蛋白 IgG 水平升高。部分患者可有胆红素升高,ALP 一般正常或轻度升高,对 ALP 高于正常上限 2 倍者须考虑其他诊断或是否存在重叠综合征。

2.自身抗体

自身抗体的检测对于 AIH 的诊断具有重要意义。多数抗体单独检测结果不足以支持 AIH 诊断。因此,这些结果的应用需要结合临床证据和其他的实验室检查结果。ANA、SMA 和抗-LKM1 辅助诊断 AIH 意义极其重要,对疑似病例应首先进行这 3 种抗体检测。当这些抗体阴性时,可进一步检测抗-SLA/抗-LP、抗-LC1、pANCA 和抗-ASGRP 等以排除 AIH。

(1)ANA:是 AIH 中最常见的自身抗体(阳性率 75%),ANA 泛指抗各种核成分的抗体,是一种广泛存在的自身抗体,出现于 1 型自身免疫性肝炎。ANA 的性质主要是 IgG,也有 IgM 和 IgA,甚至 IgD 和 IgE。ANA 可以与不同来源的细胞核起反应,无器官特异性和种属特异性。但这些抗体对肝病诊断特异性及预后价值不大。但 20%～30% 的 1 型 AIH 患者两者抗体阴性。典型 1 型 AIH 的 ANA 阳性滴度明显升高(成人≥1∶80,儿童≥1∶40)。但诸多疾病,如类风湿关节炎、桥本甲状腺炎及药物等均可有 ANA 阳性。ANA 至今仍是诊断 AIH 敏感性最高的标志性抗体,应用免疫荧光染色法检测显示主要以核膜型或胞质型为主。在 AIH 中 ANA 滴度一般较高,通常超过 1∶160(间接免疫荧光法),但其滴度与病程、预后、病情进展、疾病活动度以及是否需要进行肝移植没有相关性。ANA 亚型对 1 型 AIH 的诊断价值有限,在慢性肝炎、其他自身免疫性疾病甚至健康老年人群中亦可有一定的阳性表现。

(2)抗平滑肌抗体(SMA):在 AIH 阳性率高达 90%,并常与 ANA 同时出现,SMA 针对的是胞浆骨架蛋白,如肌动蛋白、肌钙蛋白、原肌球蛋白、肌动蛋白的聚合体形式(F-肌动蛋白),自身免疫性肝炎可出现高滴度的 SMA。在自身免疫性肝炎中,抗平滑肌抗体的主要靶抗原为 F-肌动蛋白,与肝细胞质膜有密切关系是型 AIH 的特异性指标。也可见于多种肝脏疾病或风湿性疾病等。高效价的 SMA 与 ANA 同时出现(即呈阳性)是诊断型 AIH 最重要的参考指标,其阳性率高达92.2%,此类抗体灵敏度较高,但特异性差。单一的自身抗体检测不能诊断 AIH,需结合其他临床指标才能诊断。SMA 亦无器官和种属特异性,在传染性单核细胞增多症和其他病因导致的肝病及感染性和类风湿关节炎中,这些患者血清中可呈阳性表现。AIH 患者在使用免疫抑制剂治疗病情缓解后,血清 ANA 或 SMA 滴度也常随之降低,甚至消失。但抗体水平与疾病的预后无关。

(3)抗-LKM1:为 2 型 AIH 特异性抗体,敏感性为 90%,在 AIH 中检出率较低(约 10%)。2 型 AIH 较少见,在欧洲约占 AIH 的 20%,在美国约占 AIH 的 4%,主要以抗 LKM1 阳性为特征。该型主见于女性和儿童,也见于成人,约占 20%。目前只有该型自身靶抗原已被确定,多认为细胞色素单氧化酶 P4502D6(CYP2D6)是 AIH 的特异性自身靶抗原,体外研究也表明抗 LKM1 可抑制该酶活性,用 P4502D6 作抗原可诱导建立 AIH 动物模型。新近有报道针对 CYP2D6(245~254)靶点的 CD8+T 细胞免疫反应可能是 2 型 AIH 的免疫反应方式。

(4)LC1:是 2 型 AIH 中还常存在的另外一种自身抗体,属器官特异性而非种属特异性自身抗体,在 2 型 AIH 患者阳性率约为 30%,可与抗 LKM1 同时存在,也可作为唯一的自身抗体出现。临床抗 LC1 多见于年龄<20 岁的年轻 AIH 患者,年龄>40 岁的 AIH 患者少见。该抗体滴度与 2 型 AIH 的疾病活动性具有相关性,对疾病的早期治疗有很大帮助,为 AIH 疾病活动标志及预后指标。抗 LC1 阳性患者一般病变相对较重。抗 LC1 浓度常与 AST 水平相平行,是判断疾病活动度的一个敏感指标。

(5)抗 SLA/LP:识别的自身抗原 SLA 是肝细胞浆内一种可溶性的、相对分子量为 50 kDa 的蛋白分子,可能是一种转运核蛋白复合物。抗 SLA/LP 对 AIH 具有很强的特异性,其检测有助于 AIH 患者的诊断及治疗,但其阳性率仅 10%~30%。此抗体阳性 AIH 患者肝脏病变常较为严重且进展快,停药更易复发。

(二)肝组织活检

AIH 组织学诊断典型的 AIH 病理改变主要表现为门静脉界面性炎症(又称碎屑样坏死),汇管和汇管周围区可见淋巴浆细胞显著浸润,并侵及肝小叶的实质,炎性细胞围绕于坏死肝细胞,最终导致肝纤维化和肝硬化。

六、诊断

AIH 临床表现多变,任何肝功能异常者均应考虑存在本病的可能。AIH 的诊断无特异性指标,患者以往病史、酒精摄入史、药物服用史及肝炎暴露史的全面回顾对于 AIH 的诊断至关重要,此外还应进一步除外病毒性和代谢性肝病,在排除其他可能导致肝损伤的病因后,确诊主要是基于生化、免疫以及组织学的特征性表现。

七、鉴别诊断

(一)病毒性肝炎

患者临床症状及组织学变化及血生化表现与 AIH 类似,常出现高球蛋白血症,同时常在血清中监测出 ANA、SMA、抗-LKM1、抗-SLA/抗-LP 等自身抗体,尤其是丙型病毒性肝炎。这类患者临床、血清学、组织学不能与 AIH 鉴别,此时病毒核酸监测有重要的鉴别价值。

(二)原发性胆汁性肝硬化

原发性胆汁性肝硬化(PBC)与 AIH 鉴别主要依据生化、组织学、免疫学特点。PBC 患者 ALP 或 GGT 显著升高,是正常的 4~5 倍或更高,ALT、AST 轻度升高,肝内胆汁淤积,胆红素升高,以结合胆红素为主,高胆固醇血症(80%的患者),IgM 增高,ANA 阳性,肝脏病理检查胆管破坏、减少。但当 PBC 患者 AMA 阴性,胆汁淤积不显著,病变早期胆管损伤不明显时,两者鉴别很难。这类患者可通过糖皮质激素诊断性治疗和随访观察,以资鉴别。

(三)药物性肝炎

慢性药物性肝炎也会有 AIH 的特点,如高球蛋白血症和自身抗体。仔细询问服药史及肝外表现如发热、皮疹、关节痛淋巴结肿大、血常规嗜酸性粒性细胞增多。肝组织学显示肝小叶或腺泡的区带坏死、微泡脂肪肝、嗜酸性粒细胞有助于诊断。

(四)非酒精性脂肪性肝炎

非酒精性脂肪性肝炎患者血清中出现 ANA 等自身抗体时,通过生化和免疫学很难与 AIH 鉴别,此时肝脏病理检查是必要的。非酒精性肝炎患者活检表现为严重的脂肪变性、多形核白细胞浸润、中心区纤维化。

八、治疗

(一)治疗的目标

改变疾病自然进程,治疗的基本原则:改善临床症状,缓解生化指标异常,减轻肝脏炎症,阻止肝纤维化进展。治疗之后能长期维持缓解状态。国际自身免疫性肝炎小组(IAIHG)有过两种关于治疗缓解的定义:①血清 AST 下降至正常上限两倍以内;②血清 AST 完全下降至正常范围以内。在 2010 年美国肝病研究学会(AASLD)的指南中,明确将后者作为达到缓解的目标。

(二)药物治疗

1.治疗指征

(1)ALT 和 AST 水平高于参考范围上限 10 倍者。

(2)血清 ALT 和 AST 水平高于参考范围上限 5 倍,同时血清丙种球蛋白水平高于参考范围上限至少 2 倍者。

(3)肝组织学检查示桥接坏死或多小叶坏死者。

不符合上述 3 项标准的患者应根据其临床判断进行个体化治疗;界面性肝炎且组织学检查不存在桥接坏死或多小叶坏死者不需要治疗;有临床症状的 AIH 患者也需结合生化和组织学特点考虑进行免疫抑制治疗。

免疫抑制剂是治疗 AIH 首选药物。最常用的免疫抑制剂为糖皮质激素(泼尼松),可单独应用也可与硫唑嘌呤联合应用。联合用药可最大限度地减少糖皮质激素的不良反应,更适用于存在激素治疗潜在危险者,但长期应用硫唑嘌呤应警惕骨髓抑制和增加并发肿瘤的危险。目前英国胃肠病学会推荐的治疗方案主要包括初始治疗和长期治疗。

2.初始治疗

中重度肝内炎症的 AIH 患者(定义为存在下列一个或以上表现:血清AST＞5倍正常上限,血清球蛋白＞2倍正常上限,肝组织学存在桥接样坏死)应接受免疫抑制治疗,其生存益处已在之前的临床试验中得到证明。

虽不满足上述标准,但下列患者仍应考虑免疫抑制治疗:①患者有临床症状;②肝活检证实肝硬化的 AIH 患者,由于这是预后不佳的特征;③年轻患者,希望能够防止其在今后的数十年间进展为肝硬化。中重度 AIH、年轻患者、存在临床症状、已进展至肝硬化、肝组织学显示轻度活动的 AIH 患者均建议行免疫抑制治疗。尚未有证据表明在老年、无临床症状的轻度 AIH 患者中行免疫抑制治疗是有益的。不建议在无生化或组织学证据提示疾病活动的患者中使用免疫抑制剂。综合考虑疗效及不良反应之间的利弊,已有多项临床试验表明,对大多数 AIH 患者而言,泼尼松/硫唑嘌呤联合治疗为最佳治疗方案。泼尼松＋硫唑嘌呤联合治疗时,前者有时以

>30 mg/d 作为初始剂量。AASLD 亦将其作为推荐剂量,甚至可根据情况加至 1 mg/(kg·d)+硫唑嘌呤联合治疗。若血清转氨酶水平在随后的 2~3 个月内下降,则泼尼松可逐渐减至 10 mg/d。上述疗法可能会带来较严重的激素相关不良反应,尤其在老年、体弱的 AIH 患者中更为明显。然而,在非肝硬化患者中却能更快地使血清转氨酶恢复正常。

(1)AIH 的初始治疗建议:泼尼松+硫唑嘌呤联合治疗。目前尚未有足够证据支持其他药物作为 AIH 的一线治疗。推荐泼尼松初始剂量为 30 mg/d(4 周内逐渐减至 10 mg/d)联合硫唑嘌呤 1 mg/(kg·d)治疗,硫唑嘌呤的剂量一般以 50 mg/d 为宜,偶可加量至 75 mg/d,注意观察血常规改变。高初始剂量的泼尼松[至 1 mg/(kg·d)]通常来说较低剂量者能更快地使血清转氨酶复常。年老体弱者慎用。当血清转氨酶下降后,应将泼尼松的剂量逐渐降至 10 mg/d。已存在血白细胞计数减少的患者建议行巯基嘌呤甲基转移酶(TPMT)检测。治疗无反应或疗效不佳者,在征询专科医师的意见后可考虑提高激素剂量(包括甲泼尼龙)+硫唑嘌呤 2 mg/(kg·d)联合治疗,或者换用他克莫司。

(2)非肝硬化患者若无法耐受泼尼松,可换用布地奈德。无法耐受硫唑嘌呤者,单用泼尼松(较高剂量)依然有效但更有可能带来相关不良反应。此类患者推荐单用泼尼松初始剂量为 60 mg/d,4 周内减至 20 mg/d。此外,也可考虑使用泼尼松 10~20 mg/d+吗替麦考酚酯联合治疗。

(3)在患者能够耐受的前提下,硫唑嘌呤 1 mg/(kg·d)+泼尼松 5~10 mg/d(允许存在不良反应)的联合治疗应持续至少 2 年并且至少在血清转氨酶恢复正常后继续治疗 1 年。泼尼松+硫唑嘌呤联合治疗 2 年仍未达到缓解的患者,建议继用泼尼松(5~10 mg/d)+高剂量的硫唑嘌呤[2 mg/(kg·d)],12~18 个月后肝活检复查。或者可考虑换用其他免疫抑制剂。激素服用过程中患者需额外补充维生素 D 和钙剂,建议每 1~2 年进行一次骨密度扫描,发现骨量减少和骨质疏松时应积极治疗。肝活检以明确肝组织炎症是否达到缓解对于今后的治疗有着极大价值。

3.长期治疗

AIH 是一种慢性复发性疾病,甚至在成功治疗诱导缓解后仍有进展至肝硬化、肝衰竭而需行肝移植。大多数儿童或青年时期发病的患者可带病生存 50 年以上。AIH 长期治疗的目的主要在于降低疾病的复发,减少患者因肝病死亡或行肝移植,并降低泼尼松相关的骨质疏松、糖尿病和肥胖,硫唑嘌呤相关的骨髓抑制、潜在的致癌风险,以及其他免疫抑制剂的相关不良反应。

有 50%~90% 的患者在达到生化和组织学缓解而停药后的 12 个月内复发。根据 IAIHG 的标准,复发定义为血清 ALT>3 倍正常值上限。

(1)单用较高剂量的硫唑嘌呤 2 mg/(kg·d)维持,可降低泼尼松撤药后的复发率。上述疗法在长期治疗中被证实是安全的(未在我国患者中证实)。是否使用硫唑嘌呤维持及如何治疗首次复发取决于对复发可能性、肝病严重程度及可预见不良反应的综合判断。

(2)复发患者应如同初发时再次接受治疗。在可耐受的前提下,一旦达到缓解应给予硫唑嘌呤维持。以硫唑嘌呤维持治疗的患者复发,当再次缓解时建议以低剂量的泼尼松(联合硫唑嘌呤)行长期维持治疗。不能耐受硫唑嘌呤的患者可考虑以吗替麦考酚酯维持治疗。

(3)泼尼松+硫唑嘌呤联合治疗仍未能达到生化或组织学上完全缓解的患者,吗替麦考酚酯的疗效也是有限的。可考虑试用环孢素、布地奈德、地夫可特、他克莫司或环磷酰胺,但上述疗效尚未被证实。AIH 肝硬化患者以及正常已缓解的患者,无论男女,均应每 6 个月检测 1 次血

AFP 和腹部超声检查以除外肝细胞癌。

在治疗期间,需监测转氨酶、胆红素和血清丙种球蛋白水平以评价病情变化。多数患者上述指标可在 2 周内开始得到改善,组织学上的改善滞后于临床及实验室检查 3～6 个月。

4.特殊情况下的治疗

AIH 患者妊娠过程中,小剂量的泼尼松或硫唑嘌呤免疫抑制治疗是可行的。若停药,则应在患者分娩后及时加用免疫抑制剂以降低复发风险。

5.治疗相关不良反应

血细胞减少、恶心、情绪不稳定、高血压、外形改变、糖尿病是最常见的剂量相关不良反应,将药物减量后上述临床症状可得到改善。严重的不良反应包括精神病、严重血细胞减少、有临床症状的骨量减少伴或不伴椎体压缩性骨折,一旦出现上述临床症状需要立即停用相关药物,对于这些患者可单独应用可耐受的泼尼松或硫唑嘌呤以抑制炎症反应。部分学者建议自身免疫性肝炎患者在开始应用硫唑嘌呤前检测自身硫嘌呤甲基转移酶(TPMT)基因型或表现型从而避免出现硫唑嘌呤相关不良反应。但此项技术尚未在临床广泛开展,同时也有报道显示硫唑嘌呤在用于自身免疫性肝炎治疗时剂量相对较小(50～150 mg),测定 TPMT 基因型或表现型并不能预测是否出现药物相关毒性。

6.治疗失败与反应不完全

治疗失败是指患者虽能耐受治疗并有较好的依从性,但血清 AST 水平或胆红素水平仍进行性升高超过治疗前水平的 67%,并不包括治疗期间出现的不良反应。尽管治疗的各个阶段均可出现临床表现和/或生化指标恶化,但治疗失败最常发生在治疗的前 2 个月。此情况应停止原方案,改为单用泼尼松60 mg/d或泼尼松 30 mg/d 联合硫唑嘌呤 150 mg/d,持续应用此剂量至少 1 个月。若生化指标有改善再试行减量,且应在定期监测的生化指标的指导下缓慢进行,每月泼尼松减量 10 mg,硫唑嘌呤减量 50 mg 直至达到标准维持量。若在减量的任何阶段出现生化指标的反复应继续应用上一剂量的药物 1 个月。70% 的患者可在两年内病情好转,恢复应用常规方案维持治疗,20% 的患者可达到组织学缓解,大多数患者需要长期维持治疗。在高剂量治疗期间一旦出现肝功能失代偿表现(肝性脑病、腹水、静脉曲张出血)则需要进行肝移。

(三)肝移植

尽管免疫抑制治疗在阻止自身免疫性肝炎进展中通常是非常有效的,但是小部分患者仍可能需要肝移植治疗。有些患者因治疗得太晚而不能阻止那些会降低寿命的相关并发症的发生(如肝细胞肝癌),其他患者会出现顽固性症状,如肝性脑病,另一些患者可能治疗无效。小部分患者因未依从治疗而发展成终末期肝病。在这些情况下,肝移植仍然是唯一的治疗方法,以增加生命时间或生活质量,或两者兼而有之。

自身免疫性肝炎患者肝移植后 5 年生存率为 80%～90%。肝移植后虽然只有一半患者能够回到全职岗位,但总体来说患者的生活质量通常还是很好的。肝移植后最佳的免疫抑制治疗仍未确定。自身免疫性肝患者肝移植后发生急性细胞排斥和胆管消失的风险更大。

九、预后

AIH 若不予治疗,可进展为肝硬化,甚至引起肝衰竭导致死亡。多数患者对免疫抑制剂治疗应答良好,约 80% 患者可获得缓解,病情缓解后可保持良好的生活质量。缓解患者的 10 年及 20 年生存率超过 80%。

（鹿海峰）

第九节 肝脓肿

一、化脓性肝脓肿

(一)流行病学

细菌性肝脓肿是一种严重感染,其发病率为 15/10 万～44.9/10 万接诊患者。此前一系列研究显示,男性发病率更高,但最近的报道性别分布无差异。好发年龄在 60～70 岁。在一系列相关研究中,单发和多发脓肿发生率分别为 58% 和 42%,66% 在右叶,8% 在左叶,26% 在两叶。孤立的肝脓肿常位于右叶,而多发性脓肿常发生在两叶。

(二)病因

肝脓肿形成机制包括来自胆道或腹部感染的传播、血行感染、不明原因或隐源性病因。目前,继发于胆道梗阻的胆道感染是造成化脓性肝脓肿的主要原因,而胆道梗阻的原因存在地理差异:西方国家主要由胆道恶性肿瘤引起,而在亚洲国家胆石症及肝内胆管结石更为常见。还有部分患者找不到明显的细菌入侵途径,称为隐源性肝脓肿。其中 1/3 的病例可能是隐源性。近年来,肝脓肿患者的平均年龄有所提高,且更多见于良性或恶性胆道梗阻和肝外恶性肿瘤的患者,虽然抗生素逐步升级,但是病死率反而更高。

以下腹腔内疾病可能会导致肝脓肿的发生,包括憩室炎、阑尾炎、肠穿孔和炎症性肠病。肝脓肿可在肝细胞癌动脉化学治疗栓塞后形成。多发性肝脓肿与胆道疾病如结石和胆管癌有关。肝脓肿形成的基础疾病是糖尿病、恶性肿瘤和高血压。本病可来自胆道疾病、门静脉血行感染、肝动脉血行感染或开放性肝损伤时直接感染。

(三)微生物学

肝脓肿可以掺杂各种细菌感染,其可以通过菌血症直接损害肝脏或相邻部位的扩散形成。最常见的病原菌是大肠埃希菌、肺炎克雷伯杆菌、链球菌和厌氧菌。类杆菌属是厌氧菌中最常见的。也有关于米勒链球菌的报道。脓肿穿刺液中往往可见不止一种病原体生长,即使血培养结果只有一种病原体。细菌和念珠菌的耐药率在增加,最有可能继发于胆道支架的置入和长期抗生素使用。

继发于致命的肺炎克雷伯杆菌的肝脓肿的特异性综合征,已报道主要集中在南亚、东亚地区,可波及眼睛和中枢神经系统。这种感染是由有更高耐吞噬性的荚膜 K_1/K_2 菌株引起。在感染的患者中糖尿病的患病率较高。

(四)临床表现

早期多为非特异性的前驱症状,精神萎靡、呕吐、贫血、体重下降。头痛、肌肉及关节疼痛等。随后可以出现寒战、高热及肝区疼痛等不适,但疼痛可能不局限于右上腹,常伴血清碱性磷酸酶的升高。低清蛋白血症,白细胞计数增多以及谷丙转氨酶水平的增高也较常见。值得注意的是,这些症状并不常见于老年人和免疫抑制的患者。体征,如肝大(50%)、摩擦音(50%)、呼吸系统表现(50%)、黄疸(25%)、可扪及肿块(25%)、脾大(25%)比较常见,可能对诊断有帮助。所谓的经典三联征:黄疸、发热、腹部压痛则比较罕见。邻近膈肌的肝脓肿可以引起胸膜炎性胸痛、咳嗽及呼吸困难,当这些症状与上诉非特异性症状同时存在时,容易导致诊断困难。腹腔内并发症包括脓肿破溃入腹腔,胆道或胃肠道,门静脉或肠系膜静脉血栓形成。据报道如果发展为败血症、肝脏和多器官衰竭和肠系膜静脉血栓形成的患者致死率高。该病死率比多发性肝脓肿更高。恶性肿瘤被认为是病死率的另一个独立的危险因素。

(五)诊断

用腹部 CT 进行影像学和超声检查至关重要。B 超的阳性诊断率高达 75%～95%,为初步诊断的首选方法。超声的表现根据脓肿的分期略有不同,早期为模糊的高回声景象,随着脓肿的逐渐成熟和脓腔的形成,可见低回声或无回声的肿块。应当注意脓腔脓液非常稠厚时,可能与肝脏的实质性包块混淆。此外,超声还可以显示胆道结石及胆管扩张,肝内胆管结石,因此对于肝脓肿有很大的病因诊断鉴别价值。CT 对于鉴别诊断肝脏其他性质的包块具有重要的诊断价值,其敏感性高达 95%。对比增强检查,门静脉期可见显著的环形强化的脓肿壁及无明显强化的中央脓腔。CT 是诊断脓肿内气体的最灵敏的方法。MRI 与 CT 或者超声相比,在诊断肝脓肿不具有优越性。腹部平片及胸部 X 线检查对诊断肝脓肿无特异价值。胸部 X 线片可显示肺不张、胸腔积液或右侧膈肌抬高。实验室检查有白细胞计数升高、贫血、低清蛋白血症、转氨酶及碱性磷酸酶升高等。持续的高血糖提示患者可能并存糖尿病,或者由于脓毒症导致血糖控制不佳。

(六)治疗

1.引流脓腔

有效治疗肝脓肿需要充分引流。在 20 世纪 50～70 年代,手术引流很常见。部分是因为缺乏敏感的放射学工具进行诊断,虽然其也能找到脓肿来源并提供明确的脓肿引流位置。

然而,在 20 世纪 70 年代,敏感的成像技术的发展术前诊断成为可能,并允许对病变进行定向穿刺引流。这也可以帮助鉴别脓肿的原因。

目前,经皮置管引流联合抗生素已经成了化脓性肝脓肿的一线及最重要的治疗方法,可有效治疗 76%～91% 的病例。抽吸脓腔内脓液进行诊断及细菌培养的同时,需放置引流管进行持续引流或者一次性将脓液抽吸干净。经皮细针穿刺的成功率高,微创且住院时间短,但有很大的可能需要再次进行抽吸。当细针穿刺一次不能成功地将所有的脓液抽吸干净时,应进行置管引流。更典型的,可放置一个 8～12F 的法式经皮胆道引流管。在平均 5 天后可看到脓肿的大小显著地减少(小于原来的 50%),引流管可以在 2～4 周后移除,但有些医师倾向于保持导管的放置,直到完全消除,一般要 15 周。过早地拔除引流管与复发有关。

初次直接进行经皮置管引流的适应证:脓液稠厚不适合细针吸引;脓腔直径＞5 cm;脓腔壁厚,不适合穿刺;多房性肝脓肿。多发性脓肿不是经皮置管引流的禁忌证,但这种情况应该每个脓腔放置相应的引流管。尽管两者的成功率均很高,但还是将近 10% 的患者操作失败。引流不成功或者失败的原因主要是导管口径过细,脓液稠厚;导管的位置不适合引流;导管过早移除;脓腔的纤维包裹壁非常厚,导管置管困难。

2.合理的抗生素治疗

抗生素的选择要通过培养和药敏结果来定,包括第三代头孢菌素、头孢西丁、替卡西林-克拉维酸、哌拉西林-他唑巴坦、氨苄西林-舒巴坦、环丙沙星、左氧氟沙星、亚胺培南和美罗培南。在未确定致病菌之前,首选覆盖革兰氏阳性需氧菌和厌氧菌的广谱抗生素,如阿莫西林、氨基糖苷类加甲硝唑;或者三代头孢菌素加甲硝唑等药物,然而该方案不能覆盖肠球菌。此外,氨基糖苷类抗生素应谨慎使用,因为对于胆道疾病的患者,特别是伴有败血症、脱水和高龄的患者,肾毒性的风险很大。具体的方案与地区的细菌及药敏谱有关。抗生素的持续时间还没有具体的规定，但通常为 4～6 周，而且应该根据对治疗的反应进行个体化治疗。当患者情况稳定，并已进行过引流后，静脉注射抗生素可以换成口服。在多个小型肝脓肿不便于引流时，抗生素可能是唯一的选择。此外，需要及时发现及解除胆道梗阻，梗阻的持续存在会影响抗生素的效果。

二、阿米巴肝脓肿

(一)流行病学

阿米巴病是地方病，在温带和热带气候可发现，如印度、埃及和南非。每年有 4 万～10 万人死于阿米巴病。在美国，阿米巴病的患者为到流行国家的移民和游客。感染途径通常为摄入污染的食物或水果。男同性恋者之间的传播明显增加。据美国方面的报道，34 000 的人类免疫缺陷病毒(HIV)阳性患者中只有 2 例患有溶组织内阿米巴病。日本、韩国、澳大利亚和我国台湾地区报告表明男性同性恋中的发病率显著增高。发病率的增加很可能是由于肛门-口交和这种寄生虫在亚太地区流行率的增加。

(二)病因

滋养体附着，然后侵入结肠上皮细胞进入黏膜下层，通过各种蛋白水解酶和炎性细胞作用，形成"烧瓶样溃疡"，这会导致腹泻和肠道组织的破坏。滋养体通过门静脉循环到达肝脏，从而导致脓肿的形成。

(三)微生物学

阿米巴痢疾有两种形式。囊肿是摄入的形式，能动滋养体在回肠末端或结肠形成。溶组织内阿米巴可以通过分子技术与大肠埃希菌毒蛾进行鉴别，后者不具有致病性。

(四)临床表现

阿米巴感染后可无症状，但每年有 4%～10% 的无症状患者将会发展为侵袭性疾病。肝脓肿是最常见的肠外表现。患者可有或无阿米巴性结肠炎的表现，可能要经过数月甚至数年后才会演变为肝脓肿。症状和体征包括腹泻(可能带血)、腹痛与压痛、肝脏肿大、发热、咳嗽、体重减轻、碱性磷酸酶增加和白细胞计数增多。通常在肝右叶会形成单一性脓肿；不太常见于肝左叶脓肿。细菌双重感染和败血症可能会发生，所以需要用抗生素对抗肠道微生物和葡萄球菌。蔓延到邻近部位可能会引起膈肌、膈下区、胸膜、肺和心包的感染，导致瘘的形成和脓性分泌物的积聚。

(五)诊断

含滋养体的红细胞可诊断阿米巴感染。滋养体可在肝脓肿的边缘发现，但通常不是在中央坏死的部分。超声和 CT 下表现为肿块性质。当溶组织内阿米巴存在时，血清学检查呈阳性，但当大肠埃希菌存在时，血清学检查为阴性。间接血凝试验在阿米巴病患者中阳性率几乎达到 100%。在溶组织内阿米巴感染率低的地区，阳性结果支持急性感染诊断；而在高患病率地区，阳性结果可能意味着既往感染，而不是急性期感染。粪便抗原-酶联免疫吸附试验现在可用于诊断溶组织内阿米巴，具有非常良好的灵敏度和特异度。聚合酶链反应(PCR)测试目前只用于研究，还不能用于常规临床诊断。鉴别化脓性和阿米巴肝脓肿可能比较困难。在 577 例肝脓肿病例中，细菌性肝脓肿的高危因素包括年龄＞50 岁、多发性脓肿、肺部表现和间接血凝试验滴度＜256 IU。

（六）治疗

甲硝唑是首选药物。当脓肿体积很大或呈多发性脓肿时，可合并使用氯喹来抗滋养体。除在比较复杂的病例外，很少建议行手术引流。管腔剂，其中包括双碘喹啉、巴龙霉素和二氯尼特，是消除肠道溶组织内阿米巴和防止复发所必需的。

（鹿海峰）

第十节　肝　硬　化

一、病因和发病机制

（一）病因

引起肝硬化的原因很多，在国内以乙型病毒性肝炎所致的肝硬化最为常见。在国外特别是北美西欧则以酒精中毒最多见。

1.病毒性肝炎

在我国占首位的是病毒性肝炎后肝硬化，约占肝硬化的70％，乙型与丙型、丁型肝炎可以发展成肝硬化。急性或亚急性肝炎如有大量肝细胞坏死和纤维化可以直接演变为肝硬化，但是更重要的演变方式是经过慢性肝炎阶段。从病毒性肝炎发展至肝硬化病程可长达20～30年。

2.慢性酒精性中毒

慢性酒精性中毒指长期饮酒其代谢产物乙醛对肝的影响，导致肝血管、肝细胞受损，纤维化程度升高，最终导致肝硬化。一般每天摄入乙醇50 g，10年以上者8％～15％可导致肝硬化。酒精可加速肝硬化的程度。

3.肝内外胆道梗阻及胆汁淤积

肝血液回流受阻、肝遗传代谢性疾病、非酒精性脂肪肝炎、自身免疫性肝病、药物性肝损伤等诸多因素，均有可能导致肝硬化。

4.化学药物或毒物

长期反复接触某些化学毒物，如磷、砷、四氯化碳等，或者长期服用某些药物，如四环素、甲基多巴等，均可引起中毒性肝炎，最后演变为肝硬化。

5.遗传和代谢疾病

由遗传性和代谢性疾病的肝病变逐渐发展而成肝硬化，称为代谢性肝硬化。在我国以肝豆状核变性最为常见。

（二）发病机制

肝硬化的主要发病机制是进行性纤维化，上述各种病因引起广泛的肝细胞坏死，导致正常肝小叶结构破坏。肝内星状细胞激活，细胞因子生成增加，胶原合成增加，降解减少，肝窦毛细血管化、纤维组织弥漫增生、纤维间隔血管交通吻合支产生及再生结节压迫，使肝内血液循环进一步障碍，肝逐渐变形、变硬，功能进一步减退，形成肝硬化。由于弥漫性屏障的形成，降低了肝细胞的合成功能，影响了门静脉血流动力学，造成肝细胞缺氧和营养供给障碍，加重细胞坏死。此外，门静脉小分支与肝静脉小分支之间通过新生血管或扩张的肝窦等发生异常吻合，门静脉与肝动脉之间也有侧支形成。这是发生肝功能不全和门静脉高压症的基础。

二、临床表现

(一)症状

肝硬化往往起病缓慢,症状隐匿,可能隐伏数年至十数年之久(平均 3～5 年),我国以 20～50 岁男性为主,青壮年患者的发病多与病毒性肝炎有关。随着病情的发展到后期可出现黄疸、腹水及消化道和肝性脑病等并发症。根据肝功能储备情况,临床将肝硬化分为代偿性肝硬化和失代偿性肝硬化两类,两类肝硬化的临床症状各不相同。

1.代偿性肝硬化

代偿性肝硬化指早期肝硬化无症状者,占 30%～40%,可有轻度乏力、食欲缺乏或腹胀症状。常在体格检查或因其他疾病行剖腹术时才发现。部分慢性肝炎患者行活检时诊断此病。

2.失代偿性肝硬化

失代偿性肝硬化指中晚期肝硬化,有明显肝功能异常及失代偿征象。

(1)一般症状:包括食欲减退、体重减轻、乏力、腹泻、腹痛、皮肤瘙痒等。

(2)腹水:患者主诉腹胀,少量腹水常用超声或 CT 诊断,中等以上腹水在临床检查时可发现,后者常伴下肢水肿。

(3)黄疸:常表现为巩膜皮肤黄染、尿色深、胆红素尿。这是由于肝细胞排泌胆红素功能衰竭,是严重肝功能不全的表现。

(4)发热:常为持续性低热,体温 38～38.5 ℃,除酒精性肝硬化患者要考虑酒精性肝炎外,其余均应鉴别发热是由肝硬化本身还是细菌感染引起。

(5)贫血与出血倾向:由于上述原因患者可有不同程度的贫血,黏膜、指甲苍白或指甲呈匙状。

(6)神经精神症状:如出现嗜睡、兴奋和水僵等症状,应考虑肝性脑病的可能。

(二)体征

除上述症状外,有患者可表现为男性乳房发育,蜘蛛痣、肝掌和体毛分布改变,腹部检查除腹水外可见静脉和胸腔静脉显露及怒张,血流以脐为中心向四周流向。脾一般为中度肿大,有时为巨脾。

(三)并发症

肝硬化往往因并发症死亡,主要并发症有肝性脑病、上消化道大量出血、感染、原发性肝癌、肝肾综合征、肝肺综合征、门静脉血栓的形成等。

三、诊断要点

应详细询问肝炎史、饮酒史、药物史、输血史及家族遗传性病史。根据症状做相关检查以排除及确定病因诊断。

(一)症状

代偿性肝硬化无明显症状,失代偿性肝硬化则主要有食欲减退、体重减轻、乏力、腹泻、腹痛、皮肤瘙痒、腹水、黄疸、发热、精神神经症状。

(二)体征

除上述症状外,有患者可表现为男性乳房发育,蜘蛛痣、肝掌和体毛分布改变,腹部检查除腹水外可见静脉和胸腔静脉显露及怒张,血流以脐为中心向四周流向,脾大等。

(三)实验室检查

1.血常规检查

在肝功能代偿期,血常规多在正常范围内。在失代偿期,由于出血、营养失调和脾功能亢进等因素发生轻重不等的贫血。在脾功能亢进时,血白细胞及血小板均降低,其中以血小板降低尤为明显。

2.尿液检查

尿常规检查时,乙型肝炎肝硬化合并乙肝相关性肾炎时尿蛋白阳性。由于肝功能减退,肝不能将来自肠道的尿胆原变为直接胆红素,故尿中尿胆原增加,腹水患者尿钠排出降低,肝肾综合征时<10 mmol,尿钠/尿钾<1。

3.肝功能试验

肝硬化初期肝功能检查多无特殊改变或仅有慢性肝炎的表现,如转氨酶升高等。随着肝硬化发展、肝功能储备减少,则可有肝硬化相关的变化,如 AST>ALT,白蛋白降低、胆碱酯酶活力降低、胆红素升高等。

(四)影像学检查

1.B 超检查

B 超检查见肝脏缩小,肝表面明显凸凹不平,锯齿状或波浪状,肝边缘变钝,肝实质回声不均、增强,呈结节状,门静脉和脾门静脉内径增宽,肝静脉变细、扭曲,粗细不均,腹腔内可见液性暗区。

2.CT 扫描

CT 扫描诊断肝硬化的敏感性与 B 超检查所见相似,但对早期发现肝细胞癌更有价值。

3.MRI 扫描

对肝硬化的诊断价值与 CT 扫描相似,但在肝硬化合并囊肿、血管瘤或肝细胞癌时,MRI 检查具有较大的鉴别诊断价值。

(五)上消化道内镜或钡餐 X 线食管造影检查

上消化道内镜或钡餐 X 线食管造影检查可发现食管胃底静脉曲张的有无及严重程度。

(六)病理学检查

肝穿病理学检查仍为诊断肝硬化的金标准,特别是肝硬化前期。早期肝硬化如不做肝穿病理检查,临床上往往不易确定。肝组织学检查对肝硬化的病因诊断亦有较大帮助。

四、治疗原则

肝硬化的治疗应该是综合性的,首先应去除各种导致肝硬化的病因,如酒精性肝硬化者必须戒酒,乙型肝硬化者可抗病毒治疗,肝豆状核变性可行排铜治疗。

(一)一般治疗

肝硬化患者一般全身营养状况差,支持疗法目的在于恢复全身情况,供给肝脏足够的营养以有利于肝细胞的修复再生。

1.休息

代偿期的肝硬化患者可适当工作或劳动,应注意劳逸结合,以不感疲劳为度。肝硬化失代偿期应停止工作,休息乃至卧床休息。

2.饮食

肝硬化患者的饮食原则上应是高热量、高蛋白、维生素丰富而易消化的食物。严禁饮酒,动物脂肪不易摄入过多。如肝功能严重减退或有肝性脑病先兆时应严格限制蛋白食物。有腹水者应予少钠盐或无钠盐饮食。

(二)药物治疗

1.乙肝肝硬化患者抗病毒治疗

HBeAg 阳性者 HBV DVA≥10^5 拷贝/毫升,HBe Ag 阴性者 HBV DVA≥10^4 拷贝/毫升,ALT 正常或升高,需用核苷类似物抗病毒治疗。目前可供使用的药物有拉米夫定、阿德福韦酯、替比夫定和恩替卡韦。

2.抗纤维化药物

目前尚无有效地逆转肝纤维化的方法,活血化瘀的中药,如丹参、桃仁提取物、虫草菌丝及丹参黄芪的复方制剂或干扰素-γ 和 α 用于早期肝硬化治疗,有一定的抗纤维化作用。

3.保护肝细胞的药物

保护肝细胞的药物用于转氨酶及胆红素升高的肝硬化患者。常用药物有下面几种。

(1)甘草酸:有免疫调节、抗感染、抗纤维化、保护肝细胞作用。宜用于早期肝硬化患者。

(2)谷胱甘肽:是由谷氨酸、胱氨酸、甘氨酸组成的含巯基脱肽物质。能提供巯基、半胱氨酸维护细胞正常代谢,与毒性物质结合,起解毒作用。

4.维生素类

B 族维生素有防止脂肪肝和保护肝细胞的作用。维生素 C 有促进代谢和解毒作用。慢性营养不良者可补充维生素 B_{12} 和叶酸。维生素 E 有抗氧化和保护肝细胞的作用,已用于酒精性肝硬化患者的治疗。有凝血障碍者可注射维生素 K_1。

(三)腹水的处理

治疗腹水不但可以减轻症状,还可防止腹水所引发的一系列并发症,如 SBP、肝肾综合征等。主要治疗措施及药物有以下几方面。

1.限制钠和水的摄入

这是腹水的基础治疗,部分中重度腹水患者可发生自发性利尿,腹水消退。钠摄入量每天 60~90 mg,有稀释性低钠血症者应同时限制水摄入。

2.利尿剂

对腹水较大或基础治疗无效者应使用利尿剂。临床常用的利尿剂有螺内酯和呋塞米。利尿剂的使用应从小剂量开始。

3.提高胶体血浆渗透压

每周定期输注清蛋白或血浆,可通过提高胶体渗透压促进腹水消退。

4.放腹水

对于一些时间长的顽固性腹水可通过该法进行,同时补充蛋白以增加有效血容量。

(鹿海峰)

第十一节 克罗恩病

克罗恩病(CD)是一种贯穿肠壁各层的慢性增殖性、炎症性疾病,可累及从口腔至肛门的各段消化道,呈节段性或跳跃式分布,但好发于末端回肠、结肠及肛周。临床以腹痛、腹泻、腹部包块、瘘管形成和肠梗阻为主要特征,常伴有发热、营养障碍及关节、皮肤、眼、口腔黏膜、肝脏等的肠外表现。

本病病程迁延,有终身复发倾向,不易治愈。任何年龄均可发病,20～30岁和60～70岁是2个高峰发病年龄段。无性别差异。

本病在欧美国家多见。近10多年来,日本、韩国、南美本病发病率在逐渐升高。我国虽无以人群为基础的流行病学资料,但病例报道却在不断增加。

一、病因及发病机制

本病病因尚未明了,发病机制亦不甚清楚,推测是由肠道细菌和环境因素作用于遗传易感人群,导致肠黏膜免疫反应过高导致。

(一)遗传因素

传统流行病学研究显示:①不同种族CD的发病率有很大的差异。②CD有家族聚集现象,但不符合简单的孟德尔遗传方式。③单卵双生子中CD的同患率高于双卵双生子。④CD患者亲属的发病率高于普通人群,而患者配偶的发病率几乎为零。⑤CD与特纳综合征、海-普二氏综合征及糖原贮积病Ⅰb型等罕见的遗传综合征有密切的联系。

上述资料提示该病的发生可能与遗传因素有关。进一步的全基因组扫描结果显示易感区域分布在1、3、4、5、6、7、10、12、14、16、19号及X染色体上,其中16、12、6、14、5、19及1号染色体被分别命名为IBD1-7,候选基因包括CARD15、DLG5、SLC22A4和SLC22A5、IL-23R等。

目前,多数学者认为CD符合多基因病遗传规律,是许多对等位基因共同作用的结果。具有遗传易感性的个体在一定环境因素作用下发病。

(二)环境因素

在过去的半个世纪里,CD在世界范围内迅速增长,不仅发病率和流行情况发生了变化,患者群也逐渐呈现低龄化趋势,提示环境因素对CD易患性的影响越来越大。研究显示众多的环境因素与CD密切相关,有的是诱发因素,有的则起保护作用,如吸烟、药物、饮食、地理和社会状况、应激、微生物、肠道通透性和阑尾切除术。目前只有吸烟被肯定与CD病情的加重和复发有关。

(三)微生物因素

肠道菌群是生命所必需,大量微生物和局部免疫系统间的平衡导致黏膜中存在大量的炎症细胞,形成"生理性炎症"现象,有助于机体免受到达肠腔的有害因素的损伤。这种免疫平衡有赖于生命早期免疫耐受的建立,遗传易感性等因素可致黏膜中树突状细胞、Toll样受体(TLRs)、T效应细胞等的改变而参与疾病的发生与发展。小肠腺隐窝潘氏细胞和其分泌产物(主要为防御素)对维持肠道的内环境的稳定起着重要作用,有研究指出CD是一种防御素缺乏综合征。

多项临床研究亦支持肠道菌群在CD的发病机制中的关键环节,如一项研究显示小肠病变的 CD 患者切除病变肠段后行近端粪便转流可预防复发,而将肠腔内容物再次灌入远端肠腔可诱发炎症。

(四)免疫因素

肠道免疫系统是 CD 发病机制中的效应因素,介导对病原微生物反应的形式和结果。CD 患者的黏膜 T 细胞对肠道来源和非肠道来源的细菌抗原的反应增强,前炎症细胞因子和趋化因子的产生增多,如 IFN-7、IL-12、IL-18 等,而最重要的是免疫调节性细胞因子的变化。CD 是典型的 Th_1 反应,黏膜 T 细胞的增殖和扩张程度远超过溃疡性结肠炎,而且对凋亡的抵抗力更强。

最近有证据表明 CD 不仅与上述继发免疫反应有关,也可能与天然免疫的严重缺陷有关。如携带 NOD2 变异的 CD 患者,其单核细胞对 MDP 和 TNF-α 的刺激所产生的 IL-1β 和 IL-8 显著减少。这些新发现表明 CD 患者由于系统性的缺陷导致了天然免疫反应的减弱,提示它们可能同时存在天然免疫和继发性免疫缺陷,但两者是否相互影响或如何影响仍不清楚。

二、诊断步骤

(一)起病情况

大多数病例起病隐袭。在疾病早期症状多为不典型的消化道症状或发热、体重下降等全身症状,从发病至确诊往往需数月至数年的时间。少数急性起病,可表现为急腹症,酷似急性阑尾炎或急性肠梗阻。

(二)主要临床表现

克罗恩病以透壁性黏膜炎症为特点,常导致肠壁纤维化和肠梗阻,穿透浆膜层的窦道造成微小的穿孔和瘘管。

克罗恩病可累及从口至肛周的消化道的任一部位。近 80% 的患者小肠受累,通常是回肠远端,且 1/3 的患者仅表现为回肠炎;近 50% 的患者为回结肠炎;近 20% 的患者仅累及结肠,尽管这一表型的临床表现与溃疡性结肠炎相似,但大致一半的患者无直肠受累;小部分患者累及口腔或胃十二指肠;个别患者可累及食管和近端小肠。

克罗恩病因其透壁性炎症及病变累及范围广泛的特点,临床表现较溃疡性结肠炎更加多样化。克罗恩病的临床特征包括疲乏、腹痛、慢性腹泻、体重下降、发热、伴或不伴血便。约 10% 的患者可无腹泻症状。儿童克罗恩病患者常有生长发育障碍,而且可能先于其他各种症状。部分患者可伴有瘘管和腹块,症状取决于病变的部位和严重程度。

许多患者在诊断前多年即表现出各种各样的症状。研究显示,患者在诊断为克罗恩病前平均 7.7 年即已出现类似于肠易激综合征的各种非特异性消化道症状,而病变局限于结肠者从出现症状到获得诊断的时间最长,平均 4.9～11.4 年。

1.回肠炎和结肠炎

腹泻、腹痛、体重下降、发热是大多数回肠炎、回结肠炎和结肠型克罗恩病患者的典型的临床表现。腹泻可由多种原因引致,包括分泌过多、病变黏膜的吸收功能受损、回肠末端炎症或切除所致胆盐吸收障碍、回肠广泛病变或切除所致脂肪泻。小肠狭窄部位的细菌生长过度、小肠结肠瘘、广泛的空肠病变亦可导致脂肪泻。回肠炎患者常伴有小肠梗阻和右下腹包块;局限于左半结肠的克罗恩病患者可出现大量血便,症状类似溃疡性结肠炎。

2.腹痛

不论病变的部位何在,痉挛性腹痛是克罗恩病的常见症状。黏膜透壁性炎症所致纤维性缩窄导致小肠或结肠梗阻。病变局限于回肠远端的患者在肠腔狭窄并出现便秘、腹痛等早期梗阻征象前可无任何临床症状。

3.血便

尽管克罗恩病患者常有大便潜血阳性,但大量血便者少见。

4.穿孔和瘘管

透壁的炎症形成穿透浆膜层的窦道,致肠壁穿孔,常表现为急性、局限性腹膜炎,患者急起发热、腹痛、腹部压痛及腹块。肠壁的穿透亦可表现为无痛性的瘘管形成。瘘管的临床表现取决于病变肠管所在位置和所累及的邻近组织或器官。胃肠瘘常无症状或有腹部包块;肠膀胱瘘将导致反复的复杂的泌尿道感染,伴有气尿;通向后腹膜腔的瘘管可导致腰大肌脓肿和/或输尿管梗阻、肾盂积水;结肠阴道瘘表现为阴道排气和排便;另外还可出现肠皮肤瘘管。

5.肛周疾病

约 1/3 的克罗恩病患者出现肛周病变,包括肛周疼痛、皮赘、肛裂、肛周脓肿及肛门直肠瘘。

6.其他部位的肠道炎症

临床表现随病变部位而异。如口腔的阿弗他溃疡或其他损伤致口腔和牙龈疼痛;极少数患者因食管受累而出现吞咽痛和吞咽困难;约 5% 的患者胃十二指肠受累,表现为溃疡样病损、上腹痛和幽门梗阻的症状;少数近端小肠病变的患者可出现类似口炎样腹泻的症状并伴有脂肪吸收障碍。

7.全身症状

疲乏、体重下降和发热是主要的全身症状。体重下降往往是由于患者害怕进食后的梗阻性疼痛而减少摄入所致,亦与吸收不良有关。克罗恩病患者常出现原因不明的发热,发热可能是由于炎症本身所致,亦可能是由穿孔后并发肠腔周围的感染导致。

8.并发症

克罗恩病的并发症包括局部并发症、肠外并发症及与吸收不良相关的并发症。

(1)局部并发症:与炎症活动性相关的并发症包括肠梗阻、大出血、急性穿孔、瘘管和脓肿的形成、中毒性巨结肠。CT 检查是检出和定位脓肿的主要手段,并可在 CT 的引导下对脓肿进行穿刺引流及抗生素的治疗。

(2)肠外并发症:包括眼葡萄膜炎和巩膜外层炎;皮肤结节性红斑和脓皮坏疽病;大关节炎和强直性脊柱炎;硬化性胆管炎;继发性淀粉样变,可导致肾衰竭;静脉和动脉血栓形成。

(3)吸收不良综合征:胆酸通过肠肝循环在远端回肠吸收,回肠严重病变或已切除将导致胆酸吸收障碍。胆酸吸收不良影响结肠对脂肪及水、电解质的吸收而产生脂肪泻或水样泻;小肠广泛切除后所致短肠综合征亦可引起腹泻。胆酸吸收不良致胆酸和胆固醇比例失调,胆汁更易形成胆石。脂肪泻可致严重的营养不良、凝血功能障碍、低血钙及抽搐、骨软化症、骨质疏松。

克罗恩病患者易发生骨折,且与疾病的严重度相关。骨质的丢失主要与激素的使用及体能活动减少、雌激素不足等所致维生素、钙的吸收不良有关。脂肪泻和腹泻可促进草酸钙和尿酸盐结石的形成。维生素 B_{12} 在远端回肠吸收,严重的回肠病变或回肠广泛切除可导致维生素 B_{12} 吸收不良产生恶性贫血。因此,应定期监测回肠型克罗恩病及回肠切除术后患者的血清维生素 B_{12} 水平,根据维生素 B_{12} 吸收试验的结果决定患者是否需要终身给予维生素 B_{12} 的替代治疗。

(4)恶性肿瘤:与溃疡性结肠炎相似,病程较长的结肠型克罗恩病患者罹患结肠癌的风险增加。克罗恩病患者患小肠癌的概率亦高于普通人群。有报道称,克罗恩病患者肛门鳞状细胞癌、十二指肠肿瘤和淋巴瘤的概率增加,但是IBD患者予硫唑嘌呤或巯嘌呤(6-MP)治疗后罹患淋巴瘤的风险是否增加则尚无定论。

(三)体格检查

体格检查可能正常或呈现一些非特异性的症状,如面色苍白、体重下降,抑或提示克罗恩病的特征性改变,如肛周皮赘、窦道、腹部压痛性包块。

(四)辅助检查

1.常规检查

全血细胞计数常提示贫血;活动期白细胞计数增高。血清蛋白常降低。粪便隐血试验常呈阳性。有吸收不良综合征者粪脂含量增加。

2.抗体检测

炎症性肠病患者的血清中可出现多种自身抗体。其中一些可用于克罗恩病的诊断和鉴别诊断。抗OmpC抗体阳性提示可能为穿孔型克罗恩病。抗中性粒细胞胞质抗体(P-ANCA)和抗酿酒酵母菌抗体(ASCA)的联合检测用于炎症性肠病的诊断,克罗恩病和溃疡性结肠炎的鉴别诊断。

3.C-反应蛋白(CRP)

克罗恩病患者的CRP水平通常升高,且高于溃疡性结肠炎的患者。CRP的水平与克罗恩病的活动性有关,也可作为评价炎症程度的指标。

CRP的血清学水平有助于评价患者的复发风险,高水平的CRP提示疾病活动或合并细菌感染,CRP水平可用于指导治疗和随访。

4.血沉(ESR)

ESR通过血浆蛋白浓度和血细胞比容来反映克罗恩病肠道炎症,精确度较低。ESR虽然可随疾病活动而升高,但缺乏特异性,不足以与UC和肠道感染鉴别。

5.回结肠镜检查

对于疑诊克罗恩病的患者,应进行回肠结肠镜检查和活检,观察回肠末端和每个结肠段,寻找镜下证据,是建立诊断的第一步。克罗恩病镜下最特异性的表现是节段性改变、肛周病变和卵石征。

6.肠黏膜活检

其目的通常是为进一步证实诊断而不是建立诊断。显微镜下特征为局灶的(不连续的)慢性的(淋巴细胞和浆细胞)炎症和斑片状的慢性炎症,局灶隐窝不规则(不连续的隐窝变形)和肉芽肿(与隐窝损伤无关)。回肠部位病变的病理特点除上述各项外还包括绒毛结构不规则。如果回肠炎和结肠炎是连续性的,诊断应慎重。"重度"定义:溃疡深达肌层,或出现黏膜分离,或溃疡局限于黏膜下层,但溃疡面超过1/3结肠肠段(右半结肠,横结肠,左半结肠)。

近30%的克罗恩病患者可见特征性肉芽肿样改变,但肉芽肿样改变还可见于耶尔森菌属感染性肠炎、贝赫切特综合征、结核及淋巴瘤。因此,这一表现既不是诊断所必需也不能用于证实诊断是否成立。

7.胃肠道钡餐

胃肠道钡餐有助于全面了解病变在胃、肠道节段性分布的情况、狭窄的部位和长度。气钡双重造影虽然不能发现早期微小的病变,但可显示阿弗他样溃疡,了解病变的分布及范围、肠腔狭窄的程度,发现小的瘘管和穿孔。

典型的小肠克罗恩病的 X 线改变包括结节样改变、溃疡、肠腔狭窄（肠腔严重狭窄或痉挛时可呈现"线样征"）、鹅卵石样改变、脓肿、瘘管、肠襻分离（透壁的炎症和肠壁增厚所致）。胃窦腔的狭窄及十二指肠节段性狭窄提示胃十二指肠克罗恩病。

8.胃十二指肠镜

常规的胃十二指肠镜检查仅在有上消化道症状的患者中推荐使用。累及上消化道的克罗恩病几乎总是伴有小肠和大肠的病变。当患者被诊断为"未定型大肠炎"时，胃黏膜活检可能有助于诊断，局部活动性胃炎可能是克罗恩病特点。

9.胶囊内镜

胶囊内镜为小肠的可视性检查提供了另一手段，可用于有临床症状、疑诊小肠克罗恩病、排除肠道狭窄、回肠末端内镜检查正常或不可行及胃肠道钡餐或 CT 未发现病变的患者。

禁忌证包括胃肠道梗阻、狭窄或瘘管形成、起搏器或其他植入性电子设备及吞咽困难者。

10.其他

当怀疑有肠壁外并发症时，包括瘘管或脓肿，可选用腹部超声、CT 和/或 MRI 进行检查。腹部超声检查是诊断肠壁外并发症的最简单易行的方法，但对于复杂的克罗恩病患者，CT 和 MRI 检查的精确度更高，特别是对于瘘管、脓肿和蜂窝织炎的诊断。

三、诊断对策

(一)诊断要点

克罗恩病的诊断主要根据临床、内镜、组织学、影像学和/或生化检查的综合分析来确立诊断。患者具备上述的临床表现，特别是阳性家族史时应注意是否患克罗恩病。

详细的病史应该包括关于症状始发时各项细节问题，包括近期的旅行、食物不耐受、与肠道疾病患者接触史、用药史（包括抗生素和非甾体抗炎药）、吸烟史、家族史及阑尾切除史；详细询问夜间症状、肠外表现（包括口、皮肤、眼睛、关节、肛周脓肿或肛裂）。

体格检查时应注意各项反映急性和/或慢性炎症反应、贫血、体液丢失、营养不良的体征，包括一般情况、脉搏、血压、体温、腹部压痛或腹胀、可触及的包块、会阴和口腔的检查及直肠指检。测量体重，计算体重指数。

针对感染性腹泻的微生物学检查应包括艰难梭状芽孢杆菌。对有外出旅行史的患者可能要进行其他的粪便检查，而对于病史符合克罗恩病的患者，则不必再进行额外的临床和实验室检查。

完整的诊断应包括临床类型、病变分布范围及疾病行为、疾病严重程度、活动性及并发症。

(二)鉴别诊断要点

克罗恩病因其病变部位多变及疾病的慢性过程，需与多种疾病进行鉴别。许多患者病程早期症状轻微且无特异性，常被误诊为乳糖不耐受或肠易激综合征。

1.结肠型克罗恩病需与溃疡性结肠炎鉴别

克罗恩病通常累及小肠而直肠免于受累，无大量血便，常见肛周病变、肉芽肿或瘘管形成。10%～15%炎症性肠病患者仅累及结肠，如果无法诊断是溃疡性结肠炎还是克罗恩病，可诊断为未定型结肠炎。

2.急性起病的新发病例

应排除志贺氏菌、沙门菌、弯曲杆菌、大肠埃希菌及阿米巴等感染性腹泻。近期有使用抗生素的患者应注意排除艰难梭状芽孢杆菌感染,而使用免疫抑制剂的患者则应排除巨细胞病毒感染。应留取患者新鲜大便标本进行致病菌的检查,使用免疫抑制剂的患者需进行内镜下黏膜活检。

3.其他

因克罗恩病有节段性病变的特点,阑尾炎、憩室炎、缺血性肠炎、合并有穿孔或梗阻的结肠癌均可出现与克罗恩病相似的症状。耶尔森菌属感染引起的急性回肠炎与克罗恩病急性回肠炎常常难以鉴别。

肠结核与回结肠型克罗恩病症状相似,常造成诊断上的困难,但以下特征可有助于鉴别:①肠结核多继发于开放性肺结核;②病变主要累及回盲部,有时累及邻近结肠,但病变分布为非节段性;③瘘管少见;④肛周及直肠病变少见;⑤结核菌素试验阳性等。对鉴别困难者,建议先行抗结核治疗并随访观察疗效。

淋巴瘤、慢性缺血性肠炎、子宫内膜异位症、类癌均可表现为与小肠克罗恩病难以分辨的症状及 X 线特征,小肠淋巴瘤通常进展较快,必要时手术探查可获病理确诊。

(三)临床类型

新近颁布的蒙特利尔分型较为完整地描述了克罗恩病的年龄分布、病变部位及疾病行为。

1.诊断年龄(A)

A1:16 岁或更早;A2:17～40 岁;A3:40 岁以上。

2.病变部位(L)

L1:末端回肠;L2:结肠;L3:回结肠;L4:上消化道;L1＋L4:回肠＋上消化道;L2＋L4:结肠＋上消化道;L3＋L4:回结肠＋上消化道。

3.疾病行为(B)

B1:非狭窄,非穿透型;B2:狭窄型;B3:穿透型;P:肛周病变;B1p:非狭窄,非穿透型＋肛周病变;B2p:狭窄型＋肛周病变;B3p:穿透型＋肛周病变。

B1 型应视为一种过渡的分型,直到诊断后再随访观察一段时期。这段时期的长短可能因研究不同而有所变化(如 5～10 年),但应该被明确规定以便确定 B1 的分型。

(四)CD 疾病临床活动性评估

1.缓解期

无临床症状及炎症后遗症的 CD 患者,也包括内科治疗和外科治疗反应良好的患者;激素维持治疗下持续缓解的患者为激素依赖型缓解。

2.轻至中度

无脱水、全身中毒症状,无中度及中度以上腹痛或压痛,无腹部痛性包块,无肠梗阻,体重下降不超过 10%。

3.中至重度

对诱导轻至中度疾病缓解的标准治疗(5-氨基水杨酸,布地奈德或泼尼松)无反应,或至少满足下列一项者:中度及中度以上腹痛或压痛,间歇性轻度呕吐(不伴有肠梗阻),脱水/瘘管形成,体温高于37.5 ℃,体重下降超过 10%或血红蛋白<100 g/L。

4.重度至暴发

对标准剂量激素治疗呈现激素抵抗,症状持续无缓解者或至少满足下列一项者:腹部体征阳性、持续性呕吐、脓肿形成、高热、恶病质或肠梗阻。

为便于对疾病活动性和治疗反应进行量化评估,临床上常采用较为简便实用的 Harvey 和 Bradshow 标准计算 CD 活动指数(CDAI)。见表 6-5。

表 6-5 简化 CDAI 计算法

项目	计分
1.一般情况	0:良好;1:稍差;2:差;3:不良;4:极差
2.腹痛	0:无;1:轻;2:中;3:重
3.腹泻稀便	每天 1 次记 1 分
4.腹块(医师认定)	0:无;1:可疑;2:确定;3:伴触痛
5.并发症(关节痛、虹膜炎、结节性红斑、坏疽性脓皮病、阿弗他溃疡、裂沟、新瘘管及脓肿等)	每个 1 分

注:低于 4 分为缓解期;5～8 分为中度活动期;高于 9 分为重度活动期

四、治疗对策

(一)治疗原则

克罗恩病治疗方案选择取决于疾病严重程度、部位和并发症。尽管有总体治疗方针可循,但必须建立以患者对治疗的反应和耐受情况为基础的个体化治疗。治疗目标是诱导活动性病变缓解和维持缓解。外科手术在克罗恩病治疗中起着重要的作用,经常为药物治疗失败的患者带来持久和显著的效益。

(二)药物选择

1.糖皮质激素

迄今为止仍是控制病情活动最有效的药物,适用于活动期的治疗,使用时主张初始剂量要足、疗程偏长、减量过程个体化。常规初始剂量为泼尼松 40～60 mg/d,病情缓解后一般以每周 5 mg 的速度将剂量减少至停用。临床研究显示长期使用激素不能减少复发,且不良反应大,因此不主张应用皮质激进行长期维持治疗。

回肠控释剂布地奈德口服后主要在肠道起局部作用,吸收后经肝脏首关效应迅速灭活,故全身不良反应较少。布地奈德剂量为每次 3 mg,每天 3 次,视病情严重程度及治疗反应逐渐减量,一般在治疗 8 周后考虑开始减量,全疗程一般不短于 3 个月。

建议布地奈德适用于轻、中度回结肠型克罗恩病,系统糖皮质激素适用于中重度克罗恩病或对相应治疗无效的轻、中度患者。对于病情严重者可予氢化可的松或地塞米松静脉给药;病变局限于左半结肠者可予糖皮质激素保留灌肠。

2.氨基水杨酸制剂

氨基水杨酸制剂对控制轻、中型活动性克罗恩病患者的病情有一定的疗效。柳氮磺胺吡啶适用于病变局限于结肠者;美沙拉嗪对病变位于回肠和结肠者均有效,可作为缓解期的维持治疗。

3.免疫抑制剂

硫唑嘌呤或硫嘌呤适用于对糖皮质激素治疗效果不佳或对糖皮质激素依赖的慢性活动性病例。加用该类药物后有助于逐渐减少激素的用量乃至停用,并可用于缓解期的维持治疗。剂量为硫唑嘌呤2 mg/(kg·d)或硫嘌呤 1.5 mg/(kg·d),显效时间需 3～6 个月,维持用药一般 1～

4 年。严重的不良反应主要是白细胞计数减少等骨髓抑制的表现,发生率约为 4%。

硫唑嘌呤或巯嘌呤无效时可选用甲氨蝶呤诱导克罗恩病缓解,有研究显示,甲氨蝶呤每周25 mg肌内注射治疗可降低复发率及减少激素用量。甲氨蝶呤的不良反应有恶心、肝酶异常、机会感染、骨髓抑制及间质性肺炎。长期使用甲氨蝶呤可引起肝损害,肥胖、糖尿病、饮酒是肝损害的危险因素。使用甲氨蝶呤期间必须戒酒。

研究显示静脉使用环孢素治疗克罗恩病疗效不肯定,口服环孢素无效。少数研究显示静脉使用环孢素对促进瘘管闭合有一定的作用。他可莫司和麦考酚吗乙酯在克罗恩病治疗中的疗效尚待进一步研究。

4.生物制剂

英夫利昔单抗是一种抗肿瘤坏死因子-α(TNF-α)的单克隆抗体,其用于治疗克罗恩病的适应证:①中、重度活动性克罗恩病患者经充分的传统治疗,即糖皮质激素及免疫抑制剂(硫唑嘌呤、巯嘌呤或甲氨蝶呤)治疗无效或不能耐受者。②克罗恩病合并肛瘘、皮瘘、直肠阴道瘘,经传统治疗(抗生素、免疫抑制剂及外科引流)无效者。

推荐以 5 mg/kg 剂量(静脉给药,滴注时间不短于 2 小时)在第 0、2、6 周作为诱导缓解,随后每隔 8 周给予相同剂量以维持缓解。原来对治疗有反应随后又失去治疗反应者可将剂量增加至10 mg/kg。

对初始的 3 个剂量治疗到第 14 周仍无效者不再予英夫利昔单抗治疗。治疗期间原来同时应用糖皮质激素者可在取得临床缓解后将激素减量至停用。已知对英夫利昔单抗过敏、活动性感染、神经脱髓鞘病、中至重度充血性心力衰竭及恶性肿瘤患者禁忌使用。药物的不良反应包括机会感染、输注反应、迟发型超敏反应、药物性红斑狼疮、淋巴瘤等。

其他生物疗法还有骨髓移植、血浆分离置换法等。

5.抗生素

某些抗菌药物,如甲硝唑、环丙沙星等对治疗克罗恩病有一定的疗效,甲硝唑对有肛周瘘管者疗效较好。长期大剂量应用甲硝唑会出现诸如恶心、呕吐、食欲缺乏、金属异味、继发多发性神经系统病变等不良反应,因此,仅用于不能应用或不能耐受糖皮质激素者、不愿使用激素治疗的结肠型或回结肠型克罗恩病患者。

6.益生菌

部分研究报道益生菌治疗可诱导活动性克罗恩病缓解并可用于维持缓解的治疗,但尚需更多设计严谨的临床试验予以证实。

(三)治疗计划及治疗方案的选择

由于克罗恩病病情个体差异很大,疾病过程中病情变化也很大,因此治疗方案必须视疾病的活动性、病变的部位、疾病行为及对治疗的反应及耐受性来制订。

1.营养疗法

高营养低渣饮食,适当给予叶酸、维生素 B$_{12}$ 等多种维生素及微量元素。要素饮食在补充营养的同时还可控制病变的活动,特别适用于无局部并发症的小肠克罗恩病。完全胃肠外营养仅用于严重营养不良、肠瘘及短肠综合征的患者,且应用时间不宜过长。

2.活动性克罗恩病的治疗

(1)局限性回结肠型:轻、中度者首选布地奈德口服每次 3 mg,每天 3 次。轻度者可予美沙拉嗪,每天用量3~4 g。症状很轻微者可考虑暂不予治疗。中、重度患者首选系统作用糖皮质激素治疗,重症病例可先予静脉用药。有建议对重症初发病例开始即用糖皮质激素加免疫抑制剂(如硫唑嘌呤)的治疗。

(2)结肠型:轻、中度者可选用氨基水杨酸制剂(包括柳氮磺胺吡啶)。中、重度必须予系统作用糖皮质激素治疗。

(3)存在广泛小肠病变:该类患者疾病活动性较强,对中、重度病例首选系统作用糖皮质激素治疗。常需同时加用免疫抑制剂。营养疗法是重要的辅助治疗手段。

(4)根据治疗反应调整治疗方案。轻、中度回结肠型病例对布地奈德无效,或轻、中度结肠型病例对氨基水杨酸制剂无效,应重新评估为中、重度病例,改用系统作用糖皮质激素治疗。激素治疗无效或依赖的病例,宜加用免疫抑制剂。

上述治疗依然无效或激素依赖,或对激素和/或免疫抑制剂不耐受者考虑予以英夫利昔单抗或手术治疗。

3.维持治疗

克罗恩病复发率很高,必须予以维持治疗。推荐方案有以下几点。

(1)所有患者必须戒烟。

(2)氨基水杨酸制剂可用于非激素诱导缓解者,剂量为治疗剂量,疗程一般为2年。

(3)由系统激素诱导的缓解宜采用免疫抑制剂作为维持治疗,疗程可达4年。

(4)由英夫利昔单抗诱导的缓解目前仍建议予英夫利昔单抗规则维持治疗。

4.外科手术

内科治疗无效或有并发症的病例应考虑手术治疗,但克罗恩病手术后复发率高,故手术的适应证主要针对其并发症,包括完全性纤维狭窄所致机械性肠梗阻、合并脓肿形成或内科治疗无效的瘘管、脓肿形成。

急诊手术指征为暴发性或重度性结肠炎、急性穿孔、大量的危及生命的出血。

5.术后复发的预防

克罗恩病术后复发率相当高,但目前缺乏有效的预防方法。预测术后复发的危险因素包括吸烟、结肠型克罗恩病、病变范围广泛(>100 cm)、因内科治疗无效而接受手术治疗的活动性病例、因穿孔或瘘而接受手术者、再次接受手术治疗者等。

对于术后易复发的高危病例的处理:术前已服用免疫抑制剂者术后继续治疗;术前未用免疫抑制剂者术后应予免疫抑制剂治疗;甲硝唑对预防术后复发可能有效,可以在术后与免疫抑制剂合用一段时间。建议术后3个月复查内镜,吻合口的病变程度对术后复发可预测术后复发。对中、重度病变的复发病例,如有活动性症状应予糖皮质激素及免疫抑制剂治疗;对无症状者予免疫抑制剂维持治疗;对无病变或轻度病变者可予美沙拉嗪治疗。

五、病程观察及处理

(一)病情观察要点

在诊治过程中应密切观察患者症状、体征、各项活动性指标和严重度的变化,以便及时修正诊断,或对病变严重程度和活动度做出准确的评估,判断患者对治疗的反应及耐受性,以便于调整治疗方案。

(二)疗效判断标准

临床将克罗恩病活动度分为轻度、中度和重度。大多数临床试验将患者克罗恩病活动指数

(CDAI)＞220定义为活动性病变。现在更倾向于 CDAI 联合 CRP 高于 10 mg/L 来评价 CD 的活动。

"缓解"标准为 CDAI 低于 150,"应答"为 CDAI 指数下降超过 100。"复发"定义为:确诊为克罗恩病的患者经过内科治疗取得临床缓解或自发缓解后,再次出现临床症状,建议采用 CDAI 高于 150 且比基线升高超过 100 点。经治疗取得缓解后,3 个月内出现复发称为早期复发。复发可分为稀发型(≤1 次/年)、频发型(≥2 次/年)或持续发作型。

"激素抵抗"指泼尼松用量达到 0.75 mg/(kg·d),持续 4 周,疾病仍然活动者。"激素依赖"为下列两项符合一项者:①自开始使用激素起 3 个月内不能将激素用量减少到相当于泼尼松 10 mg/d(或布地奈得 3 mg/d),同时维持疾病不活动。②停用激素后 3 个月内复发者。在确定激素抵抗或依赖前应仔细排除疾病本身特殊的并发症。

"再发"定义为外科手术后再次出现病损(复发是指症状的再次出现)。"形态学再发"指手术彻底切除病变后新出现的病损。通常出现在"新"回肠末端和/或吻合口,可通过内镜、影像学检查及外科手术发现。

"镜下再发"目前根据 Rutgeerts 标准评估和分级,分为:0 级,没有病损;1 级,阿弗他口疮样病损,少于 5 处;2 级,阿弗他口疮样病损,多于 5 处,病损间黏膜正常,或跳跃性大的病损,或病损局限于回结肠吻合口(＜1 cm);3 级,弥散性阿弗他口疮样回肠炎,并黏膜弥散性炎症;4 级,弥散性回肠炎症并大溃疡、结节样病变或狭窄。

"临床再发"指手术完全切除大体病变后,症状再次出现。"局限性病变"指肠道 CD 病变范围＜30 cm,通常是指回盲部病变(＜30 cm 回肠伴或不伴右半结肠),也可以是指孤立的结肠病变或近端小肠的病变。"广泛性的克罗恩病"肠道克罗恩病受累肠段超过 100 cm,无论定位于何处。这一定义是指节段性肠道炎症性病变的累积长度。

六、预后评估

本病以慢性渐进型多见,虽然部分患者可经治疗后好转,部分患者亦可自行缓解,但多数患者反复发作,迁延不愈,相当一部分患者在其病程中因并发症而需进行 1 次以上的手术治疗,预后不佳。发病 15 年后约半数尚能生存。急性重症病例常伴有毒血症和并发症,近期病死率达 3%～10%。近年来发现克罗恩病癌变的概率增高。

(鹿海峰)

第七章 内分泌科常见疾病

第一节 甲状腺功能亢进症

甲状腺是人体最大的内分泌腺体,其分泌的甲状腺激素(TH)促进机体物质代谢、能量代谢以及机体的生长、发育。甲状腺功能亢进症(简称甲亢)是指由于多种因素导致甲状腺功能亢进、TH 分泌过多,造成以神经、循环、消化等系统兴奋性增高和代谢亢进为主要临床表现的疾病总称。

甲状腺功能亢进以弥漫性毒性甲状腺肿,又称 Graves 病最为常见,大约占所有甲亢患者的85%。Graves 病女性患者较男性多见,男女之比为 1∶(4～6),多发在 20～40 岁。该病是一种器官特异性自身免疫性疾病,其发病机制尚未完全阐明。一般认为其发病机制是以遗传易感性为背景,在精神创伤、感染等诱发因素的作用下,引起体内免疫系统功能紊乱,产生异质性免疫球蛋白(自身抗体)而致病。

一、临床表现

本症临床表现与患者年龄、病程和 TH 分泌过多的程度有关。Graves 病典型临床表现主要为甲状腺激素分泌过多综合征、甲状腺肿、眼征。老年人和儿童的临床表现常不典型。

(一)甲状腺激素分泌过多综合征

1.高代谢综合征表现

T_3、T_4 分泌过多及交感神经兴奋性增高,能量、糖、脂肪、蛋白质代谢增加,体质量降低,糖耐量异常。

2.心血管系统表现

心动过速、心律失常、第一心音亢进、心脏扩大、收缩期高血压,其中心率静息或睡眠时仍快。

3.神经系统表现

易激动、焦虑、烦躁、失眠、紧张等,伸舌和双手平举向前时有细震颤,腱反射活跃。

4.消化系统表现

食欲亢进,多食消瘦,大便频繁,肝功能异常。

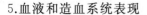

5.血液和造血系统表现

白细胞总数降低,淋巴细胞比例增高,血小板寿命缩短,偶可引起贫血。

6.肌肉骨骼系统表现

肌肉软弱无力,可有甲亢性肌病。

7.内分泌系统表现

甲状腺激素分泌过多综合征可影响性腺和肾上腺皮质功能,早期甲亢患者促肾上腺皮质激素(ACTH)分泌增加,重症患者肾上腺皮质功能可能相对减退或不全。

8.生殖系统表现

女性患者常有月经稀发、闭经,男性患者常有勃起功能障碍,偶见乳腺发育。

9.皮肤及肢端表现

部分患者有典型小腿胫前对称性黏液性水肿,常与浸润性突眼同时或在之后发生。少数患者存在指端粗厚。

（二）甲状腺肿

主要表现为弥漫性、对称性甲状腺肿大,质软(病史久或食用含碘食物较多者质地可坚韧)、无压痛,吞咽时上下移动,也有甲状腺肿大不对称或肿大不明显者。肿大的甲状腺上、下叶外侧可扪及震颤(腺体上部较明显),可听到连续性或以收缩期为主的吹风样的血管杂音,以上为Graves病的重要诊断特征。

（三）眼征

Graves病患者有 25%～50% 伴有不同程度的眼病,其中突眼为重要而又较特异的体征之一。

（四）特殊临床表现及类型

儿童期甲亢临床表现与成人相似,一般后期均伴有发育障碍。18 周岁前一般采用抗甲状腺药物(ATD)治疗,但治疗效果不如成人。

淡漠型甲亢多见于老人,发病较隐匿;症状不典型,常以某一系统的表现突出;眼病和高代谢综合征表现较少,甲状腺常不肿大,但结节发生率较高;血清 TT_4 测定可在正常范围内;全身症状较重。

妊娠期甲亢主要有妊娠合并甲亢和人绒毛膜促性腺激素(HCG)相关性甲亢两种。妊娠合并甲亢者,时有类似甲亢的临床表现,如有体质量不随妊娠时间相应增加、四肢近端肌肉消瘦、静息时每分钟心率超过 100 次表现之一者,应疑及甲亢。HCG 相关性甲亢者,可因大量 HCG 刺激 TSH 受体而出现甲亢,甲亢症状轻重不一,血清 FT_3、FT_4 升高,TSH 降低或不可测出,血 HCG 显著升高,属一过性。

亚临床型甲亢血 T_3、T_4 正常,而 TSH 显著降低,低于正常值下限,不伴有或有轻微的甲亢症状。亚临床型甲亢可发生于 Graves 病早期、手术或放射碘治疗后、各种甲状腺炎恢复期的暂时性临床症状,也可持续存在,成为甲亢的一种特殊临床类型,少数可进展为临床型甲亢。

T_3 型甲亢的临床表现与寻常型相同,一般较轻,但血清 TT_3 与 FT_3 均增高,TT_4、FT_4 正常甚至偏低。

二、实验室检查

(一)TSH 测定

TSH 由脑垂体分泌,是调节甲状腺功能的重要激素。甲状腺功能改变时,TSH 的波动较 T_3、T_4 更迅速、显著,是反映下丘脑-垂体-甲状腺轴功能的敏感指标,对亚临床型甲亢和亚临床型甲减的诊断有着重要意义。大部分甲亢患者 TSH 低于正常低值,但垂体性甲亢患者 TSH 不降低或升高。

(二)血清甲状腺激素水平测定

1.血清 TT_4 与 TT_3

TT_4、TT_3 是反映甲状腺功能重要的指标,不同方法及实验室测定结果差异较大。TT_4、TT_3 的增高可提示甲亢,一般二者浓度平行变化,但在甲亢初期与复发早期,TT_3 上升往往很快,约是正常值的 4 倍,TT_4 上升较 TT_3 缓慢,仅为正常值的 2.5 倍,因此 TT_3 适用于轻型甲亢、早期甲亢、亚临床型甲亢及甲亢治疗后复发的诊断,也是诊断 T_3 型甲亢的特异指标。

TT_4、TT_3 可与甲状腺结合球蛋白(TBG)等特异性结合,且结合率高。TBG 水平变化对 TT_4 的影响较 TT_3 更大些。妊娠、雌激素、病毒性肝炎等可使 TBG 升高,TT_4、TT_3 测定结果出现假性增高;雄激素、低蛋白血症(严重肝病、肾病综合征)、糖皮质激素等可使 TBG 下降,测定结果出现假性降低。

2.血清 FT_4 与 FT_3

血清 FT_4、FT_3 不受 TBG 变化的影响,敏感性、特异性均高于 TT_3、TT_4,更能准确地反映甲状腺的功能状态,但是在不存在 TBG 影响因素的情况下,仍推荐测定 TT_3、TT_4,因其指标稳定,可重复性好。

3.血清 rT_3

rT_3 是 T_4 降解的产物,几乎无生理活性。可在一定程度上反映甲状腺的功能,其血浓度的变化与 T_3、T_4 维持一定比例,基本与 T_4 变化一致。Graves 病初期或复发早期可仅有 rT_3 升高。

(三)甲状腺自身抗体测定

1.TRAb(TSH 受体抗体)

TRAb 包括 TSH 受体抗体、甲状腺刺激抗体(TSAb)和甲状腺刺激阻断抗体(TSBAb)三类。TSH 受体抗体阳性提示存在针对 TSH 受体的自身抗体;TSAb 有刺激 TSH 受体、引起甲亢的功能,是 Graves 病的致病性抗体;TSBAb 可引起甲减。TRAb 检测对初发 Graves 病早期诊断、预测 ATD 治疗后甲亢复发、预测胎儿或新生儿甲亢的可能性有一定的意义。测定方法较多,但易出现假阴性和假阳性结果。

2.甲状腺过氧化物酶抗体(TPOAb)和甲状腺球蛋白抗体(TgAb)

这两种抗体水平能提示自身免疫病因。

(四)甲状腺摄[131]I 率

[131]I 摄取率诊断甲亢的符合率可达 90%。摄[131]I 率升高/减低表示甲状腺的摄碘功能亢进/减退,可鉴别甲亢的病因,不能反映病情严重程度与治疗中的病情变化。摄取率降低,提示亚急性甲状腺炎、安静型甲状腺炎、产后甲状腺炎;摄取率升高,提示缺碘性甲状腺肿;若摄取率升高且伴随高峰前移,提示 Graves 病、多结节性甲状腺肿伴甲亢。随着 TH 和 TSH 检测普遍开展及监测敏感度的不断提高,[131]I 摄取率已不作为甲亢诊断的常规指标。孕妇及哺乳期妇女禁

止做本测定。

(五)促甲状腺激素释放激素(TRH)兴奋试验

TRH 能促进 TSH 的合成与释放,甲亢患者 T_3、T_4 增高,反馈抑制 TSH 的分泌,因此 TSH 不受 TRH 兴奋。甲亢患者一般 TSH 水平无明显增高;TSH 有升高反应可排除 Graves 病;TSH 无反应还可见于垂体疾病伴 TSH 分泌不足、甲状腺功能"正常"的 Graves 眼病等。

三、影像学检查

甲状腺超声检查可测定甲状腺的体积,组织的回声,是否存在甲状腺结节,尤其是临床不易触摸到的小结节,并可确定结节的数量、大小和分布,鉴别甲状腺结节的性状。

核素扫描检查时,甲亢患者颈动、静脉可提前到 6～8 s 显像(正常颈静脉12～14 s 显像,颈动脉 8～12 s 显像),甲状腺在 8 s 时显像,其放射性逐渐增加,显著高于颈动、静脉显像。

甲状腺 CT 可清晰地显示甲状腺和甲状腺与周围组织器官的关系,可发现微小病灶,测定甲状腺的体积和密度,了解甲状腺与周围器官的横向关系,有助于结节性甲状腺肿的诊断。眼部 CT 能清楚地显示眼眶内的结构,评估眼外肌受累及眼球后浸润情况,对眼眶的多种疾病的鉴别诊断有较高价值,尤其是眼球突出的病因诊断。

MRI 多用于确定甲状腺以外病变的范围,对确定肿块与其周围血管的关系价值大于 CT 或其他影像学检查。眼部 MRI 较 CT 能更清晰显示眶内多种软组织的结构和病变范围。但体内有金属物且不能取出时禁做 MRI 检查。

四、诊断标准

(一)功能诊断

甲亢病例诊断一般根据病史和临床表现,配合实验室检查来确诊。临床有高代谢及神经、循环、消化等系统兴奋性增高和代谢亢进的病例,尤其是有甲状腺肿大或突眼者应考虑存在本病可能,小儿、老年或伴有其他疾病的轻型甲亢或亚临床型甲亢临床表现不典型,需要辅以相应的实验室检查。

血 FT_3、FT_4(或 TT_3、TT_4)增高、敏感 TSH(sTSH)<0.1 mU/L 者考虑甲亢;仅 FT_3 或 TT_3 增高,FT_4、TT_4 正常者可考虑为 T_3 型甲亢;血 TSH 降低,而 FT_3、FT_4 正常者,符合亚临床型甲亢。必要时可进一步作敏感 TSH(sTSH)/超敏感 TSH(uTSH)测定和/或 TRH 兴奋试验。

(二)鉴别诊断

较多亚急性甲状腺炎患者有发热等全身症状,且甲状腺肿大疼痛,伴有甲亢症状,T_3、T_4 升高、TSH 及 ^{131}I 摄取率降低。安静型甲状腺炎患者的甲状腺呈无痛性肿大,病程呈甲亢-甲减-正常过程。在甲亢阶段时 T_3、T_4 升高,^{131}I 摄取率降低;甲减阶段 T_3、T_4 降低,^{131}I 摄取率升高。

兼有桥本甲状腺炎和 Graves 病的患者有典型的甲亢临床表现和实验室检查结果,血清 TgAb 和 TPOAb 高滴度,甲亢症状很少自然缓解。少数患桥本假性甲亢(桥本一过性甲亢)患者由于疾病致滤泡破坏,甲状腺激素漏出引起一过性的甲亢,T_3、T_4 升高,^{131}I 摄取率降低,症状常在短期内消失。

甲亢与非甲亢疾病的鉴别,见表 7-1。

表 7-1　甲亢与非甲亢疾病的鉴别

疾病	相同点	不同点
糖尿病	多食易饥,少数甲亢糖耐量减低	无甲状腺肿,甲状腺部位无血管杂音且功能正常
非毒性甲状腺肿	甲状腺肿大,^{131}I 摄取率可增高	单纯性甲状腺肿无甲亢症状与体征,^{131}I 摄取率高峰不前移,T_3 抑制试验阴性,甲状腺功能正常
神经官能症	神经、精神症状相似	神经官能症无高代谢症群、突眼、甲状腺肿,甲状腺功能正常
更年期综合征	情绪不稳定,烦躁、失眠、出汗	更年期甲状腺不肿大且功能基本正常
嗜铬细胞瘤	交感神经兴奋症状	无甲状腺肿,甲状腺功能正常,常有高血压

五、治疗原则

目前,治疗甲亢一般采用药物治疗、放射性 ^{131}I 治疗、手术治疗,治疗时应根据患者具体情况和个人意愿等选择治疗方法。一般情况下年龄较小、病情轻、甲状腺轻中度肿大患者多选择药物治疗;而病情较重、病程长、甲状腺中重度肿大患者多采用 ^{131}I 或手术等根治性治疗方法。儿童患者应先考虑用药物治疗,尽可能避免使用 ^{131}I 治疗。

(一)甲亢的一般治疗

舒缓精神,避免情绪波动,适当休息并给予对症、支持治疗,补充足够热量和营养(糖、蛋白质和 B 族维生素等),忌碘饮食。

(二)甲亢的药物治疗

甲亢治疗药物有抗甲状腺药物、碘及碘化物及 β 受体阻滞剂。

1.抗甲状腺药物

抗甲状腺药物的临床疗效较肯定,治愈率 40%～60%;方便、经济、使用较安全,一般不会导致永久性甲减。但该类药物在临床应用具有局限性,主要是因为治疗用药疗程长 1～2 年至数年,停药后复发率高,可达 50%～60%,少数患者伴发肝损害或粒细胞减少症等。

(1)药物分类:抗甲状腺药物分为硫脲类和咪唑类,前者的代表药物是硫氧嘧啶、丙硫氧嘧啶,后者为甲巯咪唑、卡比马唑。

(2)药物疗程:治疗疗程有长程疗法、短程疗法及阻断-替代疗法等。短疗程法的服药时间小于 6 个月,治愈率 40%;长疗程法的服药时间在 1.5 年以上,治愈率 60%。长程疗法分为初治期、减量期、维持期,药物剂量一般根据病情选择。长程疗法因其治疗效果好而常用,治疗一旦开始一般不宜中断,治疗中如出现症状缓解但甲状腺肿或突眼恶化的情况时,抗甲状腺药物应酌情减量并可加用 L-甲状腺素钠(L-T_4)25～100 $\mu g/d$ 或甲状腺片 20～60 mg/d。

(3)停药指征:长程疗法的停药指征一般为甲亢症状完全缓解;甲状腺肿缩小、血管杂音消失;抗甲状腺药物维持量小;血 T_3、T_4、TSH 正常;T_3 抑制试验及 TRH 兴奋试验正常;TSAb 明显下降或转阴;足疗程。停药时甲状腺明显缩小并且 TSAb 阴性,停药后复发率低;停药时甲状腺肿大或 TSAb 阳性,停药后复发率高,此类患者应延长治疗时间。

(4)注意事项:应用抗甲状腺药物应注意其不良反应,需经常检测肝肾功能和血常规。

2.碘及碘化物

一般用于术前准备和甲亢危象。术前准备时先用抗甲状腺药物(ATD)控制症状,术前 2～3 周应用大剂量碘,使甲状腺减轻充血,质地变韧,便于手术,减少出血。

3.β受体阻滞剂

用于甲亢初治期的辅助治疗,也可用于术前准备或甲状腺危象。改善患者心悸等交感神经兴奋状态,并抑制 T_4 向 T_3 的转化。

(三)手术治疗

甲状腺次全切手术主要是用手术方法切除部分甲状腺组织以减少甲状腺激素的产生,达到治疗甲亢的目的。治愈率可达 70% 以上,治疗后复发率较药物治疗低,但可引起多种并发症。

手术治疗甲亢的适应证:中、重度甲亢,服药无效、复发或不愿长期服药者;甲状腺巨大,有压迫症状者;胸骨后、结节性甲状腺肿伴甲亢者。禁忌证:较重或发展较快的浸润性突眼者;合并心、肝、肾、肺疾病,不能耐受手术者;妊娠早期(3 个月前)及晚期(6 个月后);轻症可用药物治疗者。

术前用抗甲状腺药物治疗至症状控制,患者甲状腺功能接近正常,心率每分钟<80 次,T_3、T_4 在正常范围内。为减少术中出血,术前 2 周加服复方碘溶液。若患者对 ATD 有不良反应或不能缓解症状,可尝试普萘洛尔加碘剂的准备方法。

(四)放射性碘治疗

甲状腺有高度摄取和浓集碘的能力,^{131}I 释放出 β 射线可破坏甲状腺滤泡上皮而减少 TH 分泌,还能抑制甲状腺内淋巴细胞的抗体生成,增强了疗效。^{131}I 治疗具有迅速、简便、安全、疗效明显等优点,且疗程短、治愈率高、复发率低。接受 ^{131}I 治疗时应注意:服 ^{131}I 治疗前 2～4 周避免应用碘剂及含碘的药物;服 ^{131}I 前应空腹,服药 2 小时后方可进食;服药后患者应与家人隔离,尤其是与儿童和妊娠妇女,餐具和水杯与家人分开使用;非妊娠期妇女在接受 ^{131}I 治疗后半年内不宜妊娠;定期复查及随访。

(五)Graves 眼病的治疗

Graves 眼病以男性多见,43% 的患者甲亢与 Graves 眼病同时发生,44% 甲亢先于 Graves 眼病发生,还有 5% 的患者仅有明显突眼而无甲亢症状,称其为甲状腺功能正常的 Graves 眼病。

非浸润性突眼无须特别处理,突眼会随甲状腺功能恢复正常而消失。治疗 Graves 眼病时,对于有临床型甲亢或亚临床型甲亢证据的患者应采取有效的抗甲亢治疗,甲状腺功能恢复正常可使眼睑挛缩、凝视、眶周水肿等症状减轻,可更准确地评价眶内受累程度,选择适当的治疗方案。严重突眼不宜行甲状腺次全切除术,慎用 ^{131}I 治疗。

1.Graves 眼病的局部治疗

高枕卧位;限制钠盐及使用利尿剂减轻水肿;戴有色眼镜保护眼睛,防止强光及灰尘刺激;睡眠时使用抗生素眼膏;睡眠时可用眼罩或盐水纱布敷眼。

2.Graves 眼病的全身治疗

(1)抗甲状腺药物:主要用于甲亢伴明显突眼者,可稳定甲状腺功能,有利于突眼恢复。在治疗过程中应避免发生甲低及 TSH 升高,必要时可用 $L-T_4$(100～200 μg/d)或干甲状腺片(60～120 mg/d)与 ATD 联用。

(2)免疫抑制剂及非特异性抗炎药物:泼尼松每次 10～20 mg,每天 3 次,早期疗效较好,症状好转后减量。一般 1 个月后再减至维持量 10～20 mg/d,也可隔天给予最小维持量而逐渐停药。对糖皮质激素不敏感或有禁忌证的 Graves 眼病患者,可考虑试用奥曲肽,据报道该药物对于抑制球后组织增生有一定的效果。也可试用免疫抑制剂,但需注意血白细胞减少等不良反应。多数研究证实,糖皮质激素和环孢素 A 合用临床效果优于单独使用糖皮质激素。

(3)球后放疗:一般大剂量皮质激素治疗无效或有禁忌证无法使用时考虑应用。

(4)眼眶减压手术对改善突眼和眼部充血症状效果较好。

(杨艳子)

第二节　甲状腺功能减退症

甲状腺功能减退症(简称甲减)是指各种原因引起的甲状腺激素(TH)合成、分泌或生物效应不足所导致的一组疾病。甲减女性较男性多见,男女之比为1∶(5～10),且随年龄增加患病率逐渐上升。新生儿甲减发生概率约为1∶4 000,青春期甲减发病率降低,成年后再次上升。甲减病因较复杂,按起病时间可分为呆小病(克汀病)、幼年型甲减、成年型甲减。

一、病因

呆小病甲状腺功能减退始于胎儿或新生儿,病因有两种:地方性呆小病,即因母体缺碘,供应胎儿的碘不足,胎儿 TH 合成不足或甲状腺发育不全而造成神经系统不可逆的损害;散发性呆小病,胎儿甲状腺发育不全或 TH 合成发生障碍。

幼年型甲状腺功能减退起病于青春期发育前儿童,病因与成人患者相同。成年型甲状腺功能减退起病于成年者,主要有甲状腺激素(TH)缺乏、促甲状腺激素(TSH)缺乏及周围组织对 TH 不敏感三种类型。

(一)TH 缺乏

原发性 TH 缺乏,病因不明。

继发性 TH 缺乏,常见于甲状腺破坏,如手术切除,放射性碘或放射线治疗后;抗甲状腺药物(ATD)治疗过量,摄入碘化物过多,使用过氯酸钾、碳酸锂等;其他因素:甲状腺炎、慢性淋巴细胞性甲状腺炎、伴甲状腺肿或结节的甲状腺功能减退、晚期甲状腺癌和转移性肿瘤。

(二)血清 TSH 缺乏

TSH 缺乏分为垂体性和下丘脑性。前者常见于肿瘤、手术、放疗和产后垂体坏死;后者常见于下丘脑肿瘤、肉芽肿、慢性疾病或放疗。

(三)TH 不敏感综合征

TH 受体基因突变、TH 受体减少或受体后缺陷所致,有家族发病倾向。

二、临床表现

TH 减少可引起机体各系统功能代谢减慢,功能降低。甲减的临床表现一般取决于起病年龄和病情的严重程度,重者可引起黏液性水肿,甚至黏液性水肿昏迷。亚临床型甲减无明显甲减症状与体征,但存在发展为临床型甲减的可能性,也可造成动脉粥样硬化和心血管疾病,妊娠期亚临床甲减可能影响后代的神经智力发育。

(一)呆小病

如甲减发生于胎儿和婴幼儿时期,一般起病较急,可阻碍大脑和骨骼生长发育,导致智力低下和身材矮小,且多不可逆。呆小病患儿起病越早病情越严重。患儿表现为体格及智力发育缓慢、反应迟钝、颜面苍白、眼距增宽、鼻根宽且扁平、鼻梁下陷、口唇厚、舌大外伸、四肢粗短、出牙换牙延迟、骨龄延迟、行走晚且呈鸭步,心率慢、脐疝多见,性器官发育延迟,成年后矮小。

(二)幼年型甲减

幼年型甲减的临床表现介于成人型与呆小病之间。幼儿发病者与呆小病相似,只是发育迟缓和面容改变不如呆小病显著;较大儿童及青春期发病者,类似成人型甲减,但伴有不同程度的生长阻滞。

(三)成年型甲减

成年型甲减多见于中年女性,男女比例为1∶(5～10),发病缓慢、隐匿,有时长达10余年才表现出典型症状,主要表现为代谢率减低和交感神经兴奋性下降,及时治疗多可逆。

1.一般表现

出汗减少、怕冷、动作缓慢、精神萎靡、疲乏嗜睡、智力减退、食欲下降、体质量增加、大便秘结,有的出现黏液性水肿面容(表情淡漠、水肿、眼睑下垂,鼻、唇增厚,毛发脱落无光泽)。

2.低代谢综合征

疲乏嗜睡、行动迟缓,记忆力减退,怕冷无汗,体温低于正常。

3.皮肤表现

苍白或姜黄色,皮肤粗糙、多鳞屑和角化,指甲生长缓慢、厚脆。

4.神经精神系统表现

记忆力、理解力减退、反应迟钝、嗜睡、精神抑郁、严重者可发展为猜疑性精神分裂症,重者多表现为痴呆、木僵或昏睡、共济失调或眼球震颤。

5.肌肉与关节表现

肌肉软弱乏力、偶见重症肌无力,收缩与松弛均缓慢延迟,肌肉疼痛、僵硬,黏液性水肿患者可伴有关节病变,偶有关节腔积液。

6.心血管系统表现

心动过缓、心音低弱、心脏扩大、常伴有心包积液、血压可升高,久病者易发生动脉粥样硬化及冠心病。

7.消化系统表现

食欲减退、便秘、腹胀,甚至麻痹性肠梗阻或黏液性水肿巨结肠,可有胃酸缺乏、贫血。

8.内分泌系统表现

男性勃起功能障碍,女性月经过多、经期长、不孕、溢乳,肾上腺皮质功能偏低、血和尿皮质醇降低。

9.呼吸系统表现

呼吸浅而弱,对缺氧和高碳酸血症不敏感。

10.黏液性水肿昏迷表现

嗜睡、低体温(<35 ℃)、呼吸减慢、血压下降、心动过缓、四肢肌肉松弛、反射减弱或消失,甚至昏迷、休克。

三、实验室检查

(一)生化检查

1.血红蛋白和红细胞

本病可致轻、中度正常细胞正色素性贫血,小细胞低色素性或大细胞型贫血。

2.血脂

甲状腺性甲减胆固醇常升高,继发性甲减胆固醇正常或降低。

3.血氨基酸

同型半胱氨酸(Hcy)增高。

4.其他

血胡萝卜素升高,尿17-酮类固醇、17-羟皮质类固醇降低,糖耐量试验呈扁平曲线,胰岛素反应延迟。

(二)心功能检查

心电图示低电压、窦性心动过缓、T 波低平或倒置,偶有 PR 间期延长(AV 传导阻滞)及 QRS 波时限增加,心肌酶谱升高。

(三)影像学检查

成骨中心出现和生长迟缓(骨龄延迟),成骨中心骨化不均匀呈斑点状(多发性骨化灶),骨骺与骨干的愈合延迟。X 片上心影常为弥漫性双侧增大。甲状腺核素扫描检查可发现和诊断异位甲状腺。

(四)甲状腺激素测定

1.血清总 T_4(TT_4)和血清总 T_3(TT_3)

诊断轻型甲减和亚临床甲减时,TT_4 较 TT_3 敏感,TT_4 降低而 TT_3 正常是早期诊断甲减的指标之一。较重者血 TT_3 和 TT_4 均降低,轻型甲减的 TT_3 不一定下降。TT_4、TT_3 受甲状腺结合球蛋白(TBG)影响,检查结果可出现偏差。

2.血清游离 T_4(FT_4)和游离 T_3(FT_3)

FT_4 和 FT_3 不受 TBG 变化的影响,其敏感性与特异性均高于 TT_4 和 TT_3。甲减患者一般 FT_4 和 FT_3 均下降,轻型甲减、甲减初期以 FT_4 下降为主。

3.血清 TSH 测定

TSH 测定是诊断甲减最主要的指标。甲状腺性甲减,TSH 可升高;垂体性或下丘脑性甲减,常降低,并可伴有其他腺垂体激素分泌低下。当 sTSH(敏感 TSH)≥5.0 mU/L,加测 FT_4、甲状腺球蛋白抗体(TgAb)和甲状腺过氧化物酶抗体(TPOAb),以明确诊断亚临床型甲减或自身免疫性甲状腺病。也可用 TSH 筛查新生儿甲减。

4.TPOAb 和 TgAb 测定

TPOAb 和 TgAb 是确定自身免疫甲状腺炎的主要指标。亚临床型甲减患者存在高滴度的 TgAb 和 TPOAb,进展为临床型甲减的可能性较大。

(五)动态兴奋试验

TRH 兴奋试验:原发性甲减 TSH 基础值升高,TRH 刺激后升高增强;垂体性甲减 TRH 刺激后多无反应;下丘脑性甲减受刺激后 TSH 升高并多呈延迟反应。

四、诊断标准

甲减病例诊断一般根据病史、临床表现和体格检查,再配合实验室检查来确诊。原则是以 TSH 为一线指标,如血 TSH>5.0 mU/L 应考虑可能存在原发性甲减。单次 TSH 测定不能诊断为甲减,必要时可加测 FT_4、FT_3 等,对于处在 TSH 临界值者要注意复查。

（一）甲减诊断思路

甲减临床表现缺乏特异性,轻型甲减易漏诊,如有以下表现之一,可考虑存在甲减的可能:乏力、虚弱、易于疲劳但无法解释;反应迟钝,记忆力明显下降;不明原因的虚浮、体质量增加;怕冷;甲状腺肿,无甲亢表现;血脂异常,尤其是总胆固醇、低密度脂蛋白增高;心脏扩大,有心衰样表现但心率不快。血清 TSH 和 FT_4 正常可排除甲减。

（二）呆小病的早期诊断

呆小病的早期诊断极为重要。早日确诊可尽可能避免或减轻永久性智力发育缺陷。婴儿期诊断本病较困难,应仔细观察其面貌、生长、发育、皮肤、饮食、大便、睡眠等各方面情况,必要时做有关实验室检查。应注意呆小病的特殊面容与先天性愚型(伸舌样痴呆称唐氏综合征)鉴别。

（三）特殊类型甲减的诊断

TSH 不敏感综合征的临床表现不均一。对于无临床表现的患者,诊断较困难。TH 不敏感综合征有三种类型,即全身不敏感型、垂体不敏感型及周围不敏感型。

（四）甲减与非甲状腺疾病鉴别

甲减与非甲状腺疾病贫血、慢性肾炎等疾病,在某些病理性体征上的表现相同,若不能掌握其各自的不同,容易误诊。甲减与非甲状腺疾病鉴别见表 7-2。

表 7-2　甲减与非甲状腺疾病的鉴别

非甲状腺疾病	相同点	不同点
贫血	贫血	甲减可引起血清 T_3、T_4↓ 和 TSH↑
慢性肾炎	黏液性水肿,血 T_3、T_4 均减少,尿蛋白可为阳性,血浆胆固醇可增高	甲减者尿液正常、血压不高,肾功能大多正常
肥胖症	水肿,基础代谢率偏低	肥胖症 T_3、T_4、TSH 均正常
特发性水肿	水肿	特发性水肿下丘脑-垂体-甲状腺功能正常

注:TSH 为促甲状腺素

五、治疗原则

（一）治疗目标

甲减确诊后应及早使用甲状腺制剂替代治疗,一般需终生服药,并根据体征对症治疗。治疗的主要目标是控制疾病,使甲减临床症状和体征消失,将 TSH、TT_4、FT_4 值维持在正常范围内,对于垂体性及下丘脑性甲减,则以把 TT_4、FT_4 值维持在正常范围内作为目标。

（二）替代治疗

替代治疗的药物主要有干甲状腺片、L-甲状腺素钠(L-T_4)、L-三碘甲腺原氨酸(L-T_3)。替代治疗甲状腺激素用量受甲减病情及并发症、患者年龄、性别、生活环境及劳动强度等多种因素的影响,因此替代治疗需个体化调整用药剂量。

甲减药物治疗剂量与患者的病情、年龄、体质量、个体差异有关。临床上有时需要更换替代制剂,替代过程中,需重视个体的临床表现,根据患者不同的情况而定,必要时复查血清 TSH、T_4、T_3、血脂等。

（1）呆小病越早疗效越好,并需要终身服用药物替代治疗。

（2）幼年型黏液性水肿的治疗与较大的呆小病患儿相同。

(3)成人型黏液性水肿应用甲状腺激素替代治疗原则强调"治疗要早,正确维持,适量起始,注意调整"等,必须从小剂量开始应用。

(4)黏液性水肿昏迷是一种罕见的重症,可危及生命,多见于老年患者,预后差。$L\text{-}T_4$作用较慢,需选用作用迅速的$L\text{-}T_3$。

(5)亚临床甲减患者 TSH 水平高于正常,游离 T_3/T_4 正常,无明显甲减症状。若得不到及时的治疗,可转化成典型甲减。血清 TSH 4.5~10 mU/L,可暂不给予 $L\text{-}T_4$,每 6~12 个月随访甲状腺功能;血清 TSH>10 mU/L,可给予 $L\text{-}T_4$ 替代治疗。

(6)妊娠期甲状腺激素缺乏,对胎儿的神经、智力发育影响较大,应进行筛查。一般认为妊娠早期 TSH 参考范围应低于非妊娠人群 30%~50%,TT_4 浓度大约为非妊娠期的 1.5 倍。若妊娠期间 TSH 正常,TT_4<100 nmol/L,则可诊断低 T_4 血症。妊娠前如已确诊甲减,应调整$L\text{-}T_4$剂量,待血清 TSH 恢复至正常范围再怀孕;妊娠期间发生甲减,应立即使用 $L\text{-}T_4$ 治疗。

(7)TSH 不敏感综合征治疗取决于甲减的严重程度。对于临床上无甲减症状,且发育正常,血清 T_3、T_4 正常,仅血清 TSH 增高,这种患者是否需补充 TH 尚无统一意见,有待进一步观察研究。替代治疗一般使用 $L\text{-}T_4$ 和干甲状腺片,TSH 不敏感综合征的治疗特别强调早期诊断和早期治疗,并维持终生。

(8)TH 不敏感综合征目前无根治方法。可根据疾病的严重程度和不同类型选择治疗方案,并维持终生。轻型临床上无症状患者可不予治疗。有症状者宜用 $L\text{-}T_3$,剂量应个体化,但均为药理剂量。周围型甲减患者有些 $L\text{-}T_3$ 剂量使用到 500 $\mu g/d$,才使一些 TH 周围作用的指标恢复正常。全身型甲减者用 $L\text{-}T_3$ 治疗后血清 TSH 水平可降低,甲减症状改善。

(张　谦)

第八章　老年常见内科疾病

第一节　老年肺炎

　　肺炎是老年人的临床常见病,也是导致老年人死亡的主要原因。与一般人群所患肺炎相比,老年人肺炎具有不同的特点,若能针对其特点,采取必要的措施,进行积极预防、早期诊断、合理治疗,对于提高对老年人肺炎诊治水平、改善预后、降低死亡率、减低医疗费用等都具有重要意义。

一、流行病学

　　在老年人中,肺炎是发病率高、死亡率高、危害大的疾病。尽管有越来越多强效、广谱的抗生素可以应用,但肺炎仍是导致老年人死亡的最常见感染性疾病,给社会、家庭造成的损失不可估量。在抗生素广泛运用于临床之前,老年肺炎的发生率大约是青年人的 10 倍,50％以上的肺炎患者是 65 岁以上的老人。北京某医院死因分析显示,肺炎死亡中,89％在 65 岁以上,肺炎已经成为 80 岁以上老人死亡的第一病因。调查发现,＜45 岁人群中肺炎患病率为每 10 万人口中 91 人,＜65 岁的老年人肺炎患病率可达每 10 万人口中 10123 人,而老年人肺炎病死率是非老年人的 3～5 倍。国外老年人肺部感染病死率为 24％～35％,年轻人仅为 5.75％～8.00％,而国内老年人肺部感染病死率高达 42.9％～50.0％。目前,老年肺炎的患病率和死亡率仍是严重问题,肺炎也是导致老年人死亡中最常见的感染性疾病。据统计,1996－2001 年全国呼吸系统疾病死亡人数,占总死亡人数的 18％,仅次于心脑血管病和癌症,位居第三。在众多的呼吸道疾病中,肺炎是主要死因。70 岁以上肺炎患者病死率大于 25％;在死亡老年人中,约有半数以上伴有程度不同的肺炎。肺炎在老年患者尸检中的发现率为 25％～60％。北京医院资料显示,60 岁以上尸检中存在肺炎者 45％。解放军总医院统计 146 例老年肺炎尸检病例,占同期老年尸检的 31.1％。美国 1995 年的统计结果表明,肺炎列死亡顺位的第 6 位,而在老年人升至第四位,在感染性疾病中位列第一。在因肺炎死亡的患者中,85％为 65 岁以上的老年人。70 岁以上者肺炎病死率成百倍地增加。美国估计每年有100 万老年肺炎需住院治疗,估计在美国仅老年肺炎每年医疗费就超过 10 亿美元。

另外,由于在老年人中,吸入性因素很常见,所以吸入性肺炎在老年患者中占重要地位。据统计,社区获得性肺炎中 5%～15% 为吸入性肺炎,吸入性肺炎占住院老年性肺炎的 15%～23%,其病死率占所有因老年肺炎死亡病例的近 1/3。需要注意的是,不是所有吸入性肺炎都有明确吸入病史。研究显示,约 40% 的老年肺炎患者并无明显的吸入病史,此类病例被称为隐性吸入,如急性脑卒中的患者中,有 2%～25% 的患者存在隐性吸入。吸入性肺炎在老年人中尤其是存在中枢神经系统疾病的老年人中很常见,这也是老年人吸入性肺炎难以治疗、死亡率高的主要原因。老年人吸入性肺炎患者中,发病原因多为脑血管病,如脑卒中,患者 10% 死于肺炎,最主要的就是吸入性肺炎。中枢神经系统大脑基底核脑血管病变,可导致黑质、纹状体产生的多巴胺减少,迷走神经释放到咽部和气道的神经肽,即 P 物质减少。而 P 物质被认为是吞咽和咳嗽反射的原动力,因此造成咽喉功能减退或受到抑制,表现为咳嗽和吞咽反射障碍。吸入过程多发生在进食和睡眠中,吸入时若将咽喉部寄植菌带入下气道,便可导致肺部感染。ACEI 类药物引起血清和/或气道中 P 物质增加,可能是其减少吸入性肺炎的机制之一。现在已经开始将 ACEI 类药物作为老年人吸入性肺炎的防治手段之一。

除吸入性因素外,老年人肺炎的发生还有其他危险因素:①呼吸道组织结构退行性变。老年人由于鼻、喉黏膜具有不同程度的萎缩变质,加温及湿化气体功能,喉头反射与咳嗽反射减弱等,导致上呼吸道保护性反射减弱,病原体容易进入下呼吸道;老人鼻部软骨弹性降低,吸入阻力增加,用口呼吸增多,易于产生口咽干燥,加之口腔卫生不良或原有咽喉、口腔内的慢性病灶,病原体易在上呼吸道定植,并且繁殖,发生支气管-肺部吸入性感染;喉、咽腔黏膜萎缩,感觉减退所引起的吞咽障碍,使食物容易呛入下呼吸道。骨质疏松,脊柱后凸和肋软骨钙化,肋间肌和辅助呼吸肌萎缩,胸廓活动受限,并由扁平胸变为桶状胸,使肺通气功能下降;气管支气管黏液纤毛功能下降,咳嗽反射差,肺组织弹性减退等导致排痰功能降低。②合并多种慢性基础疾病伴随老龄出现的多种慢性疾病,易于导致老人的肺部感染率和病死率增加。临床观察发现,99% 的老年肺炎患者至少患有一种或多种基础疾病。刘慧等报道老年人肺炎合并基础疾病者达 67.1%,孙勇等报道老年人肺炎合并基础疾病者达 76.1%,合并 2 种基础疾病者 35.3%,Riquelme 等对 101 例老年肺炎分析发现,30% 患有慢性阻塞性肺疾病,38% 有心脏病,26% 有神经系统疾病,17% 有糖尿病,5% 有恶性肿瘤,4% 患有肾衰竭和 4% 有肝脏疾病。易于诱发老人发生肺炎的疾病常见于糖尿病、COPD、充血性心力衰竭、脑血管病、肿瘤、营养不良、痴呆、帕金森病、水肿、失动等。③免疫力减弱老龄化带来的免疫老化也促进了老年人呼吸道感染的发生。越来越多的最新数据表明,中性粒细胞的功能受损,即吞噬和杀灭病原微生物的能力下降,是老年呼吸道感染防御降低的原因之一。老年人最常见的免疫缺陷是适应性的免疫反应下降,表现为幼稚 T 细胞亚群减少,细胞因子产物(尤其是 IL-2)和重要的细胞表面受体(IL-2 受体、CD28)显著下降,以及由抑制 T 细胞免疫的炎症因子(如 IL-10、前列腺素 E2 等)引起的 T 细胞反应受抑制。④流行性感冒。已证实流感是导致老年人肺炎发生率和病死率增加的一个重要原因。⑤其他因素如长期吸烟,各器官功能下降,御寒能力降低,容易受凉感染,营养不良,集体居住,近期住院,气管插管或留置胃管,健康状态较差,近期手术,加之行动障碍,长时间卧床,睡眠障碍而长期使用安眠药等均可增加老年人肺炎的易感性。

另外,老年肺炎中以中毒型肺炎,即休克性肺炎多见。据有关资料报道,老年肺炎中 2/3 为中毒型,这可能与老年人机体抵抗力低下有关,感染后容易波及全身,从而引发感染中毒性休克反应。它可以是原发的,也可以继发于慢性呼吸道感染基础上,或继发于其他系统疾病,特别是脑血管病、心血管病、糖尿病及肝、肾等疾病。

老年性肺炎病死率高，主要包括以下原因：①病原体变迁；②不合理使用抗生素；③病原学检查困难；④临床表现不典型；⑤医院获得性肺炎；⑥免疫功能低下；⑦呼吸道防御机制下降；⑧基础病多。

二、定义和分类

肺炎按照发病地点过去传统分为 3 种。①社区获得性肺炎（community-acquired pneumonia，CAP）：指在社区环境中罹患的感染性肺实质炎症，包括在社区感染而在住院后（通常限定为入院 48 小时内或在潜伏期内）发病者；②护理院获得性肺炎（nursing home acquired pneumonia，NHAP）：其发生率、严重程度和预后等方面介于 CAP 和 HAP 之间；③医院获得性肺炎（hospital-acquired pneumonia，HAP）：指患者入院≥48 小时后发生的肺炎，且入院时未处于潜伏期。HAP 又可再分为早发 HAP（住院 5 天）和晚发 HAP（住院＞5 天）。其中，NHAP 的发病率为（69～115）/1 000 居住者，介于 CAP 和 HAP 之间，是 CAP 的 2～3 倍。近 10 余年来，发现肺炎住院患者通常是由于多种耐药（multidrug-resistant，MDR）病原菌引起。其原因包括在院外广泛使用广谱口服抗生素、门诊输注抗生素增加、过早让患者从急诊室出院、老年人增加及过度使用免疫调节治疗。目前 ATS 根据是否存在 MDR 病原菌所导致的感染将肺炎分为社区获得性肺炎（CAP）和医疗保健相关性肺炎（health care-associated，HCAP），HCAP 包括医院获得性肺炎（HAP）和呼吸机相关性肺炎（ventilation-associated，VAP）。新的分类方法主要是指导经验性使用抗生素，但亦存在缺陷，如不是所有的 MDR 病原菌都与危险因素相关，诊断过程中，应进行个体化考虑，如存在 MDR 感染的危险因素也不能排除存在引起 CAP 的常见病原菌。HCAP 临床情况与可能的致病菌关系见表 8-1。

表 8-1　HCAP 临床情况与可能的致病菌关系

临床情况	病原菌			
	MRSA	铜绿假单胞菌	不动杆菌属	MDR 肠球菌
住院＞48 小时	+	+	+	+
3 个月前住院＞2 天	+	+	+	+
家庭护理或医疗保健机构	+	+	+	+
前 3 个月使用过抗生素		+		+
慢性透析	+			
家庭输液治疗	+			
家庭创伤护理	+			
家人有 MDR 感染	+			

注：MDR：多重耐药；MRSA：耐甲氧西林金黄色葡萄球菌

三、临床特点

老年社区获得性肺炎（CAP）大多数起病缓慢，于冬春季节变化时多发。由于老年人各系统、器官的储备功能丧失，以及应激反应受损，某器官系统的疾病会导致另一器官系统的失代偿，导致疾病的不典型表现，即临床表现各异。但老年人在突然发生疾病或疾病加重时，又会出现一些共有的表现,这些共有的表现被归纳为活动受限、稳定能力下降、便失禁、意识障碍。这些表现非常常见,几乎任何疾病都可以有上述 4 种症状。

(一)基础疾病多

老年人肺炎往往伴有基础疾病,如慢性支气管炎、慢性阻塞性肺气肿及肺心病、高血压、冠状动脉粥样硬化性心脏病、糖尿病、脑血管疾病、肺癌等。王新梅的结果提示慢性阻塞性肺病占36.3%,脑血管病26.5%,心血管疾病24.5%,糖尿病19.6%,肿瘤10.8%,其他6.9%,部分患者同时有两种或多种疾病。

(二)发热等全身症状

老年性肺炎患者体温正常或不升高者达 40%～50%,而且即使发热也大多数都是轻、中度的发热。Moreira 等采用回顾性研究以比较 257 例住院的≥65 岁老年人和<65 岁非老年人CAP 患者的临床特征。老年人组 54.1%的患者发热,非老年人组 81.5%的患者发热。与非老年组相比,老年肺炎临床表现不典型,常缺乏发热、胸痛、咳嗽、咳痰等。往往表现为意识状态下降、不适、嗜睡、食欲缺乏、恶心、呕吐、腹泻、低热,甚至精神错乱,大小便失禁或原有基础疾病恶化。有研究提示呼吸频率增快(>26 次/分)可能是个很好的预示下呼吸道感染的指标,通常呼吸困难较其他临床表现早出现 3～4 天。老年性肺炎患者更多地表现为乏力、食欲缺乏。部分老年患者可表现为其他系统为主的临床表现,如消化系统症状。孙勇等回顾性分析 113 例老年肺炎患者的临床资料,消化道症状 49 例(43.3%),意识障碍 46 例(40.7%),口唇周疱疹 27 例(23.8%)。

(三)呼吸道症状

只有半数的患者有咳嗽和咳痰。老年人咳嗽无力、痰多为白色黏痰或黄脓痰、少数患者表现为咳铁锈色痰及痰中少量带鲜红色血。呼吸困难较常见。胸痛表现也相对少见,Moreira 等比较老年人组胸痛27.0%,非老年人组为 50.0%。

(四)肺部体征

老年肺炎肺部体征可因脱水、浅快呼吸、上呼吸道传导音干扰等因素而改变,所以常不具备诊断意义。通常也缺乏肺实变体征。典型肺实变少见,主要多表现为干、湿啰音及呼吸音减低。并发胸腔炎时,可听到胸膜摩擦音,并发感染中毒性休克可有血压下降及其他脏器衰竭的相应体征。

(五)并发症多

老年性肺炎并发症较多,最常见并发呼吸衰竭和心力衰竭,尤其已经有缺血性或高血压性心脏病的患者,心律失常颇常见。约 1/3 老年肺炎患者特别是年龄>85 岁的患者易于并发急性意识障碍和精神障碍,如谵妄等。其他如酸碱失衡、水及电解质紊乱、消化道大出血、急性心肌梗死及多器官衰竭常见。

(六)血常规检查

老年人发生肺炎时可无白细胞升高,并且多不升高,白细胞升高仅占半数或更低,90%有核左移,50%有贫血。

(七)血生化及炎症指标检查

血 C-反应蛋白增加(CRP)、前降钙素原(PCT)增高提示细菌感染并依此可以判断感染程度及对治疗反应的依据,D-二聚体水平增高,提示感染严重度、凝血受累及是否合并肺动脉栓塞,其动态变化对判断老年重症肺炎的预后具有重要的意义。重症肺炎伴有肝、肾功能及心肌细胞累及时可有 ALT、AST、BIL、LDH、CK、CK-MB、BNP、BUN、CRE 增高,合并横纹肌溶解可有血肌红蛋白明显增高伴有 LDH、CK 的明显增高,常伴低钠血症、偶伴高钠血症。

(八)影像学检查

X 线检查是肺炎最可靠的诊断手段,但对老年肺炎的诊断则欠缺可靠性。日本学者村上元孝对 51 例老年肺炎部位的 X 线诊断与病理解剖结果对比观察,结果只有 37 例 X 线照片上考虑有肺炎。考虑原因是老年肺炎患者呼吸次数增加,有的老年肺炎患者则不能在拍片时做呼吸暂停动作,而拍出的 X 线片效果降低,不易做出诊断;另外的原因是部分老年肺炎患者不易搬运,只能用床旁机拍片,效果不佳,从而影响 X 线诊断。

X 线胸片和/或胸部 CT 检查多呈小片状或斑片状影,少数呈大片状、网状影。可发生于单侧或者双侧,肺炎类型可以表现不一致,以支气管炎、小叶性肺炎多见,王新梅等统计支气管肺炎样表现约 51.2%,间质性肺炎样表现约 24%,大叶性肺炎样约 15.2%,肺脓肿约 8%,球形肺炎约 15.2%,同时伴有胸腔积液者 17.6%,伴肺不张者 10.4%。老年吸入性肺炎好发于右肺下叶,多为支气管肺炎、间质性肺炎和肺部实变表现,并有肺不张、肺脓肿、肺气肿及肺纤维化等并发症。特别要指出的是老年肺炎在感染早期、脱水状态和白细胞减少症的患者中,X 线可表现为相对正常。COPD 和肺大疱的患者也常无肺炎的典型表现。合并肺间质纤维化、ARDS 或充血性心力衰竭时,肺炎难以与基础病鉴别。

(九)细菌学检查

老年人 CAP 和 HAP 留取标本相对困难,即使能够获取标本,也有被寄植菌污染的可能,因此明确病原菌更加不易。VAP 可经过气管镜采集痰标本,对明确病原菌有意义。我国采取痰培养和血培养方法检测老年性肺炎的病原菌。痰检查是发现老年肺炎肺部异常最有效辅助诊断方法。

1.痰细菌学检查

人体喉以上呼吸道黏膜表面及其分泌物含有众多的微生物,"正常菌群"包括 21 属、200 种以上,而且细菌浓度可以非常高。老年、重症或住院患者上呼吸道细菌定植明显增加。正常菌群中某些污染菌营养要求低、生长迅速影响痰液中致病菌的分离普通痰培养易受定植菌污染,加上老年人咳痰往往困难,所以直接留痰检查特异性较差。经纤维支气管镜吸引痰液的侵袭性检查能提高检查的特异性,但是会增加检查的困难性、风险性及检查费用。由于这些原因,所以在老年肺炎诊断中的作用存在许多争议。现在的观点是,单纯痰菌检查阳性不能确立肺炎的诊断,只能提供一些辅助信息;在应用抗菌药前的痰菌检查有利于经验性用药的选择。重症肺炎可因痰菌检查而受益。对重症病例、疑难病例或抗感染治疗失败的病例以及免疫抑制宿主肺部感染,需要有准确的病原学诊断,应积极采用可避免口咽部定植污染的下呼吸道标本直接采样技术。现有方法主要包括环甲膜穿刺经气管吸引、经胸壁穿刺肺吸引、经纤维支气管镜或人工气道吸引或防污染标本毛刷采样、经纤维支气管镜防污染支气管肺泡灌洗等,各有优缺点,由于均系创伤性检查,选用时应注意掌握指征。但不推荐为老年肺炎的临床常规检查方法。

除痰培养外,尚需作痰直接涂片,若鳞状上皮细胞<10/HP,白细胞>25/HP,使痰培养结果可信度较高。

2.血细菌学检查

老年人菌血症较青年人多见。一项研究对 192 例 24 小时内无发热的老年肺炎患者进行血培养,25 例阳性,说明发热并非血培养的绝对指征。

3.其他检查

可采用血清学或 PCR 方法检测军团菌、支原体、衣原体及病毒等病原体。当其滴度呈 4 倍以上增长时更具有临床诊断意义,但有时滴度增高时需要一定的时间,往往作为回顾性的诊断。目前 PCR 技术临床仅用于分枝杆菌及肺孢子菌的检测,对其他病原体检测还仅限于实验室研究。

(十)病原学

大多研究都提示老年肺炎在致病菌方面有自己的特点。国外许多学者对社区获得性肺炎(CAP)的病原体做了相关研究,感染的病原体包括细菌、病毒、真菌和原虫,门诊和住院患者的病原菌具有区别(表 8-2),新的肺炎致病菌包括 handaviruses、偏肺病毒、引起急性严重呼吸综合征的冠状病毒及社区获得性耐甲氧西林金黄色葡萄球菌(community-acquired strains of methi-cillin-resistant staphylococcus,CA-MRSA),CAP 主要是细菌感染所致,其中最重要的是肺炎链球菌和流感嗜血杆菌,且多数研究显示肺炎链球菌是最常见的病原体。老年患者由于基础疾病多、免疫力低下易致反复感染,其革兰氏阴性杆菌感染的概率明显增加。在考虑常见病原菌以外,也要结合危险因素和患者的严重程度来判断是否存在非典型病原菌(如病毒、支原体、衣原体、嗜肺军团菌等),病毒常见的有流感病毒、腺病毒、呼吸道合胞病毒及副流感病毒等,非典型原体对 B-内酰类抗生素治疗无效,选用抗病毒药物或大环内酯类药物治疗,此外,有 10%～15% 的 CAP 为典型与非典型原体混合感染。有吸入危险因素时,要考虑存在厌氧菌的感染,厌氧菌肺炎往往合并有肺脓肿、肺内小脓肿和肺炎旁胸腔积液。金黄色葡萄球菌肺炎通常与伴发流感病毒感染,但近年来发现 MRSA 是 CAP 的原发病原菌,尽管很少见,但临床医师必须意识到 MRSA 感染可引起严重的后果,目前还不清楚是医院的 MRSA 带到社区,还是社区本身就存在 MRSA。但 CA-MRSA 可引起健康人的感染,与患者的健康情况无关。国内统计资料显示,在社区获得性肺炎(CAP)中,链球菌肺炎是老年肺炎的最常见致病原,嗜血流感杆菌占第 2 位,革兰氏阴性杆菌较少见。但是在 CAP 的病原菌检测中,有 50% 以上的患者不能检测出病原菌,只能根据流行病资料结合危险因素判断可能的病原菌(表 8-3)。

表 8-2　CAP 门诊和住院患者的病原菌

门诊患者	未住 ICU 患者	住 ICU 患者
肺炎链球菌	肺炎链球菌	肺炎链球菌
肺炎支原体	肺炎支原体	金黄色葡萄球菌
流感嗜血杆菌	肺炎衣原体	军团属菌
肺炎衣原体	流感嗜血杆菌	革兰氏阴性杆菌
C.pneumoniae	军团属菌	流感嗜血杆菌
呼吸道病毒＊	呼吸道病毒＊	

注:病原菌按发生顺序排列。ICU:重症监护病房;＊流感病毒 A 和 B、腺病毒、呼吸道合胞病毒

表 8-3　CAP 根据流行病资料结合危险因素判断可能的病原菌

危险因素	可能病原菌
醉酒	肺炎链球菌,口腔厌氧菌,肺炎克雷伯杆菌,不动杆菌属,分枝杆菌,结核杆菌
COPD 或吸烟	流感嗜血杆菌,铜绿假单胞菌,军团菌,肺炎链球菌,卡他莫拉菌,肺炎衣原体
结构性肺疾病(如支气管扩张)	铜绿假单胞菌,金黄色葡萄球菌,Burkholderia cepacia

续表

危险因素	可能病原菌
痴呆,脑卒中	口腔厌氧菌
意识状态下降	革兰氏阴性肠杆菌
肺脓肿	CA-MRSA,口腔厌氧菌,真菌,结核杆菌,非典型分枝杆菌
到 Ohio 或 St.Lawrence 河谷旅游	组织胞浆菌
到美国西南旅游	Hantvirus,Coccidioides spp.
到东南亚旅游	禽流感病毒,Burkholderia pseudomallei
2 周前住旅馆或乘船旅游	军团菌
当地流感流行	流感病毒,金黄色葡萄球菌,肺炎链球菌
接触鸟或蝙蝠	组织胞浆菌
暴露鸟	鹦鹉衣原体
暴露兔	Francisella tularensis
暴露绵羊、山羊、parturient 猫	Coxiella burnetii

注:CA-MRSA:社区获得性耐甲氧西林金黄色葡萄球菌;COPD:慢性阻塞性肺疾病

医疗保健相关性肺炎(health care-associated,HCAP),以前多数研究集中在呼吸机相关性肺炎(VAP),但从引起肺炎的病原菌及治疗策略角度看,治疗 VAP 与治疗 HAP 和 HCAP 的策略相似,不同于 CAP 的治疗策略。其共同点是治疗策略都依赖于痰培养作为微生物的诊断。其感染的病原菌均为在医院或医疗保健相关场所的定植菌。所以美国胸科学会(ATS)最新的分类为 HCAP,其中包括 VAP 和 HAP,但这一分类仍存在缺陷。

在呼吸机相关性肺炎(VAP)中,病原菌分为多重耐药菌(MDR)和非多重耐药(non-MDR)菌(表 8-4),非多重耐药肺炎中常见的病原菌与重症 CAP 相同,为肺炎链球菌、其他链球菌、流感嗜血胞菌、MSSA、抗生素敏感的肠球菌、肺炎克雷伯杆菌、肠杆菌属、变形杆菌和其他革兰氏阴性杆菌则常见,占 50%~70%,发生于机械通气 5 天内。多重耐药菌(MDR)常见的病原菌有铜绿假单胞菌、MRSA、不动杆菌属、抗生素耐药的肠球菌、产超广谱酶(ESBL)的克雷伯杆菌及肺炎军团菌等。铜绿假单胞菌、MRSA、不动杆菌属可以从一个医院传到另一个医院、也可以从一个病房传到另一个病房,因此尽管是早发 VAP,如具有 MDR 菌危险因素,在治疗中也要考虑到其为致病菌的可能。真菌和病毒很少引起 VAP,也很少引起病毒的暴发流行。VAP 的危险因素包括机械通气时间延长、口腔和咽喉部及气囊上方的定植菌的吸入,细菌可以在气管插管表面形成生物膜阻止抗生素和机体对其杀菌作用,最主要的危险因素是抗生素选择压力及院内或病房内的交叉感染。

表 8-4 VAP 的常见病原菌

非 MDR 病原菌	MDR 病原菌
肺炎链球菌,其他链球菌	铜绿假单胞菌
流感嗜血杆菌	MRSA
MSSA	不动杆菌属
抗生素敏感的肠球菌(Enterobacteriaceae)	耐药肠球菌
大肠埃希菌	大肠埃希菌

续表

非 MDR 病原菌	MDR 病原菌
肺炎克雷伯杆菌	产 ESBL 克雷伯杆菌属
Proteus spp	军团菌属
肠杆菌属	Burkholderiacepacia
Serratia marcesens	Aspergillus spp

注:MDR:多重耐药;ESBL:产超广谱酶;MSSA:甲氧西林敏感金黄色葡萄球菌;耐 MRSA:耐甲氧西林金黄色葡萄球菌

下呼吸道的防御机制目前还不清楚,因为所有插管的患者均有微量吸入,但只有约 1/3 的患者并发 VAP。有研究表明因脓毒血症和创伤入 ICU 的重症患者,免疫功能处于麻痹状态,可持续几天,这可以引起 VAP 的发生,但其免疫麻痹的机制还不清楚,有研究表明高血糖可影响中性粒细胞的功能,因此,VAP 患者可输注胰岛素将血糖控制在正常水平,但一定要注意低血糖的发生。VAP 的发病机制和预防策略见表 8-5。

表 8-5 VAP 的致病机制与相应的预防策略

致病机制	预防策略
口咽部细菌寄植	避免长时间使用抗生素
气管插管期间大量口咽部的吸入	昏迷患者短期预防使用抗生素[a]
胃食管反流	幽门后肠内营养[b] 避免过多胃内残留物
使用胃动力药物	
胃内细菌过快生长	避免应用为预防消化道内出血抑制胃酸的药物,增加胃液 pH
使用非消化道吸收抗生素进行选择性消化道去污染(SDD)[b]	
其他寄植细菌患者的交叉感染	洗手,特别是用酒精擦洗,加强感染控制教育[a]
隔离,重新使用设备的清洗	
大量吸入	气管插管,避免使用镇静剂,小肠减压
沿着气管插管周围微量吸入	
气管插管	无创机械通气[a]
上有创呼吸机时间过长	进行每天唤醒[a],撤机试验[a]
吞咽功能异常	早期行气管切开[a]
气管插管囊上分泌物	抬高床头[a],使用特殊气管插管持续囊上滞留物吸引[a]
避免插管,减少镇静剂及转运	
免疫功能下降	控制血糖[a],降低输血指征,特殊成分肠内营养

注:a 预防策略至少有一项循证医学证实有效;b 预防策路循证医学结果阴性或存在争议

医院获得性肺炎(HAP)和 VAP 病原菌相似,主要区别在于 HAP 有气管插管,其免疫功能好及感染的病原菌多为非多耐药菌,因此在治疗中多考虑单一抗生素治疗。吸入是 HAP 的常见危险因素,未插管的患者易引起大量的吸入及因呼吸道感染导致低氧血症均是引起厌氧菌感染的可能,但临床上没有明确的大量的吸入的患者,也不必选用厌氧菌抗生素的治疗。HAP 和 VAP 不同的是 HAP 很难获得病原学结果,因未插管,痰留取很困难,而且很难留到合格的痰,血培养阳性结果低于 15%,因此在治疗过程中,没有细菌结果来指导抗生素的选择。在 MDR 菌高危因素中,治疗过程中很少可能进行降阶梯治疗,但在非 ICU 的患者,患者具有好的抵抗力,抗生素治疗的失败率及患者的死亡率明显低于 VAP。

国内目前仍用过去的分类方法进行研究,陆慰萱报道 20 世纪 80 年代 31 例老年肺炎,革兰氏阴性杆菌占 77%,其中铜绿假单胞菌占 48.39%,克雷伯杆菌 17.35%,大肠埃希菌占 9.68%;金黄色葡萄球菌占 16.1%。王新梅等报道调查 125 例老年性肺炎的致病菌中,革兰氏阴性杆菌占主要地位,肺炎克雷伯杆菌、大肠埃希菌及铜绿假单胞菌是常见的致病菌。混合性感染常见。近年一些资料显示,社区获得性肺炎中,革兰氏阴性杆菌所占比例也增大。在一项 315 例社区获得性肺炎的患者痰培养资料中,与非老年患者相比,老年患者的痰培养阳性率高,以革兰氏阴性杆菌为主,主要为铜绿假单胞菌、肺炎克雷伯杆菌、阴沟肠杆菌、不动杆菌属、真菌。口咽部革兰氏阴性杆菌的寄植是 HAP 重要的危险因素,寄植率与住院时间和疾病的严重程度相关。有研究显示中度病情的患者寄植率为 16%,而危重患者达到 57%,在 ICU 中,75% 发生呼吸机相关性肺炎(VAP)的患者肺炎发生前存在口咽部细菌寄植。而院外和院内肺炎病原分布的差异可能反映了老年住院患者口咽部革兰氏阴性寄殖菌增多,及严重相关疾病导致免疫力下降和对致病菌易感。

无论院外或院内老年肺炎,厌氧菌感染均可能是主要病原,但是,不能以咳出的痰液作厌氧菌培养来判断是否存在厌氧菌感染,这是没有意义的。厌氧菌感染多发生于有神经系统疾病,如急性脑卒中、意识障碍、吞咽障碍或应用镇静剂等情况下的老年性患者,因为这部分人中大多存在有误吸倾向。

军团菌肺炎在老年人中也较年轻人多见。高龄本身就是军团菌感染的高危因素,60 岁以上感染军团菌的危险性是年轻人的 2 倍。所以在感染老年人的肺炎病原中,军团菌占有重要地位。军团菌肺炎大多呈散发性,偶有暴发性流行,可能与水污染有关,流行多发生于人群聚集的地方,如旅馆或医院。由于一般病原学检查难以兼顾军团菌,所以军团菌感染也常常被疏漏。分离军团菌,需要采用特殊检查技术,如采取呼吸道分泌物进行直接荧光抗体染色和采用特殊培养基进行细菌培养。应用通过血清军团菌抗体的检测可以诊断军团菌肺炎。若滴度呈 4 倍以上的增加,可以作为诊断。

条件致病菌、真菌及耐药性细菌的感染近年来也逐渐增多,这可能与免疫抑制剂及大量广谱抗生素的应用有关,在老年人肺炎中,如果一般抗菌治疗效果不佳时,需要警惕这些特殊病原体的感染。

病毒性肺炎也在老年人中占有一定比例。可引起老年肺炎的病毒有流感病毒、副流感病毒、呼吸道合胞病毒和腺病毒。最主要的是流感病毒,发生率与年龄相关,70 岁以上老年人的发生率是 40 岁以下者的 4 倍。在美国,曾持续多年,65 岁以上老人占流感相关死亡率的 90%,病毒性肺炎多发生于冬春季节交替时,且常呈现流行性或者暴发性。

四、老年肺炎诊断

老年人由于临床表现较年轻人不典型或与基础疾病的表现相混淆,因此极易漏诊和误断,而这种延误常常会带来老年人肺炎的高死亡率。但是,只要能透过现象看本质,多方兼顾,提高对疾病的认识,仍然能够在早期做出诊断,降低死亡率。诊断中,关键是充分了解老年人基础病史,重视老年人易患肺炎的危险因素,掌握老年肺炎的隐匿性和不典型表现,对其保持足够的警惕,对一些非呼吸系统症状,如一般健康状况的恶化,心力衰竭的发生和加重,神志和意识的改变,突然休克等,当一般原因不能解释时,应想到肺炎的可能,及时进行各种检查,包括临床体检、胸部

X线检查、各种实验室检查及细菌学检查。

(一)临床诊断

确定肺炎的诊断是否成立,老年人肺炎的诊断同"指南"中的标准。但应注意,胸部X线检查虽然传统上被认为是肺炎诊断的金标准,但在老年肺炎感染的早期、脱水状态和白细胞减少症的患者,X线可表现为相对正常;COPD和肺大疱的患者常无肺炎的典型表现;合并肺间质纤维化、ARDS或充血性心力衰竭时,肺炎难以与基础疾病相鉴别;肺癌、过敏性肺炎、肺动脉栓塞、风湿免疫病肺部表现、肺结核、胸膜疾病、炎性假瘤等均要进行细致鉴别。同时详细的病史询问也很重要。痰液检查在老年肺炎诊断中的作用存争议,因痰涂片和培养易受定植菌污染,特异性较差。经纤维支气管镜的侵袭性检查虽然提高了检查的特异性,但存在安全性、操作困难和价格等问题。血培养对于住院患者应作为常规检查。血常规、生化检查和血气分析等有利于对疾病严重程度和预后进行判断。

(二)评价肺炎严重程度病情评估对老年肺部感染十分重要

目前评价严重程度有肺炎严重指数(PSI)评分和CURB-65(包括意识障碍、血尿素氮水平、呼吸频率、血压),但因老年人临床表现不典型是否适用于老年人还有待循证医学的研究,VAP采取的临床肺部感染评分(CPIS)(表8-6),CPIS可以作为治疗效果的评价。目前我国重症肺炎的诊断标准:①意识障碍;②呼吸频率>30次/分;③PaO_2<8.0 kPa(60 mmHg)、PaO_2/FiO_2<300,需行机械通气治疗;④血压<12.0/8.0 kPa(90/60 mmHg);⑤X线胸片显示双侧或多肺叶受累,或入院48小时内病变扩大≥50%;⑥尿量<20 mL/h,或<80 mL/4 h,或急性肾衰竭需透析治疗。另外,年龄>65岁,基础疾病较重或相关因素较多,白细胞数>20×10⁹/L或<4×10⁹/L,或中性粒细胞计数<1×10⁹/L;$PaCO_2$>6.7 kPa(50 mmHg);血肌酐>10 μmol/L或血尿素氮>7.1 mmol/L;血红蛋白<90 g/L或血细胞比容<0.30;血浆清蛋白<25 g/L,也可作为重症肺炎的诊断依据。

表 8-6　临床肺部感染评分(CPIS)

判断标准	评价分数
发热(℃)	
≥38.5 但<38.9	1
>39 或<36	2
白细胞	
<4 000/μl 或>11 000/μl	1
中性粒细胞>50%	1(增加)
氧合(mmHg)	
PaO_2/FiO_2<250 和没有 ARDS	2
X线胸片	
局限渗出影	2
散在或弥散渗出影	1
进展的渗出影(不是 ARDS 或 CHF)	2
气管吸出痰	
中度或高度	1

判断标准	评价分数
革兰氏染色形态相同病原菌	1（增加）
最高分数	12

注：肺部阴影进展不清楚，气管吸引培养结果在诊断早期无法判断；最高最初评分 8～10 分；ARDS：急性呼吸窘迫综合征，CHF：慢性心力衰竭

（三）病原菌诊断

判断致病菌和是否存在多重耐药菌（multi-drug resistence，MDR；见表 8-1、表 8-2）。在初始治疗前分析最可能的致病菌，尤其 MDR 菌，对初期经验性治疗十分重要。可以根据全国或地区细菌监测数据，结合本单位的观察及患者个体的情况（危险因素）判断致病菌。如 65 岁、3 个月内应用过 β-内酰胺类抗生素、酗酒者、免疫抑制性疾病及多种并发疾病是老年人感染耐甲氧西林的肺炎链球菌（PRSP）的危险因素；而养老院的老年人、患有心脏病、多种并发疾病及最近用过抗菌药者具有感染肠杆菌科细菌的风险；铜绿假单胞菌感染的危险因素包括结构性肺疾病（支气管扩张）、激素治疗（泼尼松＞10 mg/d）、广谱抗菌药治疗＞7 天及营养不良等；老年肺部感染多合并有吸入因素，60％以上存在误吸，特别是因中枢神经系统疾病导致吞咽功能障碍的患者。

HCAP 中 VAP 和 HAP 的病原菌如上所述（见表 8-1，表 8-4）。患者感染多重耐药的危险因素包括 3 个月内使用过抗菌药物、住院≥5 天、在社区或医院病房中存在高频率耐药菌、有免疫抑制性疾病和/或使用免疫抑制剂治疗，以及具有以下各种基础疾病：昏迷、心力衰竭、糖尿病、肾功能不全、肿瘤、营养不良等、长期住院、使用了各种医疗器械，如插管和中心静脉置管等。

HAP 的病原菌与重症 CAP 及非 MDR 菌 VAP 相似。但注意吸入因素存在。

五、治疗

（一）抗菌治疗

针对老年人的抗生素选择，相比年轻人，须更加慎重。除了病原学的因素之外，还要根据老年人在感染和药代动力学方面的特点，所以在经验性选用抗菌药物时必须综合考虑三方面因素，即患者自身状态、致病菌和药物。只有综合考虑以上因素，才能选择正确的抗菌药物，并且避免可能发生的不良反应，而药物不良反应在老年人中非常多见，并且很可能是致命性的。

一般来讲，首先应确定患者发生感染的地点和时间，如院内还是院外，早发性还是晚发性，这将直接影响着病原菌的分布和患者的预后。其次应对患者免疫状态、基础疾病、临床表现等情况全面评估并进行严重程度分级。还应考虑到患者是否存在某些特殊病原菌感染的危险因素，如厌氧菌、军团菌、真菌等。最后在选择药物时要特别考虑老年人对药物的耐受性，要求所选药物有良好的抗菌活性、较低的细菌耐药性、最佳的药代学和药效学特征、较低的不良反应发生率和合理医疗费用。并据此选用恰当的药物并确定合适的剂量、给药途径和疗程。

具体关于何种情况下选择那一类抗菌药物，我国和许多其他国家都有指南详述。老年人与年轻人在抗菌药物选择具体方案上差别不大。CAP 和 HCAP（包括 VAP 和 HAP）的推荐经验抗生素治疗，但老年人用药剂量仅供参考，还需要个体化治疗。

抗菌治疗原则上遵守"早期""适当""足量""短程"原则。宜选用静脉给药途径。

1.早期适当治疗

老年肺炎以混合感染多见,常有耐药菌,治疗必须及时,任何延误都可能是致命的。有研究表明,就诊 8 小时内开始抗菌药物治疗可降低老年肺炎 30 天的病死率,8 小时后,每延长 1 小时都会增加病死率。大量研究表明,起始抗生素治疗是否适当是决定预后的关键因素。国内外已有多项研究显示,初始不适当的抗生素治疗会增加抗生素的耐药性、延长住院时间和住院费用,并增加患者的院内死亡率。

2.分析最可能的致病菌,重点考虑 MDR 菌

采取经验性治疗研究发现,既往使用过抗生素及其种类与细菌耐药性显著相关。长时间多种广谱抗生素应用可以改变患者正常微生物的寄生,杀死敏感的非致病菌,导致 ESBL 和/或 MRSA 的出现,而老年患者,免疫力低下,常常不能有效清除这些致病菌,致使 MDR 菌的感染率和病死率明显增加。老年 CAP 与青年患者在致病菌、病情特点、身体状况等方面存在很大差异。首先,应对患者的免疫状况、基础疾病及临床表现等进行全面评估,然后考虑患者是否存在误吸,选用抗生素应确保覆盖主要致病原如肺炎链球菌、革兰氏阴性肠杆菌等。重症肺炎(CAP 或 HAP)还需考虑军团菌感染;同时还须充分考虑到药物的安全性问题,并注意对不良反应的监测。

HAP 的最初经验性治疗,分为两类:①无多重耐药已知危险因素的、早发的、任何严重程度的肺部感染,可能病原体为肺炎链球菌、嗜血流感杆菌、甲氧西林敏感金黄色葡萄球菌(MSSA)和敏感的肠道革兰氏阴性杆菌(大肠埃希菌、肺炎克雷伯杆菌、变形杆菌和沙质黏雷杆菌),ATS 推荐使用头孢曲松;或左氧氟沙星、莫西沙星、环丙沙星;或氨苄西林加舒巴坦;或厄他培南。②对晚发的、有多重耐药危险因素的所有重症肺炎(VAP):常为多重耐药的铜绿假单胞菌、产 ESBL 的肺炎克雷伯杆菌和不动杆菌感染,ATS 推荐采用抗铜绿假单胞菌头孢菌素(CEF、CTD)或抗铜绿假单胞菌碳青霉烯类或 β-内酰胺类加酶抑制剂(P/T)+抗铜绿假单胞菌氟喹诺酮类(环丙沙星、左氧氟沙星)或氨基苷类(阿米卡星、庆大霉素或妥布霉素);MRSA 所致重症肺炎采用利奈唑烷或万古霉素;军团菌所致重症肺炎采用大环内酯类或氟喹诺酮类。如果分离到产 ESBL 肠杆菌科细菌,则应避免使用第 3 代头孢菌素,最有效的药物是碳青霉烯类;铜绿假单胞菌感染推荐联合用药,单药治疗易发生耐药;对不动杆菌最具抗菌活性的是碳青霉烯类、舒巴坦、黏菌素和多黏菌素;厌氧菌感染在老年肺部感染中常见和具有独特性,对有隐性吸入者,应考虑覆盖这类细菌。

3.足够合理的剂量和恰当的治疗疗程

老年肺部感染的抗生素治疗也需要使用合理剂量,以保证最大疗效,防止耐药菌产生。治疗剂量不足不但不能杀灭细菌,导致临床治疗失败,而且还诱导耐药菌的产生;目前全球已达成共识,除铜绿假单胞菌外,恰当的初始治疗应努力将疗程从传统的 14～21 天缩短至 7 天。

在老年人肺炎中,应注意区分是否存在吸入性因素。因为吸入性肺炎在老年人中是非常常见的。吸入性肺炎多为厌氧菌和需氧菌混合感染,致病菌主要为厌氧菌、革兰氏阴性杆菌,以厌氧菌、肺炎链球菌、金黄色葡萄球菌、革兰氏阴性杆菌为主。治疗时应选择覆盖厌氧菌的抗菌药物,并注意加强吸痰、吸氧和呼吸支持治疗。保持口腔清洁,防止食管、胃反流和营养支持治疗。

由于老年人免疫功能减退和经常使用广谱高效抗生素,或长期接受糖皮质激素治疗的慢性阻塞性肺病,很容易出现菌群失调,而继发二重感染,肺部真菌感染亦较常见。临床上对体质较弱又需要使用第3代头孢菌素、碳青霉烯类抗生素;第4代头孢菌素等抗生素时,可考虑联合使

用氟康唑预防二重感染;如痰培养发现肺部真菌感染,应立即停用抗生素,给予氟康唑治疗。

(二)其他治疗

老年肺炎往往合并并发症,如呼吸衰竭、胸腔积液、心力衰竭、电解质紊乱、休克、消化道出血、多脏器衰竭等。在老年性肺炎的治疗过程中,应给予全身支持疗法,包括充足的营养、水和电解质的平衡及免疫调节剂的应用。①老年人脏器功能减弱,口渴中枢不敏感,平时喝水又不多,患肺炎时易出现水、电解质紊乱,治疗中应注意酌情补液以纠正水、电解质紊乱;②严密观察病情,注意血压、脉搏、体温、呼吸、神态等变化,一旦出现休克还应积极进行抗休克治疗;③老年肺炎患者应住院治疗,卧床休息,注意保暖,鼓励患者作深呼吸、咳嗽,或由别人叩击背部,促进排痰,也是很重要的治疗措施;④在控制感染的同时配合吸氧,给予必要的营养,警惕合并症的发生;⑤VAP患者尽早拔除气管插管,加强吸痰和引流,防止意外拔管,进行再插管,尽早使用无创呼吸机治疗。

(三)治疗后的并发症

病情严重CAP除可并发呼吸衰竭、休克、多脏器衰竭、出血和原有基础疾病的急性发作。最重要的是迁徙感染、肺脓肿和胸腔积液。迁徙感染如脑脓肿或心内膜炎,往往被医师忽视。肺脓肿与吸入有关或者由单一细菌引起如CA-MRSA,铜绿假单胞菌(少见)和肺炎链球菌,吸入性肺炎都是厌氧菌和需氧菌混合感染,治疗应建立有效的引流,抗生素应覆盖已知或可能的病原菌。明显的胸腔积液及时诊断并为处理做好准备。如果胸腔积液 pH<7.0,葡萄糖<2.2 mmol/L,乳酸脱氢酶(LDH)>1 000 U/L 或找到细菌或培养出细菌,就应该做充分的引流,必要时置入胸腔闭式引流管。

HAP的并发症除了死亡以外,最主要的并发症是机械通气时间延长,从而导致住 ICU 时间和住院时间延长,导致住院费用增加。很少患者并发坏死性肺炎(通常铜绿假单胞菌引起),其可以引起肺出血。最常见的是坏死性感染导致支气管扩张和肺间质瘢痕形成。这种并发症医师往往未予重视。患者处于高代谢状态,引起营养不良,肌肉萎缩和全身衰弱,需要长时间才能恢复,甚至导致不能独立活动及需要长期家庭护理。

(四)对初始治疗失败的分析和处理

老年肺炎患者经过抗生素治疗 3 天后,对治疗效果反应慢、无效或恶化,就要想到:①患者是不是感染?②是感染的话,那么选用的抗生素治疗病原菌对吗?③是不是又出现新的院内病原菌的感染?首先因引起肺部阴影的疾病很多如 COPD 和肺大疱、肺间质纤维化、ARDS 或充血性心力衰竭、肺癌、过敏性肺炎、肺动脉栓塞、风湿免疫病肺部表现、肺结核、胸膜疾病、炎性假瘤等,均可误诊为肺炎,要进行鉴别;其次,尽管是 CAP,初始选择的药物是正确的,治疗无效的原因是否出现了选择性耐药菌或者因并发肺脓肿或肺内小脓肿阻止抗生素到达病原菌;另外要考虑是不是选择抗生素不正确或抗生素的用量不够或间隔时间过长;还有尽管是肺炎但引起肺炎的致病菌不是细菌而是其他的病原菌如结核或真菌等。还有是不是院内肺内或肺外超级感染持续存在。所以对所有引起治疗延迟反应、无效或恶化的情况,均要仔细分析和鉴别,必要时再复查胸部 CT 或行气管镜检查,以明确原因。

老年 VAP 的治疗的失败率很常见,特别是 MDR 菌感染。用万古霉素治疗 MRSA 肺炎失败率为 40%。无论采用哪种治疗方案,铜绿假单胞菌治疗失败率达 50%,目前还没有不动杆菌属感染失败率的统计数据。采用指南推荐的三药联合治疗方案可减少不恰当的治疗。在治疗过程中出现 β-内酰胺酶耐药是重要的失败原因,特别是铜绿假单胞菌、肠杆菌属和不动杆菌属。原有病原菌引起 VAP 复发的原因是气管插管表面形成生物被膜,其内的病原菌重复吸入造成的。但铜绿假单胞菌所致 VAP 的复发有 50% 是新的病原菌引起的。万古霉素局部药物浓度不够可能是万古霉素治疗失败的原因。

治疗失败后的病原菌诊断很困难,在鉴别诊断中,一定要考虑到是由新的病原菌感染或存在肺外感染引起肺炎,还是药物的毒性作用。动态 CPIS 评分(表 8-6)可更准确地反映临床治疗效果,重复细菌的定量培养可证明微生物的治疗效果。治疗 3 天后,CPIS 值仍保持不变或增加预示治疗失败,氧合改善是 CPIS 中最敏感的指标。

(五)治疗效果随访

CAP 正常健康的肺炎患者经治疗 2～4 天,体温下降和血白细胞恢复正常,体征持续时间长,胸片变化较慢,需要 4～12 周完全吸收,这可能与老年人肺组织弹性减弱、支气管张力降低、肺通气不足及淋巴回流障碍及基础疾病多、多叶病变等因素有关。需要注意的是,部分老年人慢性肺炎发生机化,随诊影像学可无改变。如果病情好转或已出院,4～6 周再复查胸片。如果肺炎复发,特别是在同一部位,要警惕存在肿瘤的可能。

VAP 如果抗生素治疗有效,治疗 48～72 小时后患者病情好转,但胸片检查可能阴影加重,因此治疗早期通过胸片的变化来判断病情变化是无益的。如临床情况好转,无须复查 X 线胸片。但对于重症病例,几天进行复查胸片是合适的,但患者病情好转并且稳定,几周内没有必要复查胸片。

六、预防

老年 CAP 患者应戒烟,平时应坚持户外锻炼,呼吸新鲜空气,增强体质,提高耐寒和御寒能力;注意防寒保暖,一旦发生感冒要及时治疗。如出现发热、咳嗽、原因不明的精神不振,则必须警惕肺炎可能。

老年人体内分解代谢大于合成代谢,易出现负氮平衡,由此导致免疫力低下,故老年人应加强营养,注意蛋白质、维生素的补充,借以增强免疫功能。

老年性肺炎的预防主要手段是肺炎链球菌疫苗和流感疫苗的接种,以 23 价肺炎链球菌疫苗为例,对老年人肺炎链球菌肺炎的保护率可达 60%～70%。美国 CDC 建议 >65 岁的老年人均应接种疫苗。经过多年的应用,疫苗接种已是阻止老年性肺炎的重要手段。

HCAP 包括 VAP 患者尽早拔出气管插管脱离呼吸机或早期应用无创呼吸机治疗,减少上机时间可有效地降低 VAP 的发生。但过早拔管或患者自行拔管,后再插管是 VAP 的危险因素,所以镇静剂的应用用到既不自行拔管又不影响脱机。早期应用抗生素可减少 VAP 的发生,因机械通气起初感染的病原菌为非 MDR 菌,但长时间应用抗生素反而增加 VAP 的发生,因在晚发 VAP 的病原菌多为 MDR 菌,而且均在应用抗生素时发生的,所以尽量减少抗生素的使用时间。VAP 和 HAP 的其他预防主要是两方面,一是减少交叉感染,包括医护人员洗手、医疗器械消毒、严格的感染控制操作规程、隔离耐药菌感染的患者等。另外一方面是针对减少口咽和胃部的细菌定植和防止吸入,包括半卧位 30°～45° 进食、空肠喂养、以硫糖铝代替制酸剂和 H_2 受体拮抗剂预防急性胃黏膜病变、连续转动体位治疗、持续声门下分泌物引流、选择性消化道去污染(SDD)、减少镇静剂的使用等。

七、预后

肺炎的预后与年龄相关。老年 CAP 病死率约 20%(2%～44%),如伴有菌血症死亡率更高,需入住 ICU 的重症肺炎则高达 40%。HAP 的死亡率约 30%,未行机械通气治疗的患者病死率相对低,VAP 则高达 50%~70%。肺炎严重程度分级对判断预后有意义。发生 VAP 的患者死亡率是未发生 VAP 的患者的 2 倍,MDR 菌感染患者的死亡率明显高于非 MDR 菌感染的患者,临床肺部感染评分(CPIS)越高,死亡率越高。但目前对于 CAP 的诊断评分标准如CURB-65或肺炎严重度指数(PSI)并不能特异性地适用于老年患者。

（王　媛）

第二节　老年慢性阻塞性肺疾病

慢性阻塞性肺疾病(chronic obstructive pulmonary disease,COPD)是一种以气流受限的不完全可逆为特征的慢性肺部疾病。它通常是指具有气流受限的慢性支气管炎(简称慢支)和/或肺气肿。慢支或肺气肿可单独存在,但绝大多数情况下是合并存在,无论是单独或合并存在,发生气流受限时均可以成为 COPD。慢性阻塞性肺疾病全球创议(the Global initiative for chronic Obstructive Lung Disease,GOLD)对其的定义:COPD 是一种可以预防和可以治疗的疾病,以不完全可逆的气流受限为特征。气流受限呈进行性加重,多与肺部对有害的颗粒和气体的异常炎症反应有关。COPD 的自然病程是可变的,且每个患者的病程都不一样,特别是当患者持续暴露于有害环境时;COPD 对患者的影响不仅取决于气流受限的程度,还取决于症状(特别是气促和活动能力的下降)的严重程度,全身效应及有无并发症。

一、病因

COPD 的确切病因尚不清楚,所有与慢支和肺气肿发生有关的因素都可能参与 COPD 的发病。已经发现的危险因素可以分为外因(即环境因素)与内因(即个体易患因素)两类。

(一)外因

1.吸烟

吸烟是目前公认的 COPD 已知危险因素中最重要者。国外较多流行病学研究结果表明,与不吸烟人群相比,吸烟人群肺功能异常的发生率明显升高,出现呼吸道症状的人数明显增多,肺功能检查中反映气道是否有阻塞的核心指标第 1 秒用力呼气容积(FEV_1)的年下降幅度明显增快;而且,经过长期观察,目前已经明确吸烟量与 FEV_1 的下降速率之间存在剂量-效应关系,即吸烟量越大,FEV_1 下降越快。对于已经患有 COPD 者,吸烟的患者其病死率明显高于不吸烟的患者。在吸烟斗和吸雪茄的人群中 COPD 的发病率虽然比吸香烟的人群要低一些,但仍然显著高于不吸烟人群。国内研究结果与国外相似。一项十万人群的研究结果表明,COPD 患者中,其发病与吸烟有关者占 71.6%,虽然略低于国外 80% 左右的数据,但吸烟仍然是 COPD 发病最重要的危险因素。被动吸烟也可能导致呼吸道症状以及 COPD 的发生;孕妇吸烟可能会影响胎儿肺脏的生长。实验室研究结果表明,吸烟可以从多个环节上促进 COPD 的发病,如能使支气管上皮纤毛变短,排列不规则,使纤毛运动发生障碍,降低气道局部的抵抗力;可以削弱肺泡吞噬细胞的吞噬功能;还可以引起支气管痉挛,增加气道阻力。尽管吸烟是引起 COPD 的最重要的环境因素,但是,并不是所有吸烟这都会发生 COPD,事实上,吸烟人群中只有一部分人最终发生

COPD,提示个体易患性在 COPD 的发病中具有十分重要的作用。

2.吸入职业粉尘和化学物质

纵向研究资料证明,煤矿工人、开凿硬岩石的工人、隧道施工工人和水泥生产工人的 FEV_1 年下降率因其职业粉尘接触而增大,粉尘接触严重的工人,其对肺功能的影响超过吸烟者。吸入烟尘、刺激性气体、某些颗粒性物质、棉尘和其他有机粉尘等也可以促进 COPD 的发病。动物试验也已经证明,矿物质粉尘、二氧化硫、煤尘等都可以在动物模型上引起与人类 COPD 相类似的病变。

3.空气污染

长期生活在室外空气受到污染的区域可能是导致 COPD 发病的一个重要因素。对于已经患有 COPD 的患者,严重的城市空气污染可以使病情加重。室内空气污染在 COPD 发病中的作用颇受重视;国内已有流行病学研究资料表明,居室环境与 COPD 易患性之间存在联系。

4.生物燃料

近年来国内、外研究证明,在厨房通风条件不好的情况下,使用木柴、农作物秸秆及煤等生物燃料作为生活燃料,可以增加 COPD 的患病风险。

5.呼吸道感染

对于已经罹患 COPD 者,呼吸道感染是导致疾病急性发作的一个重要因素,可以加聚病情进展。但是,感染是否可以直接导致 COPD 发病目前尚不清楚。

6.社会经济地位

社会经济地位与 COPD 的发病之间具有密切关系,社会经济地位较低的人群发生 COPD 的概率较大,可能与室内和室外空气污染、居室拥挤、营养较差及其他与社会经济地位较低相关联的因素有关。

(二)内因

尽管吸烟是已知的最重要的 COPD 发病危险因素,但在吸烟人群中只有一部分人发生 COPD,说明吸烟人群中 COPD 的易患性存在着明显的个体差异。导致这种差异的原因还不清楚,但已明确下列内因(即个体易患性)具有重要意义。

1.遗传因素

流行病学研究结果提示 COPD 易患性与基因有关,但 COPD 肯定不是一种单基因疾病,其易患性涉及多个基因。目前唯一比较肯定的是不同程度的 α_1-抗胰蛋白酶缺乏可以增加 COPD 的发病风险。其他如谷胱甘肽 S 转移酶基因、基质金属蛋白酶组织抑制物-2 基因、血红素氧合酶-1 基因、肿瘤坏死因子-α 基因、白介素(IL)-13 基因、IL-10 基因等可能与 COPD 发病也有一定关系。

2.气道高反应性

国内和国外的流行病学研究结果均表明,气道反应性增高者其 COPD 的发病率也明显增高,二者关系密切。

3.肺脏发育、生长不良

在怀孕期、新生儿期、婴儿期或儿童期由各种原因导致肺脏发育或生长不良的个体在成人后容易罹患 COPD。

二、发病机制

(一)已有认识

COPD 的发病机制尚未完全明了。目前普遍认为 COPD 以气道、肺实质和肺血管的慢性炎症为特征,在肺的不同部位有肺泡巨噬细胞、T 淋巴细胞(尤其是 CD8$^+$)和中性粒细胞增加,部分患者有嗜酸性粒细胞增多。激活的炎症细胞释放多种介质,包括白三烯 B4(LTB4)、白细胞介素 8(IL-8)、肿瘤坏死因子-α(TNF-α)和其他介质。这些介质能破坏肺的结构和/或促进中性粒细胞炎症反应。除炎症外,肺部的蛋白酶和抗蛋白酶失衡、氧化与抗氧化失衡及自主神经系统功能紊乱(如胆碱能神经受体分布异常)等也在 COPD 发病中起重要作用。吸入有害颗粒或气体可导致肺部炎症;吸烟能诱导炎症并直接损害肺脏;COPD 的各种危险因素都可产生类似的炎症过程,从而导致 COPD 的发生。

(二)发病机制新认识

T 细胞介导的炎症反应参与 COPD 和肺气肿的发生与发展过程,并与疾病的严重程度相关,提示免疫反应可能在其中起重要作用。

更有学者认为,COPD 是一种由吸烟引起的自身免疫性疾病。吸烟的 COPD 患者外周血中可检测到针对肺上皮细胞的 IgG 自身抗体。用弹力蛋白刺激吸烟的肺气肿患者外周血中 CD4$^+$ T 细胞,这些细胞分泌 γ-干扰素和 IL-10 的含量与肺气肿严重程度呈正相关,同时可检测到针对弹力蛋白的抗体,吸烟诱导的肺气肿可能是针对弹力蛋白片段的自身免疫反应。

这些均表明在 COPD 的发病中,自身免疫反应是重要机制。最新研究显示,COPD 患者有显著增高的抗内皮细胞抗体(AECA),COPD 患者中 AECA 的表达明显升高,这些发现提示 COPD 患者中存在自身免疫反应成分并伴有内皮细胞损害。

三、COPD 的病理生理特性

(一)病理特性

COPD 特征性的病理学改变存在于中央气道、外周气道、肺实质和肺的血管系统。在中央气道(气管、支气管及内径>2 mm 的细支气管),炎症细胞浸润表层上皮,黏液分泌腺增大和杯状细胞增多使黏液分泌增加。在外周气道(内径<2 mm 的小支气管和细支气管)内,慢性炎症导致气道壁损伤和修复过程反复循环发生。修复过程导致气道壁结构重塑,胶原含量增加及瘢痕组织形成,这些病理改变造成气腔狭窄,引起固定性气流阻塞。

COPD 患者典型的肺实质破坏表现为小叶中央型肺气肿,涉及呼吸性细支气管的扩张和破坏。病情较轻时这些破坏常发生于肺的上部区域,但随着病情发展,可弥漫分布于全肺,并有肺毛细血管床的破坏。由于遗传因素或炎症细胞和介质的作用,肺内源性蛋白酶和抗蛋白酶失衡,为肺气肿性肺破坏的主要机制,氧化作用和其他炎症后果也起作用。

COPD 患者肺血管的改变以血管壁的增厚为特征,这种增厚始于疾病的早期。内膜增厚是最早的结构改变,接着出现平滑肌增加和血管壁炎症细胞浸润。COPD 加重时平滑肌、蛋白多糖和胶原的增多进一步使血管壁增厚。COPD 晚期继发肺心病时,部分患者可见多发性肺细小动脉原位血栓形成。

(二)病理生理特性

在 COPD 肺部病理学改变的基础上出现相应 COPD 特征性病理生理学改变,包括黏液高分泌、纤毛功能失调、气流受限、肺过度充气、气体交换异常、肺动脉高压和肺心病及全身的不良效应。黏液高分泌和纤毛功能失调导致慢性咳嗽及多痰,这些症状可出现在其他症状和病理生理异常发生之前。小气道炎症、纤维化及管腔的渗出与 FEV_1、FEV_1/FVC 下降有关。肺泡的破坏,使小气道维持开放的能力受损亦有作用,但这在气流受限中所起的作用较小。

随着 COPD 的进展,外周气道阻塞、肺实质破坏及肺血管的异常等减少了肺气体交换能力,产生低氧血症,以后可出现高碳酸血症。长期慢性缺氧可导致肺血管广泛收缩和肺动脉高压,常伴有血管内膜增生,某些血管发生纤维化和闭塞,造成肺循环的结构重组。COPD 晚期出现的肺动脉高压是其重要的心血管并发症,并进而产生慢性肺源性心脏病及右心衰竭,提示预后不良。

COPD 可以导致全身不良效应,包括全身炎症和骨骼肌功能不良等方面。全身炎症表现为全身氧化负荷异常增高、循环血液中细胞因子浓度异常增高及炎症细胞异常活化等;骨骼肌功能不良表现为骨骼肌重量逐渐减轻等。COPD 的全身不良效应具有重要的临床意义,它可加剧患者的活动能力受限,使生活质量下降,预后变差。

四、流行病学资料

我国流行病学调查显示,40 岁以上人群的慢性阻塞性肺疾病(COPD)患病率为 8.2%,已成为严重的公共卫生问题和沉重的社会经济负担,COPD 的临床研究受到呼吸病学术界的高度重视。一项对中国农村慢性阻塞性肺疾病(COPD)患病及防治现况的调查显示,COPD 患病率为 8.8%,男、女患病率分别为 12.8%、5.4%。在城市和农村中,COPD 的发病率和死亡率总体呈现出逐年升高的趋势。从公共卫生的角度看,COPD 的社会和经济负担在阶段 I 还可承受,但随着疾病严重性增加负担随之增重,可见,COPD 明显地增加了全球的社会负担。尽管年龄和抽烟对导致 COPD 起主要作用,但仍不足以解释此病的流行率变化——看来其他因素也相当重要;不过,戒烟已成为全球老龄化人群的迫切目标,对于其他导致 COPD 的因素更充分了解也是重要的,以辅助地区的公共卫生官员为当地发展更好的初级和次级预防政策。

五、临床表现

(一)病史特征
COPD 患病过程应有以下特征。

1.吸烟史

多有长期较大量吸烟史。

2.职业性或环境有害物质接触史

如较长期粉尘、烟雾、有害颗粒或有害气体接触史。

3.家族史

COPD 有家族聚集倾向。

4.发病年龄及好发季节

多于中年以后发病,症状好发于秋冬寒冷季节,常有反复呼吸道感染及急性加重史。随病情进展,急性加重愈渐频繁。

5.慢性肺源性心脏病史

COPD 后期出现低氧血症和/或高碳酸血症,可并发慢性肺源性心脏病和右心衰竭。

（二）症状

1.慢性咳嗽

通常为首发症状。初起咳嗽呈间歇性，早晨较重，以后早晚或整日均有咳嗽，但夜间咳嗽并不显著。少数病例咳嗽不伴咳痰。也有部分病例虽有明显气流受限但无咳嗽症状。

2.咳痰

咳嗽后通常咳少量黏液性痰，部分患者在清晨较多；合并感染时痰量增多，常有脓性痰。

3.气短或呼吸困难

这是COPD的标志性症状，是使患者焦虑不安的主要原因，早期仅于劳力时出现，后逐渐加重，以致日常活动甚至休息时也感气短。

4.喘息和胸闷

不是COPD的特异性症状。部分患者特别是重度患者有喘息；胸部紧闷感通常于劳力后发生，与呼吸费力、肋间肌等容性收缩有关。

5.全身性症状

在疾病的临床过程中，特别在较重患者，可能会发生全身性症状，如体重下降、食欲减退、外周肌肉萎缩和功能障碍、精神抑郁和/或焦虑等。合并感染时可咳血痰或咯血。

（三）体征

COPD早期体征可不明显。随疾病进展，常有以下体征。

1.视诊及触诊

胸廓形态异常，包括胸部过度膨胀、前后径增大、剑突下胸骨下角（腹上角）增宽及腹部膨凸等；常见呼吸变浅，频率增快，辅助呼吸肌如斜角肌及胸锁乳突肌参加呼吸运动，重症可见胸腹矛盾运动；患者不时采用缩唇呼吸以增加呼出气量；呼吸困难加重时常采取前倾坐位；低氧血症者可出现黏膜及皮肤发绀，伴右心衰竭者可见下肢水肿、肝脏增大。

2.叩诊

由于肺过度充气使心浊音界缩小，肺肝界降低，肺叩诊可呈过度清音。

3.听诊

两肺呼吸音可减低，呼气相延长，平静呼吸时可闻干性音，两肺底或其他肺野可闻湿音；心音遥远，剑突部心音较清晰响亮。

六、实验室和辅助检查

（一）肺功能检查

肺功能是判断气流受限的主要客观指标，对COPD的诊断、严重程度评价、疾病进展状况、预后及治疗反应判断等都有重要意义。气流受限是以第1秒用力呼气容积占预计值百分比（$FEV_1\%$预计值）和第1秒用力呼气容积占用力肺活量百分比（FEV_1/FVC）的降低来确定的。FEV_1/FVC是COPD的一项敏感指标，可检出轻度气流受限。$FEV_1\%$预计值是中、重度气流受限的良好指标，它变异性小，易于操作，应作为COPD肺功能检查的基本项目。吸入支气管舒张剂后$FEV_1<80\%$预计值，且$FEV_1/FVC<70\%$者，可确定为不能完全可逆的气流受限。肺总量（TLC）、功能残气量（FRC）和残气容积（RV）增高，肺活量（VC）减低，RV/TLC增高，均为阻塞性肺气肿的特征性变化。

(二)胸部 X 线检查

COPD 早期胸片可无异常变化。以后可出现慢支和肺气肿的影像学改变。虽然 X 线胸片改变对 COPD 诊断特异性不高,但作为确定肺部并发症及与其他肺疾病进行鉴别的一项重要检查,应该常规使用。CT 检查对有疑问病例的鉴别诊断有较高价值。

(三)血气分析

对确定发生低氧血症、高碳酸血症、酸碱平衡失调及判断呼吸衰竭的类型有重要价值。

(四)其他

COPD 合并细菌感染时,血白细胞增高,核左移。痰培养可能检出病原菌,常见病原菌为肺炎链球菌、流感嗜血杆菌、卡他莫拉菌和肺炎克雷伯杆菌等。

七、诊断及鉴别诊断

(一)全面采集病史进行评估

诊断 COPD 时,首先应全面采集病史,包括症状、既往史和系统回顾、接触史。症状包括慢性咳嗽、咳痰、气短。既往史和系统回顾应注意:出生时低体重、童年时期有无哮喘、变态反应性疾病、感染及其他呼吸道疾病史如结核病史;COPD 和呼吸系统疾病家族史;COPD 急性加重和住院治疗病史;有相同危险因素(吸烟)的其他疾病,如心脏、外周血管和神经系统疾病;不能解释的体重下降;其他非特异性症状,喘息、胸闷、胸痛和晨起头痛;要注意吸烟史(以包年计算)及职业、环境有害物质接触史等。

(二)诊断

COPD 的诊断应根据临床表现、危险因素接触史、体征及实验室检查等资料综合分析确定。考虑 COPD 的主要症状为慢性咳嗽、咳痰和/或呼吸困难及危险因素接触史;存在不完全可逆性气流受限是诊断 COPD 的必备条件。肺功能测定指标是诊断 COPD 的金标准。用支气管舒张剂后 $FEV_1/FVC<70\%$ 可确定为不完全可逆性气流受限。凡具有吸烟史和/或环境职业污染接触史和/或咳嗽、咳痰或呼吸困难史者均应进行肺功能检查。COPD 早期轻度气流受限时可有或无临床症状。胸部 X 线检查有助于确定肺过度充气的程度及与其他肺部疾病鉴别。

(三)鉴别诊断

COPD 应与支气管哮喘、支气管扩张症、充血性心力衰竭、肺结核等鉴别。与支气管哮喘的鉴别有时存在一定困难。

(1)COPD 多于中年后起病,哮喘则多在儿童或青少年期起病。

(2)COPD 症状缓慢进展,逐渐加重,哮喘则症状起伏大。

(3)COPD 多有长期吸烟史和/或有害气体、颗粒接触史,哮喘则常伴过敏体质、过敏性鼻炎和/或湿疹等,部分患者有哮喘家族史。

(4)COPD 时气流受限基本为不可逆性,哮喘时则多为可逆性。

(5)部分病程长的哮喘患者已发生气道重塑,气流受限不能完全逆转;而少数 COPD 患者伴有气道高反应性,气流受限部分可逆。此时应根据临床及实验室所见全面分析,必要时作支气管舒张试验和/或 PEF 昼夜变异率来进行鉴别。

在少部分患者中这两种疾病可以重叠存在。

(四)COPD 严重程度分级

COPD 严重程度评估需根据患者的症状、肺功能异常、是否存在并发症(呼吸衰竭、心力衰竭)等确定,其中反映气流受限程度的 FEV_1 下降有重要参考意义。根据肺功能有 COPD 严重性分为 4 级(表 8-7)。

表 8-7 COPD 严重程度分级

级别	特征
Ⅰ级(轻度)	$FEV_1/FVC<70\%$,FEV_1 占预计值百分比$\geqslant80\%$
Ⅱ级(中度)	$FEV_1/FVC<70\%$,$50\%\leqslant FEV_1$ 占预计值百分比$<80\%$
Ⅲ级(重度)	$FEV_1/FVC<70\%$,$30\%\leqslant FEV_1$ 占预计值百分比$<50\%$
Ⅳ级(极重度)	$FEV_1/FVC<70\%$,FEV_1 占预计值百分比$<30\%$ 或 FEV_1 占预计值百分比$<50\%$,或伴有慢性呼吸衰竭

Ⅰ级(轻度 COPD):其特征为轻度气流受限($FEV_1/FVC<70\%$ 但 $FEV_1\geqslant80\%$ 预计值),通常可伴有或不伴有咳嗽、咳痰。此时患者本人可能还没认识到自己的肺功能是异常的。

Ⅱ级(中度 COPD):其特征为气流受限进一步恶化($50\%\leqslant FEV_1<80\%$ 预计值)并有症状进展和气短,运动后气短更为明显。此时,由于呼吸困难或疾病的加重,患者常去医院就诊。

Ⅲ级(重度 COPD):其特征为气流受限进一步恶化($30\%\leqslant FEV_1<50\%$ 预计值),气短加剧,并且反复出现急性加重,影响患者的生活质量。

Ⅳ级(极重度 COPD):为严重的气流受限($FEV_1<30\%$ 预计值)或者合并有慢性呼吸衰竭。此时,患者的生活质量明显下降,如果出现急性加重则可能有生命危险。

虽然 $FEV_1\%$ 预计值对反映 COPD 严重程度、健康状况及病死率有用,但 FEV_1 并不能完全反映 COPD 复杂的严重情况,除 FEV_1 以外,已证明体质指数(BMI)和呼吸困难分级在预测 COPD 生存率等方面有意义。

BMI 等于体重(kg)除以身高(m)的平方,BMI<21 的 COPD 患者死亡率增加。

功能性呼吸困难分级:可用呼吸困难量表来评价。0 级:除非剧烈活动,无明显呼吸困难;1 级:当快走或上缓坡时有气短;2 级:由于呼吸困难比同龄人步行得慢,或者以自己的速度在平地上行走时需要停下来呼吸;3 级:在平地上步行 100 m 或数分钟后需要停下来呼吸;4 级:明显的呼吸困难而不能离开房屋或者当穿脱衣服时气短。

如果将 FEV_1 作为反映气流阻塞的指标,呼吸困难分级作为症状的指标,BMI 作为反映营养状况的指标,再加上 6 分钟步行距离作为运动耐力的指标,将这四方面综合起来建立一个多因素分级系统(BODE),被认为可比 FEV_1 更好地反映 COPD 的预后。

生活质量评估:广泛应用于评价 COPD 患者的病情严重程度、药物治疗的疗效、非药物治疗的疗效(如肺康复治疗、手术)和急性发作的影响等。

生活质量评估还可用于预测死亡风险,而与年龄、PEV1 及体质指数无关。常用的生活质量评估方法有圣乔治呼吸问卷(SGRQ)和治疗结果研究(SF-36)等。

此外,COPD 急性加重次数也可作为 COPD 严重程度的一项监测指标。

COPD 病程可分为急性加重期与稳定期。COPD 急性加重期是指患者出现超越日常状况的持续恶化,并需改变基础 COPD 的常规用药者,通常在疾病过程中,患者短期内咳嗽、咳痰、气短和/或喘息加重,痰量增多,呈脓性或黏脓性,可伴发热等炎症明显加重的表现。稳定期则指患者咳嗽、咳痰、气短等症状稳定或症状轻微。

八、治疗及注意事项

(一)COPD 稳定期的治疗

1.治疗目的

减轻症状,阻止病情发展。缓解或阻止肺功能下降。

改善活动能力,提高生活质量。降低病死率。

2.教育与管理

通过教育与管理可以提高患者及有关人员对 COPD 的认识和自身处理疾病的能力,更好地配合治疗和加强预防措施,减少反复加重,维持病情稳定,提高生活质量。主要内容包括以下几方面。

(1)教育与督促患者戒烟,迄今能证明有效延缓肺功能进行性下降的措施仅有戒烟。

(2)使患者了解 COPD 的病理生理与临床基础知识。

(3)掌握一般和某些特殊的治疗方法。

(4)学会自我控制病情的技巧,如腹式呼吸及缩唇呼吸锻炼等。

(5)了解赴医院就诊的时机。

(6)社区医师定期随访管理。

3.控制职业性或环境污染

避免或防止粉尘、烟雾及有害气体吸入。

4.药物治疗

药物治疗用于预防和控制症状,减少急性加重的频率和严重程度,提高运动耐力和生活质量。根据疾病的严重程度,逐步增加治疗,如果没有出现明显的药物不良反应或病情的恶化,应在同一水平维持长期的规律治疗。根据患者对治疗的反应及时调整治疗方案。

(1)支气管舒张剂:支气管舒张剂可松弛支气管平滑肌、扩张支气管、缓解气流受限,是控制 COPD 症状的主要治疗措施。短期按需应用可缓解症状,长期规则应用可预防和减轻症状,增加运动耐力,但不能使所有患者的 FEV_1 都得到改善。与口服药物相比,吸入剂不良反应小,因此多首选吸入治疗。主要的支气管舒张剂有 β_2 受体激动剂、抗胆碱药及甲基黄嘌呤类,根据药物的作用及患者的治疗反应选用。用短效支气管舒张剂较为便宜,但效果不如长效制剂。不同作用机制与作用时间的药物联合可增强支气管舒张作用、减少不良反应。β_2 受体激动剂、抗胆碱药物和/或茶碱联合应用,肺功能与健康状况可获进一步改善。

(2)糖皮质激素:COPD 稳定期长期应用糖皮质激素吸入治疗并不能阻止其 FEV_1 的降低趋势。长期规律的吸入糖皮质激素较适用于 $FEV_1 < 50\%$ 预计值(Ⅲ级和Ⅳ级)并且有临床症状以及反复加重的 COPD 患者。这一治疗可减少急性加重频率,改善生活质量。联合吸入糖皮质激素和 β_2 受体激动剂,比各自单用效果好,目前已有布地奈德/福莫特罗、氟地卡松/沙美特罗两种联合制剂。对 COPD 患者不推荐长期口服糖皮质激素治疗。

(3)其他药物:①祛痰药(黏液溶解剂):COPD 气道内可产生大量黏液分泌物,可促使继发感染,并影响气道通畅,应用祛痰药似有利于气道引流通畅,改善通气,但除少数有黏痰患者获效外,总的来说效果并不十分确切。常用药物有盐酸氨溴索(ambroxol)、乙酰半胱氨酸等。②抗氧化剂:COPD 气道炎症使氧化负荷加重,加重 COPD 的病理、生理变化。应用抗氧化剂如 N-乙酰半胱氨酸可降低疾病反复加重的频率。但目前尚缺乏长期、多中心临床研究结果,有待今后进行严格的临床研究考证。③免疫调节剂:对降低 COPD 急性加重严重程度可能具有一定的作用。但尚未得到确证,不推荐作常规使用。④疫苗:流感疫苗可减少 COPD 患者的严重程度和死亡,可每年给予 1 次(秋季)或 2 次(秋、冬)。它含有灭活的或活的、无活性病毒,应每年根据预测的病毒种类制备。肺炎球菌疫苗含有 23 种肺炎球菌荚膜多糖,已在 COPD 患者中应用,但尚缺乏有力的临床观察资料。⑤中医治疗:辨证施治是中医治疗的原则,对 COPD 的治疗亦应据此原则进行。实践中体验到某些中药具有祛痰、支气管舒张、免疫调节等作用,值得深入的研究。

5.氧疗

COPD 稳定期进行长期家庭氧疗对具有慢性呼吸衰竭的患者可提高生存率。对血流动力学、血液学特征、运动能力、肺生理和精神状态都会产生有益的影响。长期家庭氧疗应在 Ⅳ 级即极重度 COPD 患者应用,具体指征:①$PaO_2 \leqslant 7.3$ kPa(55 mmHg)或动脉血氧饱和度(SaO_2)$\leqslant 88\%$,有或没有高碳酸血症;②PaO_2 7.3~8.0 kPa(55~60 mmHg),或 $SaO_2 < 89\%$,并有肺动脉高压、心力衰竭水肿或红细胞增多症(红细胞比积$> 55\%$)。长期家庭氧疗一般是经鼻导管吸入氧气,流量 1.0~2.0 L/min,吸氧持续时间> 15 h/d。长期氧疗的目的是使患者在海平面水平,静息状态下,达到 $PaO_2 \geqslant 8.0$ kPa(60 mmHg)和/或使 SaO_2 升至 90%,这样才可维持重要器官的功能,保证周围组织的氧供。

6.康复治疗

康复治疗可以使进行性气流受限、严重呼吸困难而很少活动的患者改善活动能力、提高生活质量,是 COPD 患者一项重要的治疗措施。它包括呼吸生理治疗,肌肉训练,营养支持,精神治疗与教育等多方面措施。在呼吸生理治疗方面包括帮助患者咳嗽,用力呼气以促进分泌物清除;使患者放松,进行缩唇呼吸以及避免快速浅表的呼吸以帮助克服急性呼吸困难等措施。在肌肉训练方面有全身性运动与呼吸肌锻炼,前者包括步行、登楼梯、踏车等,后者有腹式呼吸锻炼等。在营养支持方面,应要求达到理想的体重;同时避免过高碳水化合物饮食和过高热量摄入,以免产生过多二氧化碳。

7.外科治疗

(1)肺大疱切除术:在有指征的患者,术后可减轻患者呼吸困难的程度并使肺功能得到改善。术前胸部 CT 检查、动脉血气分析及全面评价呼吸功能对于决定是否手术是非常重要的。

(2)肺减容术:是通过切除部分肺组织,减少肺过度充气,改善呼吸肌做功,提高运动能力和健康状况,但不能延长患者的寿命。主要适用于上叶明显非均质肺气肿,康复训练后运动能力仍低的一部分患者,但其费用高,属于实验性姑息性外科的一种手术。不建议广泛应用。

(3)肺移植:对于选择合适的 COPD 晚期患者,肺移植术可改善生活质量,改善肺功能,但技术要求高,花费大,很难推广应用。

总之,稳定期 COPD 的处理原则根据病情的严重程度不同,选择的治疗方法也有所不同。

(二)COPD 急性加重期的治疗

1.确定 COPD 急性加重的原因

引起 COPD 加重的最常见原因是气管-支气管感染,主要是病毒、细菌的感染。部分病例加重的原因难以确定,环境理化因素改变可能有作用。肺炎、充血性心力衰竭、心律失常、气胸、胸腔积液、肺血栓栓塞症等可引起酷似 COPD 急性发作的症状,需要仔细加以鉴别。

2.COPD 急性加重的诊断和严重性评价

COPD 加重的主要症状是气促加重,常伴有喘息、胸闷、咳嗽加剧、痰量增加、痰液颜色和/或黏度改变以及发热等，此外亦可出现全身不适、失眠、嗜睡、疲乏抑郁和精神紊乱等症状。当患者出现运动耐力下降、发热和/或胸部影像异常时可能为 COPD 加重的征兆。气促加重，咳嗽痰量增多及出现脓性痰常提示细菌感染。

与加重前的病史、症状、体征、肺功能测定、动脉血气检测和其他实验室检查指标进行比较，对判断 COPD 加重的严重程度甚为重要。应特别注意了解本次病情加重或新症状出现的时间，气促、咳嗽的严重程度和频度，痰量和痰液颜色，日常活动的受限程度，是否曾出现过水肿及其持续时间，既往加重时的情况和有无住院治疗，以及目前的治疗方案等。本次加重期肺功能和动脉血气结果与既往对比可提供极为重要的信息，这些指标的急性改变较其绝对值更为重要。对于严重 COPD 患者，神志变化是病情恶化和危重的指标，一旦出现需及时送医院救治。是否出现辅助呼吸肌参与呼吸运动，胸腹矛盾呼吸、发绀、外周水肿、右心衰竭，血流动力学不稳定等征象亦有助于判定 COPD 加重的严重程度。

肺功能测定：加重期患者，常难以满意地完成肺功能检查。$FEV_1 < 1$ L 可提示严重发作。

动脉血气分析：静息状态下在海平面呼吸空气条件下，$PaO_2 < 8.0$ kPa（60 mmHg）和/或 $SaO_2 < 90\%$，提示呼吸衰竭。如 $PaO_2 < 6.7$ kPa（50 mmHg），$PaCO_2 > 9.3$ kPa（70 mmHg），pH < 7.30 提示病情危重，需进行严密监护或入住 ICU 行无创或有创机械通气治疗。

胸部 X 线影像、心电图（ECG）检查：胸部 X 线影像有助于 COPD 加重与其他具有类似症状的疾病相鉴别。ECG 对心律失常、心肌缺血及右心室肥厚的诊断有帮助。螺旋 CT、血管造影和血浆 D-二聚体检测在诊断 COPD 加重患者发生肺栓塞时有重要作用，但核素通气灌注扫描在此诊断价值不大。低血压或高流量吸氧后 PaO_2 不能升至 8.0 kPa（60 mmHg）以上可能提示肺栓塞的存在，如果临床上高度怀疑合并肺栓塞，则应同时处理 COPD 和肺栓塞。

其他实验室检查：血红细胞计数及血细胞比容有助于了解有无红细胞增多症或出血。部分患者血白细胞计数增高及中性粒细胞核左移可为气道感染提供佐证。但通常白细胞计数并无明显改变。

当 COPD 加重，有脓性痰者，应给予抗生素治疗。肺炎链球菌、流感嗜血杆菌及卡他莫拉菌是 COPD 加重患者最普通的病原菌。若患者对初始抗生素治疗反应不佳时，应进行痰培养及细菌药物敏感试验。此外，血液生化检查有助于确定引起 COPD 加重的其他因素，如电解质紊乱（低钠、低钾和低氯血症等），糖尿病危象或营养不良等，也可发现合并存在的代谢性酸碱失衡。

3.院外治疗

对于 COPD 加重早期，病情较轻的患者可以在院外治疗，但需注意病情变化，及时决定送医院治疗的时机。

COPD 加重期的院外治疗包括适当增加以往所用支气管舒张剂的剂量及频度。若未曾使用抗胆碱药物，可以用异丙托溴铵或噻托溴铵吸入治疗，直至病情缓解。对更严重的病例，可给予数天较大剂量的雾化治疗。如沙丁胺醇 2 500 μg，异丙托溴铵 500 μg，或沙丁胺醇 1 000 μg 加异丙托溴铵 250～500 μg 雾化吸入，每天 2～4 次。

全身使用糖皮质激素对加重期治疗有益，可促进病情缓解和肺功能的恢复。如患者的基础 $FEV_1 < 50\%$ 预计值，除支气管舒张剂外可考虑口服糖皮质激素，泼尼松每天 30～40 mg，连用 7～10 天。也可糖皮质激素联合长效 β_2 受体激动剂雾化吸入治疗。

COPD 症状加重，特别是咳嗽痰量增多并呈脓性时应积极给予抗生素治疗。抗生素选择应依据患者肺功能及常见的致病菌，结合患者所在地区致病菌及耐药流行情况，选择敏感抗生素。

4.住院治疗

COPD急性加重病情严重者需住院治疗。COPD急性加重到医院就诊或住院治疗的指征：①症状显著加剧，如突然出现的静息状况下呼吸困难；②出现新的体征或原有体征加重(如发绀、外周水肿)；③新近发生的心律失常；④有严重的伴随疾病；⑤初始治疗方案失败；⑥高龄COPD患者的急性加重；⑦诊断不明确；⑧院外治疗条件欠佳或治疗不力。

COPD急性加重收入重症监护治疗病房(ICU)的指征：①严重呼吸困难且对初始治疗反应不佳；②精神障碍，嗜睡，昏迷；③经氧疗和无创性正压通气(NIPPV)后，低氧血症[PaO_2<6.7 kPa(50 mmHg)]仍持续或呈进行性恶化，和/或高碳酸血症[$PaCO_2$>9.3 kPa(70 mmHg)]无缓解甚至有恶化，和/或严重呼吸性酸中毒(pH<7.30)无缓解，甚至恶化。

COPD加重期主要的治疗方案如下：

(1)根据症状、血气、胸部X线片等评估病情的严重程度。

(2)控制性氧疗：氧疗是COPD加重期住院患者的基础治疗。无严重并发症的COPD加重期患者氧疗后易达到满意的氧合水平[PaO_2>8.0 kPa(60 mmHg)或SaO_2>90%]。但吸入氧浓度不宜过高，需注意可能发生潜在的CO_2潴留及呼吸性酸中毒，给氧途径包括鼻导管或文丘里面罩，其中文丘里面罩更能精确地调节吸入氧浓度。氧疗30分钟后应复查动脉血气，以确认氧合满意，且未引起CO_2潴留和/或呼吸性酸中毒。

(3)抗生素：COPD急性加重多由细菌感染诱发，故抗生素治疗在COPD加重期治疗中具有重要地位。当患者呼吸困难加重，咳嗽伴有痰量增多及脓性痰时，应根据COPD严重程度及相应的细菌分层情况，结合当地区常见致病菌类型及耐药流行趋势和药物过敏情况尽早选择敏感抗生素。如对初始治疗方案反应欠佳，应及时根据细菌培养及药敏试验结果调整抗生素。通常COPD Ⅰ级轻度或Ⅱ级中度患者加重时，主要致病菌多为肺炎链球菌、流感嗜血杆菌及卡他莫拉菌。属于Ⅲ级(重度)及Ⅳ级(极重度)COPD急性加重时，除以上常见细菌外，尚可有肠杆菌科细菌、铜绿假单胞菌及耐甲氧西林金黄色葡萄球菌。发生铜绿假单胞菌的危险因素：近期住院、频繁应用抗菌药物、以往有铜绿假单胞菌分离或寄植的历史等。要根据细菌可能的分布采用适当的抗菌药物治疗。抗菌治疗应尽可能将细菌负荷降低到最低水平，以延长COPD急性加重的间隔时间。长期应用广谱抗生素和糖皮质激素易继发深部真菌感染，应密切观察真菌感染的临床征象并采用防治真菌感染措施。

(4)支气管舒张剂：短效β_2受体激动剂较适用于COPD急性加重期的治疗。若效果不显著，建议加用抗胆碱能药物(为异丙托溴铵，噻托溴铵等)。对于较为严重的COPD加重者，可考虑静脉滴注茶碱类药物。由于茶碱类药物血药浓度个体差异较大，治疗窗较窄，监测血清茶碱浓度对于评估疗效和避免不良反应的发生都有一定意义。β_2受体激动剂、抗胆碱能药物及茶碱类药物由于作用机制不同，药代及药动学特点不同，且分别作用于不同大小的气道，所以联合应用可获得更大的支气管舒张作用，但最好不要联合应用β_2受体激动剂和茶碱类。不良反应的报道亦不多。

(5)糖皮质激素：COPD加重期住院患者宜在应用支气管舒张剂基础上，口服或静脉滴注糖皮质激素，激素的剂量要权衡疗效及安全性，建议口服泼尼松30～40 mg/d，连续7～10天后逐渐减量停药。也可以静脉给予甲泼尼龙40 mg，每天1次，3～5天后改为口服。延长给药时间不能增加疗效，反而会使不良反应增加。

(6)机械通气：可通过无创或有创方式给予机械通气，根据病情需要，可首选无创性机械通气。机械通气,无论是无创或有创方式都只是一种生命支持方式,在此条件下,通过药物治疗消除 COPD 加重的原因使急性呼吸衰竭得到逆转。进行机械通气患者应有动脉血气监测。①无创性机械通气:COPD 急性加重期患者应用 NIPPV 可降低 $PaCO_2$,减轻呼吸困难,从而降低气管插管和有创呼吸机的使用,缩短住院天数,降低患者病死率。使用 NIPPV 要注意掌握合理的操作方法,提高患者依从性,避免漏气,从低压力开始逐渐增加辅助吸气压和采用有利于降低 $PaCO_2$ 的方法,从而提高 NIPPV 的效果。②有创性机械通气:在积极药物和 NIPPV 治疗后,患者呼吸衰竭仍进行性恶化,出现危及生命的酸碱失衡和/或神志改变时宜用有创性机械通气治疗。病情好转后,根据情况可采用无创机械通气进行序贯治疗。

在决定终末期 COPD 患者是否使用机械通气时还需充分考虑到病情好转的可能性,患者自身及家属的意愿以及强化治疗的条件是否允许。使用最广泛的三种通气模式包括辅助控制通气(A-CMV),压力支持通气(PSV)或同步间歇强制通气(SIMV)与 PSV 联合模式(SIMV+PSV)。因 COPD 患者广泛存在内源性呼气末正压(PEEPi),为减少因 PEEPi 所致吸气功耗增加和人机不协调,可常规加用一适度水平(约为 PEEPi 的 70%~80%)的外源性呼气末正压(PEEP)。COPD 的撤机可能会遇到困难,需设计和实施一周密方案。NIPPV 已被用于帮助早期脱机并初步取得了良好的效果。

(7)合并心功能不全的治疗:COPD 合并心功能不全在老年人中并不少见,由于两者临床症状重叠,鉴别诊断困难。在临床实践中心脏超声检查(ultrasound cardiogram,UCG)被广泛用于心功能不全的诊断。不过 UCG 因为有很多客观和人为的因素影响诊断的准确性。

(8)其他治疗措施:在出入量和血电解质监测下适当补充液体和电解质;注意维持液体和电解质平衡;注意补充营养,对不能进食者需经胃肠补充要素饮食或予静脉高营养;对卧床、红细胞增多症或脱水的患者,无论是否有血栓栓塞性疾病史,均需考虑使用肝素或低分子肝素;注意痰液引流,积极排痰治疗(如刺激咳嗽,叩击胸部,体位引流等方法);识别并治疗伴随疾病(冠心病、糖尿病、高血压等)及并发症(休克、弥散性血管内凝血、上消化道出血、胃功能不全等)。

九、预防与保健

COPD 是老年人中发病率较高的疾病,针对这一特点应更加注意预防保健工作的开展。

1.必须戒烟

吸烟是引起慢阻肺的主要原因,烟雾中的有害物质可直接损伤呼吸道黏膜,使气道分泌和渗出物增多,吸烟刺激气管平滑肌使之收缩,血液循环受阻而导致气道黏膜下的静脉丛淤血,加重病情。所以,戒烟是慢阻肺患者防范发作的必然选择。

2.防范上呼吸道感染

上呼吸道感染易引起慢阻肺急性发作。因慢阻肺患者多体弱抵抗力低,稍受寒冷刺激,上呼吸道黏膜血管产生反射性收缩,气道缺血,抵抗力下降,存在于上呼吸道黏膜的细菌或病毒便会乘机侵入黏膜上皮细胞而生长繁殖,产生毒素,引起上呼吸道感染症状,重者可引发肺部感染,使病情恶化。因此,慢阻肺患者一年四季,特别是冬天和早春,要注意防止受凉,寒冷天气更要防寒保暖。在雨雪霏霏或多雾的天气,不要外出,可在室内活动。在冬春呼吸道传染病流行时,不要到人多拥挤的公共场所去,减少感染机会。室内要保持一定温湿度,这样有利于保持。

3.要有良好的心情

医护人员和家属要倾注一片爱心,针对患者病情、体质、家庭状况、外界因素、精神状态及最大的顾虑和牵挂等问题,进行分析,排忧解难;对如何用药、使用氧疗,怎样加强营养支持和康复锻炼等方面,给予具体指导,这样可使患者保持良好的心境,树立战胜疾病的信心和勇气,积极配合治疗。患者更要注意自己的情绪,莫为鸡毛蒜皮之事去劳心费神,做到遇事乐观达观,宠辱不惊,淡泊超脱,对早日摆脱病魔威胁,可起到事半功倍的效果。

(王 媛)

第三节 老年弥漫性间质性肺疾病

一、概述

弥漫性间质性肺疾病(diffuse interstitial lung disease,ILD)是以弥漫性肺实质、肺泡炎症和间质纤维化为病理基本病变,以活动性呼吸困难、X 线胸片弥漫性浸润阴影、肺功能表现为限制性通气障碍、弥散(DLCO)功能降低和低氧血症为临床表现的不同种类疾病群构成的临床-病理实体的总称。自 Hamman 和 Rich 首次描述 1 例肺纤维化病例至今已有 60 余年,此后相继报道了多种不同的间质性肺疾病,虽然这些疾病的病因、发病机制、病理特征、治疗和预后有所不同,但其临床表现、影像学改变和肺功能损害较为相似,因此归为一组疾病。由于这一大组疾病所侵犯的并不仅限于肺的间质,病变也可累及细支气管和肺实质,因此也称为弥漫性肺实质性疾病(diffuse parenchymal lung disease,DPLD),但是,ILD 已应用多年,为大多数学者所熟悉,故仍常与 DPLD 通用。ILD 可以发生在各年龄阶段,但随着年龄的增加发病率增加,尤其是寻常型/特发性间质性肺炎(usual interstitial pneumonia/idiopathic pulmonary fibrosis,UIP/IPF)更是多发于老年人,本文将重点介绍 IPF。

(一)病因及分类

引起 DPLD 的病因有很多,涵盖了 200 多种疾病,由于其异质性,分类方法尚不统一。目前,较多采用的是 2002 年美国胸科学会(American Thoracic Society,ATS)/欧洲呼吸协会(European Respiratory Society,ERS)发表的专家共识所推荐的分类方法。①已知原因的 DPLD:如药物,和结缔组织病相关和环境相关的间质性肺病等。②肉芽肿性 DPLD,如结节病,外源过敏性肺泡炎(hypersensitivity pneumonitis,HP)等。③其他 DPLD,如淋巴管平滑肌瘤病(lymphangioleiomyomatosis,LAM),朗格汉斯细胞肉芽肿病(Langerhan cell histiocytosis,LCH),肺泡蛋白沉着症(pulmonary alveolar proteinosis,PAP)等。④特发性间质性肺炎(idiopathic interstitial pneumonia,IIP),IIP 又可分为七类:寻常型/特发性间质性肺炎(usual interstitial pneumonia/idiopathic pulmonary fibrosis,UIP/IPF)、非特异性间质性肺炎(nonspecific interstitial pneumonia,NSIP)、隐原性机化性肺炎(cryptogeni corganizing pneumonia,COP)、急性间质性肺炎(acute interstitial pneumonia,AIP)、呼吸性细支气管炎性间质性肺疾病(respiratory bronchiolitis associated interstitial lung disease,RBILD)、脱屑性间质性肺炎(desquamative interstitial pneumonia,DIP)、淋巴样间质性肺炎(lymphoid interstitial pneumonia,LIP)(图 8-1)。

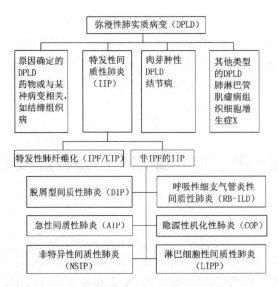

图 8-1 弥漫性肺实质病变(DPLD)的分类

(二)诊断

1.病史

病史采集对于 DPLD 的诊断极为重要,部分 DPLD 的有明确的致病因素。病史采集中应注重询问患者的用药史、职业环境暴露史、吸烟史、家族史和结缔组织疾病史。

2.临床表现

同原因引起的 DPLD,其临床症状各有不同。最具特征性的症状是进行性呼吸困难和刺激性干咳,部分患者可伴有发热、乏力、食欲下降、体重减轻和关节痛等临床表现。在疾病早期,查体可无阳性体征。随着疾病进展,患者可表现出呼吸困难加重,查体出现口唇、指端发绀、杵状指、双侧肺基底部有 Velcro 啰音(爆裂音),病程晚期可出现肺动脉高压、肺源性心脏病和以低氧为主的呼吸衰竭。老年患者常常伴有其他基础疾病,如慢性阻塞性肺疾病、冠心病和心功能不全等,临床表现较为复杂。

3.肺功能测定

肺功能测定对于诊断 DPLD、判断病情严重程度、评价疾病预后、评估治疗反应具有重要意义。绝大多数 DPLD 患者为限制性通气障碍和弥散功能降低,表现为肺活量、肺总量、一氧化碳弥散率(DLCO)、功能残气量和残气量减少,FEV_1/FVC 正常或偏高。阻塞性通气功能障碍主要见于肺淋巴管平滑肌瘤病、肺朗格汉斯组织细胞增多症及部分结节病患者。DLCO 能较好地反映疾病的预后,在纤维化型的 IIP 中,DLCO<40% 是疾病进展的指征。IPF 患者病初 6~12 个月,FVC 基线降低≥10% 或 DLCO 下降≥15%,其死亡率较高。此外,运动肺功能也有助于判断疾病的严重程度,近期研究表明,6 分钟步行实验(6 minute walk test,6MWT)可提供判断预后的重要信息,无论在试验前、试验中和试验后,若氧饱和度低于 88% 常常提示预后欠佳。对于老年 DPLD 患者,由于增龄和/或基础疾病等因素,肺功能表现常常不典型,通气功能可表现为正常、阻塞性或限制性通气功能障碍。

4.胸部影像学

胸部 X 线检查是诊断 DPLD 的第一线索,早期可正常,随着疾病的进展可表现为磨玻璃样改变、胸膜下网格状阴影、弥漫性结节影、蜂窝肺、纵隔和肺门淋巴结肿大。但胸部 X 线在诊断 DPLD 亚型时缺乏敏感性和特异性。胸部高分辨 CT(HRCT)对肺间质结构的显示更细致,可表现为胸膜下弧线状影、不规则线状、网状影、小结节影、囊性变、磨砂玻璃样改变、蜂窝状影、肺实变影等。HRCT 对于早期肺部病变及蜂窝肺具有很大的诊断价值。

此外,根据影像学的特点、病变分布、有无淋巴结和胸膜的受累等,可对 DPLD 进行鉴别诊断。①病变以肺上叶分布为主提示肺朗格汉斯组织细胞增生症(PLCH)、囊性肺纤维化和强直性脊柱炎。②病变以肺中下叶为主提示癌性淋巴管炎、慢性嗜酸性粒细胞性肺炎、特发性肺纤维化及与类风湿关节炎、硬皮病相伴的肺纤维化。③病变主要累及下肺野并出现胸膜斑或局限性胸膜肥厚提示石棉肺。④胸部 X 线呈游走性浸润影提示变应性肉芽肿性血管炎、变应性支气管肺曲菌病、慢性嗜酸性粒细胞性肺炎。⑤气管旁和对称性双肺门淋巴结肿大强烈提示结节病,也可见于淋巴瘤和转移癌。⑥蛋壳样钙化提示硅沉着病和铍肺,出现 Keley B 线而心影正常时提示癌性淋巴管炎,如果伴有肺动脉高压,应考虑肺静脉阻塞性疾病。⑦出现胸膜腔积液提示类风湿关节炎、系统性红斑狼疮、药物反应、石棉肺、淀粉样变性、肺淋巴管平滑肌瘤病或癌性淋巴管炎。⑧肺容积不变和增加提示并存阻塞性通气障碍如肺淋巴管平滑肌瘤病、PLCH 等。

5.支气管肺泡灌洗

支气管肺泡灌洗(BALF)为 DPLD 的诊断、鉴别诊断和治疗提供了非常有价值的参考资料。支气管肺泡灌洗检查能获得相关病因的第一手资料,如感染、肺出血、肺泡蛋白沉积症、肺朗格汉斯组织细胞增多症及一些职业性肺病。中性粒细胞增多主要见于 IPF、结缔组织病肺受累和石棉肺等;淋巴细胞增多主要见于结节病、HP 等。BALF 的细胞成分有助于判断特发性间质性肺炎的治疗反应和预后,以淋巴细胞增多为主者对肾上腺皮质激素(激素)反应较好,其预后也好;而以中性粒细胞和嗜酸性粒细胞增多为主者,激素效果不如细胞毒性药物,这些患者的预后相对也较差。

6.血清学检查

血清血管紧张素转化酶(SACE)对于结节病、抗中性粒细胞胞浆抗体(ANCA)对于血管炎、抗肾小球基底膜抗体对于肺出血-肾炎综合征的诊断意义较大。ANA、ENA、自身抗体等检查有助于鉴别结缔组织病导致的 DPLD。

7.肺活组织检查

主要是通过支气管镜进行经支气管镜肺活组织检查(TBLB)和电视胸腔镜肺活检(VATS)或局部开胸进行。TBLB 的优点为操作较简便,安全性大,可作为常规检查,但因受取材部位和标本量的限制,不能全面反映肺部病变的范围和程度,漏诊率较高。对一些特异性疾病如结节病、HP、结核、肺出血、肺泡蛋白沉着症、肺泡癌等具有诊断价值,但对特发性间质性肺炎的诊断价值有限。近年来,VATS 开展越来越多,由于手术创伤较小、并发症少,并可在不同部位取材、能活检较大肺组织等优点,VATS 在 DPLD 诊断中的作用愈发明显。需要指出的是,活检组织存在"样本错误"的问题,即所取标本的部位并不是主要的病变部位,因此,在行肺活检时,应在不同部位取材。

总之,DPLD 的诊断,需依靠病史、体格检查、实验室检查、胸部影像学和肺功能检查来进行综合分析。诊断步骤包括下列三点:首先明确是否是 DPLD;明确属于哪一类 DPLD;对 IIP 进行鉴别诊断(图 8-2)。需要指出的是,诊断 DPLD 需要多学科协商机制(multidisciplinary discussion,MDD),应综合临床-放射-病理进行诊断,MDD 是诊断 DPLD 的"金标准"。

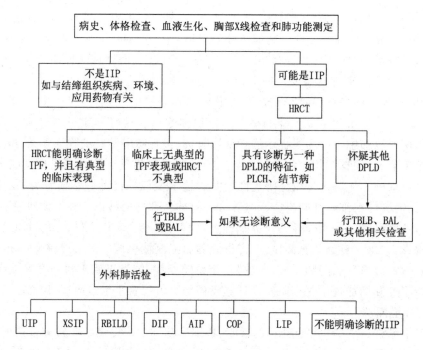

图 8-2　间质性肺疾病临床诊断流程

二、特发性间质性肺炎

特发性间质性肺炎（idiopathic interstitial pneumonia，IIP）为一组原因不明的 DPLD，2002 年 ATS/ERS 对 IIP 分类包括 UIP/IPF、NSIP、DIP、RBILD、AIP、COP 和 LIP。新的 ATS/ERS 分类统一了既往病理和临床对 IIP 概念和分类的不同看法和认识，有利于 IIP 的诊治以及国际间的科研合作。IIP 的诊断中，除 IPF 外，其他类型的 IIP 确诊均依赖于 VATS/开胸肺活检，但最后的病理诊断应密切结合临床资料和影像学，单独由临床医师、放射科医师或病理科医师做出诊断都有可能是片面的。目前提倡以多学科协商机制（multidisciplinary discussion，MDD），即临床-放射-病理诊断（clinic radiologic pathologic diagnosis，CRP）作为诊断"金标准"。

特发性肺间质纤维化/普通型间质性肺炎（IPF/UIP）。

(一)概述

IPF 在 IIP 中最为常见（占 65% 左右），50 岁以上的成年人多发，约 2/3 的患者年龄大于 60 岁，男性多于女性。病变局限于肺部，组织病理学和/或影像学表现为 UIP 的特征。其发病率为 6.8/10 万～16.3/10 万，患病率为 2/10 万～29/10 万，从确诊到死亡的中位生存期为 2～3 年。吸烟、环境暴露、多种病原微生物的感染、反流性食管炎（GERD）、糖尿病可能是其潜在的危险因素。

(二)IPF 与老龄

IPF 与老龄相关的机制还不清楚。高分辨率 CT 上 IPF 相关的表现多见于无症状的高龄患者（≥70 岁），而在年轻患者中几乎见不到。加速缩短的端粒酶是一个可能的机制。端粒酶随着细胞分裂逐渐缩短，当缩短到一定程度时，将激活 p53 依赖的凋亡或重复老化。端粒酶缩短可能增加 IPF 的易感性。

年龄增长使得氧化剂(活性氧和氮化物)与抗氧化剂(过氧化物歧化酶,谷胱甘肽)失衡,导致氧化应激增加。整个过程包括 DNA 的直接损伤,细胞膜多不饱和脂肪酸的氧化,以及酶的失活。过度的氧化应激产生各种有害作用,包括氧化还原敏感的信号通路的激活、细胞因子或趋化因子表达的改变、蛋白酶和抗蛋白酶平衡的修饰、促进凋亡和成纤维细胞活化等。这些有害作用可能促进 IPF 的发病。

在老年人中(>65 岁),分布于整个基因组的 DNA 甲基化重复序列逐渐减少,而甲基化重复序列的数目似乎与预期寿命成正比。表观遗传基因组的异常的重新编码与癌症的发生发展有关。

微小 RNA 是一种转录后的调节因子,它可以结合特定的序列,阻断翻译过程或者靶向降解信使 RNA,从而引起基因表达的沉默。随着年龄增长,微小 RNA 成群的表达失控,这提示微小 RNA 的行为可能受普通的转录调节因子共同控制。在老年个体中疾病的发生可能与这些转录因子调控混乱有关。

以上各种变化,导致老年人罹患 IPF 的风险增加。

(三)临床特点

IPF 的临床表现为干咳、不明原因的劳力性呼吸困难,多数患者可闻及吸气性爆裂音,以双肺底部最为明显,1/3 以上的患者可见杵状指。但由于老年人常常伴有其他心肺疾病,如慢性阻塞性肺疾病、冠心病、心功能不全等,导致临床症状较为复杂。肺功能异常主要为中至重度限制性通气功能障碍和/或弥散功能障碍,对于合并慢性阻塞性肺疾病患者,通气功能可表现为阻塞性通气功能障碍或正常,但弥散功能通常受损。实验室检查缺乏特征性,10%~25%的患者血清抗核抗体(ANA)和类风湿因子(RF)阳性。

(四)影像学特点

胸部 X 线片主要表现是在两肺基底部和周边部的网状阴影,常为双侧、不对称性,伴有肺容积减少。HRCT 对 UIP 的诊断具有重要的意义,其诊断 UIP 的阳性预测值为 90%~100%,主要表现为两肺胸膜下和肺基底部为主的网状阴影,可有少量磨玻璃状影。在纤维化严重的区域,常有牵引性支气管和细支气管扩张,和胸膜下的蜂窝样改变,蜂窝样改变对于 UIP 的诊断具有重要意义。部分老年患者常常合并肺气肿表现,称之为肺间质纤维化肺气肿综合征(combined pulmonary fibrosis and emphysema syndrome,CPFE)。关于 UIP 的 HRCT 诊断标准见表 8-8。

表 8-8 UIP 的 HRCT 诊断标准

UIP(所有 4 个特征)	可能 UIP(所有 3 个特征)	非 UIP(7 个特征中任意 1 个)
病变位于胸膜下和肺基底部	病变位于胸膜下和肺基底部	病变主要分布于上、中肺叶
异常网格影	异常网格影	病变主要沿支气管血管束分布
蜂窝样改变,伴或不伴牵张性扩张	无不符合 UIP 的任何 1 条(见非 UIP 栏)	广泛磨玻璃影(范围超过网格影)
无不符合 UIP 的任何 1 条(见非 UIP 栏)		大量微结节(以双侧、上肺为主)
		散在囊泡影(多发、双侧,远离蜂窝肺区域)
		弥漫性马赛克征/气体陷闭(双侧、三叶或多叶受累)
		支气管肺叶/肺段实变

(五)组织病理学特征

低倍镜下病变呈斑片状分布,主要累及胸膜下及肺实质,显著特点是病变轻重不一,新旧病变交杂分布,肺泡间隔增宽、间质见慢性炎症,伴有纤维化和蜂窝肺改变,病变间可见正常肺组织(表8-9)。高倍镜下,在非纤维化区,早期病变是肺泡间隔增宽充血,淋巴细胞、浆细胞和组织细胞与散在的中性粒细胞等炎性细胞浸润,伴有Ⅱ型肺泡上皮和细支气管上皮增生,部分肺泡内可见巨噬细胞;纤维化区有数量不等的胶原纤维沉积,炎症细胞相对较少,肺泡间隔毛细血管床减少乃至完全消失,其间可形成假腺样结构,表现为肺泡间隙变小,内覆增生的Ⅱ型肺泡上皮。蜂窝肺改变的区域是由大小不等的囊性纤维气腔所构成,被覆有细支气管上皮细胞。在纤维化区和蜂窝肺区可见有呼吸性细支气管、肺泡管及重建的囊壁内有大量增生的平滑肌束,形成所谓"肌硬化"。除了上述提及的老病灶(胶原沉积的瘢痕灶)外,同时还有增生活跃的成纤维细胞,沿肺泡间隔长轴平行排列,突向被覆呼吸上皮的腔面,此结构称为成纤维细胞灶。总之,UIP的病理组织学特点可归纳为病变"轻重不一、新老病变共存"及在纤维化和蜂窝病变区有平滑肌增生,这些是UIP的重要特征,也是与IIP其他类型相区别的要点。

表8-9　UIP 的组织病理学标准

UIP(所有4条标准)	很可能 UIP	可能 UIP(3条标准)	非 UIP(6条中任何1条)
存在显著的纤维化/结构扭曲变形,伴或不伴主要分布于胸膜下/间隔旁的蜂窝状改变	存在显著的纤维化/结构扭曲变形,伴或不伴蜂窝样改变	肺实质片状或弥漫性纤维化,伴或不伴肺间质炎症	透明膜
肺实质内片状分布的纤维化	肺实质内片状分布的纤维化和成纤维细胞灶两者中缺少任意1条	不存在其他符合 UIP 的特征(见第1列)	机化性肺炎
存在成纤维细胞灶	无任何不符合 UIP 的特征(见第4列)	无任何不符合 UIP 的特征(见第4列)	肉芽肿
无任何不符合 UIP 的特征(见第4列)	或仅存在蜂窝样改变		远离蜂窝区有明显的间质炎症细胞浸润
			病变沿气道为中心分布
			提示另一种诊断的特征

(六)诊断

诊断 IPF 需要符合:①排除其他已知病因的 ILD(如家庭和职业暴露、结缔组织疾病和药物所致)。②未行外科肺活检的患者,HRCT 呈现 UIP 表现(见表8-10)。③接受外科肺活检的患者,HRCT 和组织病理学类型符合特定的组合。由于老年患者通常不能进行有创检查,因此HRCT 在 IPF 中的诊断作用至关重要。

表8-10　结合 HRCT 和组织病理学表现的 IPF 诊断标准

HRCT 类型	组织病理学类型	是否诊断 IPF
	UIP	是
	很可能 UIP	是
UIP	可能 UIP	是
	不可分类的纤维化	是

续表

HRCT 类型	组织病理学类型	是否诊断 IPF
	非 UIP	是
	UIP	是
	很可能 UIP	是
可能 UIP	可能 UIP	很可能
	不可分类的纤维化	很可能
	非 UIP	否
	典型 UIP	可能
	很可能 UIP	否
非 UIP	可能 UIP	否
	不可分类的纤维化	否
	非 UIP	否

（七）预后

由于合并了多种基础心肺疾病,老年 IPF 患者的总体预后较差,常常合并感染、心功能不全和呼吸衰竭等,死亡率很高。研究表明,一些疾病的特征与死亡率具有相关性(表 8-11)。

表 8-11　与 IPF 患者死亡率增高相关的特征

与 IPF 患者死亡率增高相关的特征
基础因素
呼吸困难程度
DLCO＜预计值的 40%
6 分钟步行试验中氧饱和度≤88%
HRCT 蜂窝肺的范围
肺动脉高压
纵向因素
呼吸困难加重
FVC 绝对值下降≥10%
DLCO 绝对值下降≥15%
HRCT 纤维化加重

（八）治疗

近年来,随着 IPF 发病机制的研究不断深入,以往认为慢性炎症为主的发病机制正改变,目前认为,Th1/Th2 细胞因子紊乱、氧化/抗氧化失衡、成纤维细胞和肌成纤维细胞凋亡减少、细胞外基质调节异常及凝血/纤溶失调等环节均与 IPF 发生、发展有关,针对其中一些关键细胞因子,如干扰素-γ、肿瘤坏死因子-α(TNF-α)、内皮素-1(ET-1)、转化生长因子-β_1(TGF-β_1)和血小板衍生生长因子(PDGF)等开展了多项随机、双盲、安慰剂对照多中心临床试验。遗憾的是,尚无有力的循证医学证明任何药物对于 IPF 的治疗有确切疗效。2011 年 IPF 指南中明确否定了糖皮质激素单药、秋水仙碱、环孢素、糖皮质激素联合免疫抑制剂、干扰素-γ1b、波生坦和依那西普等药物。鉴于一些研究结果提示的潜在益处,对于充分知情且强烈希望接受药物治疗的患者,可以从如下 4 种方案中选择:①乙酰半胱氨酸＋硫唑嘌呤＋泼尼松。②乙酰半胱氨酸单药治疗。③抗凝治疗。④吡非尼酮。但是,对于老年人应用泼尼松和细胞毒类的药物时需要慎重,以防药物不良反应导致免疫力低下,诱发感染。

三、非特异性间质性肺炎(NSIP)

(一)临床特点

本型的确切发病率尚不清楚,曾经认为 NSIP 并不是真正的单一疾病,仅仅是"垃圾桶"式的术语,近 10 年的研究表明 NSIP 有着相对特异的临床和病理学表现,因此逐渐为临床所认识。NSIP 发病以中老年为主,平均年龄 49 岁,起病隐匿或呈亚急性经过。已知原因可引起 NSIP 样病理表现的疾病包括结缔组织疾病(如系统性红斑狼疮、多发性肌炎、干燥综合征、类风湿关节炎等)、有机粉尘的吸入、某些药物反应(胺碘酮、呋喃妥因)。原因不明的 NSIP 称为特发性 NSIP。临床主要表现为渐进性呼吸困难和咳嗽,双下肺爆裂音,1/3 患者有发热,杵状指少见。本病预后良好,大部分患者对皮质激素有较好的反应,但不同病理类型 NSIP 患者预后有所不同,富细胞型 5 年内存活率为 100%,而混合型和纤维化型患者 10 年生存率仅为 35%。一些经活检证实为 NSIP 的患者具有 IPF(NSIP/IPF)、OP(NSIP/OP)和 HP(NSIP/HP)的临床特征。

(二)影像学特点

HRCT 所见病变分布多位于双肺下叶,邻近胸膜处,最常见的 HRCT 表现以网格影、牵张性支扩、肺容积减小、磨玻璃影表现为主,蜂窝少见。

(三)组织病理学特点

主要病理学特征为肺间质不同程度的炎症和纤维化,病变呈片状或弥漫分布,但病变在时相上是一致的。肺泡Ⅱ型上皮明显增生,灶性或片状肺泡腔内巨噬细胞聚集,常含有多量泡沫细胞。近半数病例有灶性 BOOP 改变,但所占比例很小。20% 的病例可见成纤维细胞灶,但所占比例＜10%。根据其间质炎细胞的数量和纤维化的程度,Katzenstein 和 Forelli 将 NS1P 分成 3 型:①富细胞型,约占 50%,主要表现为轻、中度间质慢性炎症,肺泡Ⅱ型上皮增生,很少或几乎无纤维化,其特点为肺泡间隔内淋巴细胞浸润,灶性肺泡腔内巨噬细胞聚集,细支气管炎及机化性肺炎。病变无间质纤维化、肺泡结构没有明显的破坏。②混合型,间质有大量的慢性炎细胞浸润和明显的胶原纤维沉着。本病主要特点是病变相对一致,无蜂窝肺。③纤维化型,肺间质以致密的胶原纤维沉积为主,伴有轻微的炎症反应或者缺乏炎症。很少出现成纤维细胞灶,病变一致是不同于 UIP 的鉴别要点。

(四)诊断

与 IPF 不同,NSIP 的诊断不能依赖于 HRCT,必须经过开胸肺活检或 VAST 获得组织病理学标本方可诊断。当活检确定为 NSIP 时,需要进行 MDD。

(五)治疗

目前多以糖皮质激素和/或免疫抑制剂为主要治疗药物。硫唑嘌呤、环磷酰胺和秋水仙碱使用较多。亦有个别报道使用环孢素、甲氨蝶呤和苯丁酸氮芥。

四、隐源性机化性肺炎(COP)

(一)临床特点

COP 是一种原因不明的闭塞性细支气管炎伴机化性肺炎(BOOP),发病平均年龄为 55～60 岁,无性别差异,发病率不详。临床表现为不同程度的咳嗽和呼吸困难,平均少于 3 个月,伴有畏冷、发热、周身不适、乏力、肌痛和体重减轻等。查体可闻及局限性或广泛捻发音,无杵状指。ESR、CRP 和外周血中性粒细胞可显著升高;肺功能主要表现为轻中度限制性通气障碍;BALF细胞学分类淋巴细胞比例增加。根据自然病程和治疗过程,分为典型 COP,急性暴发型 COP、纤维化型 COP 和孤立病灶型 COP。

(二)影像学特点

典型的胸片表现为双侧外带实变影,通常为游走性。HRCT 显示局限性胸膜下实变,伴或不伴支气管充气征。其他少见表现包括毛玻璃影、沿气管血管束分布小结节阴影(<10 mm)、大结节和外周网格影。

(三)组织病理学特点

主要病理变化是呼吸性细支气管及以下的小气道、肺泡管和肺泡腔内有机化性肺炎改变,病变表现单一,时相一致,呈斑片状和支气管周围分布。病变位于气腔内,由成纤维细胞组成和炎症细胞组成的息肉样改变,称为"马松"小体。病变区间质有轻度炎性细胞浸润,Ⅱ型肺泡上皮化生,肺泡腔内含巨噬细胞和泡沫细胞,肺组织结构保留,无纤维化。

(四)诊断

当临床症状和影像学表现典型时,TBLB 活检组织符合 OP 组织病理学表现时,可确诊。但对于不典型的病例,必须行外科活检获得病理。

(五)治疗

治疗以糖皮质激素为主,大部分患者反应良好,起始剂量 0.75～1 mg/kg,逐渐减量并维持6～12 个月。对于疗效欠佳者可应用硫唑嘌呤、环磷酰胺和环孢素。

五、急性间质性肺炎(AIP)

(一)临床特点

AIP 罕见,为肺的急性损伤性病变。起病急剧(数天至数周内),表现为不明原因的发热、咳嗽和呼吸困难,并迅速出现急性呼吸衰竭,酷似原因不明的特发性 ARDS。发病前多有流感样症状,包括肌肉痛、关节痛、发热、身体不适等。发病年龄 7～81 岁,年轻人多发,患者发病前健康。AIP 病死率极高(>60%),多数在 2～6 个月内死亡。

(二)影像学特点

X 线胸片显示弥漫、双侧性肺阴影,CT 扫描表现为双侧对称斑片状毛玻璃影。这种改变与急性呼吸窘迫综合征(ARDS)类似。

(三)组织病理学特点

主要的病理改变为弥漫性肺泡损伤的机化期改变。病变时相一致,低倍镜下表现为肺泡间隔显著增宽,增宽肺泡隔内有卵圆到梭形的成纤维细胞即机化性纤维和散在的淋巴细胞和浆细胞浸润,肺泡Ⅱ型上皮增生,细支气管上皮可有鳞状化生。少数肺泡腔内有少量透明膜。这是与其他 IIP 鉴别的关键点。肺小动脉见透明血栓,病变中找不到感染病原体。

（四）诊断

诊断标准：60 天内有急性下呼吸道疾病；影像学为弥漫性双肺浸润；肺活检提示机化性或增殖性的弥漫性肺泡损伤；既往胸片正常；排除其他已知病因疾病，如感染、中毒、结缔组织病。

（五）治疗

大剂量激素冲击治疗，通常甲泼尼龙 500～1 000 mg/d，3～7 天，之后逐渐减量。但总体预后较差。

六、脱屑性间质性肺炎（DIP）

（一）临床特点

DIP 多见于有吸烟史者，发病年龄较 IPF 早 10 年，平均发病年龄是 40～50 岁，男性发病为女性的 2 倍。"脱屑"是指肺泡上皮脱落聚集在肺泡腔内的现象。本型肺泡腔内聚集的细胞不是肺泡上皮而是巨噬细胞，"脱屑"这个概念不准确，但一直延用此命名。DIP 的治疗和预后都较 UIP 为好，10 年生存率大约为 70%。大多数患者为亚急性起病（数周至数月）或隐匿，临床表现与 UIP 类似，咳嗽和呼吸困难是最常见的症状，50% 患者有杵状指，有些患者可变现为严重的呼吸衰竭。肺功能为限制性通气障碍，伴有弥散功能降低和低氧血症。

（二）影像学特点

20% 的患者 X 线胸片接近正常。大约 1/4 的患者胸片和高分辨 CT 扫描显示在中下肺野出现弥漫的毛玻璃样改变，后期也可出现不规则的线状、网状、结节状间质影像。

（三）组织病理学特点

主要的组织学特点是弥漫性的肺泡内巨噬细胞聚集，均匀分布，时相一致，细胞胞浆丰富，多为单核，偶见多核。早年误认为是肺泡上皮脱落聚集在肺泡腔内，故称为脱屑型间质性肺炎。后证实脱落细胞为巨噬细胞和少量上皮细胞。这种变化在呼吸性细支气管周围尤为明显，并弥散到远端气腔甚至整个肺实质。除了肺泡壁轻至中度增厚外，无纤维化瘢痕、蜂窝肺，成纤维细胞灶缺如或不明显。间质有少量淋巴细胞和浆细胞浸润。

（四）诊断

诊断通常依赖于典型的 HRCT 和吸烟病史，确诊主要以肺活检为主。

（五）治疗

戒烟为首选治疗方法，部分患者可缓解。对于疾病进展者可口服泼尼松治疗，起始剂量 20～60 mg/d，总体上治疗反应良好。其他药物可用硫唑嘌呤、环磷酰胺。

七、呼吸性细支气管炎-间质性肺（RB-ILD）

（一）临床特点

呼吸性支气管炎同时合并间质性肺疾病时，才能称为 RB-ILD。和呼吸性细支气管炎（RB）一样，好发于吸烟者或者曾经吸烟者。RB 通常起病隐匿，无症状或仅有小气道阻塞；RB-ILD 表现为对吸烟较为严重的反应，导致影像学出现 ILD 的表现，临床表现为咳嗽、呼吸困难。肺功能检查提示限制性通气功能障碍。支气管肺泡灌洗（BAL）以巨噬细胞为主，少有中性粒细胞和嗜酸性粒细胞。

（二）影像学特点

20％的患者胸部 X 线表现正常,50％可有弥漫对称的网状结节伴磨玻璃样变。HRCT 表现为不同程度的斑片状阴影、磨玻璃样改变和小叶中心性结节。

（三）组织病理学特点

RBILD 的病变与健康吸烟者导致的呼吸性细支气管有组织学不易鉴别,表现为病变相对局限在呼吸性细支气管及其周围的肺泡,管壁层慢性炎性细胞浸润,管腔内有黏液栓,肺泡腔内巨噬细胞聚集,巨噬细胞为浅棕色胞浆,特染铁染色为阳性。与 DIP 的不同点在于其病变分布不像 DIP 为弥漫性肺泡腔内有巨噬细胞聚集。

（四）诊断

诊断通常依赖于典型的 HRCT 和吸烟病史,BAL 和肺活检主要用于提供证据并除外其他疾病。RB-ILD 与 RB 的区别主要在于疾病的严重程度,包括症状、肺功能和 HRCT 病变的范围。

（五）治疗

首选戒烟,没有证据表明其他干预措施有效,包括口服糖皮质激素治疗。对于疾病进展者,有应用激素和其他免疫抑制剂治疗的报道。

八、淋巴性间质性肺炎(LIP)

（一）临床特点

LIP 是不同于弥漫性肺淋巴增生疾病的一种不明原因的间质性肺炎,特发性 LIP 发病率极低。常伴有低丙种球蛋白血症和自身免疫性疾病,如类风湿关节炎、干燥综合征、系统性红斑狼疮等免疫低下疾病。此外,在恶性贫血、自身免疫性溶血性贫血、桥本甲状腺炎、慢性活动性肝炎、原发性胆汁性肝硬化、HIV 感染、苯妥英钠治疗和 Castlemain 病中亦有报道。特发性 LIP 多发于女性,临床表现隐匿,可表现为渐进性咳嗽、呼吸困难、乏力、体重下降、低热等症状。患者常有轻度贫血、ESR 增快、异常蛋白血症,BAL 中淋巴细胞计数增加。

（二）影像学特点

胸部 X 线表现为双肺网状结节影伴或不伴间隔线,并可见游走性实变。病变以下肺野为主,纵隔淋巴结肿大常提示发展为淋巴瘤可能。HRCT 为磨玻璃样改变及血管周围囊状影,蜂窝少见。

（三）组织病理学特点

组织病理显示弥漫性间质增厚,伴有淋巴细胞、浆细胞和巨噬细胞浸润,病变主要浸润肺泡间隔,常有淋巴小结/生发中心可见淋巴滤泡,沿小叶间隔接近肺静脉分布,肺泡间隔狭窄而不融合,有时可见上皮样组织细胞和多核巨细胞混杂在增生淋巴细胞和浆细胞中,Ⅱ型肺泡上皮有增生,肺泡腔内有嗜酸性蛋白物渗出及小淋巴细胞和组织细胞。

（四）诊断

确诊有赖于肺活检,需要与肺淋巴瘤、弥漫性或结节性淋巴样增生、NSIP 及 HP 相鉴别。

（五）治疗

糖皮质激素治疗最常用,但剂量及疗程不确定。亦有使用免疫抑制剂治疗的报道。

（王　媛）

第四节　老年自发性气胸

自发性气胸是胸膜因病变发生破裂,胸膜腔与大气沟通,气流进入胸膜腔形成胸膜腔积气,称之为气胸。老年自发性气胸多继发于肺或胸膜病变,常见为 COPD 或弥漫性肺纤维化疾病并发肺大疱,当肺内压急剧升高时肺大疱破裂,即发生气胸。老年自发性气胸还见于金葡菌、厌氧菌或革兰氏阴性杆菌引起化脓性肺炎并向胸膜腔溃破,即发生脓气胸;肺癌或肺结核空洞侵蚀胸膜时亦可发生气胸。

一、流行病学

近年来老年自发性气胸的发生率有逐年增高的趋势,这与 COPD 患病率全球性升高有关。我国老年人的自发性气胸发患者数约占全部自发性气胸的 24%～33%,男女性的发病率之比为18:1。老年人的脓气胸的发生率高。94% 以上的老年自发性气胸都是继发性的。它的基础疾病中以 COPD 为最多见,占 60%～90%;其次为肺结核,占 20%～40%;其他疾病还有化脓性肺炎、支气管哮喘、肺脓肿、肺间质纤维化、硅沉着病、支气管扩张及恶性肿瘤等。国外报道癌性气胸占自发性气胸的 0.4%～1%,国内报告甚少。老年癌性气胸主要是因原发性肺癌所致,中青年则多见为肉瘤肺转移。

二、病因与发病机制

胸膜腔是脏-壁层胸膜间的一个闭合的腔。由于肺的弹性回缩力,它是一负压腔 $[-0.49～-0.29\ kPa(-5～-3\ cmH_2O)]$。当某种诱因引起肺泡内压急剧升高时,病损的肺-胸膜发生破裂,胸膜腔与大气相通,气流便流入胸腔而形成自发性气胸。老年自发性气胸大都是继发性的,由于部分患者的肺组织已与壁层胸膜粘连,气胸形成时肺组织破裂瘘孔或细支气管胸膜瘘孔不能随肺压缩而闭合,致使瘘孔持续开放,胸腔压力接近于零,而成为"开放性气胸";部分患者因支气管狭窄、半阻塞而形成活瓣样,以致吸气时空气进入胸腔,呼气时仍稽留于此,胸腔压力可超过 $1.96\ kPa(20\ cmH_2O)$,成为"张力性气胸";由于上述原因,老年气胸常难以愈合,再发气胸、局限性气胸比较多见,而单纯的闭合型气胸反而较少。

三、临床表现

老年自发性气胸临床表现常不典型,往往为原发病所掩盖。约有近 1/4 的病例起病缓慢,逐渐加重,主要表现为原发病难以解释的呼吸困难加重;部分病例发病没有明确诱因可寻,表现为突然或迅速加重的胸闷和气急;40%～60% 的病例以剧烈咳嗽后突发显著的气急、胸闷、心慌及呼吸困难。少数老年患者还可因体育活动、用力排便、喷嚏、负重等原因诱发。胸痛,特别是气胸典型的突发锐痛不多见。其他常见症状有咳嗽、发绀和不能平卧等。咳嗽可以是刺激性干咳,也可因基础病而有咳痰。大量气胸或张力性气胸的临床表现有时酷似肺梗死或心肌梗死,早期即可出现胸闷、胸痛、呼吸困难、心慌、大汗、脸色苍白、烦躁不安;也可在 COPD 基础上诱发呼吸衰竭。少量气胸时体征不明显;肺压缩 30% 以上时,气管向健侧移位,患侧胸廓膨隆、呼吸运动减弱、叩诊呈鼓音、心浊音界消失或肝浊音界下移、呼吸音和语颤减弱或消失,这有时易与肺气肿混渍。部分老年患者类似于哮喘样发作,严重呼吸困难的同时肺部可闻哮鸣音。此类患者多是重度肺气肿、肺功能不全,又有胸膜粘连而多房分隔。这类患者在气胸引流后气急和哮鸣音迅速消失。

肺功能检查:通常气胸在压缩 20％以上时才可能出现限制性通气损害(肺容量和肺活量降低)。老年气胸由于基础疾病的存在,往往在肺压缩不到 20％时就已出现严重的肺功能障碍。临床怀疑有老年气胸者不宜进行用力呼吸动作的肺功能项目检查,以免导致病情恶化。

动脉血气检查:急发期气胸患者由于萎陷肺组织的无效灌流,引起右到左的分流而出现低氧血症。后期由于萎陷肺的血流减少,低氧血症反而可以有所缓解。中青年人气胸一般在肺被压缩 20％～30％以上才会出现低氧血症。老年气胸者常在轻度肺压缩时即发生低氧血症。

X 线检查:气胸的典型 X 线为肺向肺门萎陷呈圆球形阴影,气体常聚集于胸腔外侧或肺尖部,此部透亮度增加,无肺纹。气胸延及肺下部时肋膈角显示锐利。少量气胸时积气多局限于肺尖,易被锁骨影遮掩。此时,深呼气相的 X 线征象有助于诊断。部分老年气胸患者由于胸膜粘连分隔而呈现为"局限性气胸",积气影可能被肺或纵隔遮掩,需转动体位透视检查方能发现。

四、并发症

老年气胸的并发症远较中青年多见,它们不仅使病情加重,重者可导致死亡。

(一)胸腔积液

发生率 30％～40％,多在气胸发病后 3～5 天出现,量通常不多,积液不仅加重了肺萎陷,对于开放性气胸者还易发展为脓气胸。

(二)脓气胸

继发于金黄色葡萄球菌、厌氧菌或革兰氏阴性杆菌引起化脓性肺炎,或肺脓肿,或干酪性肺炎的气胸易合并脓气胸。

(三)血气胸

气胸引起胸膜粘连带中的血管撕裂而导致。其病情轻重与撕裂的血管大小有关、小的出血随血管的收缩和内皮的卷缩而可自动停止;大的血气胸则发病急骤,除胸痛、胸闷、气促外,还有头晕、心慌、面色苍白、皮肤凉湿、血压下降等出血性休克征象,X 线检查可见液气平面,胸腔穿刺为全血。

(四)慢性气胸

部分老年气胸患者由于基础病变的原因致使胸膜裂口不能随压缩而闭合;形成支气管胸膜瘘而难以愈合;支气管狭窄或闭塞而使肺不能重新充气;脏层胸膜肥厚肌化使肺不能充分复张,以致气胸延续 3 个月以上。

(五)纵隔气肿

多并发于张力性气胸。气量少时可无明显症状;气量多且发生迅速者则将出现循环-呼吸衰竭,病情极为险恶,体检可见发绀、颈静脉怒张、心搏不能扪及、心浊音界缩小或消失、经常伴有皮下气肿(局部肿胀、触诊有握雪感、听诊有捻发音),X 线胸片表现为纵隔两旁以条索影为界的透亮带。

(六)呼吸衰竭

这是继发于 COPD 的老年气胸很常见的并发症。

（七）循环衰竭

多并发于张力性气胸。

（八）心力衰竭

多见于患有严重心脏病的老年气胸患者。气胸所致的低氧血症、感染、呼吸运动耗氧增加、心律失常等原因均可诱发心力衰竭。

五、诊断与鉴别诊断

老年自发性气胸临床表现很不典型，易被原发疾病掩盖而误诊或漏诊。老年患者出现下列情况时应考虑气胸的可能：①突发的不明原因的呼吸困难，或在原有呼吸困难的基础上气促突然加重，用原发疾病不能解释者。②突然发生剧烈胸憋伴呼吸困难，除外心肌梗死和肺梗死者。③不明原因的病情进行性恶化，短期内出现心慌、出汗、面色苍白或发绀和/或意识障碍者。④喘憋症状突然加重，双肺或单肺布满哮鸣音，而各种解痉药、皮质激素、氧疗及抗生素治疗无效者。⑤迅速或进行性加重的发绀。老人，尤其是 COPD、肺结核患者出现上述情况，又伴有一侧胸廓膨隆、呼吸运动减弱、叩诊呈鼓音、气管移位、肺呼吸音及语颤减弱甚至消失者，即可初步诊断。如病情许可应及时进行 X 线检查以证实诊断和了解肺压缩的程度。

临床高度怀疑气胸而病情不许可或来不及作 X 线检查者，可以在患侧锁骨下或呼吸音明显减弱的部位用人工气胸机谨慎地行诊断性穿刺并测压。气胸机测压还可区分气胸的类型。①闭合性气胸：排气前胸膜腔内压接近或稍高于大气压，排气后胸膜腔内压下降，停止抽气后压力不再上升。该型气胸肺压缩通常小于 25%。②开放性气胸：排气前后胸膜腔内压都接近于"0"。该型气胸肺压缩通常在 50% 左右。③张力性气胸：排气前胸内为正压，常超过 1.96 kPa（20 cmH$_2$O），抽气后压力下降，但停止抽气后压力迅速上升。该型气胸肺压缩常大于 75%。对于少量或局限性气胸，常需作深吸、呼气相或转动多体位的 X 线检查。

老年自发性气胸有时须与下列疾病相鉴别。

（一）COPD 加重期

继发于 COPD 的闭合性气胸，有时甚至是开放性气胸常被误认为 COPD 加重期。气胸患者气促突出，并多为突然发生或进行性加重，而咳嗽、咳痰则相应较轻；COPD 加重期常以气候变化为诱因，以上感为先导，突出表现为咳嗽、咳痰加重，脓痰、积气征是局限或单侧的，两侧不对称，而肺过度充气征多是弥漫的、双侧的；新出现的气管移位更是气胸有力佐证。X 线检查及必要时的人工气胸机诊断性穿刺并测压更可帮助确诊。

（二）肺大疱

少量或局限性气胸有时需与肺大疱相鉴别。肺大疱发生发展非常缓慢，临床表现一般比较稳定；X 线胸片上透亮度增加的区域内仍可见细小条纹影，复习比较往昔胸片病灶变化不大；诊断性穿刺排气后大疱影大小不变而有别于气胸。

（三）胸腔积液

老年胸腔积液患者也常表现为胸痛和气促，但体检和 X 线检查为积液征而别于气胸。

（四）心肌梗死、肺梗死

张力性气胸，临床表现有时酷似心肌梗死、肺梗死，都表现为突发剧烈胸痛、气促、呼吸困难、心慌、面色苍白或发绀、大汗、烦躁不安等，但张力性气胸患侧明显的胸腔积气征和气管对侧移位有助于鉴别，X 线检查及人工气胸机诊断性穿刺可确诊。

(五)支气管哮喘发作

部分老年气胸患者表现类似于哮喘样发作,严重呼吸困难的同时肺部可闻哮鸣音。胸腔积气征、对解痉剂-皮质激素-氧疗无效、抽气后呼吸困难及哮鸣音消失而有别于哮喘。

六、治疗

目的在于排除积气、缓解症状、促肺复张、防止复发。

(一)一般疗法

绝对卧床休息,少讲话,咳嗽剧烈者给予镇咳剂,烦躁不安者给予镇静剂,便秘者给予缓泻剂。减少肺活动和防止肺泡内压升高,以利于破裂口愈合和积气吸收。高浓度氧(3 L/min)吸入可以加速积气吸收和肺复张,但对于肺功能不全的老年患者应警惕二氧化碳潴留倾向。老年气胸往往有呼吸道感染的基础和继发感染的倾向,宜给予5～7天广谱抗生素。同时,还应积极治疗原发疾病。轻症老年气胸患者[肺压缩小于20%,并且没有呼吸困难,$PaO_2 > 9.3$ kPa(70 mmHg),一般都是闭合性的]通过上述一般疗法即可望康复;若一周后肺仍不复张者则需采用其他疗法。

(二)排气疗法

中、重症患者在一般疗法的基础上还应采用排气疗法。

1.人工气胸机抽气法

患者取坐位或仰卧位。常规穿刺点为第二肋间锁骨中线外、或第四肋间腋前线处。老年气胸经常是局限性的,所以穿刺应结合体检和X线检查定位。测定初压,抽气至呼吸困难缓解或呼气末胸膜腔内压为$-0.39 \sim -0.196$ kPa($-4 \sim -2$ cmH$_2$O)停止,留针3分钟,观察胸膜腔内压变化。闭合性气胸者一次抽气即可,必要时分次抽出;开放性或张力性气胸则需改用闭式持续引流(水封瓶引流)。

2.水封瓶闭式引流

同上穿刺点以套管针导入或手术切开插入引流管,引流管固定于胸壁防止脱出,导管外端接水封瓶。闭式引流又分为持续正压和持续负压排气两种。

(1)持续正压排气法:水封瓶排气用的玻璃管插至水平面下2 cm。该法适用于开放性或张力性气胸,它有利于缓解症状和裂口闭合。大多数气胸经持续正压排气处理1～3天后裂口可以自行修复。闭合后水封瓶即无气泡逸出,夹闭24～36小时,再开放仍无气泡溢出即可拔管。裂口已闭合但肺仍未复张者在拔管前可让患者做吹瓶子(插一玻璃管深入水面,用力吹出气泡)或吹气球动作,以助肺复张。此举对于老年气胸患者应适可而止,不可过分用力,以免再发裂口。在裂口未闭合前不宜让患者做吹瓶子或吹气球动作,以免加重病情和影响瘘孔愈合。若经2～3周闭式引流仍有气泡不停逸出,表明裂口不能自行闭合修复,此时应采用药物注入胸腔行瘘孔粘连术或胸腔镜下气胸手术。

(2)持续负压排气法:引流管连接持续负压排气装置,保持胸腔压为$-1.37 \sim -0.785$ kPa($-14 \sim -8$ cmH$_2$O)。此法有利于快速抽气和肺复张,它适用于难愈的、复张不好的气胸,尤其是慢性气胸和多房性气胸。对此,有学者持不同意见,认为它可能促成瘘孔更大开放、延长病程、加重病情,不如行胸膜粘连术。

(三)胸膜粘连术

在上述处理无效或复发性气胸,没有显著的胸膜肥厚者应行胸膜粘连术。经引流管注入粘连剂,转动体位、垫高臀部、患侧卧位并左右转动,使药达肺上部。通过无菌性炎症胸膜脏-壁层粘连使瘘孔闭合。与此同时仍给予闭式引流,待无气泡逸出肺复张而痊愈。粘连剂种类很多,如四环素粉、滑石粉、高渗葡萄糖液、氮芥、气管炎菌苗、卡介苗等。有报道认为,1‰~1%的硝酸银20~30 mL胸腔注入疗效好、不良反应少、肺功能影响小、复发者少。硝酸银的浓度随病情调整,一般用1‰,病变较严重者可用至1%,但不宜过大。

(四)胸腔镜下气胸手术

胸腔镜下直视可确定病变部位、性质、范围,小的裂口或支气管胸膜瘘可以采用电凝或激光治疗使破口闭合,必要时局部喷洒黏合剂促其愈合;较大的肺大疱则镜下切除,多发的肺大疱不能切除者可以直视下喷洒粘连剂。

(五)开胸手术

老年气胸除原发疾病需要手术者(如肺癌等)、胸膜显著肥厚者、大量血气胸者、双侧气胸者、不能或胸膜粘连术-胸腔镜下气胸手术失败者外宜慎采用开胸手术。

七、预后

老年自发性气胸复发率高,为19%~36%,其中近70%在半年内复发,并可多次复发,尤其是仅给予一般疗法或穿刺排气者,胸膜粘连术复发率低。老年气胸的病死率为9%~32.9%,远高于中青年,后者仅为0.6%。病死率与肺压缩程度成正比,高龄、基础病变严重、张力性气胸及有并发症者预后险恶。老年气胸由于基础病变的缘故,往往肺压缩比例不大即出现严重的呼吸困难,是否及时施行闭式引流将大大影响预后。

八、预防

老年气胸预防的关键是积极防治原发疾病,特别是COPD和呼吸道感染。对于有肺大疱的老人,尤其是有气胸病史者应保持人便通畅,避免接触呼吸道刺激物,避免劳累和负重。反复发生气胸者胸膜粘连术是防止再发的主要方法。

(王 媛)

第五节 老年肺源性心脏病

一、急性肺源性心脏病

急性肺源性心脏病是由于内源性或外源性栓子堵塞肺动脉或其分支使肺循环阻力增加,心排血量降低,引起右心室急剧扩张和急性右心功能衰竭的临床病理生理综合征。大块肺动脉栓塞尚可引起猝死。肺栓塞在西方发达国家年发病率约为0.05%,未经治疗患者病死率约30%。我国尚无这方面的流行病学资料,曾被认为是我国的少见病,以致长期以来国内临床界在很大程度上忽视了对该病的识别与诊断,使临床肺栓塞的识别与检出率低下。实际上,肺栓塞在我国也绝非少见,近年来,由于对肺栓塞诊断的重视,临床病例有增加趋势。

(一)病因

引起急性肺源性心脏病的肺动脉栓塞(pulmonary embolism,PE)主要由右心或周围静脉内血栓脱落所形成。

栓子可来自：①右心房[如有心力衰竭和/或心房颤动时]、右心室(如心肌梗死波及右心室心内膜下引起附壁血栓时)、肺动脉瓣或三尖瓣(如发生心内膜炎时)；②周围静脉,绝大多数见于下肢和盆腔深静脉。

常见的诱因包括：久病或手术后长期卧床、静脉曲张、右心衰竭、静脉内插管、红细胞增多症、血小板增多症、抗凝血酶的缺乏、口服避孕药等引起的高凝状态所致血流淤滞、创伤、外科手术、静脉炎后等致静脉管壁损伤均易致血栓形成。

其他栓子可造成肺动脉栓塞者包括长骨骨折所致脂肪栓,手术或腹腔镜、心血管造影等检查后的气栓,细菌性心内膜炎、动脉内膜炎、化脓性静脉炎后的菌栓,恶性肿瘤的瘤栓,羊水栓及寄生虫卵等。在我国,血栓性静脉炎和静脉曲张是下肢深静脉血栓形成的最主要原因。

(二)病理解剖和病理生理

当静脉血栓从其形成的位点脱落,可通过静脉系统到达肺循环,如果栓子为大块型且非常大,可以停留在肺动脉分叉处,形成鞍形栓子或分别阻塞左、右肺动脉。分叉处有时栓子向右心室延伸至阻塞部分肺动脉瓣。右心室扩大,其心肌及左心室心肌,尤其是心内膜下心肌,可能因休克或冠状动脉反射性痉挛引起严重缺氧而常有灶性坏死。非大块型小的栓子位于肺动脉分支可致肺梗死,多发生在下叶,尤其在肋膈角附近,常呈楔形,其底部在肺表面略高于周围的正常肺组织,呈红色。存活者梗死处组织最后形成瘢痕。

肺血管阻塞的程度和潜在的心肺疾病,很可能是决定最终是否发生右心功能不全的最重要的因素。阻塞越重,肺动脉压力越高。缩血管物质的释放(如 5-羟色胺)反射性引起肺动脉收缩,加之低氧血症,可进一步增加肺血管阻力而导致肺动脉高压。

肺动脉压力突然升高,使右心室后负荷急剧增加,右心室扩张,右室壁张力增加,继而功能不全。右心室扩张,室间隔向左心室移动,由于因心包的限制而出现的心腔充盈不足,加上有心室收缩功能不全,可使右心室输血量减少,从而进一步降低左心室的前负荷。一旦右心室扩张,冠状静脉压增高,同时左心室舒张期扩张亦减少。左心室前负荷的降低亦可使室间隔移向左心室,左心室充盈不足输血量减少,体循环血流量和压力均降低,冠状血管灌注受到潜在危机而引起心肌缺血。这种循环的不断持续可引起循环衰竭甚至死亡。总之,肺栓塞后可导致下述病理生理改变。

(1)由于肺血管阻塞,神经体液因素或肺动脉压力感受器的作用,引起肺血管阻力增加。

(2)肺血管阻塞,肺泡无效腔增加,使气体交换受损,肺泡通气减少导致低氧血症,从而使V/Q单位降低,血液由右向左分流,气体交换面积减少,使二氧化碳的运输受影响。

(3)刺激性受体反射性兴奋(过度换气)。

(4)支气管收缩,气道阻力增加。

(5)肺水肿、肺出血、肺泡表面活性物质减少,肺顺应性降低。

(三)临床表现

1.症状

起病急骤,有呼吸困难、胸痛、窒息感。重者有烦躁不安、出冷汗、神志障碍、晕厥、发绀、休克等。可迅速死亡,亦可表现为猝死。如能度过低血压阶段,可出现肺动脉压增高和心力衰竭。亦可有剧烈咳嗽、咯血、中度发热等。然而,临床表现有典型肺梗死三联征者(呼吸困难、胸痛及咯血)不足 1/3。

2.体征

常见呼吸急促、肤色苍白或发绀,脉细速、血压低或测不到,心率增快等。心底部肺动脉段浊音可增宽,可伴明显搏动。肺动脉瓣区第二音亢进、分裂,有响亮收缩期喷射性杂音伴震颤,也可有高频舒张期杂音。三尖瓣区可有反流性全收缩期杂音。可出现阵发性心动过速、心房扑动或颤动等心律失常。右室负荷剧增时,可有右心衰竭体征出现。气管有时向患侧移位,肺部可闻及哮鸣音和干湿啰音,也可有肺血管杂音,并随吸气增强,此外还有胸膜摩擦音等。

(四)实验室检查和辅助检查

1.血液检查

白细胞可正常或增高,血沉可增快,血清肌钙蛋白、乳酸脱氢酶、肌磷酸激酶(主要是 CK-MB)、血清胆红素常正常或轻度增高。血浆 D-二聚体(肺交联纤维蛋白特异的降解产物)增高,如小于500 μg/L提示无肺栓塞存在。动脉血气分析动脉氧分压可降低,但肺泡-动脉氧离曲线正常者,不能排除急性 PE 的诊断。因此,当怀疑 PE 时,进行动脉血气分析并非诊断所必需。

2.心电图检查

心电图不仅有助于除外急性心肌梗死,而且可对某些大块肺栓塞者做出快速鉴别,此类患者的心电图上存在右心室劳损的表现。发生大块肺栓塞的患者可出现窦性心动过速,ST 和 T 波异常,但也可表现为正常的心电图。其中最有价值的一个发现是,倒置的 T 波出现在 $V_1 \sim V_4$ 导联。其他的异常包括:不完全或完全性右束支传导阻滞,或出现 SI-Q$_\text{III}$-T$_\text{III}$(I 导联 S 波深、III 导联 Q 波显著和 T 波倒置)的表现。上述变化多为一过性的,动态观察有助于对本病的诊断。

3.胸部 X 线检查

急性肺源性心脏病本身 X 线表现的特异性不强。

(1)栓塞部位肺血减少(Westermark 征),上腔静脉影扩大,肺门动脉扩张,右肺下动脉横径可增宽,也可正常或变细。

(2)肺梗死时可发现肺周围浸润性阴影,形状不一,常累及肋膈角,也可出现盘状肺不张及Hampton 驼峰征,是继发性肺小叶血液填充影,患侧膈肌抬高,呼吸轻度减弱及少量至中量胸腔积液。

(3)心影可向两侧扩大。

4.CT 扫描

最新一代的多排 CT 扫描仪,只需被检查者屏气不到 10 秒即可完成整个胸部的扫描,而且分辨率在1 mm或不到 1 mm。恰当地使用新一代的多排 CT 扫描,似乎可以取代肺动脉造影,成为诊断肺栓塞影像学上的金标准。

5.磁共振成像

常规采用自旋回波和梯度回波脉冲序列扫描,对肺总动脉和左、右肺动脉主干的栓塞诊断有一定价值。但是,由于 MRI 对中央型肺栓塞诊断的敏感性与特异性均低于多排 CT,因此,在没有 CT 设备时,MRI 可以作为二线检查方法用于诊断。

6.选择性肺动脉造影

是诊断肺栓塞最可靠的方法,如今已很少进行。这是因为新一代的多排 CT 扫描仪解决了大多数诊断上遇到的难题。然而,选择性肺动脉造影仍适用于准备进行介入治疗的患者,如导管介导的溶栓、吸出性栓子切除术、机械性血栓粉碎等。肺动脉造影检查有一定危险性,特别是并发肺动脉高压的患者应谨慎使用。

7.超声心动图检查

经胸超声心动图检查适用于肺动脉总干及其左右分支的栓塞。表现为右室扩大,室壁不同步活动,右室运动减弱,肺动脉增宽等。经食管二维超声心动图可见右心室或肺动脉内游浮血栓,血管腔内超声检查则可能更为清晰。

8.放射性核素肺扫描

^{99m}Tc-标记聚合人血清清蛋白(MAA)肺灌注扫描是安全、无创及有价值的肺栓塞诊断方法。典型所见是呈肺段分布的灌注缺损,不呈肺段性分布者诊断价值受限。肺灌注扫描的假阳性率较高,为减少假阳性可做肺通气扫描以提高诊断的准确性。

(五)诊断和鉴别诊断

本类疾病由于诊断困难,易被漏诊或误诊,非常重要的是提高对肺栓塞的诊断意识。若患者出现突发"原因不明"的气短,特别是劳力性呼吸困难、窒息、心悸、发绀、剧烈胸痛、晕厥和休克,尤其发生在长期卧床或手术后,应考虑肺动脉大块栓塞引起急性肺源性心脏病的可能;如发生体温升高、心悸、胸痛和血性胸腔积液,则应考虑肺梗死的可能。结合相关检查有助于诊断。诊断仍不明确时可行选择性肺动脉造影。本病需与其他原因引起的休克和心力衰竭,尤其是急性心肌梗死及心脏压塞等相鉴别。

(六)治疗

绝大多数的肺栓塞都是可以治疗的。其治疗措施随临床类型而不同。近年,肺栓塞的治疗研究进展迅速,治疗更趋规范化。接受治疗的患者病死率为 5%～8%,不治疗为 25%～30%。

大块肺动脉栓塞引起急性肺源性心脏病时,必须紧急处理以挽救生命。

1.一般处理

密切监测呼吸、心率、血压、心电图及血气等变化。使患者安静,绝对卧床 2～3 周,已采取了有效抗凝治疗者卧床时间可适当缩短。吸氧,保持大便通畅,勿用力排便,应用抗生素控制下肢血栓性静脉炎和预防肺栓塞并发感染。

2.急救处理

合并休克者,可用多巴胺 20～40 mg、多巴酚丁胺 5～15 μg/(kg·min)加入至 5%葡萄糖溶液 250～500 mL 中静脉滴注,并迅速纠正引起低血压的心律失常,如心房扑动、心房颤动等。胸痛重者可用罂粟碱 30～60 mg 皮下注射或哌替啶 50 mg 或吗啡 5 mg 皮下注射以止痛及解痉。心力衰竭时按常规处理。

溶栓主要用于 2 周内的新鲜血栓栓塞,愈早愈好,2 周以上也可能有效。指征包括:①大块肺栓塞(超过 2 个肺叶血管);②肺栓塞伴休克;③原有心肺疾病的次大块肺栓塞引起循环衰竭患者。具体用药方案:链激酶负荷量 30 分钟 25 000 U,继而 100 000 U/h,维持 24 小时静脉滴注;尿激酶负荷量 10 分钟 4400 U/kg 静脉滴注,继而 2200 U/(kg·h)维持 24 小时静脉滴注;重组组织型纤溶酶原激活剂(rt-PA)2 小时 100 mg,静脉滴注。国内常用尿激酶 2～4 小时 20 000 U/kg 静脉滴注;rt-PA 2 小时 50～100 mg,静脉滴注。溶栓数小时后病情明显好转。溶栓治疗结束后继以肝素或华法林抗凝治疗。

3.外科疗法

(1)去栓术,即在呼吸机和体外循环支持下的急诊去栓手术,为一种成功、有效的治疗手段。主要是对于那些发生大块肺栓塞或中等大小肺栓塞,但有溶栓禁忌的及需要进行右心房血块切除或关闭卵圆孔的患者。在心源性休克发生前进行的去栓术结果一般较乐观,成活率高达 89%。

（2）放置下腔静脉滤网，其主要指征：较多的出血而无法抗凝治疗；正规的抗凝治疗无法预防肺栓塞的复发。介入治疗，置入心导管粉碎或吸出栓子，同时可局部行溶栓治疗，本治疗不宜用于有卵圆孔未闭的患者，以免栓子脱落流入左心，引起体循环栓塞。

（七）预后和预防

大多数肺动脉栓塞经正确治疗后预后良好。近年，随着溶栓治疗与去栓术的开展，可使大部分患者恢复。然而，进一步提高肺栓塞的诊断意识，减少误诊和漏诊，是改善患者预后的关键。肺栓塞的预防主要防止栓子进入肺动脉，其中以防止静脉血栓形成和脱落最为重要。对下肢静脉炎、静脉曲张应及时彻底治疗，采用手术、药物及物理等方法，必要时放置入下腔静脉滤网，防止下肢静脉血栓形成和脱落导致肺栓塞。避免长期卧床或下肢固定姿势不活动，鼓励手术后早期下床活动，促进血液循环。对慢性心肺疾病或肿瘤患者，要提高可能并发肺栓塞的警惕性，高危患者可用肝素和/或阿司匹林等药物抗凝、抗血小板治疗。

二、慢性肺源性心脏病

慢性肺源性心脏病简称肺心病，是指由肺组织、胸廓或肺动脉系统病变引起的肺动脉高压，伴或不伴有右心衰竭的一类疾病。

肺心病在我国是常见病、多发病，平均患病率为 0.48%，病死率在 15% 左右。本病占住院心脏病的构成比为 38.5%～46%。我国北部及中部地区 15 岁以上人口患病率为 3%，估计全国有 2 500 万人罹患此病，约有 30% 为非吸烟人群，与国外有明显差别，而且以农村女性多见，个体易感因素、遗传、气道高反应性、环境因素、职业粉尘和化学物质、空气污染等与本病的发病密切相关。

（一）病因

影响支气管-肺为主的疾病，主要包括以下几个方面。

（1）COPD、支气管哮喘、支气管扩张等气道疾病，其中在我国 80%～90% 的慢性肺心病病因为 COPD。

（2）影响肺间质或肺泡为主的疾病，如特发性肺间质纤维化、结节病、慢性纤维空洞性肺结核、放射性肺炎、尘肺及结缔组织疾病引起的肺部病变等。

（3）神经肌肉及胸壁疾病，如重症肌无力、多发性神经病，胸膜广泛粘连、类风湿关节炎等造成的胸廓或脊柱畸形等疾病，影响呼吸活动，造成通气不足，导致低氧血症。

（4）通气驱动失常的疾病，如肥胖-低通气综合征、睡眠呼吸暂停低通气综合征、原发性肺泡通气不足等，因肺泡通气不足，导致低氧血症。

（5）以肺血管病变为主的疾病，如反复肺动脉栓塞、广泛结节性肺动脉炎、结缔组织疾病系统性红斑狼疮（SLE）引起的肺血管病变等。

（6）特发性疾病，如原发性肺动脉高压，即不明原因的持续性、进行性肺动脉压力升高。各种肺血管病变可导致低氧血症及肺动脉高压，并最终导致慢性肺心病。

（二）病理解剖

由于支气管黏膜炎变、增厚、黏液腺增生、分泌亢进，支气管腔内炎症渗出物及黏液分泌物潴留，支气管纤毛上皮受损，影响了纤毛上皮净化功能。病变向下波及细支气管，可出现平滑肌肥厚，使管腔狭窄而不规则；又加上管壁痉挛、软骨破坏、局部管腔易闭陷等改变，使细支气管不完全或完全阻塞,致排气受阻肺泡内残气量增多压力增高,肺泡过度膨胀,肺泡在弹力纤维受损基础上被动扩张,泡壁断裂,使几个小泡融合成一个大泡而形成肺气肿。又慢性阻塞性肺病常反复发作支气管周围炎及肺炎,炎症可累及邻近肺小动脉,使腔壁增厚、狭窄或纤维化,肺细动脉Ⅰ及Ⅲ型胶原增多;此外可有非特异性肺血管炎,肺血管内血栓形成等。最后致右心室肥大、室壁增厚、心腔扩张、肺动脉圆锥膨隆、心肌纤维肥大、萎缩、间质水肿、灶性坏死,坏死灶后为纤维组织所替代。部分患者可合并冠状动脉粥样硬化性病变。

(三)发病机制

肺的功能和结构改变致肺动脉高压(pulmonary hypertension,PH)是导致肺心病的先决条件。

1.呼吸功能改变

由于上述支气管及肺泡病理改变出现阻塞性通气功能障碍。限制性肺部疾病或胸部活动受限制可出现限制性通气功能障碍,使肺活量、残气量和肺总量减低。进一步发展则通气/血流比值失调而出现换气功能失常,最终导致低氧血症和高碳酸血症。

2.血流动力学改变

主要改变在右心及肺动脉,表现为右室收缩压升高和肺动脉高压。低氧作用于肺血管平滑肌细胞膜上的离子通道,引起钙内流增加和钾通道活性阻抑;刺激血管内皮细胞,使内皮衍生的收缩因子如内皮素-Ⅰ合成增加而内皮衍生的舒张因子如一氧化氮和降钙素产生和释放减少;某些血管活性物质如血栓素 A_2、血管紧张素Ⅱ、血小板激活因子及肿瘤坏死因子等形成和释放均促使肺血管收缩。加上二氧化碳潴留使血中 H^+ 浓度增高,均可加重肺动脉高压。缺氧又使肺血管内皮生长释放因子(平滑肌细胞促分裂素)分泌增加,使血管平滑肌增殖;成纤维细胞分泌的转化生长因子 β 表达增加,使肺动脉外膜成纤维细胞增殖,这种肺血管结构重建使肺血管顺应性下降,管腔变窄,血管阻力增加。缺氧引起的代偿性红细胞增多,血容量增加,血黏稠度和循环阻力增高。慢性炎症使肺血管重构、肺血管数量减少,肺微动脉中原位血栓形成,均更加重了肺动脉高压。

3.心脏负荷增加,心肌功能抑制

肺心病由于心肌氧张力减低,红细胞增多和肺血管分流,使左、右心室尤其是右心室负荷增加,右心室扩大,右心室排血不完全,最后产生右心衰竭。一般认为,肺心病是右心室受累的心脏病,但肺心病也有左心室损害。尸检证明,肺心病有左心室肥大者占 61.1%~90.0%。缺氧、高碳酸血症、肺部感染对心肌的损害,心排血量的增加,及支气管肺血管分流的形成对左心室负担的增加及老年人合并冠心病存在,均可使心脏功能受损加重。

4.多脏器损害

肺心病引起多脏器衰竭与低灌注、感染所致休克,炎症介质的释放,抗原抗体复合物形成,激活补体、释放 C_3 等活性物质,使中性粒细胞黏附于复合体,释出氧自由基而引起血管内皮严重损害,肺毛细血管内皮细胞受损使血中微聚物及血管壁活性物质难以清除,从而自左心室排出而引起全身器官损害,最后导致多脏器衰竭。

(四)临床表现

本病病程进展缓慢,可分为代偿与失代偿两个阶段,但其界限有时并不清楚。

1.功能代偿期

患者都有慢性咳嗽、咳痰或哮喘史,逐步出现乏力、呼吸困难。体检示明显肺气肿表现,包括

桶状胸、肺部叩诊呈过度清音、肝浊音上界下降、心浊音界缩小甚至消失。听诊呼吸音低,可有干湿啰音,心音轻,有时只能在剑突下听到。肺动脉区第二音亢进,剑突下有明显心脏搏动,是病变累及心脏的主要表现。颈静脉可有轻度怒张,但静脉压并不明显增高。

2.功能失代偿期

肺组织损害严重引起缺氧、二氧化碳潴留,可导致呼吸和/或心力衰竭。

(1)呼吸衰竭:多见于急性呼吸道感染后。缺氧早期主要表现为发绀、心悸和胸闷等。病变进一步发展时发生低氧血症,可出现各种精神神经障碍症状,称为肺性脑病。

(2)心力衰竭:亦多发生在急性呼吸道感染后,因此,常合并有呼吸衰竭,以右心衰竭为主,可出现各种心律失常。此外,由于肺心病是以心、肺病变为基础的多脏器受损害的疾病,因此,在重症患者中,可有肾功能不全、弥散性血管内凝血、肾上腺皮质功能减退所致面颊色素沉着等表现。

(五)实验室检查和辅助检查

1.血液检查

红细胞计数和血红蛋白增高,血细胞比容正常或偏高,全血黏度、血浆黏度和血小板黏附率及聚集率常增高,红细胞电泳时间延长,血沉一般偏快;动脉血氧饱和度常低于正常,二氧化碳分压高于正常,以呼吸衰竭时显著。在心力衰竭期,可有丙氨酸氨基转移酶和血浆尿素氮、肌酐、血及尿 β 微球蛋白、血浆肾素活性、血浆血管紧张素 II 含量增高等肝肾功能受损表现。合并呼吸道感染时,可有白细胞计数增高。在呼吸衰竭不同阶段可出现高钾、低钠、低钾或低氯、低钙、低镁等变化。

2.痰细菌培养

旨在指导抗生素的应用。

3.X 线检查

诊断标准:①右肺下动脉横径≥15 mm;②肺动脉中度凸出或其高度≥3 mm;③右心室增大。

通常分为以下 3 型。

(1)正常型,心肺无异常表现。

(2)间质型,非血管性纹理增多,迷乱(含轨道征)和/或网织结节阴影,多见于肺下野或中下野,或兼有一定程度的肺气肿。

(3)肺气肿型,表现为肺过度膨胀(如横膈低平、左肋膈角开大＞35°等),肺血管纹理自中或内带变细、移位变形和/或稀疏,有肺大疱或不规则局限透明区,或兼有一定程度的间质改变。

4.心电图检查

通过心电图发现,右心室肥大具有较高的特异性但其敏感性较差,有一定易变性。急性发作期由于缺氧、酸中毒、碱中毒、电解质紊乱等可引起 ST 段与 T 波改变和各种心律失常,当解除诱因,病情缓解后常可有所恢复及心律失常消失。心电图常表现为右心房和右心室增大。V_1 的 R 波振幅、V_1 的 R/S 比值和肺动脉压水平无直接关系。肺动脉高压伴 COPD 的患者心电图上的异常表现通常要少于肺动脉高压伴随其他疾病的患者。因为前者肺动脉高压的程度相对较轻,而且胸腔过度充气造成的桶状胸往往导致心电图呈低电压。

心电图诊断右心房及心室增大的标准如下。

(1)在 II、III、aVF、V_1、V_2 导联 P 波电压达到 0.25 mV。

(2)I 导联 R 波电压达到 0.2 mV。

（3）A＋R-PL＝0.7 mV（Butler 心电图诊断标准：A 为 V_1 或 V_2 导联 R 或 R′波的最大振幅，R 为 Ⅰ 或 V_6 导联 S 波最大振幅，PL 为 V_1 最小的 S 波或者 Ⅰ 或 V_6 最小的 r 波振幅）。用此标准评估肺动脉高压时，其敏感性可高达 89％。

5.超声心动图检查

常表现为右心房和右心室增大，左心室内径正常或缩小，室间隔增厚。右心室压力过高引起的室间隔活动异常具有特征性。而右心室壁和周围组织结构的分辨能力限制了心脏超声对于右心室扩大的辨别能力。右心室的功能障碍很难用心脏超声来量化，但可通过室间隔的位置和偏曲度从侧面得以反映。如果心脏超声发现心包积液，右心房扩大，间隔移位，通常提示预后较差。由于慢性右心室压力负荷过重及左心室充盈不足，二尖瓣收缩期脱垂及室间隔运动异常相当常见。通过测量三尖瓣反流速度，用 Bernoulli 公式可得到右心室收缩高压的多普勒超声心动图证据。多普勒超声心动图显示，二尖瓣反流及右心室收缩压增高。多平面经食管超声心动图检查可显示右室射血分数（RVEF）下降。

6.肺功能检查

在心肺功能衰竭期不宜进行本检查，症状缓解期可考虑测定。患者均有通气和换气功能障碍。表现为时间肺活量及最大通气量减少，残气量增加。此外，肺阻抗血流图及其微分图的检查在一定程度上能反映机体内肺血流容积改变，了解肺循环血流动力学变化、肺动脉压力大小和右心功能；核素心血管造影有助于了解右心功能；肺灌注扫描如肺上部血流增加、下部减少，则提示有肺动脉高压存在。

（六）诊断

本病由慢性广泛性肺、胸部疾病发展而来，呼吸和循环系统的症状常混杂出现，故早期诊断比较困难。一般认为，凡有慢性广泛性肺、胸部疾病患者，一旦发现有肺动脉高压、右心室增大而同时排除了引起右心增大的其他心脏疾病可能时，即可诊断为本病。肺动脉高压和右心室增大是肺心病早期诊断的关键。肺心病常可并发酸碱平衡失调和电解质紊乱。其他尚有上消化道出血和休克，其次为肝、肾功能损害及肺性脑病，少见的有自发性气胸、弥散性血管内凝血等，后者病死率高。

（七）鉴别诊断

1.冠状动脉粥样硬化性心脏病

慢性肺心病和冠心病均多见于老年人，且均可有心脏扩大、心律失常及心力衰竭，少数肺心病患者心电图的胸导联上可出现 Q 波。但前者无典型心绞痛或心肌梗死的表现，其酷似心肌梗死的图形多发生于急性发作期严重右心衰竭时，随病情好转，酷似心肌梗死的图形可很快消失。

2.风湿性心瓣膜病

慢性肺心病的右房室瓣关闭不全与风湿性心瓣膜病的右心房室瓣病变易混淆，但依据病史及临床表现，结合 X 线、心电图、超声心动图、血气分析等检查所见，不难做出鉴别。

3.其他

原发性心肌病（有心脏增大、心力衰竭及房室瓣相对关闭不全所致杂音）、缩窄性心包炎（有颈静脉怒张、肝大、水肿、腹水及心电图低电压）及发绀型先天性心脏病伴胸廓畸形时，均需与慢性肺心病相鉴别。一般通过病史、X 线、心电图及超声心动图检查等进行鉴别诊断。

（八）并发症

最常见的为酸碱平衡失调和电解质紊乱。其他尚有上消化道出血和休克，其次为肝、肾功能损害及肺性脑病。少见的有自发性气胸、弥散性血管内凝斑等,后者病死率高。

（九）治疗

肺心病是原发于重症胸、肺、肺血管基础疾病的晚期并发症,防治很困难,其中81.8%的患者由慢性支气管炎、支气管哮喘并发肺气肿发展而来,因此,积极防治这些疾病是避免肺心病发生的根本措施。应讲究卫生、戒烟和增强体质,提高全身抵抗力,减少感冒和各种呼吸道疾病的发生。对已发生肺心病的患者,应针对缓解期和急性期分别加以处理。呼吸道感染是发生呼吸衰竭的常见诱因,故需要积极予以控制。

1.缓解期治疗

缓解期治疗是防止肺心病发展的关键。可采用以下方式。

（1）冷水擦身和膈式呼吸及缩唇呼气,以改善肺脏通气等耐寒及康复锻炼。

（2）镇咳、祛痰、平喘和抗感染等对症治疗。

（3）提高机体免疫力药物如核酸酪素注射液（麻疹减毒疫苗的培养液）皮下或肌内注射,或核酸酪素口服液10 mL/支,3次/天,36个月为一个疗程。气管炎菌苗皮下注射、卡介苗素注射液肌内注射等。

（4）临床试验表明,长期氧疗可以明显改善有缺氧状态的慢性肺心病患者的生存率。

（5）中医中药治疗,宜扶正固本、活血化瘀,以提高机体抵抗力,改善肺循环情况。对缓解期患者,进行康复治疗及开展家庭病床工作能明显降低急性期的发作。

2.急性期治疗

（1）控制呼吸道感染:呼吸道感染是发生呼吸衰竭和心力衰竭的常见诱因,故需积极应用药物予以控制。目前主张联合用药。宜根据痰培养和致病菌对药物敏感的测定选用,但不要受痰菌药物试验的约束。可考虑经验性抗菌药物治疗。加拿大胸科学会2000年推荐的COPD急性期抗菌治疗方案,曾经被广泛引用。急性发作的COPD分为单纯型、复杂型和慢性化脓型3型,其中单纯型推荐的经验性治疗抗菌药物是阿莫西林、多西环素、复方磺胺甲噁唑;复杂型推荐的是喹诺酮类、β_2内酰胺酶抑制剂复方制剂、第2代或第3代头孢菌素、新大环内酯类;慢性化脓型推荐的是环丙沙星、其他静脉用抗假单胞菌抗生素（哌拉西林钠、头孢他啶、头孢吡肟、碳青霉烯类、氨基糖苷类）。除全身用药外,尚可局部雾化吸入或气管内滴注药物。长期应用抗生素要防止真菌感染。一旦真菌已成为肺部感染的主要病原菌,应调整或停用抗生素,给予抗真菌治疗。

（2）改善呼吸功能,抢救呼吸衰竭:采取综合措施,包括缓解支气管痉挛、清除痰液、畅通呼吸道,可用沐舒坦15 mg,2次/天,雾化吸入;或60 mg,口服2次/天,静脉滴注。持续低浓度给氧,应用呼吸兴奋剂,BiPAP正压通气等,必要时施行气管切开、气管插管和机械呼吸器治疗等。

（3）控制心力衰竭:轻度心力衰竭给予吸氧,改善呼吸功能,控制呼吸道感染后,症状即可减轻或消失。较重者加用利尿剂亦能较快予以控制。

1）利尿剂:一般以间歇、小量呋塞米及螺内酯（安体舒通）交替使用为妥,目的为降低心脏前、后负荷,增加心排血量,降低心腔充填压,减轻呼吸困难。使用时应注意到可引起血液浓缩,使痰液黏稠,加重气道阻塞;电解质紊乱尤其是低钾、低氯、低镁和碱中毒,诱致难治性水肿和心律失常。若需长时间使用利尿剂,可合用有保钾作用血管紧张素转换酶抑制剂,如卡托普利、培哚普利、福辛普利等,以避免肾素分泌增加、血管痉挛,增强利尿作用。中草药如复方五加皮汤、车前子、金钱草等均有一定利尿作用。

2）洋地黄类:在呼吸功能未改善前,洋地黄类药物疗效差,且慢性肺心病患者肝、肾功能差,因此,用量宜小,否则极易发生毒性反应,出现心律失常。急性加重期以静脉注射毛花苷 C(西地兰)或毒毛花苷 K 为宜,见效快,可避免在体内蓄积,若心力衰竭已纠正,可改用地高辛维持。

3)血管扩张剂:除减轻心脏的前、后负荷,还可扩张肺血管,降低肺动脉压。全身性血管扩张药大多对肺血管也有扩张作用,如直接扩张血管平滑肌药物肼屈嗪、钙通道阻滞剂硝苯地平、α受体阻断剂酚妥拉明、ACEI 卡托普利及 β 受体激动剂、茶碱类、依前列醇等,均可不同程度地降低肺动脉压力。但应注意这些药物对心排血量及动脉血压的影响,应从小剂量开始。慢性肺心病是以右心病变为主的全心病变,可发生右心衰竭、急性肺水肿或全心衰竭。并且心力衰竭往往与呼吸衰竭并存,因此,治疗心力衰竭前应先治疗呼吸衰竭,一般随着呼吸功能的改善,急性增高的肺动脉压可随之下降,右心室负担减轻,轻症心力衰竭患者可得到纠正。

(4)控制心律失常:除常规处理外,需注意治疗病因,包括控制感染、纠正缺氧、纠正酸碱和电解质平衡失调等。病因消除后心律失常往往会自行消失。此外,应用抗心律失常药物时,还要注意避免应用普萘洛尔等 β 受体阻滞剂,以免引起气管痉挛。

(5)应用肾上腺皮质激素:在有效控制感染的情况下,短期大剂量应用肾上腺皮质激素,对抢救早期呼吸衰竭和心力衰竭有一定作用。通常用氢化可的松 100~300 mg 或地塞米松 10~20 mg 加于 5％葡萄糖溶液 500 mL 中静脉滴注,每天 1 次,后者亦可静脉推注,病情好转后 2~3 天停用。如胃肠道出血,肾上腺皮质激素的使用应十分慎重。

(6)并发症的处理:并发症如酸碱平衡失调和电解质紊乱、消化道出血、休克、弥散性血管内凝血等应积极治疗。

(7)中医中药治疗:肺心病急性发作期表现为本虚标实,病情多变,治疗应按急则治标、标本兼治的原则。中西医结合治疗是一种很好的治疗途径。

(十)预后和预防

本病常年存在,但多在冬季,由于呼吸道感染而导致呼吸衰竭和心力衰竭,病死率较高。1973 年前肺心病住院病死率在 30％左右,1983 年已下降到 15％以下,目前仍在 10％~15％,这与肺心病发病高峰年龄向高龄推移、多脏器并发症、感染菌群的改变等多层因素有关,主要死因依次为肺性脑病、呼吸衰竭、心力衰竭、休克、消化道出血、弥散性血管内凝血、全身衰竭等。本病病程中多数环节是可逆的,因此,积极控制感染、宣传戒烟、治理环境污染,以减少自由基的生成,并通过饮食中添加高抗氧化效能的食物及服用某些抗氧化剂来相应地提高抗氧化系统的功能,对保护肺心病者的肺功能有重要意义。对已发生肺心病的患者,应针对病情发展分别加以处理,通过适当治疗,心肺功能都可有一定程度的恢复,发生心力衰竭并不表示心肌已丧失收缩能力。

(王　媛)

第六节　老年睡眠呼吸障碍

睡眠呼吸障碍(sleep disordered breathing,SDB)或呼吸暂停是指一组发生在睡眠状态下的呼吸疾病,表现为在睡眠过程中反复间断出现呼吸停顿或低通气。呼吸停顿指口和鼻腔气流停止至少持续 10 秒以上;低通气指当呼吸气流降低至正常 50％以下,并伴有 4％氧饱和度下降。呼吸紊乱指数(respiratory disturbance index,RDI)是指睡眠过程中每小时出现呼吸暂停或低通气的次数,代表睡眠呼吸障碍的程度。SDB 可分为阻塞性和中枢性两种类型,前者主要是由上气道局部解剖因素,加上睡眠时气道肌肉过度松弛,气道发生塌陷甚至完全闭塞,吸气流量受限,尽管患者呼吸努力增加,但气流并不增加,气流通过狭小塌陷的管腔发生震荡,形成鼾声,严重者管腔完全闭塞,呼吸停顿。根据疾病的严重程度,阻塞性 SDB 可分为睡眠单纯性鼾症、上气道阻力综合征和阻塞性睡眠呼吸暂停综合征(obstructive sleep apnea syndrome,OSAS)。中枢性 SDB 是由呼吸中枢功能衰退所致,呼吸神经元不能有效刺激运动神经激活呼吸过程,导致呼吸动力缺乏,常见于心力衰竭和中风患者。许多患者可同时合并有中枢性和阻塞性睡眠呼吸暂停,称为混合性 SDB。

国外报道 SDB 以 RDI 大于 10 为标准,老年男性发病率为 70%,老年女性为 56%,而年轻人的发病率分别为 15% 和 5%。SDB 随年龄增大,发病率增加,因而,在老年人中十分常见。

一、病因和发病机制

大多数患者可以找到导致睡眠时反复发生呼吸停顿和/或低通气的因素,包括睡眠时呼吸控制异常、睡眠姿势和体位、循环时间和心排血量、上气道形态学改变及遗传因素等。

(一)中枢性 SDB 的发病机制
如表 8-12 所示。

表 8-12　中枢性睡眠呼吸暂停的发病机制

呼吸调节或肌肉功能的缺陷
中枢性肺泡低通气综合征(原发、继发)、呼吸神经肌肉疾病、呼吸驱动短暂的波动、睡眠开始时的不稳定性
继发于高通气引起的低碳酸血症、低氧血症、如心肺疾病、心血管疾病、肺充血、中枢神经系统疾病、循环时间的延长
中枢呼吸驱动反射性抑制
食管反流
吸入
上气道塌陷

(二)阻塞性 SDB 的发病机制
阻塞性 SDB 发病的三个基本特征已阐明:①上气道的阻塞,常见咽部。如肥胖患者上气道周围脂肪增多,气道外压增高,导致管腔狭窄,肢端肥大症、甲状腺功能减退症,可能由于上气道组织增生或黏液水肿,导致管腔狭窄且易于塌陷;咽部、舌和下颌解剖结构异常,如下颌后缩或下颌过小,颈子过粗过短等到也可导致管腔狭窄。②咽腔的大小受上气道肌肉张力影响,醒觉时气道肌张力较高,睡眠时上气道肌张相应降低,快动眼睡眠期(REM)肌张力最低,此期呼吸暂停的次数往往最多。OSAS 患者上气道肌纤维断裂、神经脱髓鞘,导致肌张力下降,也是气道管腔易于塌陷的重要原因。③咽腔的大小取决于咽腔关闭压和开放压的平衡,吸气时胸膜腔内压降低,管壁倾向于塌陷;呼气时胸膜腔内压增高,管壁倾向于开放,因此气流限制和呼吸停顿仅发生在吸气相。

(三)遗传因素
SDB 有家族聚集倾向。长相的遗传,使得家族中许多人有易患 SDB 的颌面测量学特征。研究发现对高碳酸血症和低氧的敏感也有家族性,睡眠中易于发生周期性呼吸。肥胖亦有遗传倾向。

二、病理生理改变与临床表现

SDB 的主要病理生理变化是睡眠期间反复出现呼吸暂停或低通气所导致的低氧血症和/或高碳酸血症，以及睡眠结构的改变，引起一系列的临床表现和多器官功能的损害（见图 8-3）。包括睡眠期间的症状，白天的症状和器官功能的损害与并发症。

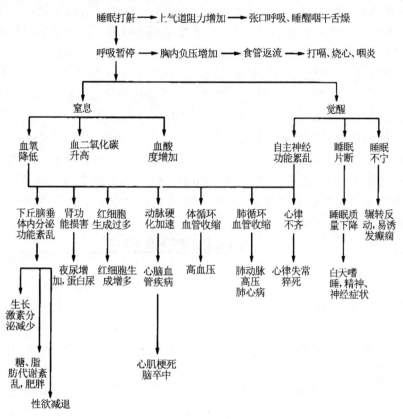

图 8-3　OSAS 病理生理改变

1.睡眠期间的症状

打鼾是 OSAS 的主要症状，由于气流通过狭窄的咽部时咽腔软组织发生颤动所致，老年患者即使病情较重，鼾声可能较小；夜间憋醒与窒息，个别严重者可因窒息而死亡；其他症状还有失眠、遗尿、惊叫、夜游等。

2.白天的症状

白天过度困倦（excessive daytime sleepiness，EDS）往往是 OSAS 最突出的症状，因夜间反复睡眠中断，睡眠质量下降所致。轻者仅有注意力不集中，间歇打瞌睡。严重患者在与人谈话，甚至驾车、骑自行车时也会打瞌睡。晨起头痛，多见于女性。可出现神经精神症状，如记忆力减退、性格改变、焦虑、抑郁等，老年患者尤其明显。老年患者嗜睡程度低于非老年患者，即 EDS 与 AHI 并不呈正相关。

3.器官功能损害和并发症的表现

患者可能出现性功能障碍、易疲劳等症状，病情持久可引起或加重多个系统的疾病，如高血

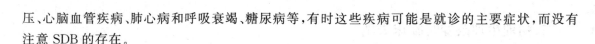

压、心脑血管疾病、肺心病和呼吸衰竭、糖尿病等,有时这些疾病可能是就诊的主要症状,而没有注意 SDB 的存在。

三、诊断与鉴别诊断

SDB 的诊断并不难,根据病史、体征和对睡后 15 分钟以上的观察,则可做出推测性诊断。注意 SDB 的易患因素:①40～60 岁的男性患者。②肥胖。③上气道或颌面的异常如扁桃体肥大、腭垂肥大粗短或下颌后缩畸形、小颌等。④甲状腺功能减退。⑤经常服用镇静药物。⑥饮酒。但确诊分型,了解疾病轻重程度和治疗效果的观察,则须进行多导睡眠图(PSG)的监测检查,观察患者睡眠时整夜脑电图、眼动图、肌电图、心电图、脉搏、血氧饱和度(SaO_2)的记录,用热敏电阻测定鼻和口腔气流、阻抗及胸腹式呼吸测定。根据呼吸紊乱指数(RDI)将 SDB 分为轻、中重度三级。轻度 RDI 5～10 次/小时,最低 $SaO_2 \geqslant 86\%$;中度 RDI 20～50 次/小时,最低 SaO_2 80%～85%;重度 RDI>50 次/小时,最低 $SaO_2 \geqslant 79\%$。多次睡眠潜伏时间试验(mutiple sleep latency test,MSLT),可评估患者嗜睡的程度,对 SDB 的诊断有一定价值。方法是让患者白天在无灯光、无任何刺激的睡眠实验室内每隔 2 小时检查一次,共进行 5 次睡眠检查,观察患者 5 次的平均入睡时间。正常成人平均 12 分钟,严重患者往往小于 5 分钟,发作性睡病小于8分钟,同时有两次或以上可记录到 REM 睡眠(表 8-13)。

表 8-13　鼾症患者诊断和处理示意图

临床表现	检查	诊断	处理
无症状,无呼吸暂停证明	不需睡眠检查		预防性劝告
无症状,无呼吸暂停证明	初筛检查	正常	预防性劝告
		异常	OSAS 治疗
轻至中度白天嗜睡	初筛检查	明显异常	OSAS 治疗
	AutoCPAP 系统诊断	轻度异常或正常	预防性劝告
	全夜多导睡眠监测	OSAS	OSAS 治疗
		无 OSAS	其他治疗或进一步检查
严重白天嗜睡,右心衰竭,高碳酸血症	全夜多导睡眠检测	不能诊断 OSAS 诊断 OSAS	其他治疗或进一步检查 积极治疗 OSAS

影像学检查包括 X 线摄片、CT、MPI 及纤维支气管镜检查等,主要用于判断下颌形态,阻塞部位,对手术的指征和手术方法有指导意义。

有些睡眠疾病也有 EDS 症状,须与 SDB 相鉴别,如发作性睡病、不宁腿症和周期性肢体运动症,这些疾病有的可能与 SDB 并发。

四、治疗

(一)内科治疗

1.一般治疗

建议患者戒烟酒,睡觉取右侧卧位,睡前勿饱食,避免服用安眠药及停止注射睾丸酮,治疗与发病有联系的疾病。肥胖者,须控制体重,逐渐减肥,使体重下降 5%～10%,对改善症状及睡眠呼吸暂停,提高 SaO_2,有肯定疗效。对合并甲状腺功能减退症患者,逐渐补充甲状腺素的治疗,可使睡眠呼吸暂停完全消失或显著改善。对肢端肥大症患者,手术切除垂体肿瘤或服用控制生长激素分泌的药物,亦可减轻症状,避免病情发展。

2.药物治疗

使用增加上气道开放,减低上气道阻力的药物,如麻黄碱滴鼻或非特异性抗炎药喷鼻(如丁地去炎松等)。服用呼吸兴奋剂。服用普罗替林和氯丙嗪,可抑制快眼动睡眠,减轻由此引起的低通气和呼吸暂停。

3.经鼻面罩持续气道正压通气(CPAP)治疗

CPAP 对 OSAS 患者尤以中重度及中枢性 SDB 患者是一个常用的最有效的首选取治疗。CPAP 治疗后患者的呼吸暂停次数减少或消失,SaO_2 上升,睡眠结构改善,生活质量提高。坚持应用,可改善远期预后。目前双水平正压通气,(BiPAP)具有吸气、呼气正压可分别调节及呼吸、同步等到功能,增加了患者 CPAP 治疗的适应性,扩大了临床应用范围(见表 8-14)。

表 8-14 鼻 CPAP 和鼻通气治疗指征

鼻 CPAP 指征	鼻通气指征
阻塞性呼吸睡眠暂停	伴有神经肌肉疾病的呼吸衰竭
中枢性呼吸睡眠暂停	脊柱侧突
睡眠呼吸暂停伴慢性肺病	中枢性呼吸睡眠暂停
夜间间哮喘	
严重打鼾	

4.口腔正畸及矫治器治疗

根据作用方式和部位的不同,大致分为三类:①鼾声治疗装置,仅用于治疗鼾声的矫治,不适用于治疗 OSAS。其作用部位大多在较腭。如由 Paskow 发明的可调节性软腭上托器,其原理是通过矫治器的塑料扣,轻轻地上托软腭,并限制软腭在睡眠期间颤动,来降低或消除鼾声。②舌治疗装置,引舌向前以防止上气道阻塞的治疗方法。由 Samelson 发明的舌治疗装置,其作用原理是在睡眠期间戴用时,其前端的囊腔内产生负压,通过该负压吸引舌体向前,但患者的耐受差,影响推广使用。③改变下颌姿势的矫治器,用于治疗轻、中度的 OSAS。其原理可能是通过前移和/或向下移动下颌位,使颏舌肌等肌肉张力增大,从而使舌根部及舌骨向前移,最终扩大上气道,并促进儿童下颌生长发育。适宜于不能耐受 CPAP、行外科手术危险性较大的、阻塞部位在下咽部及时治疗又不积极配合者。

(二)外科治疗

治疗的目的解决 OSAS 患者上气道狭窄和梗阻。由于手术为有创性手段,应严格掌握手术适应证,手术疗法更多地用于对 CPAP 治疗不适应的患者。气管切开或气管造口术,对 OSAS 伴严重夜间睡眠时低氧导致的昏迷、肺心病、心力衰竭或心律失常的患者,是解除上气道阻塞引起的致命性窒息最有效的救命措施。由于 CPAP 治疗的应用,需要此种手术治疗者已减少。鼻阻塞性疾病的治疗,该治疗须根据不同的原因及鼻塞的严重程度,而采用鼻翼的修复术、鼻中隔矫正术、鼻息肉摘除术、肥大下鼻甲切除术,及腺样体摘除术等。腭垂腭咽成形术(uvalopalato-pharynguplasty,Uppp),是目前较常用的手术治疗方法,其手术指征为长软腭、过多的侧咽壁及扁桃体组织肥大。颌面外科手术,适合于下颌异常的患者。

五、预后

国内外均有资料显示,严重 OSAS(RDI>30 次/小时),如不治疗,远期死亡率增加。

(王　媛)

第七节　老年肺癌

一、病理生理特性

老年呼吸系统的结构与功能随着年龄的增长也在不断发生变化,因为这些改变,决定了老年肺癌的临床诊断和治疗具有其特殊性。

(一)结构性改变

(1)老年人因其椎骨、胸骨的退行性改变,胸廓由正常的扁圆形变为桶形,胸腔前后径与左右径接近,称为"桶状胸"。

(2)老年人的膈肌因出现退行性变导致其运动功能减退。

(3)气管、支气管出现老年组织学改变:黏膜上皮萎缩、鳞状上皮化生,纤毛功能下降等。

(4)肺泡结构老化:肺泡弹性回缩力减弱,肺泡壁断裂,肺泡融合,肺组织萎缩变小,肺间隔血供减少。

(二)功能改变

老年人呼吸系统的功能随着年龄也会发生相应改变。人的肺功能从青少年时期开始不断增强,大约到 25 岁左右达到高峰,从 30 岁开始出现减退,在 60 岁以后,呼吸系统结构与功能的老化与衰退就更加明显。老年呼吸系统功能减退可以表现在:肺容量的下降,残气量的增加;通气功能、换气功能降低;气道反应性增高,动脉血氧分压、氧饱和度降低等方面。

(三)并发症增多

老年人随年龄增加各器官的功能均出现下降,因而可能同时合并较多全身并发症,如冠心病、糖尿病、慢性喘息性支气管炎、慢性肾功能不全等。

二、流行病学

根据最新全球癌症数据统计,全球排在前三位的癌症是:肺癌(12.7%),乳腺癌(10.9%),结直肠癌(9.7%);而肺癌的死亡率居于全球恶性肿瘤的首位,占全部恶性肿瘤的 18.2%。因此,肺癌是人类癌症死亡的主要原因,其发病率和死亡率近年来始终处在不断上升的水平,是增长速度最快的恶性肿瘤。根据我国的调查统计结果,我国的肺癌发病率男性增加了 26.9%,女性增加了 38.4%。肺癌的发病率和死亡率男性要高于女性,并且随着年龄的增长明显升高。肺癌已经成为威胁我国居民的头号杀手,随着人均寿命的提高,人口老龄化的加剧,经济快速增长带来的工业化、城市化进程的高速发展而导致的环境恶化,以及吸烟率居高不下,使得我国老年肺癌的问题严重性正逐渐显现,老年肺癌的治疗已经成为临床肿瘤工作者必须要面临的问题。老年肺癌的治疗成为肿瘤学界越来越受重视的研究课题。

三、病因

原发支气管肺癌的发病原因目前已经明确包括以下几个方面。

(一)吸烟

吸烟是明确的肺癌致病原因之一,大量流行病学研究证实,吸烟是导致肺癌发病的首要危险因素,男性80％的肺癌是由吸烟引起,女性肺癌中约45％由吸烟引起。吸烟对肺癌发生发展的决定作用与吸烟的持续时间、每天吸烟数量、开始吸烟的年龄、吸入的深度等相关。吸烟不仅是肺癌的主要发病因素,也会影响肺癌的发病进程。目前已明确知道吸烟者的表皮生长因子受体(EGFR)突变率要明显低于不吸烟者,而EGFR是否突变是肺癌的一个重要预测和预后因子。

同样,被动吸烟也可导致肺癌的发病,被动吸烟对女性的危害更大,与女性肺癌的发病具有相关性。

(二)环境污染

大气污染、室内微小环境污染(包括煤烟、烹饪油烟等)也与肺癌的发病有着重要关系。大气污染物质可导致人体原癌基因的激活,抑癌基因突变等致癌性改变。调查发现,在我国云南地处山区、农村人口为主的宣威市,男性、女性肺癌的发病率和死亡率均高于我国大中城市,其原因与该地区使用烟煤作为主要燃料,导致室内燃煤空气污染,而致居民肺癌高发相关。

(三)职业

世界卫生组织国际癌症中心公布的工业致癌物中,有9种被列为肺癌的致癌物,包括砷和某些砷的化合物、石棉、二氯甲醚、氯甲基甲醚、铬及铬酸盐、芥子气、焦油、煤的燃烧物、矿物油和氯乙烯。调查发现,我国云南锡矿工人肺癌高发病率与职业暴露因素有关。

(四)慢性呼吸系统疾病

现有资料已证明慢性支管炎、肺结核、结核瘢痕、支气管扩张等慢性疾病,因其长期慢性刺激作用,可导致局部细胞的损伤与增殖,在与其他致癌因素协同作用下,可再在原发病变基础上发生癌变。

(五)遗传因素

肺癌的发生是多个遗传学事件参与、逐步累积发展的病变过程。导致肺癌发生的特定分子事件和顺序尚不十分清楚。肺癌中最常见的染色体异常是肿瘤抑癌基因位点的等位基因缺失或杂合性丢失。对于年轻的肺癌患者或有癌症家族史的患者则考虑有遗传缺陷存在的可能。对于老年肺癌患者,其发病年龄越高其发病可能与外界致癌因素相关性越高。

四、临床表现

老年肺癌出现临床症状时可表现为咳嗽、气喘、痰中带血、胸闷或胸痛等,这些症状不具有临床特异性,因为老年患者常合并有慢性呼吸系统疾病,出现上述症状时,仅仅根据症状往往不易与肺癌相鉴别,容易造成误诊,因此需要临床医生予以重视,必要时做进一步检查,明确诊断。孙志学等总结了349例≥60岁老年肺癌与<60岁的老年前组患者的肺癌首发症状进行了比较,发现咳嗽是最常见的肺癌首发症状,在老年与老年前组两组间没有明显差异,对于老年患者,需注意:①长期慢性刺激性干咳或慢性支气管炎患者咳嗽性质发生改变或痰中带血丝,要警惕肺癌;②反复同一部位出现的肺部炎症,要注意肺癌的可能。咯血的发生尤其是大咯血,老年组的患者发生率低。而胸痛的发生在老年组明显低于老年前组,考虑与年龄增长、身体的感觉敏感度降低

有关。胸闷症状在老年组要高于老年前组。

特别需要注意的是,老年肺癌在有些时候可以没有明显临床症状,可能会在查体或因其他疾病检查时因胸片或 CT 发现阴影而偶然发现肺内占位,最后确诊为肺癌。

五、诊断及鉴别诊断

(一)诊断

老年肺癌的诊断与非老年肺癌患者同样主要可以通过以下检查帮助明确诊断。

1.询问病史

应注意患者呼吸系统相关症状,尤其注意慢性呼吸系统疾病患者有无症状上的改变,如咳嗽性质的变化,痰中带血丝,或反复出现的同一部位肺炎,等。询问有无定期的体检,胸部 X 线检查。注意询问吸烟史,吸烟量和持续时间等。

2.临床体检

注意肺部有无啰音,啰音的性质、部位等。注意浅表淋巴结的检查,尤其锁骨上淋巴结,对于质硬、相对固定的淋巴结可考虑进一步淋巴结活检,帮助明确诊断。

3.肿瘤标志物

是肿瘤分泌的肽类物质,可用来作为肿瘤的诊断、预后及治疗中疗效评估的辅助检查手段,如 CEA、Cyfra21-1、SCC、NSE 等是临床常用的肺癌肿瘤标志物,CA125、CA199、CA153 虽然不是肺癌特异的肿瘤标志物,但是在肺癌中,尤其是在肺腺癌中可以有较高的表达。这些肿瘤标志物的检测,尤其动态检测其数值变化更具有临床指导意义。

4.影像学检查

包括 X 线胸片、CT 等检查,对于病变性质不清,无法取得病理结果的病变可考虑定期复查,动态监测病灶变化。

5.病理学检查

痰病理、胸腔积液找癌细胞、支气管镜检查、淋巴结穿刺或活检、肿物穿刺活检、手术等。肺癌的病理学诊断至关重要,是肺癌诊断的必不可少的依据,同时明确病理类型对于进一步治疗方案的制订及预后的判断都具有非常重要的意义。另外,建议有组织学诊断的老年肺癌患者应进一步进行 EGFR 基因突变的检测,对于老年肺癌患者的酪氨酸激酶抑制剂(TKI)靶向治疗是有意义的。

(二)鉴别诊断

老年肺癌需要注意与肺结核、肺部炎症、结节病、良性肿瘤、转移性肺癌等疾病相鉴别。

六、病理分类和分期

(一)病理分类

肺癌主要组织类型为腺癌和鳞癌,占全部原发性肺癌的 80% 左右。其次为小细胞癌,约占15%。其他少见类型原发性肺癌包括腺鳞癌,大细胞癌、涎腺来源的癌(腺样囊性癌、黏液表皮样癌等)等。最新分类中增加了胸部 SMARCA4 缺陷的未分化肿瘤。上皮性良性肿瘤中增加了细支气管腺瘤。

1.鳞癌

肺鳞癌的发病率近年来呈下降趋势,占肺癌的 30%～40%,其中 2/3 表现为中央型,1/3 为周边型,可伴空洞形成,位于中心时可呈息肉状突向支气管腔。此种类型的癌一般认为起源于吸烟刺激后的支气管上皮鳞状化生,根据癌巢角化细胞分化程度,将其分为高、中、低分化。鳞癌多见淋巴道和血行转移,也可直接侵犯纵隔淋巴结及支气管旁和纵隔软组织。术后局部复发比其他类型肺癌常见。吸烟者和肺癌患者的支气管和肺呼吸性上皮中存在广泛、多灶性的分子病理异常,区域致癌效应可造成由于吸烟导致的肺内多中心肿瘤。

2.腺癌

腺癌占肺癌的 $40\%\sim55\%$,在许多国家已经超过鳞癌成为最常见的肺癌类型。腺癌临床上以周边型多见,空洞形成罕见。近年来肺腺癌的病理学最主要的变化是提出原位腺癌的概念,建议不再使用细支气管肺泡癌一词;浸润性腺癌主张以优势成分命名的同时要标明其他成分的比例,并建议不再使用混合型腺癌这一类型。简述如下。

(1)非典型性腺瘤样增生(atypicaladenomatous hyperplasia,AAH)。AAH 至少为一种肺腺癌的癌前病变。AAH 常在 0.5 cm 以内,CT 扫描常以磨玻璃样改变为特点。镜下组织学表现在肺泡结构完好,肺泡上皮增生呈一致的立方形或矮柱状,有轻度非典型性,核仁缺乏或模糊。

(2)原位腺癌(adenocarcinoma in situ,AIS)。AIS 是 2011 年提出的新概念,定义为≤3 cm 的单发腺癌,癌细胞局限于正常肺泡结构内(附壁型生长),由Ⅱ型肺泡上皮和/或克拉拉细胞组成。AIS 细胞核异型性不明显,常见肺泡间隔增宽伴纤维化。AIS 手术切除无病生存率为 100%。

(3)微浸润性腺癌(micro-invasiveadenocarcinoma,MIA)。MIA 定义为≤3 cm 的单发腺癌,界限清楚,以附壁型生长为主,浸润癌形态应为附壁型以外的其他形态,浸润间质最大径≤5 mm,除外脉管侵犯、胸膜侵犯及肿瘤细胞气道内播散等危险因素。肺内多灶发生的腺癌也可适用于 MIA 的诊断,前提是除外肺内播散的可能。MIA 如果完整切除,总体 5 年生存率为 100%。

(4)浸润性腺癌。腺癌可单发、多发或表现为弥漫性。浸润性腺癌形态主要包括附壁型、腺泡型、乳头状、微乳头状和实体型。其中微乳头型和实体型属于低分化亚型,应标注含量百分比。

3.神经内分泌癌

肺神经内分泌肿瘤分为类癌/神经内分泌肿瘤(典型类癌、不典型类癌)和小细胞肺癌及部分大细胞神经内分泌癌。小细胞肺癌占所有肺癌的 15%,属分化差的神经内分泌癌,坏死常见并且核分裂指数较高。小细胞肺癌电镜下至少 2/3 的病例有神经内分泌颗粒。复合性小细胞癌指的是小细胞癌合并其他非小细胞肺癌类型,见于不到 10% 的小细胞癌病例。根据临床行为和病理特征类癌/神经内分泌肿瘤分为典型类癌和不典型类癌,前者为低度恶性而后者恶性度稍高。两者之间的区别以镜下 2 mm² 视野 2 个核分裂象为界,另外,小灶坏死的有无也是其区别之一。与典型类癌相比,不典型类癌常发生于外周,转移率增加,预后相对较差。大细胞神经内分泌癌是免疫组织化学及形态具有神经内分泌分化特征的大细胞癌。通常为外周结节伴有坏死,预后与小细胞癌相似,复合性大细胞癌是指合并其他分化好的非小细胞癌成分,大部分复合成分为腺癌。

4.其他类型的肺癌

(1)腺鳞癌:只占据所有肺癌的 $0.6\%\sim2.3\%$。根据 WHO 新分类,肿瘤必须含有至少 10% 的腺癌或鳞癌时才能诊断为腺鳞癌,常位于外周并伴有中央瘢痕形成。转移特征和分子生物学方面与其他非小细胞癌无差别。

（2）肉瘤样癌：为一类含有肉瘤或肉瘤样成分（梭形和/或巨细胞样）的分化差的非小细胞癌，分 3 个亚型：多形性癌、癌肉瘤和肺母细胞瘤。

（3）涎腺来源的癌：包括腺样囊性癌、黏液表皮样癌以及上皮-肌上皮癌等。有时黏液表皮样癌与实体型伴黏液分泌的肺腺癌出现鉴别诊断问题，区别的关键在于后者属分化差的腺癌范畴，异型性明显。

（4）大细胞癌属于分化差的腺癌，无腺癌、鳞癌或小细胞癌的分化特征，是排除性诊断。

（5）新分类中除 NUT 癌外，增加了胸部 *SMARCA*4 缺陷的未分化肿瘤，是一种高度恶性的未分化肿瘤，具有独特的免疫组化表型和生物学行为，伴有 *SMARCA*4 基因突变及蛋白表达缺失。

5.免疫组化和特殊染色

合理恰当选择免疫组化项目可有效保留足够的组织标本进行分子诊断。当肿瘤分化较差、缺乏明确的腺癌或鳞癌形态特征时，应用免疫组化或黏蛋白染色明确诊断是必需的。腺癌与鳞癌鉴别的免疫组化标志物宜选用 TTF-1、Napsin-A、p63、p40 和 CK5/6，其中，p40 和 TTF-1 可解决大部分腺癌和鳞癌鉴别诊断问题。对于疾病有进一步进展的患者，为了尽可能保留组织做分子病理检测，推荐使用限制性免疫组化指标检测进行组织学分类，如检测单一表达在鳞癌细胞上的蛋白 p63/p40，单一表达在腺癌细胞上的蛋白 TTF-A/Napsin-1，则可分类大部分非小细胞肺癌。实体型腺癌细胞内黏液物质的鉴别宜进行黏液卡红染色、AB-PAS 特殊染色；可疑累及胸膜时应进行弹力纤维特殊染色确认。神经内分泌肿瘤标志物可选用 CD56、Syn、CgA、Ki-67 和 TTF-1。在具有神经内分泌形态学特征基础上，至少有一种神经内分泌标志物明确阳性，阳性细胞数应＞10％肿瘤细胞量才可诊断神经内分泌肿瘤；内分泌标志物仅 CD56 阳性时需密切结合病理形态。

（二）分期

1.非小细胞肺癌（NSCLC）分期

TNM 分期（pTNM 分期 UICC 第 8 版）标准如下。

（1）T 分期（原发肿瘤）。

pTX：未发现原发肿瘤，或者通过痰细胞学或支气管灌洗发现癌细胞，但影像学及支气管镜无法发现。

pT0：无原发肿瘤的证据。

pTis：原位癌。

pT1：肿瘤最大径≤3 cm，周围包绕肺组织及脏层胸膜，支气管镜见肿瘤侵及肺叶支气管，未侵及主支气管。

pT1mi：微浸润性腺癌。

pT1a：肿瘤最大径≤1 cm。

pT1b：1 cm＜肿瘤最大径≤2 cm。

pT1c：2 cm＜肿瘤最大径≤3 cm。

pT2：3 cm＜肿瘤最大径≤5 cm；或者肿瘤侵犯主支气管（不常见的表浅扩散型肿瘤，不论体积大小，侵犯限于支气管壁时，虽可能侵犯主支气管，仍为 T1），但未侵及隆突；侵及脏层胸膜；有阻塞性肺炎或者部分或全肺肺不张。符合以上任何 1 个条件即归为 T2。

pT2a：3 cm＜肿瘤最大径≤4 cm。

pT2b:4 cm＜肿瘤最大径≤5 cm

pT3:5 cm＜肿瘤最大径≤7 cm。或任何大小肿瘤直接侵犯以下任何1个部位,包括胸壁(包含肺上沟瘤)、膈神经、心包;同一肺叶出现孤立性癌结节。符合以上任何1个条件即归为T3。

pT4:肿瘤最大径＞7 cm;无论大小,侵及以下任何1个部位,包括:纵隔、心脏、大血管、隆突、喉返神经、主气管、食管、椎体、膈肌;同侧不同肺叶内孤立癌结节。

(2)区域淋巴结(N)。

pNX:区域淋巴结无法评估。

pN0:无区域淋巴结转移。

pN1:同侧支气管周围及(或)同侧肺门淋巴结以及肺内淋巴结有转移,包括直接侵犯而累及的。

pN2:同侧纵隔内及(或)隆突下淋巴结转移。

pN3:对侧纵隔、对侧肺门、同侧或对侧前斜角肌及锁骨上淋巴结转移。

(3)远处转移(M)。

MX:远处转移不能被判定。

pM1a:局限于胸腔内,对侧肺内癌结节;胸膜或心包结节;或恶性胸膜(心包)渗出液。

pM1b:超出胸腔的远处单器官单灶转移(包括单个非区域淋巴结转移)。

pM1c:超出胸腔的远处单器官多灶转移/多器官转移。

(4)隐匿性癌临床分期:Tis,N0,M0。

ⅠA1期:T1a(mis),N0,M0;T1a,N0,M0。

ⅠA2期:T1b,N0,M0。

ⅠA3期:T1c,N0,M0。

ⅠB期:T2a,N0,M0。

ⅡA期:T2b,N0,M0。

ⅡB期:T1a～c,N1,M0;T2a,N1,M0;T2b,N1,M0;T3,N0,M0。

ⅢA期:T1a～c,N2,M0;T2a～b,N2,M0;T3,N1,M0;T4,N0,M0;T4,N1,M0。

ⅢB期:T1a～c,N3,M0;T2a～b,N3,M0;T3,N2,M0;T4,N2,M0。

ⅢC期:T3,N3,M0;T4,N3,M0。

ⅣA期:任何T,任何N,M1a;任何T,任何N,M1b。

ⅣB期:任何T,任何N,M1c。

2.小细胞肺癌(SCLC)分期

与非小细胞肺癌类似,小细胞肺癌也有TNM分期,详细地将小细胞肺癌分为了Ⅰ～Ⅳ期,但临床上更习惯应用的分期是AJCC TNM分期方法与VALG二期分期法相结合,将小细胞肺癌分为局限期和广泛期。具体的分期原则如下。

(1)小细胞肺癌局限期:AJCC(第8版)的Ⅰ～Ⅲ期(任何T、任何N、M0),可以使用明确的放疗剂量安全治疗。排除T3～4由于肺部多发结节或者肿瘤/淋巴结体积太大而不能包含在一个可耐受的放疗计划中。

(2)小细胞肺癌广泛期:AJCC(第8版)Ⅳ期(任何T、任何N、M1a/b),或者T3～4由于肺部多发结节或者肿瘤/淋巴结体积太大而不能包含在一个可耐受的放疗计划中。

七、治疗

(一)非小细胞肺癌

非小细胞肺癌确诊之后,需要根据疾病明确分期制订下一步治疗方案。老年肺癌患者因为与年龄相关的器官生理功能衰退,治疗时更需要根据患者身体的具体情况,采取适合的治疗方法。

1.手术及术后辅助治疗

对于Ⅰ、Ⅱ期的早期非小细胞肺癌患者,如果患者身体状况允许,老年患者也应该首选手术治疗。

近年来微创外科手术技术的进步,明显减少了手术并发症,为老年患者提供了更多手术机会。另一方面,应重视老年患者的生理年龄,不过分强调实际年龄,需充分评估老年患者的心肺功能,评估手术的获益与风险,在充分准备下采取适当的手术方式。

术后的辅助放化疗要根据老年患者的身体恢复情况和具体疾病来决定。目前现有临床资料支持对于Ⅱ期至ⅢA期非小细胞肺癌患者术后给予辅助化疗(ANITA 研究),可以获得生存获益;CALGB9633 研究提示对于ⅠB期患者中肿块>4cm 的患者能够降低复发风险,提高生存率。术后辅助化疗方案目前多采用含铂的三代新药的二联方案。

对于老年患者是否能够从辅助化疗中同样获益,迄今还没有专为老年患者设计的前瞻性临床试验,仅有部分回顾性的资料。加拿大国家癌症研究所 BR10 试验对入组的 482 例ⅠB期(T2N0)或Ⅱ期(T1N1 或 T2N1)非小细胞肺癌患者,随机分为 4 周期的诺维本+顺铂的辅助化疗组和对照组。在回顾分析时分析了≤65 岁和>65 岁两个年龄组的患者的治疗情况,发现在 65 岁以上年龄组的患者,接受术后辅助化疗的总生存优于观察组,毒副反应也可接受,因此可以从辅助化疗中获益。但分析也发现辅助化疗的获益不适用于 75 岁以上的老人,该年龄的患者入组很少,所得到的生存也不利于这部分人群。

对于老年非小细胞肺癌术后的患者,应该根据其年龄、疾病分期、复发风险、病人身体状况等多方面因素,平衡利弊,给予治疗。

2.放疗

因全身状况不佳不适合手术的Ⅰ、Ⅱ期老年非小细胞肺癌患者,可以考虑行根治性放疗。

对于不能手术的局部晚期非小细胞肺癌,含铂两药化疗联合同步放疗是标准治疗模式。但对于>70 岁老年患者,一些研究发现,单纯放疗与放化疗联合相比,两组之间中位生存、2 年、5 年无病生存率无明显差异,而放化疗组的Ⅲ~Ⅳ度毒副作用发生率在老年组明显升高。因此,对于老年局部晚期非小细胞肺癌患者,单独放疗是一个可以考虑的治疗选择。

对于晚期老年肺癌患者有时根据病情需要也可采取以缓解局部症状为主要目的的姑息性放疗。在进行放疗时,也同样要注意针对老年人的机体状况,制订合适的放疗计划。

3.晚期非小细胞肺癌的一线全身化疗

对于晚期的非小细胞肺癌的治疗应该考虑给予以化疗为主的全身治疗,目前标准一线治疗方案是三代新药联合铂类的二联化疗方案。对于老年患者因为年老出现的器官功能衰退,如肝肾功能及骨髓储备功能和增殖功能减退,会直接导致化疗的毒副作用增加;对化疗的全身耐受性也明显降低;在化疗的同时,化疗的毒副反应还会进一步加重老年人本身的慢性合并疾病,如冠心病、高血压、糖尿病等,因此,目前对于老年人的化疗往往持谨慎态度,既往的临床研究把年龄上限通常定在 70 岁,而将老龄人群排除在外,迄今为止,尚没有针对老年肺癌患者的临床治疗指南,往往将老年人和 PS 评分为 2 的患者放在一起讨论这部分人群的治疗。

(1)单药方案:长春瑞滨作为半合成的长春碱类化疗药物,可有效阻止微管蛋白聚合形成及诱导微管的解聚,是最早被用在老年晚期非小细胞肺癌的研究中的药物。在早期的一些 Ⅱ 期老年非小细胞肺癌临床研究中发现,单药长春瑞滨客观有效率为 4%~39%,中位生存时间 5~10 个月,毒副作用主要表现为恶心、呕吐、便秘、周围神经病变及血液学毒性,毒副作用较轻,老年患者可以耐受。在意大利进行的 Ⅲ 期临床试验 ELVIS,分析了 161 例≥70 岁的老年晚期非小细胞肺癌患者给予长春新碱单药(30 mg/m²,第 1、第 8 天,21 天一个周期)最多 6 周期,或最佳支持治疗,试验结果提示化疗组客观有效率 19.7%,中位生存率化疗组 27 周比对照组 21 周,$P=0.04$,一年生存率分别为 32% 和 14%,$P=0.03$。长春瑞滨化疗组的不良反应可以耐受,主要血液学毒性是便秘和乏力,3/4 度白细胞减少发生率是 10%。研究发现化疗组患者的生活质量和肿瘤相关症状的控制要好于对症支持组。

WJTOG9904 Ⅲ 期临床试验比较了多西他赛与长春瑞滨单药治疗老年晚期非小细胞肺癌的疗效,结果显示多西他赛组(60 mg/m²,21 天一个周期)与长春瑞滨比较,有效率 22.7% vs. 9.9%,$P=0.019$;无病生存 5.5 个月 vs. 3.1 个月,$P<0.001$,两组中位生存期分别为 14.3 个月和 9.9 个月,$P=0.13$。

吉西他滨是抗嘧啶类抗代谢类肿瘤药物,在晚期非小细胞肺癌治疗中占据非常重要的地位。吉西他滨在几项 Ⅱ 期老年非小细胞肺癌的治疗中,提示>70 岁患者有效率 18%~38%,中位生存期 6.8~9 个月,化疗的毒副反应可以耐受,患者的肿瘤相关症状得到改善,生活质量提高。

同样,培美曲塞在晚期非小细胞肺癌一线的治疗地位已经确定,对于老年患者还没有前瞻性大规模临床试验,有少数 Ⅱ 期临床研究,证明了其疗效。

总之,对于一般状况可以耐受化疗的老年晚期非小细胞肺癌患者,三代化疗药物的单药治疗化疗不良反应可以耐受,可以取得良好的疗效,与单纯的对症支持治疗相比,可以改善症状,提高生活质量,延长生存,三代各药物之间疗效无明显差异。因此,三代化疗药物的单药治疗是目前老年晚期非小细胞肺癌患者的合适选择。

(2)两药联合方案:以铂类为基础的三代细胞毒药物的联合化疗方案是目前晚期非小细胞肺癌患者的一线标准治疗方案,目前尚无针对老年非小细胞肺癌患者的前瞻性 Ⅲ 期临床研究,对于一些较大规模的 Ⅲ 期临床研究数据中的老年患者回顾性分析有一些报道。对 ECOG1594 研究进行进一步分析其不同年龄组一线治疗接受含铂二联方案化疗的情况,发现其中 227 例 70 岁以上的患者与低于 70 岁的患者相比较,含铂方案化疗在两个年龄组患者的有效率分别为 24.5% 和 22.1%,中位生存 8.3 个月和 8.2 个月,没有明显差异,且老年组的毒副反应没有明显的增加,但是其中的 9 例 80 岁以上的高龄老年患者,仅有一例完成了 4 个周期的化疗,他们的中位生存期只有 4.2 个月。因此,对于 80 岁以上的老年患者在给予含铂方案化疗时更应该慎重考虑。

另一项最新的回顾性报道分析了 SWOG9509 和 SWOG9308 中的 616 例可评价病例<70 岁和≥70 岁不同年龄组的生存时间:PFS 两组均为 4 个月,$P=0.71$,有效率两组相近,中位生存 9 个月比 7 个月,$P=0.04$,毒副反应无明显差异。

迄今为止,多项回顾性研究没有发现年龄成为晚期非小细胞肺癌的一线含铂二联方案治疗的影响因素,2009 年的 ASCO 指南中也明确指出,单纯的年龄因素不能作为化疗方案选择时的依据,老年晚期非小细胞肺癌患者在化疗时可能会产生更多的毒副反应,但从治疗中同样可以获益,对于老年人更强调他们的生理年龄和一般状况。

因此,对于全身状况比较好的老年患者含铂两药方案仍是可以考虑选择的方案。但基于目前尚无前瞻性随机临床研究的数据,对于合并有多种疾病的老年肺癌患者,或是>80岁的高龄老年患者,要谨慎考虑,一定要进行全身状况与疾病状况的整体评估,根据病人情况制订合理的治疗方案。

对于不含铂的双药联合在老年肺癌患者也有一些研究,较大的研究有意大利多中心Ⅲ期随机研究的 MILES 研究,通过 698 名 70 岁以上老年患者单药长春瑞滨或单药吉西他滨或是长春瑞滨联合吉西他滨的治疗比较,二药联合疗效并不优于单药治疗,且毒副反应要明显高于单药治疗。

2010 年 ASCO 上报道的 IFCT-0501 试验,比较了每周紫杉醇联合每月卡铂对比单药吉西他滨或单药长春瑞滨,用于 70~89 岁的老年晚期非小细胞肺癌患者,联合用药组的中位疾病无进展时间达到 6.1 个月,中位生存 10.3 个月,单药组疾病无进展时间 3.0 个月($P<0.000\ 1$),中位生存 6.2 个月($P=0.000\ 04$)。得出结论:卡铂双药治疗疗效优于单药,延长了 PFS 和 OS。

总之,基于目前的各方面研究,对于老年非小细胞肺癌患者,在充分评估其全身状况的前提下,在选择化疗方案时单药化疗方案是较适合的治疗手段,对于状况好的患者,也可考虑双药或含铂的治疗方案,但要充分考虑其化疗不良反应。

4.晚期非小细胞肺癌的靶向治疗

近些年来,表皮生长因子-酪氨酸激酶抑制剂(EGFR-TKIs)在非小细胞肺癌应用广泛,并取得了肯定的疗效。对于 EGFR 突变的患者可以考虑一线应用 TKI 治疗。TKI 没有细胞毒化疗药的明显的胃肠道、骨髓抑制等毒副反应,患者耐受良好,服用方便,因而也更适合用于老年晚期非小细胞肺癌的治疗。目前一些Ⅱ期临床研究证明,TKI 在老年肺癌治疗中取得了肯定的疗效,可以缓解肿瘤相关症状,延长疾病无进展时间。在厄洛替尼的一个Ⅱ期临床研究中,80 例 70 岁以上老年患者,一线予厄洛替尼治疗,疾病控制率达到 51%,中位生存时间为 10.9 个月,不良反应主要表现为皮疹和腹泻。另一个关于吉非替尼的研究,选择治疗了有 EGFR 突变但因一般状况差或年龄原因而无法接受一线化疗的晚期非小细胞肺癌的患者,结果中位疾病无进展时间达到 6.5 个月,中位生存时间 17.8 个月,1 年生存率 63%,入组患者吉非替尼治疗后总体 PS 改善率为 79%($P<0.000\ 05$),68%的病人经过吉非替尼治疗,PS 评分由基线的≥3 降至≤1。因此,对于老年患者,尤其是 EGFR 突变的患者,TKI 是适合的治疗选择。从既往的 IPASS 研究中发现,在老年(>65 岁)、腺癌、不吸烟或少吸烟的人群中,EGFR 突变率可能会更高,可达到 68.5%,因而对于这部分人群也更有可能从 TKI 治疗中获益。

可以看到,TKI 靶向治疗是老年晚期非小细胞肺癌的一个适合的治疗手段,尤其是对于不具备化疗条件的老年患者,当然,同其他的晚期非小细胞患者一样,EGFR 基因的突变状态对患者的预后及治疗具有决定性意义,如有可能应推荐进行 EGFR 突变检测。

5.晚期非小细胞肺癌的二线治疗

对于老年晚期非小细胞肺癌的二线治疗的研究目前有限,在对一项大规模二线治疗 NSCLC 的Ⅲ期临床试验进行回顾分析时,二线给予培美曲塞或多西他赛在老年组和年轻患者间生存和毒副反应均无无明显差异,与多西他赛相比,培美曲塞的毒副反应更轻一些。同样,对于晚期非小细胞肺癌二线治疗的药物之一——TKI 靶向药物也同样可以考虑用于老年患者,对于老年患者的二线治疗经验也期待更多的临床研究,为广大临床工作者提供更多治疗依据。

(二)小细胞肺癌

局限期小细胞肺癌(small cell lung cancer,SCLC)的推荐治疗为放化疗同步的联合治疗,广泛期 SCLC 的标准治疗为单纯化疗。目前的资料显示,老年 SCLC 患者可以从铂类药物联合依托泊苷的联合化疗中获得生存受益,不过,治疗相关的毒性反应亦较高。

1.局限期 SCLC 放化疗同步治疗

INT0096 是一项评估顺铂/依托泊苷和每天 1 次或 2 次胸部放疗治疗局限期 SCLC 患者疗效的研究,报道的有效率分别为 $88\%vs.80\%(P=0.11)$,5 年无时间生存率分别为 $19\%vs.16\%$ $(P=0.18)$。70 岁以上老年人和 70 岁以下年轻人的至局部失败时间、有效持续时间均相似。但 70 岁以上老年人血液学毒性($61\%vs.84\%$,$P<0.01$)及其他致死性的毒性($1\%vs.10\%$,$P=0.01$)明显升高,而 70 岁以下年轻者 5 年总生存率($22\%vs.16\%$,$P=0.05$)则较高。

NCCTG 是另一项设计相同的研究,报道的结果也相似。2 年和 5 年的生存率没有明显不同(在 70 岁以下年轻者为 48% 和 22%,而在 70 岁以上者为 33% 和 17%,$P=0.14$),但重症肺炎($6\%vs.0\%$,$P=0.008$)及治疗相关死亡($5.6\%vs.0.5\%$,$P=0.03$)在老年患者中较高。

2.卡铂与顺铂

含有卡铂与顺铂的方案在临床疗效上是相当的,而毒性反应则不同。COCIS meta 分析显示,含卡铂方案中性粒细胞减少、贫血及血小板减少的发生率高,而含顺铂方案恶心/呕吐、肾毒性及神经毒性的发生率较高。从各亚组 PFS 分析,卡铂为基础方案优于顺铂为基础方案。

3.减量

降低化疗药物剂量虽然可以提高患者耐受性,但却可导致老年患者疗效降低。在一项Ⅱ期临床研究中,顺铂/依托泊苷按两种不同剂量(减量和足量)治疗,结果发现两组总有效率分别为 39% 和 69%,1 年生存率分别为 12% 和 39%,减量组明显低于足量组,3~4 度骨髓毒性在足量组仍较明显。

八、预防与保健

(一)禁止和控制吸烟

加强戒烟宣传,要着眼于减少吸烟者在人群中的比例,特别是青少年吸烟。

(二)控制大气污染

做好环境保护工作,加强环境保护意识,有效地控制大气污染从而达到预防肺癌的目的。

(三)职业防护

对开采放射性矿石的矿区应采取有效的防护措施,尽量减少工作人员受辐射的量。对暴露于致癌化合物的工人必须采取各种切实有效的劳动防护措施,避免或减少与致癌因子的接触。

(四)防治慢性支气管炎、肺结核等疾病

由于慢性支气管炎、肺结核患者的肺癌发病率相对较高,所以积极防治慢性支气管炎对预防肺癌有一定的意义。

(五)早期发现、早期诊断与早期治疗

定期体检,尤其是对于长期吸烟、有癌症家族史、接触致癌物质的人员,以便早发现、早治疗。

（王　媛）

第八节　老年冠状动脉粥样硬化性心脏病

老年冠状动脉粥样硬化性心脏病指冠状动脉粥样硬化使病变血管腔阻塞导致心肌缺血缺氧而引起的心脏病,它和冠状动脉功能性病改变(痉挛)一起,通称冠状动脉性心脏病,简称冠心病,亦称缺血性心脏病。

冠心病为许多工业发达国家老年人多发病及死亡的主要原因之一。流行病学研究表明,我国冠心病的患病率有增高的趋势。

一、老年冠心病概述

(一)老年发病危险因素

1.老龄为冠心病患病重要危险因素之一

有报道提出,男性不小于 45 岁、女性不小于 55 岁可作为冠心病的危险因子。老龄人口增多,冠心病诊断与治疗的改善是老年冠心病患者增多的重要原因。美国国家健康研究(National Health Interview Study)报告指出,冠心病患病率增高最高的是 75～84 岁男性。老年冠心病患者的增多与一些冠心病发病危险因素随年龄增高而增加有关。

2.高血压为冠心病的重要的独立危险因素

高血压的患病率随年龄增高而增加,尤其是收缩期高血压。老年收缩期高血压患者冠心病事件发生较多。血压升高通常伴有高脂血症、高血糖及纤维蛋白原的增高。这些都增加了冠心病的发病危险。

3.糖尿病是另一种随着年龄增长而患病率增高的冠心病危险因素

北京地区防治冠心病协作组收治的急性心肌梗死病例有糖尿病史者为 8%(3.9%～13.3%),亦呈上升趋势。

4.妇女冠心病的发病危险因素和临床过程与男性有所不同

妇女更年期后患病率上升,绝经后妇女患冠心病者为未绝经者的 3 倍。西方长期以来注意雌激素与妇女冠心病危险的关系,1995 年美国心脏病学会报道,雌激素能防止妇女病变的心脏冠脉收缩,但对男性无此作用。老年妇女冠心病增多与寿命延长以及雌激素分泌变化有关。

(二)发病机制

1.冠状动脉粥样硬化性狭窄加重

90%以上的冠心病患者均有严重的冠状动脉硬化性狭窄,这是由于斑块的不断进展及逐渐增大之故,至少有一支主要的冠状动脉有一处或多处超过 75%的管腔狭窄区域。老年冠状动脉病变程度严重,多支血管病变,复杂病变、弥漫病变、钙化病变多。在这些情况下,冠状动脉代偿性扩张能力下降,心肌需求增加,血供便难以保证,出现各种临床表现。严重的斑块可以位于冠状动脉三条主干的任何部位,但以前降支、左旋支起始部的前 2 cm 以及右冠状动脉近端 1/3 和远端 1/3 最多见。

2.斑块的出血、破裂及溃疡

有些斑块尽管狭窄不重(只有 50%～70%),但由于斑块偏心,纤维帽薄,含有大量的脂质及坏死组织核心,特别容易发生继发改变,如内膜下出血,斑块裂开或脱落形成溃疡。溃疡基础上还可发生血栓形成。这些患者平时可无症状或症状轻微,一旦发病,后果很重,常可造成不稳定性心绞痛、心肌梗死,甚至猝死等心脏事件。斑块内出血主要发生于斑块基部机化的小血管,由于坏死组织的侵蚀以及血管搏动的影响,这些小血管常发生破裂出血。血液积聚于斑块内,使斑块表面的纤维膜隆起,造成管腔狭窄。斑块内出血还可以导致斑块破裂。另一些情况下,即使没有斑块内出血,一些其他的因素,如斑块钙化、高脂血症、血管痉挛、血流动力学因素等也可引起斑块自发裂伤,多在斑块表面薄弱处或偏心性斑块的基部与正常动脉壁交界处发生。斑块裂伤后,易于在损伤处形成血栓,裂伤较大可以发生脱落形成溃疡。溃疡基础上更易形成血栓。

3.冠状动脉血栓形成

在粗糙的粥样斑块及溃疡基础上,极易形成血栓。血栓可以是附壁的,它可以导致不同程度的管腔狭窄,引起不稳定性心绞痛,并进一步导致梗死、猝死。研究表明,不稳定性心绞痛患者胸痛发作时,其心脏中的 TAX_2 和其他的血小板成分也相应增加,表明了血小板的活化、分泌和聚集。斑块破裂处 TAX_2 及其他调节因子的增加可以进一步引起血小板的聚集以及血管痉挛。此外,血小板可以释放促增殖因子,促进斑块的发展。用血管内镜可以直接看到冠状动脉内的血栓,有时候在心肌内的小冠状动脉分支内,还可以见到血栓物质的碎片形成的栓塞,并伴有相应的微小梗死灶。总而言之,血栓形成可以阻塞管腔,阻碍血流,可以部分或全部脱落造成栓塞,可以诱发进一步的血栓形成及血管痉挛,可以促进斑块的进一步发展。因此在冠心病的发展演变过程中血栓形成起着重要的作用,从而说明临床上抗凝治疗的重要性。

4.冠状动脉痉挛

在斑块破裂及血栓形成的基础上,常有短暂的血管痉挛发生。血管痉挛一般发生在无斑块一侧的动脉壁上,常常是由于血管收缩物质过多以及内皮受损后血管舒张因子减少所致。严重的血管痉挛也可造成心肌的明显缺血,甚至心肌梗死。

(三)临床特点及分类

老年冠心病患者有长期的冠状动脉粥样硬化病史;病变多、严重且累及多支;有长期的心肌缺血或陈旧性心肌梗死,心肌病变广泛并可伴有不同程度的心功能不全。患者可表现为慢性稳定性心绞痛,或以急性冠心病症候群为第一个临床表现,其中包括不稳定心绞痛、急性心肌梗死及冠心病猝死。急性冠心病症候群的特点是发病急,事先无预兆,病程不稳定,有相当大的死亡危险。老年患者常伴有其他慢性疾病如高血压、糖尿病及阻塞性肺气肿等。老年患者存在多器官功能退行性变亦很普遍,如心脏瓣膜退行性变,心、肾、肝功能减退等。在原有严重冠脉病变的基础上,体内任何微小变化均可导致处于边缘状态心肌氧供需平衡的失衡,有可能促使急性冠心病症候群的发生。目前我国冠心病分五类:心绞痛、心肌梗死、无症状性冠心病、猝死型冠心病和缺血性心肌病(心力衰竭型和心律失常型冠心病)。

二、老年心绞痛

心绞痛是指冠状动脉(冠脉)供血不足和/或心肌耗氧增加而导致心肌暂时性缺血所致的发作性症候群。心绞痛是冠心病的一个最常见类型,约占症状性冠心病的80%。老年心绞痛表现不典型,往往难以及时识别与治疗;老年人由于体力活动少,劳累性心绞痛较中青年少,而不稳定性心绞痛较中青年多。因此,老年心绞痛预后较中青年差。

(一)病因与诱因

老年人心绞痛病因:①冠脉粥样硬化和冠脉痉挛是最常见的。②冠脉其他病变,如炎症、畸形等,而细小冠脉痉挛所致的心绞痛(微血管性心绞痛、X综合征)在老年人中罕见,多见于青年女性。③非冠脉病变所致的心肌缺血,如主动脉瓣狭窄和/或关闭不全、二尖瓣脱垂、肥厚性心肌病。④其他疾病,如甲亢、重度贫血、血黏度增加等。

劳累、激动、饱餐、受寒、急性循环衰竭仍然是老年心绞痛的诱因。

(二)发病机制

心脏仅占体重的 0.5%,但供给心脏的血液却占心排血量的 5%,心肌耗氧量 $[9 \text{ mL}/(100 \text{ g} \cdot \text{min})]$ 占全身总耗氧量的 11%,故心脏是体内最大的耗氧器官。心肌耗氧量主要取决于心率、心室壁张力及心肌收缩力。临床常以心率 X 收缩压的二乘积估计心肌耗氧量,以出现心绞痛时的二乘积值作为"心绞痛阈"。正常状态下,心肌从血中摄取氧量已达最大限度(70%),而其他组织仅为 25%。当心肌耗氧增加时,难以再从血中摄取更多的氧,只能通过扩张冠脉增加血流量(可增加 5～7 倍)来代偿。在心肌耗氧量增加时,二磷酸腺苷来不及转化为三磷酸腺苷,直接释放高能磷酸根而降解为腺苷或腺苷样物质,通过其强大的扩冠作用来增加冠脉灌注量,以满足心肌耗氧的需求。冠脉之间有丰富的交通支($<40 \mu\text{m}$),正常时处于关闭状态,若心肌供血不足,可于数周后建立侧支循环,以增加缺血心肌的供血。但在冠脉狭窄超过 50%时,冠脉血流储备功能降低,上述调节也不能满足心肌氧需时,产生心肌缺血,相继引起一系列病理生理变化。①生化:钾丢失,乳酸堆积。②机械:先出现左室舒张功能减退,后表现为收缩功能减退。③电生理:先有 T 波改变后出现 ST 段改变,由于缺血心肌复极时间与正常心肌有差异,可产生各种心律失常。④临床:心绞痛等症状。

(三)分类

国际心脏病学会及世界卫生组织(WHO)主要根据发病机制将心绞痛分为劳力型及自发型心绞痛两大类。劳力型又可分为三型:初发劳力型、稳定性劳力型及恶化性劳力型心绞痛。其中初发劳力型、恶化性劳力型及自发型心绞痛常统称为"不稳定性心绞痛"。

上述分型并未在国际上被普遍采用。目前临床上仍习惯于将心绞痛分为慢性稳定性心绞痛、不稳定性心绞痛及变异型心绞痛 3 型。

1.稳定性心绞痛

比较常见,临床上很典型,由于左心室内膜下区域灌注不足,心电图上常表现为 ST 段下移。其病理学基础一般是稳定性斑块造成管腔狭窄,常达 75%以上,冠脉血流储备降低,心肌氧供需不平衡时发病,血管痉挛有时也参与作用。由于斑块无继发改变,当减少心肌需氧量时(休息、硝酸甘油)症状可以缓解。若狭窄超过 80%时,静息状态也发生心绞痛。冠脉造影可发现 2 支以上的多支病变乃至左冠脉主干病变。

2.变异性心绞痛

此种心绞痛往往在休息时发生,常被解释为血管痉挛,心电图上 ST 段抬高,而不是像稳定性心绞痛那样降低,表明其心肌缺血是全层弥漫性的。患者常有严重的冠状动脉粥样硬化,而且是多支病变并累及小血管,其心绞痛的发生与体力活动、心率、血压有关。血管舒张剂可以很快缓解症状。冠脉痉挛作为心肌缺血的重要诱因,在心绞痛发生中起着重要作用。冠脉痉挛不仅可发生于狭窄的冠脉,也可发生于完全正常的冠脉(8%～26.3%)。当缺血相关的血管狭窄 75%～90%时,血管痉挛发生率最高,但狭窄超过 90%时则血管痉挛的发生率反而降低,表明冠脉痉挛确与其狭窄程度有关。

3.不稳定性心绞痛

此类心绞痛症状越来越频,越来越重,可以在轻微活动或静息状态下发生,持续时间也较长,其缺血已接近达到梗死的程度,所以有人称之为梗死前心绞痛或急性冠状动脉功能不全。不稳定性心绞痛的病变很广泛,包括斑块裂开、破碎、溃疡形成,其上有附壁血栓附着,使原来已狭窄的管腔更加狭窄,冠脉供血显著减少,导致心绞痛;也可能有小的栓塞或者有血管痉挛的因素。尽管缺血通常是短暂的和不完全的,而且累及的范围也不大,但是心肌内可以见到一些微小的梗死灶。不稳定心绞痛是位于心绞痛和心肌梗死之间的病变,它的出现提示患者有可能发生心肌梗死。在心绞痛病例的冠脉旋切标本中,22%的不稳定性心绞痛患者发现血栓形成,而稳定性心绞痛仅占 2.2%。

在不稳定性心绞痛发作时或发作后 24 小时进行冠脉造影,血栓检出率为 57%～85%,提示冠脉内血栓形成在不稳定性心绞痛发病中起重要作用。AMI 的冠脉血栓是导致冠脉完全闭塞,而心绞痛则是冠脉内附壁血栓形成,使 85%～90%的患者冠脉狭窄加重而并发非完全闭塞;只有 10%～15%的患者出现完全闭塞,但其远端有侧支循环开放,从而避免了心肌梗死。斑块裂开-血栓形成为冠脉不稳定性病变的主要表现,由此产生 AMI、猝死等不稳定的临床表现。

(四)临床特点

1.疼痛部位不典型

典型心绞痛部位常位于胸骨及其附近区域。老年患者疼痛部位不典型发生率(35.4%)明显高于中青年(11%)。疼痛部位可以在牙部与上腹部之间的任何部位,如牙部、咽喉部、下颌、下颈椎、上胸椎、肩(尤其是左肩)、背部、上腹部及上肢等部位疼痛,易误为其他疾病。

2.疼痛程度较轻

老年人由于痛觉减退,其心绞痛程度常比中青年人轻,有时难以区别是真正心绞痛还是给其他原因所致的胸痛。

3.非疼痛症状多

近来强调心绞痛并不完全表现为痛。患者对心肌缺血的感觉可以是胸痛,也可以是疼痛以外的症状,如气促、呼吸困难、疲倦、胸闷、咽喉部发紧、颈部紧缩感、左上肢酸胀、呃逆、胃灼热、出汗等症状。这些非疼痛症状在老年患者发生率明显高于中青年人,多与心衰和糖尿病自主神经病变有关。心肌缺血可引起左心室舒张、收缩功能减退,表现为呼吸困难和疲倦,称为绞痛等同症状,如同心绞痛一样,也是提示心肌缺血的征象,而由缺血所致的心律失常、晕厥和猝死则不能视为绞痛等同症状。因此,诊断心绞痛时,不能只注意胸部症状,对于反复出现一过性非痛症状均应考虑本病的可能,并仔细观察发作时心电图和对硝酸甘油的反应。

4.冠心病病史长,并存疾病多

老年患者有 5 年以上冠心病史明显多于中青年人,同时常伴有糖尿病、慢性阻塞性肺病、高血压病等慢性疾病,往往导致表现不典型和诊断困难。需与以下疾病鉴别:食管疾病、胆绞痛、肋软骨炎、颈椎骨关节病、急性心肌梗死、急性心包炎、肺梗死。

(五)诊断要点

1.病史

心绞痛诊断不仅依赖于自觉症状,而且还要有心肌缺血的客观证据。多数心绞痛无特殊体征,临床容易疏忽体查。少数心绞痛发作时有一过性奔马律、心动过缓、肺部啰音、心尖区收缩期杂音(乳头肌缺血所致)及血压升高等体征,心绞痛缓解后消失,这不仅有助于诊断,同时也说明病情严重和容易发生意外,应积极治疗。体查有无甲亢、贫血、主动脉瓣狭窄及肥厚性心肌病等,也有助于心绞痛的病因诊断。

2.心电图

发作时的心电图对诊断很有帮助(ST 段下移为心内膜下心肌缺血,ST 段抬高提示透壁性心肌缺血),但难以及时查到。运动试验是心肌耗氧与冠脉供血两者关系的动力学检查,对疑有冠心病和评价患者运动耐量很有帮助。老年人因有高龄、肺心病、高血压、心肺等重要器官功能不全,虽不适合做运动试验,但特别适应做多巴酚丁胺等药物负荷试验和动态心电图。

3.心脏超声

检查有室壁节段性运动减弱。

4.放射性核素

能显示心肌缺血的部位和范围。

5.冠脉造影

能显示冠脉病变部位、严重程度及侧支循环建立情况。

(六)治疗要点

1.控制心绞痛发作,提高运动耐量,改善生活质量

(1)发作期治疗:硝酸甘油因扩张血管降低前后负荷使心肌耗氧减少,同时扩张冠脉增加心肌供血,对各种类型心绞痛均有显著疗效。发作时立即舌下含服硝酸甘油 0.5 mg,通常在含化后 1～2 分钟起效,维持 30～40 分钟,若 5 分钟无效再含 0.5 mg,仍无效时应考虑冠脉血栓致心绞痛、AMI 或非缺血性胸痛。如排除后者应收入 CCU,硝酸甘油 5～10 μg/min 静脉滴注,然后每10～15 分钟增加 5～10 μg,直至缺血性症状消失。老年患者常出现减压反射和血容量降低,故首次用药宜平卧,以降低由直立性低血压而导致低灌注的危险。硝酸甘油口腔喷雾剂无药物溶化过程,起效更快,特别适用于老年人。

(2)间歇期治疗:包括硝酸盐类、β 受体阻滞剂、钙通道阻滞剂治疗及抗凝、抗血小板、溶栓治疗。

1)硝酸盐类:可用二硝酸异山梨醇(10 mg,3 次/天)或 5-单硝酸异山梨醇(40 mg,1 次/天)。

2)β 受体阻滞剂:β 受体阻滞剂因抑制心肌收缩力,减慢心率,降压而降低心肌耗氧量,同时能促进血氧释放,改善缺血心肌的代谢。

3)钙通道阻滞剂:用硫氮唑酮(15～30 mg,3 次/天)或氨氯地平(5 mg,1 次/天)。钙通道阻滞剂能阻止钙离子进入平滑肌而具有显著的扩冠作用,为变异性心绞痛的首选药物。由于冠脉痉挛性心绞痛多发生于夜间至清晨,临睡前必须用药。

4)抗凝、抗血小板及溶栓:含服硝酸甘油、钙通道阻滞剂和口受体阻滞剂疗效差的不稳定性心绞痛必须在上述药物治疗的基础上,加用抗凝抗血小板药物,目的是防止血栓蔓延成为完全闭塞。①抗凝:肝素能有效地控制心绞痛发作及预防 AMI 和猝死。肝素 5 000～7 500 U 静脉注射,随后以 1 000 U/h 静脉滴注,使 APTT 保持为正常值的 1.5～2 倍。肝素应用常需 5～7 天,否则停用肝素后心绞痛易再发,与阿司匹林合用能减少其复发。低分子肝素具有半衰期长、更好地预测抗凝效应、出血少、不需要实验室监测等优点,若经济条件允许用低分子肝素(0.4 mL,2 次/天,皮下注射)替代肝素。水蛭素是一种凝血酶特异性抑制剂,发挥作用不需要辅因子而直接作用于血块,其抗凝作用较肝素强,目前正处于临床试验阶段,仅用于肝素和阿司匹林无效的顽固性病例。②抗血小板:阿司匹林使血小板环氧化酶乙酸化,小剂量(50～100 mg/d)不影响前列环素合成而只抑制血栓素 A2 生成,起到抗血小板作用。噻氯匹定通过阻断纤维蛋白与血小板结合,而不抑制环氧化酶,其抗血小板作用明显强于阿司匹林,老年人一般用 0.125～0.25 g,

1次/天。这两种药物一般在停用肝素时选用一种。血小板糖蛋白Ⅱb/Ⅲa受体阻滞剂能减少包括阿司匹林和肝素治疗无效的缺血性胸痛发作并能减少PTCA并发症,出血少,是一类治疗难治性不稳定心绞痛颇有前途的药物,其代表性药物有abciximab和依替非巴肽。③溶栓:从血栓在不稳定性心绞痛发病作用来看,溶栓治疗是有效的。但大量的临床观察未能证实其疗效,故不作为常规治疗措施。可能的原因是缺血时相关冠脉通畅而未完全闭塞,溶栓对狭窄程度改善很小;新近完全闭塞病变对溶栓反应好,但检出率仅为10%～20%;不稳定性心绞痛冠脉血栓多为浅表的白色血栓(血小板多、纤维蛋白少),溶栓疗效差,而AMI为红色血栓(纤维蛋白多),溶栓有效。有学者建议对常规治疗无效的顽固性不稳定性心绞痛患者可试用溶栓治疗。

2.限制冠脉粥样硬化的进展,防止斑块破裂,预防AMI和猝死

(1)去除易患因素:有效的控制高血压、糖尿病和高胆固醇血症,戒烟和适度的运动能减慢动脉硬化的进展。

(2)药物疗法:3-羟基-3-甲基戊二酸单酯辅酶A(HMG-CoA)还原酶抑制剂不仅有效地降低血浆LDL,而且能清除斑块内的胆固醇,稳定富脂质的斑块,使之不易破裂,从而降低不稳定性心绞痛、AMI和猝死等急性冠脉综合征的发生。无论血清胆固醇是否升高,都是使用此类药物的适应证。阿司匹林、噻氯匹定和肝素对防止冠脉血栓形成起重要作用,能明显降低急性冠脉综合征的发生率,只要无禁忌证,应选择其中的一种药物长期治疗。

(3)介入手术疗法:临床研究表明,经过最大限度地使用硝酸盐类、β受体阻滞剂、钙通道阻滞剂及抗凝抗血小板药物治疗无效的顽固性心绞痛患者不到10%,但这类患者具有高度危险性,应立即进行冠脉造影,以便介入和手术治疗。左冠脉主干病变、三支病变伴左心功能不全者,应考虑冠脉搭桥术。

三、老年急性心肌梗死

急性心肌梗死(AMI)是在冠脉病变的基础上发生冠脉供血急剧减少或中断而导致心肌缺血性坏死,是冠心病的一种严重类型。

(一)病因特点

1.冠脉内血栓形成是本病最重要的原因

AMI依心电图有无Q波而分为Q波性心肌梗死(QMI)和非Q波性心肌梗死(NQMI)。73%～90%QMI患者可发现冠脉内血栓形成,说明冠脉血栓形成在QMI中起重要作用。血栓多发生于Ⅲ～Ⅳ级狭窄的冠脉,其检出率随发病时间推移而降低,短于6小时占80%,6～12小时为59%,12～24小时占53%。心源性休克血栓检出率比无心源性休克高3～4倍,心衰和大面积心肌梗死血栓检出率也很高,而NQMI血栓的检出率较低,为10%～32%。

2.危险因素对老年人的影响与中青年人不完全相同

(1)在老年人中相对危险性降低的危险因素如下。①吸烟:通过损伤血管内皮,升高纤维蛋白原和血管性血友病因子浓度来增加冠心病的危险性,但这种危险性随增龄而减弱。研究表明,超过70岁的老年人吸烟组与不吸烟组之间冠心病发生率无差异,同时也无证据说明老年人戒烟后能降低冠心病的危险性。②血脂:在弗明翰研究中,以血清胆固醇7～8 mmol/L作为冠心病的一个相对危险因素,45～54岁组相对危险性为1.3～1.6,55～64岁组为1.2～1.3,65～74岁组为1.1～1.2,提示高胆固醇血症的危险性随增龄而降低。另一组59～82岁的人群的低密度脂蛋白(LDL)与18年前(41～64岁)测定值比较,LDL仍然是一个重要的预测指标。但与6年前(53～

76岁)测定值比较,LDL水平与冠心病患病率的关系不明显。但4S(Scandinavian Simvastatin Survival Study)研究表明,辛伐他汀治疗老年高胆固醇血症能明显降低冠心病的死亡率和患病率。另有资料表明,老年冠心病的严重程度与血清胆固醇水平并不平行,其降脂治疗似乎无重要意义,也指出血脂异常不是影响70岁以上老年人死亡率的重要因素。以往认为三酰甘油(TG)在冠心病发病学中的作用未确定,但最近研究提示TG在冠心病发生与发展中亦具有重要作用,而且TG明显升高可影响氧在组织中的释放,加速脑动脉硬化的发生与发展,应予重视。③高血压:无论是收缩压和舒张压升高都能增加患冠心病的危险性,至少在70岁前高血压仍然是冠心病的危险因素。④超重与肥胖:肥胖者常伴有高血压、高脂血症、高胰岛素血症,使其冠心病患病率比正常体重高1倍。调查表明70岁以上超重女性比消瘦者寿命延长,超重在老年期并非是危险因素。

(2)在老年人中相对危险性增加的危险因素如下。①缺乏体力活动:脑力劳动者冠心病患病率较体力劳动者高2.6~3.8倍,提示缺乏体力活动是本病的危险因素。定期进行体育锻炼能降低冠心病的危险性,活动量愈大,冠心病的危险性愈小。定期而适度的体力锻炼比间断而剧烈运动的效果要好。②社交活动:冠心病是一种心身性疾病,易受社会心理因素的影响。老年人因各方面原因使社交活动减少,易产生孤僻感、抑郁等,已成为老年人特有的危险因素。因此,增加老年人社交活动和培养老年人的个人爱好(种花、锻炼等)将有益于健康。

3.诱因少

老年AMI发作前有诱因者仅占53.3%,明显少于中青年患者(70%~83%)。无诱因的老年人多在休息或睡眠中发病。老年人常见诱因依次为劳累、激动、饱餐、感染、饮酒、寒冷、消化道出血及排便用力等。少数老年人同时有2种以上的诱因。虽然老年人发病前的诱因较中青年少,但去除或避免诱因在预防AMI中的重要性不能忽视。

(二)病理特点

1.冠脉粥样硬化严重

冠脉粥样硬化起始于早年,且随着增龄而加重。AMI尸检表明冠脉Ⅳ级病变超过90%,老年人复合病变(斑块破裂、出血、血栓形成、钙化)多,而且冠脉延长、扭曲较中青年人明显,说明老年人冠脉病变较中青年严重。

2.多支病变常见

冠脉狭窄与闭塞以左前降支多见,右冠脉及左旋支次之,左冠脉主干较少见。老年人多支病变检出率为34.1%~57.0%,明显高于中青年的9.5%~25%,从而使老年人病变血管数明显多于中青年。老年人由于多支病变、狭窄严重等病理改变,使AMI后易发生心梗后心绞痛、再梗及心源性猝死。

3.侧支循环多

老年人由于病程长和多支病变,常常导致长期慢性心肌缺血,有助于侧支循环建立。因此,老年患者侧支循环较中青年多(分别为75.6%和47.7%),这可能与老年人易发生非透壁性心肌梗死和无痛性心肌梗死有关。

(三)临床特点

1.临床表现不典型

老年AMI可在临床症状、心电图或心肌酶学等三方面表现不典型,老年女性较老年男性明显,高龄比低龄老年人多见。表现不典型是本病误(漏)诊的重要原因。

(1)临床症状不典型:临床症状不典型是指没有心前区痛、胸骨后痛或疼痛轻微而以其他症状(心衰、休克、胃肠症状、精神症状等)为主要表现而就诊者。依表现不同而分为以下几类,有助于对老年 AMI 不典型临床表现的认识。

无痛性心肌梗死:胸痛是中青年 AMI 的重要特征,但老年患者这一症状并不突出,无胸痛发生率随增龄而升高,中青年患者无胸痛仅占 8%,超过 60 岁占 18.6%～30%,超过 80 岁高达 60%～80%。因此,无胸痛是老年人特别是高龄患者的重要特征之一。无痛多见于老年糖尿病、吸烟、脑循环障碍、心脏并发症(心衰、休克、严重心律失常)及右冠状动脉阻塞等患者。老年 AMI 虽无胸痛,但可有其他部位疼痛(腹痛、牙痛、肩痛等)或其他症状(胸闷、憋气、恶心、呕吐、休克等)。老年人如出现上述症状应警惕 AMI 的可能,但也可以完全无任何疼痛或症状。

心衰型心肌梗死:在老年患者中很常见,以心衰作为 AMI 的首发症状者占 20%,超过 70 岁的老年人在病程中以心衰作为主要表现者占 74%,老年患者心衰发生率是中青年的 2～5 倍,而且其程度比中青年严重。这可能是原有冠心病和增龄性心肌改变使心肌舒张和收缩功能减退,一旦发生 AMI,心衰则成为主要临床表现。老年人若出现胸闷、气憋、心悸、呼吸困难等心衰表现时,尤其是心脏不大而无明显诱因者,应想到心衰型心肌梗死的可能。

休克型心肌梗死:此型占无痛性心肌梗死的 17%,往往是大面积心肌梗死(左室心肌坏死超过 40%)或乳头肌断裂(老年人占 10.7%,中青年人 1.5%)、室间隔穿孔(老年人占 6.5%)及心室游离壁破裂所致。其临床特征是收缩压低于 10.7 kPa(80 mmHg),高血压者收缩压较原来血压水平下降 10.7 kPa(80 mmHg)以上,同时伴有高乳酸血症和/或器官灌注不足的临床表现(皮肤发冷、苍白或发绀、出汗、脉弱、意识障碍和尿少等)。若遇到上述表现,应做心电图和心肌酶学检查。

腹型心肌梗死:在 AMI 中以消化道症状作为主要表现者占 30%。表现为突然上腹痛、恶心、呕吐,少数出现肠麻痹、消化道出血,甚至上腹部压痛及饥饿感,容易误为急腹症。其发生机制可能是心脏膈面心肌梗死后刺激膈神经而出现牵涉痛。由于心脏膈面、窦房结、房室结大部分由右冠脉供血,若上述症状伴有窦性心动过缓等缓慢性心律失常时,应警惕 AMI 的可能。

脑型心肌梗死:以脑循环障碍为首发症状者占无痛性心肌梗死的 13.2%～23%。老年人 AMI 的意识障碍、晕厥等症状发生率(40%)明显高于中青年人(16.7%),脑卒中发生率(24%)也显著高于中青年人(2.3%)。脑卒中以脑梗死多见,脑出血和蛛网膜下腔出血较少。脑部症状与心脏症状可同时或先后出现,但多以脑部症状掩盖心脏症状。多见于脑动脉硬化明显的老年人,一旦发生 AMI,可因血压波动、休克、严重心律失常、左心室附壁血栓脱落等原因,导致脑供血不足或脑卒中。脑卒中也可引起血管运动中枢障碍(低血压)而导致 AMI。AMI 与脑卒中并存的病死率(23.8%)明显高于单纯 AMI 组(7.9%),说明两者并存者预后差,值得重视。临床上对有神经精神症状的老年人应密切观察心电图和心肌酶学。

(2)心电图不典型:心电图是诊断 AMI 重要依据,对估计病情和判断预后颇有价值。但在 AMI 心电图中,图形典型者占 60%,图形不典型但可诊断占 20%,完全不能诊断者占 20%。①类型不典型:NQMI 因无病理性 Q 波,心电图只有 ST-T 改变,如同一般缺血,若临床症状不典型极易漏诊误诊。②部位不典型:由于心电图常规导联不易发现右心室、正后壁心肌梗死,故下、后壁心肌梗死均应常规加作 $V_{7\sim9}$ 和 $V_{3\sim5R}$。③不出现 AMI 图形:由于心室壁内梗死,梗死灶既不靠心内膜也不靠心外膜,或小梗死引起 QRS 起始向量变化太小,不能被常规心电图所反映。

(3)心肌酶学不典型。①肌酸磷酸激酶(CKP)峰值低、出现迟、持续时间长:与中青年比较,老年患者 CPK 峰值较低,如青年组 CPK 峰值为(1 064±876)U/L,中年组为(826±655)U/L,老年组(666±533)U/L。CPK 峰值高于 5 倍正常值的人数,年龄小于 55 岁组占 67%,56～64 岁组为 65%,65～74 岁为 56%,超过 74 岁为 47%。老年人不仅峰值低,而且峰值出现较迟和持续时间长。中青年 AMI 后 12～24 小时达峰值,72 小时恢复正常,老年人则在 25～48 小时达峰值,且持续时间长,144 小时才恢复正常,提示老年人心肌梗死后心肌供血较差,坏死心肌恢复慢。②乳酸脱氢酶(LDH)峰值出现迟:中青年 AMI 后 25～48 小时 LDH 达高峰,而老年人73～96 小时才达峰值,比中青年推迟 2 天出现,但两者恢复正常的时间大致相似。③谷草转氨酶(GOT)峰值出现迟、持续时间长:中青年 AMI 后 GOT 在 12～24 小时达峰值,96 小时恢复正常,而老年人在49～72 小时达高峰:168 小时才恢复正常,说明老年患者 GOT 峰值较中青年出现迟、持续时间长。

2.并发症多

(1)心衰和心源性休克:心衰和心源性休克是 AMI 最重要的并发症,老年人发生率明显高于中青年人。既可作为本病的首发表现,又可在病程中发生。

(2)心律失常:AMI 心律失常的检出率极高(>95%),本病住院病死率为 30.1%,其中心律失常占22.6%,是本病的重要死因之一。与中青年比较,老年患者有以下特点。①心动过缓和各种传导阻滞的发生率较高,这是因为窦房结及其邻近组织纤维化及硬化,窦房结起搏细胞逐渐减少,易致窦房结病变和缺血,有时可涉及房室交界处,可伴有各类房室传导阻滞。梗死不同部位,引起房室传导阻滞的类型和预后也不同,下壁梗死因房室结及周围组织缺血、水肿而引起房室结或房室束内传导阻滞,但常随病情好转即可消除;而前壁心梗常因室间隔心肌缺血坏死波及束支,造成不可逆的双侧束支阻滞,其发生率虽低但性质严重,尤应引起注意。②各种房性心律失常发生率高,这与老年人心房内心肌的退行性纤维化与脂肪浸润有关。

(3)心脏破裂:老年 AMI 常为多支病变引起,梗死灶分布广泛,心肌梗死范围较大,加上老年人心肌硬度增加而弹性降低,心梗后较易发生心脏破裂。年龄超过 70 岁的 AMI 发生心脏破裂较中青年人高 3 倍,现已成为老年 AMI 的第二大死因。此并发症常发生于冠脉急性闭塞尚没有充分时间形成侧支循环的情况下,故首次心肌梗死尤其是梗死前无心绞痛史老年患者更易发生。破裂口以左室游离壁梗死区多见。通常发生于 AMI 头 1～2 周内,突然用力和血压升高是其重要诱因,心梗后使用洋地黄药物治疗也可促使发生。若有持续或反复发作的剧烈心前区痛,烦躁不安及突然呼吸困难,要警惕心脏破裂的可能。应密切观察有无颈静脉充盈、静脉压升高、血压下降及心电-机械分离,必要时行诊断性心包穿刺,如见到新鲜血液即可诊断。

(4)室壁瘤:室壁瘤是 QMI 后常见并发症之一。老年 AMI 发生室壁瘤是中青年患者 2 倍。首次大面积梗死或多次、多部位再梗者发生率高,高血压、糖尿病、过度体力活动是其促发因素。前壁梗死明显高于下后壁梗死,而前壁梗死尤以广泛前壁梗死常见。室壁瘤多见于心尖部,其次是前间壁、前壁,侧壁、下后壁少见。临床表现为反复心衰、心律失常、心绞痛及栓塞等现象。室壁瘤预后差,AMI 后 2 年病死率为 50%,5 年为 80%,10 年为 95%。

(5)上消化道出血:AMI 因应激可导致应激性溃疡,出现上消化道出血。老年患者发生率明显高于中青年人。以下壁心肌梗死多见。

(6)水、电解质、酸碱失衡:老年 AMI 水、电解质、酸碱失衡发生率为 56.7%,明显高于中青年患者的31.3%。这可诱发或加重心律失常,应给予及时纠正。

(7)院内感染:老年 AMI 院内感染率为 20.4%,明显高于中青年人的 5.7%。以肺部和尿路感染多见。

3.梗死后心绞痛(PIA)发生率高

AMI 24 小时后,当 AMI 引起的胸痛消失后又出现一过性胸痛,伴有缺血性 ST-T 改变而无心肌酶升高,称为梗死后心绞痛。其发生率 16%～60%,但老年 AMI 患者明显高于中青年患者。PIA 多发生于严重多支病变、前壁梗死、多发性梗死、梗死前有心绞痛、侧支循环建立、溶栓成功、应用冠脉窃血药物(硝普钠、硝苯地平及双嘧达莫)等患者。PIA 是一组高危病例,易发生再梗(18%～86%)和猝死,近期死亡率为 17%～50%,1 年和 3 年死亡率分别为 15% 和 30%,其中半数为猝死。

4.易发生心肌梗死扩展

心肌梗死扩展是指 AMI 发病 24 小时后至 28 天(急性住院期间)内发生的围绕原梗死区出现新的坏死灶(梗死区扩大)。实际上是一种早期再梗,但在发病时间上有别于再梗(出院后发生的再次心肌梗死),亦不同于心肌梗死伸展,即指早期 AMI 梗死区心肌持续的、不成比例的变薄和拉长,心室呈弧形膨胀扩张,不伴有坏死心肌数量的增加,整个心肌梗死的范围大小并未增加。它是一项独立并发症。尽管它没有新的心肌坏死,但可因心室局部形态异常导致功能性梗死面扩大,对心室重构和心功能产生不良影响。据统计,老年 AMI 扩展发生率(21.7%)明显高于中青年(8.6%),多部位梗死发生率最高,以 AMI 后头 3 周多见。心肌梗死扩展的易患因素主要有心衰、低血压、心源性休克、NQMI、长期胸痛、肥胖和女性。病理表现为缺血-再灌注交替出现,导致新旧坏死和愈合并存。临床表现实际上是再梗表现,梗死后心绞痛是一个临床信号,预示着心肌梗死扩展。心衰、心源性休克、严重心律失常再发或加重时,提示扩展的可能。心电图出现新的 Q 波或 R 波消失及 ST 段再次抬高,CPK 再次升高,即可确诊。

5.再梗率高

老年患者因有严重、多支病变,其再梗率(12.8%～26.1%)明显高于中青年患者(6.3%～6.9%)。老年人再梗多发生于初次梗死后 2 年内,3 年后再梗率和病死率明显降低;而中青年患者在初次心梗 3 年后发生多见。再梗可发生于原来部位和原来部位扩展,也可发生于不同部位。老年人再梗常以前壁和广泛前壁多见,与左前降支受累较多有关。老年人由于多支病变,其复合性(多部位)再梗比中青年人多见。老年人再梗的临床表现不典型,同一部位再梗心电图可出现原有 Q 波加深加宽、R 波变矮小或仅有 ST-T 改变,故诊断再梗时须仔细比较心电图和检测酶学。

6.NQMI 检出率高

老年 NQMI 发生率明显高于中青年人,占 AMI 的 1/4～1/3,NQMI 常为多支病变所致,但病变血管数目与狭窄程度与 QMI 无显著差异,所不同之处在于 NQMI 具有较多通畅的血管和侧支循环,从而保护了梗死周围残余的心肌,因而其临床表现轻,急性并发症(心衰、休克、严重心律失常)少。一部分 NQMI 患者在出现症状时冠脉完全闭塞,但闭塞时间较短,且血管很快自行开放,恢复再灌注,留下一个严重狭窄性病变。另一部分患者(20%～40%)则有一个新的持续性冠脉完全闭塞,因其侧支循环及时开通,从而限制了梗死范围。因此,老年 NQMI 具有自限性特点,早期预后较好。由于 NQMI 临床表现轻微,容易被忽视,往往得不到及时治疗,使其远期预后较 QMI 差。

7.基础疾病多

在患 AMI 之前,老年人所患的各种慢性病明显多于中青年人。以高血压病、糖尿病、脑卒中、慢性阻塞性肺病等最多见。这些基础疾病使 AMI 表现不典型或复杂化、并发症多、病死率高,给诊断和治疗带来困难。

(四)诊断要点

随着诊断技术的进步,近 10 年来老年 AMI,临床确诊率已达 71%,但仍有一定程度的误诊漏诊。主要原因是梗死范围小(心肌坏死组织超过 1 g 才有心肌酶学升高)、NQMI、症状表现不典型、并发严重疾病而忽视心脏的检查、心外疾病发作诱发 AMI 而漏诊。老年 AMI 表现不典型,必须重视以下几点。

1.临床症状、心电图及心肌酶学三者综合判断

症状不典型者应密切观察心电图和心肌酶学的动态变化,心电图不典型应重视心肌酶学和临床表现。

2.重观 AMI 的早期心电图改变

AMI 后最早期改变为 T 波变化,面向损伤区导联的 T 波电压升高,随后发生对称性倒置。面向损伤区导联的 ST 段上抬,对应导联 ST 段下移。有学者强调 V1 和 V2 导联 R 波为 0.04 秒时强烈提示后壁心肌梗死,应加做 V7~V9 导联。

3.强调 CPK-MB(CPK 同工酶)的改变

老年 AMI 的 CPK 峰值低,甚至 CPK 在正常范围,应重视 CPK-MB 在 CPK 中的所占比例。正常时 CPK-MB 在 CPK 中低于 5%。若 CPK 正常时,CPK-MB 超过 8% 应结合临床症候和心电图考虑 AMI 的诊断;CPK-MB 在 AMI 后数小时升高,12 小时达高峰,48 小时消失,故应注意取样时间。

4.其他

诊断 AMI 时,应与心绞痛、急性肺栓塞、主动脉夹层分离,急腹症及食管裂孔疝等老年人常见疾病相区别。

(五)老年人心肌梗死的治疗

1.一般处理和对症治疗

(1)心电和血流动力学监测:老年 AMI 患者监护与中青年人相同,但老年人由于各种并发症发生率高,从 CCU 中获益较中青年患者要大。

(2)建立静脉通道:AMI 前 3 天必须建立静脉通道,以保证必要时可由静脉注入急救药物和调节血容量。为了不增加心脏负荷,关键在于控制输液速度和总量。老年患者前 3 天静脉补液量应控制在 1 000~1 500 mL/d 以内,总入水量少于 2 000 mL/d,但有明显失水者静脉补液量和总入水量可在短期内适当放宽。伴心衰者更应严格控制静脉补液量和总入水量。右室梗死无并发症按左室梗死处理,但合并低血压而肺野清晰者应扩容治疗,被动性增加肺血流以维持左室充盈压。

(3)镇痛镇静:疼痛和焦虑可引起儿茶酚胺升高,加重心肌缺血。充分镇痛和有效镇静是稳定患者情绪的基础。吗啡因有抑制呼吸、降低血压和心率等不良反应,不是老年患者的首选镇痛药物。老年患者宜用哌替啶 25~50 mg 静脉注射,必要时 1~2 小时再重复一次。烦躁不安、焦虑者可用地西泮 2.5 mg,3 次/天,临睡前服 5 mg,以达到镇静之目的。

(4)给氧:老年 AMI 患者常有低氧血症,即使早期无并发症也可因通气/血流比例失调而诱发低氧血症。因此,在 AMI 早期均应吸氧,使氧饱和度超过 90%,加速氧向缺血心肌弥散。

(5)加强护理:AMI 头一周应绝对卧床休息,定时翻身,如无并发症,第 2 周可在床上作四肢

活动,自己翻身,第3～4周下床进食和床旁大小便,以后逐步进行室内活动等。饮食应清淡(低盐低脂)、富纤维素,少食多餐。保持大便通畅,以免排便用力而导致心脏破裂,诱发心律失常和心衰。

2.限制和缩小心肌梗死面积

AMI治疗新的概念包括两个方面:一方面是减少心肌耗氧量,保护受损心肌;另一方面是对缺血心肌进行再灌注,使血运重建,以恢复缺血心肌氧的供用,挽救濒于坏死的心肌,缩小梗死范围,改善血流动力学状况,恢复心肌收缩功能。

(1)溶栓疗法:尽管溶栓疗法能降低老年AMI近期病死率,但老年患者接受溶栓治疗较中青年人少,年龄小于50岁患者接受溶栓治疗占74%,超过65岁老年人占33%,超过75岁为19%,超过85%占7%,其原因是老年人出血危险性增加,低危梗死(较少导联ST段抬高、ST段抬高值较小),诊断不肯定(无ST段抬高而出现左束支阻滞、无胸痛),疗效不肯定(发病超过6小时来就诊、Q波出现)及精神状态改变等。老年人溶栓最大的危险是颅内出血,可导致严重后遗症、终身残疾和死亡。颅内出血与年龄有一定关系,超过70岁颅内出血是小于60岁的4倍,超过75岁是小于75岁的2倍,但控制各种临床和治疗参数后并未发现患者年龄是一个独立预测因子。因此,高龄只是影响颅内出血的因素之一,且不是主要因素。以往考虑老年AMI并发症多、病情重、表现不典型、就诊时间晚、溶栓致颅内出血的危险性等原因,把溶栓年龄限制在小于65岁(中国)或小于75岁(美国)。但欧洲几大组研究对年龄未加限制,发现溶栓疗效随增龄而降低,颅内出血的危险却随增龄而增加。尽管老年人溶栓疗效不如中青年好,但用溶栓疗法降低病死率的绝对值来衡量,年龄愈大溶栓获益愈多。老年AMI病死率高,溶栓疗法虽有颅内出血的危险性,但其降低病死率已明显超过颅内出血。从危险和获益等方面考虑,老年AMI使用溶栓疗法仍然是一种有效的措施。早期研究规定发病6小时内进行溶栓疗法。由于就诊较晚,30%患者得不到溶栓治疗。后来研究表明,发病7～24小时内溶栓(晚期溶栓)同样能降低AMI病死率,因而提出发病24小时内只要无禁忌证一律给予溶栓治疗。但晚期溶栓的主要危险是梗死区内出血,从而增加心脏破裂的危险性,晚期溶栓心脏破裂比早期溶栓高3倍。尿激酶100万单位溶于生理盐水60 mL中,静脉滴注30分钟;链激酶150万单位溶于生理盐水100 mL中,静脉滴注60分钟;rt-PA 7.5 mg/kg溶于生理盐水中,120分钟滴完。用药后出现胸痛迅速缓解,抬高的ST段迅速回降或30分钟回降50%以上。左束支传导阻滞消失,再灌注性心律失常,CPK-MB峰值前移,提示闭塞血管再通。溶栓后立即肝素7.5～15 U/min静脉滴注,依凝血时间(维持在20～30分钟)调节用量,连用2～3天后改噻氯匹定0.125～0.25 g,1次/天,或肠溶阿司匹林100 mg,1次/天,长期使用。

(2)经皮穿刺冠状动脉介入(percutaneous coronary intervention,PCI)治疗:老年AMI患者溶栓治疗发生脑出血的危险较大,而且心电图上多以ST段低压为主要表现,因此老年患者可能不是溶栓疗法的主要对象,则很可能成为急诊经皮冠状动脉腔内成形术(PTCA)的主要对象,因为用急诊PTCA打通冠脉似乎更为合理。急诊PTCA比溶栓疗法效果好,发生脑出血危险小。老年人应用急诊PTCA和植入支架术更加安全。因此,AMI发病6小时内有左心衰竭、低血压、心源性休克、对溶栓有禁忌证者应首选急诊PTCA。

3.抗心肌缺血药物应用

(1)硝酸甘油:早期静脉滴注硝酸甘油可通过扩张冠脉,控制和预防冠脉痉挛和收缩,再分布心肌血流到缺血区,在冠脉总血流量不变的情况下,可明显增加缺血区侧支血管的血流量,并可扩张周围血管,降低心脏前后负荷以减少心室做功,降低心肌氧耗,增加心室舒张期顺应性,有助于缩小梗死面积,改善左心功能,防止梗死延展和伸展的发生。老年 AMI 多伴有血压偏低和脱水,而且老年人对硝酸甘油较中青年敏感,静脉给药易引起低血压而加重心肌缺血,故老年人用量宜小。通常以 5 μg/min 开始,每 5～10 分钟增加 5～10 μg,直到胸痛缓解、无高血压者血压降低 10%[但收缩压不应低于 12.0 kPa(90 mmHg)]、高血压者血压降低 30%[但不应低于 18.7/12.0 kPa(140/90 mmHg)]、心率增加 10 次/分以下(但用药后心率不应超过110 次/分)。然后按此量(通常 40～60 μg/min)维持 3～4 天,再改为中、长效制剂口服。

(2)β受体阻滞剂:β受体阻滞剂通过其减慢心率、降低血压和心肌收缩力,有效地降低心肌耗氧量而达到限制和缩小梗死范围的作用,同时可对抗儿茶酚胺的过度释放,降低室颤阈而降低心肌梗死的病死率。通常老年人对β受体阻滞剂的反应性有所降低,但动物实验发现缺血却又使之逆转,出现较敏感的应答反应,增加了心脏的不稳定性,β受体阻滞剂则能控制心率稳定在较小范围内。研究表明 70%老年 AMI 患者适合用β受体阻滞剂,而且多数老年人能较好地耐受,但实际上只有 21%老年患者用该药治疗,这与过分强调高龄、心衰和心梗后钙通道阻滞剂的广泛应用有关。老年 AMI 存活者未用β受体阻滞剂可使 2 年死亡率增加 47%,因心血管病所致的再入院率增加 22%。老年 AMI 用钙通道阻滞剂替代β受体阻滞剂可使死亡的危险增加 2 倍,这是钙通道阻滞剂替代β受体阻滞剂所致,而非钙通道阻滞剂的不良反应。老年患者用β受体阻滞剂后死亡率由 14.9%降至 8.9%,降低幅度为 40.1%,而中青年人从 7.6%下降到 5.5%,降低幅度为 28.3%,说明老年患者从β受体阻滞剂治疗中获益明显大于中青年人,尤其是高危患者。因此,只要老年患者心率高于 60 次/分,收缩压高于 13.3 kPa(100 mmHg),无心衰、房室传导阻滞和肺心病等疾病,尤其是梗死后心绞痛、高动力状态(血压高、心率快)、抗心律失常药无效的室性心律失常,就可给予小量β受体阻滞剂。通常选用无拟交感活性的选择性β受体阻滞剂,阿替洛尔6.25 mg或美托洛尔12.5 mg,1～2 次/天,然后根据心率和血压调节用量,通常将心率维持在 60 次/分左右或以静息心率降低 15%为宜。AMI 后无症状者至少用 1～2 年,有梗死后心绞痛或高血压者用药时间更长。用药中如心率低于 50 次/分、收缩压洗浴 12.0 kPa(90 mmHg)、P-R超过 0.26 秒、利尿剂不能控制的心衰等情况时,应减量或停药。下壁梗死早期常并发房室传导阻滞,使用β受体阻滞剂应十分小心。总之,只要严格掌握适应证,用药中密切观察,及时调节剂量,β受体阻滞剂仍不失为治疗老年 AMI 的一种有效药物。

(3)血管紧张素转换酶抑制剂(ACEI):AMI 后 72 小时之内由于梗死区的伸延,特别是急性前壁梗死常伴有左心室进行性扩张,导致心室大小和形态改变(即心室重构)。早期给予 ACEI 能抑制心肌梗死扩展和伸展,晚期给药则能阻止非梗死区的扩张。最近老年 AMI 患者应用 ACEI 研究表明,对伴有左心室收缩功能不全或心衰、糖尿病、心室颤动及服用利尿剂者是长期使用 ACEI 的适应证。

(4)钙通道阻滞剂:钙通道阻滞剂有抗心绞痛、扩张血管和抗高血压的特性。临床研究表明钙通道阻滞剂对缩小梗死范围、降低病死率和再梗率等方面并无更多的益处。最近报道一组心功能正常的 NQMI 老年患者于发病 48～72 小时内用地尔硫䓬治疗 1 年,其病死率由 15%降至 9%。因此,老年 AMI 除 NQMI 可用地尔硫䓬外,不主张常规使用钙通道阻滞剂。

(5)透明质酸酶:是一种去聚合黏多糖物质。不少资料提示它能提高毛细血管的通透性,增加缺血心肌的侧支血流,减轻细胞水肿,清除梗死区的有害物质,缩小梗死范围。梗死初期 6 小时内开始使用,过敏性低,不良反应少。一般先用 150 U 皮试,若为阴性可首剂静脉注射

500 U/kg,1/6 小时,共 48 小时。

4.抗凝治疗和抗血小板治疗

(1)抗凝疗法:抗凝治疗不能完全防止冠脉血栓的形成,其重要作用近年来有人认为是可防止梗死面积的扩大,或减少下肢静脉血栓与心腔内附壁血栓的形成,因而也减少了动脉梗死的并发症。但由于早期活动的倡导和住院时间的缩短,下肢静脉血栓形成导致肺梗塞的发生率已大为减少。因此,抗凝治疗在我国并不列为常规,尤其在老年经常伴有多种内科和神经科严重疾病,更应采取慎重态度。

注射抗凝剂:常用的为肝素,可阻断凝血机制,它与抗凝血酶原结合,加强抗凝血酶的效率来中和某些激活的凝血因子。一般采用静脉注射 50～75 mg,1 次/(6～8 小时);或 75～100 mg 注射于腹壁、大腿外侧皮下注射,1 次/(8～12 小时);或在上述静脉使用肝素的第 2 天改为 50 mg 皮下注射,2 次/天,连续 7～10 天。在使用肝素时应以凝血时间保持在应用前对照的 2～2.5 倍为宜。

(2)抗血小板治疗:血小板激活是冠脉血栓形成的主要原因之一。通过抑制血小板聚集和活化,能阻止血小板参与血栓的形成过程,可降低 AMI 患病率和死亡率。ISIS-2 试验中应用阿司匹林者病死率下降 21%,非致死性再梗死下降 44%。70 岁以上患者接受阿司匹林 5 周治疗,其病死率为 17.6%,而未用药者为 22.3%。病死率下降 21.2%。

强有力地抑制血小板聚集的药物包括有血小板的糖蛋白Ⅱb/Ⅲa 受体单克隆抗体和血栓素 A_2 的受体拮抗剂。这些抑制剂阻断了血小板聚集的最后一步,即血小板的活化必须通过纤维蛋白与血小板的糖蛋白Ⅱb/Ⅲa 受体结合介导。7E3 是血小板糖蛋白Ⅱb/Ⅲa 受体的单克隆抗体。依替非巴肽是另一种多肽类血小板糖蛋白Ⅱb/Ⅲa 受体阻滞剂。噻氯匹定的化学性质与其他抗血小板抑制剂不同。其作用机制也未完全阐明。它可能作用于血小板膜Ⅱb/Ⅲa 受体,改变其反应性,或者阻断Ⅷ因子和纤维蛋白原和血小板之间的反应。它可抑制 ADP 诱导的血小板聚集,延长出血时间和血小板生存时间。

5.心律失常的防治

(1)利多卡因:利多卡因是处理室早、室速和室颤的首选药物,有报道预防性用药可减少室颤发生率 33%,但未见可减少死亡率的报道。对是否需要预防性使用利多卡因目前仍有争论。

(2)临时起搏器的应用:虽然安装临时起搏器在统计学上难以证明能明显改善 AMI 患者的生存率,但有的资料给人以挽救了患者生命的印象。临时起搏器的安装指征:①心脏静止。②完全性房室传导阻滞。③AMI 发生右束支阻滞合并有左前半或左后半阻滞。④AMI 发生左束支传导阻滞。⑤正度正型房室传导阻滞。⑥有症状性窦性心动过缓且对阿托品无反应。

(六)预后特点

死于 AMI 的患者中,60%～80%是老年人。老年患者病死率明显高于中青年,而且随增龄而上升。AMI 3 周病死率,小于 65 岁为 7.7%,超过 65 岁为 18.1%,超过 75 岁为 33.1%;6 周病死率,中青年9.1%,老年人 28.6%,小于 50 岁为 8.8%,超过 50 岁为 12.2%,超过 60 岁为24.9%,超过 70 岁为30.3%,超过80 岁为 45.7%,年龄越大,病死率越高;中青年 10 年病死率为 10.5%,老年人为30%～40%。老年 AMI 死因以泵衰竭多见(54%),心脏破裂次之(21%)。

四、老年无症状性心肌缺血

无症状性心肌缺血(SMI)是指有心肌缺血的客观证据而无心绞痛及其有关症状。SMI 相当多见,普通人群发生率为 2.5%~10%,冠心病患者中高达 60%~80%,其中心绞痛患者中 75% 有 SMI 发生,不稳定性心绞痛患者中 90% 有 SMI 发生,急性心肌梗死患者中 29%~30% 有 SMI 发生,陈旧性心肌梗死患者中 SMI 发生率是有症状的 4.7 倍,冠心病猝死者死前多有 SMI,糖尿病 SMI 发生率很高,冠脉正常的高血压病患者 SMI 占 4.5%。老年人 SMI 的发生率比中青年人高,发病机制可能部分与高龄、心肌梗死、糖尿病等原因损害疼痛警报系统有关。美国约有数百万人患 SMI,由此而导致每年数十万人的心肌梗死和冠心病猝死。因此,掌握本病的基本知识具有重要的临床意义。

(一)发病机制

1.缺血机制

心绞痛是心肌缺血的一种主观感觉,由心肌供氧与需氧失衡所致。同样,SMI 也是心肌供氧与需氧失衡的结果。在 SMI 中,52% 的患者发生于日常生活中,33.5% 发生于睡眠时,14.5% 发生于剧烈运动中。因此,单纯用冠脉供血减少或心肌耗氧增加均难以解释。在静息状态下,只有冠脉狭窄 90% 以上才会引起冠脉供血减少。在运动和紧张情况下,冠脉狭窄 50% 以上就有冠脉血流减少,而且狭窄的长度对冠脉血流减少具有非常重要的作用。SMI 和有症状性心肌缺血发作时心率比发作前分别增加 13 次/分和22 次/分,其增加幅度均小于次极量运动试验的心率水平,提示日常生活中轻微的体力活动和休息时发生的心肌缺血与运动诱发心肌缺血的机制存在某些差异。运动诱发的心肌缺血是心肌耗氧明显增加而冠脉固定狭窄不能相应增加心肌供血所致。日常生活中发生的心肌缺血除了心肌耗氧量轻度增加外,主要是冠脉供血减少。SMI 发作有时间节律性,因发作前心率和血压升高而午前发病,可能是心肌耗氧增加起重要作用,而傍晚至夜间发病则冠脉痉挛比心肌耗氧增加更重要。

2.无痛机制

(1)血浆内啡肽升高:内啡肽是一种很强的镇痛物质,主要由涎腺分泌。现已发现 SMI 患者血浆中内啡肽浓度较有症状性心肌缺血者升高,若用内啡肽拮抗剂(naloxone)可使 SMI 患者产生缺血症状。这说明血浆内啡肽浓度增加导致痛阈值升高是引起心肌缺血无痛的原因之一。

(2)缺血程度较轻:心肌缺血后相继出现生化(钾丢失、乳酸堆积)、机械(先舒张功能减退,后收缩功能减退)、心电(ST 段降低)和临床(心绞痛)等一系列改变,心绞痛则是心肌缺血出现最晚的表现。若心肌缺血的范围小、程度轻及持续时间短,缺血心肌所释放的缓激肽、前列腺素及5-羟色胺等致痛物质未达到痛阈值而表现无症状。

(3)疼痛警报系统损害:机体存在保护性疼痛警报系统,心肌缺血时产生疼痛,提醒患者减少或停止活动,并及时就诊服药,从而保护心脏免于发生进一步的缺血损害。老年人、大面积心肌梗死、广泛的冠脉病变、糖尿病等,容易引起疼痛警报系统的损害,降低对致痛物质的敏感性,使心肌缺血病变不知不觉地发展,直至致命的发作。

3.心肌缺血的代偿调节

(1)心肌挫抑:心肌挫抑是指心肌短时间缺血而未发生坏死,但所引起的结构、代谢和功能改变在再灌注后数小时至数天才能恢复。心肌挫抑可以是心肌缺血的结果,也可能是一种代偿保护机制。它的产生主要与氧自由基及钙负荷过重有关。

(2)冬眠心肌:这是一种心肌保护或代偿机制。慢性心肌缺血的血流减少不严重,而有持续较长时间的供氧减少,心肌耗氧也相应减少,在低水平上维持心肌代谢平衡,继之缓慢引起心肌功能减退,但冠脉再灌注后可完全恢复。通过上述心肌缺血的代偿调节反应,使心肌的代谢和功能明显降低,结果就会使缺血的频率和程度降低,心绞痛减少,而表现为以 SMI 为主。研究表明心绞痛缺血发作时,心肌血供减少,心脏做功(心率、收缩压)明显增加;而 SMI 发作时,只表现为局部心肌灌注降低,心率血压乘积无明显增加。总之,心肌缺血的代偿调节也可能是 SMI 发生的原因之一。

(二)临床特点

1.发作时间的节律性

一般认为 SMI 在上午多发,午夜少发。老年人与中青年人一样,高发时间仍然在上午 6～10 时,可能与晨起后交感神经兴奋、儿茶酚胺和皮质激素升高、血小板聚集增强及纤溶活性低下等因素有关。因为 SMI 发作前有心率增快和血压升高,而且 β 受体阻滞剂能降低这一时区 SMI 发作频率,提示心肌耗氧增加在这一时间 SMI 发作起一定的作用。但夜间 2～6 时出现 SMI 发作,老年人(18.1%)明显高于中青年人(8.1%),这可能与老年人心功能差,平卧时回心血量增加、心室充盈压升高及左室扩张有关。因此,治疗老年人 SMI 时,应考虑到夜间的药物浓度。

2.ST 段低压程度相同而持续时间长、发作次数多

老年人 SMI 发作时 ST 段低压程度与中青年人无明显差异,分别为(1.8±0.6)分钟和(1.7±0.6)分钟,但每次发作持续时间[(10.3±8.4)分钟]明显长于中青年人[(7.5±6.1)分钟],人均次数也明显高于中青年人。这可能与老年人冠脉病变较重、痛阈值升高及心肌退行性变有关。随着 ST 段低压程度加重、持续时间延长及发作频率增加,SMI 检出率降低,而有症状回性心肌缺血的检出率升高。

3.并发严重心律失常多

老年人 SMI 发作时,出现 LownⅢ级以上的室性心律失常、房颤、Ⅱ度以上的房室传导阻滞等严重心律失常显著高于中青年人(分别为 52.4% 和 32.7%)。心肌缺血可诱发心律失常,较重的心律失常也可诱发或加重心肌缺血。约有半数患者的心律失常是心肌缺血所致。严重心律失常与猝死有关,SMI 与急性心肌梗死有关,故 SMI 伴严重心律失常者应积极的治疗。

4.血清 CPK-MB 和 CPK-MB/CPK 值升高

研究表明,SMI 的老年患者血清 CPK-MB 升高,CPK 正常,CPK-MB/CPK 比值明显升高。缺血缺氧能引起心肌细胞膜的理化性质和通透性改变,使心肌中特有 CPK-MB 释放入血,导致血清 CPK-MB 升高。因后者仅占 CPK 的 15%,若 CPK-MB 轻中度升高,对 CPK 值影响不大(正常),但 CPK-MB/CPK 比值明显升高。

(三)诊断

本病虽无症状,但可有冠心病的易患因素,部分患者分别有心肌梗死和心绞痛史,诊断主要依靠下述检查。①动态心电图:不仅能检出 SMI,而且还能观察 SMI 发作频率、严重程度及持续时间,可用心肌缺血总负荷(24 小时内每次 ST 段下降程度的毫米数×持续时间的总和)作为缺血的定量指标来观察疗效。诊断标准为 ST 段水平型或下斜型≥1 mm 并延至 J 点后 80 毫秒,且持续时间≥1 分钟,两次发作之间至少间隔1分钟。日常生活中发生的 SMI 称为自发性 SMI,较大运动中发生的 SMI 称为诱发性 SMI。②超声心动图负荷试验:老年人由于年龄大、骨关节病及心肺功能不全等原因,常难以进行心电图运动试验,而特别适合做超声心动图负荷试验,而且后者较前者更为敏感可靠。③放射性核素检查:[201]Tl(铊)心肌灌注显像法对诊断本病有较高的敏感性和特异性。

(四)治疗

对冠心病的治疗要树立心肌缺血总负荷的概念,只要有心肌缺血,无论有无症状,均应积极治疗,目的在于消除心肌缺血而不是限于缓解症状。治疗措施可从减少心肌耗氧和解除冠脉痉挛两方面加以考虑。

1.控制易患因素

有效的控制糖尿病、高血压病、高血凝状态及高脂血症,戒烟酒,合理饮食,对防治是至关重要的。

2.抗心肌缺血药物

治疗心绞痛的各种药物对 SMI 都有效。β 受体阻滞剂对心肌耗氧增加(发作前心率增快和血压升高)所致的 SMI 最有效,尤其是控制午前发病者疗效更突出。扩血管剂对冠脉痉挛所致者有较好的效果。在钙通道阻滞剂中,硝苯地平因作用时间短和增加心率,疗效较差,多用比尔硫䓬和氨氯地平。硝酸盐类对 SMI 很有效,但易发生耐受性,主张用硝酸盐类不过夜,以保证数小时的无硝酸盐类的间歇期。由于老年人 SMI 在夜间发作也有一定的频数,可以白天用硝酸盐类,晚间用钙通道阻滞剂。若由心肌耗氧增加和冠脉痉挛所致的混合性心肌缺血者应联合用药,如氨氯地平和阿替洛尔合用的疗效明显优于单独用药。SMI 高峰多发生于晨后数小时内,短效制剂应在患者晨醒后立即服用,长效制剂应在晚上临睡前使用,有利于控制 SMI 的发作。

3.介入手术治疗

药物疗效欠佳者应行冠脉造影,了解病变程度和范围,以便选择冠脉搭桥术、冠脉成形术或其他介入方法治疗。

(五)预后

1.SMI 预后比无 SMI 的预后差

SMI 预后与心绞痛相似,SMI 由于无自觉症状,不能得到及时识别和治疗,往往导致严重的后果。随访研究表明,普通人群患 SMI 后,急性心肌梗死发生率为 15.7%～22.8%、心性死亡为 5.8%～8.1%,而无 SMI 组分别为 2.7%～2.9% 和 0.8%～2%,SMI 发生急性心肌梗死和心性死亡的相对危险度分别是 5.7 和 4.1。心肌梗死后发生 SMI 的 1 年病死率为 27%,而心肌梗死后无 SMI 者仅占 2.1%。不稳定性心绞痛伴 SMI 者心肌梗死发生率为 16%,须行冠脉搭桥者占 27%,而无 SMI 者分别为 3% 和 9%。这些事实说明,无论何种人群的 SMI 预后都比无 SMI 者差,应及时诊断和积极治疗。

2.SMI 预后的影响因素

心肌缺血的预后与有无症状无关,而主要取决于下述因素。

(1)心肌缺血持续时间:24 小时心肌缺血持续时间不短于 60 分钟者心肌梗死发生率为 24.1%、心性死亡为 9.3%,而短于 60 分钟者分别为 7.4% 和 1.9%。以无 SMI 人群发生心肌梗死和心性死亡相对危险度为 1,SMI 则分别为 5.5 和 6.6,其中短于 60 分钟者分别为 2.6 和 2.4,超过 60 分钟者分别为 8.3 和 4.6,说明心肌缺血超过 60 分钟是影响 SMI 预后的重要指标。

(2)左心功能:在 SMI 中,左心功能不全者比心功能正常者差。SMI 伴左心功能不全者年病死率为 5%～6%。

(3)冠脉病变:左冠脉主干病变、三支病变、低运动量诱发心肌缺血者易发生心肌梗死和猝死。

五、老年猝死型冠心病

猝死是指患者平素看来健康或病情基本稳定而突然发生意想不到的自然死亡。从发病至死亡时间尚无一致的意见,世界卫生组织曾规定 24 小时、6 小时、1 小时及数分钟内死亡者定为猝死。目前多数学者主张发病后 1 小时内死亡者称为猝死。猝死是人类死亡的表现形式之一,占人类死亡的 15%～32%。猝死分心性猝死(60%～70%)和非心性猝死(30%～40%)两类。在心性猝死中,冠心病及其并发症引起者占 75%;由心肌炎、心肌病、主动脉瓣狭窄、主动脉夹层动脉瘤、肺梗死等其他心血管病占 20%;5% 为无心脏器质性病变,往往是一过性高儿茶酚胺血症所致。冠心病患者以猝死的形式死亡称为猝死型冠心病,其发生率为 30%～65%,是一种最凶险的临床类型,以 60 岁左右为高发人群,以后随增龄而呈下降趋势。据统计,美国每年约有30 万人死于冠心病,其中猝死占 50%;芬兰赫尔辛基男性冠心病年猝死率为159/10 万,女性为21/10 万;荷兰尼梅根男性为 89/10 万,女性为 19/10 万;英国伦敦男性为 76/10 万,女性为35/10 万;我国北京地区男性为 32/10 万,女性为 17/10 万。总之,冠心病猝死率国外高于国内,男性高于女性。冠心病猝死是一个流行广泛和难于对付的公共卫生课题。

(一)病因

冠心病猝死的原因是电衰竭而非泵衰竭。电衰竭表现为原发性心脏骤停(指无任何原因的情况下,发生意想不到的心脏骤停),包括原发性心室颤动(80%～90%)、窦性停搏和电-机械分离(各占 5%～10%)等三种形式。本病是在冠状动脉粥样硬化的基础上,发生冠状动脉痉挛或微循环堵塞,引起心肌急性缺血,造成局部电生理紊乱而导致严重心律失常特别是心室颤动所致。冠心病发生心衰后,因伴有严重的冠脉病变和心肌病变,猝死发生率很高,但在心脏骤停前,36%～46% 的患者表现为心动过缓或电-机械分离。另一部分患者则为持续性室速,并未见心衰的恶化征象,故心衰不是冠心病猝死的直接原因。冠心病猝死的另一原因是广泛心肌梗死、心脏破裂、神经反射等所致的休克。

1/3～1/2 患者有下述诱因。①精神因素:情绪异常激动、精神紧张可引起交感神经系统过度兴奋,儿茶酚胺明显增加,使心肌室颤阈值降低而导致猝死。如一场剧烈的拳击、赛马及球赛后,可发生不少例数的猝死。②剧烈运动:老年冠心病患者过度的体力活动(尤其在饱餐和寒冷时),不仅增加心肌耗氧量,而且还降低重度冠心病患者的心排血量和血压,使已缺血的心肌更加供血不足而诱发猝死。③饮食因素:老年人饮食过量(尤其是高脂饮食)、大量饮酒和吸烟等可诱发急性心肌梗死和猝死。④电解质紊乱:血钾血镁过低或过高,均可诱发猝死。⑤药物:各种抗心律失常药都有不同程度的致心律失常作用而诱发猝死。Ⅰa 类抗心律失常药引起扭转性室速,Ⅰc 类抗心律失常药易产生单纯性室速,β 受体阻滞剂和钙通道阻滞剂可导致房室传导阻滞和窦房结功能不全,洋地黄中毒产生房速伴房室传导阻滞等。

(二)病理

冠心病猝死者的尸检表明,陈旧性心肌梗死占 75%,而新近心肌梗死仅占 20%。慢性冠脉病变往往表现为多支严重病变,尤其是老年人,而单支病变少见。由新鲜血栓堵塞所致的急性冠脉病变占 10%,猝死多发生于心肌坏死之前。在一组 64 例冠心病猝死患者中,27 例 30 秒内猝死者均无急性心肌梗死的组织学改变,37 例 1～24 小时内猝死者有急性心肌梗死证据者仅占18%。因此,冠心病猝死越迅速,心肌组织的急性损伤越少。由心脏破裂所致的猝死多见于老年高血压患者。猝死与冠脉病变范围与程度并无一定关系,有些冠脉病变严重而侧支循环好,不一定发生猝死；另一些冠脉病变较轻，却在一定的诱因作用下，发生猝死。因此，在很大程度上，冠心病猝死取决于各种原因所致的心肌缺血和心电不稳定状态。

(三)临床表现

猝死型冠心病是冠心病最凶险的一种临床类型，发病后即刻或数分钟内死亡(瞬间死亡)者占30%~35%，1小时内占60%~75%。死亡越快，冠心病可能性越大。男性发病后1小时内死亡者几乎全是冠心病所致。猝死多发生于夜间和清晨，可能与以下因素有关：①夜间睡眠时，机体内发生三低(血容量自动减少500~800 mL、血压自动下降、血液循环自行减慢)一高(血黏度升高)，可导致冠脉闭塞不通。②冠脉痉挛，一方面是由于冠脉 α 受体兴奋性在夜间及清晨最高，另一方面是夜间血小板自行黏附和聚集释放血栓素 A_2 所致。③冠脉血栓，一是夜间血黏度升高和血小板黏附、聚集等功能增强；二是清醒后血压升高，使粥样斑块崩破而形成创面，易形成冠脉血栓。④清醒后交感神经兴奋，儿茶酚胺增多，血压升高，心率增快，导致心肌耗氧量增加。傍晚猝死可能与进食、饮酒、活动期向不活动期移行有关。

据统计，1/5 的冠心病患者以猝死作为首发或唯一表现，而以往无明确的冠心病史。猝死的临床表现如下。

1.先兆

猝死前可以无任何先兆症状，也可以在猝死前数分钟至数天出现心前区痛、胸闷、气促、心冲、室性早搏或急性心肌梗死的表现。在夜间发生者，死前可有异常鼾声或惊叫声。

2.体征

心脏丧失有效收缩 10~15 秒，即表现为神志不清、抽搐、呼吸减慢、变浅或停止、发绀、脉搏消失、血压为零。心脏停搏 30~40 秒后，出现瞳孔散大，对光反应及神经反射消失。

3.心电图

原发性室颤表现为室颤波粗大，易被药物和电复律；而继发性室颤是各种器质性心脏病的终末表现，室颤波细小，难以除颤复律。窦性静止在心电图上表现为一条直线，可有缓慢的室性自搏心律。电-机械分离在心电图上有规则的 P、QRS、T 波群，但无心脏有效收缩。窦性静止和电-机械分离常见于老年心肌梗死，常常伴有梗死范围大，冠脉血栓形成或心脏破裂。

(四)诊断

诊断猝死型冠心病的主要依据是原有冠心病史和此次骤然死亡。对于过去未被诊断为冠心病，则诊断猝死型冠心病属臆测性的，应做尸检才能证实。病理检查可见冠状动脉粥样硬化性改变，但多数冠脉内无血栓形成，管腔未完全闭塞，也见不到急性心肌坏死的病理变化。通常将突然死亡经复苏成功者诊断为原发性心脏骤停，若复苏失败或未做复苏者则诊断为猝死。诊断本型冠心病须与下述情况相区别。

1.心肌梗死型冠心病

已确诊为急性心肌梗死，死者若迅速死于严重的心律失常、心衰、休克及心脏破裂，应诊断为心肌梗死型冠心病，而不宜诊断为猝死型冠心病。对于未住院而迅速死亡的急性心肌梗死不少见，因死亡时无人在场，无法提供死前的症状，也缺乏心电图及酶学资料，鉴别诊断十分困难，只能依靠尸检来判断。

2.其他心性猝死

只需了解患者原来所患心脏病的病因由此诊断。与中青年相比，老年人猝死由肥厚性心肌病所致者较少见，而由主动脉瘤破裂、主动脉夹层动脉瘤所致者较多见。

3.非心脏猝死

神经系统(脑出血、蛛网膜下腔出血、脑炎、脑膜炎)、呼吸系统(肺炎、窒息、睡眠、呼吸暂停综合征、哮喘持续状态)、消化系统(急性胰腺炎、急性腹膜炎、上消化道大出血)及内分泌等疾病均可引起猝死,须与之区别。老年人非心性猝死较中青年人多见。肺炎和急性胰腺炎不一定引起青年人猝死,但可以是老年人猝死的原因。窒息在老年人猝死中多见。老年人猝死的临床诊断正确率相对低,如不做尸检就不清楚死因,有的猝死者尸检也难以肯定死因。

（五）治疗

原发性心脏骤停是心肺复苏的指征,心肺复苏成功率取决于是否能及时、正确地施行现场抢救。若抢救及时,方法正确,半数患者可救活。

1.心肺复苏

(1)立即进行胸部拳击,一次无效者可重复 2～3 次,然后做胸部心脏按压术和口对口人工呼吸,但老年人因骨质疏松而应避免胸骨及肋骨骨折及其并发症。

(2)尽快电击除颤。由于多数患者是原发性室颤所致,不须用心电图来证实而直接用 200～300 J 电击,无效者重复使用数次。心脏骤停后 4 分钟内进行电击除颤者成功率为 52%,超过 4 分钟使用者存活者仅占 4.8%,因此尽快电击除颤是抢救成功的关键。

(3)尽早建立上肢静脉通道,有利于药物治疗。肾上腺素是复苏中关键性药物,其主要作用是兴奋 α 受体,收缩血管,升高主动脉内舒张压。因心内注射须停止心脏按压并可能将药物注入心肌及冠脉,故宜采用静脉注射。只有无法静脉给药时才心内注射。窦性静止和电-机械分离者还应加阿托品静脉注射。异丙肾上腺素是 β 受体兴奋剂对复苏无效,去甲肾上腺可引起心肌坏死,现已放弃不用。利多卡因有利于心电稳定和提高室颤阈值,现已常规使用。

(4)气管插管给药是近来抢救治疗的一大进展。若重复给药最好通过导管给药,长度与气管内插管长度相等。此途径用药吸收完全,起效迅速,作用时间持续长,如肾上腺素给药后 15 秒内浓度达高峰,作用持久。阿托品、利多卡因、阿尼利定等药物均可稀释后经气管给药(每次少于 10 mL),而氯化钙、去甲肾上腺素及碳酸氢钠则不能经此途径给药。

2.复苏后处理

(1)维持循环功能:复苏后可因血容量不足、心肌收缩无力、酸中毒、电解质紊乱及微循环障碍等原因,导致低血压。如血压在 10.7～12.0 kPa(80～90 mmHg)以内时,在纠正上述异常的基础上使用升压药物。必要时,测定肺楔压以指导治疗。

(2)防治脑损害:脑组织对缺氧的耐受性最差,必须重视脑组织的保护。降温疗法(使用冰帽和冬眠3～5 天,使肛温降至 32 ℃左右)可降低脑组织代谢率,提高对缺氧的耐受性。减少脑组织损害和脑水肿(2～3 天达高峰)。同时,使用地塞米松(20～40 mg/d)、适量的甘露醇及促进细胞代谢的药物。

(3)预防急性肾衰竭:心脏停搏或低血压持续时间长,可引起急性肾衰竭。复苏后如尿少应先静脉扩容,无效再静脉注射呋塞米。若尿量增加不到 40 mL/h 或肺楔压上升,应按急性肾衰竭处理。

（六）预测与预防

冠心病猝死是老年内科最严重的急症。正确识别和治疗高危人群,是老年病学医务工作者亟待解决的课题。

1.预测

根据临床观察和对复苏成功者的调查,猝死的预测很困难,但下述情况可作为大体预测。

(1)冠心病患者出现异乎寻常的症状:如初发型心绞痛并发恶性或潜在恶性心律失常,心绞痛变为恶化型或不稳定性,疼痛持续时间长,药物治疗无效,血压及心率改变,电解质及心电图改变时,提示有猝死的危险性。

(2)急性心肌梗死:急性心肌梗死后第一年病死率为10％,其中一半为猝死。

(3)陈旧性心肌梗死:陈旧性心肌梗死伴有室壁瘤、再次或多次梗死、射血分数低于40％、心律失常、晚电位阳性者易发生猝死。

(4)不稳定性心绞痛:这是介于稳定性心绞痛与急性心肌梗死之间的病理改变,如不及时治疗,44％～70％患者发展成为急性心肌梗死,16％的患者发生猝死。

(5)无症状性心肌缺血:因无症状而未能及时治疗,但心肌缺血依然存在,容易发生猝死。

(6)运动后血压下降:冠心病患者体力运动后收缩压上升至4.0 kPa(30 mmHg)以上者1年病死率为3％,低于4.0 kPa(30 mmHg)者1年病死率为16％。体力运动耐力下降者再梗率及猝死率为23％,而运动耐力不低者仅为2％。冠心病患者体力活动耐力下降及血压下降为心功能不良表现,3年内病死率达30％～50％。

(7)复苏成功者:心肺复苏成功,抢救存活者在1年内复发率达30％～40％,故应全面检查,重点监测。

(8)左室射血分数(LVEF):冠心病患者左室射血分数0.4的猝死率比大于0.5者增加5～10倍,LVFE小于0.3者3年内死亡30％～50％。

(9)血压变异性:血压变异性越大,猝死率越高。新问世的长效缓释或控释降压药物不仅能降低平均血压,而且缩小血压变异性。

(10)心率变异性(HRV):这是一种预测猝死的主要方法,比LVEF和心室晚电位更敏感和更特异。心电稳定性依赖于自主神经系统张力的平衡。冠心病患者长期因心肌缺血,必然损伤心脏自主神经系统,常表现为交感神经活动相对增强而迷走神经活动减弱,HRV下降导致心电不稳定性增加和室颤阈值降低,容易发生室颤而猝死。冠心病患者HRV下降,24小时R-R间期的标准差(SDNN)小于50毫秒比超过50毫秒者猝死率高15～18倍。

(11)心电图:有下列改变,易发生猝死。①ST段缺血性下移越明显越提示心内膜下缺血严重,越易发生猝死。②ST明显抬高及T波直立高耸是冠脉主干痉挛性闭塞,其远端无血液充盈,为梗死前期表现。③ST段弓背向上抬高超过同导联R波,R波波幅甚低和时限很短等墓碑性(Tombstoning)ST段改变,为AMI早期表现,猝死率较高。④超急性心肌梗死有6％～10％发生猝死。

(12)Q-T离散度(Q-Td):这是近年来用于预测猝死的主要方法。Q-Td检查即在9～12导联心电图上检测Q-T间期,示出最长与最短之差。Q-Td在60毫秒以上时,极易发生猝死。

(13)心室晚电位:冠心患者心室晚电位阳性可发生猝死,由于正常人也可阳性,其结果应与其他检查综合判断。

2.预防

(1)防治冠心病:及时诊断和治疗心脏器质性疾病,是防止猝死的首要措施。积极开展冠心病的防治工作,对于预防猝死是至关重要的。

(2)避免诱因:设法避免激动行为和心理应激因素诱发冠脉固定狭窄并冠脉痉挛。

(3)药物预防。①β受体阻滞剂:通过提高室颤阈值,降低猝死率。②胺碘酮:能有效地降低心肌梗死后的病死率,特别适应于不能应用β受体阻滞剂的高危患者。③抗凝抗血小板药:防止血栓形成。④他汀类:如辛伐他汀通过降低血脂来稳定脂质斑块,减少冠脉血栓形成,从而降低猝死率。⑤血管紧张素转换酶抑制剂:不仅能防止心脏扩大和室壁瘤的发生,而且能防止心脏破裂和猝死。⑥长效钙通道阻滞剂:有效的控制血压,有助于减少高血压患者的猝死。基于冠心病猝死多发生于夜间和清晨,预防的重点应放在夜间和清晨起床前后。可在临睡前服二硝酸异山梨酯10 mg、阿替洛尔6.25~12.5 mg及肠溶阿司匹林50 mg三种药物(有人称为防猝死合剂),以预防猝死和急性心肌梗死的发生。

(4)器械植入。①程控起搏器:植入后通过快速、短促起搏,消除室性心律失常。②自动除颤器:植入后能识别和自动放电矫正室速和室颤。

(5)普及心肺复苏技术:美国西雅图市经过10年间的培训,使20万医务人员、消防人员及电气工人等掌握了心肺复苏技术,猝死的现场抢救成功率达到60%,其中80%的患者有较长期的生存。因此,普及心肺复苏技术是预防和抢救猝死的重要措施之一。

六、老年缺血性心肌病

缺血性心肌病是指冠状动脉性疾病引起心肌供氧与需氧失衡而导致心肌局限性或弥漫性纤维化,从而引起心脏收缩和/或舒张功能受损的一种临床综合征。本质上,缺血性心肌病是一种由冠心病引起的严重心功能异常。以往曾称为心肌纤维化、心肌硬化、心力衰竭和/或心律失常型冠心病。本病多见于老年人。男性多于女性。

(一)病因

缺血性心肌病最常见的病因是冠心病,即主要是由冠状动脉粥样硬化性狭窄、闭塞、痉挛等病变引起。少数是由于冠状动脉先天性异常、冠状动脉炎等疾病所致。

(二)病理

根据心脏大小和心功能受损类型的不同,本病分扩张性和限制性两类。

1.缺血性扩张性心肌病

(1)多发或多次心肌梗死:病理上可见心肌细胞减少、坏死、弥漫性间质纤维化及瘢痕组织形成。心肌细胞减少和坏死是心肌梗死的直接后果,也可以是慢性累积性心肌缺血所致。64%~85%的患者发生过心肌梗死。室壁可有块状坏死区,也可为非连续性多个灶性心肌损害。无论是多发或多次心肌梗死,都是以心内膜下梗死多见(2/3),这与本病患者侧支循环较丰富使心外膜下心肌得到部分保护有关。梗死面积为8%~46%不等,多数患者梗死面积不大,而且分布于多支冠脉供血区,但对心功能的影响较单一部位梗死面积相同者更明显。

(2)心脏扩大、室壁变薄及心衰:心肌梗死后,梗死区扩展、变薄、坏死区膨胀,使心室几何形状的改变,引起左心室扩大。随着病情进展,右心室也受累,表现为心脏普遍增大。同时,心室壁变薄,其平均室壁厚度往往比无缺血性心肌病的多次心肌梗死、原发性扩张性心肌病及心脏瓣膜病患者薄,这不仅与心室扩大有关,而且与广泛的冠脉病变限制了心肌供血,使之不能产生适应性肥大有关。因心脏扩大、室壁变薄,心肌收缩功能明显减弱,其表现类似于原发性扩张性心肌病。因此,充血性心衰是本病的突出表现。急性心衰通常由于短暂心肌缺血引起,慢性心衰是由于冠脉固定狭窄并引起心肌纤维化的缘故。严重而短暂(<20分钟)的心肌缺血可使心功能降低数天,但最后能完全恢复。这种缺血后的暂时心功能低下,称为心肌挫抑,常见于心肌坏死的

附近和冠脉痉挛所致心肌缺血之后。长期慢性心肌供血不足时,心肌既可维持组织生存,又处于一种持续数周、数年的心功能低下,即少供血就少工作的心肌,称为冬眠心肌,见于冠脉固定狭窄并引起慢性缺血者。与心肌挫抑相似,冬眠心肌具有收缩力贮备,在慢性缺血纠正后,心功能恢复正常。若缺血持续不缓解,挫抑和冬眠心肌则发展成心肌坏死,最终成为无收缩功能的瘢痕组织。

2.缺血性限制型心肌病

这是本病少见的类型。虽有多支冠脉病变,但病变相对较轻,受累的心肌数目较少,心脏大小正常。由于局灶性心肌纤维化和灶性瘢痕,即使无发作性心肌缺血,心室僵硬度已升高,使左心室舒张末压高于正常。当急性心肌缺血发作时,心室僵硬度进一步升高,使左心室舒张末压升高到足以产生肺水肿的水平,而收缩功能正常或轻度受损。这种以舒张功能障碍为主的心衰,可酷似原发性限制性心肌病。

(三)临床表现

1.缺血性扩张性心肌病

(1)有冠心病的易患因素:本病患者可有高血压、高脂血症、吸烟、糖尿病、体力活动缺乏等易患因素之一或几项。

(2)多有心绞痛和/或心肌梗死史:本病有心肌梗死者占 64％～85％,有心绞痛史占 42％～92％。但随着病情进展和心衰症状逐日突出,心绞痛反而减轻或消失,这是本病的特点之一。部分患者从一开始就无心绞痛或心肌梗死史,可能是缺乏具有保护意义的"疼痛警报系统"所致。

(3)充血性心力衰竭:心脏常呈普遍性扩大,以左心室扩大为主,属于一种收缩功能不全性心衰。75％以上患者表现为左心衰竭,如咳嗽、阵发性呼吸困难、端坐呼吸及肺部湿啰音。1/3 的患者表现为全心衰。部分老年患者心衰的客观体征明显而无自觉症状,虽然静息时射血分数降低,运动时也不升高,但具有相当的运动耐量,这可能是通过增加舒张末期容量和心率、扩大动静脉氧差以及增加组织对氧的摄取等代偿机制来维持较合适的心排血量所致。心电图可见病理性 Q 波、ST-T 缺血性改变及各种心律失常(以室性和/或房性期前收缩、心房颤动、病态窦房结综合征、房室传导阻滞和束支阻滞多见,亦可有阵发性心动过速)。X 线示心脏普大型、心脏搏动减弱及肺淤血。超声检查有心脏普大型,以左室为主,室壁变薄,舒张末期容积增大,室壁运动呈多个节段性减弱或消失,射血分数降低,常低于 35％。心肌显像有多节段心肌放射性核素灌注缺损区。冠脉造影有多支病变。总之,本病的临床表现有三种类型:①有冠心病易患因素,有心绞痛史,有大心脏及充血性心衰。②有冠心病易患因素,有多次心肌梗死史,有大心脏及充血性心衰。③有大心脏和充血性心衰,而无心绞痛和心肌梗死病史。前二者诊断较容易,后者诊断颇困难,常需做冠脉造影等检查。

2.缺血性限制性心肌病

缺血性限制性心肌病可无心肌梗死史,而主要表现为劳力性呼吸困难和心绞痛,因而限制其运动量。可因反复发生肺水肿而住院。心电图可有各种心律失常。X 线示心脏大小正常和肺淤血。血流动力学示左心室舒张末压力和容量增加,而射血分数正常或轻度降低。

(四)诊断

1.缺血性扩张性心肌病

诊断缺血性扩张性心肌病必须具备三个肯定条件和两个否定条件。

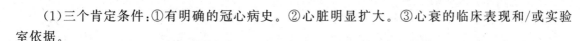

(1)三个肯定条件:①有明确的冠心病史。②心脏明显扩大。③心衰的临床表现和/或实验室依据。

(2)两个否定条件:①排除冠心病的机械性并发症(室间隔穿孔、室壁瘤和乳头肌功能不全导致的二尖瓣关闭不全)所致心脏扩大和心衰,虽有射血分数下降,但很少低于35%。②排除其他心血管病引起的心脏扩大和心衰,主要应与原发性扩张性心肌病相区别。后者无明确的冠心病史,心绞痛和病理性Q波发生率低,超声提示室壁运动普遍性减弱而非节段性减弱,核素心肌显像呈普遍性灌注降低而非节段性缺损,冠脉造影无明显冠脉狭窄。

2.缺血性限制性心肌病

缺血性限制性心肌病主要表现为左心室舒张功能异常,须与原发性限制性心肌病和右心室梗死相区别,前者老年人少见,后者有心电图及酶学改变。

(五)治疗

1.缺血性扩张性心肌病

(1)控制冠心病:系统的药物治疗及控制易患因素,对早期患者可能延缓病情的发展,对晚期患者也有裨益。

(2)纠正心衰:与原发性扩张性心肌病相同,以利尿剂、血管紧张素转换酶抑制剂和β受体阻滞剂为主,β受体阻滞剂宜小剂量开始。慎用地高辛。

(3)抗心律失常:对有症状的复杂性室性心律失常者应使用抗心律失常药物,胺碘酮是一种疗效较好的药物。

(4)抗凝:本病血栓栓塞发生率为12%～24%,除非有禁忌证,一般应常规抗凝剂,尤其是过去有血栓栓塞史、心脏明显扩大、房颤、超声显示有附壁血栓者更是如此。

2.缺血性限制性心肌病

本型因心肌纤维化和灶性瘢痕,即使无发作性缺血时,心室僵硬度也升高,治疗较困难。若急性心肌缺血发作,促使心室僵硬度进一步升高,故治疗应防止或减轻心肌缺血的发作,并尽量纠正慢性缺血。临床上可用硝酸盐类、钙通道阻滞剂、β受体阻滞剂治疗,必要时考虑冠脉搭桥术。正性肌力药物慎用或禁用。

(六)预后

1.缺血性扩张性心肌病

本型的预后较原发性扩张性心肌病稍好,5年和7年存活率分别为45%和34%。心脏明显扩大尤其是进行性扩大者,2年病死率为50%。射血分数越低,预后越差,房颤及室速也是预后不良的指标。主要死因是顽固性心衰、心肌梗死及猝死。

2.缺血性限制性心肌病

对缺血性限制性心肌病的自然病程和预后了解甚少。有报道急性心肌梗死后射血分数正常而舒张功能异常所致的肺水肿者的病死率和再梗率与急性心肌梗死后收缩功能异常所致的肺水肿相同,那些无急性心肌梗死的本型患者的预后不明。

(李巧英)

第九节　老年血脂紊乱

血脂紊乱是脂质代谢障碍的表现,属于代谢性疾病,是指血浆中一种或多种脂质成分的增高或降低、脂蛋白量和/或质的改变。血脂紊乱被公认为心血管系统最重要的危险因素之一,大规模临床试验及荟萃分析结果表明,积极治疗血脂紊乱是老年人心血管疾病防治的重要组成部分。

一、老年人血脂代谢特点

血脂是血浆中胆固醇(TC)、甘油三酯(TG)和类脂(如磷脂等)的总称。血脂水平发生变化是老年人的生理特点,基因和环境因素与衰老过程中的脂代谢变化密切相关。根据美国胆固醇教育计划第 3 版成人治疗指南(NCEP ATPⅢ),随着年龄增加,高胆固醇血症患者显著增多[>65 岁的人群中TC>5.2 mmol/L(200 mg/dL),男性占 60%、女性占 77%]。我国的流行病学调查显示,男性在 65 岁以前,TC、LDL-C 和 TG 水平随年龄增加逐渐升高,以后随年龄增加逐渐降低;中青年女性 TC 水平低于男性,女性绝经后 TC 水平较同年龄男性高。在增龄过程中,HDL-C 水平相对稳定;与欧美国家相比,我国老年人的 TC、LDL-C 和 TG 水平低于西方人群,以轻中度增高为主。

人们提出了许多机制用来说明与年龄相关的血脂蛋白浓度的变化,尤其是 LDL-C 的浓度变化。这些机制包括与年龄相关的进食油脂增加、肥胖、体育锻炼减少,健康状况下降及肝细胞上 LDL 受体数量随年龄增长而逐渐减少、功能减退。血脂紊乱是心脑血管疾病的独立危险因素,随着年龄增长,动脉粥样硬化发生率增加,老年人是发生心脑血管事件的高危人群。

二、病因

血脂紊乱的发生是由于脂蛋白生成加速或者降解减少,抑或两者同时存在。原发的血脂紊乱可能是由于单基因突变所致的生物化学缺陷,也可能是多基因或者多因子所致。继发的血脂紊乱在老年人中更常见,是由于肥胖、糖尿病、甲状腺功能减退及肝、肾疾病等系统性疾病所致。此外,某些药物,如利尿剂、β受体阻滞剂、糖皮质激素等也可能引起继发性血脂升高。

三、临床表现

多数血脂紊乱的老年患者无任何症状和体征,常于血液常规生化检查时被发现。脂质在血管内皮沉积可引起动脉粥样硬化,由此引起心脑血管和周围血管病变,因此血脂紊乱的首发症状往往与心血管疾病症状相关。

TG 水平中度升高会导致脂肪肝和胰腺炎,如果 TG 水平继续升高则会在背部、肘部、臀部、膝部、手足等部位出现黄色瘤。严重的高甘油三酯血症[TC>5.2 mmol/L(200 mg/dL)]会导致视网膜的动静脉呈白乳状,形成脂血症视网膜炎。某些形式的高脂血症可以导致肝脾增大,从而出现上腹不适感或者压痛,而患有罕见的 β 脂蛋白不良血症的患者则可能出现手掌黄斑和结节状的黄色瘤。

四、诊断

鉴于目前老年人群的研究数据缺乏,建议老年人血脂紊乱的分类和合适的血脂水平参考2007 年《中国成人血脂异常防治指南》制定的标准,诊断老年人血脂异常时应重视全身系统性疾病,如肥胖、糖尿病、甲状腺功能减退、梗阻性肝病、肾病综合征、慢性肾衰竭等和部分药物,如利尿剂、β 受体阻滞剂、糖皮质激素等及酒精摄入、吸烟引起的继发性血脂异常。对老年患者而言,检测甲状腺功能十分重要,因为无临床症状的甲状腺功能减退与继发性血脂异常相关。

然而,国内外大规模前瞻性流行病学调查结果一致显示,患有心血管疾病的危险性不仅取决于个体具有某一危险因素的严重程度,更取决于个体同时具有危险因素的数目,而仅依靠血脂检查结果并不能真实反映出被检查者的血脂健康水平。当前,根据心血管疾病发病的综合危险大小来决定血脂干预的强度,已成为国内外相关指南所共同采纳的原则。

因此,2011 年 ESC/EAS 血脂指南取消了"血脂合适范围"的描述,更加强调根据危险分层指导治疗策略,建议采用 SCORE 系统将患者的心血管风险分为极高危、高危、中危或低危,以此指导治疗策略的制订。我国仍然采用 2007 年《中国成人血脂异常防治指南》血脂异常危险分层方案,按照有无冠心病及其等危症、有无高血压、其他心血管危险因素的多少,结合血脂水平来综合评估心血管病发病危险,将人群进行危险性分类,此种分类也可用于指导临床开展血脂异常的干预。

五、治疗

(一)老年人降脂治疗的现状

对老年人群的流行病学研究显示,老年人总死亡率及心血管疾病病死率与 LDL-C 水平呈 U 形关系,LDL-C<2 mmol/L(77 mg/dL)或>5 mmol/L(193 mg/dL)时,总死亡率及心血管疾病病死率升高;LDL-C 在 3～4 mmol/L(115～154 mg/dL)时总死亡率及心血管疾病病死率最低。老年人 TC 与心脑血管疾病关系的研究为矛盾结果,多年来人们担心降低 TC 水平对老年人可能存在不利影响,严重影响了调脂药物的临床应用。大量循证医学证据显示,他汀类药物显著减少老年人心血管事件和心血管死亡,强化降脂治疗对老年患者非常有益。另外近年研究显示,血脂异常患者即使经过大剂量他汀类药物强化降胆固醇治疗后仍面临很高的心血管剩留风险,而在 2 型糖尿病、肥胖、代谢综合征和/或心血管病患者中,TG 升高和 HDL-C 降低是构成心血管剩留风险的主要血脂异常表型。因此,在关注高胆固醇血症的危害性及强调他汀类药物在心血管疾病防治中基石地位的同时,亦应充分重视对 TG 增高等其他类型血脂异常的筛查和干预。

(二)血脂紊乱的治疗

1.老年人血脂紊乱治疗的目标水平

基于循证医学证据,结合我国近 10～20 年随访结果,2007 年《中国成人血脂异常防治指南》指出,调脂治疗防治冠心病的临床益处不受年龄影响,对于老年心血管危险人群同样应进行积极调脂治疗。推荐参考 2007 年《中国成人血脂异常防治指南》,根据老年患者的血脂水平和合并的危险因素确定治疗策略及血脂的目标水平。

2.治疗性生活方式的干预

2011 年 ESC/EAS 指南与我国血脂管理指南一致强调治疗性生活方式改变(TLC)是控制

血脂异常的基本和首要措施。国际动脉粥样硬化学会于 2013 年 7 月发布的《全球血脂异常诊治建议》也指出生活方式干预的主要目的是降低 LDL-C 和非 HDL-C,其次是减少其他危险因素。提倡用富含纤维的碳水化合物或不饱和脂肪酸代替过多的饱和脂肪酸。提倡减轻体重、规律进行有氧运动,并采取针对其他心血管病危险因素的措施,如戒烟、限盐以降低血压等。

3.药物治疗

对许多患有血脂紊乱存在冠心病风险的老年人而言,治疗性生活方式干预不能有效降低 LDL-C 水平以达到控制目标,需要在健康生活方式改变的基础上开始个体化的调脂药物治疗。临床上供选用的调脂药物主要有他汀类、贝特类、烟酸类、树脂类药物和胆固醇吸收抑制剂,以及其他具有调脂作用的药物,以下做简单介绍。

(1)他汀类:在肝脏合成胆固醇的过程中,羟甲基戊二酰辅酶 A(HMG-CoA)还原酶催化其中的限速反应,他汀类药物可以抑制 HMG-CoA 还原酶,从而减少胆固醇的生成。这类药物有如下作用:上调肝细胞的 LDL 受体,从而使含有 ApoE 和 ApoB 的脂蛋白从循环中清除增多,还使肝脏合成、分泌的脂蛋白减少。他汀类药物降低 LDL-C 水平,增加其清除,并减少极低密度脂蛋白和中等密度脂蛋白(非 HDL-C)等残存颗粒的分泌。所以他汀类药物对 LDL-C 和 TG 水平升高的患者是有效的。临床常用制剂有阿托伐他汀、辛伐他汀、洛伐他汀、氟伐他汀、瑞舒伐他汀、匹伐他汀等。他汀类药物是目前临床上最重要、应用最广的降脂药。现有的临床证据表明,他汀类药物治疗可显著减少老年人心脑血管事件。

(2)贝特类:贝特类药物降低 VLDL 的产生、增加富含 TG 的脂蛋白的清除。后者是通过过氧化物酶体增殖物激活受体(PPAR)α 以及增强脂蛋白脂肪酶的脂解活性来实现的。贝特类药物还能升高 HDL-C 和 ApoA I 的水平,适用于 TG 高、HDL-C 低的患者。临床常用制剂有非诺贝特、苯扎贝特、吉非贝齐等。

(3)烟酸类:烟酸抑制脂蛋白的合成,减少肝脏产生 VLDL,且抑制游离脂肪酸的外周代谢,从而减少肝脏产生 TG、分泌 VLDL,并减少 LDL 颗粒。烟酸促进 ApoA I 产生增多,因此可以升高 HDL-C 的水平。临床常用制剂有烟酸、阿昔莫司等。AIM-HIGH 研究结果显示,烟酸缓释制剂虽然提高了 HDL-C 水平、降低 TG 水平,但并未减少心脏病发作、卒中或其他的心血管事件。临床试验结果的公布对烟酸类药物在心血管病防治中的地位产生较大影响。

(4)树脂类:树脂类药物一般作为治疗高胆固醇血症的二线用药。胆汁酸多价螯合剂在肠道中结合胆汁酸,从而减少了胆汁酸的肝肠循环。这类药上调 7-α 羟化酶促使肝细胞中更多的胆固醇转变成胆汁酸,从而肝细胞中 TC 的含量下降、LDL 受体表达增多,LDL 和 VLDL 残粒从循环中的清除增加。同时,胆汁酸多价螯合剂使肝脏胆固醇合成增加,从一定程度上否定了螯合剂的降 LDL-C 的作用。TG 水平高的患者应用树脂类药物需要注意该类药物会使肝脏产生更多的 VLDL 而致 TG 升高。临床常用制剂有考来烯胺、考来替哌等。

(5)胆固醇吸收抑制剂:胆固醇吸收抑制剂依折麦布抑制肠道吸收胆固醇,使胆汁及食物中运送至肝脏的胆固醇减少,且减少致动脉粥样硬化的残余颗粒中 VLDL、LDL 胆固醇的含量。肠道向肝脏运输的胆固醇减少使得肝细胞 LDL 受体活性增强,从而导致循环中 LDL 的清除增多。

(6)其他调脂药物:普罗布考可以通过渗入到脂蛋白颗粒中影响脂蛋白代谢,降低 TC、LDL-C,也可降低 HDL-C,可用于高胆固醇血症的治疗。n-3 脂肪酸制剂是深海鱼油的主要成分,可降低 TG 和轻度升高 HDL-C。一类全新的降低 LDL-C 药物——人类前蛋白转化酶枯草溶菌素 9(PCSK9)抑制剂,临床研究提示该药能显著降低 LDL-C 水平,有望用于不能耐受他汀类药物或者他汀类药物治疗不能达标的患者。

综上,老年人群同样应该遵循 2007 年《中国成人血脂异常防治指南》,根据患者心脑血管疾病的危险分层及个体特点选择调脂药物,如无特殊原因或禁忌证,应鼓励具有多种心脑血管疾病危险因素的老年人使用他汀类药物。当最大剂量他汀类药物治疗未能达到 LDL-C 目标或不耐受大剂量他汀类药物,可联合使用依折麦布。如果 LDL-C 达标,而非 HDL-C 和 TG 水平明显升高,可加用贝特类药物、烟酸或高剂量的 n-3 脂肪酸,TG 明显升高的患者,需要及时干预,预防急性胰腺炎的发生。

4.老年人药物治疗的安全性

降脂药物较为常见的不良反应是胃肠道不适,少数的不良反应为肝功能异常和肌病,肾损伤、周围神经病变等也曾有报道。总体而言,随着老年人降脂治疗研究的深入,已经证明老年人使用降脂药物是安全有效的;但是无论是血脂紊乱还是药动学、药效学,老年人均有其独特特点,老年人的降脂治疗应在遵循一般原则的前提下,进行个体化治疗,建议应从小剂量开始,并充分考虑到药物相关不良反应,尽可能单药调脂,以避免药物相关肌病的发生,同时密切监测相关症状和生化指标,从而使调脂治疗的获益最大化。

六、关于老年人血脂紊乱有待解决的问题

目前,血脂异常防治指南已经深入临床实际,但关于他汀类药物治疗的观察与思考仍未停止。60 岁以上老年人的他汀治疗,无论是一级预防还是二级预防,总体是获益的。但对于 80 岁以上老年人存在是否还要进一步分层、制订新的他汀治疗目标及剂量选择的问题。目前已经公布的关于降脂治疗的临床试验缺乏 80 岁以上人群研究的结果,缺乏专为高龄老年人设计的前瞻、随机、对照、大规模临床试验。

在血脂研究领域,针对 LDL-C 降脂达标是老年人血脂紊乱治疗的主要目标,升高 HDL-C 和综合降脂治疗对老年人预后的影响是未来应关注的热点,期待更多专为老年人群设计的大规模随机临床试验,以解决老年人降脂治疗中存在的问题。

(李巧英)

第十节　老年糖尿病

一、老年糖尿病流行病学与临床特点

随着人类寿命延长,老年糖尿病发病逐年增长。老年人中已诊断的糖尿病占 7%～18%,约占整个糖尿病患者群的 40% 以上。估计有一半人未诊断。20% 老人糖耐量减低(IGT)。随着年龄增长,将有更多的老年人发生糖尿病。

老年糖尿病有其独特的临床特点,有关临床和基础研究逐年增多。老年糖尿病的防治已日益受到内分泌专家和有关医务人员的重视和关注。

(一)老年糖尿病的流行病学

1.老年糖尿病患病率

美国糖尿病患病率6.8％。65～74岁组糖尿病患病率为18.7％,其中白种人占17.9％,黑种人占26.4％。该年龄组IGT占22.8％。总之,65岁以上美国人有400万患糖尿病。

英国伦敦超过60岁者,4％有糖尿病,超过80岁者,占9％,IGT分别为6％和13％。

澳大利亚超过65岁者糖尿病占10％,IGT为80％。超过75岁分别为15％和10％。

日本超过45岁者糖尿病患病率为10％,IGT为15％。

芬兰65～84岁老年人糖尿病占30％,IGT为32％。

我国不同地区流行病学研究显示,老年糖尿病患病率为9.19％～20％。上海2001年的调查发现,60岁以上老年糖尿病患病率已达18.7％。北京解放军总院1996－2000年对一组老年人群的随访调查,显示60岁以上人群糖尿病平均患病率为28.7％,其中60～69岁为17.6％,70～79岁为30.2％,80岁以上为37.8％。

2.影响患病率的因素

(1)年龄:几乎所有流行病学调查均表明,随年龄增长,糖尿病及IGT人数均增加,加到曲线平坦,然后下降。不同的地区开始增长的时间、增长速率、高峰时间、下降速率均不相同。

(2)性别:综合32个国家75个社区糖尿病患病率,性别比例差别较大。男性占优势或女性占优势的地区差别明显。非洲、亚洲和美洲,男性糖尿病占优势;太平洋地区女性占优势。少数老年人群调查,未证实性别差异。

(3)居住国家和地区:糖尿病是一种年龄相关的疾病。一个国家的患病率决定于该国家的年龄结构。西方国家老龄人口多,糖尿病患病率高;相反,发展中国家老龄人口少,患病率低。

移居人群处在产生糖尿病的特别危险中。中国和印度移民较当地居民糖耐量异常患病率高,表明环境因素的重要性。

同一国家内不同地区糖尿病患病率不同。美国夏威夷和密西西比河东部糖尿病患病率最高。既往中国城市糖尿病患病率高于农村,近年农村糖尿病患病率逐渐升高,有的地区与城市发病接近。

(4)种族:美国黑种人妇女糖尿病较白种人高2倍,男性黑种人甚至高3倍。美国非白种人患病率比白种人高2～6倍。

(5)社会经济状况和生活方式:1996年我国糖尿病调查显示,在大部分地区,糖尿病患病率与该地区平均收入成正比。不良的生活方式,如社会因素和缺乏体力活动均增加患2型糖尿病的危险。

(6)肥胖:肥胖是糖尿病的危险因素。美国调查表明,肥胖者糖尿病发生的可能性增加1倍。但也有无明显相关的报道。

(7)遗传因素:挪威的一项为期22.5年的前瞻性研究发现,父、母患糖尿病者,其子女患病的相对危险度分别为1.41和2.51,父母均患糖尿病者,其相对危险度为3.96。

(二)老年糖尿病的临床特点

(1)患病率高,50岁以上约3倍于总人口的患病率,60～70岁为患病峰龄。

(2)起病隐匿,症状不明显,易漏诊。老年人肾小球滤过率下降,肾糖阈值可高达11.1 mmol/L,尿糖常阴性,不能排除糖尿病。常因糖尿病并发症而首诊于非糖尿病专科。如因视力减退首诊于眼科;因高血压、冠心病首诊于心内科;因肾病首诊于肾内科;因下肢

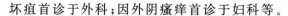

坏疽首诊于外科;因外阴瘙痒首诊于妇科等。

（3）血糖控制不理想,治疗依从性差,并发症多,病死率高。老年人器官老化,免疫功能下降,心脑血管及神经系统发病率高,加之社会-心理因素,不愿控制饮食,血糖控制差,达标者仅占20%。

（4）主要的急性并发症为糖尿病非酮症高渗综合征。一旦发生,不及时诊治,预后差。病死率达40%～60%。

（5）老年糖尿病主要死亡原因为心血管病变,常有动脉粥样硬化及微血管损害,导致高血压、冠心病及心肌梗死,成为老年糖尿病并发症的防治重点。

二、老年人糖耐量减退的机制

(一)胰岛素分泌减少

胰岛素分泌可在空腹、口服或静脉注射葡萄糖后测定。文献中关于老年人胰岛素分泌测定结果有些差异,可能与选择对象有关。一般认为,老年人糖负荷后,胰岛素没有绝对的缺乏。但与合并高血糖者相比,老年人胰岛素分泌减少。活性低的胰岛素原增加,特别是餐后胰岛素原增加,易致餐后高血糖。

(二)胰岛素抵抗

正常的胰岛素数量产生低于正常的生物学效应,称胰岛素抵抗。表明胰岛素对靶组织的作用受损。常用钳夹技术测定胰岛素抵抗,发现老年人的组织对胰岛素不敏感,脂肪、肌肉和肝脏均存在胰岛素抵抗。老年人葡萄糖清除率明显低于年轻人。

老年人胰岛素抵抗的原因:①组织细胞胰岛素受体减少,仅为青年人的30%。②细胞膜离子转运机制的变化。③受体后缺陷,是由于葡萄糖摄取减少及细胞内葡萄糖代谢受损。胰岛素抵抗导致老年人高胰岛素血症。这一代偿机制,用较高浓度胰岛素以克服老年胰岛素抵抗。

(三)升糖激素变化

1.儿茶酚胺

通过以下机制使糖耐量减退:抑制胰岛素分泌,促进肝糖产生,使葡萄糖利用减少。老年人空腹去甲肾上腺素水平本来就比较高,在胰岛素引起低血糖时刺激去甲肾上腺素分泌更多。

2.胃抑多肽（GIP）

GIP可能是胰岛素分泌的中介物。其在血中水平,年轻人与老年人中无差别。但老年人β细胞对GIP的敏感性比年轻人低,年龄与β细胞对GIP的敏感性呈负相关。

3.胰升糖素

老年人糖耐量减低与胰升糖素关系尚未阐明。

4.生长激素

随年龄增长,生长激素升血糖作用的敏感性无改变。

5.人胰多肽

老年人空腹及葡萄糖餐后胰多肽水平较年轻人高,其意义不明。

(四)肥胖

老年人肥胖及腹部脂肪沉积,增加了胰岛素抵抗,以及与增龄有关的代谢紊乱。

(五)体力活动减少

研究表明,不锻炼的老年人较锻炼者有较高的血糖和胰岛素水平。运动可改善糖耐量和胰岛素敏感性。

(六)其他因素

饮食中碳水化合物含量减少、镁摄入量不足、肾功能减退。低血钾和交感神经活性增加均促进老年人糖耐量异常和胰岛素抵抗。老年人服药较多,皮质类固醇激素及噻嗪类利尿剂易导致糖耐量异常和胰岛素抵抗。

三、老年糖尿病诊断

(一)老年人高血糖的临床表现

老年糖尿病常无临床表现,在诊断糖尿病时,长时间的糖尿病并发症已经常存在,但患者可无任何症状。有的患者可能仅有一些非特异症状,而误认为是正常的衰老。由于老年人常有多种病理损害,使诊断进一步复杂化。

高血糖的典型症状常被忽视,如多尿、多饮、夜尿、口干、多食、中度体重降低及乏力。患者常有情绪变化、记忆差、抑郁和痛阈下降。

某些老年患者可能存在糖尿病并发症症状,如视力下降或丧失、周围神经异常、冠心病、心肌梗死、充血性心力衰竭、周围血管病、间歇性跛行以及脑血管病。高渗性非酮症综合征常表现为严重脱水、昏迷、脑栓塞等。

即使无高血糖症状,应寻找老年人糖尿病的危险因素。如肥胖、糖尿病家族史、冠心病、高血压、脑血管病、高脂血症、某些人种(如亚洲移民)及应用致血糖升高的药物(皮质类固醇激素、雌激素、噻嗪类利尿剂、β受体阻滞剂、苯妥英钠等)。

(二)老年糖尿病诊断标准

曾认为老年人糖耐量减低是生理现象,故不能用年轻人的血糖标准诊断糖尿病。现认为不分年龄,均用统一的血糖标准。目前多采用1999年世界卫生组织的糖尿病诊断标准。

1996年以来,美国糖尿病学会和世界卫生组织重新审议,定义和更新了糖尿病的分型和诊断标准。1999年国际糖尿病联盟亚太地区2型糖尿病的政策组发表了"2型糖尿病的实用目标和治疗指南",糖尿病的诊断标准:空腹静脉血浆葡萄糖≥7.0 mmoL/L(126 mg%),或口服葡萄糖(75 g)耐量试验(OGTT),2小时或随机血糖≥11.1 mmol/L(200 mg%);空腹血糖<7.0 mmoL/L,餐后2小时血糖介于7.8~11.1 mmol/L,为IGT,≥11.1 mmoL/L为糖尿病。空腹血糖≥6.1 mmol/L,但<7.0 mmoL/L,而负荷后时血糖正常者为空腹血糖受损(IFG)。IGT与IFG均属于糖尿病前期。

(三)慢性并发症的初步筛选

不少老年糖尿病患者,诊断糖尿病时虽无症状,但早已存在慢性并发症。应根据病史、体检、实验室检查,寻找下列并发症:心脑血管病、神经病变、眼病以及骨质疏松等。

四、老年糖尿病的并发症

(一)急性并发症

老年糖尿病急性并发症可持续数小时至几日,不及时抢救病死率高(达到20%以上),关键是早期识别及治疗。多数患者经适当治疗可完全缓解。

1.糖尿病非酮症高渗综合征

(1)本症的临床特点:①多见于老年人。②常无糖尿病史,或为轻型2型糖尿病,1型糖尿病患者少见,且常与酮症酸中毒并存。③首发症状可为心肌梗死、脑血管意外等,收住非糖尿病科,故常易误诊。④主要的临床表现是高渗性脱水,表现为皮肤干燥、厌食、恶心、尿少、心悸、神志淡漠、幻觉、失语、偏瘫乃至昏迷。

(2)实验室检查:①血糖≥33.3 mmoL/L。②血钠>145 mmol/L。③血浆渗透压≥330 mmol/L。一般无酮症和酸中毒。

(3)治疗:①小剂量胰岛素。持续短效胰岛素静脉点滴,2~3 U/h,直至血糖降至14 mmol/L,改为皮下注射。②补液用等渗还是低渗液体有争论。一般认为在高渗状态下等渗液体相当于相对低渗液。不主张给0.45%氯化钠溶液。以高血糖为主用氯化钠溶液,以高血钠为主用葡萄糖溶液。③补钾及治疗并发症。

2.糖尿病酮症酸中毒

糖尿病酮症酸中毒是以高血糖、高酮血症和代谢性酸中毒为主要表现的临床综合征。在胰岛素应用以前是糖尿病的主要病死原因。胰岛素问世后病死率降为1%~5%。

临床常见症状为纳差、乏力、头晕头痛、恶心、呕吐、腹痛,重者出现昏迷。实验室检查血糖升高,常高于16.7 mmol/L,可高达33.3 mmol/L以上。血酮体增高,尿酮体阳性。血pH和二氧化碳结合力降低。常有血电解质紊乱。

治疗原则是小剂量胰岛素(静脉点滴低于4 u/h)、补液、补钾、消除诱因及治疗并发症。

老年糖尿病酮症酸中毒主要问题是脱水、高血糖、酸中毒、低血钾。老年人较难忍受脱水致低血压和酸中毒。补液时注意速度不宜过快,以免负荷过重诱发心力衰竭。血pH<7.1时,应用小剂量碳酸氢钠。

3.低血糖

低血糖症是血糖降至2.7 mmol/L以下,并产生脑功能和认知功能紊乱,以及交感神经兴奋症状。表现为衰弱、饥饿、心悸、出汗、寒战、视物模糊、言语不清、头痛、异常行为、偏瘫甚至昏迷。老年人低血糖脑病发生率可达7.48%。

老年糖尿病低血糖的最常见原因是药物源性。包括:①胰岛素。常发生在调整胰岛素剂量,注射胰岛素后未及时用餐、改变胰岛素剂型,以及运动量过大。②口服降糖药。老年人应避免使用作用时间长的磺酰脲类降糖药。因老年人肾功能及代谢能力减退,易积蓄导致低血糖发作。禁用氯磺丙脲类降糖药(半衰期36小时)。慎用格列苯脲。选用半衰期短的磺酰脲类等。③合并应用促进磺酰脲类降血糖作用的药物如水杨酸盐、磺胺药、华法林等。

低血糖处理:应立刻静脉注射25%~50%葡萄糖。老年人从昏迷中恢复,比年轻人慢。此外对磺酰脲药所致低血糖的治疗反应差,需要药物完全代谢排泄后,可能持续24~36小时,更长者达数天,此时应静脉内持续补充葡萄糖。

4.乳酸性酸中毒

老年糖尿病发生乳酸性酸中毒的最常见原因是服用苯乙双胍所致。该药增加无氧酵解,乳酸产生增加,肝脏和肌肉对乳酸摄取减少,肾脏排酸功能降低,致血乳酸升高。

临床表现为乏力、倦怠、呕吐、腹痛、腹泻、头晕、面部潮红、意识障碍,重者昏迷。实验室检查血乳酸增高(>5 mmol/L),血pH<7.35,阴离子间隙>18 mmol/L。

老年糖尿病乳酸性酸中毒病死率高达30%。一旦确诊,应立即停用苯乙双胍,迅速输注大量生理盐水,大量补充碱性药物,一般用1.3%碳酸氢钠,可同时用胰岛素加葡萄糖,有利于解除丙酮酸代谢障碍。

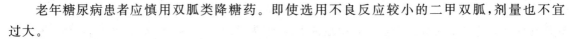

老年糖尿病患者应慎用双胍类降糖药。即使选用不良反应较小的二甲双胍,剂量也不宜过大。

(二)慢性并发症

老年糖尿病慢性并发症随糖尿病病程增加而增加,各种并发症可单独或合并存在,如神经病变或肾病患者可合并多种其他并发症。失明者可合并肾病或神经病变。遗传因素在并发症发生中的重要性已越来越清楚。但目前未发现产生某种并发症的特殊标志。

持续高血糖是发生并发症的原因。高血糖抑制肌肉对糖的摄取及利用,使血浆及组织蛋白糖化,血黏度增高。中间代谢产物堆积,山梨醇增加,产生超氧自由基,致细胞损伤。

1.糖尿病大血管并发症

(1)老年糖尿病合并冠心病的特点:①心绞痛症状不典型。②无痛性心肌梗死多。③心律失常发生率高且严重。心肌梗死范围广,猝死及心力衰竭发生率高。溶栓效果差,再梗死率高。

治疗除控制血糖外,应用β受体阻滞剂及改善血小板聚集药物,溶栓治疗严格掌握适应证。必要时可考虑冠脉搭桥术及经皮冠脉腔内成形术。

(2)老年糖尿病合并脑血管病的特点:①脑梗死多见,发生率为非糖尿病患者的3～4倍,以腔隙性脑梗死最多。临床上常无任何症状。②缺血性脑卒中明显多于出血性脑卒中。③一过性脑缺血为对照组的3倍,易与心源性晕厥混淆。

治疗宜采用综合措施,应用抗血小板聚集药、脑血管扩张剂、活血化瘀中药以及改善脑细胞代谢药物。

(3)老年糖尿病并发间歇性跛行和下肢坏疽,约占总数的10%。不积极防治,严重者需截肢。

2.糖尿病视网膜病变

糖尿病导致失明为一般人群的25～27倍。失明的主要原因是视网膜病变、白内障及出血性青光眼等,以视网膜病变为主。

老年糖尿病视网膜病变常见,新诊断的2型糖尿病患者估计20%有视网膜病变,随糖尿病病程增加,视网膜病变患病率也上升。老年糖尿病20～25年后,80%～90%发生视网膜病变。

糖尿病视网膜病变早期表现为微血管瘤,伴出血,逐渐出现渗出,新生血管及机化物增生,最后导致视网膜脱落及失明。

防治宜严格控制代谢,使血糖尽可能正常。一旦发生视网膜新生血管及毛细血管渗漏,及早采用激光治疗。中药有助于眼底出血时止血及血液吸收。

3.糖尿病肾病

糖尿病肾病的临床特征是持续性蛋白尿,即24小时尿蛋白排出量超过500 mg。同时伴有肾小球滤过率下降及高血压。

大多数有尿蛋白的糖尿病患者存在糖尿病肾病。特别是在蛋白尿逐步发生,且同时有糖尿病视网膜病变者。但老年2型糖尿病伴其他肾脏病者较年轻人1型糖尿病多。在终末期肾衰患者中,约有1/3的2型糖尿病伴随其他肾病者,而1型糖尿病仅占10%。这些疾病包括高血压肾脏病变、肾盂肾炎、肾小球肾炎和其他少见病。因此,在诊断糖尿病肾病时,应排除其他原因引起的蛋白尿。

糖尿病肾病发展至肾功能衰竭时,应限制蛋白质摄入,每天0.4～0.6 g/kg,以优质动物蛋白质为主,进行腹膜透析和血液透析。对65岁以上老人较少适宜肾移植。口服降糖药应用短效且不经肾排泄的磺脲类,如格列喹酮。格列苯脲不宜采用。高血压可用血管紧张素转换酶抑制剂、血管紧张素Ⅱ受体拮抗剂、钙通道阻滞剂及β受体阻滞剂。

4.糖尿病神经系统并发症

糖尿病周围神经病变很常见,且随着年龄增长而增多。临床有3种类型:①进展型弥漫性髓鞘病变,即自主神经病变的对称性感觉神经病变。②可逆的单神经病变和神经根病变,包括近端运动神经病变、脑神经病变和急性疼痛性神经病变。③压力性麻痹,显著的腕管综合征等。

临床表现迥异。例如,热痛感丧失,手指、足趾麻木感,直立性低血压,心动过速,出汗,勃起功能障碍,神经性膀胱炎,腹泻,胃痛,复视,皮肤烧灼感及疼痛等。老年人症状性自主神经病变较年轻人少。

治疗可选用神经营养药物,如肌醇、弥可保、抗血小板聚集药。醛糖还原酶抑制剂疗效不肯定。尚可用中医活血化瘀药。

五、老年糖尿病防治

老年糖尿病治疗的目的是解除高血糖引起的临床症状,预防和延缓各种并发症的发生和进展,防止体重明显下降,避免低血糖及其他药物的作用,从而保障健康和良好的生活质量。

(一)老年糖尿病防治原则

1.强调早期诊断

新诊断的老年糖尿病患者中30%～50%表现空腹血糖正常,仅餐后血糖升高。因此在测定空腹血糖的同时,须测定餐后2小时血糖,以免漏诊。

2.重视糖尿病前期的防治

糖尿病前期是一个可逆的过渡时期,已经存在大血管和微血管损害。此期有三个发展趋势,经过认真干预,部分人群可转化正常或维持糖尿病前期;若不防治,将发展成为糖尿病。也只有在这个阶段,糖尿病是可以防治的。

3.老年糖尿病血糖控制目标

应遵循个体化原则。对预计寿命长,独立生活能力强,可从长期强化治疗获益,并愿意进行自我监测的患者,其治疗目标应与非老年糖尿病患者相同;对有严重威胁生命的并发症、并发症或智能缺损者,相同控制目标可偏宽。空腹血糖可在8 mmol/L左右,餐后2小时血糖12 mmol/L左右,HbA1c 8～9 mmol/L。

4.全面控制心血管危险因素

世界各种糖尿病防治指南版本均指出,为更大程度减少老年糖尿病患者并发症的发生率和病死率,除严格控制血糖外,需全面控制心血管危险因素,包括肥胖、血压、血脂及戒烟等。

(二)老年糖尿病综合治疗

1.饮食疗法

总的原则是总量控制,结构合理。限制每天总热量的摄入。按每千克标准体重约104.6 kJ(25 kcal)计算。比例为碳水化合物50%～60%,每天200～250 g;蛋白质10%～15%,脂肪20%～25%(饱和脂肪酸<10%),纤维素摄入量每天不得少于30 g,葡萄糖和蔗糖忌用,可用阿斯巴甜蛋白糖类甜味剂。水果富含纤维素、维生素和糖类,食用时按食品交换法,相应减少主食量。

2.运动疗法

运动可增强周围组织对胰岛素的敏感性,加速脂肪分解,减少脂肪堆积,促进全身代谢旺盛,增强体力,消除应激,有利于控制并发症的发生和进展。

运动疗法的适应证:大多数轻、中度 2 型糖尿病,尤其是肥胖型,以及稳定期的 1 型糖尿病。

禁忌证:血糖未控制的 1 型糖尿病,伴有严重肾病、心功能不全、眼底病变及神经病变;频繁发作脑供血不足;糖尿病足;急性感染及糖尿病急性并发症。

运动处方制定因人而异,有的老年人因骨关节病变或脑卒中偏瘫而无法运动。运动项目自由选择,如散步、体操、骑自行车、上下楼梯、乒乓球、舞蹈、太极拳、游泳、网球等。以竞技性不强为佳,运动强度适中,不宜过大,随时调整。

3.糖尿病教育、心理治疗和监测

糖尿病教育包括:一般人群、糖尿病专业医师、护士和营养师、糖尿病患者及其家属。糖尿病心理治疗能增强患者的自我保健意识和技能,提高自控水平。

糖尿病患者应建立自己的健康档案,包括病史、体格检查及实验室检查,定期复查。

对检查后难以自理的老年糖尿病患者,对其亲属的教育特别重要。因其担负患者的生活及医疗的管理。

4.药物治疗

(1)口服降糖药。

促胰岛素分泌剂:①磺酰脲类降糖药:老年糖尿病宜选用半衰期短、排泄快的短效药物。氯磺丙脲作用时间长,肾功能损害时易积蓄,产生低血糖,对 60 岁以上老人不宜应用。老年人慎用格列苯脲。老年糖尿病常伴发其他多种疾病,服药较多,其中有些药物增强磺酰脲类药降糖作用,如青霉素、水杨酸盐、吲哚美辛、磺胺类药、氨茶碱、利舍平、可乐定、芬氟拉明等,应注意防止引起低血糖。②瑞格列奈(及那格列奈):餐时血糖调节剂,发生低血糖少,较适合老年人使用。

双胍类降糖药:老年糖尿病患者不宜用苯乙双胍,易发生乳酸性酸中毒。世界各国均已改用二甲双胍,其代谢并发症较苯乙双胍明显减少。但在肾功能减退或循环衰竭时,二甲双胍仍有促进乳酸性酸中毒的危险,故对老年糖尿病患者剂量不宜过大。每天剂量小于 2 g,75 岁以上老人慎用。单用二甲双胍不会产生低血糖症,但与磺酰脲药或胰岛素合用,则可引起低血糖。

α糖苷酶抑制剂:阿卡波糖和伏格列波糖是一组 α 糖苷酶水解酶的竞争抑制剂,可减慢小肠上端 80％的淀粉及糊精分解为葡萄糖,因而使餐后血糖减少,导致胰岛素抵抗降低,一般对于肾功能无影响,适用于老年糖尿病。但对进食碳水化合物较少的老年糖尿病患者效果不佳。

阿卡波糖加磺酰脲类药物,可使血糖进一步降低约 3 mmol/L,HbA1c 降低 0.8％～1.0％。不良反应为腹胀气、腹痛、腹泻。有的老人难以忍受。

胰岛素增敏剂:罗格列酮和吡格列酮具保护 β 细胞功能和增强胰岛素敏感性作用。一般是安全的。Dream 研究表明,罗格列酮在糖尿病前期患者应用可延缓发生糖尿病。Proactive 研究证实,吡格列酮能减少心血管事件发生率和病死率。增敏剂应用前途较佳。治疗中注意监测肝功能。不良反应为水、钠潴留及浮肿,停药后可恢复。

中草药:有些中草药具有轻微降糖作用,临床上主要用于减轻症状,治疗并发症。

(2)胰岛素:老年糖尿病胰岛素治疗可维持患者健康,预防长期的血管并发症,保障生命质量。主张尽早应用。

老年人新诊断的 1 型糖尿病少见,一旦确诊,通常每天注射 2 次胰岛素,用自混、预混或低精蛋白胰岛素。剂量一般早晨 2/3,晚间 1/3,使用标准注射器或胰岛素笔。

2 型糖尿病胰岛素治疗指征:伴发急性病,如严重感染、心梗、外科手术;预防和治疗长期的血管并发症;血糖控制差,临床症状明显。2 型糖尿病患者最终将有一半需胰岛素治疗。每天 2 次胰岛素已足够,因这类患者还有一部分内源性胰岛素分泌。

2 型糖尿病胰岛素治疗易发生高胰岛素血症,对老年糖尿病患者易出现腹部肥胖,故对肥胖的老年糖尿病患者,胰岛素与二甲双胍和阿卡波糖或胰岛素增敏剂合用,尽量减少胰岛素剂量。胰岛素应用过程中,应严密观察,避免发生低血糖。

六、老年糖尿病患者外科处理

老年糖尿病患者进行外科手术,是临床常见的实际问题。既往文献报道,糖尿病患者外科手术病死率较无糖尿病者高。近年调查表明,糖尿病患者进行外科手术,只要处理正确,并发症及病死率并不增加。

(一)外科手术对代谢的影响

手术的组织损伤,刺激传入神经,引起 ACTH、皮质类固醇、儿茶酚胺、生长激素和胰升糖素分泌增加,加重患者胰岛素抵抗,使分解代谢占优势,糖异生及分解、脂肪分解导致高血糖及酮症倾向。

(二)术前准备

(1)常规准备:包括拍胸部 X 线片,作心电图、血糖、电解质及肝功能等检查。

(2)控制血糖:餐后 2 小时血糖维持在 11.1 mmol/L 以下较佳。避免应用长效磺酰脲类降血糖药,若血糖控制不佳,加用胰岛素。1 型糖尿病,必须用胰岛素治疗。

(三)外科手术处理原则

1.2 型糖尿病

(1)若既往口服降糖药,术后进食时再服,术中用胰岛素。

(2)对血糖控制差,术前已经用胰岛素者,术中及术后仍需用胰岛素。

(3)避免含乳酸液体和葡萄糖静脉滴入,必要时可用 GIK 极化液。

2.1 型糖尿病

(1)胰岛素皮下或静脉滴注,有条件者应用输液泵,以便更好控制胰岛素进量。

(2)GIK 的应用适用所有的患者。

(李巧英)

参 考 文 献

[1] 汤希雄.内科常规诊疗[M].长春:吉林科学技术出版社,2019.

[2] 王庆秀.内科临床诊疗及护理技术[M].天津:天津科学技术出版社,2020.

[3] 袁鹏.常见心血管内科疾病的诊断与防治[M].开封:河南大学出版社,2021.

[4] 白国强.临床疾病内科诊疗要点[M].北京:科学技术文献出版社,2019.

[5] 李欣吉,郭小庆,宋洁,等.实用内科疾病诊疗常规[M].青岛:中国海洋大学出版社,2020.

[6] 丁桂伟,曲文芹,陆晓悦,等.实用内科学[M].青岛:中国海洋大学出版社,2019.

[7] 李曙晖,杨立东,单靖.精编消化内科疾病诊疗学[M].长春:吉林科学技术出版社,2019.

[8] 王为光.现代内科疾病临床诊疗[M].北京:中国纺织出版社,2021.

[9] 王鹏.实用临床内科诊疗实践[M].北京:科学技术文献出版社,2019.

[10] 王勇,张晓光,马清艳.呼吸内科基础与临床[M].北京:科学技术文献出版社,2021.

[11] 杨晓东.临床呼吸内科疾病诊疗新进展[M].开封:河南大学出版社,2020.

[12] 徐玮,张磊,孙丽君,等.现代内科疾病诊疗精要[M].青岛:中国海洋大学出版社,2021.

[13] 程丰清,曾凡叶,赵素斌.内科学[M].北京:中国医药科技出版社,2020.

[14] 曾锐.图解临床诊断思维[M].北京:人民卫生出版社,2020.

[15] 邓辉.内科临床诊疗实践[M].汕头:汕头大学出版社,2019.

[16] 郭遂成,张志贤.内科学[M].郑州:郑州大学出版社,2020.

[17] 王勇,张晓光,马清艳.呼吸内科基础与临床[M].北京:科学技术文献出版社,2021.

[18] 刘延涛.内科学[M].长春:吉林大学出版社,2020.

[19] 赵晓宁.内科疾病诊断与治疗精要[M].开封:河南大学出版社,2021.

[20] 韩桂华.消化内科疾病诊疗精粹[M].北京:中国纺织出版社,2019.

[21] 官文焕.内科学[M].昆明:云南科学技术出版社,2020.

[22] 张西亭,臧学清,胡雪倩,等.实用内科疾病诊治理论与实践[M].西安:世界图书出版社,2021.

[23] 洪涛.临床常见内科疾病诊疗学[M].上海:上海交通大学出版社,2019.

[24] 刘飞飞,刘秋霞,杜桂敏,等.内科疾病治疗与危重症处理实践[M].西安:世界图书出版社,2021.

［25］蔡小红,胡桂才,李秀霞.内科学［M］.南京:江苏凤凰科学技术出版社,2020.

［26］赵鲁静.心内科疾病诊疗与新技术应用［M］.北京:科学技术文献出版社,2019.

［27］黄佳滨.实用内科疾病诊治实践［M］.北京:中国纺织出版社,2021

［28］刘幼硕.现代临床内科学［M］.长春:吉林大学出版社,2020.

［29］杨立明,李秀霞,汤之明.内科学［M］.武汉:华中科技大学出版社,2019.

［30］苗秋实.现代消化内科临床精要［M］.北京:中国纺织出版社,2021.

［31］姚俊芳.现代内科学诊疗实践［M］.天津:天津科学技术出版社,2020.

［32］温华峰.实用临床内科常见病诊疗［M］.北京:科学技术文献出版社,2019.

［33］胡品津,谢灿茂.内科疾病鉴别诊断学［M］.北京:人民卫生出版社,2021.

［34］郭希菊,姜鹤,何峰峰.现代内科学［M］.广州:世界图书出版社,2020.

［35］刘丹,吕鸥,张兰.临床常见内科疾病与用药规范［M］.北京:中国纺织出版社,2021.

［36］张宇清.微量白蛋白尿在高血压患者心血管风险评估中的价值［J］.中华高血压杂志,2019,
27(6):585-590.

［37］蒋双双,陈小鸟,董哲毅,等.糖尿病视网膜病变与糖尿病肾病的相关性及其诊断价值研究
进展［J］.解放军医学杂志,2021,46(1):64-70.

［38］张荣成,赵雪梅,张宇辉,等.心力衰竭患者血钾水平与室性心律失常及住院死亡的关系［J］.
中国循环杂志,2020,35(4):361-367.

［39］占平云,吕永伟.夜间高血压如何管理?［J］.中华高血压杂志,2021,29(12):1163-1167.

［40］张宇清.微量白蛋白尿在高血压患者心血管风险评估中的价值［J］.中华高血压杂志,2019,
27(6):585-590.